W0258700

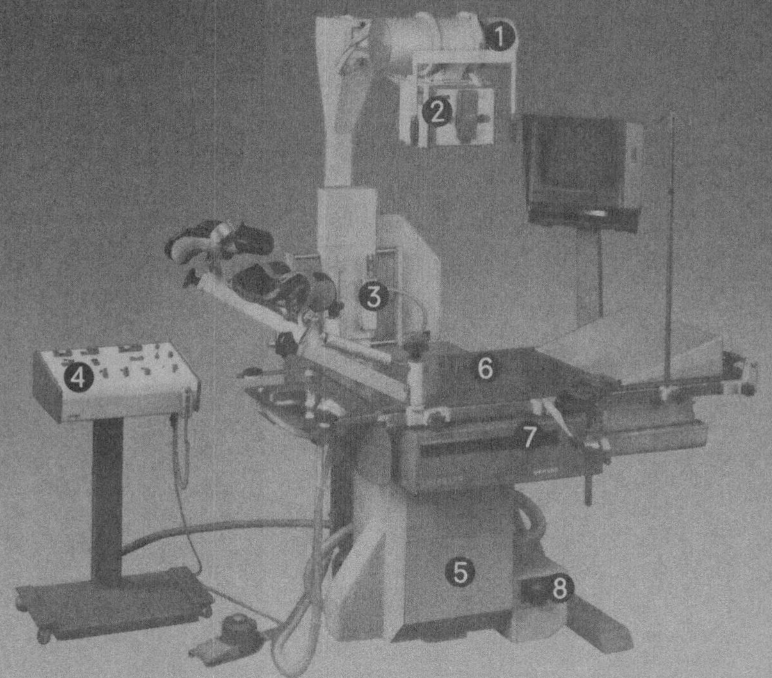

Verhandlungsbericht der Deutschen Gesellschaft für Urologie

28. Tagung
vom 27. September bis 1. Oktober 1976 in Innsbruck

Mit 218 Abbildungen und 196 Tabellen

Tagungsleitung
H. Marberger, Innsbruck

Redigiert durch den zweiten Schriftführer der
Deutschen Gesellschaft für Urologie
K. F. Albrecht, Wuppertal

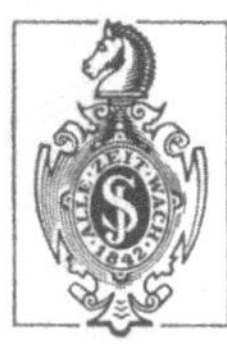

Springer-Verlag · Berlin · Heidelberg · New York 1977

ISBN 978-3-540-08183-8   ISBN 978-3-642-81123-4   (eBook)
DOI 10.1007/ 978-3-642-81123-4

Satz : Gebr. Parcus KG, München

Verantwortlich für den Anzeigenteil: H. Hüttig, Kurfürstendamm 237, D-1000 Berlin 15

Inhaltsverzeichnis

Der Harnwegsinfekt

Nosologie – Ätiologie und Pathogenese – Pathologie

Ausbreitungsweg des Harninfektes

IV

Der septische Schock

Bakteriologie

Urologische Röntgendiagnostik des Harnwegsinfektes

Die nicht-bakteriellen Harnwegsinfektionen

Entzündliche Prostataerkrankungen

Therapie des Harnwegsinfektes – Medikamentöse Therapie

VI

Chirurgische Therapie des Harnwegsinfektes – Harnwegsinfekt und Nephrolithiasis

Harnwegsinfekt und vesikorenaler Reflux

Harnwegsinfekt bei Veränderungen der männlichen Harnröhre

Hospitalismus in der Urologie

Chemotherapie nach urologischen Routineoperationen

Aktuelle Information

VIII

IV. Teil

Fortbildungsseminar über Andrologie

I. Diagnostik

X

II. Therapie

Fortbildungsseminar über neurogene Blasenentleerungsstörungen

I. Teil

II. Teil

XII

Begrüßungsansprache des Präsidenten

Verehrte Festgäste, liebe Kollegen, meine Damen und Herren!

Im Oktober 1907, vor fast 70 Jahren, trafen sich die urologischen Fachkollegen deutscher Zunge zum ersten Kongreß der Deutschen Gesellschaft für Urologie in Wien, damals noch Metropole der Donaumonarchie. Seither hat sich in der Welt vieles geändert. Kriege, politische Umwälzungen trennten alte Bande und schufen neue Lebensräume. Nur zweimal seit dem letzten Kriege fand der Kongreß der Deutschen Gesellschaft für Urologie im Gründungsland Österreich, in Wien 1957 und 1963, statt. Um so mehr freuten wir uns, als man für dieses Jahr Innsbruck als Kongreßstadt gewählt hat. Mit uns Innsbruckern freuten sich – wie viele Briefe und Telegramme erkennen lassen – viele Landsleute aus dem nahen und fernen Heimatland Österreich.

Es ist mir eine große Ehre, unseren Landeshauptmann, Ökonomie-Rat Eduard Wallnöfer, die Landesräte Dr. Bassetti und Dr. huber, Landeshauptmannstellvertreter Dr. Salcher, den Bürgermeister der Stadt Innsbruck, Landtagspräsident Dr. Dr. Alois Lugger, Seine Gnaden, den Abt des Stiftes Wilten, Prälat Stöger, begrüßen zu dürfen.

Mein herzlicher Gruß gilt dem Dekan der Medizinischen Fakultät, Spectabilis Prof. Deetjen, den Herren des Consularcorps der Deutschen Bundesrepublik, voran Generalkonsul Dr. Vacano, und den Kollegen des Lehrkörpers der Univ. Innsbruck.

Ich freue mich, daß Persönlichkeiten aus dem öffentlichen Leben unter uns weilen und begrüße den Präsidenten der Tiroler Ärztekammer, Med.-Rat Dr. Ludwig Winkler, den Präsidenten der Tiroler Handelskammer, Komm.-Rat Heinrich Menardi, den Polizeidirektor Dr. Greiderer, die Abgeordneten zum Nationalrat und zum Landtag, die Mitglieder des Landtags, der Landesregierung und die Vertreter der Behörden.

Die anwesenden Damen seien besonders herzlich begrüßt. Ich möchte Ihnen danken, daß Sie so zahlreich nach Innsbruck gekommen sind. Sie allein sind imstande, diesen Kongreß von einer Arbeitstagung, einem Männerstreit, in ein harmonisches Treffen umzuwandeln.

Schließlich möchte ich Sie, verehrte Kollegen und Freunde, als Hauptakteure an diesem Kongreß begrüßen. Als erstes die Ehrenmitglieder der Deutschen Gesellschaft für Urologie, die unter uns weilen – Prof. Boeminghaus, Prof. Mayor, Prof. Wildbolz, Prof. Übelhör –, dann die ausländischen Kollegen, die trotz der Dichte des Kongreßkalenders, trotz Reisemühen und Sprachschwierigkeiten zu uns kamen.

Wir begrüßen Teilnehmer aus 18 Nationen, aus drei Kontinenten.

Ihnen allen sei ein herzliches Grüß Gott und Willkommen in Tirol geboten.

Innsbruck ist eine Wegkreuzung in der Mitte Europas, auf der sich jährlich Abertausende aus aller Herren Länder begegnen. Möge der Genius loci auch bei diesem Kongreß helfen, Freundschaft und gegenseitige Schätzung über unsere Grenzen zu tragen.

Innsbruck kann nicht auf eine glänzende medizinische Tradition wie etwa München, Berlin oder Wien hinweisen. Wir besitzen keine Staatsoper, keine Pinakothek. Innsbruck ist jedoch ein schöner und origineller Fleck Erde, von dem wir Ihnen auch etwas zeigen möchten. Deswegen das gedrängte Programm, die entlegenen Quartiere und anstrengenden Busreisen. Ein gelungener Ausflug, meine Damen und Herren, ein Nachmittag in der Herbstsonne am Mittelgebirge wird Sie, so hoffen wir, für manches Ungemach entschädigen.

Es ist die traurige Pflicht des Präsidenten, jener Mitglieder zu gedenken, die seit dem letzten Kongreß von uns gegangen sind.

Es sind dies: Prof. Dr. Peter Bischoff, Dr. Claus Merk, Prof. Dr. Ludwig Pittl, Dr. Helmut Farwick, Prof. Dr. W. Modelski. Mit Bischoff, Pittl und Modelski hat mich eine herzliche Freundschaft verbunden. Ihr Tod hat mich tief getroffen.

Darf ich Sie bitten, sich zum Gedenken der Verstorbenen von Ihren Sitzen zu erheben. Ich danke schön!

Der Tod hält seine Ernte, anderes reift zu höchster Vollendung.

Der Vorstand hat beschlossen, drei Kollegen, die sich besondere Verdienste um die Urologie erworben haben und die seit Jahren eng mit der Deutschen Gesellschaft verbunden sind, die Ehrenmitgliedschaft zu verleihen.

Diese Auszeichnung wurde an Prof. Dr. G. Ravasini, Padua, Prof. Dr. G. Jönsson, Lund, Prof. Dr. D. Culp, Iowa-City, verliehen. Zu korrespondierenden Mitgliedern wurden Prof. Dr. Gammelgaard, Kopenhagen, und Prof. Dr. Madsen, Madison/Wisconsin, gewählt.

Es ist mir eine besondere Genugtuung und Freude, als Vorsitzender diese Ehrung verkünden zu können. Damit möchte ich meinen und den Dank vieler Kollegen für unschätzbare Hilfe, die uns in den Lehr- und Wanderjahren freundschaftlich gewährt wurde, abstatten.

Dieser Kongreß stellt einen Höhepunkt in meinem beruflichen Lebensweg dar. Es ist nur billig, zurückzuschauen und denen zu danken, die diesen Weg zum Guten lenkten. Vielen wäre ich Dank schuldig. Einige meiner akademischen Lehrer und Chefs möchte ich, einem schönen Brauch entsprechend, namentlich anführen.

Als jungen Mediziner schlug mich Prof. Sieglbauer, der Innsbrucker Anatom, in seinen Bann. Er weckte mein Interesse für die Naturwissenschaften.

Meine medizinische Karriere begann wie bei vielen österreichischen Klinikern als Demonstrator und ging vom anatomischen Institut geradlinig zur Chirurgie, die damals durch Breitner und seine Schule in Innsbruck repräsentiert wurde.

Burkhard Breitner und seiner Klinik verdanke ich nicht nur meine chirurgische Ausbildung, sondern auch meine Auffassung vom Arzttum, von den Aufgaben und Freuden des Arztes. In der Not der Nachkriegszeit wurde mir die Breitnersche Klinik zur Heimat.

An der Klinik Breitner wurde vor dem Kriege Urologie im Rahmen des Notwendigen betrieben. Erst in den Kriegsjahren ging Biedermann daran, die sogenannte „Sepsis" Schritt für Schritt in eine urologische Station umzuwandeln, transurethrale Operationsmethoden einzuführen und für das notwendige Gerät zu sorgen. Bei Biedermann tat ich meine ersten urologischen Schritte und gewann Freude am Fach.

Breitners weltoffener Geist erkannte, was uns Jungen am eigenen Hause in der Notzeit fehlte. Er sandte uns in die Welt, um Neues zu sehen und das Gelernte wieder nach Hause zu bringen.

Die Lehr- und Wanderjahre führten mich zu mehrjährigen Aufenthalten nach Schweden und in die USA. Die fachlichen Eindrücke am Karolinska-Krankenhaus in Stockholm waren für meinen weiteren Ausbildungsgang richtungsweisend. Bei Hellström, Giertz und Roeden sah ich zum erstenmal Urologie in glänzendem Zusammenspiel von Theorie und Praxis. Bei Sandberg lernte ich urologische Röntgendiagnostik in heute noch kaum erreichter Vollkommenheit kennen.

Entscheidend für mein berufliches Ziel war die Ausbildung an der Urologischen Abteilung der State University of Iowa. Meinem damaligen Chef, Prof. Flocks, mit dem mich bis zu seinem Tode eine herzliche Freundschaft verband, und seinem Stellvertreter, Dr. David Culp, verdanke ich nicht nur intensive fachliche Schulung, sondern auch Einführung in die medizinische Forschung.

Die Auslandsjahre vermittelten mir nicht nur ein dem Weltstandard entsprechendes Fachwissen. Sie brachten mir freundschaftliche Kontakte mit Kollegen in vielen Ländern, die bis heute anhielten und wesentlich zur Entwicklung unserer Abteilung beigetragen haben.

Mein zweiter chirurgischer Chef in Innsbruck, Prof. Huber, war ebenfalls ein Förde-
rer der Urologie und erreichte, daß in Innsbruck eine urologische Lehrkanzel errichtet
wurde.

In den Jahren seither, vor allem seit der Übersiedlung ins neue Haus, entwickelte sich
unter der Mithilfe hervorragender Mitarbeiter unsere ursprünglich recht ärmliche Station zu einer ausgewachsenen Klinik, wie ich sie mir in der Anfangszeit kaum erträumt
hätte.

Nach dem Blick zurück noch ein Blick in die Zukunft: Meine Sturm- und Drangzeit
ist vorbei. Ich wünschte mir jedoch sehnlich und werde weiterhin dafür alles tun, was in
meinen Kräften steht, daß nicht nur unsere Klinik, sondern das urologische Fach weiter-
blühe und sich auch in unserem Heimatland Österreich optimal entwickle. Doch dafür
stehen nicht alle Vorzeichen günstig.

Nur an zwei von drei Fakultäten Österreichs ist die Urologie als Lehrkanzel etabliert.
Urologie ist nach wie vor bei uns kein Lehr- und Prüfungsfach. Die Bevölkerung Österreichs ist nur in den größten Städten ausreichend versorgt; auf dem Land fehlen urologische Abteilungen und Fachärzte. Die praktisch tätigen Urologen haben nicht das Recht,
Röntgenuntersuchungen durchzuführen, obwohl urologische Diagnostik ohne Röntgenuntersuchungen nicht möglich ist.

Im Rahmen der Turnusausbildung zum praktischen Arzt ist die Ausbildung an einer
urologischen Station nicht vorgesehen. Die Handhabung des Katheters, die Rektaluntersuchung muß der junge Arzt aus dem Buch erlernen.

In vielem, meine Damen und Herren, sind wir in Österreich Deutschland und anderen Ländern gegenüber ins Hintertreffen geraten. Es ist an der Zeit, die Öffentlichkeit
und vor allem Sie, die Mitglieder der Deutschen Gesellschaft für Urologie, darauf aufmerksam zu machen.

Sie, meine Damen und Herren, sind eine starke Gemeinschaft, deren Meinung sich
weder die Öffentlichkeit noch die für die Gesundheitspolitik maßgebenden Stellen entziehen können. In erster Linie sollte jedoch unsere gemeinsame Anschauung die jungen
Kollegen stimulieren, sich um jene Dinge entsprechend zu kümmern, die für das Gedei-
hen ihres Standes und das Wohlergehen ihrer Patienten notwendig sind.

Prof. Dr. H. Marberger
Urologische Universitätsklinik
Anichstraße 35
A-6020 Innsbruck

Begrüßungsrede des Landeshauptmanns von Tirol, Ökonomierat Eduard Wallnöfer

Verehrter Herr Professor, verehrte Versammelte, meine Damen und Herren!

Hier an der Südseite des Inns, am Herzog-Sigmund-Ufer, steht die Hofburg, und daran
schließt die Hofkirche mit den Bronzestatuen und den Grabmälern des Kaiser Maximi-
lian und unseres Freiheitshelden Andreas Hofer an. Und weiter südlich ist das Volks-
kunstmuseum und dem gegenüber das Landestheater und der Hofgarten. Hier, in dem
Haus, in dem wir uns befinden, war das älteste Theater deutscher Zunge, und im Norden
davon sieht man die Nordkette. Es hat einen vor wenigen Jahren verstorbenen großen

Tiroler gegeben, der gesagt hat, daß das der schönste Platz der Welt sei. Sie können es dem Landeshauptmann nicht verübeln, wenn er das glaubt, ja, und wenn Sie wollen, daß er das auch selbst behauptet.

Und hier in der Nähe ist die theologische Fakultät, nicht sehr weit weg die medizinische, die philosophische und die juristische, und etwas weiter westlich die neue technische. In diesem Raum haben wir etwa die Begegnung des historischen mit dem kulturellen Tirol und drüben das mit dem geistigen Tirol. Die Universität in Innsbruck strahlt weit hinaus, nicht nur in das heutige Tirol, sondern hinunter nach Südtirol, insbesondere nach Vorarlberg, und dazu auch noch weit hinaus in den deutschen Raum. So also ist die Universität in Innsbruck doch für uns eine Einrichtung, auf die wir seit Generationen stolz gewesen sind und auf die wir auch heute noch stolz sind.

Wenn Sie also, die Urologen aus vielen Ländern der Welt, sich hier im Kongreßhaus der Stadt Innsbruck treffen, so haben Sie die Begegnung mit dem historischen und dem geistigen Tirol. Sie haben einen guten Platz gewählt, und es ist mir eine außerordentlich große Freude, daß ich Ihnen zu diesem Anlaß besondere Grüße entbiete und damit die besten Wünsche für den Erfolg dieser Tagung verbinde.

Sie werden verstehen, daß wir auch einen gewissen Stolz darüber haben, daß der Vorsitzende dieses Kongresses der aus dem Ötztal – einem Gebirgstal – stammende Tiroler Professor Hans Marberger ist.

Wir danken ihm vieles, für das, was er getan hat, und wünschen ihm und seinen Herren Kollegen und der Universität weiterhin sehr viel Erfolg.

Und Ihnen allen nicht nur eine sehr erfolgreiche Tagung, sondern auch einen guten Aufenthalt in Tirol und einige Stunden der Erholung.

Ökonomierat Eduard Wallnöfer
Landeshauptmann von Tirol
Landeshaus
A-6020 Innsbruck

Prof. Dr. H. Marberger: Ich danke dem Landeshauptmann recht herzlich, und ich danke ihm für viel mehr, er hat immer ein offenes Herz für unsere Anliegen, und er hat uns schon viel geholfen.

Ihm verdanken wir weitgehend, daß wir ein wunderschönes neues Haus haben.

Begrüßungsrede des Bürgermeisters der Stadt Innsbruck, Landtagspräsident Dr. Dr. Alois Lugger

Herr Landeshauptmann, Herr Professor Marberger, meine sehr geehrten Damen und Herren!

Der Bürgermeister von Innsbruck möchte sich den Grußworten des Landeshauptmannes von Tirol herzlich anschließen.

Wir sind wirklich stolz, daß Sie Ihren Kongreß in Innsbruck, in diesem Kongreß-, Sport- und Erholungszentrum, abwickeln. Gerade auch die Möglichkeit, daß man neben den Kongreßräumen auch einen Platz hat, um eine Ausstellung zu machen, um damit dem Fachwissen auch das praktische Gerät gegenüberzustellen, ist eine gute Verbindung in einem Zentrum, wo man, wie hier im Kongreßhaus, die Wissenschaft und den Erfahrungsaustausch pflegt, wo man aber auch versucht, die Instrumente der Gegenwart, vielleicht auch schon die Instrumente in der Entwicklung, kennenzulernen und sich dann damit zu befassen. Wie schon der Herr Landeshauptmann gesagt hat, sind wir eine an sich kleine Universitätsstadt, aber haben doch in gewissen Fachrichtungen Menschen und Persönlichkeiten an der Spitze verschiedener Fakultäten und Ordinariate gehabt, die weit über das Vaterland Österreich hinausgestrahlt haben. Einige Nobelpreisträger haben erfolgreich und in ihrer schöpferischen Periode in Innsbruck gearbeitet. Deshalb sind wir immer stolz, wenn so ein Kongreß wie der Ihre hierher kommt. Wir möchten aber auch immer etwas anbieten von der Heimat, von der Stadt und von der Umgebung. Wir freuen uns, wenn sich die begleitenden Damen mit einfinden, um die Wissenschaft und das Gesellige zu pflegen. Und gerade unser Professor Marberger ist ja die lebendige Verkörperung, wie man Heimat und Wissenschaft verbindet. Ich möchte daran erinnern, daß manches Symposion der Urologie hier in Innsbruck durchgeführt wurde, lange bevor wir dieses Kongreßhaus hatten. Eines unserer Gespräche war: Wann wird das neue Haus fertig, gerade im Hinblick auf den heutigen Kongreß. Herr Professor Marberger, ich darf Sie an dieses Gespräch erinnern. Hier haben Sie nunmehr die Möglichkeit, Ihre Aufgabe zu erfüllen. Wir sind stolz, daß Sie nach Österreich gekommen sind, nach Tirol, nach Innsbruck.

Und so darf ich schöne Tage, erholsame Stunden wünschen und darf Professor Marberger und seinem Team, das hier die Arbeit der Vorbereitung geleistet hat, auch im Namen der Stadt Innsbruck herzlich danken. Wir freuen uns, wenn wiederum Symposia, ja vielleicht wieder einmal der Kongreß in unsere Stadt kommen.

Herzlich Grüßgott bei uns in Innsbruck.

Dr. Dr. Alois Lugger
Landtagspräsident und Bürgermeister
der Stadt
Stadtmagistrat
A-6020 Innsbruck

Prof. Dr. H. Marberger: Ich darf Herrn Bürgermeister recht herzlich danken, er gehört schon fast zu unserem Team bei Begrüßungen. Und ich bin ihm sehr dankbar, daß er immer dabei war, wenn es darum ging, eine Gruppe von Freunden in Innsbruck zu begrüßen.

Wir danken ihm für seine Zähigkeit, daß er dieses wirklich schöne Kongreßzentrum durchsetzen und vollenden konnte.

Begrüßungsrede des deutschen Generalkonsuls Dr. Hans-Karl Vacano

Herr Landeshauptmann, Herr Bürgermeister und Herr Präsident des Tiroler Landtages, Spectabilis, vor allem, Herr Präsident und sehr verehrte Damen und Herren!

Durch den Herrn Präsidenten noch zum deutschen Schutzpatron dieses großen Kongresses im deutschsprachigen Raum erhoben, danke ich für die Ehre, sie alle mit begrüßen zu dürfen. Ich tue dies mit herzlicher Freude bei einer weltweit so hoch geachteten Gesellschaft, wie sie die Deutsche Gesellschaft für Urologie ist, und zu deren großer Tra-

dition Wien und Berlin gehören. Ich weiß das als Berliner in Österreich zu schätzen, als
Berliner in Innsbruck aber ganz besonders. Heuer ist ja Innsbruck mit seiner bedeutenden Medizinischen Fakultät der Austragungsort aktueller wissenschaftlicher Vorträge
und Diskussionen auf dem Gebiet der Urologie. Innsbruck ist aber auch freundschaft-
licher Begegnungsort namhafter Urologen aus aller Welt.

Zur Mitbegrüßung aufgefordert – und gleichzeitig wie viele von Ihnen selbst mit
Sprechverbot über 3 Minuten belegt – aus gutem Grund – will ich mich als Meister in
der Beschränkung erweisen und Ihnen nicht an die Nieren gehen. Seien Sie herzlich willkommen geheißen durch den Deutschen Generalkonsul in Innsbruck, Deutsche und
Nichtdeutsche, vereinigt in dem Willen, Besonderes zu leisten für eine Wissenschaft, die
so unmittelbar dem Menschen dient wie die Ihre. Vereinigt aber auch, um, wie ich hoffe,
neue Kräfte zu sammeln für einen hohe persönliche Hingabe erfordernden Beruf. Dafür
scheint mir Innsbruck, scheint mir Tirol der rechte Platz zu sein. Ich wünsche dem
XXVIII. Kongreß der Deutschen Gesellschaft für Urologie ein gutes Gelingen und allen
Teilnehmern und vor allem auch ihren Damen ganz einfach Freude an dieser Begegnung in diesem herrlichen Land.

Dr. H. K. Vacano
Deutscher Generalkonsul
Pertingerweg 16
Igls

Begrüßungsrede des Dekans der Medizinischen Fakultät der Universität Innsbruck, Prof. Dr. P. Deetjen

Meine sehr verehrten Damen und Herren!

Da ich mich nicht nur dem amtierenden Präsidenten der Deutschen Urologischen Gesellschaft besonders freundschaftlich verbunden fühle, sondern auch hier im Auditorium
viele langjährige Freunde und Kollegen anwesend weiß, ist es mir eine große Freude,
daß ich als Dekan der Medizinischen Fakultät die Gelegenheit habe, die Teilnehmer am
XXVIII. Kongreß der Deutschen Urologischen Gesellschaft hier begrüßen zu dürfen.
Gleichzeitig möchte ich die Grüße des Rektors der Universität, Magnifizenz Muck, über-
bringen, der bedauert, infolge der gleichzeitig stattfindenden Rektorenkonferenz nicht
selbst dabeisein zu können. Zwar bin ich nur, und das muß ich im Kreise der Urologen
mit aller Bescheidenheit anmerken, ein Physiologe, aber wenigstens ein solcher, der sich
auf die Niere spezialisiert hat. Und wenn auch für die Urologen die Niere lange nicht so
interessant und einträglich ist, wie die weiter distal gelegenen Anhangsgebilde, so ist
doch das Zusammenwirken von Urologie und Nephrologie bislang immer sehr erfolgreich verlaufen und hat in beiden Richtungen den Fortgang der Wissenschaft sehr nach-
haltig gefördert.

Ich jedenfalls bin immer besonders gerne auf Kongressen der Urologen. Insbesonders
dann, wenn sie von Professor Marberger organisiert werden. Und wenn heuer Professor
Marberger zum Präsidenten der Deutschen Gesellschaft für Urologie gewählt worden ist
und dieser Kongreß nach Innsbruck vergeben wurde, dann dürfen wir darin wohl auch
eine sichtbare Auszeichnung für Professor Marberger sehen, der in diesem Jahr einem
Jubiläumslebensjahr entgegengeht. Ich komme viel in der Welt herum, ob nun in euro-
päischen Ländern, in Australien, in Nord- oder Südamerika – kommt man aus Inns-

bruck, dann wird man nach Professor Marberger gefragt. Und er ist ja in der Tat nicht nur als Wissenschaftler eine der markantesten Persönlichkeiten der Medizinischen Fakultät, sondern auch, wie Sie alle wissen, ein Mensch von singulären Qualitäten. Ein Maß dafür ist auch die Anzahl der Anekdoten, die bereits über ihn kursieren, und da gibt es ja mehrere.

Nun, meine Damen und Herren, ich weiß, daß ich mir Professor Marbergers Unwillen zuziehe, wenn ich jetzt länger als das erlaubte Maximum von 3 Minuten sprechen werde, und ich darf in den mir noch verbleibenden 10 Sekunden ganz kurz, aber nachdrücklich Ihnen einen wissenschaftlich lohnc.. ten und in seinem ganzen Rahmen erfreulichen und harmonischen Verlauf dieses Kongresses wünschen.

Prof. Dr. P. Deetjen
Physiologisches Institut
der Universität
Fritz-Pregel-Straße 1
A-6020 Innsbruck

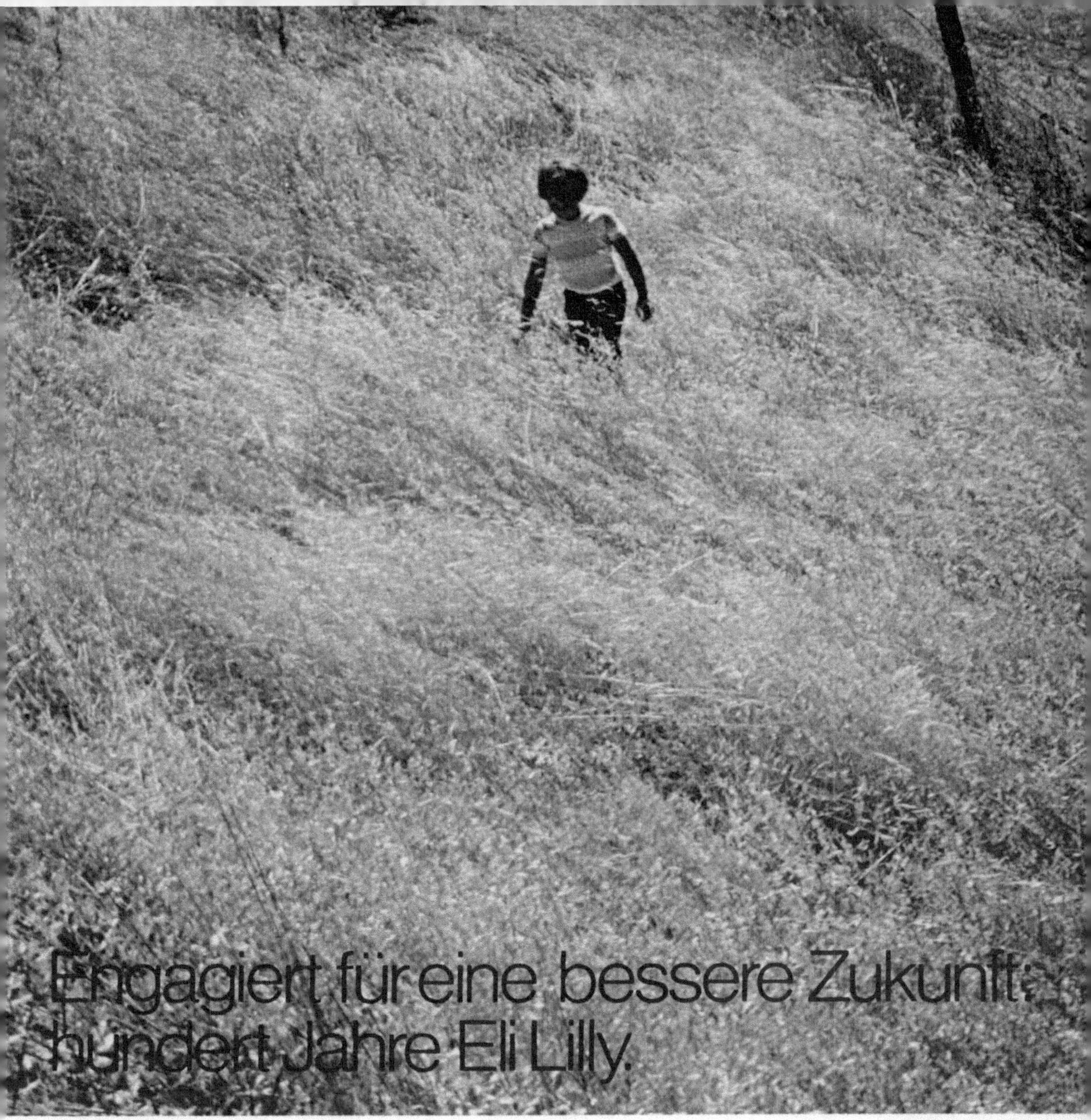

Engagiert für eine bessere Zukunft: hundert Jahre Eli Lilly.

Seit vier Generationen stellt Eli Lilly dem Arzt Pharmaka von höchster, gleichbleibender Qualität zur Verfügung.

Bahnbrechende Leistungen sind:

1923: erste industrielle Produktion von Insulin
1928: Leberextrakt gegen perniziöse Anämie
1948: Procain-Penicillin
1952: Erythromycin
1955: Wesentlicher Anteil an der Entwicklung der Salk-Vakzine gegen Kinderlähmung

1960: Glukagon, Lilly
1961/63: Zytostatika Velbe® und Vincristin, Lilly
1964: Cephalotin, Lilly – Einführung der Cephalosporine in die Antibiotikatherapie
1969: Oracef® – erstes orales Cephalosporin-Antibiotikum
1975: Gernebcin® (Tobramycinsulfat)

Als einer der bedeutendsten forschenden Arzneimittelhersteller investierte Lilly 1971-75 insgesamt über eine Milliarde DM in Forschungsaufgaben – in die Verwirklichung einer besseren Zukunft.

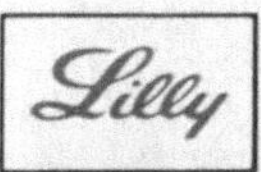

Eli Lilly GmbH
Gießen und
Bad Homburg

A 1

F. Stelzner

Die anorectalen Fisteln

Von Professor Dr. Friedrich Stelzner, Geschäftsführender Direktor des Zentrums der Chirurgie der Universität Frankfurt, Leiter der Allgemein- und Abdominalchirurgie des Universitätsklinikums, Frankfurt

2., völlig neubearbeitete Auflage
180 z.T. farbige Abbildungen
XI, 268 Seiten. 1976
Gebunden DM 178,—;
US $78.40
ISBN 3-540-07755-3
Preisänderungen vorbehalten

Der Autor, führend auf diesem Spezialgebiet und für die erste Auflage des Buches mit dem Langenbeck-Preis der Deutschen Gesellschaft für Chirurgie ausgezeichnet, hat bei der vorliegenden 2. Auflage seine eigenen Erfahrungen bei 1130 Fisteloperationen zugrundegelegt. Das Prinzip der Freilegung des Fistelsystems unter Erhaltung der Kontinenzfunktion blieb im wesentlichen unverändert. In Zusammenarbeit mit namhaften Anatomen wurden jedoch grundlegende neue Erkenntnisse gewonnen. Weiterhin wurde eine neue, übersichtlichere Systematik der Analfistel aufgrund der heutigen pathogenetischen Vorstellungen erarbeitet. Die vielfältigen Möglichkeiten der Entstehung anorectaler Infekte werden wegen der großen praktischen Bedeutung dieser Komplikation ausführlich abgehandelt. Im Hauptteil des Buches wird auf die chirurgische Behandlung der sonst unheilbaren Fistelerkrankungen unter besonderer Beachtung der Kontinenzerhaltung eingegangen. Dabei wird die einseitige Durchtrennung der Sphincteren bis zum Fistelbeginn bzw. hoch im Analkanal als Methode der Wahl herausgestellt. Selbst bei mehrfach vergeblich operierten Patienten kann hiermit noch ein Erfolg erzielt werden. Ein eigenes Kapitel ist schließlich der Wiederherstellung des anorectalen Abschlusses gewidmet.

Inhaltsübersicht: Die Anatomie des Kontinenzorgans; Die Fascien der Beckenregion.— Die anorectale Kontinenz; Physiologische, pathophysiologische und klinische Beobachtungen.— Die vergleichende Anatomie der Sphincteren vom chirurgischen Standpunkt.— Die Geschichte der Fistelkrankheit.— Untersuchungsmethoden und allgemeine Diagnostik; Instrumentarium zur Untersuchung. – Allgemeine Symptomatologie und Pathogenese der akuten und chronischen anorectalen Infektionen; Die Anaesthesie und die Vorbereitung zur Fisteloperation; Lagerung der Instrumente zur Operation anorectaler Infekte.— Allgemeines über die Therapie; Zur Technik des Anus praeter naturalis; Einige Hinweise zu den Mastdarmkontinenzresektionen bei hohen Mastdarmfisteln, die das ganze Sphinctersystem umgreifen.— Die Systematik der primären perianalen und pelvirectalen Abszesse und Fisteln: Die Einteilung der akuten anorectalen Infektionen; Die Einteilung der Fisteln; Die tuberkulöse perianale Fistel; Fisteln nach Verletzungen; Die Fisteln des Rectums mit den Bauchorganen und der Bauchdecke.— Die Fisteln, die keine primäre Verbindung mit dem Anus oder dem Rectum haben.— Die Incontinentia alvi.— Das Rezidiv und der Scheinrückfall.— Übersicht des vom Autor behandelten Krankengutes und die Ergebnisse.— Ergebnisse der Behandlung bei den nachuntersuchten Serien.— Literatur.— Sachverzeichnis.

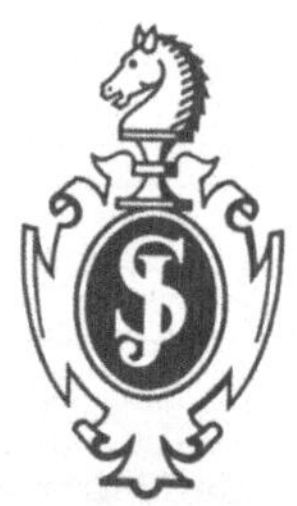

Springer-Verlag
Berlin
Heidelberg
New York

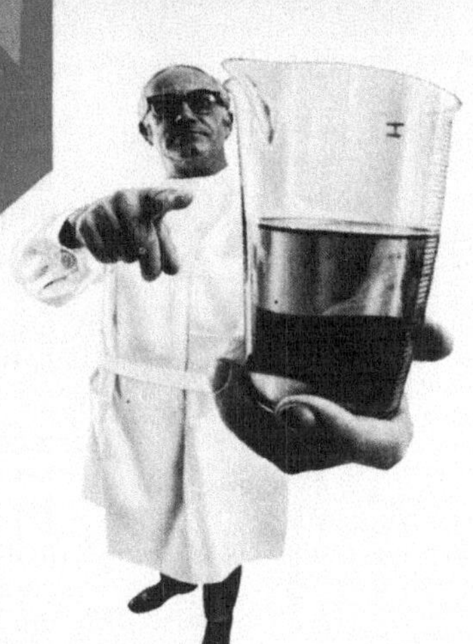

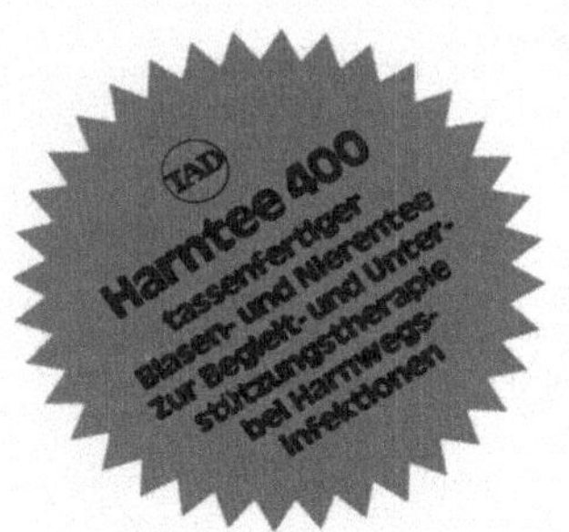

Harnosal

Zusammensetzung:
Harnosal Dragees: 350 mg Sulfamethizol, 150 mg Sulfaethidol pro Dragee. Harnosal Saft: 700 mg Sulfamethizol, 300 mg Sulfaethidol pro 10 ml.

Anwendungsgebiete:
Bakterielle Infektionen der Nieren und Harnwege, z. B. Pyelonephritis, Zystopyelitis, Zystitis.

Unverträglichkeiten und Risiken:
Überempfindlichkeit gegen Sulfonamide, schwere Leber- und Nierenschäden. Säuglinge in den ersten 6 Wochen.

Packungen und Preise:
OP mit 30 Dragees DM 11,60,
OP mit 100 Dragees DM 34,60,
OP mit 125 ml Saft DM 14,20

Spasmo-Harnosal

Zusammensetzung:
350 mg Sulfamethizol, 150 mg Sulfaethidol, 50 mg Phenazopyridin pro Dragee.

Anwendungsgebiete:
Schmerzhafte Miktionsstörungen und Tenesmen bei akuten und chronischen Infektionen der Nieren und Harnwege.

Unverträglichkeiten und Risiken:
Überempfindlichkeit gegen Sulfonamide, schwere Leber- und Nierenschäden. Säuglinge in den ersten 6 Wochen.

Packungen und Preise:
OP mit 30 Dragees DM 13,50,
OP mit 100 Dragees DM 39,20.

TAD Harntee 400

Zusammensetzung:
100 g Granulat enthalten: Extr. Fol. uvae ursi aquos sicc. 605 mg (6:1), Extr. Fol. betulae aquos sicc. 510 mg (8:1), Extr. Fruct. juniperi aquos sicc. 515 mg (3:1), Extr. Fruct. phaseoli sine Semine aquos sicc. 425 mg (8:1), Extr. Herb. virgaureae aquos sicc. 510 mg (7:1), Extr. Rhiz. graminis aquos sicc. 470 mg (7:1), Extr. Rad. ouonidis aquos sicc. 425 mg (8:1), Extr. Herb. equiseti aquos sicc. 470 mg (7:1), Extr. Fol. orthosiphonis staminei aquos sicc. 375 mg (6:1), Extr. Flor. calendulae aquos sicc. 235 mg (10:1), Extr. Rad. liquiritiae aquos sicc. 470 mg (10:1), Extr. Fruct. Foeniculi aquos sicc. 210 mg (7:1), Aetherische Öle.

Anwendungsgebiete:
Zur Durchspülungstherapie bei akuten und chronischen Harnwegsinfektionen. Entzündungen im Bereich des Nierenbeckens, der Harnleiter, der Blase und der Harnröhre.

Packung und Preis:
OP mit 400 ml (~ 200 g) tassenfertiges Granulat ausreichend für ca. 60 Tassen DM 9,80.

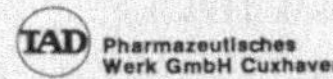

TAD Pharmazeutisches Werk GmbH Cuxhaven

A 3

H. Ludwig
H. Metzger

The Human Female Reproductive Tract

A Scanning Electron Microscopic Atlas

By Dr. Hans Ludwig, Professor of Obstetrics and Gynecology,
Chairman of the Department of Obstetrics and Gynecology,
University of Essen, School of Medicine, Essen (Germany)
and Hildegard Metzger, Technician-in-Chief of the Morphologic
Laboratories, Department of Obstetrics and Gynecology,
University of Essen, School of Medicine, Essen (Germany)

546 micrographs. XIII, 247 pages. 1976
Cloth DM 146,–; US $64.30
ISBN 3-540-07675-1
Prices are subject to change without notice

This atlas contains 546 scanning electron-microscopic images of the
human female reproductive tract – the surface tissue of the ovaries,
fallopian tubes, endometrium, endo- and ectocervix, and vagina in
their various cyclical functional states, as well as during pregnancy
and menopause. In addition, the internal surfaces of the placenta
and fetal membrane are presented. Pathologic changes of these
surfaces are considered insofar as they aid toward an understanding
of the morphologic reactions to physiologic processes. The illustra-
tions are grouped in plates in such a way that x50 survey magnifications which reproduce the typical tissue architecture are supplemen-
ted by progressively higher, up to x20000, detail magnifications.
The thorough text of the legends is not confined to their accompa-
nying plates, but also contains references to data from physiology,
pathophysiology, microscopic anatomy, transmission electron
microscopy, and histochemistry. The plates are introduced by a
chapter on the methodology of preparation of specimens and
equipment, upon the use of which scanning electron microscopy
largely depends. With its vivid three-dimensional plates, the atlas
represents a substantial instructional vehicle and provides micro-
anatomic images which the unpracticed can hardly derive from
classic two-dimensional histologic sections.

Contents
Introduction, Materials, Methodology.
The Vagina.
The Ectocervix and Endocervix.
The Endometrium.
The Fallopian Tube.
The Ovary.
Gestational Metamorphosis of the Tissue Surface.
Metamorphosis of the Tissue Surface by Progestational Agents.
The Placenta.
The Membranes.
Conclusions. References. Subject Index.

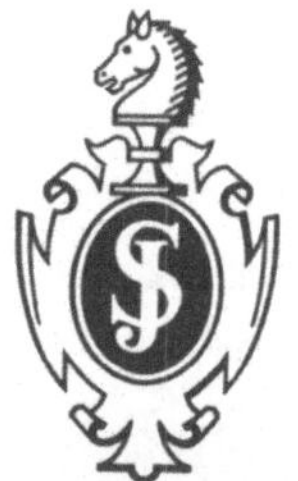

Springer-Verlag
Berlin
Heidelberg
New York

A 4

N. Hassani

Ultrasonography of the Abdomen

By N. Hassani, M.D., Assistant Professor of Radiology,
State University of New York at Stony Brook
and Physician in Charge, Ultrasound Division, Department
of Radiology, Queens Hospital Center, Jamaica, NY, USA

With a contribution by R. Bard

215 figures. XVI, 127 pages. 1976
Cloth DM 48,40; US $21.30
ISBN 3-540-90166-3
Prices are subject to change without notice

The sophisticated diagnostic information provided by gray
scale systems and high resolution real time scanners has
made ultrasonic investigation the test of choice in many
disorders. The text covers the essential principle of ultrasound physics in a straight forward and comprehensive
manner. The practical aspects of scanning techniques are
emphasized to permit the reader direct application to daily
sonographic procedures. Focus on the upper abdominal
organs allows a thorough discussion of sono-pathology of
value to the specialist looking for a working knowledge of
sonography in his field of interest. Ultrasonically guided
biopsy and aspiration methods are described in detail.
Currently available ultrasonic scanners and presently used
sonographic techniques are critically reviewed for diagnostic
efficacy. Considerable correlation with clinical and pathol-
ogical features is made.

Contents
Principles of Ultrasonography. Hepatic Sonography.
Splenic Sonography. Pancreatic Sonography. Vascular
Sonography. Diaphragmatic Sonography. Sonography of
Ascites. Sonography in Planning Radiation Therapy.
Retroperitoneal Sonography. Renal Sonography.

Fields: Radiology, Ultrasonography
Of interest to sonographers, radiologists, internists,
general surgeons, urologists, renologists, gastroenterologists,
endocrinologists, hematologists, oncologists, vascular
surgeons, gerentologists, radiation therapists, pathologists,
anatomists, medical students, x-ray technicians

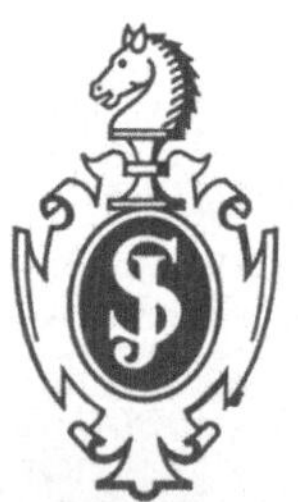

Springer-Verlag
Berlin
Heidelberg
New York

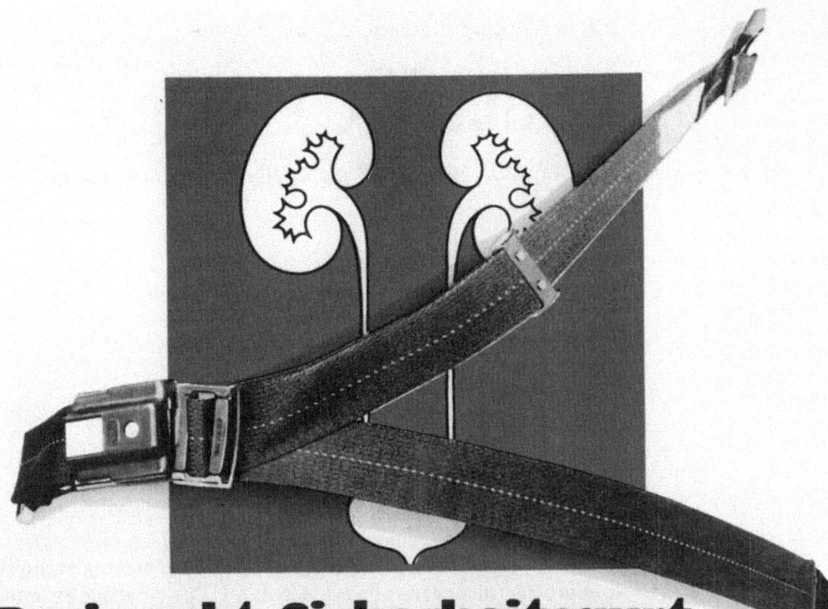

Der Dreipunkt-Sicherheitsgurt bei Harnwegsinfektionen:

Oracef® 1000

Punkt 1: Breites Spektrum.
Oracef wirkt bakterizid gegen die häufigsten Erreger von Harnwegsinfektionen, z. B. E. coli, Proteus mirabilis, Klebsiella.

Punkt 2: Hohe Resorption.
Oracef wird, im Gegensatz zu Tetracyclin und Ampicillin, unabhängig vom Alter des Patienten nahezu vollständig resorbiert (92–94 %).

Dies gewährleistet wirksame Serum-, Gewebe- und Harnkonzentrationen ohne wesentliche Beeinflussung der physiologischen Darmflora.

Punkt 3: Ausgezeichnete Verträglichkeit.
Oracef ist praktisch atoxisch (wie Penicillin G). Es besitzt eine sehr niedrige Allergierate und verursacht nur selten gastrointestinale Beschwerden.

Oracef-Kurzinformation

Indikationen
Infektionen des HNO-Bereiches, der unteren Atemwege, des Urogenitaltrakts, der Haut und des Weichfeilgewebes.

Kontraindikation
Erwiesene Cephalosporin-Überempfindlichkeit.

Zur Beachtung
Eine Kreuzallergie zwischen Penicillinen und Cephalosporinen wurde vereinzelt beobachtet. Bei stark eingeschränkter Nierenfunktion ist die Dosis anzupassen.

Dosierung
Erwachsene: 1–4 g/die
Kinder: 25–100 mg/kg/die

Handelsformen und Preise
Oracef® Cephalexinmonohydrat
Filmüberzogene Tabletten Oracef® 1000

12 Tabletten à 1000 mg	DM 81,20
24 Tabletten à 1000 mg	DM 154,35
100 Tabletten à 1000 mg	

Filmüberzogene Tabletten Oracef® 500

12 Tabletten à 500 mg	DM 42,55
30 Tabletten à 500 mg	DM 98,05
100 Tabletten à 500 mg	

Kapseln

12 Kapseln à 250 mg	DM 23,30
100 Kapseln à 250 mg	

Suspension

3 g Cephalexin (Granulat) für 60 ml Suspension	DM 23,30
6 g Cephalexin (Granulat) für 120 ml Suspension	DM 42,55

Tropfen

1 g Cephalexin (Granulat) für 10 ml Tropfen	DM 9,85
Anstaltspackungen	

Eli Lilly GmbH · 63 Gießen 2 · Postfach 2720

Lilly

H.J. de Voogt, P. Rathert, M.E. Beyer-Boon

Urinary Cytology

Phase-Contrast Microscopy and Analysis of Stained Smears

Foreword by L.G. Koss
321 figures in 79 plages, mostly in color, 12 tables.
Approx. 160 pages. 1977
Cloth DM 98,–; US $ 43.20
ISBN 3-540-08042-2
Prices are subject to change without notice –
Prospectures are on request

The early detection of tumors of the bladder, ureter, and the renal
pelvis is an urgent medical proglem of our time. The number of
bladder carcinomas is increasing in all industrial countries. The most
important factor for the improvement of cancer treatment, however,
is improving the means of early detection. The cytologic examination
of urine is the only generally applicable, absolutely safe, effective
and informative method in the early detection of urothelial
carcinomas. The introduction of routine cytologic examinations for
the detection of genital tumors is women has already led to an
improvement of the chance of survival. This monograph aims to give
a survey of urinary cytology in the diagnosis and control of the cause
of urothelial tumors. It is hoped that this will encourage similar
developments in the treatment of tumors of the bladder, ureter, and
renal pelvis.

This atlas should give the practitioner the possibility to make his own
judgements with the help of phase contrast microscopy and
offer the specialist and cytologist a detailed presentation of the
results of staining techniques (Papanicolaou, Giemsa, methylene blue).

The statistical comparison of examination methods and the certainty
of the effectiveness of urinary cytologic techniques confirm the wide
range of possibilities of this method for the early detection of cancer.
The more extensive application of urinary cytologic techniques, as
they are presented in the book, must lead to an improvement in
therapy in particular of bladder carcinomas.

Contents:
Clinical Application of Urinary Cytology.–Preparatory Techniques.–
Urinary Cytology and its Relationship to Histology of the Urinary
Tract.–Phase Contrast Microscopy of the Urinary Sediment.–
Methylene Blue Stain of the Urinary Sediment.–Epidemiology and
Etiology of Urothelial Tumors.–Efficacy of Urinary Cytology in
the Detection of Tumors of the Urinary Tract.

This book will also be published in German

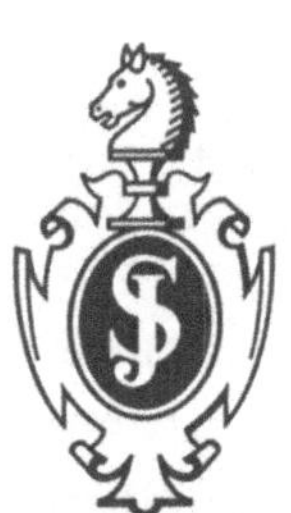

Springer-Verlag
Berlin
Heidelberg
New York

A 8

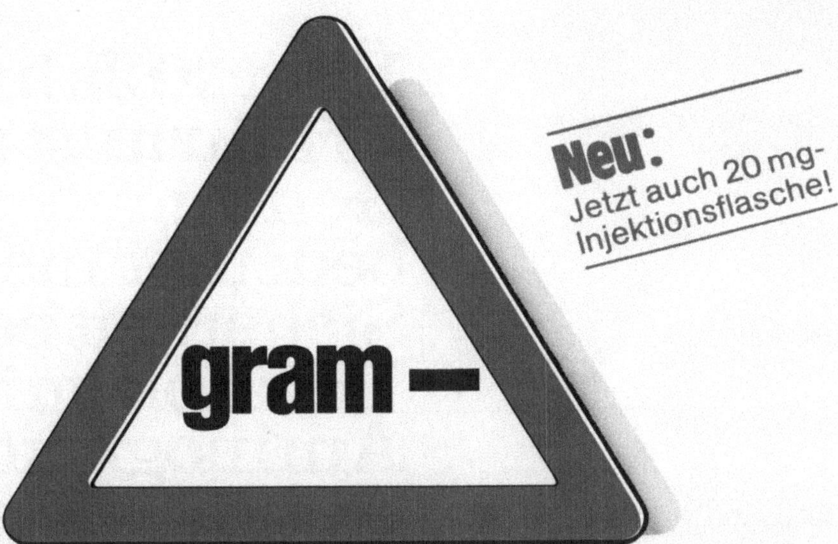

Wo gramnegative Erreger Warnsignale setzen:
Gernebcin®
Tobramycinsulfat

● Bakterizid wirksam gegen die wichtigsten gramnegativen Erreger, inklusive Pseudomonas.

● Besonders indiziert bei akuten und chronischen Infektionen des Urogenitaltraktes, speziell Pyelonephritis.

Dosierung
Normale Nierenfunktion:
Erwachsene 2-5 mg/kg/die
Kinder   3-5 mg/kg/die.
Bei eingeschränkter Nierenfunktion ist die Dosierung der Nierenfunktion anzupassen (siehe Packungsbeilage).
Indikationen
Infektionen des Urogenitaltraktes, der unteren Atemwege, der Haut, der Knochen und des Weichteilgewebes (einschl. Verbrennungen), des Magen-Darm-Traktes (einschl. Peritonitis), des ZNS (einschl. Meningitis), Septikämie.
Kontraindikation
Erwiesene Überempfindlichkeit gegenüber Gernebcin.
Nebenwirkungen und besondere Hinweise
Im allgemeinen können auch nach Gernebcin die für Aminoglykosid-Antibiotika typischen Nebenwirkungen auftreten.

Gernebcin-Serumkonzentrationen von mehr als 12 μg/ml sollten über längere Zeit nicht überschritten werden, da überhöhte Serumspiegel zu ototoxischen Nebenwirkungen führen können.
Deshalb sollte die Dosierung bei gestörter Nierenfunktion der reduzierten Ausscheidung angepaßt werden. Gelegentlich wurde in der Klinik ein passagerer Anstieg harnpflichtiger Substanzen im Serum beobachtet. Bei einer Gernebcin-Behandlung wird empfohlen, die Patienten, insbesondere bei bekannter oder vermuteter Nierenfunktionsstörung, klinisch gut zu beobachten. Vor allem die Funktion von Nieren und 8. Hirnnerven sollte während der Therapie überwacht werden. Eine gleichzeitige Gabe von oto- oder nephrotoxischen Medikamenten sollte vermieden werden. Gernebcin kann bei gleich-

zeitiger Gabe von Muskelrelaxantien deren Wirkung potenzieren. Über die Gefahrlosigkeit der Gernebcin-Anwendung während der Schwangerschaft sind derzeit noch keine verbindlichen Aussagen möglich. Im Tierexperiment haben sich keine teratogenen Nebenwirkungen gezeigt.
Handelsformen und Preise
GERNEBCIN® (Tobramycinsulfat)
Injektionsflasche à 20 mg in 2 ml (Nr. 782)
Packung mit 5 Flaschen
Apothekenverkaufspreis mit MWSt. DM 36,60
Ampulle à 40 mg in 1 ml (Nr. 834)
Packung mit 5 Ampullen
Apothekenverkaufspreis mit MWSt. DM 64,05
Ampulle à 80 mg in 2 ml (Nr. 837)
Packung mit 5 Ampullen
Apothekenverkaufspreis mit MWSt. DM 114,40
Für Kliniken gelten besondere Preise.

Eli Lilly GmbH · 63 Gießen 2 · Postfach 2720

A 11

Über 10 Jahre Erfahrung mit Gentamycin bedeutet mehr Sicherheit bei der Therapie mit dem Aminoglykosid-Antibiotikum

Refobacin

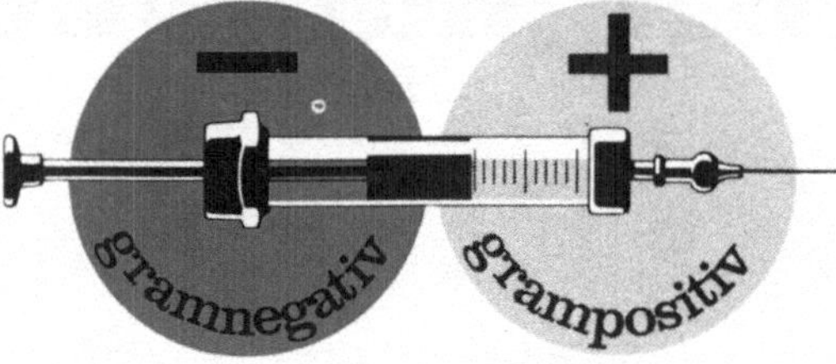

- Bakterizides Breitband-Antibiotikum, das auch Problemkeime beherrscht
- Trotz umfassender Anwendung keine nennenswerte Resistenzzunahme
- Wirksame Serum- und Gewebekonzentrationen gegen alle klinisch wichtigen Erreger
- Minimale Nebenwirkungsquote im therapeutischen Dosisbereich
- Standard-Antibiotikum der parenteralen Aminoglykosid-Antibiotika

A 12

Der Harnwegsinfekt

Nosologie – Ätiologie und Pathogenese – Pathologie

H. Marberger: Terminologie des Harnwegsinfektes aus der Sicht des Urologen – Einführung

Meine Damen und Herren, drei Verhandlungstage sind auf diesem Kongreß dem Thema Harnwegsinfekt gewidmet. Mancher wird sich fragen, warum verschwendet man soviel Zeit für so ein banales Thema.

Die Antwort darauf ist gleich gegeben:
1. weil wir alle täglich mit dem Problem Harnwegsinfekt konfrontiert sind,
2. weil wir recht unterschiedlicher Meinung sind, was man unter Harnwegsinfekt zu verstehen hat und unsere Vorstellungen hinsichtlich Pathogenese und Ätiologie recht revisionsbedürftig erscheinen,
3. weil unsere Vorstellungen hinsichtlich Therapie weit auseinandergehen.

Kurz, wir wissen wenig Sicheres vom ganzen Problem und haben vieles auszureden. Auf der einen Seite aber ist der Harnwegsinfekt wegen der Häufigkeit, der unberechenbaren Folgen und der hohen Behandlungskosten ein hochwichtiges, soziales und gesundheitspolitisches Problem geworden, das wir besser als bisher lösen müssen, wenn wir die Zahl der Transplantationskandidaten, die Zahl der Krankheitstage und die Behandlungskosten verringern und den Aufwand an Geld und Arbeit in erträglichen Grenzen halten wollen.

Nun zur Terminologie: Wir Urologen – zumindest die meisten von uns – verstehen nach einem ungeschriebenen Übereinkommen unter Harnwegsinfekt ein Krankheitsbild, das durch Pyurie und Hämaturie verschiedenen Ausmaßes, durch Keimgehalt des Harns von bestimmter Keimdichte, von Allgemeinsymptomen, z. B. Fieber, Schmerz, oder mehr harntraktsbezogenen Krankheitszeichen, in erster Linie Miktionsbeschwerden, pathologischem Tastbefund, um die wichtigsten zu nennen, gekennzeichnet ist. Weder Flankenschmerz noch Hämaturie noch Bakteriurie noch Pollakisurie oder Harndrang sind als Monosymptom beweisend für das Bestehen eines Harnwegsinfektes; nur Klinik, Laborbefunde und Bakteriologie zusammen erlauben die Diagnose Harnwegsinfekt.

Es handelt sich also um eine Krankheit, die man nicht allein durch einen Labortest nachweist, sondern die man nur in einer ärztlichen Untersuchung mit allem, was dazu gehört, nachweisen kann.

Der Begriff Harnwegsinfekt hat sich der jeweiligen medizinischen Auffassung entsprechend laufend geändert.

Von der Colibacillose, der Verseuchung mit Colibazillen – noch heute ein Gemeinplatz für alle möglichen Übel im französischen Sprachraum, versuchte man, besser erfaßbare Krankheitstypen, z. B. den Blasenkatarrh, die banale Cystitis bei der Frau, die Schwangerschaftspyelitis, die Urethritis, als eigene Krankheitsbilder abzugrenzen. Erst nachdem man lernte, daß auch die leichtgenommenen, laviert verlaufenden Harnwegsinfekte schwerste, ja tödliche Folgen nach sich ziehen können, schwenkte man ins andere Extrem über und forderte, jeden Infekt als potentiell lebensgefährliche Pyelonephritis abzustempeln. Davon ist man heute wieder abgegangen, und man nimmt an, daß ein Harnwegsinfekt sehr wohl lange, ja zeitlebens, auf einen Abschnitt des Harntraktes beschränkt sein und harmlos lokales Übel bleiben, daß er sich aber auch langsam oder explosionsartig auf das ganze Organsystem ausdehnen und die schwersten Folgen nach sich ziehen könne.

Wir beginnen jetzt die maßgebenden Faktoren zu verstehen, die den Krankheitsverlauf bestimmen, und lernen langsam unsere Waffen zu schmieden. Ich hoffe, daß die Diskussion an diesem Kongreß uns in diesem schwerwiegenden Problem um ein Stück weiterbringt.

Prof. Dr. H. Marberger
Urologische Universitätsklinik
Anichstraße 35
A-6020 Innsbruck

A. Propst: **Der Harnwegsinfekt aus der Sicht des Pathologen**

Vom Standpunkt des Pathologen ist die Problematik des Harnwegsinfektes im allgemeinen nicht groß. Wir haben ein z.T. keimbesiedeltes Ausscheidungssystem vor uns, bei dem in erster Linie Abflußbehinderungen zur Keimvermehrung, Virulenzsteigerung und Entzündung führen. Ihr Verlauf ist weitgehend davon abhängig, ob es Ihnen, den Urologen, gelingt, Strömungsbehinderungen zu beseitigen.

Einen zweiten wichtigen Faktor bei der Entstehung des Harnwegsinfektes bildet die individuelle immunologische Situation und Resistenz.

Etwas komplizierter werden die Verhältnisse bei den interstitiellen Entzündungen. Ich möchte ganz kurz auf die interstitielle Cystitis eingehen. Hier bestehen erhebliche Verständigungsschwierigkeiten schon bei der Nomenklatur: Es ist ja jede Cystitis – abgesehen von der katarrhalischen – eine interstitielle Entzündung. Der Entzündungsprozeß spielt sich im Gefäßbindegewebe, nicht im Urothel oder der Muskulatur ab. Entzündungen wie im Herzmuskel oder der Leber, wo tatsächlich das Parenchym, die Muskelfaser bzw. der Hepatocyt die primären entzündlichen Veränderungen aufweisen, gibt es in der Blase nicht.

Manche Urologen werten die interstitielle Cystitis als Präkanzerose, und bei der histologischen Untersuchung solcher Harnblasen findet man tatsächlich oft ein Carcinoma in situ und eine begleitende gewöhnliche Cystitis. Es ist die Frage, ob diese interstitielle Cystitis überhaupt zum Harnwegsinfekt gehört.

Zur weiteren Verwirrung trägt noch bei, daß nach den Lehrbüchern die chronische interstitielle Cystitis (Hunner) *nicht* zur Carzinomentwicklung neigen soll (nach Zollinger sei nur ein einziger Fall bekannt geworden). Die Entzündung soll vorwiegend bei Frauen vorkommen, kann zur Schrumpfblase führen und soll als besonderes Kennzeichen histologisch histiocytäre Riesenzellen zeigen. Das ist offensichtlich eine zweite, andere interstitielle Cystitis.

Die Pathologen wären sehr dankbar, wenn Sie die interstitielle Cystitis, vor allem, was Sie darunter verstehen, genau definieren würden.

Prof. Dr. A. Propst
Patholog. Inst. d. Universität
A-6020 Innsbruck

E. Semenitz: **Einführung und Terminologie aus der Sicht des Bakteriologen**

Die Diagnose Harnwegsinfekt setzt voraus, daß aus dem Harn der oder die Infektionserreger kulturell nachweisbar sind.

Eine große Schwierigkeit der bakteriologischen Harndiagnostik stellt die Tatsache dar, daß die Schleimhäute des Urogenitaltraktes auch bei Gesunden häufig von verschiedenen Keimen besiedelt sind.

Ermöglicht z. B. der mikroskopische und kulturelle Nachweis von Pneumokokken im Liquor die sichere Aussage für die Genese des krankhaften Geschehens, so bestätigt die Züchtung von E. coli im Harn noch nicht das Bestehen einer Infektion, sondern es kann sich dabei ebensogut um eine Verunreinigung der Blasenharnprobe durch Keime des Genitaltraktes handeln. Der alleinige Nachweis von Bakterien im Urin reicht daher nicht aus, die Diagnose Harnwegsinfekt zu stellen, sondern es sind hierfür zusätzlich richtungsweisende Laborbefunde, eine entsprechende klinische Symptomatik bzw. pathologisch anatomische Veränderungen im Urogenitaltrakt eine unabdingbare Voraussetzung.

Ein weiteres bakteriologisches Problem stellt sich in der Nomenklatur des Begriffes „rezidivierender Harnwegsinfekt". Tritt innerhalb einer gewissen Zeit mehrmals ein Harnwegsinfekt auf, dann lautet die klinische Diagnose rezidivierender Harnwegsinfekt. Bei rezidivierenden Harnwegsinfekten erscheint es äußerst sinnvoll, jeweils die Spezies-Bestimmung des Infektionserregers durchzuführen, denn dadurch kann unterschieden werden, ob es sich um ein Rezidiv handelt, das vom selben Keim verursacht ist, oder ob die Infektion durch verschiedene Erreger hervorgerufen wird. In einem solchen Fall wäre das klinische Rezidiv dann jeweils bakteriologisch als frischer Infekt aufzufassen.

Die Kurzfassung des Begriffes „Harnwegsinfekt" aus bakteriologischer Sicht lautet daher:

Der bakteriologische Befund bestätigt die klinische Diagnose – stellt sie aber nicht!

Univ.-Doz. Dr. Erich Semenitz
Bundesst. bakt. serol. U. A.
Schöpfstraße 41
A-6020 Innsbruck

F. SCHULTZE-SEEMANN: **Uroskopie – Uromantie – Urochemie – Urologie –
Die Harnuntersuchung im Wandel der Zeiten**

Schon im alten Zweistromland wurde, wie uns die aufgefundenen Tontafeln vermitteln, auf Farbe und Blutbeimengung des Harnes geachtet. Im „Corpus Hippocraticum" ist eine spezielle Abhandlung über den Urin nicht enthalten, jedoch wurde die Harnbetrachtung ausgeübt und die Urinzeichen als wichtiges Kriterium für die Prognose einer Krankheit gewertet, auf deren Sitz aber noch keine Rückschlüsse gezogen wurden. Obwohl im Sprechzimmerinventar der hippokratischen Ärzte keine Uringefäße aufgeführt und auch keine Manipulationen mit dem Harn zu diagnostischen Zwecken überliefert wurden, finden wir in einem Aphorismus eine der seltenen diagnostischen Aussagen: „Blut und Eiter im Harn deuten auf Verschwärung der Nieren oder der Harnblase."

Mit der Verlagerung des medizinischen Schwerpunktes nach Rom und unter dem Einfluß Galens (130–201) entwickelte sich die Medizin allmählich zu einer exakten Wissenschaft. Galen, dessen Wissen auf hippokratischen Fundamenten ruhte, verfeinerte die griechische Harnbeobachtungsmethode. Nach seiner Ansicht zogen die Nieren den Harn unter Mitwirkung einer aktiven Kraft aus dem Blut an; der Harn wäre daher ein unmittelbares Abbild des Blutes. Hieraus erklärt sich auch die nun zunehmende Bewertung der Uroskopie.

Im 7. Jahrhundert schrieb der Byzantiner Theophilos ein Spezialwerk über den Urin, dem bereits diagnostische und prognostische Bedeutung beigemessen wurde. Im gleichen Jahrhundert trafen auf ihrem Zug bis Spanien, Frankreich und Italien die Araber mit der hellenistisch-römischen Medizin zusammen und übermittelten dabei ihr durch arabische Erkenntnisse geprägtes medizinisches Wissen dem Abendland. Im 8. und 9. Jahrhundert waren es die christlichen Mönchsärzte, die die griechisch-römisch-arabische Medizin unter zunehmender Vernachlässigung der Anatomie in Mittel- und Nordeuropa verbreiteten.

Auf Kosten der genauen Beobachtung nahmen bis ins hohe Mittelalter spekulative Anschauungen und Aberglaube immer mehr zu. Die Harnschau besaß aber noch keine Vorrangstellung in der Medizin. Erst seit dem 11. Jahrhundert begann sie sich von Salerno, wo ein Zentrum hellenistisch-römischer Medizin unter arabischer Prägung entstanden war, im Abendland auszubreiten. Der von ca. 1140 bis 1229 lebende und in Salerno ausgebildete Gilles de Corbeil verpflanzte die dortige Medizin-Schule nach Páris und verfaßte unter dem Titel „Carmina de urinarum iudiciis" ein in 352 Hexametern zusammengefaßtes Kompendium der Uroskopie, das sich bis zum 16. Jahrhundert größten Ansehens erfreute. Für den praktisch tätigen Arzt wurden Kurzfassungen, sog. „Harntraktate" aufgestellt. – Das Harnglas, die Matula, wurde als Spiegelbild des Menschen angesehen und in 4 Körperregionen aufgeteilt, die von Aktuarius im 13. und 14. Jahrhundert in 11 Regionen erweitert wurden. Darüber hinaus wurde eine Differenzierung der Harnfärbung von anfänglich 4 bis schließlich 20 Farbnuancen durchgeführt, die auf den Harnglasscheiben Hinweise für bestimmte Krankheiten gaben.

Für die Uroskopie hielt man den Morgenurin am geeignetsten, da man der Auffassung war, daß während des Schlafes das ganze Wesen des Menschen im Harn zurückgehalten und somit nicht durch die 5 Sinne verausgabt wurde. Da für den mittelalterlichen Arzt alles Sichtbare bedeutungsvoll war – zumal es belanglose Zufälligkeiten im göttlichen Kosmos nicht geben durfte –, hatte ihm keine Struktur des Urins, weder die Färbung noch die Konsistenz, zu entgehen. Die damalige Medizin sah ihren Kosmos sozusagen nur noch im Harnglas.

So hatte die Uroskopie eine derart beherrschende Stellung erlangt, daß sie zur wichtigsten ärztlichen Untersuchung wurde: Das Uringlas wurde zum einzigen Sprechzimmerinventar des Arztes. Da der Urin für das Abbild des ganzen Menschen gehalten wurde, brauchte dieser den Kranken noch nicht einmal zu sehen, um eine Diagnose oder Prognose zu stellen.

Bis ins 16. Jahrhundert ruhte diese uroskopische Lehre auf hippokratisch-galenischer und arabischer Grundlage. Eine Änderung trat erst mit Paracelsus (1493–1541) ein, der jetzt die Chemie zum Schlüssel des Verständnisses für die Vorgänge in der anorganischen und organischen Natur machte.

Es war die Zeit der Spagyriker, der Alchimisten, in der das Experimentieren mit dem Urin begann. In kürbisförmigen Glasgefäßen (Cucurbita) wurde der Urin erhitzt, bis er sich gemäß den Körperregionen abschied und in entsprechenden Zonen an der Gefäßwand niederschlug. Wiederum begegnen wir dem verkleinerten Menschenbild, hier jedoch als Resultat des Experiments im chemischen Kolben. – Im Jahre 1577 beschrieb Paracelsus einen Ofen von menschenähnlicher Form, in dessen Innerem Harn verdampft wurde. Mit dieser sogenannten spagyrischen Harnanatomie experimentierte auch der Paracelsus-Schüler Leonhard Thurneysser zum Thurn, der an das Destillationsgefäß einen – einer Kopf-zu-Fuß-Gliederung des menschlichen Körpers entsprechenden – 24teiligen Maßstab anlegte und somit Diagnose, Prognose sowie Alter und Geschlecht ermitteln wollte.

Von nachfolgenden Ärzten wurde der Urin gewogen und sein Normalgewicht bestimmt. Van Helmont (1577–1644) ermittelte das spezifische Gewicht des Harns. Sein Schüler Thomas Willis (1622–1675) konnte schließlich nach umfassenden Destillationsexperimenten nachweisen, daß die Bedeutung der Harnfarben geringer wäre als bisher angenommen.

Mit der Entwicklung und zunehmenden Verbreitung der Harnanalyse sowie der quantitativen Erfassung seiner Bestandteile ging mit dem Ende des 16. Jahrhunderts die Uroskopie in ihrer wissenschaftlichen Erscheinungsform zurück. Gleichzeitig blühte daneben die Uromantie auf, die laienhafte und wahrsagerische Harnschau, die einem tiefen inneren Bedürfnis des Volkes zu entsprechen schien. Scharlatane, Marktschreier und Dorfbader übten sie in teilweise betrügerischer Absicht bis in die 2. Hälfte des 18. Jahrhunderts hinein aus. Einer der bekanntesten Uromanten war Michel Schüppach (1707–1781) aus Langnau im Schweizer Emmental. Der Zustrom von Patienten aus aller Welt war beispiellos: täglich diagnostizierte er bis zu 100 Harnflaschen und erfreute sich so illustrer Patienten wie Goethe und Voltaire.

Inzwischen bemühten sich Ärzte, wie der bekannte Laurentius Bellini (1643–1704), mit Hilfe iatrophysikalischen Gedankengutes um nähere Aufschlüsse über die Zusammensetzung des Urins. Sein Buch „De urinis et pulsibus" ist endgültig befreit von mittelalterlichen Analogie-Spekulationen.

Gleichzeitig entwickelte sich die Urochemie, die chemische Harnanalyse. Im Jahre 1761 gelang Dekkers der Eiweißnachweis, Scheele beschrieb 1773 den Harnstoff sowie 1776 Harnsäure und Kalziumphosphat. 1788 folgte Dobson mit dem Nachweis von Zukker im Urin.

Mit dem ersten Drittel des 19. Jahrhunderts setzte sich die Urochemie immer mehr durch. Zu ihren Wegbereitern gehörten Prout, Bright und Rayer, die in grundlegenden Werken chemische und mikroskopische Untersuchungsmethoden bekanntgaben.

In Paris beschritt Alfred Becquerel, der Sohn des bekannten Physikers, 1841 einen neuen Weg: er diagnostizierte zuerst die Krankheit und prüfte dabei die Zusammenset-

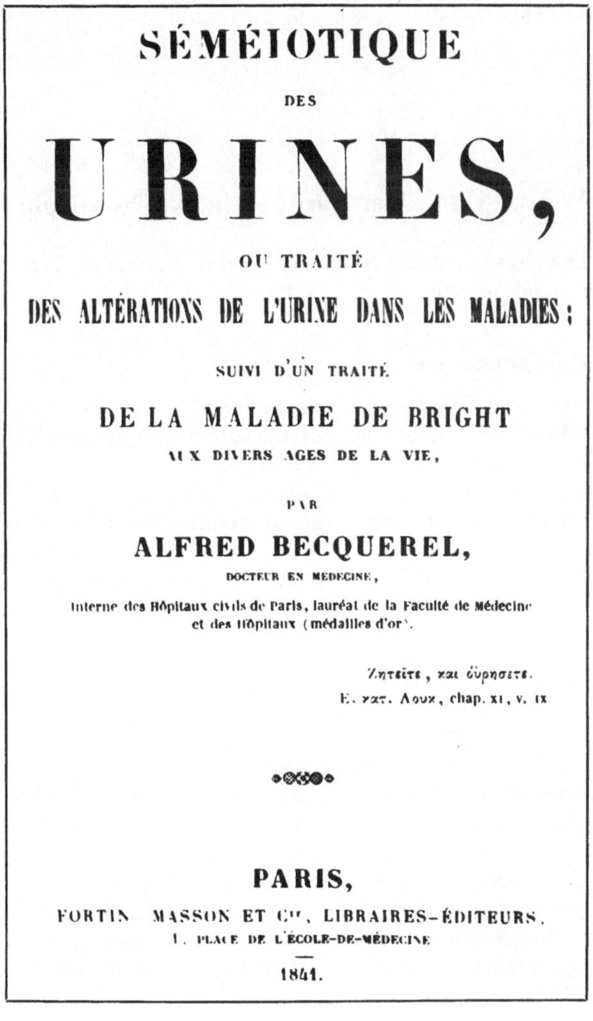

SÉMÉIOTIQUE

DES

URINES,

OU TRAITÉ

DES ALTÉRATIONS DE L'URINE DANS LES MALADIES ;

SUIVI D'UN TRAITÉ

DE LA MALADIE DE BRIGHT

AUX DIVERS AGES DE LA VIE,

PAR

ALFRED BECQUEREL,

DOCTEUR EN MEDECINE,

Interne des Hôpitaux civils de Paris, lauréat de la Faculté de Médecine et des Hôpitaux (médailles d'or).

Ζητεῖτε, καὶ εὑρήσετε.
E. κατ. Λουκ, chap. XI, v. IX

⁕❁⁕

PARIS,

FORTIN MASSON ET Cie, LIBRAIRES-ÉDITEURS, 1, PLACE DE L'ÉCOLE-DE-MÉDECINE

—

1841.

Abb. 1. Die Veröffentlichung von Alfred Becquerel, in der erstmalig der Begriff „Urologie" in der Literatur erscheint

zung des Urins. Sein neues Vorgehen nannte er „Urologie". Dieser neue Begriff wurde 1845 ebenfalls in Paris von Le Roy d'Étiolles auch für die chirurgische Behandlung von Harnleiden übernommen. Für die Mehrzahl der praktischen Ärzte waren jedoch die damaligen chemischen Untersuchungsmethoden viel zu schwierig und zeitraubend. Das erklärt, warum noch weiterhin Uroskopie getrieben und von einigen Autoren, wie Held, Weiß und Pfleiderer, bis in das 20. Jahrhundert hinein empfohlen wurde.

Die endgültige Beseitigung der mittelalterlichen Uroskopie und Uromantie konnte letztlich erst im Laufe dieses Jahrhunderts durch einfachere und schnellere Harnuntersuchungsmethoden, die auch in der ambulanten Praxis direkt am Krankenbett möglich sind, erreicht werden, wobei die schon von Louis Pasteur und Robert Koch im vorigen Jahrhundert eingeführte Bakteriologie bereits eine differenziertere Bekämpfung des Harninfektes eingeleitet hatte.

Zum Abschluß meiner Ausführungen möchte ich darauf hinweisen, daß vor fast genau 70 Jahren die Deutsche Gesellschaft für Urologie am 19. 9. 1906 in Stuttgart gegründet wurde. Der Begriff „Urologie" ist nach seiner ersten Veröffentlichung von Becquerel heute 135 Jahre alt.

Dr. F. Schultze-Seemann
Münchener Straße 22
D-1000 Berlin 28

W. Lutzeyer: **Der Harnwegsinfekt: Nosologie – Einführung**

Die Nosologie der Harnwegsinfektion schließt Terminologie, Ätiologie und Kausalpathogenese ein.

Die Terminologie

Alle unspezifischen und spezifischen Infektionen im Bereich des Nierenparenchyms, der ableitenden Harnwege, der Blase, der männlichen Adnexe und der Genitalorgane, die mit der hinteren Harnröhre kanalikulär zu dem sogenannten Grenzbereich verbunden sind, werden unter dem klinischen Gesichtspunkt der akuten, subchronischen oder chronischen Form mit dem exakten Bakteriennachweis als Harnwegsinfektion definiert.

Ätiologie und Kausalpathogenese lassen sich in eine klar umrissene Trias gliedern, die, entweder monofaktoriell oder multifaktoriell sich gegenseitig beeinflussend, die Nosologie oder nature history der Harnwegsinfektion verdeutlicht:

1. endogen allgemeine,
2. endogen spezielle und
3. exogene Faktoren.

Zu 1.: Alter und Geschlecht besitzen ein entsprechendes prädispositionelles Schwergewicht: So konnten in einer epidemiologischen Analyse der signifikanten Bakteriurie über 4 Jahre E. Straube u. Mitarb. zeigen, daß Frauen zweimal häufiger von einer signifikanten Bakteriurie als Männer betroffen sind, die ab dem Alter über 55 Jahre sich ausgleicht, daß sich im Gegensatz zu den Männern bei den Frauen eine jahreszeitliche Bakteriurie mit den Schwerpunkten Februar, Juli und November feststellen läßt.

In dieselbe Richtung gehen die Untersuchungen von Schultheis, der beim weiblichen Geschlecht die Infektionshäufigkeit mehr im jugendlichen Alter fand, dagegen beim männlichen mehr im Alter über 60 Jahre.

Wir fanden bei unserem relativ großen Kollektiv dieselben Zahlenverhältnisse: ein Überwiegen des weiblichen Geschlechts bis zum 50. Lebensjahr, ab dann ein Dominieren des männlichen Geschlechts. Bekannt ist jedoch, daß im 1. Lebensjahr der männliche Säugling eindeutig in puncto Harnwegsinfektion überwiegt.

Daß genetische Besonderheiten, hormonelle Dysregulationen und immunologische Störungen wesentliche prädisponierende Momente sind, ist klar.

Zu 2.: Die endogen speziellen Faktoren sind die Hauptdomäne des diagnostizierenden Urologen. Fehlbildung, Harntransportstörung, Blasenentleerungsstörung und Störung der Nierenfunktion sind die Hauptfaktoren, die für den Urologen vordergründig in den kausalpathogenetischen Kreis der Harnwegsinfektion gehören.

Hier sollte man vielleicht andeuten, daß die Pyelonephritis bei besonderen Formen urologisch obstruktiver Erkrankungen, so z. B. beim vesikoureteralen Reflux, nach neuen Gesichtspunkten eine völlig autonome, durch rekonstruktive Eingriffe nicht mehr beeinflußbare Rolle spielt. Diese Erkenntnis kann in Zukunft Gradeinteilung, Indikation und Behandlungsart entscheidend beeinflussen. Der Abwehrmechanismus der Harnblase sowie der Selbstreinigungsmechanismus der Harnröhre, abhängig von den intakten Schleimhautverhältnissen – hier spielen auch wieder hormonale und genetische Faktoren bzw. immunologische Momente hinein – abhängig vom Harnmilieu und der Erregerart, sind wichtig. Kunin warnt hier vor dem einseitigen Denken des untersuchenden Fachmannes, der den Harnwegsinfekt stets mit einer organischen Störung des Formenkreises koppeln will, und aus dieser Sicht heraus ohne Grund weibliche Harnröhren dilatiert oder spaltet mit schlechtErem Ergebnis für die Zukunft.

Zu 3.: Die exogenen Momente sind uns klar. Daß iatrogene Ursachen durch vorsichtiges und aseptisches instrumentelles Arbeiten vermieden werden können, wissen wir. Daß gewisse Lebensgewohnheiten, nennen wir sie sozialökonomisch, wie die hygienischen Verhältnisse, Sexualverkehr oder Körperhygiene bei der Defäkation, eine mitentscheidende Rolle für den inokulierten oder für das Angehen des Harnwegsinfektes spielen, sollte man nicht vergessen.

Die Keimflora, der Problemkeim und der Keimwandel sind ernst zu nehmende pathogenetische Momente: Das Keimspektrum aus der eigenen Klinik an größeren Fallzahlen zeigt, daß bei der akuten Infektion die üblichen Keime wie Coli und Enterokokken nach wie vor noch als Hauptstämme vorhanden sind, beim chronischen Infekt und bei der Urosepsis die Problemkeime, insbesondere Klebsiellen und Pseudomonas, dominieren, und in der letzten Zeit sogar ein früher nicht pathogener Keim, die Serratia, gerade bei den septischen Fällen eine entscheidende Rolle spielt.

Daß sich diese angeführten Faktorengruppen ergänzen, ineinander übergehen oder potenzieren, ist klar. Die folgenden 12 Referate werden sich zwanglos in dieses Gerüst einfügen lassen, und die Diskussion wird zeigen, wo und in welcher Form die verschiedenen Faktoren dieser Trias Schwerpunkte in der Nosologie des Harnwegsinfektes bilden können.

Prof. Dr. W. Lutzeyer
Abt. Urologie d. Med. Fakultät
Goethestraße 27/29
D-5100 Aachen

H. Frohmüller und R. Ackermann: **Auswertung der Unterlagen aus den Kliniken Aachen, Innsbruck, Würzburg. Alter, Geschlecht und Soziologie beim Harnwegsinfekt**

Sammelstudien dienen in erster Linie dazu, durch Vergrößerung eines Kollektivs Fragestellungen mit statistischer Signifikanz zu beantworten, die aus kleineren Teilen dieses Kollektivs nicht zu erhalten sind. Erlaubt ist ein solches Zusammenwerfen z. B. von Probandengruppen aber nur dann, wenn sie sich bezüglich einiger Eigenschaften, wie z. B. Alter und Geschlecht, statistisch nicht unterscheiden.

In der vorliegenden Studie galt es zu klären, inwieweit die Probanden der beteiligten Kliniken – es waren lediglich drei – bezüglich ihres Alters, der Geschlechtsverteilung und hinsichtlich des sozialen Status annähernd vergleichbar sind. (Zwei der ursprünglich angegebenen sechs Kliniken konnten sich an dieser Untersuchung nicht beteiligen, und das Datenmaterial einer dritten Klinik war zahlenmäßig zu klein, um in dieser Sammelstudie berücksichtigt zu werden.)

Zur Verfügung standen somit folgende Daten:
Aus der Abteilung Urologie der Medizinischen Fakultät der RWTH Aachen 596 ambulante Patienten mit entzündlichen Veränderungen im Bereich des Urogenitaltraktes, mit oder ohne Bakteriurie zum Zeitpunkt der Untersuchung. Diese Patienten waren im Zeitraum vom 15. 1. 1972 bis 21. 11. 1975 ein- oder mehrmals untersucht worden.

Aus der Urologischen Univ.-Klinik Innsbruck 1583 Patienten, die 1975 wegen eines akuten, chronischen oder rezidivierenden Harnwegsinfektes behandelt worden waren. Es war uns nicht bekannt, ob diese Patienten ambulant oder stationär betreut worden waren.

Aus der Urologischen Univ.-Klinik Würzburg 818 Patienten, die im Zeitraum vom 30. 11. 1975 bis 31. 7. 1976 ausschließlich stationär behandelt worden waren. Verwertet wurden hier die Daten, die bei der stationären Aufnahme vorlagen. Dieses Kollektiv umfaßt im Gegensatz zur Aachener und Innsbrucker Gruppe nicht nur Patienten mit Harnwegsinfektionen bzw. mit Bakteriurie, sondern auch solche, die wegen anderer urologischer Erkrankungen stationär aufgenommen worden waren.

Herrn Dr. Durben aus der Klinik Aachen und Herrn Dr. Decristoforo aus der Innsbrucker Klinik sei für die Zusammenstellung der Daten ihrer Kliniken hiermit gedankt.

Da die Innsbrucker Klinik die Alters- und Geschlechtsverteilung ihrer 1583 Patienten entsprechend einer eigenen Gliederung vornahm ohne Angabe sozio-ökonomischer Parameter, verblieb für die geplante Sammelstudie zunächst nur das Krankengut aus Aachen und Würzburg. Ein Vergleich dieser beiden Probandenkollektive bezüglich ihrer Alters- und Geschlechtsverteilung sowie ihrer beruflichen Gruppierung zeigen die folgenden Tabellen.

Ein Vergleich der *Altersverteilung* von 126 stationären Patienten mit Bakteriurie der Würzburger Klinik mit der Altersverteilung von insgesamt 402 ambulanten Patienten mit Bakteriurie der Aachener Klinik ergab, daß im Würzburger Krankengut die über 60jährigen Patienten mit 50,8% am häufigsten vertreten sind, während Patienten im Alter zwischen 21 und 40 Jahren mit 43,5% im Aachener Krankengut den Hauptanteil stellten.

Da der *soziale Status* eines Patienten aus den uns üblicherweise in der Klinik zur Verfügung stehenden Daten nur schwer objektivierbar ist, wurde eine grobe Einteilung entsprechend der beruflichen Betätigung der Patienten gewählt. Unterschieden wurde zwischen Kindern, Schülern und Studenten einerseits, Hausfrauen und leicht manuell Tätigen andererseits, Rentnern und schließlich Personen mit schwerer manueller Tätigkeit. Der große Anteil der über 60jährigen im Würzburger Kollektiv spiegelt sich auch hier wieder, da der Anteil der Rentner und Pensionäre mit 41,3% um 20% höher liegt als in der Aachener Gruppe. Dagegen finden sich manuell Tätige in der Aachener Zusammenstellung mit 19,2% doppelt so häufig wie im Würzburger Patientenkollektiv.

8

Bei der *Geschlechtsverteilung* gleichen sich die beiden Kollektive in etwa.

Die Diskrepanz in zwei von drei Parametern erklärt sich zum Teil durch die Tatsache. daß es sich beim Aachener Krankengut um ambulante Patienten handelt, beim Würzburger Kollektiv dagegen um stationäre Patienten.

Auf Grund dieser zum Teil divergenten Daten erschien es sinnvoll, die Patientenkollektive der drei beteiligten Kliniken getrennt zu analysieren.

Für die computermäßige Datenanalyse wurde festgelegt. daß eine Harnwegsinfektion dann vorlag. wenn im Urin 10^5 oder mehr Keimkolonien gefunden wurden. Andere Bedingungen. wie Leukozyturie oder Proteinurie. wurden zwar ebenfalls abgefragt, eine direkte Korrelation zur Bakteriurie ließ sich jedoch nicht feststellen. Auf eine Darstellung dieser Parameter wurde daher verzichtet.

Zunächst zur Alters- und Geschlechtsverteilung der Aachener Patienten:

Unterschieden wurde in Altersgruppen von 0–2 Jahren. 3–6 Jahren, 7–12 Jahren, 13–20 Jahren. 21–40 Jahren. 41–60 Jahren und über 60 Jahren. Außerdem erfolgte eine Einteilung nach der Geschlechtszugehörigkeit. und schließlich wurde unterschieden zwischen Patienten. die keine Bakteriurie. jedoch sonstige Anzeichen einer Harnwegsinfektion aufwiesen und solchen mit mono- und multispezifischem Keimspektrum.

Es fiel auf. daß bei den Männern der Anteil derjenigen Patienten mit entzündlichen Veränderungen ohne Bakteriurie in der Altersgruppe der 20- bis 40jährigen mit 41,5% prozentual am höchsten lag. was auf eine große Anzahl nicht-bakterieller Entzündungen im Bereich der unteren Harnwege in dieser Altersgruppe schließen läßt. Die weibliche Patientengruppe zeigte die erwartete Spitze von nicht-bakteriellen und bakteriellen Harnwegsinfektionen in der Altersgruppe der 20- bis 40jährigen. Insgesamt war der Anteil von Männern und Frauen im Aachener Patientengut ungefähr gleich groß.

Diese Geschlechtsverteilung trifft auch für die Innsbrucker Patienten zu. In diesem Zusammenhang fällt die niedrige Infektionsquote bei Knaben im Vergleich zu Mädchen auf. mit einem Minimum im Alter zwischen 6 bis 9 Jahren (Abb. 1).

Die bereits in der Aachener Zusammenstellung auffallende Anhäufung von Harnwegsinfekten bei Frauen im Alter zwischen 20 und 40 Jahren läßt sich auch aus den Innsbrucker Daten ablesen. Im Gegensatz zum poliklinischen Patientengut der Aache-

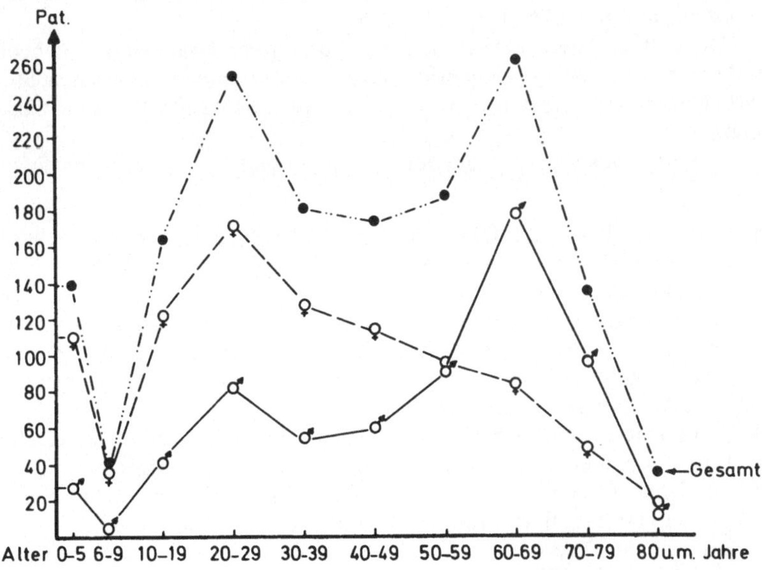

Abb. 1. Patienten der Urologischen Universitätsklinik Innsbruck. Alters- und Geschlechtsverteilung

ner Klinik findet sich aber im Innsbrucker Kollektiv ein deutlicher Gipfel bei Männern zwischen 50 und 80 Jahren.

Anhand der Würzburger Daten läßt sich zeigen, daß ein gehäuftes Auftreten von Bakteriurie innerhalb einer Altersgruppe im Zusammenhang mit der Gesamtzahl der Patienten, also auch solchen ohne Harnwegsinfekt, gesehen werden muß.

Bei Betrachtung der männlichen Patienten mit monospezifischem Keimspektrum findet sich eine extreme Anhäufung mit 72,2% in der Altersgruppe über 60 Jahre. Da aber auch 55,2% der Würzburger Patienten ohne Infekt in dieser Altersgruppe vertreten sind, hängt die zahlenmäßige und prozentuelle Anhäufung von Bakteriurien bei über 60jährigen somit auch von der großen Gesamtzahl dieser Altersgruppe ab. Das dem tatsächlich so ist, zeigt ein statistischer Vergleich mittels des CHI-Quadrat-Testes zwischen den männlichen Patienten der Altersgruppe über 60 Jahre und den 40- bis 60jährigen. Danach sind Bakteriurien, auf die jeweilige Gesamtzahl urologischer Patienten dieser beiden Altersgruppen bezogen, mit gleicher Wahrscheinlichkeit zu erwarten. Dagegen finden sich Bakteriurien bei Männern der Altersgruppe zwischen 20 und 40 Jahren im Vergleich zu den über 60jährigen signifikant weniger häufig (p < 0,01).

Bei einem Vergleich der männlichen und weiblichen Patienten der Altersgruppe der 21- bis 40jährigen und der 41- bis 60jährigen erkennt man, daß bei Frauen signifikant häufiger Bakteriurien zu diagnostizieren sind (p < 0,005) als bei Männern der gleichen Altersgruppen. Die verbleibenden Altersstadien weisen dagegen diesen Unterschied nicht auf (Abb. 2).

Um das Auftreten einer Bakteriurie mit der beruflichen Betätigung der Patienten zu korrelieren, wurde eine Unterteilung in 4 Gruppen vorgenommen. Gruppe 1 umfaßt Kinder, Schüler und Studenten. Gruppe 2 Hausfrauen und Personen, die keine schwere manuelle Tätigkeit ausüben. Gruppe 3 Rentner und andere im Ruhestand lebende Personen, Gruppe 4 Personen mit schwerer manueller Tätigkeit. Daß eine solche Einteilung indirekt auch eine Altersverteilung beinhaltet, läßt sich nicht umgehen.

Vor allem die Aachener Daten machen deutlich, daß einerseits Bakteriurien statistisch gleich häufig bei Männern mit leichter und schwerer manueller Tätigkeit zu finden sind, deren Altersverteilung nicht wesentlich differierte, daß aber andererseits Hausfrauen und Frauen mit leichter manueller Tätigkeit weit häufiger Infekte hatten als Frauen mit schwerer manueller Tätigkeit (Abb. 3).

Diese Relationen waren auch im Würzburger Krankengut zu beobachten. Kunin u. Mitarb. konnten im Gegensatz dazu in einer epidemiologischen Studie zeigen, daß Arbeiterinnen häufiger Harnwegsinfekte aufwiesen als z. B. nicht manuell tätige Nonnen.

Das Ergebnis der vorliegenden Computeranalyse läßt sich nun folgendermaßen zusammenfassen:

1. Im Kindesalter sind Infekte bei Mädchen häufiger anzutreffen als bei Knaben.
2. Bei Frauen liegt der Gipfel der Harnwegsinfekte zwischen dem 20. und dem 40. Lebensjahr.
3. Bei ambulanten Patienten finden sich auch bei Männern häufig Harnwegsinfekte in diesem Altersabschnitt (Aachener Kollektiv). Bei stationär behandelten Männern dagegen beginnt die Anhäufung der Infekte nach dem 40. Lebensjahr und reicht bis ins hohe Alter (Würzburger Kollektiv).
4. Es besteht ein deutlicher Unterschied in der Alters- und Geschlechtsverteilung von Harnwegsinfekten bei ambulanten und stationären Patienten.
5. Ein Unterschied in der Häufigkeit von Harnwegsinfekten bei manuell tätigen und manuell wenig tätigen Männern konnte nicht gefunden werden.
6. Bei Frauen ohne oder mit leichter manueller Tätigkeit fanden sich dagegen Harnwegsinfekte signifikant häufiger als bei solchen mit schwerer manueller Tätigkeit.

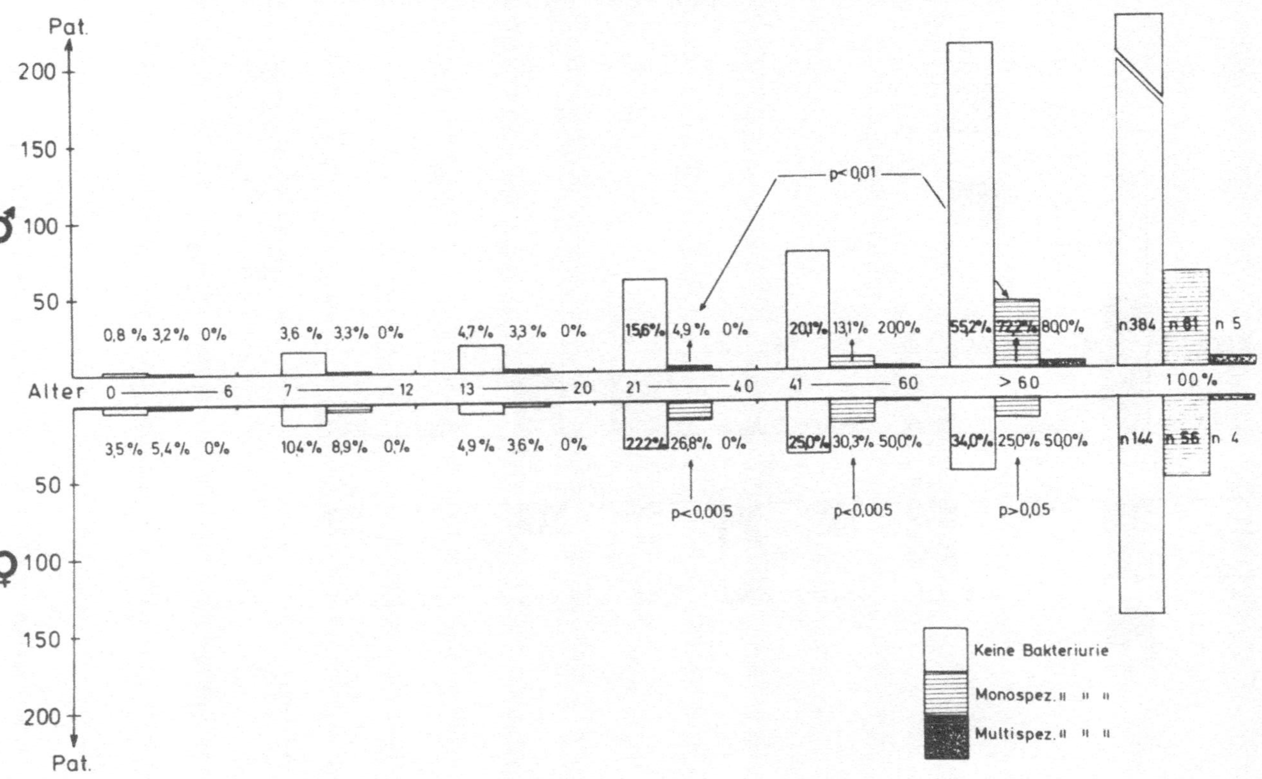

Abb. 2. Urologische Klinik der Universität Würzburg. Alters- und Geschlechtsverteilung der Patienten

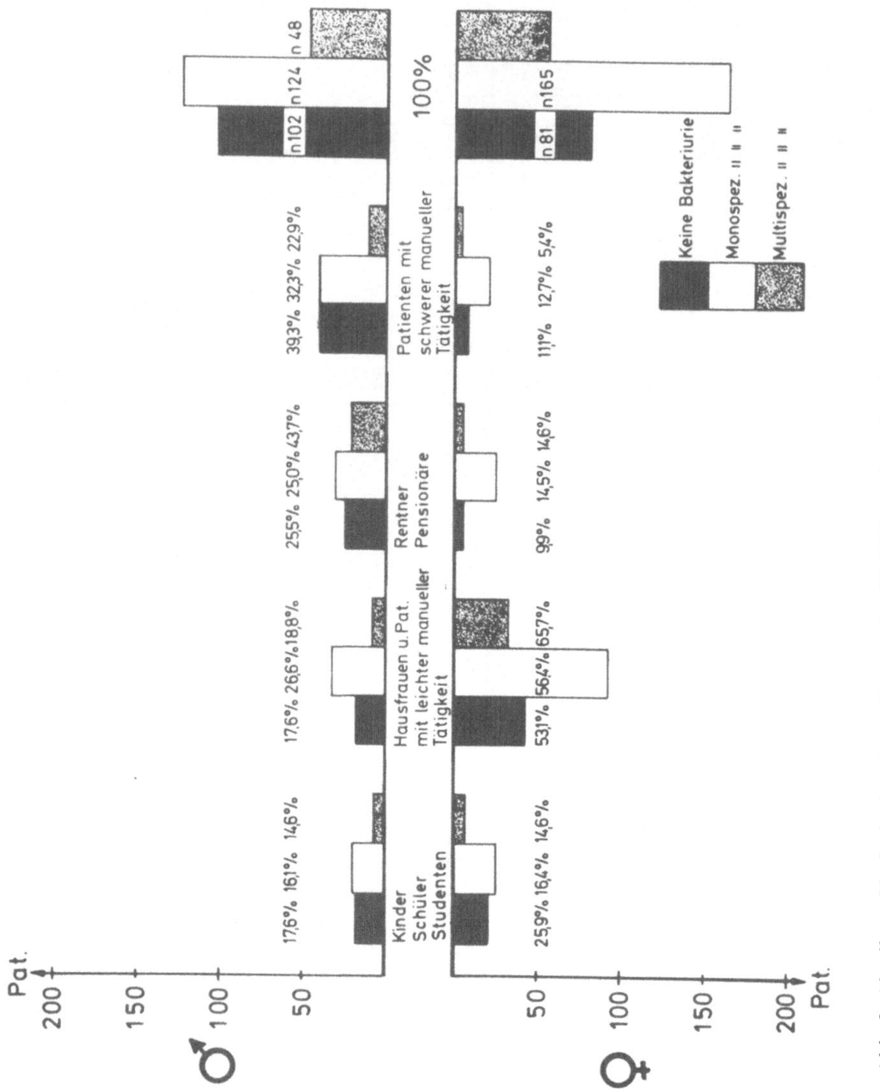

Abb. 3. Abteilung Urologie der Med. Fakultät der RWTH Aachen. Berufsverteilung der Patienten

Literatur

1. Kunin, C. M., McCormack, R. C.: N. Engl. J. Med. **278,** 635 (1968) – 2. Kunin, C. M., Zacha, E., Paquin jr., A. J.: N. Engl. J. Med. **266,** 287 (1962) – 3. Wolfson, S. A., Kalmanson, G. M., Rubini, M. E., Guze, L. B.: Amer. J. Med. Sci. **250,** 168 (1975)

Prof. Dr. H. Frohmüller
Urologische Klinik und Poliklinik der Universität
Luitpoldkrankenhaus
D-8700 Würzburg

H.-J. Mohr: **Pyelonephritis und Harnwegsinfekt im Experiment**

Von 1969 bis 1975 untersuchten wir 2132 exstirpierte Nieren. Davon waren 1165 =
53,95% von einer Pyelonephritis befallen. Bei 1003 dieser Nieren konnten das Nierenbekken und bei 943 Anteile des Ureters mit untersucht werden. Das Nierenbecken wies bei
376 Fällen = 32,51% und der Ureter bei 588 Fällen = 57,93% eine unspezifische Entzündung auf. Immer wieder konnte darüber hinaus beobachtet werden, daß das Erscheinungsbild der Pyelonephritis beim Menschen nicht einheitlich ist, sondern uns sowohl
makroskopisch als auch histologisch in zwei Erscheinungsformen – der eitrigen destruktiven und der nicht eitrigen nicht destruktiven Verlaufsvariante – begegnet (Gloor,
Mohr, Zollinger).

Diese beiden Entzündungsvarianten zeigen ätiologisch Unterschiede, die zum morphologischen Substrat in enger Beziehung stehen. Die erste Form ist das klassische Bild
der Pyelonephritis durch bakterielle Infektion. Die zweite Form stellt u. a. das Reaktionsprodukt auf chemische und physikalische entzündungsauslösende Noxen im Nierengewebe dar. Inwieweit diese Form eigenständige Krankheitsbilder mit jeweils geson-
derter Ätiologie (Zollinger) bzw. nur verschiedene Stadien im Verlauf einer Pyelonephritis darstellen, blieb noch ungeklärt. Zur Klärung dieser Fragen dienten unsere experimentellen, histochemischen, elektronenmikroskopischen und bioptischen Untersuchungen, die gemeinsam mit den Arbeitsgruppen um Losse, Prat, Ritzerfeld und Konickova durchgeführt wurden.

Material und Methode

Die Untersuchungen wurden mit den von Prat u. Mitarb. sowie von uns bereits an anderer
Stelle beschriebenen Methoden an Kaninchen und Ratten in folgenden Serien durchgeführt:

In der Serie 1 wurde an 202 Ratten eine haematogene Coli-Pyelonephritis erzeugt. 6 Tiere
wurden bis zum 7., 6 bis zum 14., 127 bis zum 21., 5 bis zum 28., 22 bis zum 50. und 23 bis zum
100. Tag post infectionem im Zeitreihenversuch getötet.

In der Serie 2 wurde eine ascendierende Coli-Pyelonephritis herbeigeführt. Von den 50
Kaninchen wurden 35 bis zum 7., 10 bis zum 14. und 5 bis zum 21. Tag nach der Infektion im
Zeitreihenversuch getötet.

In Serie 3 wurden 32 Kaninchen haematogen (i.v.) mit dem Colistamm B infiziert und
24 Stunden nach der Infektion beginnend, bis zum 9. Tag mit Chloramphenicol behandelt. Die
Tiere wurden bis zum 24. Tag post infectionem im Zeitreihenversuch getötet.

In Serie 4 erfolgte die Infektion der 20 Kaninchen mit dem Colistamm S i.v. haematogen.
Sie wurden vom 2. bis 29. Tag post infectionem mit Chloramphenicol behandelt und zwischen
dem 3. und 30. Tag nach der Infektion im Zeitreihenversuch getötet.

Die Tiere erhielten Keimsuspensionen von 0,6 bis 0,8 ml. Dabei enthielt 1 ml NaCl-Lösung 600 bis 800 Millionen lebende Keime. Bei allen Tieren wurde vorher eine Schädigung der
linken Niere durch eine 6- bzw. 24stündige Harnleiterligatur unterhalb des Nierenbeckens
herbeigeführt. Nach Lösen der Ligatur erfolgte die Infektion mit E. coli durch i.v. Gabe der
Keime zur Erzeugung der haematogenen und durch intravesicale Injektionen zur Erzeugung
der ascendierenden Pyelonephritis.

In einer 5. Versuchsreihe erhielten weibliche SPF-Wistar-Ratten von 180 bis 210 g Gewicht
0,02 ml einer konzentrierten E. coli-Suspension direkt ohne Vorschädigung der Niere in den
oberen und unteren Nierenpol sowie in die Nierenmitte injiziert. Die Tiere wurden zwischen
dem 8. und 56. Versuchstag im Zeitreihenversuch getötet.

Ergebnisse

A. Ausbreitungswege der Infektion

Aus den Untersuchungsergebnissen haben sich folgende Ausbreitungswege der Infektion
in der Niere ergeben:

1. Die haematogene, primär interstitielle Ausbreitungsform: Die haematogen eingeschleppten Erreger dringen in die interstitiellen Blutkapillaren ein und verursachen einen interstitiell sich fortentwickelnden Entzündungsprozeß.
2. Die ascendierende, primär intratubuläre Ausbreitungsform: Die Erreger ascendieren aus dem Nierenbecken, dringen in die Sammelrohre ein und bewirken eine intratubulär aufsteigende Ausbreitung der Entzündung.
3. Die ascendierende, primär interstitielle Ausbreitungsform: Die Erreger ascendieren über Kelchnischen- bzw. Nierenbeckenschleimhautulcera in das Interstitium und bewirken das weitere interstitielle Fortschreiten des Entzündungsprozesses.
4. *Kombinationsformen:* Diese Formen treten als Circuli vitiosi im Rahmen primär interstitieller ascendierender und sekundär intratubulär und interstitiell absteigender bzw. primär intratubulär und ascendierender oder descendierender und sekundär interstitieller Ausbreitung der Entzündung auf. Dabei läßt sich häufig wegen der diffusen entzündlichen Infiltration des Nierengewebes kein sicherer Anhalt mehr über die Art des primären Infektions- und Ausbreitungsvorganges gewinnen.

In der Niere sind die haematogene und die ascendierende Entzündung des Nierenparenchyms die häufigsten Entstehungswege der Pyelonephritis, wobei die ascendierende Entzündung die Hauptrolle spielt. Die Eintrittspforte für den ascendierenden Prozeß ist eine Pyelitis, durch die es zur Zerstörung des Deckepithels der Nierenbeckenschleimhaut und der Epithelschicht der Sammelrohre im Kelchnischenbereich kommt. Diese Epithelzerstörung hat ein Kelchnischenulcus zur Folge, durch das der Entzündungsprozeß Anschluß an die Saftspalten, die perivasculären Lymphbahnen und das interstitielle Bindegewebe gewinnt und sich dann hier weiter ausbreitet (Abb. 1). Ein Kelchnischenulcus ist hier jedoch nicht regelmäßig die Eintrittspforte.

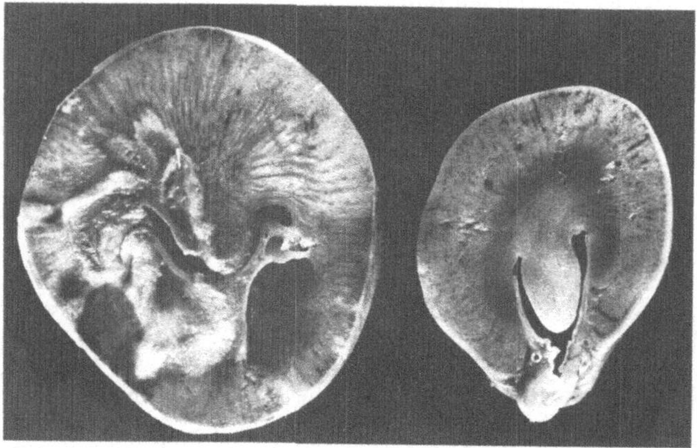

Abb. 1. Links: Kaninchenniere aus Versuchsserie 2. 7 Tage nach ascendierender Infektion mit ulceröseitriger Pyelitis, ausgedehnten Ulcerationen im Papillen- und Kelchnischenbereich und schwerer ascendierender und abscedierender destruktiver eitriger Pyelonephritis. Rechts: Kontrollniere

Nach den eigenen Untersuchungen gibt es vielmehr neben den zuvor genannten Möglichkeiten noch einen weiteren Ausbreitungsweg, nämlich
5. entlang der größeren Venen und Arterienäste im Nierenhilusbereich.
Die Entzündung dringt dabei von der Pyelitis ausgehend in das submucöse Bindegewebe des Nierenbeckens ein, breitet sich bis in das parapelvine Gewebe aus und erlangt so Anschluß an die großen Venen- und Arterienäste sowie an ihre adventitiellen

Saft- und Lymphspalten. Über diese Lymphspalten kriecht der Prozeß zur Rinden-Mark-Grenze aufwärts und breitet sich hier entlang den Arteriae arcuatae und ihren Aufzweigungen in das Interstitium der Rinde und absteigend in das Mark aus. Auch die haematogene Entzündung bevorzugt als Ansiedlungsort den Bereich der Rinden-Mark-Grenze und breitet sich von hier auf- und absteigend im Interstitium aus (Abb. 1).

Bei gröberen Bakterienembolien können ebenfalls die Blutkapillaren des interstitiellen Bindegewebes der oberen Rindenabschnitte Ausgangsort für die Ansiedlung und die Ausbreitung der Entzündung sein.

B. Erscheinungsformen der erzeugten Nierenentzündungen

Wie erwähnt, kann die interstitielle Entzündung in der destruktiven und der nicht destruktiven Variante auftreten.

Bei der unbehandelten destruktiven Form finden sich als Charakteristika das leukozytäre Infiltrat und die eitrige Einschmelzung mit Zerstörung des Nierengewebes (Abb. 1. 2a). Elektronenmikroskopisch findet man dabei außer den Infiltratzellen nur noch spärliche Reste des präexistenten Nierengewebes, z. B. nur noch Bruchstücke der tubulären und kapillären Basalmembranen, während das Tubulusepithel bereits nekrotisch und Teile der Basalmembranen schon durch eitrige Einschmelzungen zerstört sind (Abb. 2a).

Demgegenüber sind die Veränderungen bei der nicht destruktiven Form nach Chloramphenicolbehandlung durch die Zusammensetzung des Infiltrates vorwiegend aus Histiozyten. Lymphozyten und teilweise auch Plasmazellen gekennzeichnet (Abb. 2b). In den Infiltraten sieht man Rückbildungen des Nierenparenchyms, jedoch nicht durch Einschmelzung, sondern durch Atrophie. Nach dem elektronenmikroskopischen Bild ist diese Atrophie weniger durch toxische Einflüsse der Infektion als vielmehr durch Zirkulationsstörungen hervorgerufen. Dabei bedeuten sowohl die interstitiellen Infiltrate als auch die sich entwickelnde Verdickung der Basalmembran eine wesentliche Erschwerung der Stoffaustauschvorgänge. Sie haben zunächst die Atrophie und später eine völlige Verödung des Nephrons zur Folge.

Diskussion

Vergleicht man die morphologischen Bilder der Pyelonephritis in der menschlichen Niere mit denjenigen der experimentellen Pyelonephritis, so ergeben sich weitgehend übereinstimmende Ergebnisse. Sowohl bei der menschlichen als auch bei der experimentellen Pyelonephritis sind die bakteriellen (eitrigen) destruktiven interstitiellen Nephritiden von den abakteriellen (nicht eitrigen) nicht destruktiven interstitiellen Nephritiden zu unterscheiden und abzugrenzen. Dabei stellt sich die Frage, ob die beiden Formen zwei Verlaufsstadien des gleichen Leidens darstellen und von der Therapie und der bakteriellen Sanierung der Entzündungsprozesse abhängig sind.

Dazu konnten wir bei der experimentellen Pyelonephritis das folgende feststellen: Während die nur mit Coli-Bakterien beimpften Tiere ohne Therapie eine schwere diffuse ascendierende und descendierende, mit Abszessen einhergehende destruktive eitrige Pyelonephritis aufwiesen, zeigten die antibiotisch behandelten Tiere schon nach 48 Stunden in den Nieren einen deutlichen Intensitätsrückgang des entzündlichen destruktiven Prozesses. Nach 4 Tagen waren nur noch die Leukozytenzylinder in den Tubuluslichtungen vorhanden, während die interstitiellen Infiltrate schon eine weitgehende Umstrukturierung erkennen ließen. Zwischen dem 5. und 7. Tag besteht das interstitielle Infiltrat dann fast ausschließlich nur noch aus Histiozyten. Plasmazellen und Lymphozyten (Abb. 2b). Mit dieser Änderung der Infiltratbeschaffenheit verläuft das Verschwinden der Bakterien im Urin parallel. Coli-Bakterien ließen sich aus dem Nierengewebe und auch aus dem Urin nicht mehr züchten. Serologisch geht damit ein beginnender Titer-

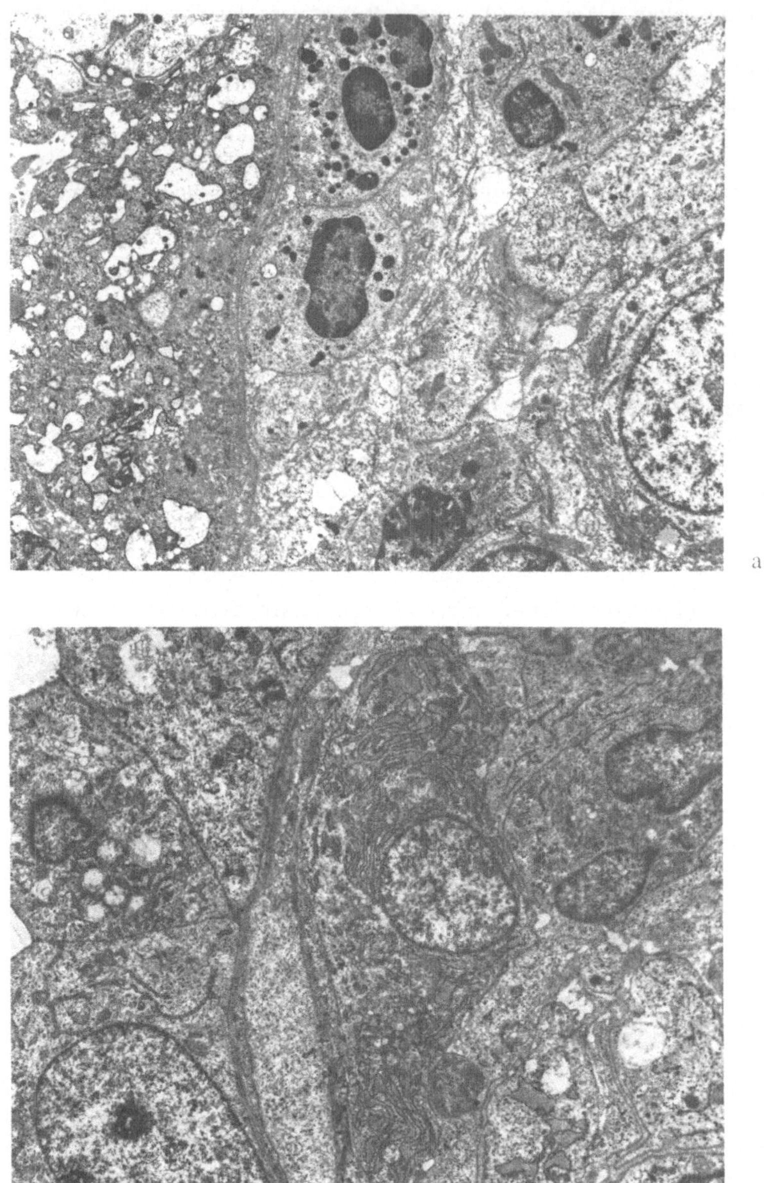

Abb. 2. Haematogene Pyelonephritis in der Kaninchenniere. (a) Eitriges interstitielles Infiltrat mit einzelnen Histiocyten am linken unteren Bildrand, Auffaserung und Verbreiterung der tubulären Basalmembran und Nekrobiose des Tubulusepithels 4 Tage nach haematogener Infektion ohne Therapie (Versuchsreihe 2); (b) Lymphozytär-plasmazelluläres interstitielles Infiltrat, noch unreifes Tubulusepithelregenerat, verbreiterte tubuläre Basalmembran und verlegte Kapillarlichtung durch geschwollene Endothelzellen nach 7tägiger Chloramphenicolbehandlung (Versuchsreihe 2). (Elmi-Aufnahmen Zeiss EM 9, Vergrößerung 5040×, Osmiumfixierung, Uranylkontrastierung)

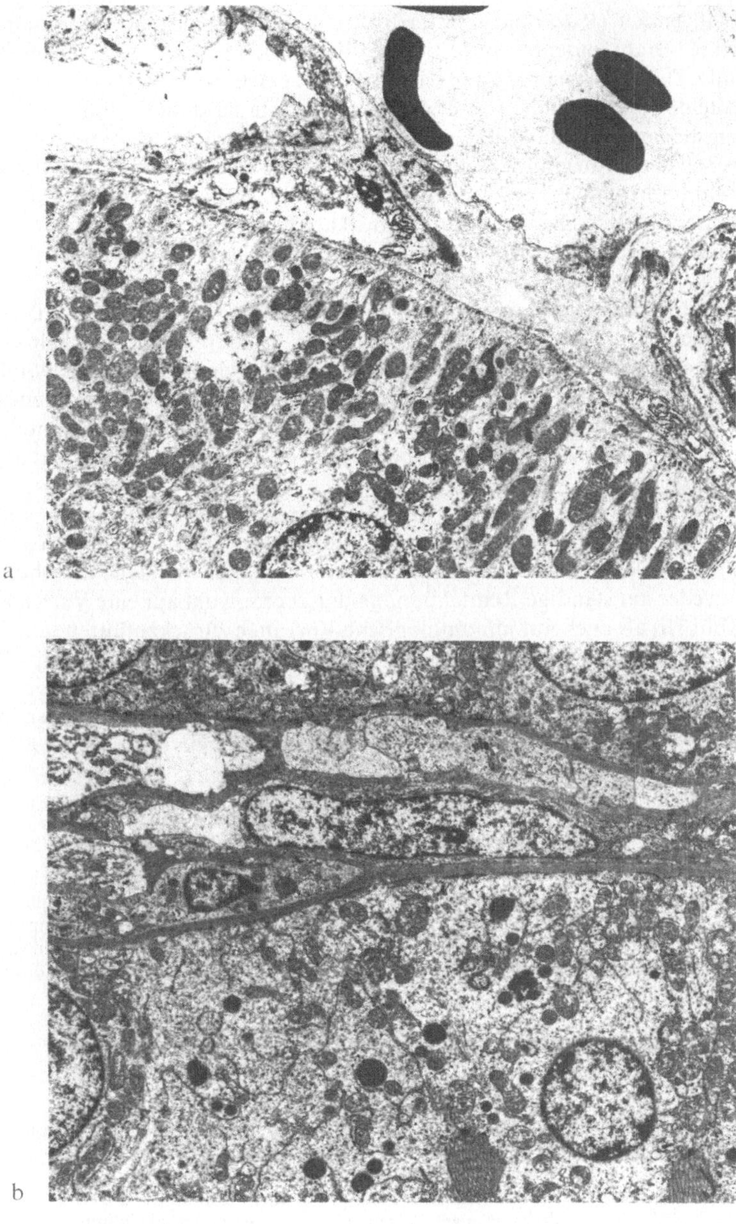

Abb. 3. (a) Interstitium der Kaninchenniere mit Blutkapillaren und Tubulusepithelzelle bei Kontrolltier; (b) Interstitium der Kaninchenniere nach 24stündiger Harnleiterligatur mit hochgradiger Tubulusepithelschwellung, Aufhellung des basalen Labyrinthes sowie Verminderung der Mitochondrienzahl im Cytoplasma, Kompression der interstitiellen Kapillaren, beginnender Aktivierung der interstitiellen Zellen und Schwellung der Kapillarendothelien mit dadurch bedingter Stenose der Kapillarrestlichtung und Verbreiterung der Basalmembranen des Tubulus und der Kapillaren (Elmi-Aufnahme Zeiss EM 9, Vergrößerung 5040×, Osmiumfixation, Uranylkontrastierung)

abfall einher (Ritzerfeld u. Mitarb.). Weiterhin entwickeln sich nunmehr kleine histiozytäre Granulome im Interstitium, die teilweise von Lymphozytensäumen umgeben sind. Das Cytoplasma der Histiozyten speichert Mukopolysaccharide und Glykoproteide, die möglicherweise als Bakterienreste zu deuten sind. 14 Tage nach Behandlungsbeginn zeigt das Nierengewebe nur noch spärliche Reste des entzündlichen Prozesses sowie eine beginnende Regeneration des Tubulusepithels. Mit der Rückbildung der Infiltrate beginnen auch die Regeneration und Reparation des Enzymbestandes der Tubulusepithelien. Das neu ausreifende Tubulusepithel gewinnt seinen vollständigen lysosomalen Enzymbestand an Leucinaminopeptidase und saurer Phosphatase zurück (Mohr 1967, 1969, 1971; Tillmann 1968).

Führt man die Infektion der Niere ohne Vorschädigung – z. B. ohne Ligatur der Harnleiter, wie in den Versuchsreihen 1 bis 4 – durch, so entwickelt sich zwar zunächst lokal eine akute eitrige destruktive interstitielle Nephritis mit Abszeßbildungen, sie heilt aber nach Durchlaufen einer nicht mehr destruktiven lymphozytären, plasmazellulären und histiozytären interstitiellen Infiltratphase zwischen der 6. und 7. Versuchswoche noch bis zur 8. Woche mit groben Narbenbildungen spontan aus (Prat, Hatala und Mohr).

Alle diese Befunde weisen auf die Tatsache hin, daß die eitrige destruktive und die nicht eitrige nicht destruktive interstitielle Nephritis im Falle ihrer infektiösen Genese nur zwei voneinander abgrenzbare Verlaufsstadien darstellen, wobei ihre Chronizität entweder auf ständige Reinfektionen oder aber sowohl auf eine Vorschädigung der Niere (Abb. 3 b) als auch auf immunologische Vorgänge zurückzuführen sein dürften.

Während die eitrige bakterielle destruktive interstitielle Nephritis die Pyelonephritis im engeren Sinne dokumentiert, ist ihre abakterielle, nicht destruktive interstitielle Form Ausdruck oder Folge chemischer oder physikalischer Einwirkungen bzw. einer durch Therapie abakteriell gewordenen Pyelonephritis (Mohr 1967, 1969, 1971), (Abb. 4).

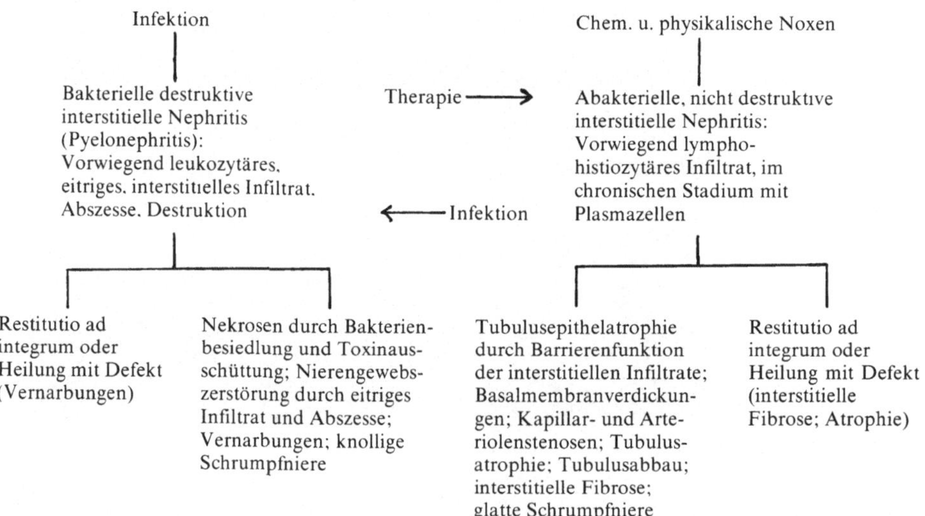

Abb. 4. Interstitielle Nephritis (Formen und Verläufe)

Zusammenfassung

Es wird über experimentelle Untersuchungen am Modell der haematogenen, ascendierenden und durch direkte Infektion hervorgerufenen Coli-Pyelonephritis ohne und mit Therapie bei Kaninchen und Ratten berichtet. Die Ausbreitungswege der dabei auftretenden interstitiellen Nephritis werden dargestellt. Nach den histologischen, histochemischen und elektronenmikroskopischen Untersuchungen läßt sich bei der interstitiellen Nephritis eine bakterielle eitrige destruktive Form von einer nicht eitrigen nicht destruktiven unterscheiden. Die eitrige und destruktive Form ist das Reaktionsprodukt der bakteriellen Entzündung, während die nicht eitrige nicht destruktive Form entweder Ausdruck der durch Therapie abakteriell gewordenen, aber nicht vollständig ausgeheilten interstitiellen Nephritis oder primäre Folge chemischer und physikalischer Nierengewebsschädigungen ist.

Literatur

Geiser. W.: Virchows Arch. path. Anat. **330**, 463–482 (1957) – Gloor, F.: Verh. Dtsch. Ges. Path. **49**, 92–107 (1965) – Gloor. F.: Pathologische Anatomie der Pyelonephritis. In: Losse, H., Kienitz. M.: Die Pyelonephritis. S. 56–76. Stuttgart: Thieme 1966 – Heintz, R.: Erkrankungen durch Arzneimittel. Nieren und Harnwege. Stuttgart: Thieme 1966 – Losse, H.: Epidemiologie von Nieren- und Hochdruckkrankheiten. In: Kluthe. R., Oechslen, D.: Aktuelle Diagnostik von Nierenerkrankungen. Stuttgart: Thieme 1974 – Moeller, J.: Nieders. Ärzteblatt. Kongreßsondernummer. S. 49–52 (1967) – Mohr, H.-J., Morgenroth, K.: Verh. Dtsch. Ges. Path. **49**, 206–211 (1965) – Mohr. H.-J., Morgenroth, K., Schnepper, E.: Strahlentherapie **129**, 571–585 (1966) – Mohr, H.-J.: Pyelonephritis durch chemische und physikalische Ursachen. In: Losse. H., Kienitz. M.: Pyelonephritis-Forschungsergebnisse 1966, S. 16–36, 60–65, 250–257. Stuttgart: Thieme 1967 – Mohr. H.-J.: Nieders. Ärzteblatt, Kongreßsondernummer. S. 43–49 (1967) – Mohr. H.-J.: Beitr. path. Anat. **134**, 52–64 (1966) – Mohr, H.-J.: Verh. Dtsch. Ges. Path. **50**, 405–412 (1966) – Mohr. H.-J.: Wiener medizinische Wochenschrift **121** (Nr. 45). 799–807 (1971) – Mohr. H.-J.: Beitr. path. Anat. **138**, 357–376 (1969) – Otto, H.-F.: Über die Leucinaminopeptidase-Reaktion bei der Maus. insbesondere in der Mäuseniere. Diss. Med. Münster 1966 – Prat. V.. Hatala. M., Benesova, D.: Cor et Vasa **5**, 211–219 (1963) – Prat. V.. Hatala. M.. Benesova. D.. Rossmann, P.: Pathogenicity of Variosus Strains of Escherichia coli for the Intact Rabbit Kidney and the Effect of Repeated Passage on Renal Tissue. Progress in Pyelonephritis (Symposium in Boston 1964). Philadelphia: F. A. Davis Co. 1965 – Prat. V.. Hatala. M.. Benesova. D.: Virchows Arch. path. Anat. **339**, 37–44 (1965) – Prat, V., Hatala. M.. Rossmann. P.: Bl. f. Bakt.. Parasitenk.. Infektionskr. u. Hyg., 1. Org. **197**, 92–100 (1965) – Prat. V.. Hatala. M.. Konickova. L.. Urbanova, D.: Virchows Arch. path. Anat. **342**, 103–108 (1967) – Prat. V.: Medizinische **32**, 1221–1226 (1967) – Prat, V., Konickova, L., Hatala. M.: Experimentelle Therapie von Modellinfektionen der Harnwege. In: Losse, H., Kienitz. M.: Pyelonephritis-Forschungsergebnisse 1966. S. 36–45. Stuttgart: Thieme 1967 – Prat. V.. Mohr. H.-J.. Hatala. M.. Konickova. L.: Beitr. Path. **150**, 55–69 (1973) – Prat, V., Hatala, M., Mohr. H.-J.: Acta biol. med. Germ. **34**, 1499–1508 (1975) – Putschar, W.: Die entzündlichen Erkrankungen der ableitenden Harnwege und der Nierenhüllen einschließlich der Pyelonephritis und der Pyonephrose. In: Henke-Lubarsch: Handb. spez. path. Anat. u. Histol., Bd. VI. 2. 333 (1934) – Ritzerfeld. W.. Prat. V.. Konickova. L.. Losse, H.: Arch. Hyg. Bakt. **151**, 529–537 (1967) – Rollhäuser. H.: Bedeutung der Lymphwege bei der Entstehung der Pyelonephritis. In: Losse. H.. Kienitz. M. Pyelonephritis-Forschungsergebnisse 1966, S. 9–15. Stuttgart: Thieme 1967 – Rother. K. O.: Experimentelle Nierenkrankheiten. In: Heffter-Heubner: Handb. exper. Pharmakol.. Bd. 16/4. Berlin-Heidelberg-New York: Springer 1965 – Sarre, H., Moench. A.. Kluthe. R.: Phenacetinabusus und Nierenschädigung. Symp. Freiburg 1958. Stuttgart: Thieme 1958 – Thurner. J.: Iatrogene Pathologie. Chronisch-interstitielle nicht destruktive Nephritis bei Phenacetinabusus. S. 238–240. München-Berlin-Wien: Urban & Schwarzenberg 1970 – Tillmann. D.: Die Enzyme Leucinaminopeptidase, saure Phosphatase und Succinodehydrogenase in der Ratten- und Meerschweinchenniere unter Normalbedingungen und nach Furosemid- und Cortison-Applikation. Diss. Med. Münster 1968 – Uebel, H.: Die Methodik der experimentellen Entzündung und der Harnstauung in den ableitenden Harnwegen. In: Heffter-Heubner's Handb. exper. Pharmakol.. Bd. 16/4. Berlin-Heidelberg-New York: Springer 1965 – Zollinger. H. U.: Die interstitielle Nephritis. Basel: Karger 1945

Prof. Dr. H.-J. Mohr
Pathologisches und
Gewebepathologisches Institut
Zeppelinallee 4–6
D-4560 Gelsenkirchen

F. Gloor: **Morphologische Veränderungen des Nierenmarkes.
Ursache oder Folge der Pyelonephritis?**

Im folgenden soll die Bedeutung der morphologischen Veränderungen des Nierenmarkes in der Pathogenese der Pyelonephritis diskutiert werden. Unter Pyelonephritis verstehen wir dabei eine durch Erreger hervorgerufene interstitielle Nierenentzündung.

Den Urologen beschäftigen vor allem die sogenannten „obstruktiven" Pyelonephritiden, die bei Hindernissen in den ableitenden Harnwegen oder neurologischen Harnentleerungsstörungen auftreten. Eine Pyelonephritis entsteht bei Harnwegsinfekten nur dann, wenn der Harnabfluß behindert ist. Nach Behebung der Harnentleerungsstörung heilt die Pyelonephritis in der Regel aus. Bei den „urologischen" Formen der Pyelonephritis steht der aszendierende kanalikuläre Infektionsweg im Vordergrund [3]. Das Aufsteigen der Bakterien aus der infizierten Harnblase ins Nierenbecken läßt sich durch den vesiko-pelvinen Reflux erklären [9]. In Analogie zum Tierversuch dürfen wir annehmen, daß auch beim Menschen die Erreger aus dem Nierenbecken entweder über die an den Papillen mündenden Sammelrohre duktogen ins Nierengewebe gelangen oder über Rupturen und entzündliche Ulzerationen des Epithels der Kelchnischen ins Gewebe der Bertinischen Säulen übertreten, wo sie sich interstitiell und lymphogen ausbreiten [10]. In beiden Fällen rufen sie eine herdförmig destruktive interstitielle Nephritis hervor, die sich ungleichmäßig über Rinde und Mark ausbreitet. Die dabei oft sehr ausgedehnte Zerstörung des Nierenmarkes und der Papillen läßt sich durch die experimentell gut belegte Tatsache erklären, daß das Nierenmark für bakterielle Infekte wesentlich empfindlicher ist als die Rinde [3]. Die schwerste Form der akuten eitrigen Zerstörung der Markkegel ist die eitrige Papillennekrose, die wir besonders bei akuter Harnwegsverlegung oder bei Diabetes mellitus sehen. Zusätzlich zur direkten bakteriellen Destruktion ruft die Druckerhöhung im Nierenbecken, die als Folge der Abflußbehinderung auftritt, eine Druckatrophie der Papillen und eine Ausweitung der Nierenkelche hervor. In späteren Stadien führt die parallel mit der Zerstörung der Markkegel ablaufende entzündliche Vernarbung der Nierenrinde zu einer sekundären Inaktivitätsatrophie der Markkanälchen. Im Endstadium der chronischen aufsteigenden Pyelonephritis finden wir dann einen ausgeweiteten Nierenkelch mit fibrosierender Wandentzündung, weitgehend zerstörter zerklüfteter Papille und schmaler Parenchymbrücke aus atrophischem vernarbten Rindengewebe. Die Zerstörung des Nierenmarkes ist also bei der aszendierenden Pyelonephritis eine Folge der Bakterieneinwirkung auf das Nierenparenchym.

Anders liegen die Verhältnisse bei den „nicht-obstruktiven" Formen der Pyelonephritis. Tierversuche haben gezeigt, daß die meisten Bakterien nur dann zur Pyelonephritis führen, wenn zusätzliche Faktoren, wie temporäre Ureterligatur, Nierenmassage oder Nierennarben nach früheren Schädigungen wirksam sind [3]. Es ist anzunehmen, daß auch beim Menschen eine nicht-obstruktive Pyelonephritis nur in einer vorgeschädigten Niere auftritt, wenn wir von der hämatogenen Herdnephritis bei Septikopyämie absehen [4.11]. Bei der hohen Empfindlichkeit des Nierenmarkes für bakterielle Infekte begünstigen vor allem pathologische Prozesse im Nierenmark das Auftreten einer sekundären Pyelonephritis. Einige der möglichen Ursachen sind in der nebenstehenden Tabelle aufgeführt (Tab. 1). Jedem Urologen bekannt ist die *medulläre Schwammniere,* bei der wir in den Papillen zahlreiche von Epithel ausgekleidete, mit den Sammelrohren kommunizierende Zysten finden (Abb. 1). Die Nierenfunktion ist dabei nicht gestört. Gelegentlich wird die Veränderung zufällig im Pyelogramm entdeckt. Erst wenn sich die Markzysten sekundär infizieren oder verkalken, treten Symptome auf [12]. Eine bei uns besonders häufige Ursache der sekundären Pyelonephritis bei primärer abakterieller Markkegelschädigung ist die *Analgetika-Nephropathie.* Es ist schon lange bekannt, daß bei Patienten mit Schmerzmittelabusus gehäuft Pyelonephritiden auftreten. Wie es zu diesen Infekten kommt, wissen wir aber erst, seit wir die Frühveränderungen der Analgetika-Nephropathie kennen [1,6]. Die ersten morphologisch faßbaren Befunde nach lang-

Tabelle 1. Zur Pyelonephritis disponierende Nierenmarkveränderungen

Medulläre Schwammniere	Nephrokalzinose
Analgetika-Nephropathie	Oxalose
Gicht-Nephropathie	Thorotrastose
Plasmozytomniere	Degenerative Altersveränderungen

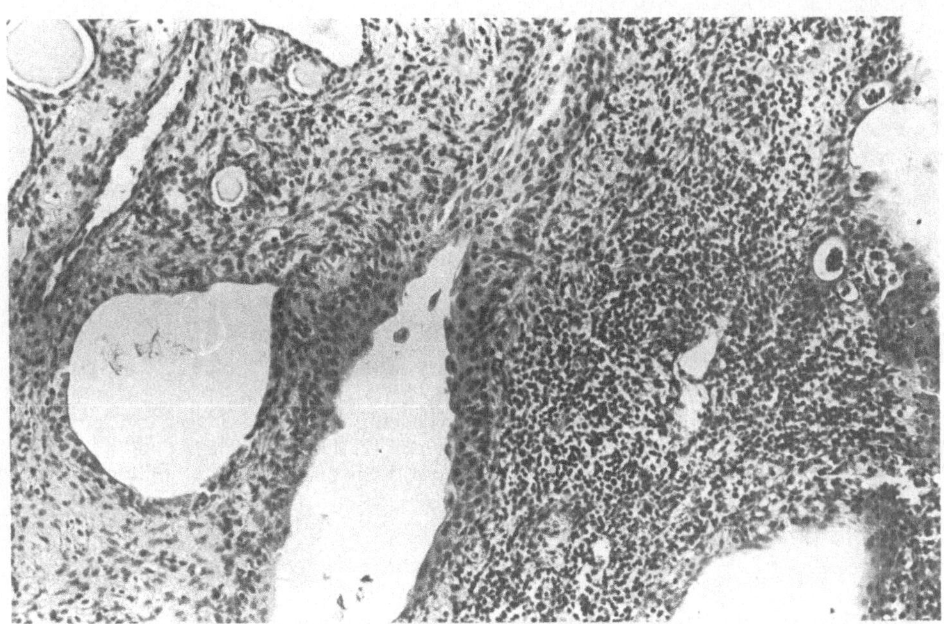

Abb. 1. 62jähriger Mann mit bakteriell-infizierter medullärer Schwammniere. Ausschnitt aus einer Nierenpapille mit den kongenitalen Zysten und der sekundären Entzündung

dauerndem Analgetikamißbrauch lassen sich an den Kanälchen und im Interstitium der Nierenpapillen nachweisen (Abb. 2). Es handelt sich dabei um abakterielle nekrobiotische Prozesse am Tubulusepithel und in der Grundsubstanz, die zu einer intrarenalen Harnabflußbehinderung führen. Sie ermöglichen dadurch sekundäre bakterielle Infekte [6]. Aus den nekrobiotischen Frühveränderungen in den Nierenpapillen entwickeln sich mit der Zeit die bekannten abakteriellen braun-schwarz verfärbten Papillennekrosen der Analgetika-Nephropathie. Sie sind ein ausgezeichneter Nährboden für Bakterien. Tierversuche haben gezeigt, daß toxische Papillennekrosen z. B. durch Vinylamin das Auftreten einer sekundären Pyelonephritis begünstigen [7]. Wie bei der Analgetika-Nephropathie finden wir auch bei der *Gicht-Niere* relativ oft eine aufgepfropfte Pyelonephritis [13]. Hier führen die vorwiegend im äußeren Nierenmark abgelagerten Harnsäurekristalle zu einer Verlegung der Tubuli, einer reaktiven interstitiellen Fibrose und damit zu einer intrarenalen Harnstauung. Ähnlich liegen die Verhältnisse bei der *Oxalose,* der *Plasmozytom-Niere* und der *Nephrokalzinose.* Eine seltene Ursache ist die *Thorotrastose* nach retrogradem Pyelogramm. So haben wir kürzlich einen 61jährigen einseitig nephrektomierten Mann beobachtet, bei dem seit 40 Jahren eine Nierenthorotrastose ohne Einschränkung der Nierenfunktion bekannt war. Kurz vor dem Tod trat ein akutes Krankheitsbild mit Fieber, Schüttelfrösten, Anurie und rasch tödlicher Urämie auf. Bei der Aut-

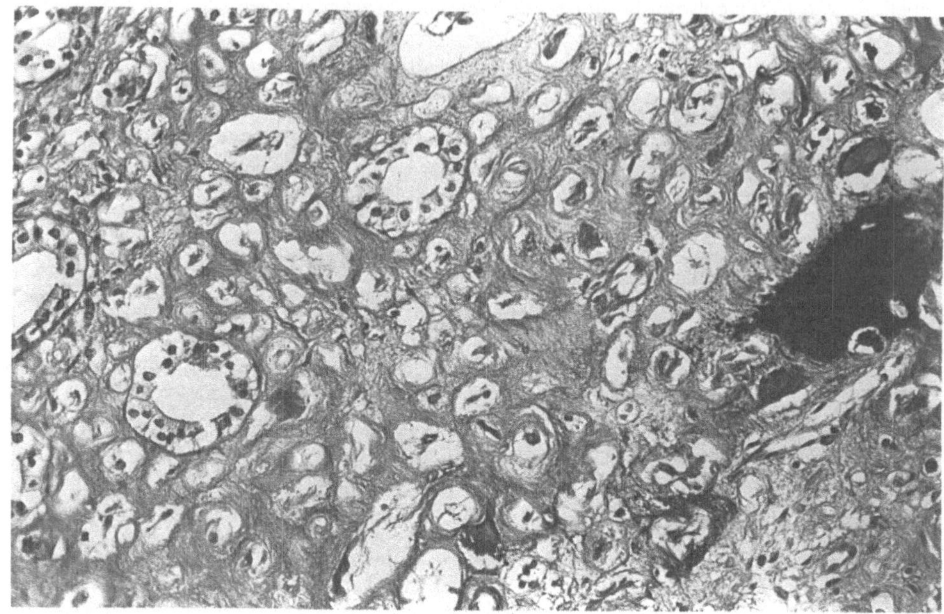

Abb. 2. 43jährige Frau. Ausschnitt aus Nierenpapille mit Frühveränderungen bei langjährigem Analgetikaabusus: Nekrobiotische Prozesse an den Henleschen Schleifen und im Interstitium. Herdförmige Verkalkungen (rechter Bildrand). Kein Entzündungszellinfiltrate! (Tod durch Suizid bei guter Nierenfunktion)

opsie fanden wir eine schwere eitrig-nekrotisierende Pyelonephritis und ausgedehnte Vernarbungen im Nierenmark in Umgebung von Thorotrastablagerungen. Diese Vernarbungen dürften die Ursache für den tödlichen bakteriellen Infekt gewesen sein. Ob die in der *Altersniere* regelmäßig nachweisbare interstitielle Markfibrose in Kombination mit der reduzierten Durchblutung und den degenerativen Verfettungen und Verkalkungen das Auftreten einer Pyelonephritis begünstigt, ist eine noch offene Frage [2,5].

Während sich die akute Pyelonephritis aufgrund des morphologischen Bildes mit der sektorförmig verteilten, herdförmig-destruktiven eitrigen Entzündung leicht diagnostizieren läßt, ist der makroskopische und histologische Befund bei der chronischen Pyelonephritis weitgehend unspezifisch. Die dargestellten Prozesse im Nierenmark bei Analgetika-Nephropathie, Gicht, Oxalose oder Plasmozytom erzeugen in der darüberliegenden Nierenrinde eine abakterielle chronische interstitielle Begleitnephritis, die sich morphologisch nicht von einer bakteriellen chronischen Pyelonephritis unterscheiden läßt [6,8].

Zusammenfassung und Schlußfolgerungen

1. Bei der „obstruktiven" Pyelonephritis führt die duktogen aszendierende Infektion zu einer sekundären Zerstörung der Nierenpapillen.
2. Bei der „nicht-obstruktiven" Pyelonephritis begünstigen vorbestehende abakterielle Prozesse im Nierenmark einen sekundären bakteriellen Infekt.
3. Die Pyelonephritis tritt nur in einer vorgeschädigten Niere auf.
4. Im chronischen Stadium läßt sich morphologisch eine bakterielle Pyelonephritis nicht von einer abakteriellen interstitiellen Nephritis unterscheiden.

22

Literatur

1. Burry, A. F.: Nephron **5**, 185–201 (1968) – 2. Burry, A. F., Axelsen, R. A., Trolove, P., Saal, J. R.: Human Pathology **7**, 435–449 (1976) – 3. Freedman, L. R.: Urinary tract infections, pyelonephritis, and other forms of chronic interstitial nephritis. In: Diseases of the kidney. Strauss, M. B., Welt, L. G. (Ed.), 2nd ed., pp. 667–733. Boston: Little, Brown & Co. 1971 – 4. Freedman, L. R.: Kidney intern. **8**, Suppl. 4, 96–100 (1975) – 5. Gloor, F.: Schweiz. med. Wschr. **91**, 1–17 (1961) – 6. Gloor, F.: Schweiz. med. Wschr. **104**, 785–791 (1974) – 7. Gloor, F., Jenny, M.: Helv. Med. Acta **27**, 218–227 (1960) – 8. Heptinstall, R. H.: Amer. J. Path. **83**, 214–236 (1976) – 9. Hodson, C. J., Maling, Th. M. J., McManamon, P. J., Lewis, M. G.: Kidney intern. **8**, Suppl. 4, 50–58 (1975) – 10. Mohr, H. J.: Beitr. path. Anat. **138**, 357–376 (1969) – 11. Murray, T., Goldberg, M.: Ann. Int. Med. **82**, 453–459 (1975) – 12. Strauss, M. B.: Microcystic disease of the renal medulla. In: Diseases of the kidney. Strauss, M. B., Welt, L. G. (Ed.), 2nd ed., pp. 1259–1274. Boston: Little, Brown & Co. 1971 – 13. Zollinger, H. U.: Pathologie der Gichtniere. In: Niere und Stoffwechselkrankheiten. Hrsg. von Sarre, H., Holtmeir, H. Y. Stuttgart: Thieme 1973

Prof. Dr. F. Gloor
Institut für Pathologie
Kantonsspital St. Gallen
CH-9007 St. Gallen

H. J. MELCHIOR: **Bakterienaszension durch Harntransportstörungen?**

Daß ein Kausalzusammenhang zwischen Harntransportstörungen und Harnwegsinfektion besteht, ist eine klinische Erfahrung. Urinstase und pathologische Druckverhältnisse schalten den Selbstreinigungsmechanismus der abführenden Harnwege aus und prädisponieren zur obstruktiven, komplizierten Pyelonephritis. Durch experimentelle Untersuchungen am hydrodynamischen Uretermodell können die Strömungsbedingungen im Harnleiter während eines peristaltischen Kontraktionsablaufes simuliert werden.

Das hydrodynamische Uretermodell des Aerodynamischen Instituts Aachen ist ein auf zwei Dimensionen reduzierter Peristaltik-Simulator (Abb. 1). Der Ureter wird durch einen 1.30 m langen, kastenförmigen Wagen repräsentiert, dessen obere elastische Wand deformierbar ist. Die peristaltische Ureterkontraktion wird durch eine Rolle simuliert, die die elastische Ureterwand graduell eindrücken kann. Fährt man den Wagen unter der Rolle hindurch, so läuft die Rolle und damit die Kontraktionswelle über den „Ureter“ hinweg und schiebt einen Flüssigkeitsbolus vor sich her. Der Strömungswiderstand kann durch ein Drosselventil variiert werden. Als Strömungsmedium dient ein Wasser-Glyzerin-Gemisch, dessen kinematische Zähigkeit in weiten Grenzen variabel ist.

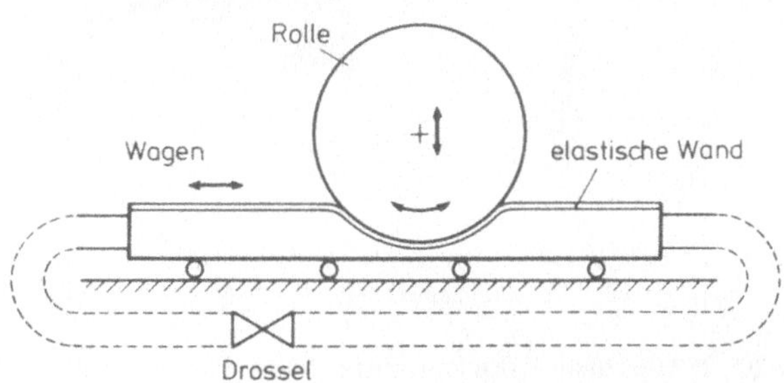

Abb. 1. Peristaltischer Fördervorgang. Hydrodynamisches Uretermodell (Gerlach)

Mit diesem hydrodynamischen Uretermodell können die physikalischen Ähnlichkeitsgesetze wie Geometrie-Zahl, Reynolds-Zahl und Euler-Zahl grundsätzlich eingehalten werden.

Um die Strömungsverhältnisse sichtbar zu machen, werden Farbfäden in das Strömungsfeld injiziert. Die Bewegungen und Deformationen der Farbfäden werden während der Simulation einer peristaltischen Welle kinematographisch aufgezeichnet und ausgewertet.

Die experimentellen Untersuchungen am hydrodynamischen Uretermodell (Gerlach) haben gezeigt, daß unter normalen Peristaltikbedingungen sich ein Geschwindigkeitsprofil in Strömungsrichtung ausbildet, dessen Maximum etwa in halber Höhe des Meßkanals liegt. Das Geschwindigkeitsprofil in Strömungsrichtung besteht aber nur, wenn die Ureterkontraktion okklusiv ist, so daß kein freier Spalt zwischen elastischer Wand und dem Boden des Meßkanals offen ist. Sobald nämlich ein Spalt während der Kontraktionsphase offenbleibt (Abb. 2), ist während des peristaltischen Erregungsablaufs eine deutliche Rückströmung im Spaltbereich zu erkennen, obwohl insgesamt ein positiver Volumenstrom in Peristaltikrichtung gesichert ist.

Aufgrund theoretischer Überlegungen über die Strömungsverhältnisse beim peristaltischen Flüssigkeitstransport ist anzunehmen, daß allein durch die Beschreibung der Teilchenbahnen eine zuverlässige Aussage über die Richtung der Partikelverschiebung gegeben werden kann. Vergleicht man nämlich die mittlere lokale Axialgeschwindigkeit mit der Partikelverschiebung während einer peristaltischen Welle (Abb. 3 a), so wird deutlich, daß die mittlere zeitliche Axialgeschwindigkeit kein Maß für die longitudinale

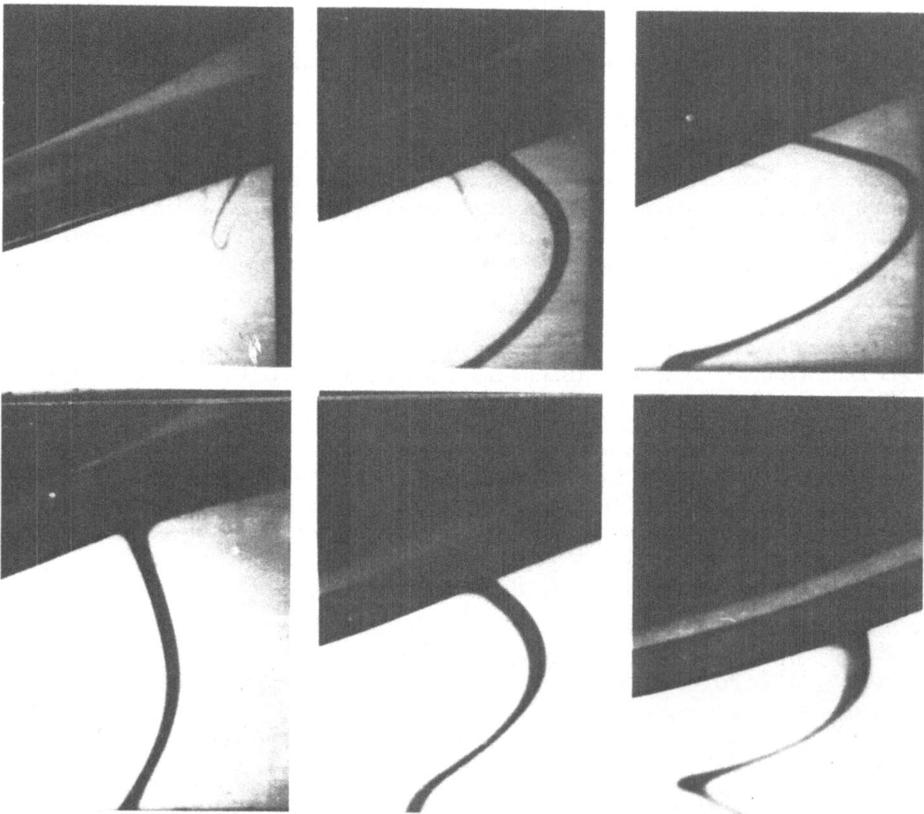

Abb. 2. Geschwindigkeitsprofil im hydrodynamischen Uretermodell während einer normalen okklusiven Ureterkontraktion (oben) und während einer nicht-okklusiven Kontraktionsphase (unten). Peristaltikrichtung von links nach rechts (nach Gerlach)

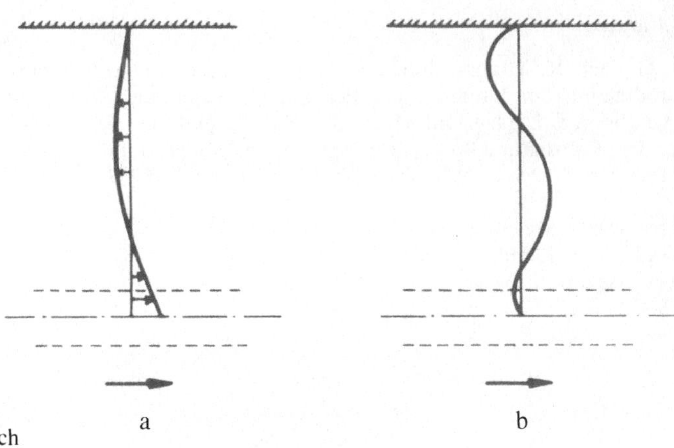

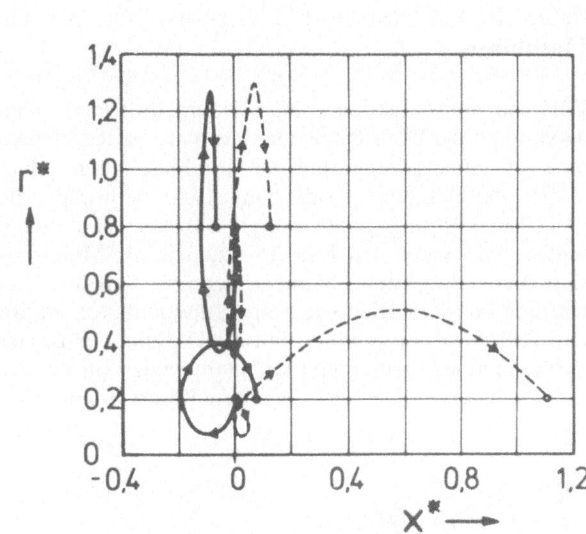

Abb. 3. *Oben:* Vergleich der mittleren lokalen Axialgeschwindigkeit (a) mit der longitudinalen Partikelverschiebung (b) während einer peristaltischen Welle. Die Berechnung wurde in einem Kanal durchgeführt, dessen obere Wand starr ist, während die untere durch eine Sinuswelle deformiert wird. Der Volumenstrom ist Null (nach Yin und Fung) – *Unten:* Berechnung der Teilchenbahnen in einem ebenen Kanal, dessen obere und untere Wand sinusförmig deformiert werden. Die durchgezogenen Linien gelten für einen Volumenstrom Null, die gestrichelten für Maximalförderung (nach Shapiro et al.)

Partikelverschiebung und damit einer eventuellen Bakterienbewegung im Harnleiter sein kann. Dies wird auch durch die Untersuchungen von Shapiro et al. bestätigt, der in einem ebenen Kanal mit sinusförmig deformierbarer Ober- und Unterwand große Verschiebewege in radialer Richtung nachgewiesen hat, wobei insgesamt in Kanalmitte eine Teilchenbewegung in positiver Richtung erfolgt, während – insbesondere bei geringen Fördermengen – in der Randzone eine Rückströmung auftreten kann.

Zusammenfassung

Aufgrund experimenteller Untersuchungen am zweidimensionalen, hydrodynamischen Uretermodell sowie theoretischer Überlegungen über Teilchenbewegungen beim peristaltischen Flüssigkeitstransport ist anzunehmen, daß eine aktive Rückströmung im Harnleiter erfolgt, sobald die peristaltische Kontraktionswelle nicht vollständig das Lumen okkludiert, obwohl insgesamt unter diesen Bedingungen stets ein positiver Volumentransport gesichert ist. Daher ist auch eine aktive Bakterienrückströmung im Harnleiter möglich, sobald der normale peristaltische Erregungsablauf gestört ist und die Kontraktionswelle das Lumen nicht vollständig verschließt.

Literatur

1. Gerlach, R.: Untersuchungen zum peristaltischen Harntransport am zweidimensionalen hydrodynamischen Uretermodell. Persönliche Mitteilung 1976 – 2. Shapiro, A. H., Jaffrin, M. Y., Weinberg. S. L.: J. Fluid Mech. **37**, 799–825 (1969) – 3. Weinberg, S. L.: Experimental evidence of retrograde flow and trapping in two-dimensional peristaltic pumping. Chicago: Ann. Meet. Urodyn. Soc. 1971 – 4. Yin. F. C. P.. Fung. Y. C.: J. Fluid Mech. **47**, 93–112 (1971)

Prof. Dr. H. Melchior
Urologische Klinik
Terrasse 30
D-3500 Kassel

S. G. MULHOLLAND und H. KIESSWETTER: **Abwehrmechanismen der Harnblase**

Eine Harnwegsinfektion kann nur dann auftreten. wenn die Mikroorganismen nach der Miktion an der Oberfläche der Harnblase haften bleiben. Unsere Laborversuche am Kaninchen haben gezeigt. daß die Harnblase einen Schutzmechanismus aufweist, der das Haften der Bakterien an der Oberfläche verhindert. Bei histochemischen Färbemethoden (PAS-Färbung) konnten diese Substanzen. die die Oberfläche der normalen Blasenschleimhaut wie einen Film überziehen. als Mukopolysaccharide identifiziert werden. Eine Verletzung dieser Schutzschicht mit Salzsäure hatte eine 20- bis 100fach größere Haftung von Bakterien zur Folge. Innerhalb von 24 Stunden wurde der Schutzfilm von den Zellen wieder gebildet und die Haftung der Bakterien sank auf die Ausgangswerte zurück. Dieses Phänomen war unabhängig von der Art der Bakterien wie auch. ob es sich um lebensfähige oder abgetötete Keime handelte.

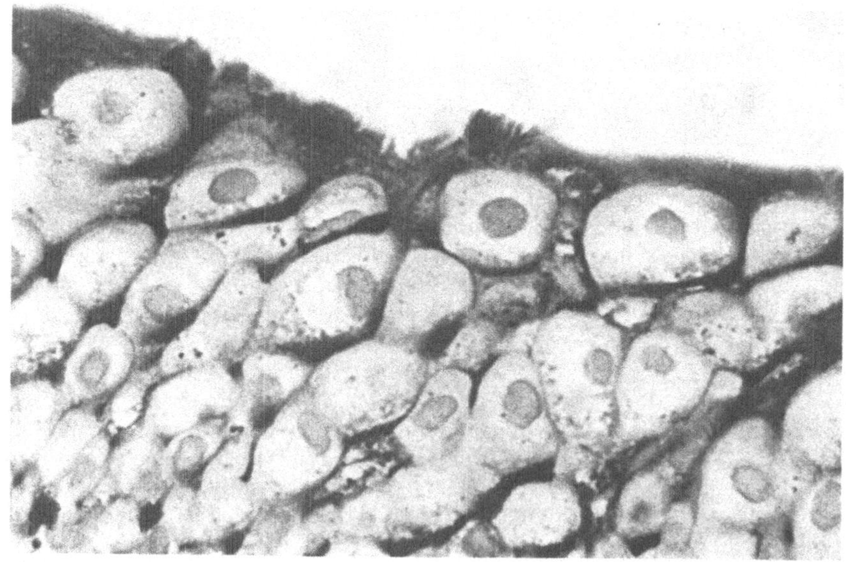

Abb. 1. 5 Tage nach Salzsäure-Einwirkung (4 Minuten) hat sich das Übergangsepithel der Harnblase mit ihrem Mukopolysaccharid-Film wieder vollkommen erneuert (PAS-Färbung)

26

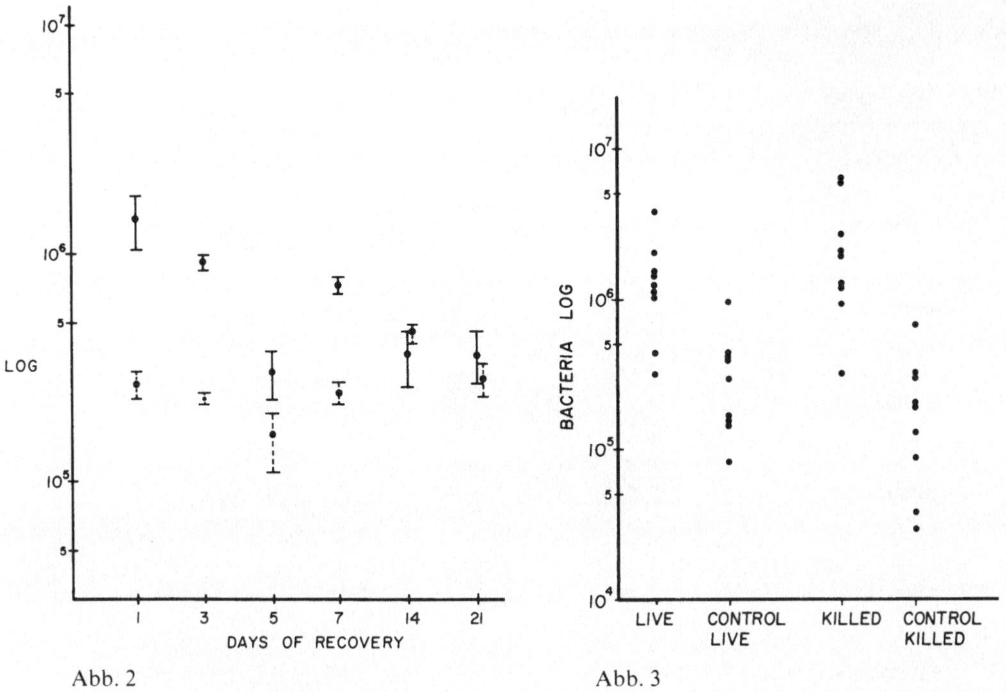

Abb. 2   Abb. 3

Abb. 2. Haftung von Bakterien an der Mukosa der Harnblase nach kompletter Zerstörung des Urothels. Unterbrochene Linie: normale Mukosa. Solide Linie: säurebehandelte Mukosa
Abb. 3. Vergleich der Haftfähigkeit von lebenden und abgetöteten Bakterien an der normalen und säurebehandelten Blasenmukosa

Prof. S. Grant Mulholland
Hospital of the University of Pennsylvania
W-310 White Building
3400 Spruce Street. Philadelphia
Pa. 19104. USA

W. MARGET: **Der Harnwegsinfekt im Kindesalter**

Die Harnwegsinfektion (HWI) im Kindesalter ist der des Erwachsenen nicht vergleichbar. wenn man von den bei älteren Kindern vorkommenden akuten singulären Schüben von Zystitiden und Urethritiden absieht. Auch unterscheiden sich die Befunde sowie die Verlaufsformen wesentlich nicht nur bei der primären juvenilen rezidivierenden HWI, sondern auch bei der obstruktiven oder durch eine Anomalie bedingten Form. Wir wissen aus verschiedenen Studien, daß im Säuglingsalter sogar völlig unterschiedliche Verhältnisse vorliegen. Zum einen ist die primär rezidivierende HWI in dieser Altersgruppe äußerst selten, hingegen zeigen auffallend pathologische Urinbefunde mit schwerster Allgemeinsymptomatik bis zur Urosepsis in der Regel eine obstruktiv bedingte Infektion an (Abb. 1).

Dieser altersabhängige auffallende Unterschied dürfte sich auf die pathogenetischen Faktoren zurückführen lassen, die M. Westenfelder gemeinsam mit Ch. Galanos näher

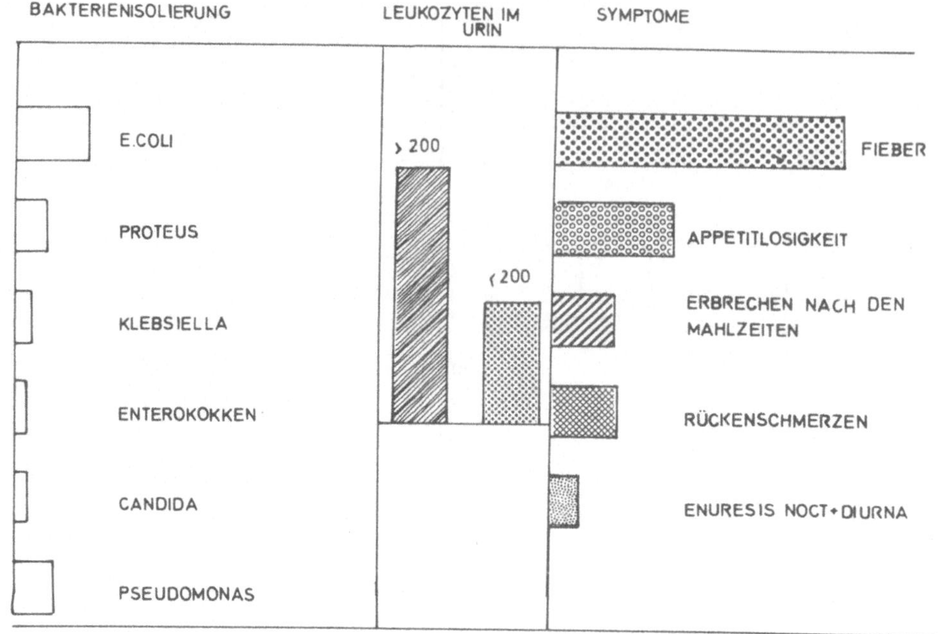

Abb. 1. Hohe Leukozytenzahlen (> 200) bei der Mehrzahl der Harnwegsanomalien

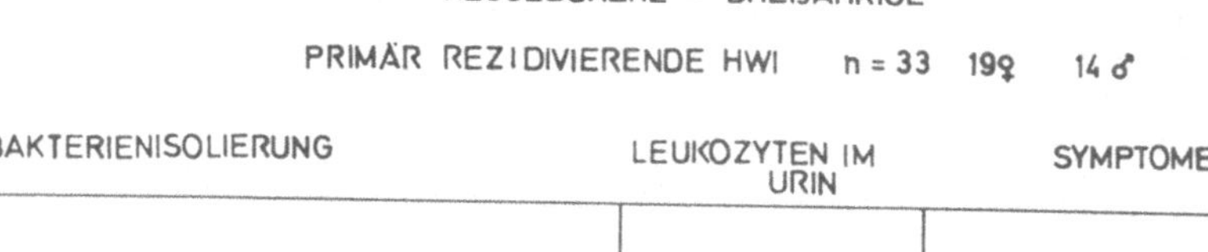

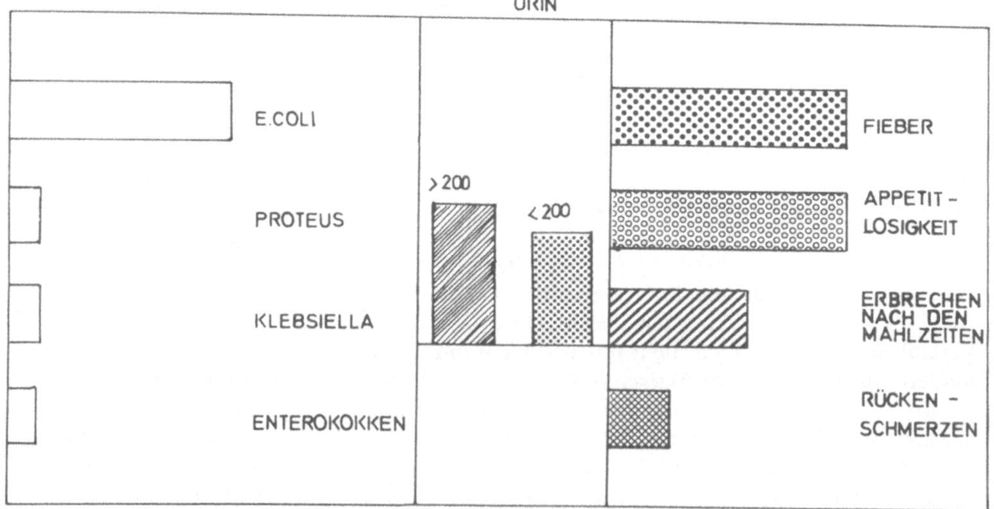

Abb. 2. Geringe Leukozytenzahlen im Urin, Erreger meist Escherichia coli bei primär rezidivierender Pyelonephritis

untersucht hat und auf die Herr Westenfelder noch zurückkommen wird. Das soll nicht heißen, daß sich die eine HWI von der anderen Infektion grundsätzlich unterscheidet. In beiden Fällen handelt es sich natürlich um eine bakterielle Affektion der Harnwege mit oder ohne Beteiligung der Nieren.

Wenn man das Auftreten einer signifikanten Bakteriurie, also über 100000 Keime/ ml, mit einer pathologischen Leukozyturie von über 50/ml als klinisch sichersten Anhalt für eine Infektion zugrunde legt, so kommt man im *Säuglingsalter* zu interessanten Beobachtungen. Bei einer Screeninguntersuchung, die über 2000 Säuglinge umfaßte, fanden sich bei uns 82 Fälle mit chronisch rezidivierender Bakteriurie, wobei von diesen nur zwei Anomalien aufwiesen. Dies bedeutet, daß bei *nichterkannten asymptomatischen rezidivierenden Bakteriurien* nur der Prozentsatz von ca. 1‰ bei vorliegenden Harnwegsmißbildungen übersehen werden kann. Bei den anderen – eine große Zahl hiervon waren Jungen – blieb die Bakteriurie z.T. sogar mit Erregerwechsel über längere Zeit bestehen, jedoch waren nur wenige nach Ablauf des Säuglingsalters überhaupt noch für derartige Infektionen anfällig.

Anders sieht es bei manifest kranken Säuglingen aus. Selbstverständlich gibt es auch hier einen Teil von primär rezidivierenden Harnwegsinfektionen, die einen chronischen Charakter haben und relativ schwer verlaufen, jedoch ist die Zahl im Verhältnis zu den Harnwegsmißbildungen von dem in unserer Klinik aufgenommenen Krankengut etwa gleich groß wie die Obstruktionen und Ureterfehleinmündungen mit Reflux, nämlich 33 zu 47 in den Jahren 1974 und 1975. Dies weist auf die relativ geringe Bedeutung der primär rez. Harnwegsinfektionen im Säuglingsalter hin, von der im späteren Kindesalter immerhin ca. 2% aller Mädchen und 0,2% aller Jungen betroffen sind, und die damit die häufigste bakterielle Infektion im Kindesalter überhaupt darstellen. Nach einer gemeinsam mit H. Mildenberger und H. Fendel [1] durchgeführten Studie über einige Jahrzehnte sind nur ca. $^1/_{10}$ der Harnwegsinfektionen im späteren Kindesalter auf Mißbildungen der ableitenden Harnwege zurückzuführen.

Halten wir also fest: Ein bakteriologischer Befund im *Säuglingsalter* ist in vielen Fällen irrelevant, d. h. im Krankheitswert ohne wesentliche Bedeutung. Darauf wies übrigens schon vor 50 Jahren der Nestor der deutschen Pädiatrie, Herr Prof. Kleinschmidt, sehr eindeutig hin. Kommt es jedoch zu einer klinisch manifesten Infektion in diesem Altersabschnitt, so kann nach unseren Beobachtungen etwa bis zur Hälfte mit Harnwegsmißbildungen gerechnet werden. In jedem Fall ist aus diesem Grund eine peinlich genaue Diagnostik durchzuführen.

Vom Standpunkt des Infektiologen aus gilt es aber noch folgende Charakteristika zu beachten: Die klinische Manifestation äußert sich im Säuglingsalter bei den Kindern mit Obstruktion bzw. Reflux und bei den an primär rezidivierenden Infektionen erkrankten verschieden, und auch das Erregerspektrum unterscheidet sich in erheblichem Ausmaß. Der erfahrene Kinderarzt oder Kinderchirurg kann nicht selten aus dieser Symptomatik und den bakteriologischen Ergebnissen schon voraussagen, inwieweit es sich um ein obstruktives Leiden handelt, auch wenn kein Palpationsbefund vorliegt (Abb. 3 und 4).

Während die Bakterienflora bei der primär rez. Erkrankung ein ähnliches Spektrum aufweist wie bei älteren Kindern, vielleicht mit dem Unterschied, daß E. coli anteilmäßig viel häufiger vertreten ist, so findet sich bei den Anomalien ein bunteres und unkoordiniertes Bild der Flora einschließlich Candida albicans – dieser Pilz kommt übrigens bei den primär rez. Erkrankungen *nie* vor – was mehr für eine eindeutige Hemmung des Abwehrmechanismus spricht. Das heißt, es sind mehr und andere *opportunistisch pathogene Keime,* oder, wie man früher sagte, fakultativ pathogene Keime vorhanden. Die gleichförmigen Erregerspezies bei der primär rez. HWI sprechen hingegen, auch wenn z. B. bei E. coli häufig ein Serotypenwechsel erfolgt, *eindeutig* für einen *anderen* pathogenetischen Mechanismus als bei der Infektion, die einen chirurgischen Eingriff erfordert. Es braucht nicht erwähnt zu werden, daß hierbei die Übergänge fließend sind.

Auch bei den älteren Kindern sind erhebliche Unterschiede objektivierbar. Am besten läßt sich dies am Beispiel des bakteriellen Spektrums zeigen, wie wir gemeinsam mit

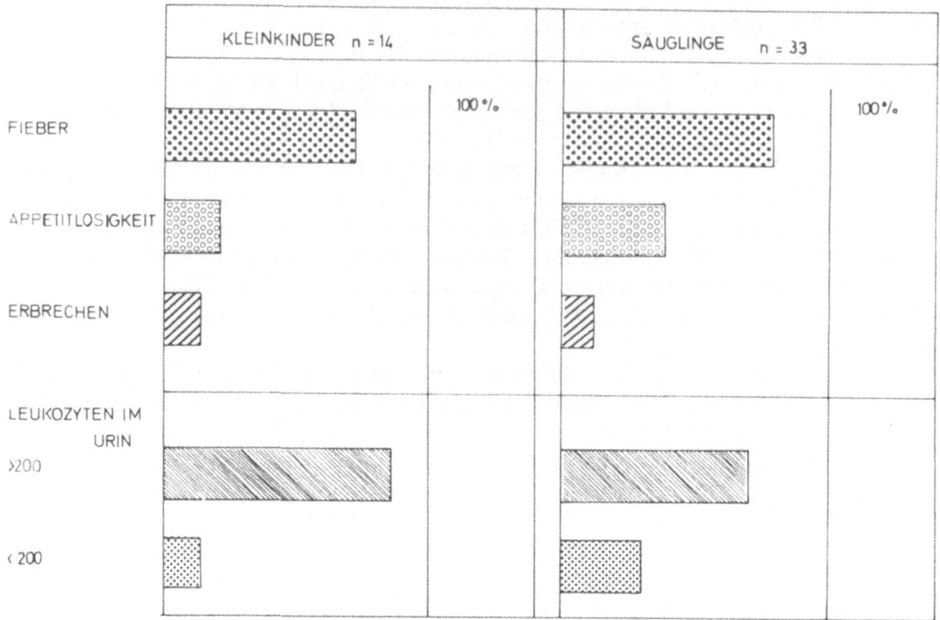

Abb. 3. Hohe Leukozytenzahlen im Urin bei Säuglingen und Kleinkindern mit Anomalien (> 200/mm³)

Abb. 4. Primär rez. Pyelonephritis mit zunehmenden Urinbefunden mit klinischer Symptomatik bei Kleinkindern

Herrn Devens bei Refluxpatienten vor und nach der Operation beobachten konnten (Tab. 1).

Während die Keime vor der Operation dem üblichen Bild der Erreger bei Anomalien gleichen, findet sich nach einer gelungenen Politano-Leadbetter-Operation zwar immer noch ein Teil von Patienten, die Rezidive aufweisen, jedoch sind die Erreger nun im Sinne der primär rezidivierenden HWI verändert, d. h., es dominieren Escherichia coli, wie auch eine Übersicht von primärer HWI demonstriert.

Tabelle 1. Trend zum Erregerwechsel nach optimal gelungener Reimplantation

	Improvement fol. surg. (Fail.: 3 cas.)	Complete surgical repair	Non obstructive
E. coli	8 = 22%	32 = 52%	285 = 61%
Enterococc.	9 = 25%	7 = 11%	57 = 12%
Proteus	8 = 22%	9 = 14%	41 = 9%
Ps. aerugin.	1 = 3%	3 = 5%	31 = 6%
Klebsiella	9 = 25%	6 = 10%	21 = 5%
Staph. albus	1 = 3%	3 = 5%	20 = 4%
Others	—	2 = 3%	16 = 3%
total	36 = 100%	62 = 100%	471 = 100%

Die Klärung der in die Klinik aufgenommenen unklaren fieberhaften Erkrankungen, bei denen sich HWI fanden, zeigt ebenfalls dieses Bild, das sich mit jenen Patienten vergleichen läßt, die wir als bekannte primär rez. HWI in unserer großen Pyelonephritis-Ambulanz behandeln (Abb. 5 und 6).

Zur Prognose bei älteren Kindern kann gesagt werden, daß sie sich bei beiden Formen der rezidivierenden Harnwegsinfektionen grundsätzlich unterscheidet. Über die Prognose der urologischen Fälle brauche ich an diesem Ort keine Worte zu verlieren, jedoch ist sie bei den juvenilen *primär* rezidivierenden Infektionen, wie auch von anderen Autoren festgestellt wurde, sehr viel günstiger.

Bis zum 4. Lebensjahr steigt die Heftigkeit und Deutlichkeit der Symptomatik, die vornehmlich aus Appetitlosigkeit, Enuresis, Bauchschmerzen, Kopfschmerzen und Fieber besteht, an, um dann bis zur Pubertät bei der Mehrzahl der Mädchen ganz zu verschwinden, vorausgesetzt, sie wurden einigermaßen ordentlich ärztlich überwacht. Erst bei der ersten Schwangerschaft wird eine überstandene juvenile rezidivierende Harnwegsinfektion wieder zum Problem. Ein erheblicher Prozentsatz der dann wieder auftretenden Infektionen, nämlich 30–40%, führt zu Frühgeburt und anderen Risiken für das zu erwartende Kind; in einer nachfolgenden Abhandlung von D. Williams wird dies von einem anderen Aspekt aus gesehen. Grundsätzlich muß hierbei noch gesagt werden, daß die Infektion, wie wir eindeutig mit Antikörperanstieg, Isotopennephrogramm und anderen Parametern feststellen konnten, ganz im Gegensatz zu den Erwachsenen bei 80% der Vorschulkinder nicht ohne beidseitige Nierenbeteiligung abgeht [2].

Die antibiotischen therapeutischen Möglichkeiten sind letztlich die gleichen wie im Erwachsenenalter. Sie sollten jedoch, um das wichtigste Ziel der Behandlung im Kindesalter, nämlich das ungehinderte Wachstum des Nierenparenchyms sicherzustellen, mit noch größerer Sorgfalt und gründlicherer Überwachung als beim Erwachsenen genutzt werden.

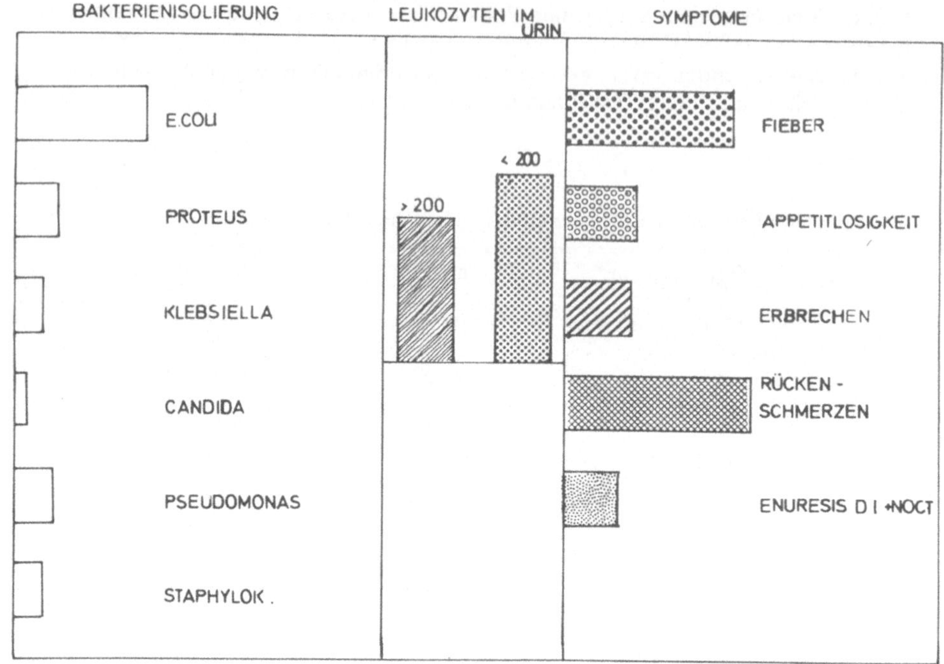

Abb. 5. Nicht erkannte Anomalien bei Kleinkindern. Gleiches Bild wie Abb. 3. Weites ätiologisches Spektrum

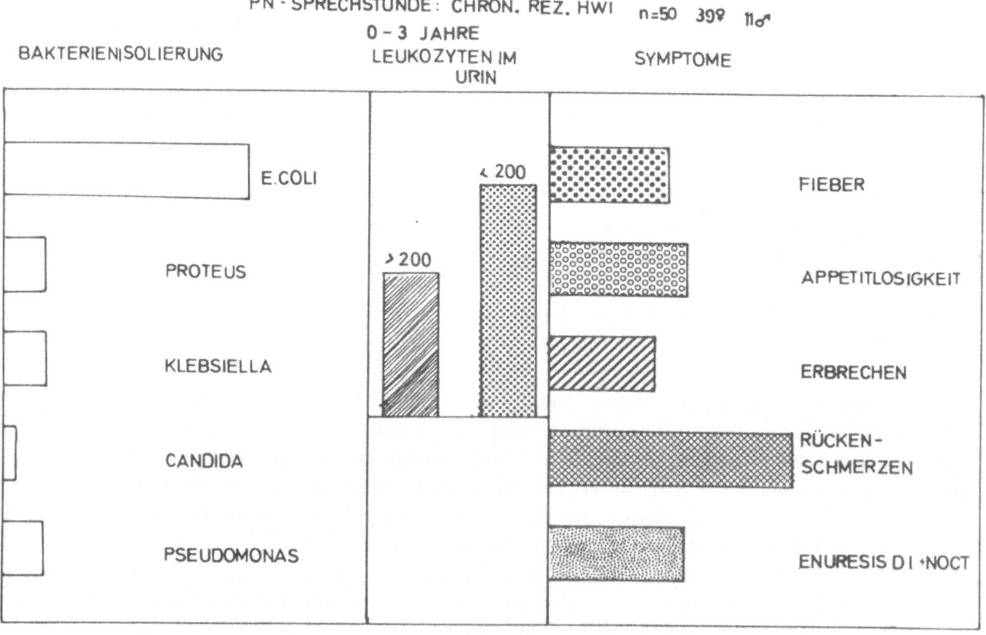

Abb. 6. Gleiches Bild wie Abb. 4 bei neuaufgenommenen primär rez. Harnwegsinfektionen in der Ambulanz. Meist Coli-Ätiologie

Zusammenfassend kann also gesagt werden, daß sich bei den Harnwegsinfektionen im Kindesalter gegenüber jenen beim Erwachsenen im Hinblick auf Altersabhängigkeit, Symptomatik und Prognose ein anderes Bild bietet, dem differenziert Rechnung getragen werden sollte.

Literatur

1. Marget, W., Fendel, H., Mildenberger, H.: Dtsch. Med. Wschr. **29,** 1293 (1966) – 2. Wichmann, Ute, Marget, W.: Arch. Kinderheilk. **128,** 240 (1971)

Prof. Dr. W. Marget
Leiter der antimikrobiellen Abt.
der Kinderklinik d. Universität
D-8000 München

S. Sailer: **Der Harnwegsinfekt beim Diabetes mellitus**

(Manuskript nicht eingegangen)

K. Dreikorn, L. Röhl, E. Ritz und G. Riedasch: **Harnwegsinfekte nach Nierentransplantation**

Wie die Erfahrungen der meisten Transplantationszentren zeigen, sind Harnwegsinfekte nach Nierentransplantation häufig, meist asymptomatisch und oft therapierefraktär. Trotz gezielter antibiotischer Therapie kommt es in einem hohen Prozentsatz zu Rezidiven.

Gestützt auf unsere eigenen Erfahrungen bei 53 Patienten mit länger als 8 Wochen funktionierendem Transplantat soll zu folgenden Fragen Stellung genommen werden:

1. Wie häufig sind Harnwegsinfekte nach Nierentransplantation?
2. Welche Faktoren prädisponieren zu Harnwegsinfekten?
3. Wie ist die Immunantwort nierentransplantierter Patienten auf Harnwegsinfekte?

Zur Klärung der letzten Frage wurde das Phänomen des „Antibody-Coating" untersucht.

Material und Methode

53 Patienten (16 Frauen, 37 Männer) mit einer Transplantatfunktionsdauer zwischen 8 Wochen und 9½ Jahren wurden untersucht. Die Transplantation wurde nach der üblichen Standard-Technik durchgeführt [4]. Die Wiederherstellung der ableitenden Harnwege erfolgte durch extravesikale Ureteroneozystostomie im Bereich des Blasendaches. Uretersplints wurden nicht eingelegt. Die Blase wurde während der ersten 7 bis 10 postoperativen Tage durch einen Blasenkatheter entlastet. Die Immunsuppression erfolgte mit Azathioprin (durchschnittliche Dosis 120 mg/Tag) und 6-Methylprednisolon (durchschnittliche Dosis 12 mg/Tag).

Im Rahmen ambulanter Kontrollen wurde frischer Mittelstrahlurin bei Männern, Katheterurin bei Frauen mittels der Urikult®-Technik untersucht. Das Vorliegen eines Harnwegsinfektes wurde angenommen, wenn bei zweimaliger Kontrolle mehr als 10^5 Keime/ml Urin nachgewiesen wurden. Zusätzlich wurden Urinproben immunfluoreszenzmikroskopisch auf das Vorliegen des „Antibody-Coating"-Phänomens entsprechend einer früher beschriebenen Technik [11] untersucht. Zum Nachweis bzw. Ausschluß eines Refluxes in die Eigennieren bzw. in das Transplantat sowie Blasenentleerungsstörungen wurden Miktionszystourethrogramme angefertigt. Darüber hinaus wurde ein intravenöses Ausscheidungsurogramm durchgeführt.

Ergebnisse

Bei 23 der 53 untersuchten Patienten wurden Harnwegsinfekte nachgewiesen. Von den 37 untersuchten Männern wiesen 12 (32,4%), von den 16 untersuchten Frauen 11 (68,8%) Harnwegsinfekte auf (Tab. 1). Rekurrierende Harnwegsinfekte (mehr als 3 Harnwegsinfekte) traten bei 12 der 23 Patienten (52,2%), d. h. bei 6 Frauen und bei 6 Männern, auf. Bei 11 Patienten lagen reine Monoinfekte, bei 12 Patienten Mischinfektionen vor. Die nachgewiesenen Erreger waren Escherichia coli, Klebsiellen, Enterokokken, Proteus und Pseudomonas (Tab. 2). In Übereinstimmung mit den Angaben anderer Autoren waren die Harnwegsinfekte meist völlig asymptomatisch und stellten Zufallsbefunde bei der Routineuntersuchung des Urins dar. Von den 35 Patienten, die wegen einer chronischen Glomerulonephritis transplantiert worden waren, wiesen 11 (31,4%) Harnwegsinfekte auf, während bei 8 (66,7%) der 12 wegen chronischer Pyelonephritis transplantierten Patienten Harnwegsinfekte nachgewiesen werden konnten. Es bestand keine Beziehung zwischen der Dauer der anurischen Phase während der Dialyse und der Häufigkeit des Auftretens von Harnwegsinfekten nach der Transplantation.

Tabelle 1. Harnwegsinfekte nach Nierentransplantation

	gesamt	Frauen	Männer
Untersuchte Patienten	53	16 (30,2%)	37 (69,8%)
davon mit Harnwegsinfektion	23 (43,4%)	11 (68,8%)	12 (32,4%)
Monoinfektion	11 (47,8%)	8 (72,7%)	3 (25,0%)
Mischinfektion	12 (52,2%)	3 (27,3%)	9 (75,0%)
Rekurrierende Infekte (> 3)	12 (52,2%)	6 (54,5%)	6 (50,0%)

Tabelle 2. Erreger bei Harnwegsinfekten nach Nierentransplantation (23 von 53 Patienten mit Harnwegsinfekten)

	Monoinfekte (11)	Mischinfekte (12)
E. coli	8/11 (72,7%)	8/12 (66,7%)
Klebsiellen	1/11 (9,1%)	6/12 (50,0%)
Enterokokken	1/11 (9,1%)	5/12 (41,7%)
Proteus	— —	6/12 (50,0%)
Pseudomonas	— —	4/12 (33,3%)

Bei allen Patienten wurden miktionszystourethrographische Untersuchungen durchgeführt. Bei 5 Patienten fand sich ein Reflux in die Eigennieren bzw. -ureteren, bei 22 Patienten ein Reflux in das Transplantat.

Von den Patienten mit vesiko-ureteralem bzw. vesiko-renalem Reflux in die Eigennieren wiesen alle Harnwegsinfekte auf, dagegen nur 18 von 48 (37,5%) ohne Reflux in die Eigennieren (Abb. 1). Bei 22 Patienten fand sich ein Reflux in das Transplantat. Hiervon wiesen 13 (59,1%) Harnwegsinfekte auf, während Harnwegsinfekte bei Patienten ohne Reflux in das Transplantat bei 10 von 31 Patienten (32,3%) nachgewiesen werden konnten (Abb. 2).

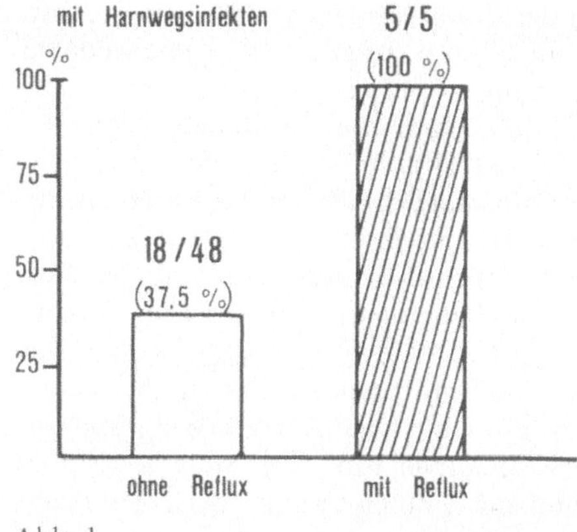

Abb. 1

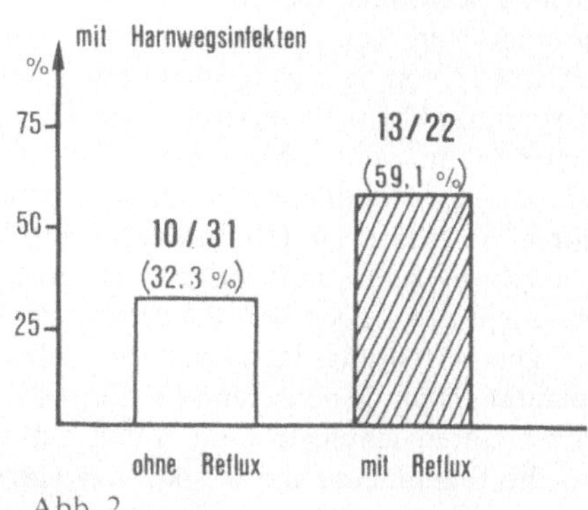

Abb. 2

Abb. 1. Häufigkeit von Harnwegsinfekten nach Nierentransplantation bei Reflux in die Eigen-Ureteren bzw. -Nieren

Abb. 2. Häufigkeit von Harnwegsinfekten nach Nierentransplantation bei Reflux in das Transplantat (22/53 Patienten)

Von 9 Patienten, bei denen sich Blasenentleerungsstörungen mit Restharnmengen über 20 ml fanden, wurden bei 5 (55,6%) Patienten Harnwegsinfekte nachgewiesen. Im Gegensatz dazu fanden sich nur bei 18 von 44 Patienten (40,9%) ohne Blasenentleerungsstörungen Harnwegsinfekte. Im Rahmen der durchgeführten Ausscheidungsurogramme konnten keine Abflußstörungen im Bereich der uretero-vesikalen Anastomose beobachtet werden.

Bei 24 nierentransplantierten Patienten wurde zusätzlich zur bakteriologischen Untersuchung immunfluoreszenzmikroskopisch das Phänomen des „Antibody-Coating" untersucht.

Bei insgesamt 13 der 24 Patienten wurde ein Harnwegsinfekt nachgewiesen. Dieser war in 9 Fällen ständig und in 4 Fällen episodisch nachweisbar. Es bestand keine Beziehung zwischen Anwesenheit eines Harnwegsinfektes und Verschlechterung der Nierenfunktion. Bei 7 Patienten bestand ein Mischinfekt, bei den restlichen Patienten eine Monoinfektion. Bei 7 der 13 Patienten war immunfluoreszenzmikroskopisch „Antibody-Coating" der Bakterien nachweisbar. Bei 3 dieser Patienten war das „Antibody-Coating"-Phänomen bei allen Untersuchungen positiv, bei 4 weiteren Fällen zeitweise positiv und zeitweise negativ. Immunfluoreszenzmikroskopisch konnte in 6 Fällen sowohl IGG als auch IGA, in einem weiteren Fall nur IGG nachgewiesen werden.

Diskussion

Die Häufigkeit von Harnwegsinfektionen nach Nierentransplantation wird in der Literatur mit 73 bis 88% angegeben [1,2,3,5,6,8,9,13], wobei hierbei jedoch auch Infekte in der unmittelbaren postoperativen Phase eingeschlossen sind. Die frühen Harnwegsinfekte nehmen ihren Weg über die in der per- und postoperativen Phase liegenden Katheter (Uretersplint, Blasenkatheter). Während nach Kass [7] das Infektionsrisiko bei einmaliger Katheterisierung bei 2 bis 4% liegt, beträgt die Häufigkeit von Harnwegsinfekten nach 2 bis 3 Tage liegendem Dauerkatheter jedoch bereits 52 bis 88%.

Harnwegsinfekte jenseits der postoperativen Phase werden jedoch immer noch bei 60% der transplantierten Patienten angetroffen, in unserem eigenen Material bei 43,3% der Patienten.

In Übereinstimmung mit anderen Autoren [2,3,5] fanden wir, daß die Harnwegsinfekte in der Regel asymptomatisch sind und meist Zufallsbefunde bei Urinkontrollen darstellen. Ebenfalls scheinen Harnwegsinfekte die Transplantatfunktion nicht wesentlich zu beeinträchtigen, obwohl dieses wahrscheinlich nur dann gilt, wenn keine weiteren urologischen Komplikationen, wie Harnabflußstörungen und Urinfisteln, bestehen. Die Frequenz von Harnwegsinfektionen nach Nierentransplantation ist abhängig von der Grundkrankheit. In unserem eigenen Material wiesen 11 von 35 Patienten mit chronischer Glomerulonephritis einen Harnwegsinfekt auf, dagegen 8 von 12 Patienten mit chronischer Pyelonephritis. Diese Ergebnisse entsprechen den Erfahrungen anderer Autoren. So fand Leigh [8] nach der Transplantation bei allen Patienten mit chronischer Pyelonephritis als Grundkrankheit Harnwegsinfekte, bei Patienten mit chronischer Glomerulonephritis jedoch bei 50% der Patienten.

Die Bedeutung des vesiko-ureteralen Refluxes in die Eigennieren bzw. in das Transplantat als prädisponierende Faktoren für Harnwegsinfekte ist umstritten. Aufgrund unserer Untersuchungen fanden wir, daß ein vesiko-ureteraler bzw. vesiko-renaler Reflux in die Eigennieren das Risiko von Harnwegsinfekten deutlich erhöht: Bei 2 Patienten mit vesiko-ureteralem Reflux in die Eigennieren (Grundkrankheit: chronische Pyelonephritis) sistierten die Harnwegsinfekte erst nach bilateraler Nephroureterektomie (Abb. 3). Deshalb sollte unseres Erachtens bei jedem potentiellen Transplantatempfän-

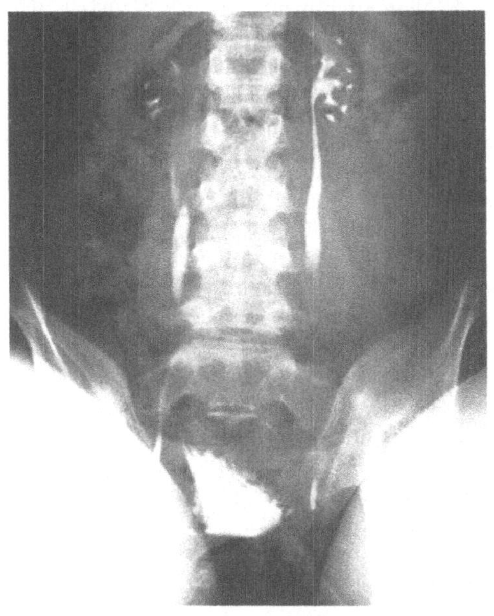

Abb. 3. Miktionszystourethrogramm nach Nierentransplantation: Bilateraler Reflux in die Eigennieren, kein Reflux in das Transplantat. (Sistieren der rezidivierenden Harnwegsinfekte nach bilateraler Ureteronephrektomie)

ger mit chronischer Pyelonephritis vor der Transplantation ein Miktionszystourethrogramm zum Ausschluß eines vesiko-ureteralen bzw. vesiko-renalen Refluxes angefertigt werden und bei beiderseitigem Reflux und bestehender Harnwegsinfektion vor der Transplantation zumindest einseitig, besser jedoch beidseitig, die Ureteronephrektomie durchgeführt werden. (Nach erfolgter einseitiger Ureteronephrektomie kann bei Vorliegen von Reflux in die kontralaterale Eigenniere, wie bei einseitigem Reflux, auch zum Zeitpunkt der Transplantation die Ureteronephrektomie erfolgen, wenn die Spenderniere auf der gleichen Seite implantiert wird.) Die Bedeutung des Refluxes in die Eigennieren als prädisponierender Faktor bei Harnwegsinfekten konnte von anderen Autoren ebenfalls bestätigt werden [3,5].

So beobachtete Hamshere [5] bei nicht zuvor bilateral nephrektomierten Patienten nach der Transplantation in 61% Harnwegsinfekte, Douglas [3] bei 50%, während letzterer Autor nur bei 26% der bilateral nephrektomierten Patienten nach der Transplantation Harnwegsinfekte nachweisen konnte.

36

Ein Reflux in das Transplantat stellt aufgrund unserer Untersuchungen ebenfalls einen prädisponierenden Faktor für Harnwegsinfekte dar. Die Pathogenese des Refluxes in das Transplantat ist nicht gänzlich geklärt. Bei gleichbleibender Technik beobachteten wir insgesamt bei 22 von 53 Patienten einen Reflux in das Transplantat, wobei die Funktionszeit des Transplantats bei allen Patienten mit Reflux über ein Jahr betrug. Bei 18 Patienten mit einer Funktionszeit des Transplantats zwischen 8 Wochen und 12 Monaten fand sich dagegen nur bei 3 Patienten ein Reflux in das Transplantat. Die Frequenz des Refluxes scheint mit zunehmendem Abstand nach der Transplantation häufiger zu werden. Möglicherweise kommt rezidivierenden Abstoßungsreaktionen ein prädisponierender Faktor zu (immunologisch ausgelöste entzündliche Veränderungen an der Harnleiter-Blasenanastomose).

Als ein weiterer Risikofaktor für das Auftreten von Harnwegsinfekten sind aufgrund unserer Ergebnisse Blasenentleerungsstörungen anzusehen. 5 von 9 (55,6%) Patienten mit Blasenentleerungsstörungen, hingegen nur 18 von 44 (40,9%) Patienten ohne Blasenentleerungsstörungen, wiesen einen Harnwegsinfekt auf. Als Ursache der Blasenentleerungsstörung kommen anlagebedingte Mißbildungen oder gestörte Blasenmotorik nach urämischer Polyneuropathie in Frage.

Die durchgeführten immunfluoreszenzmikroskopischen Untersuchungen zeigen ein positives „Antibody-Coating"-Phänomen bei 54% der Patienten mit Harnwegsinfekten. Im Gegensatz dazu konnte Prat [10] bei nierentransplantierten Patienten kein „Antibody-Coating"-Phänomen nachweisen. Das Phänomen des „Antibody-Coating" bei transplantierten, immunsupprimierten Patienten ist bemerkenswert und belegt, daß nierentransplantierte Patienten ihre Immunabwehr gegen Harnwegsinfekte trotz Immunsuppression mobilisieren können. Als Erklärung hierfür könnte herangezogen werden, daß Azathioprin, der wesentlichste Bestandteil der Immunsuppression, vornehmlich einen Effekt auf die T-Lymphozyten aufweist, die B-Lymphozyten und die damit verbundene Antikörper-Synthese jedoch nur geringfügig beeinträchtigt. Ob das Phänomen des „Antibody-Coating", wie von verschiedenen Autoren [12,13] behauptet wird, auch zur Differenzierung von Blaseninfekten und Nierenparenchym-Infekten verwendet werden kann, muß weiteren Untersuchungen vorbehalten bleiben.

Zusammenfassung

Bei der Mehrzahl der transplantierten Patienten mit Harnwegsinfekten lassen sich urologische Ursachen als prädisponierende Faktoren nachweisen, wobei dem Reflux in das Transplantat bzw. in die Eigenureteren und -Nieren sowie Blasenentleerungsstörungen die größte Bedeutung zukommen. Die Immunsuppression verhindert nicht eine immunologische Reaktion gegen die Harnbakterien. Die Bedeutung chronischer Harnwegsinfekte bei nierentransplantierten immunsupprimierten Patienten ist jedoch unklar. Selbst rekurrierende Harnwegsinfekte scheinen die Transplantatfunktion nicht wesentlich zu beeinflussen, so daß das Risiko des Transplantatverlustes durch Harnwegsinfekte bei Abwesenheit anderer urologischer Komplikationen, wie Fisteln und Obstruktionen, im Vergleich zum Risiko des Transplantatverlustes durch Abstoßung gering ist.

Literatur

1. Bennett, W. M., Beck, C. H., Young, H. H., Russel, P. S.: Arch. Surg. **101**, 453–456 (1970) – 2. Burgos-Calderon, R., Pankey, G. A., Figuerou, J. E.: Surgery **70, 3**, 334–340 (1971) – 3. Douglas, J. F., Clarke, S., Kennedy, J., McEvoy, J., McGeown, M.: Lancet **26**, 1015 (1974) – 4. Dreikorn, K.: Nieren- u. Hochdruckkrankheiten **1**, 8–16 (1975) – 5. Hamshere, R. J., Chisholm, G. D., Shackmann, R.: Lancet **26**, 793–794 (1974) – 6. Jörgensen, F., Olsen, H.: Clin. Nephrol. **1**, 297–301 (1973) – 7. Kass, E. H., Schneidermann, L. J.: New Engl. J. Med. **256**, 556 (1957) – 8. Leigh, D. A.: British J. of Urol. **41**, 406–413 (1969) – 9. Martin, D. C.: Arch. Surg. **99**, 474–476 (1969) – 10. Prat, V., Bohuslav, V., Jirka, J., Hatala, I., Liska, M., Malek, P., Sliz, K., Kocandrle, V.: Urinary tract infections after renal transplantation with special respect to

localization studies. EDTA 1976 – 11. Riedasch, G., Ritz, E., Dreikorn, K., Andrassy, K.: Antibody coating of urinary bacteria in transplanted patients (in Druck) – 12. Thomas, V. L., Forland, M., Shelokov, A.: Kidney Intern. **8**, 20–22 (1975) – 13. Walter, St., Pedersen, F. B., Vejlsgaard, R.: British J. of Urol. **47**, 513 (1975)

Priv.-Doz. Dr. K. Dreikorn
Urologische Abteilung
Chirurgische Universitätsklinik
D-6900 Heidelberg

H. Madersbacher, E. Semenitz und St. Spanudakis: **Der Harnwegsinfekt bei neurogener Blasenentleerungsstörung: Langzeitbeobachtung von Querschnittspatienten**

Bei keiner Patientengruppe ist der Harninfekt so häufig und verursacht eine so hohe Morbidität wie bei Querschnittspatienten mit Blasenlähmung, da die Ursachen – primär funktionelle Störungen und sekundär morphologische Veränderungen – meist nur unvollständig korrigierbar sind.

Unsere Untersuchungen sollten zwei Fragen klären:

1. Sind rezidivierende Harninfekte bei Paraplegikern durch Rezidive, charakterisiert durch das rasche Wiederauftreten desselben Keimes, oder durch Reinfekte, gekennzeichnet durch ständigen Keimwechsel, verursacht?
2. Sind Chemotherapeutika sinnvoll und wenn ja, in welcher Form?

Krankengut und Methodik

Bei 88 Querschnittspatienten mit zusammen 1817 Behandlungswochen wurde wöchentlich 1mal der Harn kontrolliert und die Leukozyten pro mm³ gezählt und eine Harnkultur angelegt. Die Harnproben wurden durch Katheterismus unter sterilen Kautelen gewonnen. Eine Keimzahl von 10^4 wurde als positiv und mehr als 100 Leukozyten pro mm³ als Pyurie gewertet. Auftretende Harninfekte wurden gezielt antibiotisch behandelt und bei Keimfreiheit eine niederdosierte Langzeitchemotherapie angeschlossen.

Ergebnisse

Tabelle 1 zeigt das Gesamtergebnis, sie enthält die Daten sowohl frischer Querschnittspatienten als auch solcher mit jahrelanger Krankheitsdauer, vereinzelt mit erheblichen morphologischen Veränderungen. 57% aller Harne waren steril, 43% unsteril, nur 34% der infizierten Harne zeigten eine Pyurie.

Tabelle 2 zeigt die Palette der gezüchteten Keime, wobei Proteus mit 23% vor Pseudomonas mit 19% an der Spitze stehen, es folgen Enterokokken mit 16%, dann Coli, Enterobacter und Klebsiellen mit jeweils 10%.

Stellvertretend für die Mehrzahl von Patienten mit rezidivierenden Harninfekten zeigt Tabelle 1 die Harnverhältnisse bei einem Paraplegiker während 27 Behandlungswochen: Aufnahme im Rehabilitationszentrum 3 Wochen nach dem Unfall mit Pyurie und Pseudomonas. Auf gezielte Chemotherapie bleibt der Harn in den nächsten 9 Wochen steril, dann wieder Pyurie, diesmal mit Proteus, in der Folge Enterokokken, dann 2 sterile Kulturen, dann nochmals Enterokokken. In den nächsten 7 Wochen waren die Kulturen wieder steril, vor der Entlassung noch 3mal Staphylococcus aureus mit etwas erhöhter Leukozytenzahl im Harn.

Tabelle 1. Harnkeimbefunde: 88 Querschnittspatienten, 1817 Behandlungswochen

	Insgesamt		Gruppe I		Gruppe II	
	n	%	n	%	n	%
unsteril	792	43	567	38	225	66
davon mit Pyurie	268	34	139	24	129	57
davon 20–100 Leuko	278	35	206	36	72	32
davon 0– 20 Leuko	246	31	222	40	24	11
steril	1025	57	908	62	117	34

Tabelle 2. Rehabilitationszentrum Häring. Positive Harnkulturbefunde bei 88 Querschnitts-patienten mit insgesamt 1817 Harnkulturen

Keimart	Insgesamt		Gruppe I		Gruppe II	
	n	%	n	%	n	%
E. coli	80	10	69	12	11	5
Enterobacter	81	10	61	11	20	9
Klebsiella	86	10	71	13	15	7
B. Proteus	186	23	89	16	97	43
Providencia	58	7	48	8	10	4
Pseudomonas aer.	135	19	87	15	48	21
Enterokokken	127	16	110	20	17	8
Staph. aureus haem.	20	2,5	19	2,5	1	0,5
Candida alb.	17	2	12	2,0	5	2
Andere (Citrobacter, Edwardsiella u. a.)	2	0,5	1	0,5	1	0,5
	792		567		225	

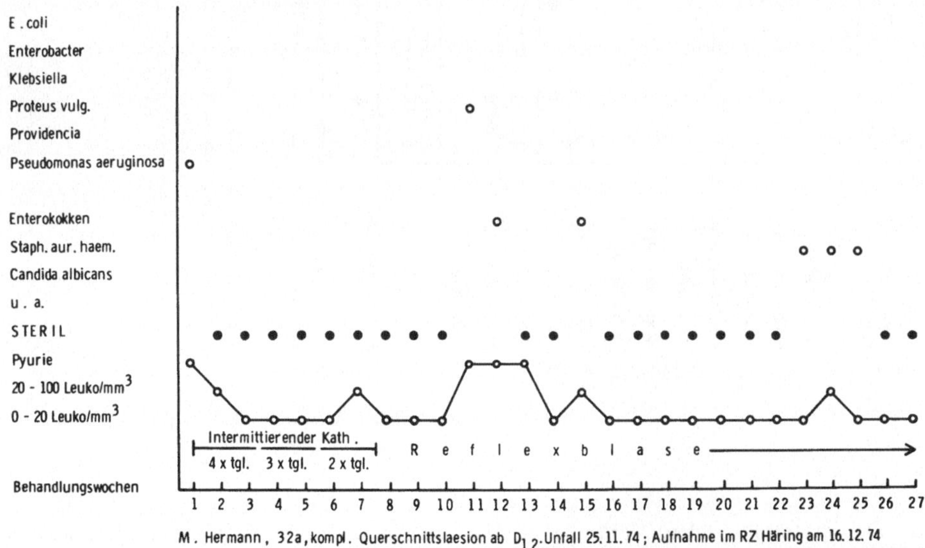

Abb. 1. M. Hermann, 32a, kompl. Querschnittslaesion ab D_{12}-Unfall 25. 11. 74; Aufnahme im RZ Häring am 16. 12. 74

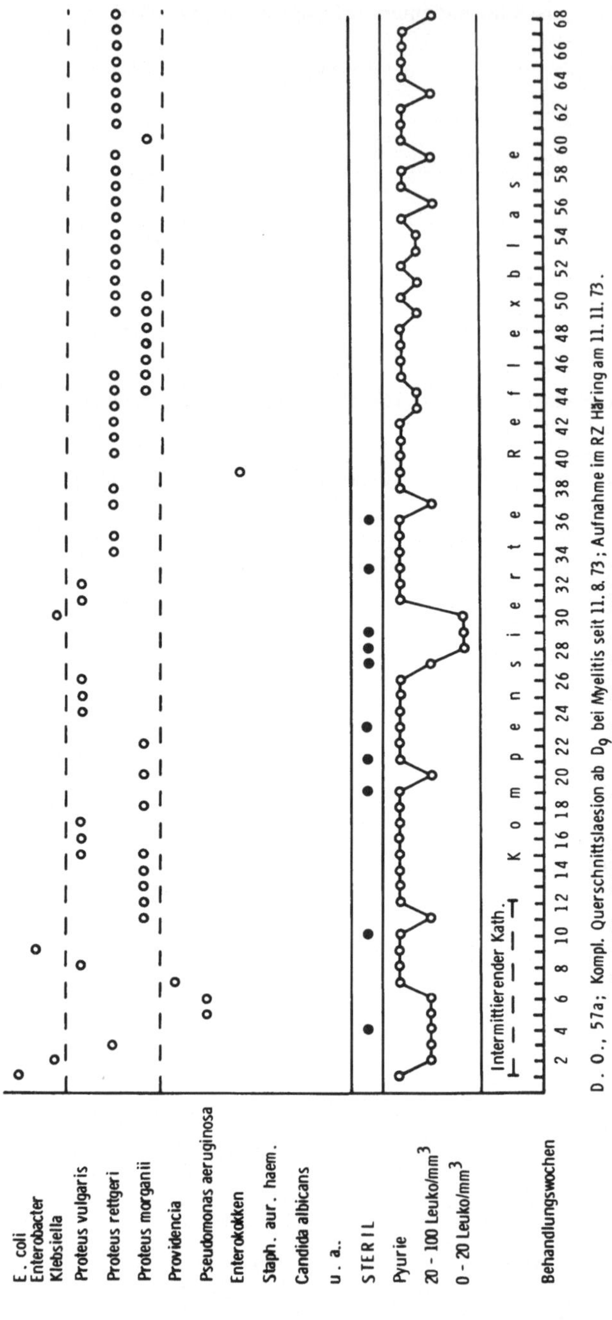

Abb. 2. D. O., 57a; Kompl. Querschnittslaesion ab D$_9$ bei Myelitis seit 11. 8. 73; Aufnahme im RZ Häring am 11. 11. 73. Prostatitis mit Konkrementen; rechtsseitige Nephrolithiasis

Die bakteriologischen Verlaufskontrollen zeigen, daß bei 90% der Patienten die rezidivierenden Bakteriurien durch solche Reinfekte verursacht sind. Bei dieser Gruppe handelt es sich fast ausschließlich um Patienten *ohne* gröbere morphologische Veränderungen am Harntrakt.

40

Im Gegensatz dazu zeigen Paraplegiker *mit* solchen Veränderungen wie Nephrolithiasis, Pyelonephritis, Reflux oder chronische Prostatitis mit Steinen ein völlig anderes Infektmuster, wie Tab. 2 an Hand der Verlaufskontrolle eines Querschnittspatienten zeigt, der 6 Monate nach Eintritt der Lähmung mit einer Pyurie aufgenommen wird: Trotz einer kompensierten Reflexblase weitgehend therapieresistente Pyurie, in 50 der 59 Harnkulturen Keime der Proteusgruppe, zuletzt hartnäckig Proteus rettgeri. Ursache ist eine von Steinen durchsetzte, chronisch entzündete Prostata, deren Sanierung lange Zeit wegen rezidivierender Dekubitalgeschwüre nicht möglich war.

Unsere Untersuchungen führen zu folgenden Schlußfolgerungen: Bei Querschnittspatienten *ohne* gröbere morphologische Harntraktsveränderungen (Gruppe I, Abb. 1 und 2) sind rezidivierende Bakteriurien und Pyurien überwiegend durch Reinfektionen, bei solchen *mit* erheblichen morphologischen Veränderungen (Gruppe II, Abb. 1 und 2) durch Rezidive verursacht.

Dementsprechend findet sich in Gruppe I eine ziemlich regelmäßige Verteilung der gezüchteten Bakterien, während in Gruppe II Proteus mit 43% und Pseudomonas mit 21% weit überwiegen (siehe Abb. 2).

Die auffallend niedrige Zahl von Pyurien, besonders in der Gruppe I (siehe Abb. 1), führen wir auf eine niederdosierte Langzeitchemotherapie abwechselnd mit Trimethoprim – Sulfamethoxazol, Tericidon, Nitrofurantoin oder Methenamin – Hippurat zurück und möchten das wie folgt begründen:

Der Harntrakt ist ständig von Keimen besiedelt, deren Zahl normalerweise so niedrig ist, daß sie keine Infektion verursachen können. Ist jedoch die normale Urodynamik gestört oder die natürliche Abwehr geschwächt, und beides trifft gerade für den Paraplegiker zu, so können sich die Keime vermehren und schließlich zum manifesten Infekt führen.

Aus dieser Erwägung haben wir eine niederdosierte Langzeitchemotherapie durchgeführt. Ob und inwieweit diese Therapie allein die defekten Abwehrmechanismen bis zu einem gewissen Grad kompensieren kann und welche Rolle dabei andere Faktoren, wie sauberes Arbeiten und gute allgemeine Pflege, spielen, ist schwer abzuschätzen.

Univ.-Doz. Dr. H. Madersbacher
Urologische Univ.-Klinik
A-6020 Innsbruck
und
Rehabilitationszentrum der AUVA
A-6323 Bad Häring

Diskussion zu den Vorträgen Seite 1 bis 41
Der Harnwegsinfekt – Nosologie – Ätiologie und Pathogenese – Pathologie
Moderatoren: W. Lutzeyer, Aachen, F. Gloor, St. Gallen, E. Semenitz, Innsbruck

Moderator W. Lutzeyer, Aachen: Wir werden nicht diskutieren über die Vorträge 1–3, Einführung und Terminologie in die Harnwegsinfektion aus der Sicht des Urologen, Pathologen und Bakteriologen. Es handelt sich hier um rein informative Basisvorträge dieser drei Disziplinen.

Wir werden nicht diskutieren über den Vortrag von Herrn Schultze-Seemann als einen rein historischen Vortrag, nicht diskutieren den Vortrag von mir, weil er in der Zusammenfassung wieder erscheint. Zu der Analyse von Herrn Frohmüller und Herrn Ackermann. Sind hier Fragen?

Ich glaube, daß wir diesen Vortrag: Auswertung der Unterlagen über Alter, Geschlecht und Soziologie beim Harnwegsinfekt ebenfalls informativ auffassen sollten.

Ich möchte Herrn Frohmüller fragen, wie er sich die Diskrepanz erklärt zwischen den nicht arbeitenden und den arbeitenden Frauen in der Frequenz des Harnwegsinfektes. Ob er dafür eine Erklärung geben kann oder ob es lediglich eine reine Feststellung ist?

H. Frohmüller, Würzburg: Zunächst ist es eine reine Feststellung, aber man könnte sich eine Erklärung dafür vorstellen. Bei nicht manuell tätigen Frauen könnte man annehmen, daß Harnwegsinfekte häufiger übertragen werden, z. B. durch Verkehr, während arbeitende Frauen vielleicht nicht so viel Gelegenheit dazu haben.

Moderator: Vielen Dank, Herr Frohmüller; das scheint auf den ersten Aspekt hin etwas ridikül, aber ich glaube, daß Herr Frohmüller recht hat mit seiner Hypothese. Es gibt eine Reihe von Untersuchungen aus dem amerikanischen Schrifttum, die dem Sexualverkehr eine ganz bedeutende nosologische Stellung im Rahmen des Harninfektes zuschreiben. Man soll das berücksichtigen, sonst brauchen wir über die Nosologie gar nicht diskutieren. Ich glaube, daß auch allergische Faktoren, die neben diesen, nennen wir sie ruhig „Verhaltensweisen", im Rahmen des arbeitenden und des nicht arbeitenden, des tätigen und des nicht tätigen Menschen eine Rolle spielen.

Sind hierzu noch Fragen und Diskussionsbemerkungen? Bitte schön, Herr Arnholdt.

F. Arnholdt, Stuttgart: Ich glaube, es wäre interessant, wenn man einmal nachforschen würde, ob eine Bevölkerungsgruppe Badezimmer hat oder nicht. Die Körperhygiene ist doch etwas Wesentliches. Wenn z. B. die Landbevölkerung, die oft kein Badezimmer hat, untersucht würde, könnte sich vielleicht herausstellen, daß sie vielleicht häufiger betroffen ist. Ich glaube, daß solche hygienischen Untersuchungen interessant wären.

Moderator: Vielen Dank, Herr Arnholdt. Die Hygiene spielt sicher eine entscheidende Rolle, nicht nur die ganze Körperhygiene, sondern auch die Sexualhygiene oder die Hygiene bei der Defäkation. Es ist bekannt, daß alleine schon die Art der Reinigung oder der Toilette eine Rolle spielen kann für die Induktion des Harnwegsinfektes.

M. Schmidt-Mende, Hildesheim: Ganz besonders viele Harninfekte findet man ja bei Patientinnen, die die Schwimmbäder in den schönen Hotels benutzen. Ich glaube, daß da auch eine Ursache zu suchen ist.

Moderator: Es ist sicher richtig, daß die Schwimmbadinfektion eine Rolle spielt. Besonders in Bädern, die nicht entsprechend gereinigt werden. Gleiche Informationen sind jetzt auch von Kanz veröffentlicht worden, der neuerdings in Hamburg ist, früher in München.

Günthert, München: Wenn man die psychosomatischen Aspekte in Betracht zieht, dann könnte man sagen, Intelligenz ist mit Neurose meist gekoppelt. Das heißt, daß auch die nicht arbeitenden Frauen häufiger eine solche Erkrankung haben. Wer in der Praxis darauf achtet, sieht es sehr häufig bestätigt.

Moderator: Das ist sicher ein Gesichtspunkt, den Sie da angeschnitten haben. Man könnte vielleicht auch sagen, daß der Streß eine große Rolle spielt.

Günthert, München: Sie sagen, daß der manuell Arbeitende hier in diesem Falle nicht so sehr unter dem Streß steht. Habe ich Sie richtig verstanden? Ich glaube ganz bestimmt, daß ein psychosomatischer Faktor dabei eine ganz große Rolle spielt, wie z. B. beim Aufsteigen des Harninfektes bei der Frau.

H. Frohmüller, Würzburg: Um die Frage von Herrn Arnholdt zu beantworten: Ich glaube, unsere Daten zeigen, daß es mehr auf die Sexualhygiene ankommt als auf die vorhandenen Badezimmer. Zu dem, was Herr Günthert eben sagte: Unsere Zahlen haben auch seine Meinung bestätigt.

Fröhlich, Oldenburg: Ich glaube, daß Herr Frohmüller sich eine Freiheit erlaubt hat, die er sich nur in einem vorwiegend männlichen Auditorium leisten darf. Er hat die Hausfrauen bei den nicht manuell Arbeitenden eingereiht. Nach arbeitsphysiologischen Untersuchungen ist eine Hausfrau mit einem normalen 4-Personen-Haushalt unter die körperlichen Schwerarbeiter einzureihen.

H. Frohmüller, Würzburg: Ich darf darauf sagen, daß wir irgendwie eine Einteilung machen mußten. Wir haben deswegen unterschieden in Schwerarbeitende und in leichter manuell Arbeitende, wobei Männer und Frauen gleich eingeteilt wurden.

W. Marget, München: Ich bin doch etwas erstaunt über die hygienischen Aspekte, die hier diskutiert wurden. Es gibt gar keinen Zweifel darüber, daß ein Wannenbad ungleich viel schmutziger als ein Freibad ist. Daß das Wannenbad weniger gefährlich sein soll, glaube ich nicht. Ich möchte auch bezweifeln, daß die hygienischen Aspekte so im Vordergrund stehen. Untersuchungen von anderen Autoren zeigen sehr deutlich, daß bei schwarzen Kindern aus Slums weniger Infekte vorkommen als bei weißen Kindern.

H. Marberger, Innsbruck: Die Diskussion erinnert mich sehr an den Streit, ob man sich den Tripper im Bad oder am Klo holen kann. Ich glaube nicht, daß das der übliche Infektionsweg ist.

Moderator: Vielen Dank, Herr Marberger. Ich glaube, daß wir diese Diskussion abschließen sollen, weil sie in Details geht, die in den Vordergrund geschoben werden. Wichtig war für die Nosologie der Versuch einer Analyse. Wie schwierig diese Analysen bei völlig verschiedenen Kollektiven waren, das haben Sie gesehen. Ich glaube, wir können Herrn Frohmüller danken, daß er sich zusammen mit den anderen Kliniken dieser Arbeit unterzogen hat.

Wir kommen nun zur Diskussion des nächsten Vortrages von Herrn Mohr, „Harnwegsinfekt im Experiment".

P. Kolle, Hannover: Die Untersuchungen von Herrn Mohr waren wirklich sehr interessant, weil er nämlich gezeigt hat, daß nach 24 Stunden bereits elektronenoptisch an der Niere etwas passiert. Denn bislang galt ja die Anschauung, gestützt auf die inzwischen 20 Jahre alten Untersuchungen von Holder aus Nürnberg, daß an der aseptisch gestauten Niere praktisch zunächst oder über lange Zeit nichts passiert. Die Untersuchungen von Mohr haben die Erkenntnisse anderer Autoren durch seine elektronenoptischen Untersuchungen erweitert.

Aber ich möchte hier noch eine Anregung geben, und zwar über den Begriff Harnwegsinfektion, der hier immer wieder verwendet wird. Wir stellen ja zunächst fest, daß wir einen infizierten Harn haben, und deswegen verwenden wir den Ausdruck Harninfekt, und erst die weiteren Untersuchungen ergeben, ob es wirklich nur ein Harninfekt oder eine Pyelonephritis ist. Und das ist ja für die Prognose und für das weitere Procedere ganz entscheidend.

H. J. Mohr, Gelsenkirchen: Die Frage, ob ein Harninfekt oder Harnwegsinfekt vorliegt, ist eigentlich eine klinische Entscheidung. Wir werden ja immer erst im Endzustand zugezogen und können dann zwar immer die entsprechende Aussage machen. Aber am Anfang stehen Sie und vom Anfang kriegen wir in der Regel das Wenigste mit. Das ist eine Definition, die in Ihrem Fachgebiet ausdiskutiert und festgelegt werden müßte. Es ist sicher richtig, wenn man trennt und nicht pauschaliert, sondern den Harninfekt vom Harnwegsinfekt abgrenzt.

F. Gloor, St. Gallen: Herr Mohr, ich hätte noch folgende Frage: Es gibt ein altes Dogma, ich weiß nicht, wie weit das bei den Urologen auch noch gilt, daß es eine Pyelitis ohne gleichzeitige Beteiligung des Nierenparenchyms nicht gäbe. Ein Dogma, das natürlich große therapeutische Konsequenzen hat.

Aus den Erfahrungen bei der Autopsie bin ich nicht überzeugt, daß das stimmt. Es würde mich nun interessieren, wie häufig Sie bei Ihren Tierversuchen eine reine Pyelitis gefunden haben, ohne Beteiligung des Parenchyms.

H. J. Mohr, Gelsenkirchen: Bei der Infektion über die Harnblase ist das Nierenbecken regelmäßig befallen und gehört eigentlich dazu. Bei der descendierenden Form, d. h. bei der primär interstitiellen Infektion, ist das Nierenbecken nicht regelmäßig mit befallen. In einem größeren Prozentsatz ist es aber mitbeteiligt. Es gehört aber in der Regel dazu bei der ascendierenden Infektion aus der Blase über die Ureter bis zum Nierenbecken.

F. Gloor, St. Gallen: Die Frage war umgekehrt. Reine Beteiligung des Nierenbeckens? Daß also nichts weiter aufsteigt, das ist ja das, was für die Klinik wichtig ist. Gibt es Harnwegsinfektionen, die nur bis zum Nierenbecken gehen und dann die Niere nicht beteiligen? Für den Patienten wird diese Frage wichtig, wenn das Parenchym mitbeteiligt wird. Einzelne Autoren haben in Untersuchungen gezeigt, daß diese reine Pyelitis bei aufsteigenden Infektionen häufig ist, viel häufiger eben, als wir es nach diesem Dogma erwarten würden.

H. J. Mohr, Gelsenkirchen: Ich möchte das nicht aus den Befunden der experimentellen, sondern aus den Befunden der exstirpierten Nieren beantworten. Es stimmt sicher nicht, daß

die Pyelitis beim Menschen dazugehört und daß die Pyelitis Ausgangsort für die ascendierende Pyelonephritis sein muß. Das Nierenbecken ist zwar in einem nicht unbeträchtlichen Anteil
mit befallen. Die Beteiligung des Nierenbeckens bei in der Niere vorhandener Pyelonephritis
macht in meinem Material 32% aus, während der Ureter in 50% beteiligt ist, bei diesen 2000
Nieren, die ich vorhin erwähnt habe.

Moderator: Ich glaube, die Frage sollte man ganz klar beantworten, denn sie war klar gestellt. Gibt es eine isolierte, von der Innenseite ausgehende Pyelitis, oder ist das, was Sie unter
Pyelitis finden, doch noch eine Pyelonephritis? So war die Frage zu verstehen!

H. J. Mohr, Gelsenkirchen: Es gibt eine isolierte Pyelitis. Es ist eine Frage der Zeit und
eine Frage der Dauer des Infektes. Wird er früh behandelt, dann muß er nicht in die Niere
aufsteigen. Wird er spät entdeckt, steigt er in die Niere auf.

Moderator: Dann müßten wir Kliniker unsere bisherige Ansicht über die Pyelonephritis
ändern und könnten von vornherein jede akut auftretende Infektion als Pyelitis bezeichnen
und damit die Pyelonephritis wieder ad acta legen.

E. Semenitz, Innsbruck: Ich wollte Sie fragen: Wurden Ihre Versuche mit einem Colistamm oder mit verschiedenen Stämmen durchgeführt? Wurde der serologische Typ des Coli-
stammes bestimmt?

H. J. Mohr, Gelsenkirchen: Die Untersuchungen wurden mit verschiedenen Colistämmen
durchgeführt, der serologische Typ ist von Herrn Ritzerfeld bestimmt worden.

H. Marberger, Innsbruck: Ich wollte etwas ganz Grundsätzliches fragen. Man hört von den
Herren immer wieder ascendierend, descendierend. Das wird meist so verstanden, daß die
Bakterien gegen den Strom schwimmen und sich dort in einer Richtung ausbreiten. Sie breiten
sich sicher nicht nur in einer Richtung aufwärts oder abwärts bzw. oral oder aboral aus. Sie
breiten sich sicher im ganzen System aus. Wir müssen einmal loskommen von der Idee, daß
das eine aktive Bewegung der Bakterien ist. Wie ist Ihre Meinung dazu, Herr Kollege Mohr?

H. J. Mohr, Gelsenkirchen: Das ist richtig. Ich habe zunächst auch nur die Ausbreitungswege, die wir aufgrund des Experimentes isolieren können, in den Raum gestellt. Wir können
aber aufgrund des Experimentes genauso aussagen und genauso feststellen, daß hier Kombinationen in den einzelnen Ausbreitungswegen die Regel sind. Das heißt: Der eine geht in den
anderen über. Und wir können, wenn wir die Endzustände sehen, häufig nicht mehr die Entscheidung darüber treffen, welcher Entstehungsweg am Anfang vorlag und wo die primäre Infektion gewesen ist. Das ist, was meistens in den Endzuständen versagt, weil hier die einzelnen
Prozesse so ineinander verzwickt und so miteinander verzahnt sind, daß eine Auflösung
eigentlich nicht mehr möglich ist.

H. Marberger, Innsbruck: Ja, ich glaube, es war recht eindrucksvoll, wie Mulholland gezeigt hat, daß tote und lebende Bakterien sich hinsichtlich Haftung und Bewegbarkeit gleich
verhalten. Das wird ja noch einmal zur Diskussion kommen.

H. J. Melchior, Aachen: Ich halte den Hinweis, daß die Pyelonephritis und der Harnwegsinfekt nicht notwendigerweise identisch sind, für ausgesprochen wichtig. Wie kann man aber
eine isolierte Pyelitis diagnostizieren? Wir können einen Harnwegsinfekt diagnostizieren. Wie
aber eine Pyelitis?

H. Frohmüller, Würzburg: Ich wollte auf dasselbe Thema auch noch einmal zu sprechen
kommen. Es wurde eben versucht, das Dogma zu erschüttern, daß es für uns Kliniker nur Pyelonephritis gibt, wenn eine Infektion der oberen Harnwege besteht. Für die Pathologen gibt es
selbstverständlich eine reine Pyelitis, das stellen sie ja bei der Autopsie fest. Für die Kliniker
möchte ich doch weiterhin dafür plädieren, daß es für uns nur eine Pyelonephritis gibt, denn
eine Pyelitis, wie Herr Melchior auch schon sagte, werden wir als Kliniker kaum je isoliert feststellen können. Für die Patienten hat es die schwersten Konsequenzen, wenn wir nur von Pyelitis reden und nicht von der Pyelonephritis.

Moderator: Herr Frohmüller, das ist ganz klar, deswegen wurde die Frage zur Diskussion
gestellt, weil sie vom rein Formalmorphologischen angesprochen wurde. Für uns Kliniker ist
jede Form des Infektes, der auch auf die oberen Harnwege übergeht, eine Pyelonephritis. Das
heißt ganz klar: Wir müssen sie einfach behandeln. Wir sitzen ja nicht im Nierenbecken drin
an der Membran und sehen, wenn der Keim übertritt. Wir müssen therapieren, wenn wir die

klinische Diagnose gestellt haben. Ich glaube, da gibt es keine Diskussion. Und da sind wir alle d'accord.

H. Marberger, Innsbruck: Darf ich dazu noch ein Wort sagen? Es muß ein Stadium geben, in dem der Infekt wohl im Nierenbecken vorhanden ist, aber von der Niere noch abgewehrt wird. Das Stadium muß es geben. Nur durch Ureterenkatheterismus und das Auszählen von Keimen müßte man diesen Status nachweisen können. Nur fließen die Bakterien nach abwärts und infizieren den ganzen darunter gelegenen Harnweg, und deswegen heißt man das Harnwegsinfekt, auch wenn der Krankheitsherd im Pyelon sitzt. Aber ein Stadium muß es geben, bei dem der Infekt auf das Nierenbecken beschränkt ist. Erst mit der Ausbreitung und der Zunahme der Keimdichte und mit dem Versagen der Abwehr wird dann die Niere in Mitleidenschaft gezogen. Wir alle kennen eine Reihe von Patienten mit Hufeisenniere, voller Steine, bei denen ein chronischer Harninfekt zu keinem Untergang des Nierenparenchyms führte. Die Nierenfunktion und die Histologie bleiben über Jahre gleich. Es muß also verschiedene Mechanismen geben, bei denen durch einen Abwehrmechanismus der Infekt auf ein Segment beschränkt bleibt.

Moderator: Vielen Dank. Bitte die Diskussionsbemerkungen kurz halten.

E. Schmiedt, München: Ich habe eine Frage an Herrn Mohr. Herr Kolle hat das Thema bereits vorhin angesprochen. Herr Mohr, Sie haben durch Ihre Untersuchungen elektronenmikroskopisch festgestellt, daß bereits Veränderungen an der Niere auftreten, wenn Sie den Harnleiter 24 Stunden ligiert haben. Haben Sie auch Untersuchungen darüber angestellt, ob dieser Zustand reversibel ist? Das hat für uns deshalb eine große Bedeutung, weil wir wissen müssen, ob wir uns bei partiellen oder totalen nicht infizierten Harnwegsobstruktionen abwartend verhalten können oder nicht.

H. J. Mohr, Gelsenkirchen: Die Veränderungen sind reversibel. Wenn Sie nach 24 Stunden die Ligatur lösen, bilden sie sich ganz zurück.

Moderator: Möchten Sie Herrn Marberger noch antworten?

H. J. Mohr, Gelsenkirchen: Es ist richtig, daß es etwas gibt, das den Infekt unterhalten und ansteigen lassen muß. Es gibt zwei Möglichkeiten, einmal die Erlahmung der Abwehrkraft der Niere selbst und zum zweiten das Weiterbestehen des Abflußhindernisses. Das zeigt auch folgendes Experiment: Injizieren Sie in ein nicht ligiertes System die Keime direkt in die Niere, dann entwickelt sich eine örtliche Entzündung, die innerhalb von 14 Tagen spontan ausheilt. Genauso verschwindet die Bakteriurie. Ligieren Sie den Harnleiter, dann bilden sich die Prozesse aus, die ich vorhin in dem Vortrag gezeigt habe. Beide Faktoren spielen damit eine Rolle. Es werden aber noch eine Reihe mehr sein.

M. W. Köllermann, Hamburg: Ich glaube, daß die Pyelitis außerordentlich häufig ist. Wir lokalisieren seit 3 Jahren fast alle Harnwegsinfekte und sehen sehr häufig eine supravesikale Bakteriurie mit völlig normalem Urogramm. Das Konzentrationsvermögen der Niere ist erhalten bei normalem Antikörpertiter. In solchen Fällen bleibt eigentlich gar nichts anderes übrig, als von einer Pyelitis zu sprechen. Dieser Befund ist außerordentlich häufig.

K. Bandhauer, St. Gallen: Ich hätte eine Frage an die beiden anwesenden Pathologen. Wie häufig sehen Sie in Ihrem Sektionsmaterial isolierte chronische Pyelitiden, die also nicht als Pyelonephritis zu bezeichnen sind? Ich glaube, das wäre für uns Kliniker außerordentlich wichtig. Wenn wir wissen, daß das ein seltenes Krankheitsbild ist, dann müssen wir bei unserem bisherigen Dogma der chronischen Pyelonephritis bleiben.

Wenn Sie die isolierte Pyelitis jedoch häufig sehen, dann müssen wir unsere diagnostischen Kriterien verbessern, weil das für das Schicksal des Patienten außerordentlich bedeutungsvoll ist und wir ihm eine Pyelonephritis andichten, obwohl er nur eine chronische Pyelitis hat.

H. J. Mohr, Gelsenkirchen: Unter meinen ca. 2100 Nieren ist der Ureter in über 50% mit befallen, wenn eine Pyelonephritis besteht. Das Nierenbecken ist in einem Drittel dieser Fälle mit befallen, bei zwei Dritteln war das Nierenbecken frei.

K. Bandhauer, St. Gallen: Herr Mohr, das ist nicht die Antwort. Wir wollen wissen, wie oft Sie eine isolierte Pyelitis ohne Beteiligung der Niere sehen. Das ist für uns das Entscheidende. Daß bei einer Pyelonephritis das absteigende System häufig mit befallen ist, das glauben wir Ihnen. Wie oft sehen Sie aber die isolierte Pyelitis ohne die Nephritis dabei?

H. J. Mohr, Gelsenkirchen: 30% isolierte Pyelitis.

Moderator: Das ist aber so viel, daß wir Kliniker von unserem Dogma doch etwas abstreichen sollten. Das ist die Antwort *eines* Pathologen. Wir wollen Herrn Gloor jetzt auch noch hören.

F. Gloor, St. Gallen: Ich kann Ihnen keine Zahlen nennen. Ich möchte es so formulieren: Eine *akute* Pyelitis ohne Beteiligung des Parenchyms sehen wir relativ häufig. Wir können sie sicher diagnostizieren, weil wir die Bakterien im Nierenbeckengewebe finden. Aber das ist möglicherweise ein terminales Ereignis. Eine *chronische* Pyelitis können wir nicht morphologisch allein diagnostizieren. Bakterien finden wir nicht mehr, und wir wissen nicht, ob das etwas ist, was schon lange abgelaufen ist oder ob es gar nicht durch bakteriellen Infekt entstanden ist.

Moderator: Herr Bandhauer, ist die Frage damit beantwortet?

Zeidler, Lauterbach: Ich möchte dazu eine Bemerkung machen: Zum Grundthema der Veranstaltung überhaupt, die ich für fundamental wichtig halte. Ich bedaure, daß seit vielen Jahren die Pathogenese des Harninfektes bei den Harnwegen beginnt, trotz Kenntnis, daß überwiegend Darmkeime beteiligt sind. Ich bin der Ansicht aufgrund eines langjährigen Studiums dieser Eigentümlichkeit, daß der Darm und Darmerkrankungen pathogenetisch dem Harnwegsinfekt vorausgehen. Ich verweise z. B. auf die Arbeit von Fuchs aus Würzburg, der 1950 bereits nachwies, daß beim Rectumcarcinom der Harnwegsinfekt längst vor der ersten Katheterung da ist und nicht iatrogen bewirkt sein kann. Ein zweites Krankheitsbild, das ich für das Studium sehr wesentlich halte, ist die Schwangerschaftspyelitis. Bei der Schwangerschaftspyelitis vermag ich der Ansicht, daß es sich um hormonelle Faktoren handelt, nicht zu folgen. Ich glaube, daß vom 6. Monat an die größer werdende Frucht die Darmwegsamkeit an der inneren Darmbeinkante stört und es zu einer rückläufigen Peristaltik kommt. Damit kommt es vom Coecum her zu einer Durchwanderung der Keime zur rechten Niere. Diese Tatsache erklärt, daß die Schwangerschaft ...

Moderator: Bitte, Herr Kollege, darf ich Sie unterbrechen. Wir sollten hier kein kleines Referat halten, sondern nur singuläre Fragen stellen.
Die Arbeit von Fuchs kenne ich sehr gut, denn ich habe selbst an dieser Veröffentlichung mitgearbeitet.

H. D. Lehmann, Köln: Eine Frage an Herrn Mohr: Hat die Lage der Ureterligatur distal oder cranial irgendeinen Einfluß auf die Veränderungen, die schon nach 24 Stunden auftreten und reversibel sind? Meinen Sie, wir sollten die Wiederherstellung der Abflußverhältnisse bei einer Frau mit einseitig prävesikal ligiertem Ureter nach einer gynäkologischen Operation aus diesem Grunde noch früher stellen als wir es sowieso schon tun?

Moderator: An wen ist diese Frage gestellt?

H. J. Mohr, Gelsenkirchen: An mich! Die Frage kann ich nur bedingt beantworten, weil wir nur unmittelbar unterhalb des Nierenbeckens ligiert haben.

Moderator: Damit ist die Frage beantwortet.

H. Schirmer, Baltimore, USA: Ich möchte die experimentellen und die histologischen Untersuchungen von Herrn Mohr noch ergänzen mit den Experimenten, die bei uns an Hunden vor 9 Jahren durchgeführt wurden. Mit Tritium-Thymidin markierte E.-coli-Stämme vom Serotyp 0119 wurden in den Darm von Hunden eingespritzt. Nach 24 Stunden fanden sich die Keime im Radioautograph in den Lymphgefäßen, nach 24 Stunden im Pyelon und nach 36 Stunden im Nierengewebe.

Moderator: Noch eine Diskussion zu diesem Vortrag?

H. Frohmüller, Würzburg: Ich komme noch einmal auf das gleiche Thema Pyelitis und Pyelonephritis zurück. Ich möchte Herrn Lutzeyer unterstützen. Man kann aufgrund eines normalen Urogramms und aufgrund eines normalen Konzentrationsversuches eine Pyelonephritis nicht ausschließen.

Moderator: Wir kommen zum Vortrag von Herrn Gloor.

A. Sigel, Erlangen: In der amerikanischen Pathologie wird als Teilursache der chronischen Pyelonephritis zunehmend die Arteriitis diskutiert und nachgewiesen. Sie haben es nicht erwähnt, es würde aber durchaus theoretisch dazu passen. Die chronische Pyelonephritis verkleinert die Niere nicht nur, sie verkleinert sie in ganz bestimmter Gestalt, wie es mit einer arteriellen Reaktion erklärbar wäre.

F. Gloor, St. Gallen: Die Frage nach der Arteriitis ist nicht ganz einfach zu beantworten. Die ursprüngliche Idee geht auf Untersuchungen von Frau Kincaid-Smith zurück, die gesagt hat: „Die pyelonephritischen Narben sind vasculäre Narben, akute Entzündungen mit Beteiligung der Gefäße." So käme es zur vasculären Niere. Wir sehen diese Gefäßbeteiligung relativ selten, und ich möchte ihr aus der humanpathologischen Erfahrung eine relativ geringe Bedeutung beimessen.

Moderator: Vielen Dank, ich glaube, daß der Vortrag von Herrn Gloor eine so klare synoptische Darstellung von Anamnese, Krankengeschichte, Pathologie und Röntgenologie brachte, daß wir ihn nur kurz diskutieren brauchen.

W. Schmandt, Münster: Ich habe doch noch eine Frage an Herrn Gloor. Warum haben Sie Analgetika-Niere gesagt statt Phenacetin-Niere? Wenn wir solche Nieren zu beurteilen haben, versuchen wir die Phenacetinmenge zu eruieren, um die Möglichkeit eines solchen Schadens zu messen.

F. Gloor, St. Gallen: Persönlich bin ich auch überzeugt, daß das Phenacetin die entscheidende Substanz ist. Es läßt sich aber nicht beweisen. Die Australier behaupten z. B., es sei die Salicylsäure, die ebenfalls in vielen Mischpräparaten enthalten ist. Deshalb haben wir uns auf den Ausdruck Analgetika-Nephropathie geeinigt, um nichts zu präjudizieren.

Moderator: Vielen Dank, wir kommen jetzt zum Vortrag von Melchior und Gerlach.

Peters, Mannheim: Herr Melchior hat hier sehr schön gezeigt, wie es bei noch voll durchgreifender Peristaltik zu einem Rückfluß des Urins und damit zur Erleichterung der Keimaszension kommt. Nun tritt eine solche Lähmung der Peristaltik nicht nur bei Bakterientoxinen ein, sondern auch aus anderen urodynamischen Gründen. Bei einer starken Polyurie wäre auch eine Keimaszension denkbar. Diese Tatsache steht in Diskrepanz zur Aufforderung an den Patienten, viel zu trinken, um seine Harnwege zu spülen.

H. J. Melchior, Aachen: Bei der Polyurie haben wir einen starken Volumenstrom von der Niere zur Blase. Der Anteil der rückströmenden Flüssigkeitsmenge ist relativ gering. Wir haben aber dieses Verhältnis in ungleich pathologischerer Art bei der Harnstauung, beim Megaureter, bei der Hydronephrose und insbesondere beim Reflux, wo es sogar zu einem aktiven Volumenrückstrom kommt. Wir sollten also bei der alten Regel „Diurese bei Infekt" nach meiner Ansicht aus hydrodynamischen Gründen festhalten. Was anderes ist es, wenn wir durch die Diurese eine Druckerhöhung im Bereich der oberen Harnwege erzeugen. Das ist ein entscheidender Faktor. Ich konnte Ihnen das nicht so klar demonstrieren. Die Druckdifferenz vor und hinter der peristaltischen Welle ist ein mindestens genauso wichtiger Faktor wie die Breite des offenen Spaltes für die Menge der rückströmenden Flüssigkeit.

Moderator: Wenn keine Fragen mehr an Herrn Melchior gestellt werden, kommen wir zum Vortrag Mulholland und Kiesswetter: „Abwehrmechanismen der Harnblase".

Engelmann, Karlsruhe: Ich hätte dazu eine Frage. Neben dem Keimreservoir ist ja die Haftfähigkeit für das Angehen des Infektes wichtig. Ich glaube, daß Sie hier zum ersten Mal einen experimentellen Parameter dafür geliefert haben.
Meine erste Frage: Es wäre interessant zu wissen, ob solche Untersuchungen auch für andere Epithelien der Harnwege und nicht nur für das Blasenepithel existieren. Das könnte vielleicht eine Antwort auf diese mehr philologische Diskussion – Urininfekt oder Harnwegsinfekt – liefern. Die Tatsache, daß in der Blase nur ein ganz geringer Prozentsatz von Bakterien bleibt, die in das Epithel hineingehen, ist ja sehr bedeutsam. Meine zweite Frage: Wenn eine Schädigung durch die Säure so wichtig ist für die Veränderung der Haftfähigkeit der Keime, dann sollte man doch überlegen, ob die häufig verwendeten Spülmittel, die ja zum Teil viele polare Substanzen haben, eine Vorschädigung machen. Liegen darüber Untersuchungen vor?

Moderator: Wir haben sehr wenig Zeit. Bitte nur kurze Fragen und kurze Antworten.

Kiesswetter, Wien: Diese Untersuchungen sind neu. Es wurde nur am Dach der Harnblase von Kaninchen untersucht. Auf die Frage, ob eine Harnblasenspülung eine Veränderung der Schutzschicht hervorruft, kann nicht geantwortet werden, da Untersuchungen am Patienten noch nicht erfolgt sind.

P. Carl, München: Wie war das pH-Milieu bei den Untersuchungen?

F. Kiesswetter, Wien: Wir sind erst dabei, Messungen mit verschiedenem pH durchzuführen, um zu prüfen, ob das pH allein die Schutzschicht tangiert.

Moderator: Sonst noch Fragen? Dann kommen wir zu dem Vortrag von Herrn Marget: „Der Harnwegsinfekt im Kindesalter".

A. Sigel, Erlangen: Die Harninfektion bei kleinen Mädchen heilt häufig mit oder ohne Therapie aus, wenn diese Kinder in die Menarche kommen. Wir haben dafür eine Erklärung: Diese Erklärung ist obstruktiver Art. Wenn man die Kinder genau untersucht, und das kann man nur in Narkose, dann findet man in einem ganz überraschend hohen Prozentsatz echte Harnröhrenstenosen. Die Narkose sollte man gleich zur Therapie ausnutzen und damit den Heilungsprozeß um Jahre vorverlegen, der sonst mit den Augen der Pädiater erst mit 13 bis 14 Jahren eintritt.

W. Marget, München: Ich bin glücklich, daß es solch eine Erklärung gibt. Die Symptomatik nimmt mit dem 4. Lebensjahr laufend ab.

H. Marberger, Innsbruck: Wir können das aus unserem Krankengut mit etwa 400 Kindern bestätigen.

Moderator: Danke. Diskussion zum Vortrag Sailer: „Der Harnwegsinfekt beim Diabetes mellitus".

F. Gloor, St. Gallen: Ich möchte versuchen, ein Dogma noch einmal zu erschüttern. Ist der Harnwegsinfekt oder die Pyelonephritis beim Diabetiker wirklich so häufig, wie immer behauptet wird? Sie geben eine Zahl von 40% Pyelonephritiden bei Autopsien an. Das ist ganz sicher zu hoch. Wenn wir natürlich jedes Entzündungszellinfiltrat, das in der Niere bei der Autopsie gefunden wird, als Pyelonephritis deklarieren, dann kommen wir auf diese Prozentzahl. Das sind aber Befunde, die keine klinische Relevanz haben. Bei uns sind es 6%, das ist wenig mehr als im Durchschnitts-Autopsiematerial.

S. Sailer, Innsbruck: Sie haben völlig recht, diese Zahlen sind natürlich alle angreifbar. Sie sind eigentlich nur verwertbar, wenn jeder Untersucher sie mit einer Kontrollgruppe vergleicht und dieselben Kriterien verwendet. Das einzige, was man daraus ersehen kann, ist, daß bei Diabetikern die Häufigkeit der Pyelonephritiden doch höher zu sein scheint als in der Kontrollgruppe.

Moderator: Vielen Dank, Herr Sailer.

Ich möchte zusammenfassen, was wir unter Nosologie – Ätiologie und Pathogenese sowie Pathologie des Harnwegsinfektes heute morgen erarbeitet haben. Über die Terminologie brauchen wir nicht zu diskutieren, weder aus der Sicht des Urologen, des Pathologen und des Bakteriologen. Die nosologischen Komponenten der endogen-allgemeinen, der endogen-speziellen und der exogenen Faktoren sind festgelegt und betreffen sämtliche Referate. Der Vortrag über die Alters-, Geschlechts- und soziologischen Faktoren des Harnwegsinfektes von Herrn Frohmüller hat gezeigt, daß eine Reihe von Fragen offen bleibt. Es handelt sich um ein multifaktorielles nosologisches Geschehen.

Der Vortrag „Pyelonephritis und Harnwegsinfekt im Experiment" von Herrn Mohr sagt aus, daß am Substrat der Niere pathologisch stets eine Antwort stattfindet, die der interstitiellen Nephritis entspricht, und daß es sich um verschiedene Infektionswege handelt, wobei wir den endogenen nicht diskutiert haben.

Herr Gloor hat in eindrucksvoller Weise gezeigt, daß Veränderungen der Nierenpapillen Ursache oder Folge eines Infektes sein können. Wobei er letzten Endes die Frage gestellt hat und die Hypothese uns überlassen hat. Die abakterielle Pyelonephritis ist nicht obstruktiv, und es gibt keine Pyelonephritis ohne Vorschädigung der Niere, wenn ich das Problem richtig verstanden habe. Und ich glaube, das ist eine ganz entscheidende Aussage.

Wichtig erscheinen mir die rein physikalischen, simulierenden Untersuchungen von Herrn Melchior über die bakterielle Aszension. Wir wissen, daß selbst beim nicht obstruierten Ureter oder beim partiell okkludierten Harnleiter, nennen wir es ruhig beim gestörten Harntransport, in der Randzone eine Bakterienaszension stattfindet und daß die Pyelonephritis für uns Kliniker immanent ist.

Der Abwehrmechanismus der Harnblase wurde in sehr schönen Untersuchungen von der Arbeitsgruppe Mulholland gezeigt, wobei es nachweisbare Abwehrmechanismen in Form der faßbaren Mukopolysaccharide gibt.

Die Fragen des Harnwegsinfektes beim Diabetes sind beantwortet.

Der Vortrag „Harnwegsinfekt bei der immunosuppressiven Therapie" aus der Heidelberger Klinik war sehr instruktiv, weil er uns gesagt hat, daß ein Harnwegsinfekt bei der transplantierten Niere nicht durch die immunosuppressive Therapie hervorgerufen oder provoziert wird.

Noch ein Satz für uns Kliniker zum Abschluß dieses Vormittags: Wir sollten uns nicht an einer morphologischen Form der Pyelitis und der Pyelonephritis orientieren, sondern nach wie vor vom klinischen Aspekt her leiten lassen.

Ausbreitungsweg des Harninfektes

G. Rodeck und N. Rösner: **Fehlverbindungen zwischen Intestinaltrakt und Harnwegen als Ursache therapieresistenter Harninfekte**

Im Zeitraum von 1968 bis 1976 beobachteten wir bei 15 Patienten therapieresistente Harninfekte, als deren Ursache letztlich pathologische Verbindungen zwischen Intestinal- und Harntrakt angenommen werden mußten.

Die Tatsache, daß im Durchschnitt bis zur Diagnose 10 Monate erfolglos antibiotisch therapiert wurde und dies sicher keine Einzelbeobachtungen sind, gab uns Veranlassung, diesen Beitrag zum Thema „Harnwegsinfekt" beizusteuern.

Aetiologie, Symptomatologie, Diagnostik und Therapie dieser krankhaften Veränderungen können in einem Kurzvortrag nur angedeutet und tabellarisch dargestellt werden. Die *Ursachen* der Darm-Harnwegs-Fisteln im eigenen Krankengut sind in Tabelle 1 aufgeführt.

Tabelle 1. HWI bei Darm-Harnwegs-Fisteln n = 15 (1968–1976)

Fistelursachen	↑	↓	zusammen
a) angeboren (Anal-Atresie)	2		2
b) entzündlich			
1. Sigmadiverticulitis	3	1	4
2. Zustand nach Appendicitis	2	2	4
3. paranephritischer Abszeß		1	1
4. eitrige Parametritis		1	1
c) iatrogen	1	1	2
d) maligne		1	1
gesamt	8	7	15

Entzündliche Erkrankungen, vor allem Sigma-Diverticulitis und Zustand nach Appendicitis dominieren. Weiterhin wären Morbus Crohn und Colitis ulcerosa zu nennen. Sigel hat besonders auf die unterschiedliche Lokalisation der Fistelverbindung hingewiesen. Während die Colon-Diverticulitis fast ausschließlich zur Blase fistelt, verursacht der Morbus Crohn häufiger ileo-vesicale, seltener colo-vesicale oder colo-urethrale Fehlverbindungen.

Bei allen Patienten stand die *Symptomatik* von seiten der Harnwege im Vordergrund (Tabelle 2).

Leitsymptom war ein rezidivierender Harninfekt mit dysurischen Beschwerden, Steigerung der Miktionsfrequenz und Nykturie. Dieser geht der eigentlichen Entwicklung einer Fistel oft um Monate voraus (präfistulöses Stadium), so daß die als pathognomonisch anzusehende Fäkalurie und Pneumaturie erst relativ spät auftreten. Sie werden vom Patienten oft erst auf gezielte Fragestellung angegeben. Symptome von seiten des Darmes waren selten und uncharakteristisch. Daraus ist zu folgern, daß die Früherkennung Angelegenheit des Urologen ist. Die bakterielle Harnuntersuchung zeigt in der Regel einen Keimbefall mit Escherichia coli (Tabelle 3).

Die Mehrzahl der Patienten hatte Infekte mit mehreren Erregern.

Sind keine hinweisenden Symptome vorhanden, so kann die *Diagnostik* und Lokalisation der Fehlverbindung zwischen Intestinal- und Harntrakt Schwierigkeiten bereiten (Tabelle 4).

Am aufschlußreichsten erwies sich die Urethro-Cystoskopie, mit der die Fistel bei 9 Patienten nachgewiesen werden konnte, oft nur aufgrund umschriebener entzünd-

Tabelle 2. Darm-Harnwegs-Fisteln n = 15

Symptome	n
Harnwegsinfektion	15
Pneumaturie	5
Fäkalurie	5
Hämaturie ⎯mikro	5
Hämaturie ⎯makro	3
Schmerzen	4
Diarrhoen	3
Palpabler Tumor	3
Urinabgang aus Rectum	2
Peritonitis	1

Tabelle 3. Keimarten bei Darm-Harnwegs-Infektionen n = 15

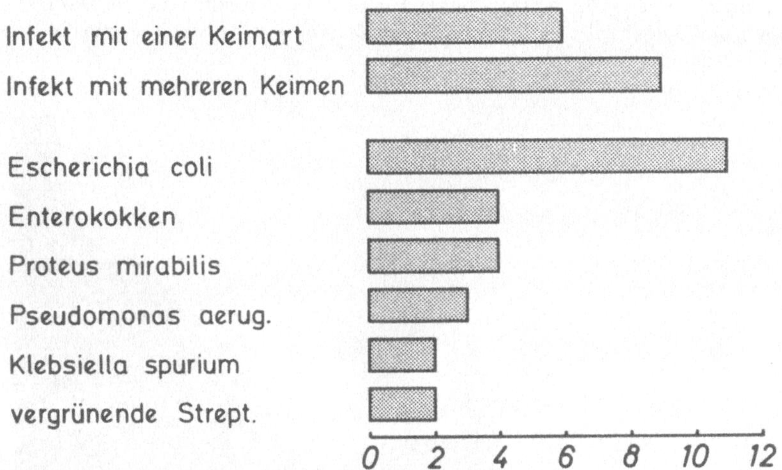

Tabelle 4. Darm-Harnwegs-Fisteln n = 15

Diagnostik	n	Fistelnachweis
Urethro-Cystoskopie	12	9
retrogr. Ureterdarstellung	1	1
Colon-Kontrasteinlauf	10	5
Urethro-Cystogramm	5	3
Magen-Darm-Passage	5	1
Farblösung	1	1
Ausscheidungsurogramm	15	2
Recto-Sigmoidoskopie	4	0

licher Veränderungen der Blasenschleimhaut an Hinterwand und Blasenscheitel mit bullösem Ödem und zentraler Nekrose. Wertvolle Zusatzuntersuchungen sind Colon-Kontrastdarstellungen, am besten mit wäßrigen Lösungen, und die Anwendung von Farbstoffen, während das Ausscheidungsurogramm nur in 2 Fällen primär die Diagnose ermöglichte.

Die *Behandlung* besteht in der Operation mit völliger Trennung der an der Fehlverbindung beteiligten Organabschnitte. Im Falle einer Darm-Blasen-Fistel wird der entzündlich veränderte Blasenabschnitt umschnitten und zweischichtig vernäht. In der Regel empfiehlt sich auch die Resektion des beteiligten Darmsegmentes, wobei im Falle einer Sigma-Diverticulitis die Vorlagerung mit sekundärer Anastomose der primären Anastomose vorzuziehen ist. Auf eine temporäre Stuhlableitung in der einen oder anderen Form sollte nie verzichtet werden, da nur auf diese Weise Nahtinsuffizienzen und Peritonitis sicher verhindert werden können. Diese schwerwiegenden Komplikationen haben wir bei keinem unserer Patienten gesehen.

Nachfolgende Beispiele werden angeführt:

1. *N. H. ♂ 67 Jahre*
   Seit mehreren Wochen therapieresistenter Harninfekt mit Mikrohämaturie. Druckgefühl und Brennen in der Harnröhre. Auf besonderes Befragen gibt der Patient Abgang von Luft und Stuhlpartikeln im Urin an. Im Ausscheidungsurogramm Kontrastmittelaussparung im Bereich der Blasenhinterwand. Cystoskopisch finden sich an dieser Stelle bullöse Schleimhautveränderungen mit zentraler Nekrose. Ein Fistelkanal kann nicht sondiert werden. Die Biopsie ergibt eine chronische Urocystitis. Nachweis eines stenosierenden Prozesses im mittleren Sigma durch Kontrasteinlauf (Abb. 1). Auch hier ein Fistelkanal nicht darzustellen. Intraoperativ gut hühnereigroßer, entzündlicher Tumor mit Übergreifen auf die Harnblase. Fistelexcision und Blasenteilresektion. *Histologie:* Blasen-Sigma-Fistel auf dem Boden einer Sigma-Diverticulitis.

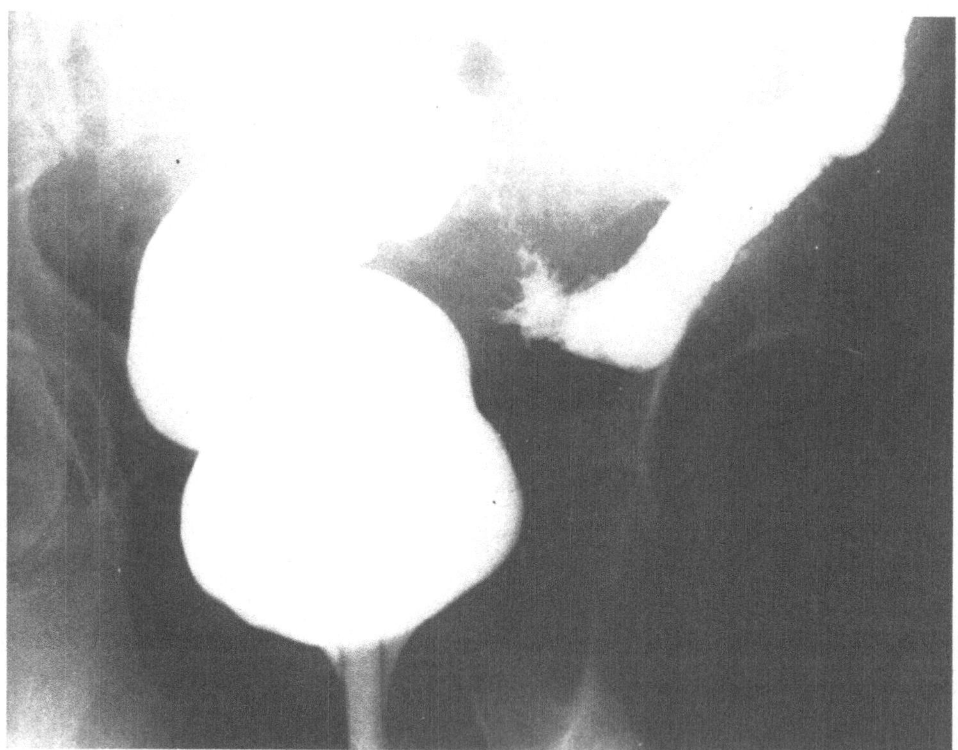

Abb. 1. Colonkontrasteinlauf mit entzündlicher Sigmastenose ohne erkennbare Fistel, wobei nach dem Röntgenbild ein Tumor nicht auszuschließen ist

2. *L. T. ♀ 66 Jahre*
   Seit einem halben Jahr rezidivierende Harnwegsinfekte. Dabei Durchfälle und Abgang von Stuhlpartikeln mit dem Urin. Im Colon-Kontrasteinlauf Verziehung von Sigma und Coecum nach media sowie Darstellung einer Fistelverbindung zwischen Sigma und Blase (Abb. 2). Cystoskopisch: linsengroße mit Stuhl verstopfte Öffnung an der Blasenhinterwand

52

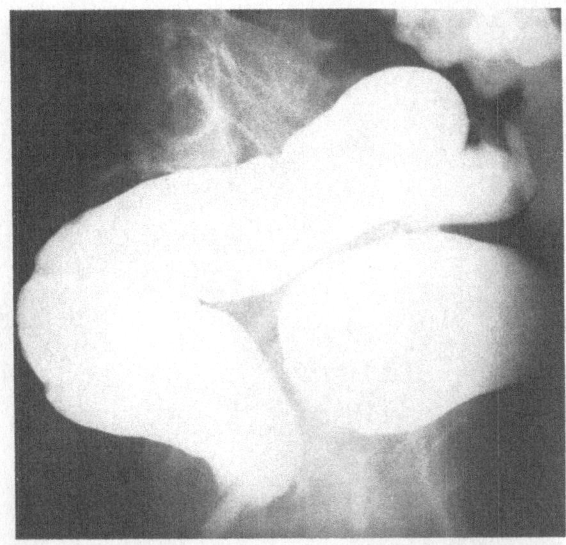

Abb. 2. Colonkontrasteinlauf mit gleichzeitiger Füllung der Harnblase über eine Fistelverbindung

Abb. 3. Direkte Sondierung einer Blasensigmafistel mittels Ureterenkatheter mit Kontrastdarstellung des Colon sigmoideum

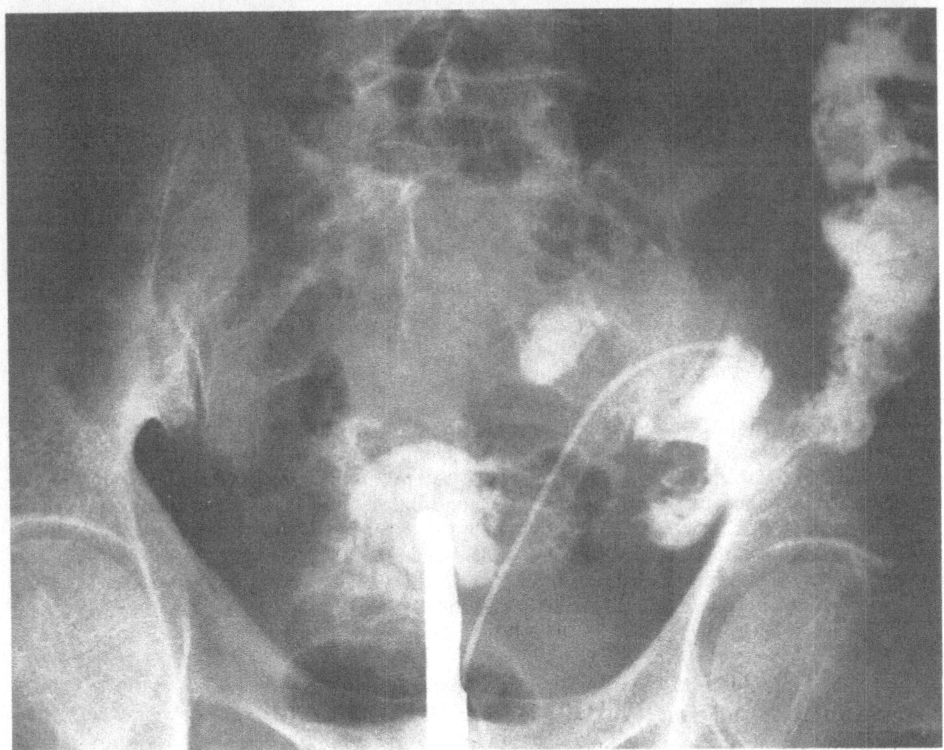

mit bullösen Veränderungen der Umgebung. Intraoperativ alte perforierte Appendicitis mit perityphlitischem Infiltrat, das spontan Anschluß an die Blase und das mittlere Sigma gefunden hat. Abtragung der Appendix, Fistelexcision, zweischichtige Übernähung von Blase und Sigma. Unkomplizierter Heilungsverlauf.

3. *W. W. ♂ 67 Jahre*
Seit einem Jahr rezidivierende Harnwegsinfekte mit krampfartigen Schmerzen in der Blase. Vereinzelt Abgang von Stuhlpartikeln im Urin. Cystoskopisch an der Blasenhinterwand

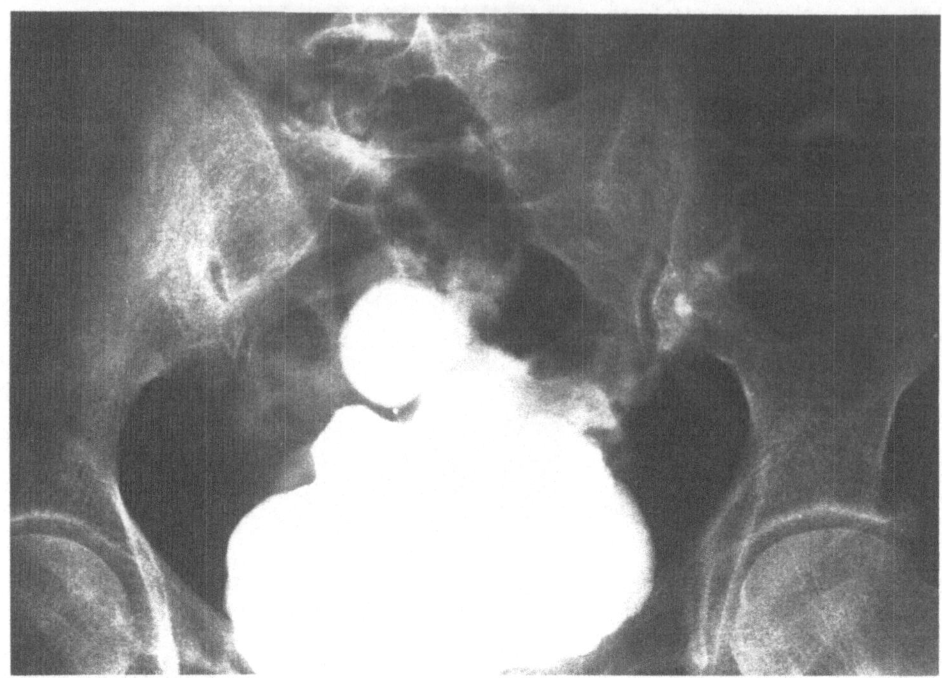

Abb. 4. Cystogramm mit Kontrastübertritt in den anliegenden Darmabschnitt

links ein bullöser Bezirk mit linsengroßer Öffnung, über die mittels eines Ureterkatheters es zu einer Kontrastfüllung des Colon sigmoideum kommt (Abb. 3). (Im Kontrasteinlauf deutliche Zeichen einer Sigma-Diverticulitis.) Die operative Behandlung besteht im zweischichtigen Blasenverschluß, der Vorlagerung und Resektion des stenosierten, entzündlich veränderten Sigmaabschnittes. *Histologie:* Chronische Sigma-Diverticulitis. Wegen der cardialen Situation und des Alters des Patienten wird der Anus praeter als Endzustand belassen.

4. *W. R. ♀ 57 Jahre*
Seit Jahren rezidivierende eitrige Parametritis sowie cystitische Beschwerden mit Entleerung eines trüben, infizierten Harnes und gelegentlicher Abgang von Luft. Diagnose einer breiten Fistelverbindung zwischen Sigma, Blase und Dünndarm (Abb. 4). Die empfohlene operative Behandlung lehnt die Patientin ab. 3 Jahre später stationäre Aufnahme in dekompensiertem Allgemeinzustand mit hochgradiger metabolischer Azidose, Anstieg des Serum-Kreatinins auf 5,27 mg% und einer Hypokaliämie von 2,8 mval/l. Nach Ausgleich des Elektrolyt- und Säurebasenhaushaltes Dünndarmresektion mit End-zu-End-Anastomose und zweischichtigem Verschluß von Blase und Sigma. Zunächst komplikationsloser Heilungsverlauf. 3 Wochen später Exitus infolge Lungenembolie.

Die frühzeitige Diagnose vermeidet eine kostspielige, effektlose Chemotherapie des Harnweginfektes und irreversible Schäden der Harnorgane. Eine erfolgreiche operative Behandlung garantiert die dauerhafte Heilung des zuvor therapieresistenten Harninfektes. Da Darmsymptome häufig fehlen, ist es Aufgabe des Urologen, rechtzeitig an diese seltenere Ursache eines chronisch-rezidivierenden Harninfektes zu denken.
Schrifttum kann bei den Verfassern angefordert werden.

Prof. Dr. G. Rodeck
Dr. N. Rösner
Urologische Univ.-Klinik
Robert-Koch-Straße 8
D-3550 Marburg/L.

R. Ringelmann, E. Matouschek und H. Opara: **Erregerreservoir für Harn-infektionen bei urologisch Kranken**

In der neu erbauten Karlsruher Urologischen Klinik sind alle baulichen und apparativen Voraussetzungen für eine optimale Asepsis und die Verhütung von Hospitalinfektionen bei Operationen und Krankenpflege geschaffen worden. Trotz ausschließlicher Verwendung von sterilen Einmalartikeln, Spüllösungen usw. sowie personalintensiven Pflegemethoden zur Verhinderung von Keimübertragungen kam es auch bei uns in der Klinik weiter zu Infektionen mit Problemkeimen.

Bei mehrfachen und wiederholten bakteriologischen Umgebungsuntersuchungen fanden sich Staphylokokken, verschiedene Bazillusarten, Pilze und Sporen, an Feuchtstellen auch Bakterien der Pseudomonas-Chromo-Bacter-Gruppe u. ä., *aber nie die Keime der Hospitalinfektionen* wie Klebsiella-, Proteus, pseudomonas aeruginosa mit multiplen R-Faktoren.

Der Verdacht, daß ein Keimreservoir beim Pflegepersonal vorliegt, bestätigte sich nicht. Wie in der Abbildung dargestellt, findet man in der Darmflora bei Gesunden etwa 3%, beim Pflegepersonal etwa 5% dieser Problemkeime. Daraufhin wurden 184 wahllos auf einer Männerstation aufgenommene Patienten mehrfach auf das Vorliegen von Problemkeimen in der Darm-, Rachen- und Dammflora untersucht. Die Untersuchungen bei 161 Patienten konnten ausgewertet werden.

Tabelle 1. Nachweis von sogenannten Problemkeimen in der Darm-, Rachen- und Perinealflora

	N	Anteil von Problemkeimen	Keimart				R Faktoren
			Kleb-siella Gruppe	Entero-bacter Serratia-Gruppe	Proteus Gruppe	Pseudom. Gruppe	
Gesunde Kontrollgruppe	137	3%	3	—	1	—	25%
Pflegepersonal Urologie	63	5%	2	—	1	—	33%
Stat. Patienten Urologie	161	44%	61	4	6	8	97%

Bei 44% dieser Patienten fanden sich in der Darm- oder/und Rachen- oder/und Dammflora solche Problemkeime. Bei der gewählten Untersuchungsmethode bedeutet der Nachweis des Keimes, daß er in einer Konzentration von größer als 10^6 bis 10^7 Keimen/g Stuhl vorhanden ist. Damit konnte bei den Patienten, aber nicht beim Pflegepersonal und nicht in der Umgebung ein großes Keimreservoir nachgewiesen werden. Bei einem Teil der Patienten ist dies schon bei der Krankenhausaufnahme festzustellen. Bei einem weiteren Teil tritt es während des Krankenhausaufenthaltes auf. Diese Veränderungen der Darm-, Damm- und Rachenflora erfolgen auch bei Patienten ohne Harninfektion.

Die nächste Frage stellt sich, inwieweit die vermehrt in der Darmflora gefundenen Keime mit den Erregern der Harninfektion übereinstimmen. Bei 43% der mit Problemkeimen infizierten Harne wurden Klebsiella als Erreger identifiziert. In der Darmflora wurde der gleiche Keim in einer Häufigkeit von 85% bei den untersuchten Patienten nachgewiesen. Das Resistenzmuster der Keime stimmte bis 56% überein. In 3 Fällen lag eine vollkommene identische Achtfachresistenz vor. Somit ist eine hohe Koinzidenz zwischen dem Auftreten von Klebsiellen im Stuhl und Harn gegeben.

Weitgehend ungeklärt bleibt aber der Infektionsweg innerhalb eines Krankenhauses. Für eine Übertragung der Klebsiellen-, Proteus- und Pseudomonas-aeruginosa-Keime über Hände, Staub und dergleichen gibt es in unserem Pflegebereich keinen Anhalt. Eine Direktübertragung der Urinkeime des infizierten Patienten in die Harnwege des Nachbarpatienten ist unwahrscheinlich. Die indirekte Infektion des Harns durch die Darmflora des Nachbarpatienten oder das Pflegepersonal wäre denkbar. Beim Pflegepersonal aber, das häufiger und ständig einer solchen Kontamination ausgesetzt ist, ist eine nennenswerte Veränderung der Darmflora nicht nachzuweisen.

Aus den Untersuchungen geht auch hervor, daß die aus dem Darm der Patienten isolierten Problemkeime in 97% mit R-Faktoren beladen sind. Dabei handelt es sich meistens um mehrfach gekoppelte, oft bis zu Achtfachresistenzen. Diejenigen Klebsiellen, die bei Gesunden nachgewiesen wurden, trugen nur Einfachresistenzen.

Zusammenfassend läßt sich aufgrund unserer Untersuchung schließen, daß ein Teil der Patienten selbst als Keimreservoir für die im urologischen Bereich dominierenden Krankenhausinfektionen anzusehen ist. Sie sind eine eigene potentielle Infektionsquelle. Hauptsächliche Ursache dafür ist unserer Meinung nach die selektive Wirkung bestimmter Antibiotica-Gaben vor Klinikaufnahme oder während des Krankenhausaufenthaltes. Diese Untersuchungen erklären somit die Beobachtungen, daß die bisher geübten klassischen Vorbeugungsmaßnahmen der Hygiene, also Antisepsis und Asepsis, von einem gewissen Punkt an wirkungslos bleiben. Wir meinen, daß dieser neue Aspekt der Hospitalinfektion bisher zu wenig beachtet wurde.

Prof. Dr. Dr. E. Matouschek u. H. Opara
Urologische Klinik der Städt. Krankenanstalten
Moltkestraße 14
D-7500 Karlsruhe 1

M. W. KÖLLERMANN und H. SCHERF: **Untersuchungen über die periurethrale Darmkeimbesiedelung bei urologisch gesunden Probanden und Patientinnen mit rezidivierenden Harninfekten**

Einführung

Die meisten Harninfekte werden durch Enterobacteriaceen, Pseudomonaceen oder Streptokokken verursacht. Diese Keime besiedeln den Enddarm. Wir nennen sie daher „Darmkeime". Sie sollen vom Darm über die periurethralen Schleimhäute in die Harnröhre und schließlich die Blase gelangen. Die Umgebung der Harnröhrenmündung stellte daher sozusagen das Sammellager der Invasoren dar.

Angesichts der unmittelbaren Nachbarschaft von After und Harnröhrenmündung, vor allem beim weiblichen Geschlecht, wurde bis vor kurzem allgemein angenommen, die genito-urethralen Schleimhäute würden immer von potentiell uropathogenen Keimen besiedelt. Die Untersuchungen von Stamey und seiner Arbeitsgruppe haben gezeigt, daß dies nicht der Fall ist. Diese Autoren sehen vielmehr in der periurethralen Darmkeimbesiedelung das Primum movens für die Entstehung rezidivierender Harninfekte.

Eigene Untersuchungen

Zunächst wurde bei 160 urologisch gesunden Probanden verschiedener Altersgruppen je ein periurethraler Abstrich entnommen. Er wurde qualitativ und quantitativ auf Darmkeime untersucht. Dann wurde die gleiche Untersuchung bei 90 Patientinnen mit rezidivierenden Harninfekten durchgeführt. Hier haben wir insgesamt 529 Abstriche zu einem Zeitpunkt entnommen, als die Kranken weder therapiert noch infiziert waren.

Ergebnisse

Sie können angesichts des Zeitdruckes nur stichwortartig mitgeteilt werden.

Die urologisch gesunden Probanden der Altersgruppe von 0 bis 3 Jahren wiesen konstant eine intensive Darmkeimbesiedelung auf. In den höheren Altersgruppen nahm diese rasch ab. Bei Erwachsenen lag sie nur noch bei 10 bis 15%.

Zum Vergleich die Kranken: In der Altersgruppe von 0 bis 3 Jahren verhielten sie sich wie die Gesunden. Später fanden wir bei den Patienten aber wesentlich häufiger Darmkeime.

Bei den Patientinnen hatte das Vorhandensein oder Fehlen von Darmkeimen keine prognostische Bedeutung. Wir fanden bei positivem Abstrich 4 Wochen später nicht häufiger einen Harninfekt als bei negativem Abstrich.

Diskussion

Die periurethrale Darmkeimbesiedelung ist die Resultante eines dynamischen Gleichgewichtes zwischen Kontamination und Elimination. Die Bedeutung der Kontamination wird durch die Abnahme der Besiedelungshäufigkeit und Intensität um die Zeit des abgeschlossenen Kontinenztrainings dokumentiert. Wie der Eliminationsmechanismus funktioniert, wissen wir nicht. Persönliche Hygiene, das pH auf den periurethralen Schleimhäuten und ökologische Faktoren könnten von Bedeutung sein.

Der Eliminationsmechanismus scheint bei Patientinnen mit rezidivierenden Harninfekten nicht oder nur ungenügend zu funktionieren. Im Gegensatz zu Stamey und seiner Schule sind wir jedoch der Meinung, daß dies nicht das Primum movens der Erkrankung sein kann. Diese Schlußfolgerung ziehen wir aus der Tatsache, daß Patientinnen mit positivem Abstrich 4 Wochen später nicht häufiger ein Infektrezidiv hatten als solche mit negativem Abstrich.

Dr. M. W. Köllermann
Urologische Klinik der Universität
Martinistraße 52
D-2000 Hamburg 20

**Diskussion zu den Vorträgen Seite 50 bis 57
Ausbreitungsweg des Harninfektes**

Moderatoren: H. Klosterhalfen, Hamburg, H.J. Mohr, Gelsenkirchen, W. Marget, München

W. Lutzeyer: Herr Rodeck hat die vielen Verbindungen beim Zustandekommen eines Harnwegsinfektes nachgewiesen. Das ist relativ klar. Heute morgen ist der Name Fuchs angeklungen, der beobachtet hat, daß bei Dickdarmobstruktionen, z. B. bei einem Rektumkarzinom, eine chronische Pyelonephritis aufgetreten ist, die erst nach Beseitigung des Hindernisses behandelt werden konnte. Er hat versucht, das experimentell zu fundieren, indem er Dickdarmabschnitte ausschaltete, mit Tusche resp. mit Bakteriensuspensionen auffüllte und dann versucht hat, eine Pyelonephritis zu erzeugen. An Herrn Mohr habe ich noch eine Frage: Ich glaube, dieser Weg ist heute morgen nicht diskutiert worden. Es wäre der sechste Weg gewesen. Gibt es eine enterogen entstandene Harnwegsinfektion oder Pyelonephritis?

Moderator H. Klosterhalfen: Ja, Herr Marberger, direkt dazu.

H. Marberger, Innsbruck: Wir haben anläßlich einer Salmonellenepidemie hier in Innsbruck, bei der eine größere Anzahl von Leuten erkrankt war, 13 Fälle von Harnwegsinfekten mit Salmonellen gesehen. Vorher und nachher aber keine.

Moderator: Herr Mohr direkt zu Herrn Lutzeyer.

H.J. Mohr, Gelsenkirchen: Der Ausbreitungsweg ist möglich, aber wir haben ihn bisher nicht untersucht. Es war experimentell nicht in unserem Programm. Das ist eine gesonderte Untersuchungsreihe, die noch zum Abschluß gebracht werden muß.

Moderator: Herr Sigel bitte.

A. Sigel, Erlangen: Herr Rodeck, Sie haben den Zusammenhang zwischen Sigmadivertikulitis und Blasen-Darmfisteln erwähnt. Man muß dazu noch sagen, daß es das gleiche nicht nur im Blasenbereich, sondern auch an den oberen Harnwegen bei der Colitis ulcerosa und beim Morbus Crohn gibt. Das sind also noch zwei weitere nicht sehr häufige Ursachen eines direkten Entstehungsweges von Fisteln zwischen Darm und Harnwegen.

Moderator: Bitte Herr Marget. Er hat vielleicht gerade auch deshalb etwas dazu zu sagen, weil er eben mitteilte, daß 80% aller Analatresien mit Fisteln zwischen dem Gastrointestinaltrakt und dem Harnwegstrakt einhergehen. Bitte Herr Marget.

W. Marget, München: Herr Rodeck, Sie haben vorhin angegeben, diagnostisch ist die Cystoskopie die entscheidende diagnostische Maßnahme, und das ist sicher richtig. Nur wir haben als Pädiater manchmal Schwierigkeiten bei Neugeborenen. Hier können wir keine Cystoskopien durchführen. Wir punktieren einfach die Blase und sehen entweder keine Keimbesiedlung, oder wir sehen eine Mischflora, und zwar bei zwei Blasenpunktionen eine verschiedene. Wie weit sind Ihre Erfahrungen auf diesem Gebiet?

G. Rodeck, Marburg: Ja, ich hatte zwei Fälle von angeborener Fehlverbindung in Form der Analatresie aufgeführt. Man kann eine Fistel meist ohne Cystoskopie, allein durch eine Urethrographie darstellen.

A. Gaca, Wiesbaden: Ist der enterogene Weg, von dem Herr Lutzeyer spricht, nicht ein lymphogener?

Moderator: Herr Mohr, können Sie dazu in einem Satz etwas sagen?

H.J. Mohr, Gelsenkirchen: Man hat diesen Weg schon lange diskutiert, aber noch nie beweisen können. Man hat heute vormittag den Weg aufgezeigt. Markierte Bakterien findet man in den Lymphknoten nach 24 Stunden. 48 Stunden später, glaube ich, wenn ich mich recht erinnere, findet man sie im Nierenbecken.

Moderator: Wir müssen jetzt weitergehen.

P. Kolle, Hannover: Ich möchte Herrn Köllermann fragen, ob er bei den Abstrichen bei Männern dazu etwas sagen kann, ob das zirkumzidierte oder nicht zirkumzidierte Männer waren.

M.W. Köllermann, Hamburg: Es waren alles nicht zirkumzidierte Männer.

W. Marget, München: Ich persönlich habe keine Erfahrungen mit Untersuchungen über periurethrale Darmkeimbesiedlung. Ich möchte jedoch darauf aufmerksam machen, daß im Karolinska-Krankenhaus in Stockholm sehr eingehende Untersuchungen zu diesem Thema gemacht wurden. Bei Neugeborenen war man der Meinung, daß es natürlich entscheidend ist, was für Keime da sind. Aber man meinte auch, daß das die Initialzündung ist für die Infektionen, die später auftreten.
Auf das Stichwort von Herrn Kolle: zirkumzidiert oder nicht zirkumzidiert. Sicherlich ist das Präputium ein echtes Erregerreservoir, und ich glaube, es wäre an der Zeit, sich darüber Gedanken zu machen, ob man nicht auch hierzulande mit Pädiatern, Geburtshelfern und Urologen darüber spricht, die routinemäßige Zirkumzidierung des Neugeborenen männlichen Geschlechtes durchzuführen.

Moderator: Herr Kollege, da rühren Sie weltweite Emotionen auf.

B. von Rütte, Bern: Ich möchte fragen, ob man einen Unterschied bei menstruierenden Frauen und bei Frauen in der Menopause gesehen hat.

M.W. Köllermann, Hamburg: Das haben wir nicht untersucht. Zu Herrn Marget noch: Ich glaube, daß unsere Untersuchungen mit denen aus Stockholm übereinstimmen. Dort fand man bei Kindern unter 3 Jahren eine massive Darmkeimbesiedlung der Schleimhäute des unteren Harntraktes.

Moderator: Als letzter Diskussionsredner zu diesem Thema, Herr Marberger.

H. Marberger, Innsbruck: Es imponiert mir, wenn Herr Köllermann sagt, daß die Zahl der Keime, die man findet, dem Gleichgewicht zwischen Besiedlung und Elimination entspricht. Sie wissen, daß wir bei manchen Patienten unzählige Keime hineinbringen können, ohne daß das geringste passiert. Bei anderen darf man sehr wenige oder gar keine hineinbringen, sonst geht explosionsartig eine Krankheit los. Das ist ein biologisches Gesetz, das man meines Erachtens nicht genug betonen kann.

Moderator: Vielen Dank Herr Marberger, es tut mir leid, wir müssen dieses Kapitel abschließen.

Wir kommen jetzt zur Besprechung des Kapitels Pathologie und Immunpathologie. Sie erkennen jetzt schon die weise Regie auf diesem Kongreß, die nämlich drei Moderatoren bestimmt hat. Ich muß von meiner Person sagen, daß ich von der Immunpathologie praktisch nichts verstehe und möchte deshalb die Moderation an Herrn Mohr abgeben.

Pathologie und Immunpathologie

O. Haferkamp: **Immunpathologie des Harnwegsinfektes**

Das Immunsystem (Abb. 1) entwickelt sich aus lymphoiden Stammzellen, die aus Blutbildungsstätten kommen; ein Teil der Stammzellen erhält seine Immunkompetenz im Thymus. Diese dann T-Lymphozyten genannten Zellen sind später für die zellgebundene Immunantwort und Resistenz ausschlaggebend; sie besiedeln nach dieser Veredlung in ihrem zentralen Thymus periphere Immunorgane, wie Lymphknoten und Milz. Bei Vögeln wird der zweite Teil der Stammzellen in die in unmittelbarer Nachbarschaft der Kloake am Enddarm gelegene Bursa Fabricii, bei Mensch und Säugetier in das noch nicht näher lokalisierte Bursaäquivalent, vermutlich das lymphatische Gewebe des Darmes, geleitet und dort zu immunkompetenten B-Lymphozyten veredelt. Diese B-Zellen sind der Plasmazellreihe verpflichtet, die für das humorale Immunsystem die Antikörperbildung durchführt. Auch die B-Lymphozyten begeben sich aus ihrem zentralen Immunorgan auf Wanderschaft zu den peripheren Immunorganen Milz, Lymphknoten, aber auch in die Schleimhäute etwa der Harnwege, wo sie ein besonderes IgA-Immunglobulin produzieren.

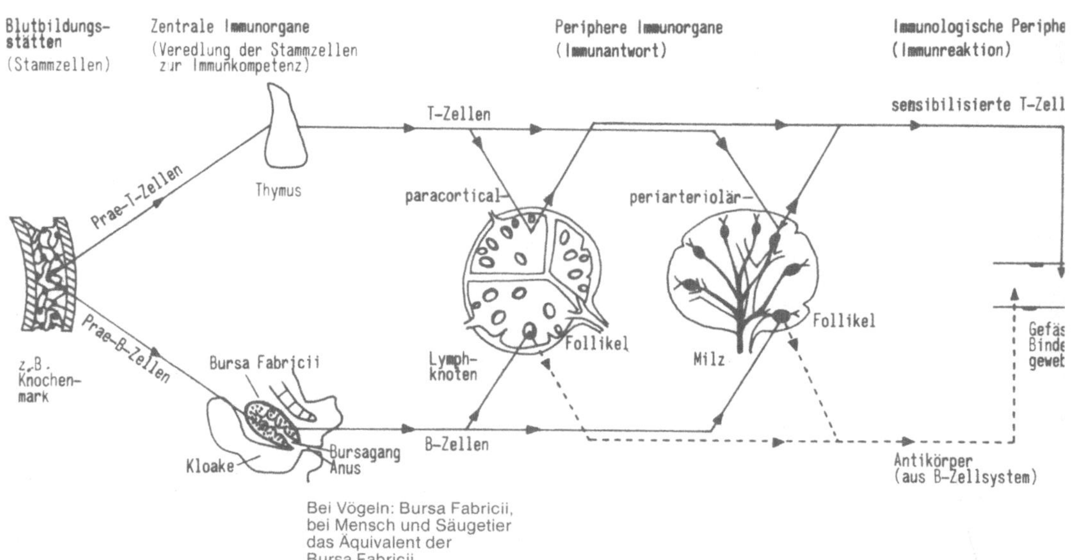

Abb. 1. Angeborene und erworbene Immundefekte

In den peripheren Immunorganen warten T- und B-Lymphocyten auf eine antigene Stimulation etwa durch ein bakterielles Substrat. Tritt eine solche antigene Stimulation etwa bei einem bakteriellen Infekt in Lymphknoten und Milz ein, so begeben sich danach gegen bakterielles Antigen sensibilisierte T-Lymphocyten in die vaskuläre Peripherie etwa der Harnwege, um dort für eine Immunantwort und Abwehrleistung zur Verfügung zu stehen. Hatte das Antigen seine Reaktionspartner nicht bei den T-Lymphocyten, sondern bei den B-Lymphocyten gefunden, so wandelten diese B-Zellen sich in Lymphknoten oder Milz in Plasmazellen um, welche dann Antikörper (verschiedener Klassen der Immunglobuline) in die Blutbahn abgeben. Die B-Zellen und die Plasmazellen verlassen im Gegensatz zu den T-Zellen selbst bloß ungern Lymphknoten und

Milz. Durch diese Wanderschaft von sensibilisierten T-Zellen und das Freisetzen der humoralen Antikörper besitzt dann der Organismus eine spezifische zelluläre und humorale Immunität etwa gegen Bakterien.

Die an T-Lymphocyten zellgebundene Resistenz und Infektabwehr entwickelt sich bevorzugt in Mikroorganismen, die häufig intrazelluläre Parasiten sind: Tuberkelbakterien. Candida. Sind Resistenz und Abwehr gesteigert, so werden diese Erreger von Makrophagen verstärkt phagocytiert und intrazellulär schneller abgetötet und abgebaut. Diese Makrophagen benötigen für diese erhöhte Leistung eine Aktivierung durch besondere Mediatoren, die in der immunologischen Peripherie von der Oberfläche sensibilisierter T-Lymphocyten auf Kontakt, etwa mit einem bakteriellen Antigen, abgegeben werden. Diese Mediatoren nennt man Lymphokinine.

Die humorale B-Zellen-Immunität hilft der Abwehr gegen Eitererreger, indem sie mit ihren Antikörpern und Komplement deren Phagocytose und intrazelluläre Vernichtung durch Granulocyten fördert. Nach der Phagocytose werden die Erreger in phagocytischen Vakuolen aufgenommen, deren Membranen mit denen der heute Lysosomen genannten Granula der Granulocyten verschmelzen. Nach dieser Membranverschmelzung entleeren die Lysosomen dann ihre Enzyme in die phagocytischen Vakuolen, die dann Phagolysosomen genannt werden. Die Erreger sollen hier abgetötet *und* abgebaut werden.

Defekte des Immunsystems (Tab. 1) können kongenital oder etwa durch Cytostaticatherapie. erworben in den blutbildenden Stätten, den zentralen Immunorganen, in den peripheren Immunorganen und in der eigentlichen immunologischen Peripherie, d. h. im Gefäßbindegewebe, begründet sein. Entsprechend vielseitig sind auch die Krankheitsbilder. Dabei muß betont darauf hingewiesen werden, daß auch bei völlig intaktem Immunsystem es zu schwersten Abwehrdefekten mit massiven Infektionen kommen kann, wenn Störungen der „Erfüllungsgehilfen" des zellulären und humoralen Immunsystems vorliegen, nämlich Störungen am Komplementsystem, den Granulocyten oder den Makrophagen.

Was nun die speziellen Abwehrmechanismen des Harntraktes anbelangt (Kaye, D., 1975), so stellt sich beim *Harn* heraus, daß hier nicht immunologische Mechanismen, sondern Harnstoff, eine hohe Osmolarität und ein niedriges pH als antibakterielle Faktoren wirken, also Faktoren, die leicht gestört werden können. In der *Harnblase* spielt für die Vernichtung von Bakterien der Harnfluß im Sinne eben eines Spüleffektes eine bedeutsame Rolle. Das nächste Abwehrelement wird dann durch eine sehr dünne Mucopolysaccharidlage der äußersten Oberfläche der deckenden Übergangsepithelien gewährleistet. Diese Lage verhindert ein Haften von Bakterien auf dem Epithel (Parsons u. Mitarb., 1976). Durch starke Ansäuerung des Harnblaseninhaltes löst sich diese Mucopolysaccharidlage, was das Eindringen der Bakterien in die Harnblasenschleimhaut erleichtert. Von Cox und Hinman wurde 1965 ein sogenannter vesikaler antibakterieller Faktor beschrieben, ohne ihn näher zu identifizieren. Eine Harnblase bei Obstruktion und Restharn würde ihn in verminderter Form aufweisen. Seine Bedeutung ist bis heute noch unklar. Ist der Erreger einmal in die Harnblasenschleimhaut eingedrungen, so unterliegt er dem Abwehrmechanismus des zellgebundenen oder des humoralen Immunsystems und ihrer Effektorzellen, d. h. den Makrophagen und Granulocyten. Dabei könnten bestimmte Antibiotika durch Hemmung des Abbaues von Bakterien in Phagocyten eine Malakoplakie bedingen (Thorning u. Mitarb., 1975). Was nun die Niere anbelangt, so ist die Rinde sehr resistent gegenüber Infektionen, das Mark jedoch nicht, was mit der hohen Osmolarität und dem Ammoniak-Gehalt des Markes zusammenhängt. Die Hyperosmolarität des Nierenmarkes hemmt die Mobilisationsfähigkeit und Phagocytoseleistung der Granulocyten, der hohe Ammoniak-Gehalt und die hohe Osmolarität auch die Komplementfunktion, so daß also die Effektormedien der Immunität im Nierenmark gewissermaßen schon unter Verhältnissen der Norm inhibiert sind. Dies erklärt nicht nur die gehäuften pyelonephritischen Infektionen, sondern auch eine Persistenz bakterieller Substrate in der Niere, da durch die Funktionshemmung die Phagocyten

Tabelle 1. Übersicht über die Entwicklung des Immunsystems. Defekte der Infektabwehr (Immundefekt)

bedingt in	Blutbildungsstätten	zentrale Immunorgane (Thymus, Bursaäquivalent)	periphere Immunorgane (Milz, Lymphknoten etc.)	immunologische Peripherie (Gefäßbindegewebe)
Defekt bei	Stammzellen	Veredlung der Stammzellen zu immunkompetenten T- oder B-Zellen	Immunantwort mit Neubildung sensibilisierter T-Zellen oder von Antikörpern aus B-Zellen	Immunreaktion und Infektabwehr durch T-Zellen oder Antikörper (aus B-Zellen) mit ihren Mediatoren und Effektorzellen
kongenitale (primäre) Defekte	Schweizer Typ der lymphopenischen A-Gammaglobulinämie	*Thymus*, Nezelof- und DiGeorge-Syndrome mit ihren Varianten; Ataxia teleangiectatica	*Thymus*, Wiskott-Aldrich-Syndrom	*Thymus*, Lymphocyten-Monocyten-Defekt von Louie und Goldberg
		Bursa, Brutonsche geschlechtsgebundene rezessive A-Gammaglobulinämie mit zahlreichen Varianten im Kindes- und Erwachsenenalter, Ataxia teleangiectatica	*Bursa*, Wiskott-Aldrich-Syndrom	*Bursa*, Chediak-Higashi-Syndrom mit „Faule Leukocyten-Syndrom", Syndrom des Myeloperoxidase-Mangels, chronische, granulomatöse Erkrankungen der Kindheit, Komplementdefekte
erworbene (sekundäre) Defekte möglich bei	chronischer lymphatischer Leukämie, Cytostaticatherapie	*Thymus*, Lymphogranulomatose, Sarkoidose, primärchronische Polyarthritis, lepromatöse Lepra, malignen Tumoren, Virusinfekten (Masern, Poliomyelitis, Gelbfieber, Röteln)	*Thymus*, nicht bekannt	*Thymus*, Lymphocyten-Hemmfaktoren bei mucocutaner Candidiasis oder schwerer exsudativer Tuberkulose, Urämie
		Bursa, Plasmocytom, Carcinome, lymphoproliferative Erkrankungen	*Bursa*, nicht bekannt	*Bursa*, Verbrennungen, nephrotisches Syndrom, Urämie. „Faule Leukocyten-Syndrom" bei PCP, Komplementdefekte (?), myeloproliferative Erkrankungen, Agranulocytose, Diabetes, Leberzirrhose

schlechter abbauen. Diese Persistenz bakterieller Substrate mit antigener Wirkung kann zu immunologischen Geschehen in der Niere führen. Dabei darf nicht vergessen werden, daß z. B. Antikörper gegen bestimmte Antigene von E. coli auch mit körpereigenem Nierengewebe gekreuzt reagieren können, was Veranlassung zu einer Autoimmunerkrankung der Niere, zu einer tuberkulointerstitiellen Nephritis geben kann. Hier wären also ein allgemeiner Immundefekt eher von Nutzen, worauf auch Miller u. Mitarb. (1976) hingewiesen haben.

Für die Prostata wurde ein sogenannter „prostatischer antibakterieller Faktor" beschrieben, der jedoch nicht näher analysiert worden ist. Während man in den abführenden Harnwegen E. coli, Klebsiellen und Enterokokken als Haupterreger nachweist, findet man häufig bei einer Prostatitis Staphylococcus epidermidis. Von diesem Erreger ist bekannt, daß er sich besonders gerne an Organismen heranwagt und dort Entzündungen hervorruft, wo eine Schwächung im Abwehrsystem vorliegt. Welcher Art auch immer diese „Schwächen der Abwehr" in der Prostata sind, wissen wir nicht.

Literatur

Cox, C. E. und Hinman, F.: JAMA **191**, 171–174 (1965) – Kaye, D.: Urologic Clinics of North America **2**, 407–422 (1975) – Miller, T. E., Burnham, S. und North, J. D. K.: Clin. exp. Immunol. **24**, 336–345 (1976) – Parsons, C. L., Greenspan, C., Moore, S., Grant Mulholland, S. und Murphy, J. J.: Fed. Proc. **35**, 1287 (1976) – Thorning, D. und Vracko, R.: Arch. Pathol. **99**, 456–460 (1975)

Prof. Dr. O. Haferkamp
Abt. f. Pathologie I d. Universität
Oberer Eselsberg
D-7900 Ulm

Moderator H. J. Mohr, Gelsenkirchen: Meine Damen und Herren. Ich glaube, Herr Haferkamp hat uns in die heute morgen etwas ausgesparte fehlende Welt der Niere und ihrer lokalen Bedingungen sowie in die allgemeinen und speziellen Abwehrreaktionen des Nierengewebes eingeführt. Ich hoffe, wir haben noch eine interessante Diskussion.

K. F. KLIPPEL und B. SIETZEN: **Das antigendynamische Pyelonephritis-Modell**

Im folgenden möchten wir ein Experimentalmodell über den Ausbreitungsmechanismus einer E. coli-Pyelonephritis vorstellen.

Wie Sie wissen, kann man bei E. coli das Körperantigen, auch O-Antigen oder Endotoxin genannt, das Geißel- oder H-Antigen und das Kapsel-Antigen, das K-Antigen, unterscheiden.

Unsere experimentell zu beantwortende Frage lautete: Wie kommen die Bakterien von der Blase gegen den Urinstrom in die Niere? Was machen sie dort? Gibt es die sterile, bakterielle Entzündung? Was passiert im regionalen Lymphsystem der Niere während der Infektion?

Wir konnten zeigen, daß bereits bei 37° C das K-Antigen vom Bakterienzellkomplex abdissoziiert.

In die Blase eingebrachte Keime vermehren sich dort und der Blasenurin wird mit K-Antigen angereichert. Das K-Antigen wiederum ist in der Lage, die Ureterperistaltik zu hemmen. Es kommt zur Stase des Urins und damit zur aufsteigenden Infektion.

Was können die Antigene an der Niere machen?

1. Verschiedene Autoren schrieben dem K-Antigen protektive Eigenschaften vor den lytischen und opsonisierenden Effekten der körpereigenen Immunabwehr zu.
2. Gelangen die Bakterien zu einer Tubuluszelle, so gelingt es ihnen durch die zytotoxischen Eigenschaften ihrer Antigene, das Lysozymsystem der Tubuluszelle zu zerstören. Dadurch wird eine Kettenreaktion der Autodigestion von Tubuluszellen eingeleitet. Die Infektion setzt sich an diesem nekrotischen Fokus fest, es beginnt eine weitere bakterielle Proliferationsphase.
3. Durch Kanülierung des Ductus thoracicus als auch einzelner renaler Hiluslymphgefäße beim Hund ist es uns gelungen, das K^{13}-Antigen qualitativ mittels Immunelektrophorese in der Lymphe nachzuweisen. Im weiteren Verlauf konnten wir Antigenfragmente auch im RES mittels der Immunfluoreszenz darstellen.
4. Bei der unbehandelten Pyelonephritis ließen sich noch nach Monaten die bakteriellen Antigene im Nierengewebe nachweisen, die unter Komplementverbrauch eine immunologisch aktive, sterile, interstitielle Pyelonephritis unterhielten.

Bei Übertragung des Modelles auf die humane Pyelonephritis ließen sich für die Behandlung eines Harnwegsinfektes folgende Schlüsse ziehen:

1. Kurzfristig und sofort 3 bis 4 Tage sehr hochdosierte Antibiotika.
2. Die Auswahl des Antibiotikums sollte nicht nur hohe Urin- und Serumkonzentrationen, sondern auch eine Lymphkonzentration berücksichtigen.
3. Erhöhung des Urinflows.
4. Einleitung einer pH-Verschiebung des Urins kurzfristig zur Inaktivierung bakterieller Fermentsysteme.
5. Urinkultur und Antibiogramm während der Antibiotikaeinnahme als sogenanntes Antibiogramm in vivo.

Dr. K. F. Klippel
Urologische Univ.-Klinik
Langenbeckstraße 1
D-6500 Mainz

M. WESTENFELDER, C. GALANOS, P. O. MADSEN und W. MARGET: **Die Lipoid A-induzierte pathologische Immunreaktion, ein neues Konzept in der Pathogenese der chronischen Pyelonephritis**

Virulente Keime können bei Störung der Abwehrmechanismen eine Infektion des Harntraktes auslösen, die durch Aktivierung des humoralen und zellulären Immunsystems beseitigt wird, so daß die Entzündung ausheilen kann. Bleibt die primäre Abwehrschwäche bestehen, durch die sekundären postinfektiösen Veränderungen verstärkt, so folgen Reinfekte. Eine Immunität wird generell nicht beobachtet [1].

Wie Untersuchungen an Patienten mit chronischer Pyelonephritis ergaben, muß die Elimination der Bakterien und die Ausheilungsphase keinesfalls übereinstimmen. Einerseits können durch Toleranzentwicklung S-Formen bzw. Mutanten dieser Bakterien als R- und L-Formen asymptomatisch persistieren, wie bei der asymptomatischen Bakteriurie [2], andererseits kann scheinbar die Entzündung in Abwesenheit von Bakterien fortbestehen, wie bei der aktiven abakteriellen chronischen Pyelonephritis [3].

Cotran [4] und Aioki [5] wiesen persistierende Bakterienbestandteile (common antigen) sowohl experimentell als auch bei Patienten mit chronischer Pyelonephritis noch Monate nach der letzten Infektion im Nierengewebe nach.

Wir fragten uns daher, ob persistierende Bakterienbestandteile eine Entzündung aufrechterhalten können, und haben die biologisch überaus aktive Substanz, das Lipoid A gram-negativer Bakterien, isoliert und auf seine Aktivität in der Niere von Hunden untersucht [6]. Lipoid A ist für die Toxizität der Endotoxine verantwortlich und allen pathogenen gram-negativen Bakterien gemeinsam [7]. Toxische, antikomplementäre und immunogene Eigenschaften, Affinität zu Zellmembranen und sein Adjuvanseffekt prädisponieren es zu einer pathogenetisch bedeutenden Rolle in der Pathogenese der chronischen Pyelonephritis [8].

Es zeigte sich, daß Lipoid A im Nierenparenchym über Wochen persistieren kann und dabei eine abakterielle interstitielle Nephritis auslöst, die sehr wahrscheinlich auf einer pathologischen Immunreaktion beruht [6,8,9].

Untersuchungen an ca. 600 Patienten ergaben signifikante Anti-Lipoid A-Antikörpertiter in 75% bei Patientinnen und Kindern mit rezidivierenden Harnwegsinfekten bzw. chronischer Pyelonephritis, während Kontrollpersonen nur in ca. 10% niedere Titer aufwiesen [10].

Bei der Pyelonephritis wie bei allen gramnegativen Infekten wird Endotoxin und damit Lipoid A frei. Es kann in das Gewebe gelangen, die Produktion von Anti-Lipoid A-Antikörpern in Gang setzen und sich an Zellmembranen anlagern. Eine Zellschädigung bzw. Entzündung könnte dann theoretisch durch folgende Mechanismen entstehen:

1. durch direkte Aktivierung des Komplementsystems,
2. nach Antigen-Antikörperreaktion am Ort des persistierenden Lipoids A durch die klassische Aktivierung des Komplementsystems und
3. ermöglicht die Adjuvanswirkung des Lipoids A die Induktion einer Autoimmunreaktion mit der Bildung von Antikörpern gegen zuvor kryptische körpereigene Antigene [11]. Weitere Mechanismen auf zellulärer Basis sind denkbar.

Nach Eliminierung der Bakterien könnte persistierendes Lipoid A so den Entzündungsprozeß unterhalten.

Dieses Konzept spricht einmal für die Notwendigkeit einer antibakteriellen Langzeitprophylaxe bei der chronischen Pyelonephritis, um mit den Reinfekten auf längere Zeit den Lipoid A-Mechanismus zu unterbrechen und weiter dafür, bei diesen Patienten auch die asymptomatische Bakteriurie zu behandeln, da auch diese Bakterien Lipoid A besitzen. Eine Zeitdauer von 6 Monaten scheint uns für die Prophylaxe aufgrund unserer Untersuchungen angezeigt.

Literatur

1. Holmgren, J., Smith, J. W.: Progr. Allergy. **18**, 289–352 (1975) – 2. Hanson, L. A.: J. Infect. Dis. **127**, 726–730 (1973) – 3. Angell, M. E., Relman, A. S., Robbins, S. L.: N. Engl. J. Med. **278**, 1303–1308 (1968) – 4. Cotran, R. S.: J. Exp. Med. **117**, 813–822 (1963) – 5. Aoki, S., Imamura, S., Aoki, M., McCabe, W. R.: N. Engl. J. Med. **281**, 1375–1382 (1969) – 6. Westenfelder, M., Galanos, C., Madsen, P. O.: Invest. Urol. **12**, 337–345 (1975) – 7. Galanos, C.: Z. Immun.-Forsch. **149**, 214–229 (1975) – 8. Westenfelder, M., Galanos, C., Madsen, P. O.: Infection **2**, 174–177 (1974) – 9. Westenfelder, M., Galanos, C., Madsen, P. O.: Microbiology, Series 1977, im Druck – 10. Westenfelder, M., Galanos, C., Witthöft, A., Marget, W.: Verhandlungsbericht der Dt. Gesellschaft für Urologie 1975. Berlin-Heidelberg-New York: Springer 1976 – 11. Westenfelder, M., Galanos, C., Marget, W.: Int. Symp. Pyelonephr. 1975, London, im Druck.

Dr. M. Westenfelder
Urolog. Abt. im Zentrum Chirurgie
der Universität
Hugstetter Straße 55
D-7800 Freiburg i. Br.

H. D. Marquardt, W. Naewie und B. Heymer: **Peptidoglycane bei Pyelonephritis**

Bei einem Teil der Patienten mit chronischer Pyelonephritis lassen sich im Harn keine vermehrten Bakterienzahlen nachweisen. Auch das Nierengewebe selbst ist bakteriologisch negativ. Trotzdem schreitet der destruierende Entzündungsprozeß im Nierenparenchym fort. Als Erklärung hierfür werden immunpathologische Vorgänge oder toxische Wirkungen von im Gewebe lokalisierten abgetöteten Erregern bzw. Erregerbestandteilen diskutiert. Umfangreiche tierexperimentelle Untersuchungen haben nun ergeben, daß von allen Bakterienkomponenten die bakterielle Zellwand am längsten im Organismus persistiert. Dies beruht auf einem relativen Mangel des Säugetierorganismus an Enzymen, welche Zellwände zu katabolisieren vermögen. Weiterhin ist bekannt, daß bakterielle Zellwände bei parenteraler Applikation chronische Entzündungsprozesse hervorrufen.

Die wirksame Komponente stellt das bei allen Bakterien – wenn auch in unterschiedlicher Menge – vorhandene Peptidoglycan dar. Es gibt zahlreiche biologische Wirkungen des Peptidoglycans. Ohne auf die einzelnen Aktivitäten hier näher einzugehen, möchte ich an dieser Stelle auf zwei Punkte hinweisen:

1. Peptidoglycan ist ein Antigen bzw. Immunogen, d. h., es löst Antikörperbildung aus.
2. Peptidoglycan besitzt eine ausgeprägte toxische Wirkung auf Säugetierzellen, u. a. auf Nierenparenchymzellen.

Beide Eigenschaften lassen es zumindest als möglich erscheinen, daß diese bakterielle Zellwandkomponente bei der Pyelonephritis eine pathogenetische Rolle spielt. Chemisch handelt es sich um ein Polymer aus N-Acetylglucosamin und N-Acetylmuraminsäure, das durch kurze Peptidseitenketten quervernetzt ist. Die Hauptantigendeterminante stellen Pentapeptide mit endständigem D-Alanin-D-Alanin dar.

Um die Frage nach der pathogenetischen Bedeutung des Peptidoglycans für die Pyelonephritis zu überprüfen, untersuchten wir das Serum entsprechender Patienten auf seinen Gehalt an Peptidoglycan-Antikörpern. Hierzu wurde mit Hilfe eines Jod-125-markierten Haptens aus den hier gezeigten 5 Aminosäuren die Bindungskapazität der Seren von 94 urologischen Patienten im Radioimmunoassay gemessen. Das Ergebnis dieser Patientengruppen ist dem eines Kontrollkollektivs von 94 gesunden Blutspendern gegenübergestellt. Wir fanden, daß die Peptidoglycanantikörper bei Patienten mit akuter Pyelonephritis signifikant höher waren. Dagegen fand sich kein statistisch signifikanter Unterschied zwischen den Antikörperspiegeln bei Patienten mit Zystitis, abgelaufener Pyelonephritis oder Patienten ohne nachweisbaren Entzündungsprozeß und dem Kontrollkollektiv.

Zusammenfassend möchten wir das Ergebnis unserer Untersuchungen folgendermaßen interpretieren. Die Nachweisbarkeit von Peptidoglycanantikörpern bei Patienten mit akuter Pyelonephritis weist zumindest darauf hin, daß die tierexperimentell nachgewiesenen immunbiologischen und toxischen Wirkungen der Peptidoglycane auch bei der Pyelonephritis des Menschen eine Rolle spielen könnten. Einen direkten Beweis für diese Annahme können wir jedoch zweifellos aus den hier dargestellten ersten Untersuchungsergebnissen nicht herleiten. Hierzu sind weitere Untersuchungen, insbesondere Verlaufsbeobachtungen, erforderlich.

Dr. W. Naewie
Urologische Klinik der
Städt. Krankenanstalten
D-7900 Ulm

A. Propst: **Pathologische Veränderungen bei eitrigen Erkrankungen von Prostata und Samenblasen**

Bei der Häufigkeit der Entzündungen von Prostata und Samenblasen bestehen *erhebliche Unterschiede*. Die Prostatitis finden wir in 12%, die Vesikulitis nur in 2%. Ich beziehe mich dabei auf unausgewähltes Obduktionsgut von Männern über 50 Jahren. *Aus der Art* des Untersuchungsmaterials ergibt sich, daß auch Fälle dabei sind, welche ante finem oft mehrere Tage wegen schwerer Erkrankungen, z. B. *Hirnerweichung, Hirnblutung, Tumoren*, mit entsprechenden Entleerungsstörungen, darniedergelegen sind. Auch bei diesen Fällen ist die Prostatitis viel häufiger als die Vesikulitis. Aus der Altersangabe sehen Sie ferner, daß bei der *Mehrzahl der Fälle* eine *Adenomyomatose* bestanden hat. Abgesehen von seltenen Fällen, z. B. einer *typhösen Prostatitis* oder einer *hämorrhagisch nekrotisierenden* Entzündung bei einem Fall von *Leukämie*, sind grundsätzlich bei der formalen Pathogenese und der Ätiologie 2 Formen der Prostatitis zu unterscheiden:
1. eine interstitielle.
2. eine kanalikuläre.

Erstere beginnt im Interstitium bei Sekretstauung und Sekreteindickung. Hier kommt es nicht selten, besonders wenn sich richtige Konkremente entwickelt haben, zur Drucknekrose des Epithels und zum Kontakt des gestauten Sekrets mit dem fibromuskulären Anteil und zu einer vorwiegend lymphocytären Entzündung, später auch zu Granulombildung. Diese Entzündung kann sehr ausgedehnt sein, doch kommt es meist nicht zu eitrigen Einschmelzungen (Abb. 1).

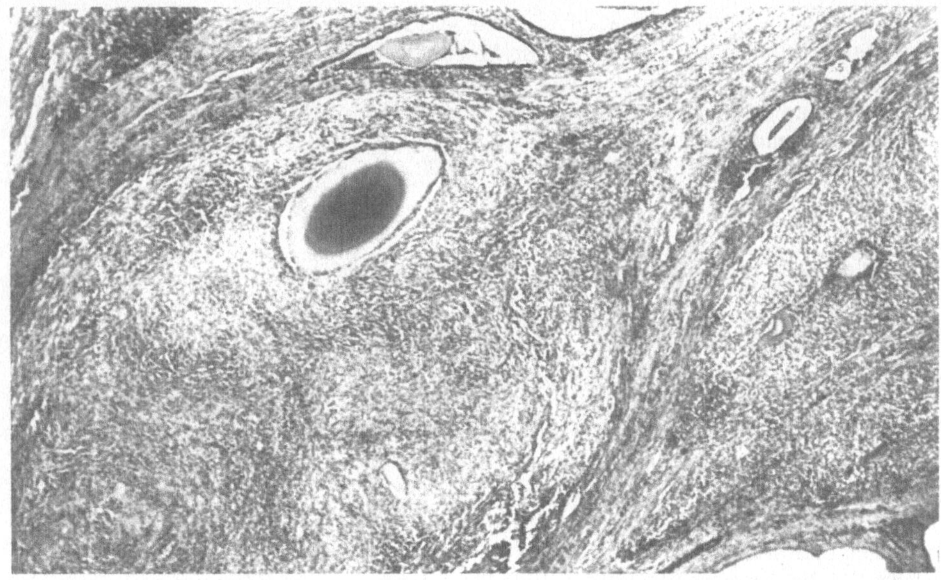

Abb. 1

Anders bei der zweiten Form. Hier entsteht die Entzündung kanalikulär bakteriell, z. B. bei einem allgemeinen Harnwegsinfekt durch Blasensteine. Es ist auch ein Sekretstau vorhanden, darin sieht man aber jetzt Leukocyten, das Sekret vereitert, die Eiterung greift auf das Interstitium über (Abb. 2), es entsteht ein Prostata-Abszeß mit allen weiteren Komplikationen, die Sie kennen.

Die Samenblasenentzündung möchte ich wegen ihrer Seltenheit nur kurz erwähnen. Sie entsteht meist kanalikulär, das Epithel wird zerstört und die Entzündung greift auf die Wand über.

Schließlich ist noch die *Tuberkulose* zu erwähnen; sie ist heute selten geworden und verläuft überwiegend exsudativ.

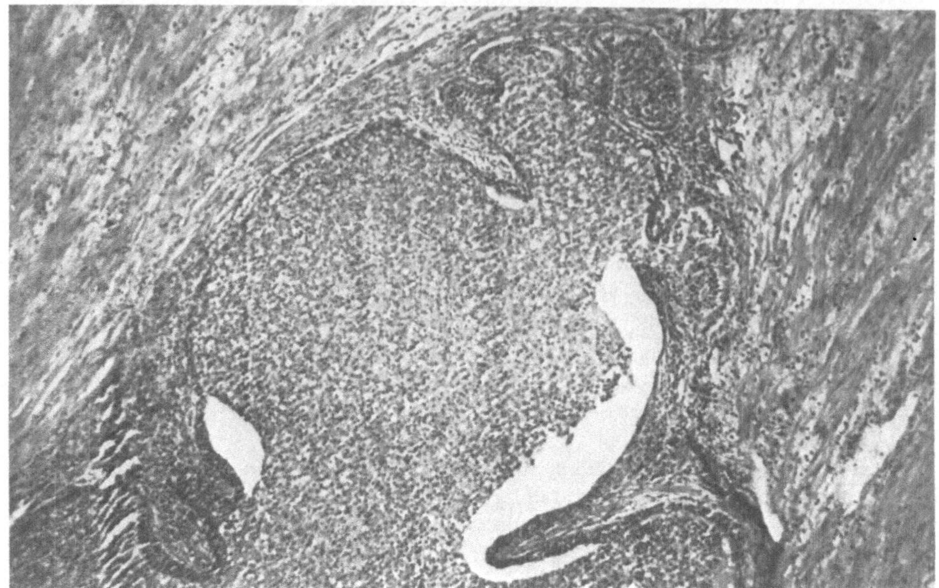

Abb. 2

Zum Abschluß möchte ich noch eine seltene, aber sehr interessante, bisher rätselhafte Prostatitis erwähnen: Die granulomatöse Entzündung. Sie kommt im Bereich der Harn- und Samenwege vor, heißt in der Blase Malakoplakie, im Hoden granulomatöse Orchitis und wurde in letzter Zeit an unserem Institut von meinem Mitarbeiter Mikuz mit Hilfe cytologischer und elektronenmikroskopischer Untersuchungen weitgehend aufgeklärt. Herr Mikuz spricht gleich anschließend darüber.

Prof. Dr. A. Propst
Patholog. Inst. der Universität
Müllerstraße 44
A-6020 Innsbruck

G. Mikuz: **Pathologische Veränderungen bei entzündlichen Erkrankungen des Nebenhodens und des Hodens**

In den gängigen Lehrbüchern der Urologie und Pathologie werden nach ätiologischen Kriterien drei Formen der Hodenentzündung unterschieden: die infektiöse, die traumatische und die Autoimmun-Orchitis. Eine klare Trennung dieser Formen ist sowohl klinisch als auch morphologisch nur selten möglich, weil häufig zwei ätiopathogenetische Faktoren bzw. pathogenetische Mechanismen für ein und dieselbe Orchitis verantwortlich sind. Traumatisiertes Hodengewebe ist bekanntlich für bakterielle Infektionen empfänglicher als intaktes (Miescher und Böhm, 1947). Ein Hodentrauma kann aber auch durch Austreten von Spermien in das Interstitium zu einer Autoimmunorchitis führen (Raitsina und Nilovsky, 1967; Colazzo u. Mitarb., 1972; Zappi u. Mitarb., 1973; Mikuz, 1976). Auch die bekannteste aller Orchitiden – die Mumpsorchitis – entsteht wahrscheinlich auf Autoimmunwegen (Nagano und Okumura, 1973).

Aufgrund morphologischer Untersuchungen von 173 Orchitis-Fällen (Mikuz, 1976) wurde folgende, nur auf morphologischen Kriterien beruhende Klassifizierung der unspezifischen Orchitiden vorgeschlagen:

1. akute eitrige Orchitis,
2. abszedierende Orchitis,
3. nekrotisierende Orchitis,
4. postakute (chronische) Orchitis,
5. lymphoplasmozelluläre interstitielle Orchitis mit Aspermatogenese,
6. Mykose des Hodens,
7. die sog. granulomatöse Orchitis (Malakoplakie des Hodens).

Die *akute eitrige Orchitis* (Abb. 1a) ist die einfachste Entzündungsform. Die Erreger sind Bakterien, Viren und auch Rickettsien. Der Infektionsweg (hämatogen, lymphogen oder kanalikulär) ist für das histologische Bild der Entzündung bedeutungslos. Im Frühstadium der Entzündung ist vor allem das Interstitium durch Leukozyten infiltriert, im weiteren Verlauf treten diese auch in die Hodenkanälchen hinein. Das Samenepithel degeneriert und wird abgestoßen. Eine Restitutio ad integrum ist bei blanden Formen möglich.

Die *abszedierende Orchitis* ist nur eine gesteigerte Sonderform der eitrigen Orchitis.

Die *nekrotisierende Orchitis* (Abb. 1b) ist eine Mischung – ähnlich wie die Papillennekrose der Niere (Zollinger, 1966) – von Infektion und Durchblutungsstörung. Untersucht man nämlich die Gefäße des Hodens, des Nebenhodens und des Samenstranges, so findet man bei dieser Form regelmäßig schwere Arteriitiden und Phlebitiden mit Thrombosen. Das Hodengewebe ist partiell oder vollständig nekrotisch, am Rande der Nekrose ist eine Demarkationszone, die aus Bindegewebe und Leukozyten aufgebaut wird, sichtbar. Die konservative Therapie ist bei dieser Form verständlicherweise erfolglos.

Die *postakute (chronische) Orchitis* (Abb. 1c) ist eine Folge der akuten Entzündung. Die Fibrose und rundzellige Infiltration des Interstitiums sowie die Atrophie und Fibrose des Kanälchens sind ihre morphologischen Hauptmerkmale. Der Endzustand dieser Form ist die vollkommene Atrophie und Fibrose des Hodenparenchyms. Ähnlich verlaufen auch die syphilitische (Doerr und Wurster, 1974) und die lepromatöse (Watson u. Mitarb., 1974) Orchitis, die im Hoden keine spezifischen Granulome bilden (eine Ausnahme ist nur die seltene syphilitische Gumma des Hodens).

Die *lymphoplasmozelluläre interstitielle Orchitis* mit Aspermatogenese (Abb. 1d) ist morphologisch und wahrscheinlich auch pathogenetisch mit der tierexperimentellen Autoimmunorchitis identisch. Von der postakuten Orchitis unterscheidet sich diese Form durch das Fehlen der Interstitium- und Kanälchenfibrose. Die Leydigschen Zwischenzellen sind unauffällig, während im Samenepithel reife Spermatozoen fehlen. Die Autoimmungenese wird durch die Spermagranulome, die im Nebenhoden oder im Samenstrang bei dieser Orchitis immer zu finden sind, bestätigt.

Die *Mykose des Hodens* ist eine seltene, meist im Rahmen generalisierter Pilzerkrankungen auftretende Orchitis. Es handelt sich um eine echte granulomatöse Entzündung mit morphologisch nachweisbaren Pilzen in den Granulomen.

Die sog. *granulomatöse Orchitis* (Malakoplakie des Hodens) wird durch die großen runden oder polygonalen Zellen mit eosinophilem Zytoplasma charakterisiert. Echte Granulome werden nicht gebildet, sondern nur durch die intratubuläre Lage dieser Zellen vorgetäuscht. Im Zytoplasma der charakteristischen Zellen finden sich zahlreiche PAS-positive Granula und häufig auch kalkhaltige Einschlüsse vom Typ der Michaelis-Gutman-Körperchen. Sowohl die Ätiologie als auch die Histogenese der charakteristischen Zellen sind sehr umstritten. Eine ganze Reihe von Autoren (Literatur bei Mikuz, 1973) hat sie als Abkömmlinge der Sertolizellen aufgefaßt. Aufgrund elektronenmikroskopischer Untersuchungen (Fajardo u. Mitarb., 1968; Mikuz, 1973; Böck und Wuketich, 1973) kann behauptet werden, daß es sich hierbei um Makrophagen handelt. Die Granula entsprechen Phagosomen und Restkörpern, in denen manchmal Bakterien zu finden sind (Mikuz, 1973). Letzterer Befund sowie auch die Anwesenheit von Michaelis-Gutman-Körperchen sprechen dafür, daß es sich um eine Malakoplakie handelt. Bei

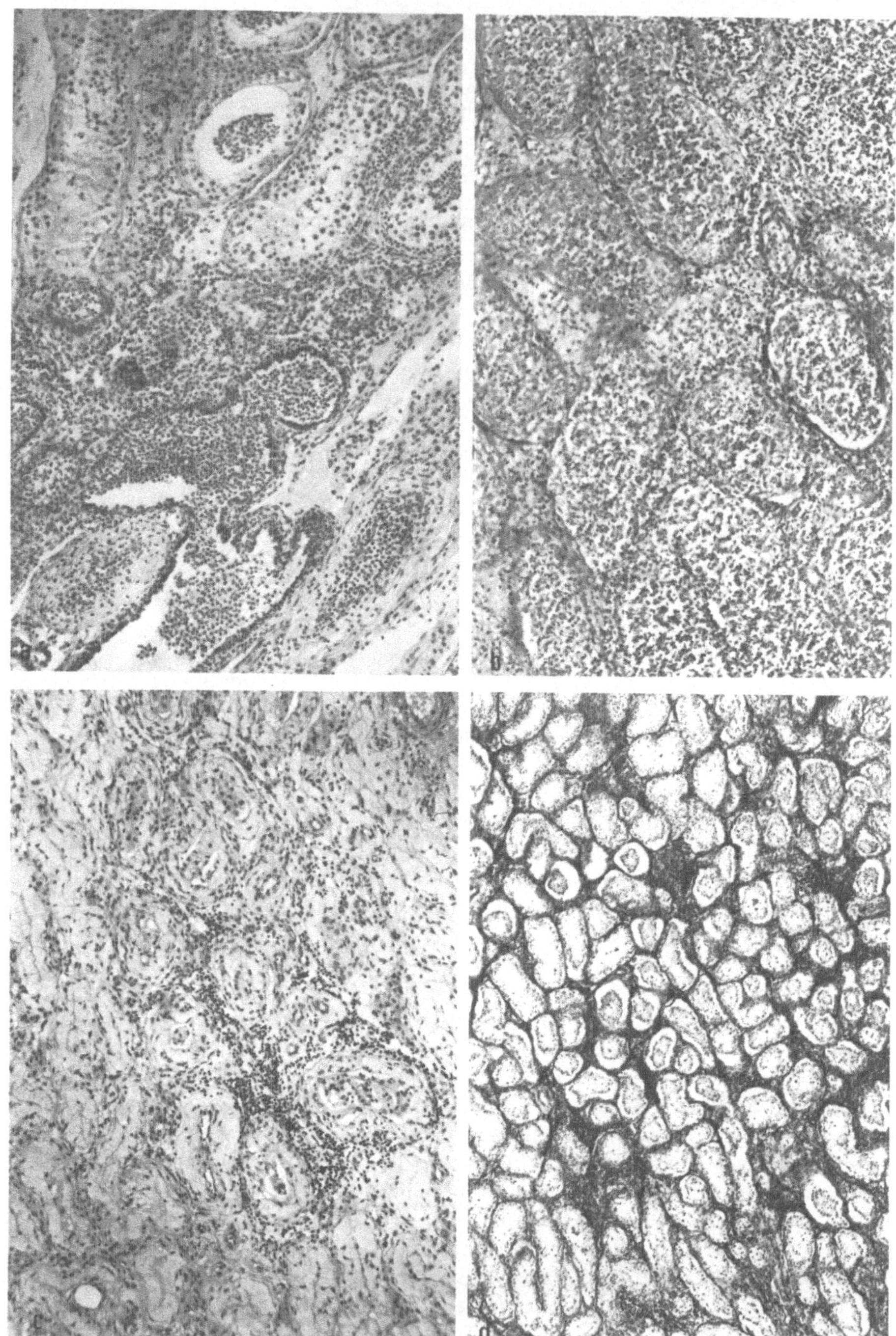

Abb. 1. (a) Akute eitrige Orchitis. Leukozytäre Infiltrate im Interstitium sowie in den Hodenkanälchen und in dem Rete testis. HE, 100fach. (b) Akute nekrotisierende Orchitis: Vollständige Parenchymnekrose mit nur schattenhaft erkennbaren Kanälchen und zahlreichen Kerntrümmern. HE, 250fach. (c) Postakute Orchitis mit fortgeschrittener Fibrose des Interstitiums und der Kanälchen. HE, 100fach. (d) Interstitielle Orchitis mit Aspermatogenese: Dichte rundzellige Infiltrate im nicht fibrosierten Interstitium. Reife Spermatozoen fehlen. HE, 40fach

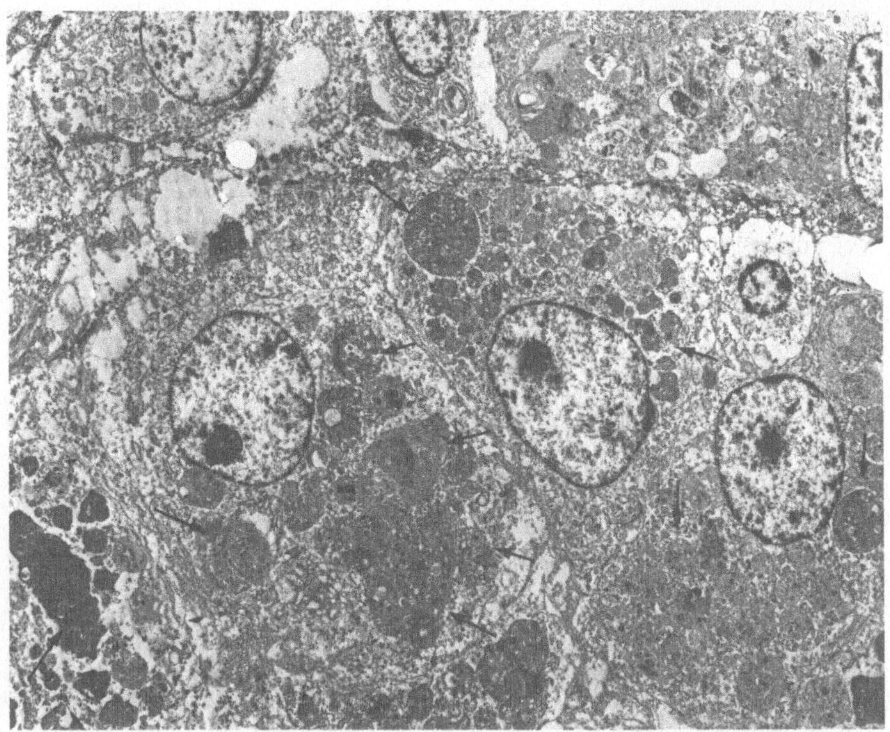

Abb. 2. Elektronenmikroskopisches Bild einer granulomatösen Orchitis: Makrophagen mit verschieden großen Restkörpern (Pfeile) im Zytoplasma. Primäre Vergrößerung 1800fach

dieser morphologischen Form der Entzündung sind scheinbar die Makrophagen unfähig, die phagozytierten Bakterien abzubauen (Haferkamp, 1976). Für den Urologen ist von Bedeutung, daß diese Form der Entzündung in den meisten Fällen wegen der schmerzlosen Schwellung des Hodens immer als Tumor imponiert. Auch die Schnittfläche des Hodens ist der eines Seminoms zum Verwechseln ähnlich. Bei genauer Beobachtung erkennt man allerdings die erhaltene feine Septierung des Hodens.

Die Morphologie der unspezifischen Epididymitiden ist nicht so mannigfaltig wie die der Orchitis. Neben einer akuten oder chronischen eitrigen Epididymitis, die auch mit Abszessen verlaufen kann, sind noch das Spermagranulom und die Malakoplakie als Sonderformen zu erwähnen.

Die spezifische tuberkulöse Epididymitis und Orchitis unterscheiden sich morphologisch nicht von der Tuberkulose anderer Organe. Es ist von klinischer Bedeutung, daß die exsudative Form überwiegt, während die produktive in diesen Organen nur selten anzutreffen ist.

Literatur

Böck, P., Wuketich, S.: Persönliche Mitteilung (1973) – Colazzo, F. E., Thierer, E., Mancini, R. E.: J. Allergy Clin. Immun. (St. Louis) **49**, 167–173 (W.B.) (1972) – Doerr, W., Wurster, K.: Männliche Geschlechtsorgane. In: Organpathologie, Band II, hrsg. von W. Doerr. Stuttgart: G. Thieme 1974 – Fajardo, L. F., Dueker, G. E., Kosek, J. C.: Invest. Urol. **6**, 158–169 (1968) – Haferkamp, O.: Persönliche Mitteilung (1976) – Miescher, G., Böhm, C.: Schweiz. Z. Path. Bakt. **10**, 565–620 (1947) – Mikuz, G.: Virchows Arch. Abt. A Path. Anat. **360**, 223–234 (1973) – Mikuz, G.: Die Orchitis. Morphologische und funktionelle Untersuchungen an Versuchstieren und an menschlichem Material. Monographie, 1976 (im Druck) – Mostofi, F. K., Leestma, J. E.: Lower urinary tract and male genitalia. In: Pathology, Vol. I. Hrsg. von W. A. D. Anderson. St. Louis: C. V. Mosby Co. 1971 – Nagano, T., Okumura, K.: Virchows Arch. Abt. B Zell. Path. **14**, 237–245 (1973) – Raitsina, S. S., Nilovsky, M. N.: Folia Biol. (Praha) **13**, 450–456 (1967) – Watson, R. A., Gangai, M. P., Skinsens, O. K.: Urol. Int. (Basel) **29**, 312–326 (1974) – Zappi, E., Nemirowsky, M., Shulman, S.: Immunology **25**, 891–903 (1973) – Zollinger, H. U.: Niere und ableitende Harnwege. In: Spezielle path. Anatomie, Band III, hrsg. von W. Doerr und E. Uehlinger. Berlin-Heidelberg-New York: Springer 1966

Dr. G. Mikuz
Pathologisches Institut
der Universität
Müllerstraße 44
A-6020 Innsbruck

Diskussion zu den Vorträgen Seite 60 bis 72
Pathologie und Immunpathologie

Moderatoren: H. Klosterhalfen, Hamburg, H.J. Mohr, Gelsenkirchen, W. Marget, München

Moderator H.J. Mohr, Gelsenkirchen: Meine Damen und Herren. Wir kommen nun zur Diskussion des Vortragsblocks: Pathologie und Immunpathologie. Herr Haferkamp hat Ihnen erstens die allgemeine Situation der Pathologie dargestellt. Im zweiten Schritt erwähnte er dann die einzelnen lokalen Faktoren, die bei der Abwehrreaktion sowohl im Bereich der Harnblase als auch in der Niere heute von ausschlaggebender Bedeutung sind. Sie sind sicherlich mit ein wesentlicher Faktor für die Chronizität der Prozesse, mit denen Sie täglich zu tun haben.
Ich eröffne die Diskussion und bitte Sie, Fragen an Herrn Haferkamp zu stellen.
Offensichtlich ist alles klar dargestellt worden.

O. Haferkamp, Ulm: Aber zweierlei möchte ich doch für die Urologen aus meiner Zusammenarbeit mit Herrn Marquardt in Ulm sagen. Das erste ist: Wir müssen uns wirklich überlegen, wann wir Antibiotika geben und welche Antibiotika wir geben. Denn die Antibiotika sind in der Lage, die Granulozyten in ihrer Funktion zu hemmen. Ich bin sicher, daß hier zu großzügig und zu kritiklos – entschuldigen Sie, wenn ich das als Pathologe sage, das ist mein Beruf – mit Antibiotika umgegangen wird. Und das zweite ist, was in der Immunologie für Sie ja wichtig ist: das ist der Unterschied, ob die Infektion in der Niere oder in den unteren Harnwegen ist. Ist sie in der Niere, dann haben Sie auf den Bakterien Antikörper. In der Harnblase finden wir dagegen auf den Bakterien keine Immunkörper. Das ist sicherlich für die Praxis für Sie wichtig. Abschließend möchte ich noch darauf hinweisen, daß die Prostata immunologisch völlig unerforscht ist. Wir wissen nicht, warum die Prostata oft chronisch entzündet ist und warum wir sie nicht therapeutisch angehen können. Von seiten der Immunpathologie läßt mich noch ein anderer Befund aufhorchen. Das ist der so häufige Nachweis von Staphylococcus epidermidis. Den haben Sie alle auf der Haut, das ist ein Erreger, der völlig harmlos ist und der nur pathogen wird, wenn ganz schwere Immundefekte vorliegen. Sie wissen alle, wie schwierig es ist, Antibiotika durch die Epithelschranke der Prostata an die Stelle zu bringen, wo die Erreger sind. Wahrscheinlich ist die Prostata aus diesem Grunde ein gegen die Infektionen schutzloses Organ. Ich glaube, daß die Immunpathologie und die Entzündungslehre der Prostata für uns alle eine Zukunftsaufgabe ist.

Moderator: Vielen Dank, Herr Haferkamp. Herr Marget hatte noch Fragen.

W. Marget, München: Herr Haferkamp, Sie haben die Forderung erhoben, Antibiotika auszusuchen und möglichst sparsam damit umzugehen. Herr Westenfelder hat betont, daß man möglichst lange mit Antibiotika behandeln sollte. Wir haben verschiedene Antibiotika gegenübergestellt und keinen Unterschied in der Erfolgsquote gefunden. Woraus ziehen Sie Ihre Schlüsse, daß bestimmte Antibiotika besonders geeignet sind?

O. Haferkamp, Ulm: Ich kann mich nicht für oder gegen ein bestimmtes Antibiotikum einsetzen. Vor 4 Monaten ist eine sehr interessante Arbeit erschienen, die ich Ihnen gern angebe, in der man sich mit dem Einfluß der Antibiotika auf die Funktion von Makrophagen und Granulozyten beschäftigt. Wenn Sie Antibiotika zu Granulozytenkulturen hinzugeben und lassen sie phagozytieren, sieht man, daß dann manche Erreger, gegen die das Antibiotikum nicht gerichtet ist, wesentlich schlechter abgetötet und abgebaut werden als ohne Antibiotika.

W. Marget, München: Wir haben einige Arbeiten veröffentlicht, wo auf die Zwischenwirkung zwischen Zelle und Antibiotika hingewiesen wurde. Aber diese Zwischenwirkung, die uns natürlich vorgeschwebt hat, wo wir chemotherapeutische Untersuchungen an Pyelonephritiden und Harnwegsinfektionen gemacht haben, die hat sich in der Praxis als irrelevant herausgestellt.

O. Haferkamp, Ulm: Ja, ich habe Ihre Arbeiten gelesen, aber Sie haben das Problem klinisch bearbeitet. Sie haben keine Funktionsteste mit Granulozyten und Monozyten gemacht.

W. Marget, München: Doch, wir haben rein labormäßig an Granulozyten und Makrophagenkulturen gearbeitet.

O. Haferkamp, Ulm: Sie müssen entschuldigen, dann habe ich diese Arbeit doch nicht gelesen. Was haben Sie dabei gefunden? Welche Teste haben Sie gemacht?

W. Marget, München: Wir haben vor allem Phagozytoseteste gemacht.

O. Haferkamp, Ulm: Haben Sie auch den Killingtest gemacht?

W. Marget, München: Ja.

O. Haferkamp, Ulm: Welche Erreger?

W. Marget, München: Wir haben zuerst Coli-Bakterien, dann Listerien genommen.

O. Haferkamp, Ulm: Und Staphylokokken?

W. Marget, München: Staphylokokken sind unseres Erachtens für die Pädiatrie nicht so relevant, denn eine Staphylokokkeninfektion kommt in größerem Maße erst bei Harnwegsinfektionen beim Erwachsenen vor.

O. Haferkamp, Ulm: Der kindliche Granulozyt scheint etwas anderes zu sein. Aber bei Erwachsenen haben wir diese Untersuchungen gemacht, und ein Granulozyt beim Erwachsenen reagiert offenbar in anderer Weise.

Moderator: Vielen Dank, Herr Haferkamp.

F. Arnholdt, Stuttgart: Kann man durch Fiebererzeugung immunologische Vorgänge fördern oder schädigt man sie vielleicht dadurch?

O. Haferkamp, Ulm: Mein Lehrer Hamperl hat immer gesagt, am Fieber streitet sich der Pathologe mit dem Kliniker. Ich muß ehrlich sagen, da bin ich überfragt. Möglicherweise wird die allgemeine Abwehrlage gebessert, aber mit unseren in vitro-Testen können wir da keine Aussagen machen.

Moderator: Noch eine Frage zum Vortrag von Herrn Haferkamp?

A. Sigel, Erlangen: Ich verstehe leider nicht viel von diesen Dingen. Mir fiel vor etwa 3 bis 4 Tagen eine Arbeit aus den USA in die Hand mit einer großen Tabelle, die zeigte, daß überhaupt nur zwei Chemotherapeutika imstande seien, die Prostatazelle zu durchdringen: 1. die Sulfonamide, 2. die Tetracycline. Es sei sinnlos, bei der Prostatitis andere Mittel zu geben. Das hätte natürlich ganz enorme therapeutische Konsequenzen im Hinblick auf unsere bisherige Antibiotikatherapie bei der Prostatitis.

O. Haferkamp, Ulm: Ich habe ein Referat über diese Arbeit gelesen, allerdings habe ich mir die Namen der Antibiotika nicht gemerkt. Es waren nur zwei oder drei Antibiotika in der Lage, die Prostata zu erreichen und die Epithelschranke zu überwinden, die meines Erachtens auch eine Schranke für die Immunabwehr ist. Man müßte eben genauestens die Prostata auf humorale Antikörper untersuchen.

Moderator: Diskussion über den Vortrag Klippel und Sietzen.

W. Marget, München: Ich hätte gern die beiden Herren gefragt, welche pathogenetische Bedeutung sie diesem Phänomen vom Kapselantigen zumessen. Es gibt ja soundsoviele Refluxe, die überhaupt keine Infektion haben.

W. Sietzen, Frankfurt: Wir können über die Klinik nichts sagen. Wir konnten nur zeigen, daß am isolierten Ureterstück tatsächlich eine Peristaltikhemmung stattfindet.

Moderator: Ich glaube schon, daß hier ein wichtiger Hinweis gegeben worden ist, daß eben doch Substanzen bei der Harnwegsinfektion entstehen, die die Ureterperistaltik beeinträchtigen und hier weiteres Übel setzen. Sind nicht doch noch Fragen dazu, ich halte diese Mitteilung für sehr wichtig.

H.-J. Melchior, Aachen: Bereits vor 5 Jahren sind von der Arbeitsgruppe Boyarsky Untersuchungen gemacht worden, die nachgewiesen haben, daß Kapselantigene von Colibakterien einen hemmenden Einfluß auf die Ureterperistaltik haben.

W. Sietzen, Frankfurt: Da muß ich leider widersprechen. Boyarsky hat nur nachgewiesen, daß die O-Antigene bzw. gewisse Zellsuspensionen das machen können. Kapselantigene wurden niemals, auch nicht von King und Cox, nachgewiesen. Diese Autoren haben gesagt: Da muß es irgend etwas geben, und sie nannten es wörtlich einen „obskuren Mechanismus". Niemand wußte, ob es die Kapselantigene sind oder nicht. Bisher waren es nur die Körper- oder O-Antigene oder Endotoxin.

Moderator: Noch Fragen zu diesem Vortrag?

M. Westenfelder, Freiburg: Was damals in diesen Untersuchungen verwendet wurde, war Endotoxin. Ich frage mich, wie rein Ihre K-Antigensubstanz war, wenn Sie das in so hoher Konzentration dazugegeben haben. Wieviel Endotoxin, wieviel Lipopolysaccharid waren da dabei?

W. Sietzen, Frankfurt: Das stimmt, das ist eine sehr schwierige Frage. Es ist sehr schwer, das K-Antigen gereinigt darzustellen. Wir glauben, daß wir es auf den höchstmöglichen Stand gereinigt haben.

Moderator: Meine Herren, wollen Sie das bitte in einem Privatissimum nachher austragen. Wir müssen weitergehen.

H. Klosterhalfen, Hamburg: Die Forderung, man müsse eine asymptomatische Bakteriurie chemotherapeutisch behandeln, stellt Fronten auf und weckt Animositäten. Wir kennen alle die Situation, daß ein Patient in die Praxis kommt und sagt: Ich werde seit Monaten wegen einer Pyelonephritis mit Chemotherapeutika beschossen. Und Sie untersuchen ihn und sehen vielleicht eine plumpe Kelchverformung, aber Sie können keine Bakterien nachweisen. Sie sehen einen völlig sauberen Urin. Sie stehen vor der Frage: Weitere Chemotherapie – oder absetzen? Wie ist die Meinung im Auditorium: Ich meine, das ist eine alltägliche Frage, die auch den Praktiker interessiert.

M. Westenfelder, Freiburg: Darf ich dazu antworten?
Diese Forderung würde ich nur aufstellen bei Patienten mit chronischer Pyelonephritis oder gesicherten rezidivierenden Harnwegsinfekten, die Veränderungen am oberen Harntrakt haben. Wenn bei Risikopatienten asymptomatische Bakteriurien auftreten, kann man nicht hundertprozentig ausschließen, daß sie deswegen asymptomatisch sind, weil gegenüber Endotoxin eine Toleranz induziert wurde und der Patient nur deswegen asymptomatisch ist, weil sein Organismus gegen dieses Endotoxin nicht mehr mit Fieber oder Schmerzen reagiert. Bei älteren Patienten, die keine Veränderungen am oberen Harntrakt haben, würde ich niemals so eine Langzeittherapie empfehlen.

H. Marberger, Innsbruck: Herr Westenfelder, würden Sie einen Patienten nach Prostatektomie, bei dem Sie immer wieder eine Pyurie und eine positive Urinkultur feststellen, zeit seines Lebens so behandeln?

M. Westenfelder, Freiburg: Nein.

Moderator W. Marget, München: Ich glaube, dieses Therapiekapitel ist unentschieden ausgegangen. Die nächsten beiden Vorträge sollten zusammen diskutiert werden, denn es stehen zwei Schlüsselsubstanzen zur Diskussion: Lipoid A und Peptidoglycan. Beide zeigen ähnliche Phänomene. Sie haben Antikörper bei Pyelonephritis und keine Antikörper bei Cystitis und bei anderen Erkrankungen, wobei mir nicht klargeworden ist, was Herr Naewie unter anderen Krankheiten genannt hat. Beim Lipoid A-Antikörpernachweis hat sich herausgestellt, daß z. B. beim Morbus Crohn extrem hohe Antikörper auftreten.

W. Naewie, Ulm: Diese anderen Erkrankungen bezogen sich auf verschiedene urologische Krankheiten. Es waren Patienten, die z. B. wegen eines Harnleitersteines in der Klinik waren und von uns getestet wurden.

Darf ich in diesem Zusammenhang noch etwas fragen: Um welche Antikörper handelt es sich? IgM-, IgA- oder IgG-Bereich? Wie rasch erscheinen diese Antikörper? Es könnte sein, daß diese Substanz der Bahnbrecher ist und nachher dem Lipoid A die Möglichkeit gibt, sich festzusetzen.

Moderator: Die gehören zur Gruppe der IgG-Antikörper.

W. Naewie, Ulm: Es ist ja so, daß dieses Peptidoglycan lange Zeit für völlig inert gehalten wurde. Es konnte aber vor einigen Jahren gezeigt werden, daß Peptidoglycan ähnliche Phänomene zeigt wie das Endotoxin bei den gramnegativen Bakterien. Ob da gewisse Phänomene eine Rolle spielen, daß es in den einen Bakteriengruppen vermehrt vorkommt, das ist noch unklar und wird noch weitere Untersuchungen erfordern.

Moderator: Wie rasch tritt der Antikörpertiter wieder auf und wie lange hält er an?

W. Naewie, Ulm: Der Antikörpertiter tritt praktisch 24 Stunden bis 48 Stunden danach auf und hält längere Zeit an, wir können aber noch nichts über den Abfall sagen, weil die Verlaufsbeobachtungen bei uns noch etwas hapern.

Moderator: Herr Westenfelder, haben Sie Erfahrungen?

M. Westenfelder, Freiburg: Ich habe noch keine Erfahrungen, wir sind noch ganz am Anfang mit unseren Untersuchungen.

Moderator: Diskussion zum Vortrag von Herrn Propst.

H. Klosterhalfen, Hamburg: Herr Propst, Sie haben so schöne Bilder von Prostatasteinen gezeigt.

Eine ähnliche Frage, wie zuerst bei der asymptomatischen Bakteriurie: Würden Sie, wenn Sie Prostatasteine finden, als Voraussetzung eine bakterielle Entzündung fordern? Wir sehen viele Patienten, bei denen zufälligerweise Prostatasteine im Röntgenbild gefunden werden, ohne daß da irgendwelche Beschwerden vorhanden sind, ohne daß irgendein Urinbefund nachweisbar ist. Würden Sie da sagen: Da muß aber eine bakterielle Prostatitis vorangegangen sein.

A. Propst, Innsbruck: Ja, würde ich sagen.

H. Klosterhalfen, Hamburg: Klare Antwort, vielen Dank.

W. Lutzeyer, Aachen: Herr Propst, Sie hatten in Ihrem Kollektiv die eitrige Prostatitis gezeigt, und zwar bei Patienten, die vorwiegend, wie Sie sagten, neurologische oder neurochirurgische Krankheiten hatten. Bei der Blase, die Sie zeigten, sah es aus, als ob längere Zeit ein Katheter gelegen hätte. Es war eine extreme Rötung am Blasenfundus erkennbar. Wie viele Patienten mit eitriger Prostatitis sind in dem Alterskollektiv, ohne vorher eine urologische Behandlung respektive eine Dauerkathetertherapie gehabt zu haben?

A. Propst, Innsbruck: Ca. 15% dieses Untersuchungsgutes sind neurologische Fälle, die an neurologischen Erkrankungen ante finem eine Prostatitis und eine Katheterbehandlung hatten.

Moderator: Noch eine Frage zum Vortrag von Herrn Mikuz?

P. Kolle, Hannover: Ich möchte Herrn Mikuz fragen, ob es sich bei seinen Mitteilungen um eingesandtes oder Autopsiematerial gehandelt hat und wieviel Fälle das etwa waren? Mich hat die Vielzahl von unspezifischen Orchitiden überrascht. Ich habe eine Orchitis, außer einigen Mumpsorchitiden, als selbständiges Krankheitsbild nie gesehen, sondern bestenfalls als Begleiterkrankung schwerer abszedierender Nebenhodenentzündungen. Selbst da ist es oft so, wenn wir bei sehr alten Patienten semikastrieren, daß an dem Hoden nichts zu finden ist.

G. Mikuz, Innsbruck: Es handelt sich um ein Einsendegut von 160 Operationspräparaten, die mit Orchitis in 30 Jahren am Pathologischen Institut der Universität Innsbruck anfielen.

Eine Mumpsorchitis war sicher nicht dabei. Ich möchte auch warnen vor diesem mißbrauchten Begriff der Mumpsorchitis. Wenn ein Mann nach der Pubertät eine Mumpserkrankung durchmacht. wird oft eine Orchitis vermutet. ohne daß richtig klinisch untersucht wird. Und wenn eine Orchitis angenommen wurde. dann heißt es sofort: Er hat auch eine Hodenatrophie. Es gibt eine Untersuchung an 20000 Mumps-Patienten in der amerikanischen Armee. Nur ca. 3% dieser Fälle hatten eine Orchitis gehabt. und von diesen 3% nur ungefähr 12% eine Hodenatrophie.

Moderator: Danke schön. Noch eine Frage?

M. Bergmann, Linz: Herr Mikuz. ich habe eine Frage an Sie.

Sie haben in Ihrer Klassifikation unter der Position 6 die lymphozytäre interstitielle Orchitis angeführt mit einer Aspermatogenese nach Spermagranulom. Nun wissen wir, daß so ein Spermagranulom nach der Vasoligatur auftreten kann. Ein Problem, das mit der Zunahme der freiwilligen Sterilisationen für uns aktuell wird. Meine Frage an Sie heißt jetzt: Müssen wir im Rahmen der Aufklärungspflicht – es handelt sich ja vorwiegend um fertile jüngere Männer – auch diesen Faktor mit einbeziehen? Müssen wir nach Sterilisation mit einer interstitiellen Orchitis unter Umständen rechnen?

G. Mikuz, Innsbruck: Aufgrund des Materials. das ich durchgeschaut habe, und auch aufgrund experimenteller Arbeiten würde ich den Patienten aufklären. Es ist aber die große Frage. ob sich diese Orchitis überhaupt klinisch manifestiert. Ich glaube, daß der Hoden nicht vergrößert ist und keine Schmerzen auftreten. Das ist ein reines Autoimmunphänomen. Wir haben in einer experimentellen Arbeit bei Meerschweinchen die Hoden lädiert und Spermagranulome erzeugt. Bei allen konnten Immunfluoreszenzantikörper gegen die Spermien nachgewiesen werden. Und im gesunden. nicht traumatisierten Hoden sahen wir bei allen Tieren eine mehr oder weniger starke Aspermatogenese. Nur muß ich dazu sagen. daß sie nicht immer mit einer interstitiellen Infiltration einhergegangen ist. Es ist bekannt. daß die Autoimmunorchitis teils mit zellulär gebundenen Antikörpern vor sich geht. also mit T-Lymphozyten, und teils nur durch Immunglobuline verursacht wird. Sie tritt meines Erachtens sicher nach Spermagranulom auf, sie wird aber klinisch nicht manifestiert. Und da die Patienten sowieso steril sein wollen. ist das, glaube ich. von sekundärer Bedeutung.

Die Zwischenzellen werden nicht betroffen. das heißt, der endokrine Status bleibt erhalten, was von anderen Autoren nachgewiesen wurde.

Moderator: Danke schön. Letzte Frage!

K. Bandhauer, St. Gallen: Ich möchte nur noch zur Frage von Herrn Bergmann kurz Stellung nehmen. Ich glaube. man braucht die Patienten diesbezüglich nicht aufzuklären. Es gibt eine ganze Reihe von Untersuchungen über die Frage der Spermaantikörper nach Vasektomien. Solche Spermaantikörper gibt es sicher. Sie sind sehr kurzdauernd nachweisbar, aber es gibt bisher keinen einzigen Bericht von einer echten granulomatösen oder auf immunologischer Basis beruhenden Orchitis nach der Vielzahl millionenfach durchgeführter Vasoligaturen. Also ich glaube, diese Aufklärungspflicht haben wir dem Patienten gegenüber nicht.

G. Mikuz, Innsbruck: Ich glaube, Prof. Bandhauer hat mich mißverstanden. Die granulomatöse Orchitis ist keine Autoimmunorchitis. und diese Orchitis muß sich nicht klinisch manifestieren.

Klinik und Diagnostik

K. F. ALBRECHT: **Die Pyelonephritis beim Erwachsenen**

Da es nicht möglich ist, alle Aspekte der Pyelonephritis beim Erwachsenen als Urologe
in einem Kurzreferat zu behandeln, möchte ich einzelne klinische Probleme zum Thema
herausgreifen.

Viele pyelonephritische Schrumpfnieren im Erwachsenenalter sind sicher auf einen
nachweisbaren oder nicht mehr nachweisbaren vesikoureteralen Reflux zurückzuführen.

Viel wichtiger als die chronische schrumpfende Pyelonephritis erscheint mir die Abhandlung der seltenen, in einer urologischen Klinik aber immer wieder vorkommenden
akuten uroseptischen Zustände, die durch urologische Erkrankungen oder urologische
Untersuchungen entstanden sind. Bei diesen oft dramatischen Situationen kann die Entscheidung zwischen abwartendem Verhalten und operativer Therapie schwierig sein.

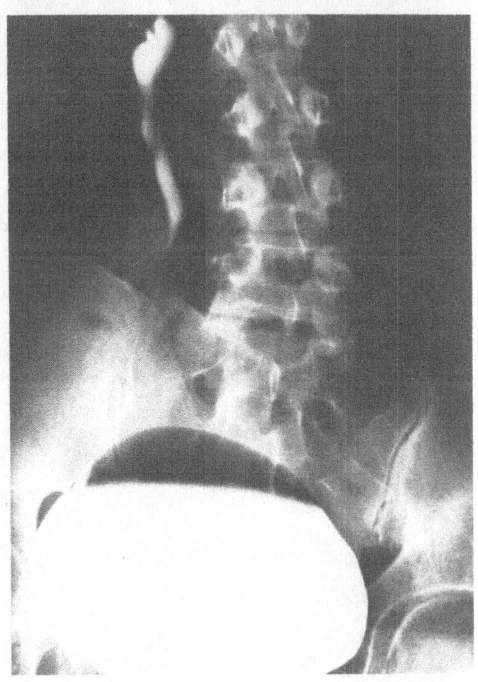

Abb. 1. Pyelonephritische Schrumpfniere
rechts bei einer Frau mit vesiko-uretero-
renalem Reflux

Im Harnleiter eingeklemmte Kalziumsteine sind nicht problematisch, weil man sie
rasch erkennen und ihre Wanderungstendenz beurteilen kann. Hier ist leicht zu entscheiden, wann und mit welcher operativen oder endoskopischen Therapie das akute pyelonephritische Geschehen beherrscht werden kann.

Sehr viel gefährlicher verlaufen die akuten Pyelonephritiden bei eingeklemmten röntgennegativen Harnsäuresteinen. Meist handelt es sich um überernährte und cardial ge-
fährdete Patienten. Da sich Harnsäuresteine nur indirekt im Röntgenbild darstellen lassen, verzögert sich die Diagnose und macht unter Umständen endoskopische diagnostische Maßnahmen notwendig, die zu einer weiteren Infektgefährdung des Patienten führen. Die Möglichkeiten einer Harnalkalisierung und Senkung des Blutharnsäurespiegels
mit Allopurinolpräparaten kommt meist zu spät. Hier muß mit großer Sorgfalt abgewo-
gen werden, ob eine operative Ableitung, sei es durch Nephrostomie oder Stein-

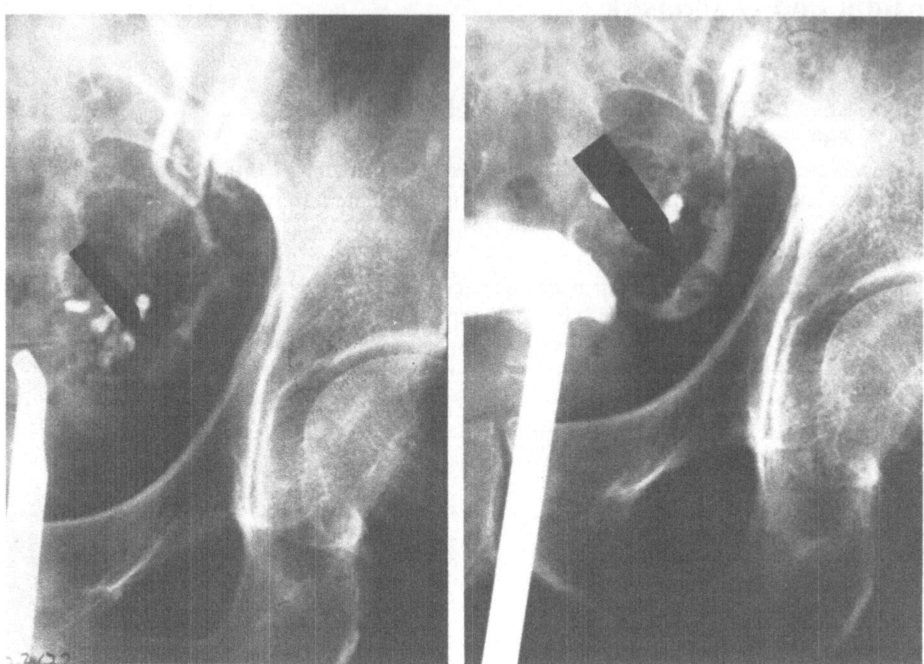

Abb. 2. Im prävesikalen Harnleiter links eingeklemmter, gut bohnengroßer röntgennegativer Harnsäurestein

entfernung, oder bei hohem Operationsrisiko eine abwartende Haltung besser ist. Wir bemühen uns, so konservativ wie möglich zu verfahren. Wir haben aber auch schon Patienten, die zu spät kamen, über Nacht im septischen Schock sterben gesehen. Bei frühzeitiger operativer Entfernung eines an sich auflösbaren Harnsäuresteines hätten sie vielleicht gerettet werden können. Zu warnen ist bei diesen Patienten vor palliativen endo-

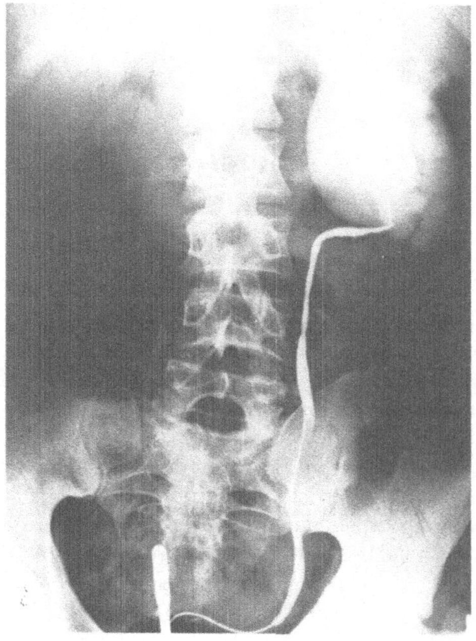

Abb. 3. Retrograde Darstellung einer hochgradigen Hydronephrose links

skopischen Maßnahmen, wie Vorbeischieben eines Ureterkatheters an dem obturierenden Harnsäurestein. Die Ableitung des Harnes über einen Ureterkatheter ist aus nicht ganz verständlichen Gründen insuffizient. In verzweifelten Situationen sollte man sich bei unklaren Abflußstörungen, die möglicherweise durch einen Harnsäurestein bedingt sind, zur raschen Nephrostomie entschließen.

Differentialdiagnostisch muß man bei diesen Fällen immer auch an Harnleitertumoren denken, sie führen aber selten zu akut auftretender septischer Pyelonephritis.

Ein anderes urologisches Problem ist die retrograde Pyelographie bei stummer Niere. Es ist heute allgemein bekannt, daß die retrograde Darstellung einer zu vermutenden kongenitalen Hydronephrose fast planmäßig mit einem uroseptischen Zustand endet. Jeder von uns kennt Fälle, wo nach retrograder Darstellung einer Hydronephrose ein oder meist zwei Tage später hohes Fieber auftrat, das zu einer Notfreilegung der Niere mit Nierenbeckenabgangsplastik zwang, wenn nicht eine Nephrektomie notwendig wurde. Es finden sich bei diesen Nieren multiple kleine Rindenabszesse, die trotz optimaler Harnableitung postoperativ zu längeren subfebrilen Temperaturen führen. Für uns Urologen sollte deshalb der Grundsatz lauten: Keine retrograde Pyelographie bei stummer Niere an einem Donnerstag oder Freitag, sondern nur am Wochenanfang möglichst in Narkose in voller Operationsbereitschaft.

Ein weiteres Problem ist die chronische Harnstauungsniere mit zunehmendem oder komplettem Harnleiterverschluß bei infiltrierend wachsenden Blasen-, Prostata- oder gynäkologischen Tumoren. Diese Stauungszustände führen selten zu Beschwerden oder pyelonephritisch-septischen Zuständen. Eine Erfahrung, die eigentlich unverständlich

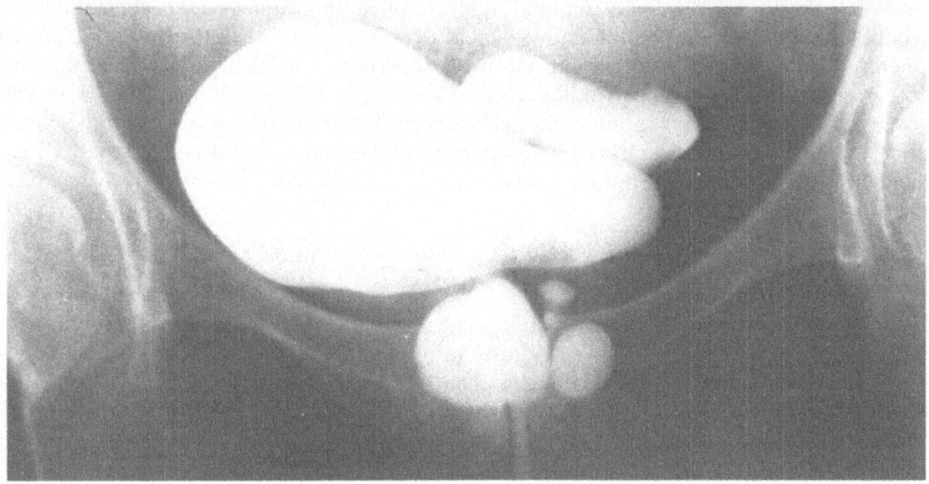

Abb. 4. Darstellung von multiplen Urethraldivertikeln bei einer 50jährigen Frau mit einem Doppelballonurethrographiekatheter

ist, da die Blasenpathologie alle Voraussetzungen für schwere Infektionen in den gestauten oberen Harnwegen bietet. Da bei malignen Tumoren mit Einflußstauung nur ausnahmsweise pyelonephritische Schübe auftreten, kann man sehr zurückhaltend verfahren. Eine Nephroureterektomie bei Einflußstauung durch einen malignen Tumor ist, zumindest nach unserer Erfahrung, selten notwendig.

Auch andere Situationen sind möglich. Immer wieder kommen besorgte Patientinnen, bei denen eine „Pyelonephritis" aufgrund eines Keimnachweises oder einer Leukozyturie im Spontanharn diagnostiziert wurde. Hauptsymptom sind cystitische Beschwerden. Durch sorgfältige Diagnostik im Urethralbereich (Kalibrierung der Harnröhre mit Bougie à boule, Miktionscystourethrogramm und Doppelballonurethrographie) läßt sich bei vielen Fällen eine Urethrapathologie aufdecken, die durch urologische Maßnahmen relativ einfach beseitigt werden kann. Eine Pyelonephritis liegt bei diesen Patientinnen in der Regel nicht vor.

Ich habe es nicht als meine Aufgabe angesehen, das Thema Pyelonephritis im Erwachsenenalter durch Schilderung der oft sehr dramatischen Symptomatik mit Schüttelfrösten, Kreislaufkollaps, hoch schmerzhaftem Nierenlager und anderen Symptomen abzuhandeln. Mir lag eher daran, detaillierte klinische Praktiken und Erfahrungen darzustellen, die unseren urologischen Alltag immer wieder bestimmen.

Prof. Dr. K. F. Albrecht
Urologische Klinik der
Stadt Wuppertal im Klinikum Barmen
Heusnerstraße 40
D-5600 Wuppertal 2

H. B. ECKSTEIN: **Die Symptomatik des Harnwegsinfektes im Kindesalter**

Die große Wichtigkeit der Harnwegsinfektion sieht man schon daran, daß Sie fast den ganzen Kongreß dieses Jahres auf dieses eine, wenn auch große Gebiet konzentriert haben. Ich bin Ihnen allen sehr dankbar, daß Sie mich eingeladen haben, hier mitzumachen, und ich habe das Gefühl, daß vielleicht der wichtigste Zweck meiner Anwesenheit hier dazu dient, um zu zeigen, daß Harnwegsinfektionen bei Säuglingen und Kindern genau ein so großes Problem sind, wie sie es auch bei den Erwachsenen sind. Während viele Aspekte der Harnwegsinfektion bei Kindern fast genau die gleichen sind wie beim Erwachsenen, so gibt es andere Faktoren, die sich besonders auf die Diagnose und die Behandlung beziehen, wo die pädiatrischen und erwachsenen Patienten doch sehr verschieden sind.

Die Harnwegsinfektion beim Kind ist aus folgenden Gründen ein großes Problem:

1. Sie tritt relativ häufig auf.
2. Sie tritt oft ohne Symptome oder jedenfalls ohne spezifische Symptome auf. Auf dieses Problem werde ich noch später zurückkommen.
3. Die Fehldiagnose und das Nichtbehandeln einer Harnwegsinfektion schon beim Säugling kann zu permanenten Nierenschäden, chronischen Krankheiten und evtl. frühem Tod führen.
4. Das häufigste und erste Symptom einer angeborenen Anomalie des Harntraktes, außer denen, die von außen sowieso sichtbar sind, ist die Harnwegsinfektion. Seltener findet man einen palpablen Bauchtumor.
5. Je eher die Diagnose einer Harnwegsinfektion gestellt und je früher sie behandelt wird, um so besser ist die Prognose, vor allem was die Nierenfunktion betrifft. Aus diesem Grunde ist die Frühdiagnose ganz besonders wichtig.
6. Die Symptomatologie in der Pädiatrie muß in zwei Gruppen angesehen werden. Säuglinge und Kinder müssen einzeln betrachtet werden. Wenn wir dazu im Alter von 2 Jahren eine Grenze ziehen, so hat das seinen Grund darin, daß Säuglinge oder Babies sich nicht gut verständigen können. Sie können sich nicht über Schmerzen beklagen. Sie tragen Windeln und sind oft naß. Praktisch heißt das, daß Schmerzen im großen und ganzen nicht das wichtigste Symptom sind und daß die Frequenz des Harnlassens meistens nicht beobachtet wird, da das Kind in Windeln sowieso oft naß ist. Kinder über 2 Jahre können sich meistens schon ihrer Umwelt verständlich machen und sprechen genug, um Schmerzen und andere Symptome zum Ausdruck zu bringen. Im großen und ganzen ha-

ben sie auch schon eine Kontrolle der Blasenfunktion, so daß die Störung der Kontrolle ein wichtiges Symptom werden kann.

7. Die Symptome der Harnwegsinfektionen bei kleinen Kindern sind nicht selten recht uncharakteristisch. Das Kind gedeiht entweder nicht, es hat keinen Appetit, es nimmt nicht an Gewicht zu oder verliert sogar an Gewicht. Erbrechen und auch Diarrhöe kommen oft vor, und Fieber tritt nicht selten auf. Nach meiner Erfahrung gibt es eine gewisse Zahl von Kindern, die zum erstenmal mit einem anscheinend epileptischen Anfall auffällig werden. Dabei handelt es sich um einen Krampfanfall nach Fieber, dessen Ursache eine Harnwegsinfektion ist. In gleicher Weise kann eine Blaßheit der Haut als Folge einer Anämie das einzige äußere Zeichen einer Harnwegsinfektion sein. Es ist auch nicht so selten, das man ein Kind sieht, daß vorher vollkommen gesund erschien und das in einem septischen Schockzustand in die Klinik eingeliefert wird. Nur energische Reanimation mit intravenöser Behandlung kann es retten. Der Grund der Sepsis wird erst bei den folgenden Untersuchungen entdeckt, und eine schwere Harnwegsinfektion mit oder ohne eine angeborene Anomalie wird als Ursache festgestellt. Fast alle Symptome, die ich Ihnen eben genannt habe, können genausogut auf Infektionen der Lunge, des Magen-Darm-Traktes oder selbst auf eine Osteomyelitis hinweisen. Auch Viruserkrankungen können gleiche Symptome haben. Das heißt in der klinischen Praxis, daß der Kinderarzt oder auch der Kinderurologe immer die Möglichkeit einer Harnwegsinfektion in die Differentialdiagnose mit einbeziehen muß. Beim Säugling und beim Kleinkind mit wenig spezifischen Symptomen muß die Urinuntersuchung, mikroskopisch und kulturell, unbedingt als eine Routinemaßnahme ausgeführt werden. Ich selber halte sie für die wichtigste Untersuchung von allen.

8. Wenn wir nun zu älteren Kindern kommen, die ihre Harnblase normal kontrollieren und sich verständigen können, dann wird die Symptomatologie einfacher und ist der, die man bei Erwachsenen sieht, schon ähnlicher. Es finden sich eine Erhöhung der Harnfrequenz sowie auch Schmerzen beim Harnlassen. Das Kind, das schon Tag und Nacht trocken war, wird nachts oder vor allem auch tags wieder naß. Hier muß man unbedingt zuerst an einen Harnwegsinfekt denken und dementsprechend untersuchen. Solche Symptome können natürlich auch psychologische Gründe haben. Aber in solchen Fällen ist es genauso wichtig, eine Harnwegsinfektion auszuschließen. Ältere Kinder beschweren sich auch über Schmerzen in der Flanke, genau wie die Erwachsenen. Aber nach meiner Erfahrung ist dies ungewöhnlich bei Kindern unter dem Alter von 8 Jahren. Viel häufiger beschweren sich diese Kinder über allgemeines Bauchweh, das intermittierend erscheint und oft auf den Nabel lokalisiert ist. Leider hat ein ziemlich großer Prozentsatz dieser Kinder schon eine Appendektomie an einem anderen Krankenhaus durchgemacht, wo natürlich ein normaler Appendix entfernt wurde, bevor die Diagnose einer Harnwegsinfektion gestellt wurde.

Blut im Harn, also eine Haematurie, tritt nicht selten bei Harnwegsinfektionen der Kinder auf, und sie kann mit erstaunlich wenig Schmerzen verbunden sein. Wenn auch solche Haematurien immer verdächtig auf einen Tumorprozeß des Harntraktes sind und ein solcher Tumor immer ausgeschlossen werden soll, so ist nach meiner Erfahrung bei Kindern die Harnwegsinfektion viel häufiger als Ursache einer Haematurie, als maligne Tumoren der Nieren, Ureteren oder der Blase anzunehmen.

9. Vor einigen Jahren haben wir eine Nachuntersuchung aller Kinder mit Harnwegsinfektionen durchgeführt, die durch das bakteriologische Labor im Queen Mary's Krankenhaus für Kinder entdeckt worden sind. Es ist Routine bei uns, daß bei jedem aufgenommenen Kind eine Harnanalyse gemacht wird. Ob nun diese klinische Aufnahme aus internen, chirurgischen Gründen oder nach einem Unfall erfolgt war. Bauchschmerzen und Temperaturerhöhung aus nicht bekannter Ursache waren die häufigsten Gründe für die Krankenhausaufnahme der Kinder. Bei den Untersuchungen war es etwas erschreckend, daß z. B. 37 Kinder mit pathologischem Urinbefund überhaupt keine Symptome des Harntraktes hatten. Dies waren Kinder, die für eine Tonsillektomie, für eine Herniotomie oder nach einem Schädeltrauma aufgenommen waren. Man muß von unseren

Zahlen annehmen, daß es eine gewisse Anzahl von Kindern gibt, die an Harnwegsinfektionen leiden, ohne überhaupt Symptome zu haben. Screening-Programme sind bekannt und beschrieben, aber sie sind technisch im Vorschulalter eigentlich nicht möglich.
Es gibt keinen leichten Weg, diese Gruppe von Kindern zu entdecken. Bei der Altersverteilung ist es sicher wichtig, daß 20% unserer Patienten unter dem Alter von 1 Jahr waren. Es zeigt deutlich, daß Harnwegsinfektionen auch schon beim Säugling eine wichtige
Rolle spielen.

10. Es ist heute nicht meine Aufgabe, die Frequenz der angeborenen Anomalien im
Vergleich zur Harnwegsinfektion zu diskutieren. Die Frage des vesicoureteralen Refluxes wird morgen diskutiert. Die Anzahl von Kindern, die eine Harnwegsanomalie haben
und durch Harnwegsinfektion entdeckt wurden, hängt sehr davon ab, mit welcher Intensität diese Gruppe von Kindern untersucht wird. Je mehr intravenöse Pyelographien
man macht, um so mehr Anomalien werden entdeckt.

11. Die Zahlen, die ich aufgezeigt habe, sind relativ alt: Aber aus guten Gründen.
Unser Interesse und Beschäftigung an der Harnwegsinfektion und an Anomalien des
Harntraktes sind in Süd-London und Süd-England langsam bekanntgeworden, so daß
wir heute sehr viel mehr Kinder sehen, die nur einen einzigen Anfall von Harnwegsinfektion durchgemacht haben. Trotzdem führen wir bei jedem dieser Kinder eine intravenöse Pyelographie durch. Allerdings ist aus dem oben genannten Grund der Prozentsatz der Anomalien in den letzten Jahren wieder abgesunken. Ich glaube aber, daß eine
intravenöse Pyelographie in einer gut ausgestatteten Röntgenabteilung, die an Kinder
gewöhnt ist, keine Morbidität bringt und auch den Kindern nicht schadet. Jedes Kind
mit einer Harnwegsinfektion sollte dieser Grunduntersuchung unterzogen werden, denn
diese eine Untersuchung scheidet ja fast sämtliche wichtigen Anomalien des Harntraktes
aus. Die Frühdiagnose dieser Anomalien des Harntraktes ist ja so wichtig.

Dr. H.B. Eckstein
M.A., M.D., M.Chir., F.R.C.S.
Queen Mary's Hospital for Children
Carshalton
Surrey, SM 5 4 NR
England

G. Hubmer und H. Schwarz: **Paranephritische Eiterung bei Pyelonephritis**

Der paranephritische Abszeß als schwerste Form der Eiterung der Nierenhüllen ist seit
der Verwendung der Antibiotika selten geworden. Wir haben in den vergangenen
17 Jahren nur 17 Fälle beobachten können. Davon waren 14 Erwachsene im Alter von
22 bis 75 mit deutlichem Überwiegen des hohen Lebensalters und 3 Kinder. Die wesentlichen Daten des Krankheitsverlaufes der Patienten sind in Tabelle 1 und 2 zusammengestellt. Wir haben versucht, das Erregerspektrum, den Ausgangspunkt und den Infektionsweg zu klären. Bei den Erwachsenen waren in 10 von 14 Fällen (71%) bei gesichertem Keimnachweis gramnegative Bakterien die Erreger, wobei E. coli an Häufigkeit weit
überwog, gefolgt von Ps. aeruginosa und Proteus. Einmal fanden sich Tuberkelbakterien.
Bei 2 Patienten erfolgte keine bakteriologische Untersuchung des Eiters. In einem weiteren Fall wurde konservativ behandelt, der klinische Verlauf sprach aber mit hoher
Wahrscheinlichkeit für eine metastatische Kokkeninfektion nach Angina tonsillaris. Bei
den Kindern war das Verhältnis zwischen gramnegativen Bakterien und grampositiven
Kokken anders: einmal fand sich Aerob. aerogenes und zweimal Staph. aureus im Abszeß. Die Befunde decken sich mit den Erfahrungen anderer, daß beim Erwachsenen ein

Tabelle 1. 14 Fälle von paranephritischer Eiterung bei Erwachsenen (Alter 22 bis 75 Jahre)

Primär-erkrankung	Zahl	Infektions-weg	Erreger im Eiter	Eingriff	Ergebnis
Angina tons.	1	meta-statisch?	?	Antibiotika	Heilung
Trauma	1	Trauma	?	prim. Nephrektomie	Heilung
Stein-pyonephrose	4	direkt	gramneg. B.	2 prim. Nephrektomien 2 sek. Nephrektomien	Heilung
Stein-pyonephrose	2	Perforation	gramneg. B.	2 sek. Nephrektomien	Heilung
Spez. Pyone-phrose Ureter-obstruktion	1	Perforation	Tuberkelb.	Nierenfistel	† nach 4 Jahren
Abszedierende Pyelonephritis	4	direkt	3 gramneg. B. 1 ?	2 Spaltungen 2 prim. Nephrektomien	Heilung
Xanthomatöse Pyelonephritis	1	direkt	gramneg. B.	prim. Nephrektomie	Heilung

Tabelle 2. 3 Fälle von paranephritischer Eiterung bei Kindern (Alter 8 Wochen, 3 und 12 Jahre)

Primärerkrankung	Zahl	Infektions-weg	Erreger im Eiter	Eingriff	Ergebnis
Kniegelenks-empyem	1	meta-statisch	Staph. aureus	Spaltung	Heilung
Pyelonephritis VUR	1	direkt	Aerob. aerog.	Spaltung	Niere funktionslos
Pyelonephritis? (11 Mon. HWI)	1	Trauma	Staph. aureus	Spaltung	Heilung

eindeutiger Wechsel der Erreger von grampositiven Kokken in der vorantibiotischen Zeit zu den gramnegativen Bakterien heute erfolgt ist. Bei Kindern ist der Anteil an Staphylokokkeninfektionen offenbar größer als bei Erwachsenen [3,4,5].

Ausgangspunkt der Abszeßbildung war in 2 Fällen eine metastatische Kokkeninfektion der Niere, in 13 Fällen eine primäre Pyelonephritis verschiedenen Schweregrades. Von letzteren ist der Infektionsweg von der Niere in die Nierenhüllen nur bei jenen Fällen sicher, bei denen eine Perforation des schwer geschädigten Parenchyms erfolgt war. Die Spontanperforation einer funktionsfähigen spezifischen Pyonephrose bei funktioneller Einnierigkeit kann als Rarität angesehen werden. Der Infektionsweg bei den anderen Fällen kann nur vermutet werden. Die direkte Fortleitung von kapselnahen Rindenabszessen war dann am wahrscheinlichsten, wenn funktionslose chronisch erkrankte Nieren ohne wesentlichen Druck im Hohlraum vorlagen. Bei 4 Fällen mit präoperativ erhaltener Ausscheidung, Pyelonephritis und relativ kurzer Anamnese könnte es auch über eine peripelvine Extravasation zur Infektion der Nierenhüllen gekommen sein. Die aufgelockerte Wandstruktur, der erhöhte Tonus der Nierenbecken- und Uretermuskulatur bei akuter Pyelonephritis disponieren zur Penetration von Harn durch Kelchfornices bei plötzlicher Erhöhung des Nierenbeckendrucks [2]. Solche Drucksteigerungen können durch mechanische Abflußhindernisse, vielleicht aber auch durch funktionelle Abflußstörungen, wie einen vesikorenalen Reflux oder ein Trauma, verursacht werden. Harrow [1] macht die Urinextravasation für die Entwicklung eines paranephritischen Abszesses häufiger verantwortlich als die Penetration eines Nierenkarbunkels.

Die wohlbekannte sulzig-ödematöse Durchtränkung des peripelvinen Fettgewebes bei Operationen akuter Harnstauungsnieren sowie die in letzter Zeit zahlreichen Berichte über Kontrastmittelaustritte in die Nierenumgebung bei der Urographie abflußgestörter Nieren lassen die Vermutung zu, daß akute obstruktive Pyelonephritiden häufiger als vermutet von retroperitonealen Entzündungen begleitet sind, daß die Entwicklung zu einem Abszeß aber durch den heute üblichen raschen Einsatz hochwirksamer Antibiotika zumeist verhindert wird.

Literatur

1. Harrow, B. R.: Amer. J. Roentgenol. **98**, 47 (1966) – 2. Melchior, H., Terhorst, B.: actuelle urologie **4**, 99 (1973) – 3. Salvatierra, O. jun., Bucklew, W. B., Morrow, J. W.: J. Urol. **98**, 296 (1967) – 4. Segura, J. W., Kelalis, P. P.: J. Urol. **109**, 1029 (1973) – 5. Timmons, J. W., Perlmutter, A. D.: J. Urol. **115**, 299 (1976)

Univ.-Prof. Dr. G. Hubmer
Department für Urologie
an der Univ.-Klinik für Chirurgie
A-8036 Graz

Dr. H. Schwarz
Univ.-Kinderklinik
A-8036 Graz

R. Tscholl: **Infizierte Nierencysten**

Infektionen, die in einem geschlossenen Hohlraum auftreten und einen Überdruck entwickeln, können lebensgefährlich oder mindestens organgefährdend werden. Dies gilt auch für infizierte Nierencysten.

Sowohl Nierencysten als auch renale Infektionen sind häufig. Trotzdem sind *infizierte* Nierencysten sehr selten. In der Literatur sind unseres Wissens bisher nur 19 Fälle beschrieben. Wir konnten im Laufe von 6 Jahren deren vier beobachten. Bei diesen handelte es sich zweimal um infizierte Solitärcysten und zweimal um infizierte Cystennieren.

Die *Pathogenese* der Cysten*infektion* ist unbekannt. Je nach Hypothese dringen die pathogenen Keime per continuitatem oder haematogen ein.

Das *klinische Bild* entspricht demjenigen der akut-entzündlichen Affektionen der Nierenloge.

Alle vier Patienten litten an Dauerschmerzen in der Flanke, die von septischen Temperaturen begleitet waren. Wir fanden regelmäßig ein klopfdolentes Nierenlager, eine beschleunigte Blutsenkungsreaktion, eine ausgeprägte Leukozytose und nur einmal eine Leukozyturie.

Die Unterscheidung infizierter Nierencysten von Nierenkarbunkel, Pyonephrose oder Paranephritis ist klinisch und labormäßig kaum möglich.

Die Radiologie liefert uns jedoch differentialdiagnostische Hinweise:

Es finden sich Raumforderungen, die avaskulär sind.

Eine evtl. Spiegelbildung in einer Nierencyste deutet auf eine gasbildende Infektion hin.

Im Angiogramm kann sich eine entzündliche Hyperaemie in der Randzone zeigen.

Unsere Erfahrungen erlauben folgende Schlüsse:

Die *klinische Abklärung* führt lediglich zur Diagnose einer entzündlichen Affektion des Nierenlagers. Sie *bleibt somit mehrdeutig.*

Die *Radiologie* kann nicht immer unterscheiden zwischen infizierter Nierencyste und Nierenkarbunkel. Sie *bleibt zweideutig.*

Eindeutig dagegen ist die Indikation zur operativen Therapie. Sie bringt die genaue Diagnose und vor allem die Heilung. Die Heilung beruht auf einer sicheren Druckentlastung und einer vollständigen Entleerung des infizierten Hohlraumes, was meist mit einer Incision oder partiellen Resektion der Cyste und ihrer Drainage zu erreichen ist. Bei infizierten Cystennieren müssen allenfalls mehrere Cysten drainiert werden. Bei Dialyse-Patienten ist die Nephrektomie vorzuziehen (doch kann auch hier die Incision und Drainage genügen).

Die ausschließlich konservative Therapie ist zwecklos.

Dozent Dr. R. Tscholl
Urologische Univ.-Klinik,
Inselspital
CH-3010 Bern, Schweiz

G. LUDWIG: **Die chronische Pyelonephritis bei Nephroptose**

Die Nephroptose, Senk- oder Wanderniere, ist seit Jahren Gegenstand klinischer und wissenschaftlicher Untersuchungen. Insbesondere sind Indikationsstellung und Methode zur operativen Befestigung der abnorm beweglichen Niere nach wie vor heftig umstritten. Über 200 verschiedene Operationsmethoden, die sich natürlich zum Teil nur durch geringe Modifikationen voneinander unterscheiden, mit anhaltenden Beschwerden nach der Operation und Rezidive haben die operative Behandlung der Wanderniere zu Unrecht in Verruf gebracht.

Die schlechten Ergebnisse waren meist auf eine falsche Indikationsstellung und nicht auf die Operationsmethode zurückzuführen.

Wir haben daher, basierend auf dem Vorschlag von Boeminghaus, ein eigenes Indikationsschema zur Operation einer Wanderniere erstellt, wie Sie es hier abgebildet sehen.

Die rezidivierende oder rekurrierende therapieresistente Pyelonephritis nimmt in diesem Schema eine zentrale Stellung ein, da wir glauben, daß eine rekurrierende Pyelonephritis durch den Schlammfang der intermittierenden Harnabflußstörung der abgesunkenen Niere unterhalten werden kann, auch wenn im lageabhängigen Ausscheidungsurogramm oder im Isotopen-Nephrogramm mit Lagewechsel eine Abflußstörung zur Zeit der Untersuchung gerade nicht vorliegt.

Die rezidivierende therapieresistente Pyelonephritis bei Nephroptose stellt daher für uns eine absolute Operationsindikation dar.

In 5 Jahren wurden durch Ausscheidungsurogramm mit Lagewechsel 131 Senknieren in unserer Klinik festgestellt: bei 60 Patienten bestand eine Indikation entsprechend unserem Indikationsschema. Die überwiegende Mehrzahl, nämlich 42, gehörten in die Gruppe 4, wurden also wegen immer wieder auftretender Pyelonephritiden nephropexiert.

Die Geschlechts- und Seitenverteilung zeigt deutlich die Bevorzugung der rechten Seite und das fast ausschließliche Auftreten bei Frauen.

44 Patienten, bei denen die Operation mindestens 2 Jahre zurücklag, konnten erneut einbestellt und klinisch sowie röntgenologisch nachuntersucht werden. Rezidive waren keine aufgetreten. Weitere Pyelonephritiden hatten lediglich 2 Patientinnen gehabt, Beschwerden bestanden noch bei 5 Patientinnen, die Pyelonephritis war bei diesen 5 jedoch ausgeheilt. Die wegen Hämaturie oder lageabhängigen Bluthochdrucks operierten Patientinnen waren normoton und hatten keine Hämaturien mehr beobachtet.

Die Ergebnisse zeigen, daß die rezidivierende therapieresistente Pyelonephritis bei Nephroptose eine absolute Operationsindikation darstellt, da wir glauben, daß in diesen Fällen die Nephropexie in achsengerechter Stellung die Voraussetzung dafür liefert, daß eine gezielte Antibiotikatherapie, die zuvor frustran war, unter jetzt physiologischen Abflußbedingungen die Pyelonephritis erst wirksam bekämpfen kann.

Priv.-Doz. Dr. G. Ludwig
Urologische Klinik, Klinikum Mannheim
der Universität Heidelberg
D-6800 Mannheim

B. SCHREIBER, P. MELLIN und J. GASCH: **Harnwegsinfektion – Leukoplakie der Harnblase**

Leukoplakie heißt weißer Fleck

Die Harnblasenleukoplakie erscheint zystoskopisch als ein von der übrigen Blasenschleimhaut meist deutlich abgesetzter, landkartenartig begrenzter, silbrig-weißer, manchmal perlmutterartig schimmernder Bezirk, der sich im Trigonum harnröhrenwärts ausbreitet. Die extratrigonale Blasenschleimhaut ist nur selten befallen.

Histologisch handelt es sich um eine Plattenepithelmetaplasie. Anstelle des Urothels findet sich ein gut differenziertes mehrschichtiges Plattenepithel (Abb. 1).

Obwohl bisher häufig über diese Veränderung der Blasenschleimhaut berichtet wurde, ist die Frage ihrer Ätiologie nicht endgültig geklärt.

Da die Harnblasenleukoplakie erst nach Eintreten der Geschlechtsreife, nie aber vor der Pubertät beobachtet wird, liegt die Vermutung nahe, daß die Transformation von Übergangsepithel in Plattenepithel mit der Ovarialfunktion zusammenhängt. Vitamin-A-Mangel wird ebenfalls eine ursächliche Rolle zugeschrieben.

Als führender ätiologischer Faktor wird jedoch ein chronischer Reizzustand der Harnblasenschleimhaut auf dem Boden unspezifischer chronischer Entzündungsprozesse angesehen.

Bei der von uns durchgeführten Untersuchung sind wir der Frage nachgegangen, ob ein kausaler Zusammenhang zwischen chronischer Harnwegsinfektion und Harnblasenleukoplakie besteht.

25 Patienten (24 Frauen, 1 Mann) mit leukoplakieverdächtigen Veränderungen wurden Biopsien sowohl aus den leukoplakieverdächtigen Bezirken wie aus der regelhaft erscheinenden Blasenschleimhaut entnommen.

Das Alter zum Zeitpunkt der Biopsie lag zwischen 15 und 77 Jahren mit einem Häufigkeitsmaximum zwischen 20 und 50 Jahren (Abb. 2).

Die meisten Patienten hatten eine z.T. langjährige Anamnese mit immer wiederkehrenden Perioden zystitischer Beschwerden, z.T. mit Makrohämaturie und Flankenschmerz (Tab. 1). Die Patienten waren in urologischer Behandlung wegen rezidivierender Harnwegsinfekte, Nephroptose, Inkontinenz und Blasenentleerungsstörungen. Eine

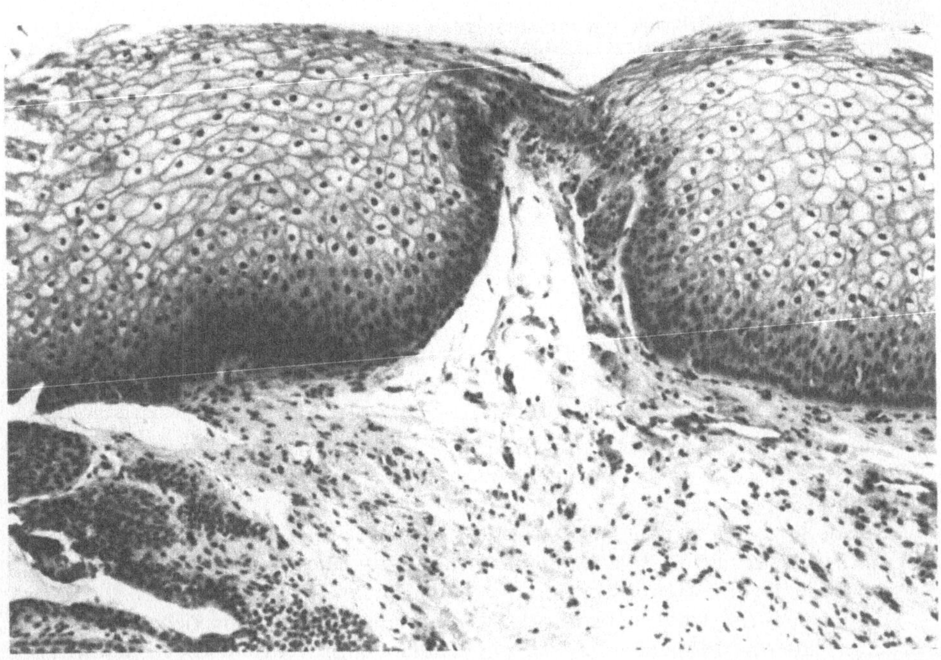

Abb. 1. Mehrschichtiges Plattenepithel aus dem Trigonum einer 25jährigen Frau. Subepithelial leichte zelluläre Infiltration mit mononukleären Zellen als Ausdruck chronisch entzündlicher Vorgänge

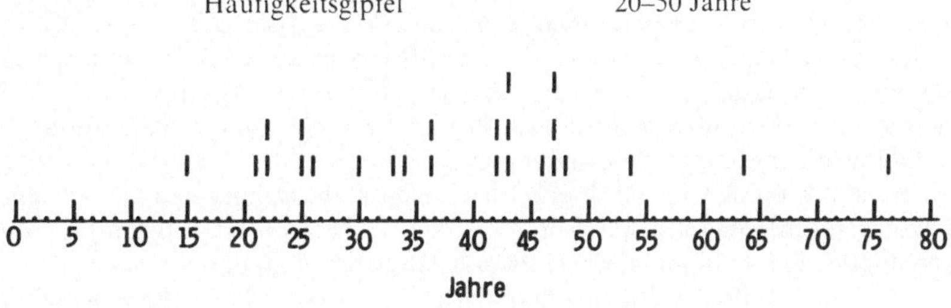

Abb. 2. Häufigkeit in Korrelation zum Lebensalter. Plattenepithelmetaplasie der Harnblase

Tabelle 1. Klinische Symptomatik. Plattenepithelmetaplasie der Harnblase

Cystitische Beschwerden	72%
Makrohämaturie	36%
Flankenschmerz	16%
Streßinkontinenz	12%
ohne Beschwerden	3 Pat.
davon	
mit Phenacetinnephropathie	2 Pat.
unter Cortisontherapie	1 Pat.

Tabelle 2. Begleitende Erkrankungen. Plattenepithelmetaplasie der Harnblase

	Anzahl der Patienten von 25
Rezidivierende Harnwegsinfekte	12
Nephroptose	3
Zustand nach Hysterektomie	3
Phenacetinnephropathie	3
Streßinkontinenz	2
Totale Harninkontinenz nach Sectio	1
Neurogene Blasenentleerungsstörung	1
Prostataadenom	1
Meatusstenose	1
Solides Harnblasen Ca (extratrigonal)	1
Chron. Kieferhöhlenentzündung	1

Patientin hatte ein „begleitendes" solides Harnblasenkarzinom mit extratrigonaler Lokalisation. Bei drei Patientinnen lag eine Phenacetinnephropathie nach langjährigem Phenacetinabusus vor (Tab. 2).

Ein pathologischer Urinbefund konnte nur bei 12 Patienten erhoben werden. Der Erregernachweis war nur bei 8 Patienten möglich. Bis auf eine Ausnahme handelte es sich ausschließlich um Harnwegsinfekte mit E. coli.

Die histologische Untersuchung des Gewebes aus den Leukoplakiebezirken ergab stets eine Plattenepithelmetaplasie. Subepithelial fanden sich sowohl in der Lamina propria der leukoplakischen Herde als auch der regelhaft erscheinenden Blasenschleimhaut bei allen Patienten, auch bei denen ohne pathologischen Harnbefund, mehr oder weniger stark ausgeprägte zelluläre Infiltrate als Ausdruck chronischer unspezifischer Entzündungsvorgänge.

Die Entwicklung eines Karzinoms aus einer Plattenepithelmetaplasie wurde nicht beobachtet.

Aufgrund der Ergebnisse unserer Untersuchung möchten wir uns der Auffassung anschließen, daß die Harnblasenleukoplakie als echte Metaplasie, d. h. Umwandlung eines differenzierten Gewebes in ein anderes hochdifferenziertes Gewebe unterschiedlicher Morphologie, anzusehen ist, wobei der von uns und anderen Autoren histologisch gesicherte chronische Entzündungsprozeß in der Lamina propria die Metaplasie hervorruft, was von Golowin experimentell bewiesen werden konnte.

Nach Schabad handelt es sich hierbei um einen Anpassungsvorgang, bei dem unter dem Reiz chronisch entzündlicher Vorgänge das weniger widerstandsfähige Urothel in ein gegen ungünstige Bedingungen widerstandsfähigeres Plattenepithel metaplasiert.

Die in früheren Jahren vielfach praktizierte Elektrokoagulation bzw. Resektion der Leukoplakiebezirke erscheint uns nicht erforderlich, da die Plattenepithelmetaplasie der Harnblase, zumindest bei Frauen, nicht als Präkanzerose anzusehen ist. Bei Frauen wurde bisher noch nie die Entstehung eines Karzinoms aus einer Plattenepithelmetaplasie der Harnblase beschrieben. Bei den in der Literatur angeführten Fällen handelte es sich stets um Männer, und bei diesen wenigen Fallberichten ist man geneigt, eher ein zufälliges Zusammentreffen von Plattenepithelmetaplasie und Harnblasenkarzinom anzunehmen.

Sinnvoll erscheint uns die konsequente Behandlung der begleitenden Erkrankungen.

Bei den von uns konservativ symptomatisch behandelten Patienten blieben auch nach Abklingen der Beschwerden und bei völliger Beschwerdefreiheit die Plattenepithelmetaplasien in unveränderter Morphe bestehen.

Dr. B. Schreiber
Urologische Universitätsklinik
Hufelandstraße 55
D-4300 Essen

W. Brosig, M. Butz und A. Hendrischk: **Das normale Harnsediment**

Addis veröffentlichte 1925 Untersuchungen [1], aus denen hervorging, daß Erythrozyten, Leukozyten, hyaline Zylinder usw. auch im Urin Gesunder vorkommen können. Da der sogenannte „*Addis-Count*" umständlich ist, haben wir 1965 [2] eine einfache 10-Felder-Methode vorgeschlagen, die sich in mehr als 10 Jahren als äußerst zuverlässig herausgestellt hat.

Methodik und Ergebnisse

1. Spontanurin (frisch);
2. 10 ml (Zentrifugenglas);
3. 5 Min. zentrifugieren bei 2800 Umdrehungen;
4. Dekantieren von 9 ml;
5. Suspension des Sedimentes in 1 ml;
6. Auszählen von 10 Gesichtsfeldern (Objektiv 40, Okular 6.3).

Bei 167 nierengesunden Probanden wurden Kammerzählungen des Harnsedimentes durchgeführt. Die dabei gefundenen Normwerte betrugen für die Erythrozyten zwischen 0 und 2500 E/ml Harn, bei den Leukozyten zwischen 0 und 3000. Die Grenzwerte lagen bei 5000 Erythrozyten/ml und 6000 Leukozyten/ml.

Bei 200 Personen mit normalen und pathologischen Harnsedimenten wurde das Ergebnis der üblichen 10-Felder-Zählung mit dem der Kammerzählung verglichen. Dabei entsprechen die oben angeführten Grenzwerte einer Gesamtzahl von 7 Erythrozyten bzw. 7 Leukozyten pro 10 Gesichtsfeldern. Bei Verwendung der 10-Felder- statt der Kammerzählung wurden aufgrund der Erythrozytenzahl 1% und aufgrund der Leukozytenzahl 2% der Untersuchten irrtümlich als gesund eingestuft.

1970 hat Naal [3] versucht, eine Korrelation zwischen Leukozytenzahl im Sediment und Bakterienzahl herauszufinden. 102 gesunde Versuchspersonen hatten Leukozytenzahlen von unter 10000L/ml Harn. Die Keimzahlen lagen entsprechend in 98% unter 10000 K/ml Harn. 90 Fälle, deren Leukozytenzahl bei 6000 L/ml und weniger lagen, wiesen in 90% (81 Fälle) Keimzahlen von 1000 K/ml und weniger auf. Von 22 pathologischen Harnproben lagen in 20 Fällen (91%) die Keimzahlen bei 100000 bis einige Millionen Keime/ml. Dabei wurden in 100% Leukozytenzahlen von mehr als 17000 L/ml gezählt.

Wenn sich weniger als 7 Leukozyten in 10 Gesichtsfeldern finden, liegen die Leukozytenzahlen weit unter 6000 L/ml und die Keimzahl unter 1000 K/ml. Wenn mehr als 10 Leukozyten pro 10 Gesichtsfelder gezählt werden, finden sich die Leukozytenzahlen über 10000 L/ml und die Keimzahlen über 100000 K/ml. Man kann also feststellen, daß bei einer Leukozyturie eine signifikante Bakteriurie gefunden wird. Wenn der Keimgehalt im Harn unter 10000 Keime/ml liegt, sind in der Regel die Leukozyten im physiologischen Bereich.

1976 hat Noll [4] im Rahmen anderer Untersuchungen diese Befunde bestätigen können. Er prüfte insbesondere die sogenannte Stix-Methode zum Nachweis von Protein und Erythrozyten im Urin, die bei der Routineuntersuchung in Großlabors Anwendung findet. Es wurden folgende Untersuchungen angestellt:

1. 10 Urine mit Leukozytenzahlen über 100/10 Gesichtsfelder und positiver Eiweißreaktion wurden mit physiologischer NaCl verdünnt, bis die Nachweisgrenze (5–20 mg%) für Albumin unterschritten wurde. Dabei konnte festgestellt werden, daß ein negativer Eiweißbefund schon bei 30 bis 500 Leukozyten in 10 Gesichtsfeldern zu erheben war, also noch bei eindeutigem pathologischen Sedimentbefund.
2. Analog zu den obigen Proben wurde eine Verdünnungsreihe mit Blut in physiologischer Kochsalzlösung angesetzt und mit dem Combur⁸Test (Boehringer Mannheim) geprüft. Bereits bei einer Konzentration von 5000 E/ml, das sind 4 bis 11 Erythrozy-

ten in 10 Gesichtsfeldern, war die Reaktion positiv, also bei noch normalen Werten. Das heißt soviel, daß die Methode für den Erythrozytennachweis zu empfindlich ist und nur bei negativem Ausfall zu verwerten ist.

Zusammenfassend läßt sich feststellen:

1. Die 10-Gesichtsfelder-Methode ist ein einfaches, zuverlässiges Verfahren, welches sich seit Jahren in der Klinik praktisch bewährt hat.
2. Falls nicht mehr als 7 Erythrozyten und vor allem 7 Leukozyten gefunden werden, kann auf eine Urinkultur bzw. Keimzahlbestimmung verzichtet werden, da keine pathologischen Werte zu erwarten sind. Eine einwandfreie Korrelation zwischen erhöhter Leukozytenzahl und entsprechend erhöhter Keimzahl war nicht nachzuweisen.
3. Durch die sogenannte Stix-Methode kann bei negativer Eiweißreaktion eine Leukozyturie nicht ausgeschlossen werden, die Erythrozyten werden falsch positiv angezeigt. Die Methode ist für eine Routineuntersuchung nicht geeignet.

Literatur

1. Addis, Th.: J. Clin. Invest. **2**, 409 (1925) – 2. Brosig, W., Kollwitz, A. A., Munzer, H., Reismann, B.: Urologe **4**, 241 (1965) – 3. Naal: Inaug. Diss., Berlin 1970 – 4. Noll, St.: Unveröffentlichte Untersuchung

Prof. Dr. W. Brosig
Urolog. Klinik u. Poliklinik
Klinikum Steglitz der Freien Univ.
Hindenburgdamm 30
D-1000 Berlin 45

P.v. Dittrich: **Das pathologische Harnsediment**

Die Untersuchung des Harnsedimentes zählt nach wie vor zu den wichtigen, aber auch einfachen Methoden im Rahmen der urologischen und nephrologischen Diagnostik. Fast zu einfach, wie Heintz und Althof (1976) feststellen, um im Zeitalter einer komplizierten apparativen und biochemischen medizinischen Untersuchungstechnik in seiner vollen Aussagekraft beachtet zu werden. Häufig führt auch eine geringe Erfahrung aufgrund des Zeitmangels zu einer gewissen Scheu, Sedimente selbst zu begutachten, und man überläßt diese Aufgabe allzugerne dem technischen Personal. Aber nur eigene Erfahrung bewahrt vor dem Mißgeschick, als ratloser Ratgeber neben der techn. Ass. zu stehen oder eine Korrelation zwischen klinischer Symptomatik und dem Sedimentbefund zu finden. Um die richtige Erkennung der einzelnen Elemente im Harnsediment zu erleichtern, wurden verschiedene Färbemethoden empfohlen, über deren Wert man in der Literatur unterschiedlicher Meinung ist. Uns hat sich im Rahmen der Ausbildung med. techn. Ass. und junger Ärzte die Färbemethode „Sedicolor" – Fa. Molter – bewährt. Das Farbreagenz enthält eine Kombination von Phthalocyanin- und Rosalin-Farbstoffen. Durch Zusatz von zwei Tropfen Farblösung können auch ungeübte Untersucher kontrastarme Feinstrukturen erkennen.

Im folgenden möchte ich die diagnostisch wichtigsten Formelemente kurz besprechen.

1. Erythrozyten

Die Erythrozyten sollten, wie auch die Leukozyten, wenn möglich quantitativ mittels einer Zählkammermethode ausgezählt werden. Besteht diese Möglichkeit nicht, sind bis zu

90

zwei Erythrozyten pro Gesichtsfeld bei 100facher Vergrößerung noch normal. Die noch häufig vorherrschende Ansicht, daß Erythrozyten, die aus der Niere stammen, geschrumpft, deformiert oder ausgelaugt aussehen, kann nicht mehr aufrechterhalten werden, da pH oder Osmolaritätsveränderungen zu den gleichen Veränderungen führen können. Wenn Erythrozyten zugleich mit granulierten, hyalinen Wachs- oder Epithelzylindern auftreten, so spricht das meist für eine renale Herkunft der Erythrozyten. Erythrozyten in Kombination mit granulierten Zylindern sind ein Hinweis auf einen floriden glomerulären Prozeß. Daß eine Hämaturie auch bei nur geringer Erhöhung der Erythrozytenzahl im Harn in jedem Fall urologisch und nephrologisch abklärungsbedürftig ist, sollte hier nur am Rande erwähnt werden.

2. Leukozyten

Wie schon in Punkt 1 erwähnt, sollten auch die Leukozyten mittels einer Kammerzählung quantitativ erfaßt werden. Im Gesichtsfeld bei 100facher Vergrößerung gelten fünf Leukozyten als obere Normgrenze. Die Herkunft der Leukozyten ist oft schwierig festzustellen. Finden sich Leukozyten kombiniert mit Leukozytenzylindern, so spricht das für das Vorliegen einer Pyelonephritis. Die sogenannten Sternheimer-Malbin-Zellen haben in ihrer Bedeutung als pathognomonischer Hinweis auf das Vorhandensein einer Pyelonephritis an Bedeutung verloren, da sie auch bei entzündlichen Prozessen im Bereich der ableitenden Harnwege auftreten können. Es wird jedoch darauf hingewiesen, daß über 10% Sternheimer-Malbin-Zellen für eine Pyelonephritis sprächen. Eine vermehrte Leukozytenausscheidung findet man unter Umständen auch bei Verabreichung von Pharmaka, wie z. B. Phenacetin, Phenylbutazon oder Acetylsäure.

3. Zylinder

Die Bedeutung der Zylinder im Harnsediment wird häufig unterschätzt. Werden Zylinder gefunden, so spricht das meist für eine Nierenerkrankung; ausgenommen sind die hyalinen Zylinder, die auch bei Nierengesunden auftreten können. Die Größe und der Durchmesser der Zylinder ist abhängig vom Lumen des Tubulusabschnittes, wo sie gebildet werden. Als prognostisch ungünstig werden Zylinder angesehen, die durch eine besondere Breite auffallen; sie werden auch als Insuffizienzzylinder bezeichnet. Die Zylinder bestehen aus verschiedenen Eiweißen, wobei die Grundsubstanz der hyalinen Zylinder Tamm-Horsfall-Protein ist.

Für die Diagnostik am bedeutungsvollsten sind die granulierten und Leukozytenzylinder. Die granulierten Zylinder zeigen gegenüber den hyalinen eine granuläre Struktur, wobei man zwischen grob- und feingranulierten Zylindern unterscheiden sollte. Die ersteren sind wahrscheinlich degenerativ umgewandelte Zellzylinder, während die feingranulierten ein späteres Stadium dieses degenerativen Vorganges darstellen. Findet man granulierte Zylinder besonders auch in Kombination mit Erythrozyten, spricht dies, wie schon erwähnt, für einen aktiven entzündlichen glomerulären Prozeß. Bei Pyelonephritiden ist ihr Vorkommen selten. Nach extremen körperlichen Belastungen können granulierte Zylinder beobachtet werden.

Die Leukozytenzylinder sind besonders für die Diagnose einer Pyelonephritis von großer Bedeutung. Leukozytenzylinder in Kombination mit Leukozyten sprechen praktisch immer für das Vorliegen einer Pyelonephritis. Bei genauer Durchmusterung des Sedimentes, wobei gerade bei der Suche nach Leukozylindern die Peroxydase- oder die Sedicolor-Färbung gute Dienste leistet, findet man bei Patienten mit Pyelonephritis in ca. 80% diese Zylinder. Erythrozytenzylinder sind von wesentlichem diagnostischen Wert für die Beurteilung der Herkunft von Erythrozyten. Bei einer Hämaturie, die mit einer Ausscheidung von Erythrozytenzylindern einhergeht, spricht dies immer für eine renale Herkunft der Erythrozyten. Epithelzylinder findet man selten im Harnsediment. Sie treten besonders im polyurischen Stadium eines akuten Nierenversagens auf. Wachszylinder sprechen immer für eine chronische Niereninsuffizienz. Man findet sie wie die Epithelzylinder bei Eintreten der Diurese nach akutem Nierenversagen.

4. Epithelien

Wir unterscheiden drei Arten von Epithelien:

a) Plattenepithelien;
b) Übergangsepithelien;
c) Nierenepithelien.

Diagnostische Bedeutung kommt jedoch nur den Nierenepithelien zu, besonders wenn sie in größeren Verbänden auftreten. Es handelt sich um abgeschilferte Tubuluszellen. Bei nephrotischem Syndrom finden wir Tubulusepithelien mit Einlagerung von stark lichtbrechenden Fetttröpfchen (Fettkörnchenzellen).

Ich habe mir erlaubt, in Kürze die wichtigsten geformten Bestandteile des pathologischen Harnsedimentes zu besprechen, die für die Beurteilung renaler Erkrankungen von Bedeutung sind und die, wenn sie vorhanden, doch in vielen Fällen wertvolle diagnostische Hinweise geben können.

Bezüglich der Sedicolor-Färbung verweisen wir auf die Harnfibel, II. Auflage, von B. Altmeyer und H. Dobbelstein, Herausgeber von Heyden GmbH, München.

Dr. P. v. Dittrich
Medizinische Univ.-Klinik
Anichstraße 35
A-6020 Innsbruck

Å. Fritjofsson, E. Hjelm, U. Forsum und L. Frödin: **Niveaudiagnostik mit fluoreszierenden Antikörpern beim Harnwegsinfekt**

Die differentialdiagnostische Unterscheidung zwischen oberem und unterem Harnwegsinfekt ist nicht zuletzt aus therapeutischer Sicht bedeutungsvoll.

Thomas et al. (1974, 1975) sowie andere Forschergruppen (Jones et al., 1974; Fries et al., 1975) haben mit annähernd 90- bis 100prozentiger Sicherheit das Vorkommen von Bakterien mit einer Umkleidung von Antikörpern vom Typ IgG, IgA oder IgM der Lokalisation des Harnwegsinfektes zuordnen können. Alle Patienten in diesen Gruppen mit sichergestelltem oberem Harnwegsinfekt hatten im Urin antikörperumkleidete Bakterien, während diese beim unteren Harnwegsinfekt fehlten. Das Vorkommen dieses Sachverhaltes haben wir mit Fluoreszenztechnik anhand eines „schweren" urologischen Krankengutes untersucht.

Methodik

FITC(Fluorescein-Isothiozyanat)-markiertes Protein A vom Staphylococcus aureus wurde unter Ausnützung seiner Reaktion mit dem Fc-Fragment des IgG als Antigen benutzt (Forsum et al., 1976). Das so markierte Protein wurde dann entsprechend vorbehandeltem Harnsediment zugesetzt. Die Auswertung wurde mit dem Leitz-Orthoplanmikroskop mit Ploemleuchte und Blaubandaktivierung vorgenommen. Vom gleichen Harn wurde eine Probe zur quantitativen Harnkultur entnommen.

Um die Empfindlichkeit der von uns angewandten Methode zu kontrollieren, wurde der Harn von 56 Kindern mit unkomplizierter Zystitis untersucht. In keinem dieser Fälle waren IgG-umkleidete Bakterien nachweisbar. Dieses gelang dagegen bei Kindern mit Pyelonephritis und langdauernder asymptomatischer Bakteriurie. Hiermit ist erwiesen, daß wir nach gleichen Kriterien wie die eingangs zitierten Autoren messen.

Material

Es sollen hier die Ergebnisse eines unselektierten urologischen Krankengutes von 110 Fällen von Harnwegsinfekten (70 Männer und 40 Frauen) dargelegt werden. Es wurde eine Einteilung in 4 Gruppen vorgenommen. Bei Vorliegen eindeutiger anamnestischer und klinischer Daten unterschieden wir „sicheren oberen" und „sicheren unteren" Harnwegsinfekt. Bei zweifelhaften Daten sprachen wir von „unsicherem oberen" und „unsicherem unteren" Harnwegsinfekt.

Beim unteren Harnwegsinfekt dominierten Prostataerkrankungen, beim oberen die chronische Pyelonephritis. Zu dem Krankengut zählen auch eine Anzahl Patienten mit Harnableitung nach Bricker, auch hier wurde eine klinische Unterscheidung in oberen und unteren Harninfekt vorgenommen.

Ergebnisse

Die Tabelle 1 zeigt die Ergebnisse der FA-Teste in den verschiedenen klinischen Gruppen.

Tabelle 1. Korrelation der FA-Test-Ergebnisse mit der klinischen Lokalisation des Harnwegsinfektes

klinische Einteilung	Zahl der Patienten	FA-Test positiv	negativ	prozentuelle Übereinstimmung
„sicherer oberer Infekt"	20	13	7	65%
„sicherer unterer Infekt"	35	8	27	77%
„unsicherer oberer Infekt"	15	5	10	33%
„unsicherer unterer Infekt"	40	14	26	65%

Von 20 Patienten mit sicherem oberen Harnwegsinfekt hatten 13 einen positiven und 7 einen negativen FA-Test. In 65% stand somit klinisches und bakteriologisches Resultat im Einklang.

Bei klinisch „sicherem" unterem Harnwegsinfekt bestand Übereinstimmung in 77%.

Unsicherheit bei der klinischen Gruppeneinteilung kam in schlechterer Korrelation mit dem FA-Test zum Ausdruck.

Die Tabelle 2 zeigt die Ergebnisse bei Patienten mit Harndeviation nach Bricker. In dieser Gruppe bestand mangelhafte Übereinstimmung zwischen klinischer und bakteriologischer Klassifizierung in 60 bzw. 70%.

Tabelle 2. Korrelation des FA-Testes mit dem Sitz des Harnwegsinfektes bei Patienten mit Harnableitung nach Bricker

klinische Einteilung	Zahl der Patienten	FA-Test positiv	negativ
obere Harnwege	5	3	2
Dünndarmsegment	13	4	9

Zusammenfassung

1. In dieser Serie von Patienten mit Harnwegserkrankung, kompliziert mit Infekt, war die Übereinstimmung von klinischer und bakteriologischer Niveaudiagnostik schlechter als bei einer Serie von Patienten mit unkomplizierter Zystitis und Pyelonephritis.

2. Die Verbreitung eines Harnwegsinfektes mit komplizierendem Faktor ist somit klinisch schwer zu beurteilen. Bei klinisch unterem Harnwegsinfekt liegt oft gleichzeitig ein oberer Infekt vor. Andererseits beweist das Vorkommen röntgenologischer oder anderer Veränderungen im Bereich der oberen Harnwege nicht, daß ein ablaufender Harninfekt sich in diesem Bereich abspielt.
3. Der Nachweis von Bakterien mit fluoreszierenden Antikörpern kann wesentlich zur differentialdiagnostischen Abklärung des oberen und unteren Harnwegsinfektes beitragen und ist dadurch wertvoll für die Beurteilung der Prognose und für die Behandlung.

Literatur

Fries, D., Krembel, Ch., Delfraissy, J. F., Jacques, L., Delavelle, F., Arvis, G.: Nouv. Presse méd. **4**, 2179 (1975) – Forsum, U., Hjelm, Eva, Jonsell, Gudrun: Acta Pediatr. Scand. **65**, 639 (1976) – Jones, S. R., Smith, J. W., Sanford, J. P.: N. Engl. J. Med. **290**, 591 (1974) – Thomas, V., Shelokov, A., Forland, M.: New Engl. J. Med. **290**, 588 (1974) – Thomas, V., Farland, M., Shelokov, A.: Proc. Soc. Exp. Biol. Med. **148**, 1198 (1975) – Thomas, V., Harris, R., Gilstrap, L., Shelokov, A.: J. Infect. Dis. **131**, Suppl. (1975)

Prof. Dr. Å. Fritjofsson
Department of Urology
Univ. Hospital
S-750 14 Uppsala 14
Schweden

K. Naber, D. Schmidt-Bachaly, T. Ahrens und V. Maly: **Mittelstrahl-, Katheter-, Morgenurin?**

Für die Diagnostik eines Harnwegsinfektes gehört die Urinuntersuchung zu den wichtigsten Parametern. Die Methoden der Uringewinnung werden jedoch keineswegs einheitlich beurteilt.

In einer klinischen Studie haben wir uns mit dem Problem des Mittelstrahl-, Katheter- und Morgenurins beschäftigt.

Mittelstrahlurintechnik bei Männern

Bei 148 männlichen Patienten im Alter von 14 bis 81 Jahren wurden insgesamt 159 Untersuchungen durchgeführt. Der Untersuchungsgang bestand aus drei Urinproben:

Die erste Urinprobe wurde nach kommentarloser Aufforderung zur Miktion um 6.30 Uhr morgens gewonnen, im folgenden als Spontanurin (S) bezeichnet.

Die nächste Urinprobe wurde um 10.30 Uhr abgegeben: Der Patient wurde aufgefordert, Mittelstrahlurin (M) abzugeben, ohne daß ihm sonstige Anweisungen erteilt wurden.

Die dritte Urinprobe wurde um 14.30 Uhr im Labor gewonnen: Der Patient wurde ausführlich schriftlich und mündlich darüber informiert, daß vor der Abgabe des Mittelstrahlurins die Vorhaut zurückgezogen und die Eichel mit Oxycyanat-Lösung (0,1%) gereinigt werden muß (MR).

Jede Urinprobe wurde in einen sterilen Plastikbecher abgegeben und sofort mittels Tauchagar-Technik (Urotube®) die Keimzahl bestimmt.

Die Häufigkeit der Keimzahlen bei den einzelnen Urinproben zeigt Tabelle 1:

Tabelle 1. Vergleich der Keimzahlhäufigkeiten bei Männern: Spontan- (S), Mittelstrahl- (M) und Mittelstrahlurin nach vorheriger Reinigung (MR)

Keimzahl	Urinprobe		
	S	M	MR
keimfrei	64	79	113
10^1/ml	25	16	5
10^2/ml	30	22	11
10^3/ml	4	10	4
10^4/ml	5	3	2
10^5/ml	7	4	1
$\geqq 10^6$/ml	24	25	23
Summe	159	159	159

Die keimfreien Urine nehmen von der ersten bis zur dritten Urinprobe deutlich zu. Die Keimzahlen 10^1/ml bis 10^5/ml nehmen im Verlauf des Untersuchungsganges deutlich ab. Die Anzahl der Gruppe $\geqq 10^6$/ml bleibt etwa stabil. Akzeptiert man zwei Annahmen. nämlich erstens. daß bei mehrmaliger Uringewinnung mittels gleicher Methodik am gleichen Tage gleiche Keimzahlen zu erwarten sind. und zweitens, daß bei wiederholter Keimzahlbestimmung am gleichen Tage mit stets verbesserter Methodik der niedrigste Wert als der „richtigste" anzusehen ist. so kann man folgern, daß weder die kommentarlose Aufforderung zur Miktion noch die zum Mittelstrahlurin genügt. Eine eingehende Instruktion und eine zusätzliche Reinigungsprozedur muß für die Uringewinnung bei Männern gefordert werden.

Mittelstrahl- und Katheterurintechnik bei Frauen

Bei 47 weiblichen Patienten im Alter von 10 bis 75 Jahren wurden insgesamt 59 Untersuchungen durchgeführt. Die erste Urinprobe wurde ebenfalls morgens um 6.30 Uhr nach kommentarloser Aufforderung zur Miktion (S) gewonnen. Bei der zweiten Urinprobe um 10.30 Uhr wurde eine Mittelstrahltechnik (M) durchgeführt: Die Patientin wurde auf dem Untersuchungsstuhl mit gespreizten Beinen gelagert. Eine Schwester führte eine viermalige Reinigung der Umgebung des orificium externum urethrae mittels einer in Esemtan®-Lösung (0,2% Tetrabrom-2-Methylphenol) getränkten Kompresse durch. Bei gespreizt gehaltenen Labien wurde Mittelstrahlurin aufgefangen. Die dritte Urinprobe wurde um 14.30 Uhr als Katheterurin (K) gewonnen.

Die Häufigkeit der Keimzahlen bei den einzelnen Urinproben zeigt Tabelle 2:

Tabelle 2. Vergleich der Keimzahlhäufigkeiten bei Frauen: Spontan- (S). Mittelstrahl- (M) und Katheterurin (K)

Keimzahl	Urinprobe		
	S	M	K
keimfrei	4	22	47
10^1/ml	10	11	0
10^2/ml	11	11	1
10^3/ml	10	2	1
10^4/ml	11	3	1
10^5/ml	1	2	3
$\geqq 10^6$/ml	12	8	6
Summe	59	59	59

Mit Verbesserung der Methode liegt eine signifikante Zunahme der keimfreien Urine vor. Die Häufigkeiten der Keimzahlen zwischen 10^1/ml bis 10^3/ml nehmen deutlich ab. Eine Abnahme ist aber auch im Bereich der höheren Keimzahlen (10^4/ml bis $\geq 10^6$/ml) zu beobachten. Zwischen Mittelstrahl- und Katheterurin ist die Verschiebung zu niedrigeren Keimzahlen statistisch signifikant. Weitere 13 Frauen sind bei der Auswertung nicht berücksichtigt, weil sie unter den geschilderten Bedingungen keinen Mittelstrahlurin abgeben konnten.

Bei Anwendung des zuvor verwendeten Kriteriums kann man folgern, daß für die Uringewinnung bei Frauen die Kathetertechnik besser als die Mittelstrahltechnik ist.

Die unterschiedlichen Häufigkeiten von Keimzahlen zwischen 10^1/ml und 10^4/ml bei Mittelstrahl- und Katheterurinen kamen im wesentlichen durch die Reduktion grampositiver Kokken zustande, die in der Regel als Saprophyten angesehen werden können. Somit ist bei Frauen die gut durchgeführte Mittelstrahltechnik zumindest als Screening-Methode durchaus geeignet.

Morgenurin

Zum Problem „Morgenurin" haben wir bei Männern mit gesichertem oder klinisch wahrscheinlichem Harnwegsinfekt bei 16 Untersuchungen von Mittelstrahlurin, nach vorheriger Instruktion und Reinigung (MR) um 7.00 Uhr (Morgenurin) und nach 500 ml Tee trinken, um 9.00 Uhr Urin (2-Stunden-Urin) untersucht.

Alle Morgenurine, die eine Keimzahl von $\geq 10^6$/ml (n = 12) hatten, zeigten die gleiche Keimzahl auch im 2-Stunden-Urin.

Bei 17 Untersuchungen an Frauen zeigten sich ebenfalls konstant hohe Keimzahlen (n = 14) im Katheterurin, ganz gleich ob Morgenurin oder 2-Stunden-Urin untersucht wurde, nebst eingeschaltetem Trinkversuch.

Wir folgern aus dieser Untersuchung, daß die Forderung, Morgenurin zu untersuchen, möglicherweise bei Erst- und Beobachtungsuntersuchungen ihre Berechtigung hat, nicht aber bei Patienten mit bekanntem Harnwegsinfekt und hohen Keimzahlen.

Prof. Dr. K. Naber
Urologische Abteilung
Elisabeth-Krankenhaus
D-8440 Straubing

H. HULAND, M. W. KÖLLERMANN und H. SCHERF: Vergleich zweier Lokalisationsmethoden von Harnwegsinfekten

Wir wenden in unserer Klinik folgende Methoden an, um eine Aussage zu bekommen, ob bei einem Harnwegsinfekt nur die Blase oder auch die oberen Harnwege beteiligt sind.

1. Direkte Methoden:
    a) Ureterenkatheterisierung nach Stamey u. Mitarb.;
    b) Blasenauswaschtest nach Fairley u. Mitarb.
2. Indirekte Methoden:
    a) Bestimmung der Antikörpertiter im Serum;
    b) das antibodycoating der Bakterien im Urin;
    c) die Harnosmolarität nach Durstversuch.

Zur Zeit sind die direkten Methoden noch den meisten indirekten in der Präzision ihrer Aussage über die Lokalisation eines Infektes überlegen.

Tabelle 1. Eindeutige und zweifelhafte Ergebnisse des Blasenauswaschtestes

Patient	BK	Blasenauswaschtest					Ureterkatheterismus						
	B_0	W	B_1	B_2	B_3	RW	RU_1	RU_2	RU_3	LW	LU_1	LU_2	LU_3
6. L. H.	10^5	0	0	0	0	0	0	0	0	0	0	0	0
5. K. L.	10^5	0	900	10^5	10^5	0	10^5	10^5	10^5	0	0	0	0
10. M. H.	10^5	130	4600	7200	8000	0	10^5	14700	12000	0	3020	4000	4000
24. M. A.	10^5	0	0	15	90	0	0	0	0	0	0	0	0

Tabelle 2. Zweifelhafte Ergebnisse des Blasenauswaschtestes mit niedriger Keimzahl in den Blasenproben B_1. B_2. B_3

Patient	BK	Blasenauswaschtest					Ureterkatheterismus						
	B_0	W	B_1	B_2	B_3	RW	RU_1	RU_2	RU_3	LW	LU_1	LU_2	LU_3
7. G. W.	10^5	0	10	1380	5780	70	10	10	0	70	10^5	10^5	10^5
11. K. A.	10^5	0	90	1680	9700	0	0	0	0	0	8800	6700	1200
16. M. H.	10^5	0	0 410	15 1100	90 160	0	0	0	0	0	0	0	0
29. M. A.	10^5	0	700	1130	400	0	0	0	0	0	0	0	0

Tabelle 3. Zweifelhafte Ergebnisse des Blasenauswaschtestes bei nicht keimfrei gespülter Blase

Patient	BK	Blasenauswaschtest					Ureterkatheterismus						
	B_0	W	B_1	B_2	B_3	RW	RU_1	RU_2	RU_3	LW	LU_1	LU_2	LU_3
1. S. E.	10^5	20000	10^5	10^5	80000	3500	10^5	10^5	10^5	1120	10^5	10^5	10^5
8. L. E.	10^5	80	10^5	10^5	10^5					0	15000	15000	15000
9. A. R.	10^5	620	10^5	10^5	10^5	2680	10^5	10^5	10^5	2680	10^5	10^5	10^5
10. M. H.	10^5	130	4600	7200	8000	0	10^5	10^5	10^5	0	3020	4000	4000
12. E. R.	10^5	620	10^5	10^5	10^5	2680	10^5	10^5	10^5	2400	10^5	10^5	10^5
14. K. J.	10^5	8404	10^5	10^5	10^5	1150	10^5	10^5	10^5				
22. K. J.	10^5	1270	10^5	10^5	10^5	980	10^5	10^5	10^5	610	10^5	10^5	10^5
24. K. J.	10^5	3500	60000	10^5	10^5					3000	10^5	10^5	10^5
30. M. A.	10^5	910	10^5	10^5	10^5	0	8240	9200	9880	2920	10^5	7200	8800

Der aufwendigere Ureterenkatheterismus nach Stamey erlaubt zudem noch eine Seitenlo-
kalisation. Die Blase wird bei diesem Test nach Entnahme einer Urinprobe zur quantitativen
Keimbestimmung mit 2 bis 3 l sterilem Waschwasser freigespült. Beidseits werden Ureterkatheter eingeführt und jeweils 3 oder 4 konsekutive Urinproben zur quantitativen Keimbestimmung entnommen.

Beim Blasenauswaschtest nach Fairley werden zunächst Cysto-Myacyne und Tripure novo
für 30 Minuten in die Blase instilliert. die danach mit 3 l Waschwasser freigespült wird. In der
letzten Probe des Waschwassers wird die Keimzahl (W) bestimmt. Der dann aus den oberen
Harnwegen ablaufende Harn wird in drei 10minütigen Portionen (B_1, B_2, B_3) zur quantitativen
Keimbestimmung aufgefangen.

Bei 90% der etwa 300 von uns durchgeführten Blasenauswaschteste bei einem pädiatrischen Patientengut erhielten wir eindeutige Ergebnisse. Bei einem erwachsenen Patientengut liegt dieser Anteil niedriger.

Tabelle 1. Bei 5. und 6. ist eine klare Aussage möglich, daß es sich um eine vesikale
bzw. supravesikale Bakteriurie handelt. Zweifelhaft sind die Ergebnisse, bei 10. und 24.,
wenn entweder die Waschprobe nicht steril ist. d. h. die Blase nicht keimfrei gespült werden konnte, oder wenn bei steriler Waschprobe in den drei nachfolgenden Blasenproben
nur eine geringe Keimzahl nachzuweisen ist.

Durch den Vergleich der Ergebnisse des Blasenauswaschtestes mit den Daten des
Stamey-Testes. die wir jeweils unmittelbar hintereinander an 30 erwachsenen Patienten
durchführten. sollte die Genauigkeit des Blasenauswaschtestes überprüft werden.

Dabei kommen wir zu folgenden Ergebnisser.:

1. Es besteht eine 100%ige Übereinstimmung. wenn wir für die fraglichen Ergebnisse des
   Blasenauswaschtestes folgende Richtlinien festlegen:
2. In den Blasenproben B_2. B_3 müssen mehr als 1000 Keime/ml Harn nachgewiesen
   werden. wenn wir von einer supravesikalen Bakteriurie sprechen (Tabelle 2).
3. Sollte die Blase nach dem Auswaschen nicht keimfrei sein, so kann man dann eine supravesikale Bakteriurie annehmen, wenn die folgenden Blasenproben eine mindestens 5fach höhere Keimzahl enthalten (Tabelle 3).
4. 9mal war die Waschprobe nicht steril, 9mal lag dabei eine supravesikale Bakteriurie,
   4mal mit beidseitigen. 2mal mit einseitigen Irfektsteinen vor. Bei reinen Blasenbakte-
   riurien war die Blase fast immer gänzlich keimfrei zu spülen.

Soweit man aus diesen Doppeluntersuchungen den Schluß ziehen darf, erweist sich
der Blasenauswaschtest als ein sicherer Test zur Lokalisation von Harnwegsinfekten mit
geringer Belastung für den Patienten. Der Stamey-Test erlaubt zusätzlich die Seitenloka-
lisation. ist aber für den Patienten eingreifender und für die Klinik aufwendiger. Bei keinem der beiden Tests kam es zu Komplikationen. wenn unmittelbar bei Beendigung der
Untersuchung die Chemotherapie einsetzte.

Dr. H. Huland
Urolog. Klinik der Universität
Martinistraße 52
D-2000 Hamburg 20

Diskussion zu den Vorträgen Seite 77 bis 100
Der Harnwegsinfekt – Klinik und Diagnostik

Moderatoren: W. Brosig, Berlin, P. von Dittrich, Innsbruck und K. F. Albrecht, Wuppertal

Moderator W. Brosig, Berlin: Ich eröffne die Diskussion zum Vortrag von Herrn Albrecht, „Die Pyelonephritis beim Erwachsenen".

M. W. Köllermann, Hamburg: Herr Albrecht, Sie haben da ein Miktionscystogramm gezeigt und haben gesagt, diese Untersuchung könnte gelegentlich von Nutzen sein bei Patientinnen mit Urethralsyndrom. Wir glauben eigentlich, daß das Miktionsurethrogramm bezüglich des urethralen Anteiles, abgesehen von der Diagnostik des Urethraldivertikels, eine absolut wertlose Untersuchung ist. Wenn man anfängt, solche Befunde, wie Sie sie gerade gezeigt haben, zu behandeln, so behandelt man – glaube ich – Röntgenbilder und keine Patienten. Das gezeigte Röntgenbild würde ich z. B. für einen Normalbefund halten.

K. F. Albrecht, Wuppertal: Ja, Sie haben nicht ganz unrecht. Wir haben auch die Erfahrung gemacht, daß das Miktionscystourethrogramm allein bezüglich der Harnröhrenpathologie sehr zweifelhaft sein kann. Da wir alle Miktionsbilder auf Videoband aufnehmen, haben wir große Serien von Miktionsabläufen studiert. Dabei finden sich bei der Miktion bei derselben Harnröhre Phasen von erweiterter und auch von normaler Harnröhrenkonfiguration. Es ist für uns selbstverständlich, daß wir bei jeder Harnwegspathologie bei Frauen ein Miktionscystourethrogramm machen. Wir brauchen diese Untersuchung alleine schon für die Refluxprüfung. Vorher wird natürlich die Harnröhre mit der Bougie à Boule-Technik kalibriert. Damit es hier keine Mißverständnisse gibt, muß ich vielleicht richtigstellen, daß wir natürlich nicht allein nach dem Röntgenbild die Indikation zu einer Harnröhrenbehandlung stellen, sondern ausschließlich nach dem gesamten klinischen Bild, das die Harnröhrenuntersuchung mit den Knopfbougies einschließt. Ich glaube, damit stimmen wir doch mit Ihnen im Enderfolg überein.

G. Eckhardt, Wildungen: Ich habe folgende Frage: Eine retrograde Pyelographie bei der sog. stummen Niere ist doch so gut wie nie mehr nötig. Man muß natürlich viel Geduld haben beim Urogramm, denn oft stellt sich das harnableitende System erst am nächsten Tage dar. Und man kann dann eindeutig sehen, wo der Sitz des Hindernisses ist. Aber sollte einmal eine retrograde Pyelographie nicht zu umgehen sein, möchte ich fragen: Lassen sich die schweren Folgen verhindern oder zumindest entschärfen durch eine intensive antibiotische Abschirmung?

K. F. Albrecht, Wuppertal: Ich möchte bezweifeln, daß man jede retrograde Pyelographie immer ausreichend antibiotisch abschirmen kann. Die große gestaute Wassersackniere kann durch das retrograde Pyelogramm akut infiziert werden. Bedenklich ist, daß man einen solchen Patienten dann ein oder zwei Tage später akut im Stadium eines uroseptischen Schubes operieren muß. Zum anderen besteht die Möglichkeit, daß man eine chronische Pyelonephritis in dieser vorgeschädigten Niere induziert.

Selbstverständlich läuft auch bei uns – wenn es notwendig ist – ein Urogramm mit Spätaufnahmen über viele Stunden und auch Tage. Das, glaube ich, ist heute Allgemeingut geworden.

Moderator: Weitere Fragen? Wenn nicht, hätte ich eine Bemerkung: Wir haben keine Hemmungen bei uns in der Klinik bei der stummen Niere, auch wenn der Patient Fieber hat, die Niere mit dem Ureterkatheter zu entlasten. Ich kann mich nicht entsinnen, daß wir irgendwelche Komplikationen hatten. Denn wenn Sie die Indikation zur Operation stellen müssen, müssen Sie auch wissen, wo Sie operieren sollen. Der Verschluß kann ja unten sein, oben sein, es kann der ganze Ureter verstopft sein.

K. F. Albrecht, Wuppertal: Ich wollte nur sagen, daß es nicht Routine sein kann, bei einer septischen Niere, z. B. infolge eines röntgennegativen Harnleitersteines, einen Katheter vorbeizuschieben und dann den Patienten nur zu beobachten, in der Hoffnung, daß es vielleicht doch noch gut geht. Natürlich legen wir auch gelegentlich einen Ureterkatheter an dem Hindernis vorbei. Man sollte jedoch die alleinige Entlastung der Niere mit einem Ureterkatheter, z. B. beim Harnsäurestein, nicht als Methode der Wahl, die alles löst, hinstellen.

H. Marberger, Innsbruck: Ich glaube. man mußte die Antwort von Herrn Albrecht unterstreichen. Als Notlösung erkennen wir den Ureterkatheter ja an, aber nicht als Dauerlösung.

Moderator: Bitte zum nächsten Vortrag von Herrn Eckstein. Möchte jemand zur Diskussion sprechen?

H. Marberger, Innsbruck: Ich glaube. die Altersunterteilung in zwei Gruppen, in die Kinder. die etwas sagen können. die einen Schmerz äußern können, die eine ganz andere Symptomatologie bieten. weil sie eine andere Kommunikation mit der Umwelt haben, und in solche Kinder. die noch nicht reden können. ist außerordentlich wichtig. Herr Eckstein, könnten Sie noch einmal das Wichtigste herausstellen, was man bei einem Kleinkind als Hinweis auf einen Infekt der Harnwege anzusehen hat? Ich möchte einmal wissen, wieviel Kinder oder Kleinkinder wegen einer Appendizitis operiert wurden und die dann an einer Pyelonephritis sterben.

H. E. Eckstein, London: Herr Präsident! Genaue Zahlen kann ich Ihnen nicht geben, aber es ist jedenfalls nicht selten. daß wir ein Kind sehen. das schon appendektomiert wurde, aber entweder eine Hydronephrose oder eine Pyelonephritis oder irgendeine andere Harnwegsinfektion hatte. In unserer Kinderklinik ist es Routine. daß bei jedem Kind eine Harnuntersuchung gemacht wird. Ganz gleich. ob es beim Chirurgen. beim Internisten, beim Hals-Nasen-Ohren-Arzt oder sonstwo in der Klinik aufgenommen wird. Ideal wäre eine routinemäßige Harnprobe bei jedem poliklinischen Kind. aber da kommt dann das Labor nicht mehr mit. Ich glaube. das Problem der symptomlosen Harnwegsinfektionen, vor allem bei Kleinkindern, ist wichtiger als wir es bisher angesehen haben. Das große Problem ist. wie man die Harnwegserkrankung dieser Kinder frühzeitig erkennt.

H. Marberger, Innsbruck: Herr Eckstein. auf welches Symptom würden Sie in erster Linie Ihre Aufmerksamkeit lenken? Was würden Sie als erstes sehen wollen beim Kind? Würden Sie die Mutter fragen. ob das Kind wieder naß ist oder ob sie irgend etwas bemerkt hat, oder würden Sie auf ein klinisches Symptom besonders achten?

H. E. Eckstein, London: Bei Kindern über 2 bis 3 Jahren ist nach meiner Meinung eines der häufigsten Symptome. daß das Kinds tags und nachts trocken war und dann plötzlich wieder naß wird. Und wenn es plötzlich wieder naß wird und gleichzeitig ein neues Baby in die Familie kommt. dann wird automatisch an eine psychogene Ursache gedacht. In diesem Stadium ist es dann sehr gefährlich. wenn man keine Urinuntersuchung macht.

F. Arnholdt, Stuttgart: Wäre nicht eine Dreiteilung bei Kindern noch interessanter? Denn im ersten Lebensjahr sind die Kinder oft wesentlich operationsgefährdeter als im zweiten Lebensjahr. Man könnte eigentlich sagen. erstes Lebensjahr, zweites Lebensjahr und dann die weiteren Kinder.

H. E. Eckstein, London: Das ist schwer zu beantworten. Ich habe absichtlich versucht, nicht zu viele Gruppen zu bilden. aber ich möchte folgendes feststellen: Sie sagten, das Kind unter einem Jahr verträgt operative Eingriffe nicht so gut. Für mich gibt es keinen Unterschied. ob das Kind eine Stunde. einen Tag oder eine Woche. ein Jahr oder 10 Jahre alt ist. Wenn man gute Narkoseärzte hat, dann hat das Alter des Kindes überhaupt nichts zu sagen. Ich glaube. das wichtigste ist wirklich nur: Kann das Kind sprechen und ist das Kind normalerweise trocken. Das ist der Hauptunterschied bei den zwei Gruppen, und ich glaube nicht, daß Sie das in eine dritte Gruppe hineinbekommen würden.

H. J. Melchior, Aachen: Noch eine Frage an Herrn Eckstein: Sie sagten, daß das Labor leicht überlastet wird. Es gibt noch ein zweites Problem bei der Urinuntersuchung des Kindes. Das ist die Uringewinnung. Wann stellen Sie die Indikation zur suprapubischen Blasenpunktion. wann zum transurethralen Katheterismus. und wie gewinnen Sie den Urin beim Kleinkind? Welchen Stellenwert geben Sie dem kleinen Klebebeutel?

H. E. Eckstein, London: Suprapubische Punktion – Nein! Katheterismus – Nein! Bei älteren Kindern Mittelstrahl. wenn die Schwester genug Geduld hat. Und bei allen Kleinkindern und Säuglingen verwenden wir einfach die Klebebeutel. Das wichtige ist. daß der Beutel sofort abgemacht wird. wenn der Urin entleert wurde. Noch wichtiger ist es, daß der Beutel sofort zum Labor gebracht wird und nicht 3 Stunden herumliegt. Wenn die Beutel schnell zum Labor gebracht werden. dann ist diese Methode der Harnsammlung praktisch gesehen zufriedenstellend. Sie ist nicht perfekt. aber die routinemäßige suprapubische Punktion ist bestimmt nicht ungefährlich. Und ich glaube nicht, daß es Vorteile bringt, eine solche relativ gefährliche Methode anzuwenden.

Moderator: Können wir den Punkt abschließen? Dann zum Vortrag von Herrn Hubmer, „Paranephritische Eiterung bei Pyelonephritis".

A. Sigel, Erlangen: Herr Hubmer hat als Ursache eines paranephritischen Abszesses das spontane Urinom erwähnt. Das stimmt, aber so völlig spontan ist es nicht. Das heißt, wir können es regelrecht erzeugen. Wenn wir bei einem Harnstauungsprozeß ein Infusionsurogramm durchführen, dann kann es zu einem spontanen Urinaustritt aus den oberen Harnwegen kommen. Wenn solche Patienten bereits infiziert sind, dann können Sie einen paranephritischen Abszeß bekommen. Deshalb ist es bei uns schon lange üblich, daß bei Kolikpatienten oder dann, wenn man einen akuten Stauungsprozeß erwarten kann, kein Infusionsurogramm durchgeführt wird, sondern eine einfache Urographie mit niedriger Kontrastmitteldosis. Damit kann man ein spontanes Urinom vermeiden. Es bleibt ja harmlos, wenn keine Infektion vorhanden ist. Aber man kann es vorher nicht so genau wissen.

G. Hubmer, Graz: In diesem Fall lag ein spontanes Urinom vor. Dieser Patient ist ja mit einer akuten Symptomatik, die auf das bereits Vorhandensein des Urinoms hinwies, gekommen. Ansonsten gehe ich mit Ihnen völlig konform.

P. Kolle, Hannover: Der paranephritische Abszeß als selbständiges Leiden und nicht als urologische Begleitkomplikation ist in den letzten Jahren selten geworden. Ich möchte Herrn Hubmer fragen, wie er die Diagnose gestellt hat. Ferner möchte ich den Hinweis geben, daß die Sonographie hier entscheidend weiterhelfen kann. Bei der oft sehr diskreten Symptomatik eines paranephritischen Abszesses findet man im Sonogramm eine echolose Zone neben der Niere. Wir haben zwei oder drei Fälle in den letzten Jahren mit dem Ultraschallgerät diagnostizieren können.

G. Hubmer, Graz: Ich gehe völlig konform, ich konnte nur in drei Minuten nicht auf die Diagnostik eingehen.

Moderator: Diskussion zum nächsten Vortrag von Herrn Tscholl, „Infektion renaler Cysten".

H. Marberger, Innsbruck: Ich glaube, der gezeigte Fall ist so selten, daß er uns in Erinnerung bringen sollte, daß es gasbildende Colibakterien gibt. Nun, es sind sicher Leute hier im Raum, die Erfahrung haben, wie oft es das heute noch gibt. Früher haben wir solche Fälle viel häufiger gesehen. Kennt jemand noch einen Fall einer nachgewiesenen gasbildenden Coliinfektion im oberen Harntrakt?

R. Tscholl, Bern: Dazu muß ich folgendes sagen: Das war der bakteriologische Befund. Über die Häufigkeit derartiger Befunde kann ich keine Angaben machen.

H. Marberger, Innsbruck: Man muß allerdings daran denken, eine Aufnahme im Stehen zu machen, sonst stellt sich der Luftspiegel nicht dar.

Schröder, Lengerich: Ich habe die Vereiterung einer Cystenniere in zwei Fällen beobachtet. Der Vortragende hat die Nephrektomie der vereiterten Cystenniere durchgeführt. Davor möchte ich warnen: Wir wissen, daß die Cystennieren immer doppelseitig angelegt sind. Wenn wir eine Cystenniere entfernen, kann der Patient urämisch werden. In den zwei Fällen, die ich beobachtet habe, gelang es, durch Incision der Cysten und eine antibakterielle Behandlung das Krankheitsbild zur Ausheilung zu bringen, so daß dem Patienten die Urämie vorerst erspart wurde.

R. Tscholl, Bern: Ich habe ausdrücklich gesagt, bei Dialysepatienten. Bei dem Kranken, den wir nephrektomiert hatten, handelte es sich um einen Dialysepatienten. Bei Nichtdialysepatienten meine ich, daß man die Exstirpation der Cysten durchführen soll. Wir sind uns damit also völlig einig.

G. Jakse, Innsbruck: Gasbildende Infektionen im Harntrakt sind sicher selten, sie sind immer, oder fast immer, begleitet von einer Obstruktion. Wir haben einen Fall beobachtet bei einer Diabetikerin, die einen blockierenden Ureterstein hatte. Die Gasbildung selbst hat keinen Einfluß auf das Krankheitsgeschehen, sie ist nur ein Symptom, das röntgenologisch besonders imponiert.

W. Lingnau, München: Ich kenne einen Fall von einer Scheele-Ringplastik, der auch gasbildende Bakterien in einem Anteil einer Doppelniere rechts hatte. Das waren Proteusbakterien. die gegen alles resistent waren.

Moderator: Ich glaube. wir können dieses Thema beenden. Nächster Vortrag: Ludwig, „Die chronische Pyelonephritis bei Nephroptose".

M. W. Köllermann, Hamburg: Ich finde das Ergebnis von Herrn Ludwig überraschend. Er heilt Pyelonephritiden mit Nephroptose. Ich möchte gerne wissen, wie die Diagnose der Pyelonephritis gestellt wurde.

G. Ludwig, Mannheim: Die Patienten. die wegen einer Nephroptose nach unserem Schema. in dem die Pyelonephritis eine zentrale Stellung einnimmt. operiert wurden, waren alle wegen rezidivierender Pyelonephritis in Behandlung. Ob es jetzt rezidivierende oder chronische Pyelonephritiden mit Erregerwechsel waren. weiß ich nicht. Diese Patienten hatten alle drei. vier. fünf und mehrmals eine akute Pyelonephritis und gleichzeitig die Symptomatik einer Senkniere. Nach dem klinischen Bild der rezidivierenden akuten Pyelonephritis mit signifikanter Bakteriologie stellten wir die Diagnose. Ob Patienten im Einzelfall hohes Fieber hatten. weiß ich nicht. Sie wurden meistens von Hausärzten überwiesen zur Abklärung einer Anomalie. wegen der häufig rezidivierenden Pyelonephritis mit Schmerzen und deutlicher Bakteriurie.

H. Marberger, Innsbruck: Die Diskussion hat wieder einmal gezeigt. was man Pyelonephritis und was man Harninfekt nennt. Ich glaube. wir werden im Laufe dieses Kongresses noch öfter auf diese Hürde stoßen.

Moderator: Können wir weitergehen?
Vortrag Schreiber und Mellin. „Harnwegsinfektion – Leukoplakie der Harnblase".

K. Bandhauer, St. Gallen: Ich hätte eine Frage. Herr Schreiber: Wie oft haben Sie sich bei den Patientinnen mit Leukoplakien erkundigt nach Einnahme von Antikonzeptiva? Man sieht außerordentlich häufig. daß Patienten die Symptomatik eines Harnweginfektes haben, der im Grunde genommen gar keiner ist. Es handelt sich um eine hormonell bedingte Veränderung des Epithels im Bereich des Trigonums. Es sind Patientinnen. die entweder in der Menopause sind oder Antikonzeptiva nehmen.

B. Schreiber, Essen: Wir haben diese Frage nicht untersucht. aber wir glauben auch, daß eine Oestrogenabhängigkeit bestehen kann.

H. J. Melchior, Aachen: Dazu gleich noch eine weitere Frage: Haben Sie eine Korrelation zwischen der Leukoplakie und der Phase im Zyklus gefunden?

B. Schreiber, Essen: Nein. das haben wir nicht untersucht. Wir möchten aber in der Frauenklinik den Oestrogenspiegel von bestimmten Patientinnen bestimmen lassen. Ob da wirklich ein Zusammenhang besteht. wie er vielfach diskutiert wird. erscheint mir fraglich.

G. Jakse, Innsbruck: Ich möchte darauf hinweisen. daß die Leukoplakie oder Trigonummetaplasie. wie man sie auch nennen kann. sicher eine hormonelle Abhängigkeit hat. Wir konnten das im letzten Jahr nachweisen. Wir haben gleichzeitig zyklusgerecht das Hormon bestimmt und Blasenspülflüssigkeit entnommen. Besonders während der gestagenen Phase wurden besondere Plattenepithelien reichlich abgeschilfert. Es konnte auch gezeigt werden, daß vor allem in der Menopause die Trigonummetaplasie keineswegs so ausgeprägt ist wie in der fertilen Zeit. Ebenso konnte gezeigt werden. daß durch Gabe von Oestrogenen im Alter unterschiedliche Befunde vorkommen. Das hängt mit der Oestrogensensibilität des Epithels nach der Menopause zusammen.

B. von Rütte, Bern: Aufgefallen ist mir. daß das Alter der Mehrzahl der Patientinnen zwischen dem 15. und 45. Lebensjahr liegt. Ich glaube. das ist ein Beweis, daß die Leukoplakie hormonabhängig ist. Wie haben Sie die Probeexcisionen entnommen? Eine Metaplasie der Trigonalschleimhaut ist eine hormonabhängige. zyklusbedingte normale Veränderung. Ich möchte wissen. ob Sie auch Probeexcisionen aus der Kalotte der Blase entnommen haben?

B. Schreiber, Essen: Wir haben die Excisionen aus dem Gebiet der Plattenepithelmetaplasie im Bereich des Trigonums entnommen und die Probebiopsie immer von der Blasenhinterwand etwa von der gleichen Stelle.

W. Leistenschneider, Berlin: Ich habe noch eine Frage zur Leukoplakie und evtl. Carcinomhäufigkeit. Herr Schreiber hat gesagt, daß zwischen Leukoplakie und Carcinom kein Zusammenhang besteht. Das ist nach der Literatur richtig, es wurden keine Fälle beobachtet. Andererseits fehlen prospektive Studien, was aus einer Leukoplakie werden kann. Die Leukoplakie tritt ja nicht nur bei Frauen auf, sie kann auch bei Männern bei Obstruktionen mit chronischer Entzündung auftreten. Wir fragen uns, warum es hin und wieder Plattenepithelcarcinome der Blase gibt. Plattenepithelcarcinome des Nierenbeckens gibt es mehr.

B. Schreiber, Essen: Ich möchte in diesem Zusammenhang auf eine 1959 erschienene Arbeit von Schabert hinweisen, der ein Patientenkollektiv 4 bis 23 Jahre nachbeobachtet hat. In dieser Zeit konnte aus keiner Plattenepithelmetaplasie die Entstehung eines Carcinoms beobachtet werden. Weiter kann man auf Literaturstellen verweisen, nach denen vereinzelt auf das Auftreten von Carcinomen hingewiesen wird, dabei handelt es sich stets um Männer, es sind überhaupt keine Fälle bekannt, wo bei Frauen aus einer Plattenepithelmetaplasie ein Carcinom entstand.

Moderator: Meine Herren, wir müssen uns kürzer fassen.

P. Mellin, Essen: Es spricht viel für die Hormonabhängigkeit. Ich möchte aber doch daran erinnern, daß es diese Metaplasien schon gegeben hat, als es die Antikonzeption noch nicht gab. Die Pille ist wohl nicht dafür verantwortlich zu machen. Im übrigen besteht ja eine gewisse Koinzidenz mit den Resultaten von Herrn Frohmüller. Es sind ja gerade die Jahrgänge zwischen 30 und 40 bei den Frauen, die die häufigsten Infektionen haben. Und dieser „Hausfrauenreport" vom Vormittag läßt die Möglichkeit offen, daß auch hier die sexuelle Aktivität eine gewisse Rolle spielt, sowohl bei den Infektionen wie auch bei den Metaplasien.

Moderator: Danke schön. Diskussion des Vortrages „Das normale Harnsediment".

P. Naumann, Düsseldorf: Herr Brosig, als Bakteriologe möchte ich Ihnen für Ihren Vortrag ganz besonders danken. Denn die von Ihnen dargestellten Kriterien haben mir erneut gezeigt, daß sich eine Urinuntersuchung nicht nur auf die so breit verbreitete Keimzählung und die noch weiter verbreiteten „Eintauchtests" erstrecken sollte. Und ich möchte als Bakteriologe die Bitte ableiten, daß man uns nicht nur diese „schrecklichen Dinger" zuschickt, sondern zusätzlich parallel dazu auch eine Originalurinprobe. Ohne die Kenntnis der Leukurie ist eine Interpretation des bakteriologischen Befundes des Eintauchtests in den meisten Fällen gar nicht möglich.

S. Rummelhardt, Wien: Herr Brosig, wie weit hat sich eigentlich Ihre Methode der Sedimentuntersuchung durchgesetzt? Wir haben früher schon einmal klinikeigene Sedimentuntersuchungen besprochen. Bei Ihnen wird es genauso sein wie bei uns. Jede Klinik und jedes Labor hat seine eigene Sedimentuntersuchungsmethode, und wir haben keine Vergleichsmöglichkeiten. Es ist unangenehm, wenn wir pathologische Untersuchungsergebnisse von auswärtigen Untersuchern bekommen und die Befunde nicht mit unseren eigenen Kontrollen vergleichen können. Sollten wir nicht überhaupt nur eine mikroskopische Untersuchung des nicht sedimentierten Harnes machen, so daß wir dann eine Vergleichsmöglichkeit haben? Ich kann mir nicht vorstellen, daß wir „reichseinheitlich" oder für uns alle gleiche Sedimentuntersuchungen durchsetzen können.

Moderator: Wenn Sie nur den Nativurin untersuchen, dann finden Sie die Leukozyten mit der normalen Objektträgermethode nicht. Wir haben einen physiologischen Chemiker, der fragte uns: Wozu braucht ihr überhaupt noch ein Urinsediment? Kürzlich hat auch die Kassenärztliche Vereinigung angefragt, ob denn das Urinsediment so wichtig wäre. Bei uns hat sich die Sedimentuntersuchung nahezu 100%ig bewährt. Wenn Sie z. B. 12 Leukozyten finden, dann können Sie sagen, da muß ein Harninfekt vorliegen, und das stimmt auch meistens mit den klinischen Symptomen überein. Wir haben es in einzelnen Laboratorien erreicht, daß diese 10-Felder-Methode durchgeführt wird. Wir haben zwar unseren physiologischen Chemiker von der Praktikabilität und der Zuverlässigkeit der Sedimentuntersuchung überzeugt, aber das Labor macht Urinsedimentbefunde nur auf spezielle Anforderung. Ohne Anforderung macht das Labor nur die Streifenmethode.

G. Mense, Kassel: Wir praktischen Urologen leiden sehr darunter, daß jetzt im Rahmen der Vorsorgeuntersuchung z. B. von den Gynäkologen die Eintauchmethode auf Erythrozyten durchgeführt wird. Und wir bekommen dann die Patienten überwiesen und müssen dann den ganzen Apparat der urologischen Diagnostik einschließlich i.v. Pyelogramm anlaufen lassen, nur weil die Eintauchmethode so außerordentlich empfindlich ist. Bei Leukozyten ist die Eintauchmethode zu wenig empfindlich, beim Erythrozyten ist sie überempfindlich.

P. Kolle, Hannover: Ich möchte noch einmal eine Lanze für die direkte Kammerzählung brechen. Das ist eine einfache, absolut exakte und vergleichbare Methode.

Moderator: Herr Kolle, jede Kammerzählung ist besser als die 10-Felder-Methode, aber wir haben bewiesen, daß die 10-Felder-Methode eben nur eine Fehlerquote von 2% hat. Und ich glaube, das ist erträglich.

H. Marberger, Innsbruck: Wenn man zählt und eine Relation zwischen Bakterien und Eiter in entsprechender Zahl findet, dann hat man Grund zu behandeln. Die Untersuchung des Harnes und die Diagnose oder eine Sicherung des Harnwegsinfekts ist sicher besser, als wenn man sofort Antibiotika gibt und gleich einen „Blauen" – wie wir sagen – also tausend Schillinge umsonst ausgibt. Erst später kommt man drauf, daß der Harn ja klar war und die Harnkultur vielleicht zufällig durch eine Verunreinigung positiv war, daß also gar keine Harninfektion vorgelegen hat.

Moderator: Bitte weitere Fragen.

K. Voigt, Berlin: Ich wundere mich, daß Sie als Grenzwerte für Erythrozyten und Leukozyten in gleicher Weise die Zahl 7 angeben. Nach meiner Meinung müßten doch normalerweise die Ausscheidungszahlen für Leukozyten höher liegen als für Erythrozyten.

Moderator: Diese Zahl ist damals mit dem Statistiker der Universität an 400 normalen Urinen erarbeitet worden. Wir haben uns auch gewundert, wie er auf die Zahl 7 gekommen ist, aber die Zahl 7 stimmt.
Bitte Diskussionen zum Vortrag von v. Dittrich.

Ludwig, Mannheim: Sie erwähnten in Ihrem Vortrag, daß ein Leukozytenzylinder oder mehrere Leukozytenzylinder zusammen mit einer Leukozyturie beweisend für eine Pyelonephritis sind. Ich möchte gerne umgekehrt wissen, wie häufig findet man Leukozytenzylinder bei der Pyelonephritis?

P. v. Dittrich, Innsbruck: Ich kann es Ihnen nicht in Prozent angeben, wie häufig man Leukozytenzylinder bei einer Pyelonephritis findet. Die Zahl ist eher gering. Wenn man sie aber findet, dann ist sie beweisend.

P. Rathert, Aachen: Prof. Brosig und Dr. v. Dittrich haben Möglichkeiten zur erforderlichen Verbesserung der Sedimentuntersuchungen aufgezeigt. Für den Urologen sollte die zytologische Untersuchung des Sedimentes jedoch nicht bei Erythrozyten, Leukozyten und normalen Epithelzellen aufhören. Färbetechniken und die Phasenkontrastmikroskopie sind entscheidende Verfahren, z. B. in der Kontrolle von Patienten mit Urotheltumoren. Der vermehrte Einsatz exfoliativ-zytologischer Untersuchungen verbessert die Prognose von Patienten mit Urotheltumoren. Die Notwendigkeit der Sedimentuntersuchung kann damit gegenüber den Versicherungsträgern gestützt werden.

D. Veelken, Hamm: Ich möchte bei der Beurteilung des Urinsedimentes darauf hinweisen, daß sich die Zylinder aufgrund physikalischer Eigenschaften in den Randbereich des Präparates begeben. Man sollte also nicht nur die Mitte des Präparates nach Zylindern absuchen. Dann wird man sicher auch häufiger Zylinder in bezug auf die Diagnose der Pyelonephritis finden.

R. Hubmann, Hamburg: Wir finden die Leukozytenzylinder häufiger, wenn etwa 25 ml bei höchstens 1500 Umdrehungen zentrifugiert werden. Bei höherer Tourenzahl zerreißt ein großer Teil der Zylinder.

Moderator: Noch eine Schlußfrage?
Dann danke ich Ihnen und schließe die Diskussion.

Der septische Schock

K. KOFLER. H. PUM und W. SCHMIDT: **Der septische Schock**

Der septische Schock bei gram-negativen Infektionen stellt für die Urologie ein schwerwiegendes Problem dar. 8–18% aller Todesfälle an urologischen Abteilungen gehen zu Lasten dieses Krankheitsbildes, im eigenen Patientenkreis 10% [9]. Die Mortalität des Schocks beträgt trotz aller therapeutischen Bemühungen 45–85% [10].

Tabelle 1 gibt einen Überblick über 154 Patienten mit gram-negativer Sepsis der eigenen Abteilung. 22mal kam es zum manifesten Schock, wobei die Überlebensrate bei 38% lag.

Tabelle 1. Ursachen für Sepsis und Schock (1. 1. 1969 bis 31. 12. 1975)

Ursache	Patientenzahl		
	Sepsis	mit Schock	verst.
Nieren- und Harnleitersteine	34	7	5
Transurethrale Eingriffe (TUR. Lithotripsie. UK. Cystoskopie etc.)	34	7	4
offene operative Eingriffe (Steinop.. Adenomektomie. Hl. Darmimplant. etc.)	34	4	3
Abszesse (paranephritisch. abszed. Epididymitis, Prostataabszeß)	20	3	1
Pyo- und Hydronephrose	17	—	—
akute, nicht obstrukt. Pyelonephritis	15	1	1
Gesamt	154	22	14

Zur kausalen Genese der Zunahme gram-negativer Sepsis

Es werden *epidemiologische Veränderungen* diskutiert. Gegenüber der vorantibiotischen Ära treten gram-positive Infekte heute immer mehr in den Hintergrund [13]. Die breite Anwendung *antibakterieller Medikamente*, oft unterdosiert und ungezielt, haben zu einer zunehmenden Resistenzentwicklung gram-negativer Keime durch Selektion geführt [2,8,13]. Ein weiterer begünstigender Faktor ist die zunehmende *Technisierung der Medizin* (intravasale Fremdkörper, Intubation, Harnableitungen etc.), die ungünstige *Altersstruktur* der Patienten und die Anwendung von *Immunsuppressiva* und *Zytostatika* [6].

Besonders hinsichtlich der Antibiotikaprophylaxe und der damit verbundenen Resistenzentwicklung ergeben sich in unserem Fachgebiet Probleme. Eine Reihe von Autoren verzichten allerdings schon auf eine prophylaktische antibakterielle Therapie [2,5,6].

Formale Genese des gram-negativen Schocks

Beim gram-negativen Schock handelt es sich um ein außerordentlich komplexes Geschehen. Nachstehend die wichtigsten Punkte im Ablauf dieses Krankheitsbildes:

Endotoxin: Bisher war an der zentralen Bedeutung des Endotoxins beim septischen Schock nicht gezweifelt worden. Erst die Ausführungen McCabes anläßlich des Internationalen Symposiums über den septischen Schock. Wien 1976 [4], haben die bestehenden Theorien etwas in Frage gestellt, ohne ein neues Modell anbieten zu können. Unbestritten ist jedoch, daß sowohl die Aktivierung des Gerinnungsmechanismus und fibrinolytischer Vorgänge als auch des Komplement- und Bradykinin-Systems eine wichtige pathogenetische Rolle spielen [4].

Die *Störung der Haemodynamik* wird – soweit bekannt – durch biogene Amine (Histamin, Serotonin, Bradykinin etc.) hervorgerufen. Periphere und pulmonale Widerstandserhöhung durch Vasokonstriktion führen zur Sequestration großer Blutmengen in kleinen Venen und Venolen. Es kommt zum Absinken des venösen Rückflusses und zur Zentralisation und damit weiterer Minderdurchblutung der Peripherie und lebenswichtiger Organe (Lunge, Niere, Hirn, Myocard etc.). Die mangelnde Gewebsdurchblutung führt zu einer hochgradigen Acidose, die ihrerseits wieder die Vasokonstriktion verstärkt.

Gerinnungsstörungen: Dem frühzeitig zu registrierenden Thrombozytenabfall entspricht primär eine Thrombozytenaggregation in der Peripherie. Die intravasale Gerinnung wird aktiviert. Mikrothromben fördern wieder die Ausbildung der Schockorgane. Parallel dazu werden fibrinolytische Vorgänge ausgelöst, Fibrinspaltprodukte treten auf. Schließlich kann es zur sogenannten Verbrauchskoagulopathie kommen, die dem Bild der haemorrhagischen Diathese entspricht [11].
Wird das komplexe Geschehen des septischen Schocks nicht frühzeitig unterbrochen, ist die Ausbildung irreversibler Organschäden (z. B. Schocklunge) die Folge. Diese sind – oft trotz Beherrschung der Sepsis – für die hohe Mortalität verantwortlich. Im eigenen Patientenkreis lag dieser Prozentsatz trotz rascher operativer Herdsanierung bei 62%.

Diagnose: Das Vollbild des septischen Schocks (Blutdruckabfall, Tachycardie, Somnolenz, Oligurie, Cyanose etc.) bietet für den Erfahrenen keine diagnostischen Probleme. Wichtig hinsichtlich Prognose und therapeutischen Eingreifens ist jedoch die *Frühdiagnose*. Folgende Maßnahmen werden diskutiert:

Limulus-Test: Seine Bedeutung ist nach McCabes Ausführungen [4] für die Praxis noch umstrittener geworden.
Die Blutkultur ist für die Frühdiagnose einer Sepsis wegen des Zeitintervalls bis zum Ergebnis nur bedingt verwertbar. Allerdings hat sich als orientierende Untersuchung der gefärbte Blutausstrich als nützlich erwiesen [6,8].
Thrombozytenkontrolle: Thrombozytenabfall auf unter 100000 pro mm³ bzw. unter 50% des Ausgangswertes ist immer als alarmierendes Symptom anzusehen und wird übereinstimmend als das wichtigste diagnostische Kriterium eines beginnenden Schockgeschehens angesehen [2,11,12].
Die *arteriovenöse Sauerstoffdifferenz* ist zumeist stark herabgesetzt (hyperdyname Form des septischen Schockes).
Übrige Laborbefunde: Hochgradige *metabolische Acidose* deutet ebenfalls auf den Beginn eines septischen Schocks hin.

Therapie

Vorangestellt sei die Erwähnung einiger prophylaktischer Maßnahmen zur Verhinderung gram-negativer Infekte und damit auch einer Sepsis.

1. Hebung des *Hygienebewußtseins* und äußerste Beachtung von *Asepsis* und *Antisepsis* [5].
2. *Strenge Indikationsstellung bei instrumentellen Eingriffen.*
3. *Zurückhaltung bei Antibiotikamedikation*, d. h. testgerechte hochdosierte Therapie und Verzicht auf breite ungezielte Prophylaxe [2].

In der Therapie des septischen Schocks sind unbestritten:
1. *Herdsanierung.* In der Urologie wird zumeist die Überprüfung und Wiederherstellung

des ungehinderten Harnabflusses vordringlich sein (Entfernung blockierender Steine, Entlastung von Harnstauungsnieren etc.). Die frühzeitige Nephrektomie kann sich als nötig erweisen [3].

Tabelle 2 zeigt die operativen und instrumentellen Eingriffe, die im eigenen Patientenkreis zur Beherrschung gram-negativer Sepsis durchgeführt wurden. Darunter auch alle Patienten mit drohendem oder manifestem Schock.

Tabelle 2. Operative und instrumentelle Eingriffe zur Behebung des septischen Zustandes bei 101 Patienten

Nephrektomie	13
Abszeßincision und Drainage	13
Uretero-, Pyelotomie	12
Nephrostomie	6
Ureterenkatheter	20
Dauerkatheter	37
	101

2. Ebenso entscheidend wie die Ausschaltung der Infektionsquelle ist die Stabilisierung des Kreislaufes durch *ausreichende Volumensubstitution*, entsprechend der relativen Hypovolaemie [2,4].
3. *Hochdosierte,* wenn möglich *testgerechte Antibiotikatherapie* meist als Kombination eines Beta-Laktam-Präparates mit Aminoglykosiden [2,6].
4. *Korrektur der Acidose, Elektrolytausgleich, Sauerstoffgabe* sowie *cardiale Stütze* sind selbstverständlich [2,4,7].

Therapieformen, die unterschiedlich bewertet und nicht allgemein empfohlen werden, sind:

1. *Heparin und Streptokinase:* Ersteres hat sich zwar beim septischen Abort als sehr wertvoll erwiesen [1], beim septischen Schock anderer Genese ist der Erfolg dieser Therapie jedoch nicht endgültig bestätigt.
2. Die Wirkung von *Proteinasehemmern* ist äußerst umstritten.
3. *Corticosteroide* werden von einigen Autoren wegen ihrer positiven inotropen Wirkung empfohlen [7], von anderen wegen einer möglichen Schwächung der Infektabwehr abgelehnt [4].
4. *Vasoaktive Substanzen* (Dopamin, Beta-Stimulatoren, Alpha-Blocker etc.) können in vielen Fällen eine Besserung der Kreislaufsituation herbeiführen. Hier ist allerdings besonders streng auf die mögliche Zunahme des Volumenbedarfs zu achten. Bei manifester oder latenter Coronarinsuffizienz kann sich die Anwendung von Beta-Stimulatoren negativ auswirken [7,14].

Zusammenfassend kann gesagt werden, daß auch aufgrund neuester Forschungsergebnisse – dies gilt besonders für den urologischen Fachbereich – der chirurgischen Herdsanierung zusammen mit ausreichender Volumensubstitution zentrale Bedeutung zukommen. Eine rein konservative Therapie wird selten erfolgreich sein können. Neue Behandlungsmethoden haben bisher noch zu keiner wesentlichen Verbesserung der Prognose des septischen Schocks geführt.

Literatur

1. Graeff, H.: Der septische Schock in der Geburtshilfe. Int. Symposium: Der septische Schock, S. 177–186. Hrsg. H. Haschek. Wien: H. Egermann 1976 – 2. Haschek, H., Porpáczy, P. u. Schmidt, W.: Zur Frühdiagnose und Frühbehandlung des septischen Schocks. Int. Sym-

posium: Der septische Schock. S. 199–212. Hrsg. H. Haschek. Wien: H. Egermann 1976 – 3. Haschek. H. u. Schumann. F.: Wien. med. Wschr. **121,** 868–869 (1971) – 4. McCabe, W. R., Craven. D. R. u. Kreger. B. E.: Septic Shock in Gram-negative Infections. Int. Symposium: Der septische Schock. S. 99–114. Hrsg. H. Haschek. Wien: H. Egermann 1976 – 5. Mauermayer. W. u. Hertel. E.: Organisatorische Maßnahmen zur Verhütung des Hospitalismus bei transurethralen Operationen. Int. Symposium: Asepsis und Antisepsis in der Urologie. S. 269–273. Hrsg. P. Porpáczy. Wien: H. Egermann 1975 – 6. Pichler. H.: Chemotherapie septikaemischer Infektionen. Int. Symposium: Der septische Schock. S. 89–98. Hrsg. H. Haschek. Wien: H. Egermann 1976 – 7. Ritz. R.: Zur Pathogenese und Klinik des septischen Schocks. Int. Symposium: Der septische Schock. S. 115–122. Hrsg. H. Haschek. Wien: H. Egermann 1976 – 8. Rotter. M.: Bakteriologische Aspekte des septischen Schocks. Int. Symposium: Der septische Schock. S. 11–18. Hrsg. H. Haschek. Wien: H. Egermann 1976 – 9. Schmidt, W., Haschek, H. u. Kofler. K.: Ztschr. f. Urologie und Nephrologie **69,** 409–416 (1976) – 10. Stille, W.: Septikämie. Rheindruck Boppard. S. 46–56 (1972) – 11. Thaler. E.. Pichler. M., Niesner, H., Lackner, F. u. Lechner. K.: Septischer Schock und Blutgerinnung. Int. Symposium: Der septische Schock. S. 79–88. Hrsg. H. Haschek. Wien: H. Egermann 1976 – 12. Truckenbrodt, H.: Zur Frühdiagnose der Sepsis im Neugeborenenalter. Int. Symposium: Der septische Schock. S. 137–144. Hrsg. H. Haschek. Wien: H. Egermann 1976 – 13. Wiedemann. B.: Die Mikroökologie gram-negativer Bakterien und ihre Bedeutung für Hospitalinfektionen. Int. Symposium: Der septische Schock. S. 19–28. Hrsg. H. Haschek. Wien: H. Egermann 1976 – 14. Winslow, E. J.. Loeb. H. S.. Rahimtoola. S. H.. Kamath. S. u. Gunnar. R. M.: Amer. J. Med. **54,** 421. 1973

Dr. K. Kofler
Urolog. Abt. d. Wiener Allg. Poliklinik
Mariannengasse 10
A-1090 Wien IX

P. RATHERT. W. LUTZEYER. G. DURBEN und K.-U. LAVAL: **Die septische Niere – eine „Surgical Kidney"?**

Unter den chirurgischen Nierenerkrankungen nimmt die sog. „Surgical Kidney" in den älteren deutschen Lehrbüchern und noch heute in der anglo-amerikanischen Literatur eine besondere Stellung ein [1.2].

Weitgehend entspricht sie unserem jetzigen Krankheitsbild der „septischen Niere". Ihre Therapie – und daher die Bezeichnung – konnte in der vorantibiotischen Ära nur operativ sein.

In der Therapie septischer Krankheitsbilder gelten auch heute weitgehend die seit Jahrzehnten praktizierten operativen Regeln. Hinzugekommen sind aber die differenzierte Analyse und Therapie des Schocks sowie die Antibiotika.

Der Krankheitsverlauf bei Patienten mit septischer Niere. die aufgrund weiterer Faktoren nicht operativ behandelt werden konnten. veranlaßte uns, 97 Patienten katamnestisch zu untersuchen. Ein Viertel wurde operativ organerhaltend. die Hälfte durch Nephrektomie behandelt. ein Viertel konservativ medikamentös oder durch Legen eines Ureterkatheters (Tabelle 1).

Tabelle 1. Therapie und Letalität bei 97 Patienten (1971–1976) mit sog. septischer Niere

Septische Niere		n = 97	
Therapie			Letalität
operativ	{ organerhaltend	= 25.8%	12%
	{ radikal	= 48.4%	17%
konservativ		= 25.8%	4%

Die Letalität schwankt zwischen 17% bei der Nephrektomie, über 12% bei organerhaltender Operation und 4% bei konservativer Behandlung. Dies scheint von der Zahl eindeutig für eine konservative Therapie zu sprechen, und man müßte die eingangs gestellte Frage verneinen.

Es ist aber eine individuellere Betrachtung erforderlich.

Hinsichtlich des Alters ist eine deutliche Zunahme im höheren Lebensalter festzustellen. Die Patientengruppen nach Therapieform jedoch zeigten alle eine gleichartige Verteilung.

Auch die allgemeinen Symptome der Sepsis, wie Schüttelfrost, Fieberschübe, Thrombozytenabfall u. a., und die speziellen Symptome, wie Flankendauerschmerz, abdominelle Symptomatik und Flankenkolik waren, soweit vergleichbar, einheitlich verteilt.

Auch hinsichtlich der Laborbefunde, wie BSG-Erhöhung, Kreatininerhöhung, pathologischen Urinsediments und Leukozytose, konnte keine Differenzierung erfolgen. Lediglich bei dem Röntgenbefund einer „stummen Niere" ergab sich in der Gruppe der Nephrektomiepatienten mit 40% gegenüber 30% der konservativ Behandelten ein Unterschied.

Von besonderer Bedeutung bei der Diagnostik war die auffallend lange Anamnese im Hinblick auf eine Nierenerkrankung mit dem Mittel von 4,8 Jahren. Die akute Symptomatik bestand etwa 10 Tage. Vorangegangen war somit eine oft zu lange allgemeinärztliche oder internistische Diagnostik und Therapie bis zur Hinzuziehung des Urologen.

Präexistent oder begleitend war in über 50% der Fälle eine Urolithiasis, gefolgt von urologischen Operationen, Blasenentleerungsstörungen, urogenitalen Fehlbildungen sowie gynäkologischen Erkrankungen.

Die septische Niere ist fast immer die Exazerbation einer schon bestehenden Nierenerkrankung und hier der infizierten Harnstauungsniere, ausgelöst durch Urolithiasis, Resistenzminderung oder leicht auch häufig iatrogen (Tabelle 2).

Tabelle 2. Prädisponierende Faktoren und Begleiterkrankungen bei 97 Patienten mit septischer Niere

Urolithiasis	54,6%
Op. urol.	18,5%
Restharn	17,5%
Mißbildungen (urog.)	11,3%
Tu. (urolg.)	9,2%
Gyn. Erkrankungen	6,1%
infizierte Harnstauungsniere	
Diabetes mellitus	15,4%
Hyperuricaemie	7,2%
Renale Insuffizienz	6,1%
Alter	
Resistenzminderung	
Therapiefehler	
septische Niere	n = 97

Patienten mit bestehender renaler Insuffizienz oder Rest- bzw. Einzelniere wurden in der Regel konservativ behandelt. Ihre geringe Letalität muß uns zu denken geben (Tabelle 1).

Die im Titel gestellte Frage läßt sich nach unseren Erhebungen jedoch nicht eindeutig beantworten, da exakte Stadien des Schocks bei dem einzelnen Patienten nicht aufgestellt werden konnten. Evtl. lag bei den nephrektomierten Patienten in einem höheren

Prozentsatz ein protrahierter Schock vor. Es zeigen sich hier die Mängel einer retrospektiven Studie.

Im Prinzip steht die operative Therapie einschließlich des instrumentellen Eingriffes im Vordergrund, in erster Linie um gute Harntransportverhältnisse, eine Eiterdrainage und Beseitigung des Streuherdes gramnegativer Keime zu schaffen. Aber nicht jeder Abszeß sollte zur Nephrektomie führen.

Literatur

1. Handbuch der Urologie. Hrsg. A. v. Lichtenberg, F. Voelcker, H. Wildbolz. Band III, S. 1. Berlin: Springer 1928 – 2. Baetzner, W.: Diagnostik der Chirurgischen Nierenerkrankungen. Berlin: Springer 1921

Priv.-Doz. Dr. P. Rathert
Abteilung Urologie der
Med. Fakultät der RWTH
Goethestraße 27/29
D-5100 Aachen

J. Joost und D. Skoluda: **Zur Klinik der septischen Niere**

Im Zeitraum von 1967 bis 1975 wurden an unserer Klinik 86 Patienten mit septischen Nieren operativ behandelt. Die überwiegende Mehrzahl der Patienten wurde uns von auswärts zugewiesen. Pyonephrosen ohne Zeichen einer Sepsis sind in diesem Material nicht enthalten. 12 Patienten, d. h. 14%, zeigten das Bild eines septischen Schocks. Die Gesamtmortalität betrug 13%. Bei den Patienten mit Schock 58%, ohne Schock nur 5,5%.

Als Ursache der Sepsis (Tabelle 1) fand sich in unserem Material in fast 90% eine Obstruktion des oberen Harntraktes. Diese war in 77% durch Konkremente bedingt.

Tabelle 1. Ursachen der septischen Niere bei 86 Fällen

Obstruktion:	n = 75 (88%)	
	Steine	58 (77%)
	Prostata-Ca	5
	Blasen-Ca	4
	Subpelv. Stenose	4
	Radiog. Stenose	2
	Extraureterale Obstruktion	2
Keine Obstruktion:	n = 11 (12%)	
	Infizierte Zystenniere	6
	Septische Pyelonephritis	5

Tabelle 2. Septische Nieren mit Obstruktion – n = 75

Schockhäufigkeit	Zahl der Fälle	%	Höhe der Obstruktion
9	2	50	Kelchhals
	35		NB-Ausgang
1	8	10	oberes Ureterdrittel
0	9	12	mittleres Ureterdrittel
2	21	28	unteres Ureterdrittel

Betrachten wir die Lage der Obstruktion (Tabelle 2), so sieht man, daß eine Sepsis zu 50% ausgelöst wurde durch eine Blockierung am Nierenbeckenausgang und in 2 Fällen sogar durch ein blockierendes Kelchkonkrement. In 28% lag die Obstruktion im distalen Ureter, zu gleichen Teilen bedingt durch Konkremente und stenosierende Blasen- bzw. Prostatacarcinome. Die linke Zahlenreihe zeigt die Schockhäufigkeit in bezug auf die Höhe des Hindernisses. Drei Viertel aller Schockfälle traten bei pyeloureteraler Obstruktion auf. Daß ein uroseptischer Schock auch durch eine distale Obstruktion ausgelöst werden kann, zeigen die beiden unteren Fälle. Die Gefahr eines uroseptischen Schocks scheint jedoch bei Blockierung am Nierenbeckenausgang weitaus größer zu sein. Insgesamt ist zu sagen, daß alle Schock- und Todesfälle nur bei der obstruktiv-septischen Niere zu verzeichnen waren.

Die 3 Schwerpunkte der Therapie sind:

1. Schockbekämpfung bei entsprechender Symptomatik, hier sei besonders auf den Thrombozytensturz hingewiesen.
2. Harnableitung durch Nephrostomie bzw. Nephrektomie bei vorhandenen Rindenabszessen und ausreichender Funktion der Gegenniere. Unter dieser Indikation wurden von 86 Patienten 52, d. h. 60%, nephrektomiert.
3. Simultane hochdosierte Antibiotikatherapie. Da aufgrund der Schwere des Zustandsbildes die Resistenzbestimmung nicht abgewartet werden kann, muß die initiale Antibiotikatherapie empirisch erfolgen. Betrachtet man die Keimverteilung von 40 primär unbehandelten Patienten, die restlichen 46 waren zum Zeitpunkt der Einlieferung in die Klinik bereits anbehandelt, so findet sich dieses Spektrum (Tabelle 3). In 11 die-

Tabelle 3. Erreger bei 40 septischen Nieren

E. coli	20
Pseudomonas	9
Klebsiella	7
Proteus	4

ser Fälle, d. h. 28%, lag eine Resistenz auf das verabreichte Antibiotikum vor, wobei 9 der Therapieversager auf Ampicillin zurückzuführen waren, keiner jedoch auf Gentamycin. Um für die initiale Therapie die optimale Antibiotikakombination zu ermitteln, haben wir 500 signifikante Harnwegsinfekte mit einem Erregerspektrum wie bei der Urosepsis auf ihre Sensibilität untersucht. Wie die Kurve verdeutlicht, bringt die Kombination von Gentamycin und Carbenicillin bzw. Cephalosporin bei unserer Resistenzlage die besten therapeutischen Chancen.

Dr. J. Joost
Urologische Universitätsklinik
Langenbeckstraße 1
D-6500 Mainz

R. Hautmann, B. Frommer und W. Lutzeyer: **Serratia marcescens – Eine zunehmende Gefahr für den urologischen Patienten**

Bis vor wenigen Jahren wurde Serratia marcescens für den Menschen als apathogen angesehen. Die Abteilung Med. Mikrobiologie der RWTH Aachen hatte 1969 rund 10000 Einsendungen, darunter nur 1 Infektion mit Serratia marcescens, 1975 bei 19000 Einsendungen bereits 210 Fälle mit Serratia marcescens. Davon wurden 49 Patienten in der Abteilung Urologie behandelt.

I. *Primäre Serratia-Infektionen*	7
II. *Hospitalismus-Infektionen*	
A. *ohne* klinische Bedeutung	3
B. *mit* klinischer Relevanz	
1. Patienten mit malignen Tumoren	15
2. Nach Harn-Ab-/-Umleitung mit Komplikationen (Stau, massive Nachblutung)	9
3. Beatmungsfälle	15

Von diesen 49 Patienten verstarben 9 an den Folgen der Infektion (bei 7 bakteriologischer Sepsisnachweis) und mit Sicherheit nicht an der Grundkrankheit.

Resistenzlage und Therapie

In vitro wiesen Nalidixinsäure, Aminoglykoside und Tetracycline eine günstige Sensibilität auf.

Folgerungen

1. Serratia marcescens als opportunistischer pathogener Keim *(Problemkeim)* steht derzeit am Beginn, ein weitverbreiteter und gefährlicher humanpathogener Keim zu werden.
2. Die Gefahr für das Angehen einer derartigen Infektion besteht vorwiegend bei langdauernder Antibiotika-Therapie, chronischen Erkrankungen (besonders maligne Tumoren), protrahierten postoperativen Zuständen und bei Infektionen anderer Genese in der Neonatalperiode.
3. Trotz testgerechter Therapie ist der Erfolg fragwürdig. Der Erhöhung der Eigenabwehr des erkrankten Patienten ist größte Bedeutung beizumessen.

Auf diese für den urologischen Therapeuten neue Infektionslage bei Serratia marcescens sollte ausdrücklich hingewiesen werden.

Dr. R. Hautmann
Abt. für Urologie
Medizinische Fakultät der RWTH
Goethestraße 27/29
D-5100 Aachen

Diskussion zu den Vorträgen Seite 106 bis 113
Der septische Schock

Moderatoren: H. Haschek, Wien und P. Naumann, Düsseldorf

Moderator H. Haschek, Wien: Bitte, Herr Semenitz!

E. Semenitz, Innsbruck: Bei sepsisgefährdeten Patienten gelingt es durch laufende Blutkulturen, in der Mehrzahl der Fälle rechtzeitig den Keim zu diagnostizieren, und wir kommen dann nicht in die unangenehme Lage, eine Sepsis behandeln zu müssen, ohne den Erreger zu kennen. Die zweite Möglichkeit, auf die ich aufmerksam machen möchte, ist, daß eine hochdosierte Chemotherapie bei einem frischen Sepsisfall für den Patienten tödlich sein kann, wenn durch das Chemotherapeutikum eine Lyse der Bakterien erfolgt, was eine Endotoxinanreicherung bewirkt, die dann den unbeherrschbaren Schock auslöst.

J. Kaufmann, Hamburg: Herr Kofler hat bemerkt, daß über die Heparinisierung beim septischen Schock die Meinungen geteilt seien. Ich möchte hier der sehr frühzeitigen Heparinisierung das Wort reden. Ich bin der festen Überzeugung, daß man dadurch bei gleichzeitiger antibiotischer Behandlung Zeit gewinnt für die Indikationsstellung zur radikalen Nephrektomie. Außerdem kann sich der Organismus mit der antibiotischen Therapie auseinandersetzen. Manchmal kann vielleicht doch noch konservativ-organerhaltend verfahren werden. Wir haben das beste nur von einer frühzeitigen Heparinisierung gesehen. Zu der Diskussionsbemerkung von Herrn Lutzeyer noch ganz kurz ein Wort: Diese Serratiainfektionen haben wir auch in unserem Haus beobachtet, und zwar auf der Intensivstation. Wir haben sie nur dadurch in den Griff bekommen, weil sofort die gesamte Station geräumt und total desinfiziert worden ist. Ich glaube auch nicht, daß man mit einer antibiotischen Behandlung allein weiterkommt.

R. Ringelmann, Karlsruhe: Daran anschließend möchte ich eine Diskussionsbemerkung machen und erinnern an die Beobachtungen, die gestern Herr Opara anhand des Krankengutes einer urologischen Station mitteilte. Im Vortrag der Herren Kofler, Pum und Schmidt wurde zur Prophylaxe des septischen Schocks als dritter Punkt eine sinnvolle Antibiotikatherapie angegeben. Ich glaube, dieser Punkt ist an erster Stelle zu nennen. Die Hygienebemühungen werden gerade bei den urologisch Kranken den wichtigen Erreger der Sepsis nicht treffen, denn dieser Erreger wird nicht in der Umgebung gefunden, auch nicht der Serratiakeim. Diese Erreger finden sich in der Darmflora des Patienten selbst. Eine sinnvolle antibiotische Therapie sehe ich darin, daß man vorher im Vorfeld der Behandlung, vielleicht sogar während der ambulanten Voruntersuchung, möglichst Antibiotika einsetzt, die nicht diese gewaltige, ausgeprägte Beeinflussung der normalen Darmflora hervorrufen. Dies ist, glaube ich, ein für die Urologie wichtiger neuer Gesichtspunkt: die Mitbeachtung der normalen Darmflora.

Moderator: Sie werden verstehen, daß es in der kurzen Zeit, die uns zur Verfügung steht, nicht möglich ist, dieses, allerdings sehr wichtige, Kapitel der Urosepsis abzuhandeln. Aber wir werden versuchen, daß wir noch einige Diskussionsbemerkungen unterbringen.

Schilling, München: Ich habe an Herrn Kofler eine Frage, und zwar zur Thrombozytenverminderung als Frühzeichen des septischen Schocks. Der Thrombozytenabfall ist ein außerordentlich inkonstantes Zeichen. In wieviel Prozent seiner Fälle hat er das beobachten können? Als zweites: Die Azidose als Frühzeichen des septischen Schocks zweifle ich an. Wir können die Alkalose als Frühzeichen beobachten. Es ist eindeutig belegt, daß die spezifische Behandlung des septischen Schocks in der Phase der Alkalose eine Mortalität von 35% hat. Wenn sich die Azidose einstellt, springt die Mortalität auf 65%.

Moderator: Ich kann das gleich beantworten, weil das aus meiner Klinik kommt. Der Thrombozytenabfall wurde in 80% der Patienten beobachtet, und wir haben die Verschiebung Azidose–Alkalose nicht als Frühsymptom gewertet, sondern als wichtiger Parameter zur Beurteilung der Gesamtstoffwechsellage.

L. V. Wagenknecht: Die von Herrn Rathert und Joost angegebenen sehr niedrigen Mortalitätsraten des operativ und konservativ behandelten septischen Schocks kontrastieren offensichtlich mit der von Herrn Kofler berichteten Letalität. Außerdem erscheint mir die Zahl der Patienten mit septischem Schock pro Zeiteinheit in den beiden Vorträgen sehr hoch. Wäre es denkbar, daß die Erklärung für diese beiden Tatsachen darin liegt, daß eine nachgewiesene Bakteriämie bereits als septischer Schock klassifiziert wurde?

Überraschend niedrig erscheint die Letalitätsquote der konservativ behandelten Schockpatienten, die nach unseren Angaben und Literaturangaben ohne Drainage bzw. Entfernung des septischen Streuherdes um 45 bis 60% liegt.

Um die Wirkung von Einzeltherapeutika zu testen, was die Klinik nicht erlaubt, haben wir bei 40 Hunden nach Schockinduktion (E. coli – Endotoxin, LD 90-Dosis) die Hämodynamik und mit einer Doppelisotopenmethode die Nierenfunktion kontinuierlich für 3 bis 4 Stunden gemessen. Niedrig molekulare Plasmaexpander und Vasodilatatoren wie Phenoxybenzamin (ohne adäquate Volumenzufuhr) erhöhten die Nierenfunktion nur kurzzeitig auf 20 bis 40% der Werte vor Schockinduktion.

Vasokonstriktoren wie Levarterenol hatten einen deletären Effekt, obwohl sie den allgemeinen Blutdruck über 3 Stunden stabilisierten. Lediglich Corticosteroide in pharmakologischen Bolusdosen führten zu einer Reversion der Schocksituation mit Verbesserung aller Organfunktionen auf 60 bis 80% der Werte vor Schockinduktion.

Wir haben unter Mitarbeit von Doehn und Grossner in den letzten 4 Jahren ein auf diesen Resultaten basierendes Therapiekonzept angewandt: Vasodilatatoren haben sich insbesondere in der initialen Schockphase mit adäquater Volumenzufuhr bewährt; Dopamin hatte einen selektiv besonders günstigen Einfluß auf die Nierenfunktion; Vasokonstriktoren verbesserten nicht die Schocksituation; Corticosteroide haben sich nicht im Sinne einer Schockumkehr bewährt, jedoch kann durch sie die Zentralisation aufgehoben werden und ein Patient u. U. kurzfristig in einen operablen Zustand gebracht werden.

Wichtigste Therapie bleibt die Drainage des septischen Streuherdes, ohne die auch eine kostspielige Intensivbehandlung die Letalität nicht wesentlich senkt.

Moderator: Danke, darf ich Herrn Joost bitten zu antworten, wann er eine Sepsis bzw. einen septischen Schock diagnostiziert hat.

J. Joost, Mainz: Bei unseren 12 Schockpatienten war ein Blutdruckabfall auf unter 90 mm Hg zu verzeichnen. Wir bezeichnen also jemanden als Schockpatienten, wenn der Blutdruck unter 90 bzw. Hypotoniker, wenn er in die Gegend um 50 mm Hg abfällt.

P. Naumann, Düsseldorf: Um weiteren Mißverständnissen vorzubeugen, erlauben Sie mir ganz schnell einen formalen Hinweis. Es ist in den Vorträgen und auch jetzt in der Diskussion mehrfach von der Mortalität die Rede gewesen. Unter Mortalität verstehen wir die Sterblichkeit an einer bestimmten Erkrankung, bezogen auf ein größeres Kollektiv: 100000 oder eine Million gesunder Individuen der Bevölkerung. Gemeint ist, glaube ich, hier in jedem Falle die Letalität. Leider ist durch den anglo-amerikanischen Sprachgebrauch der „mortality" eine Verwirrung eingetreten. Wir sollten doch konsequenterweise hier von Letalität reden. Übrigens gilt das auch, Herr Lutzeyer, von dem Begriff des Opportunismus. Der Begriff Opportunismus ist ein charakteristisches Merkmal aller Saprophyten bzw. aller Parasiten. Wir sollten hier nicht von Opportunismus sprechen. Mir scheint es vielleicht doch besser, z. B. bei einer Serratia, von fakultativer Pathogenität zu sprechen. In jedem Fall ist eine Serratiainfektion eine Hospitalismusinfektion, die wir nicht durch Antibiotikatherapie verhindern können, sondern nur durch ausgesprochene Antisepsis und Asepsis.

A. Sigel, Erlangen: Der septische Schock ist ja zum Glück ein sehr seltenes Ereignis, und wenn unser Thema hier wirklich septischer Schock heißt, dann müßten sehr viele Fälle aus diesen Darstellungen aus Aachen und aus Mainz streng genommen nicht dort enthalten sein. Mehr als 1 bis 2 Fälle pro Jahr erlebt man nicht beim septischen Schock. Ferner habe ich völlig vermißt den Hinweis auf die septische Prostatitis. Die gibt es auch noch ab und zu.

G. Hubmer, Graz: Ich habe eine Frage an die Referenten: Bestehen irgendwelche Untersuchungen oder Ergebnisse über die Blutgasanalyse beim septischen Schock? Es soll angeblich als klinisches Zeichen, also vor der kritischen Kreislaufsituation, ein drastischer Abfall des PO_2 in der Blutgasanalyse eintreten. Bei den Schockfällen aus Wien wurde auf dieses Frühsymptom besonders hingewiesen. Wir selbst haben derartige Untersuchungen nicht machen können, aber dieses Moment ist besonders zu beachten.

Moderator: Wir haben nur noch zwei Möglichkeiten, eine Diskussionsbemerkung zu bringen.

F. Orestano, Palermo: Ich hätte gerne Herrn Rathert etwas gefragt: Könnte man nicht aus seiner Letalitätstabelle ableiten, daß, wenn ein Schock sich nicht manifestiert hat, d. h. die Kriterien des Schocks nicht erfüllt sind, man sich eigentlich zu einer konservativen Therapie entschließen soll, und nicht zu einer radikal operativen?

P. Rathert, Aachen: Das kann man vielleicht zusammen beantworten mit der Frage von Herrn Prof. Sigel. Es ist natürlich richtig, unsere Zahlen stimmen insofern mit der Hauptüberschrift dieser Sitzung „Der septische Schock" nicht überein. Wir haben mehr unter diesem Thema zusammengefaßt und die Krankheitsbilder, die eben eine gewisse Schocksymptomatik zeigten (aber nicht in dem ausgeprägten Maß), dazugenommen. Ich glaube, und das versuchte ich am Schluß zu sagen, daß wir von dieser retrospektiven Studie mit allen Mängeln einer solchen Untersuchung eine Aussage darüber erhofft haben, wann konservativ und wann operativ radikal behandelt werden muß. Leider können wir diese Aussage nicht machen. Ich hoffe, das ist dabei deutlich geworden. Es ist nur das erstaunliche Phänomen für uns, daß Patienten mit einer Sepsis, die aber noch keinen Schock haben, unter konservativer Therapie einen erstaunlich guten Verlauf haben können. Definitiv erklären können wir das auch nicht. Wir haben natürlich nicht bei allen Patienten alle Parameter (keine Blutgase, nicht überall sind die Blutkulturen da). Deshalb sind die Fälle auch so schwer vergleichbar.

Moderator: Letzter Diskutant ist Herr Lutzeyer.

W. Lutzeyer, Aachen: Ist schon beantwortet!

Moderator: Es ist für den Moderator etwas schwierig, in wenigen Worten das Wichtigste zusammenzufassen. Aber ich glaube, wir sollten mitnehmen: 1. daß in einem hohen Prozentsatz aller septischen Zustände eine Abflußbehinderung vorliegt. Und wir sollten uns nicht scheuen, immer wieder ein intravenöses Pyelogramm zu wiederholen, auch wenn es vor einer Woche noch normal war, wie wir das einmal bei einer Prostatektomie gesehen haben. Es kann sich ein nicht schattengebender Stein bei der Obduktion des an der Sepsis verstorbenen Patienten finden, der aus dem Nierenbecken herausgetreten ist und den Harnleiter blockiert hat. 2. Sollten wir die Patienten, die septisch fiebern, minuziös kontrollieren und bei ersten Anzeichen der Manifestation des Schocks unbedingt eingreifen und die Abflußbehinderung bzw. den Herd operativ beseitigen und nicht mehr konservativ weiter zuwarten. Aber was mich eigentlich am meisten bewegt an der ganzen Geschichte, und das ist bei dem Vortrag von Herrn Albrecht herausgekommen: Wir haben noch im Glauben an die Chemotherapie vermeint, daß wir das Problem der Infektion in der Hand haben. Und wenn ich jetzt erlebe und vergleiche die Situation vor 20 Jahren, wo wir jeden Patienten, der mit einer Kolik hereingekommen ist, selbstverständlich mit einem Ureterenkatheter versehen haben, dann ist das heute einfach undenkbar. Wir stellen doch heute die Indikation zu einem instrumentellen Eingriff sehr zurückhaltend. Bei dem letzten Schocksymposion in Wien ist es ganz klar zum Ausdruck gekommen, daß die Sepsisgefahr bei instrumentellen Eingriffen sehr wesentlich damit zusammenhängt, daß wir viel zu viel Chemotherapie betreiben. Es wird später wohl noch Gelegenheit sein, die Sinnlosigkeit der prophylaktischen Therapie zu diskutieren. Eine Chemotherapie ist sicher nicht mehr angezeigt, wenn wir z. B. Steinpatienten operieren, die einen sterilen Harn haben. Unnötige Antibiotikaprophylaxe kann zu einer für den Patienten nachteiligen Keimselektion führen.

Das allgemeine Hygienebewußtsein muß bei uns entscheidend gehoben werden. Man könnte darüber noch eine ganze Abhandlung schreiben. Wesentlich ist, daß wir uns immer bewußt sind, daß Patienten, die septische Zustandsbilder bieten, fast immer eine Abflußstörung haben, die wir suchen und beseitigen müssen.

Ich bedanke mich. Damit ist das Kapitel des septischen Schocks abgeschlossen.

Bakteriologie

P. Naumann und H.-J. Hagedorn: **Die Bakteriologie beim Harnwegsinfekt**

Eine Stellungnahme des Bakteriologen zur Bakteriologie der Harnwegsinfektion wird sich naturgemäß zunächst mit den Erregern der bakteriell bedingten Entzündung von Niere und ableitenden Harnwegen befassen müssen. Ich darf dazu auf die Ausführungen von Linzenmeier und Rosenthal aus dem Jahre 1975 zurückgreifen [4]. Bei einer Aufschlüsselung der prozentualen Verteilung der verschiedenen Erregerspezies aus den Urinproben unterschiedlicher Herkunft fanden auch sie wieder die schon seit Jahrzehnten bekannte Dominanz von gram-negativen Bakterien aus der Darmflora sowie von Enterokokken und Pseudomonas aeruginosa. Vergleicht man diese Erregerverteilung der Essener Autoren mit entsprechenden Angaben aus früheren Jahren [5] und dem aktuellen Stand aus dem ersten Halbjahr 1976, so zeigt sich eine prinzipielle Konstanz in der Häufigkeitsverteilung der nachgewiesenen Erreger über einen Zeitraum von nunmehr 13 Jahren (Tabelle 1). Unabhängig von gewissen regionalen Häufungen in bestimmten Kliniken und Abteilungen, die wir zumeist als therapieabhängige nosokomiale Infektionen mit den jeweils vorherrschenden Hospitalkeimen zu verstehen haben, dominiert auch im ersten Halbjahr 1976 Escherichia coli mit 33,9%, gefolgt von Keimen der Klebsiella-Enterobacter-Gruppe mit 15,3%, B. proteus mit 11,6 resp. 3% (Indol-pos. Stämme) sowie von Enterokokken mit 11,3%. Pseudomonas-Stämme fanden sich in Übereinstimmung mit den Angaben von Linzenmeier und Rosenthal auch in unserem Untersuchungsmaterial mit 6,3%.

Tabelle 1. Prozentuale Häufigkeitsverteilung der Erreger von Harnwegsinfekten. – Auswertung von 3069 kulturell positiven Urinproben mit signifikanter Leukozyturie vom 1. Januar bis 30. Juni 1976

Erreger	prozentuale Häufigkeit	
E. coli	33,9	
Klebsiella-Enterobacter'	15,3	
Proteus mirabilis	11,6	
Indol-pos. Proteus spp.	3,0	Darmflora in 75,1%
Enterokokken	11,3	
Ps. aeruginosa	6,3	
Staphylococcus aureus	1,3	
Sonstige (Serratia, Alcalig. faec., Hefen, Staph. albus)	17,3	

Prinzipiell handelt es sich also um eine reine Darmflora, die 75% der Erreger von Harnwegsinfekten stellt und hinter der die klassischen Eitererreger, wie etwa Staphylokokken mit nur 1,3%, absolut in den Hintergrund treten. Entgegen dem für viele andere Infektionen zutreffenden Erregerwandel der letzten Jahre hat mit diesen Befunden die Darmflora ihre aetiopathogene Bedeutung für die Infektion der Harnwege behalten. Diese Feststellung aber impliziert zugleich die Frage nach dem Infektionsweg und Infektionsmodus. Hier dürfte die vom Perineum und von der Periurethralflora ausgehende aszendierende Infektion die weitaus größte Bedeutung haben. Dieser aufsteigende Infektionsweg wurde schon durch die Modellversuche von Weyrauch und Bassett [9] vor 25 Jahren wahrscheinlich gemacht, in denen die Aszension der beweglichen gram-nega-

tiven Stäbchenbakterien in einer stagnierenden oder sogar gegen eine langsam fließende
Flüssigkeitssäule demonstriert wurde. Die unbeweglichen Kokken zeigten dagegen keine
Aszension und konnten erst in einer Mischflora mit beweglichen Stäbchenbakterien in
dieser Flüssigkeitssäule aufsteigen. Die Ergebnisse dieser Experimente werden durch klinische Beobachtungen und Erfahrungen gestützt. Schon die differente Häufigkeit einer
Bakteriurie mit nur 1% bei gesunden, sauberen Frauen von hohem Körperpflegestan-
dard gegenüber 6% bei unsauberen Frauen spricht für die Bedeutung der perinealen Mikroökologie [7]. Sehr überzeugend konnte Winberg in Stockholm die Rolle der periurethralen Flora dokumentieren. 4 Tage nach Auftreten eines bestimmten serologisch
definierten Stammes in der Umgebung der Harnröhrenmündung konnte eben dieser
Keim auch als Erreger einer Harnwegsreinfektion im Urin nachgewiesen werden. Un-
verkennbar besteht nach seinen Untersuchungen ein Zusammenhang zwischen periurethraler Kolonisation und nachfolgender Harnwegsinfektion, wobei eine massive periurethrale Besiedlung nicht unbedingt zu einer höheren Infektionsrate führt, eine höhere
Infektionsrate jedoch regelmäßig mit vorangehender starker periurethraler Kolonisation
korreliert [11]. Entsprechend erfolgreich waren daher auch die Versuche, durch regelmäßige Applikation antiseptisch wirkender Salben eine Reduktion der Peri-
urethralbesiedlung und damit auch der Reinfektionsfrequenz bei Kindern mit rekurrierenden Harnwegsinfektionen zu erreichen. Über ähnliche Erfahrungen berichtet Höffler
[2], der die häufigen Harnwegsinfektionen der sexuell aktiven Frau in einem ursächlichen Zusammenhang mit eben dieser Aktivität sieht. Auch er konnte die Reinfektionsfrequenz durch eine konsequente postcoitale präventive Applikation von z. B. Nitrofurantoin deutlich senken. Diese Befunde und die Ergebnisse der serologischen Coli-Ty-
pisierung, wie sie von Brumfitt und Mitarb. sowie insbesondere von der Arbeitsgruppe
Sietzen, Kienitz und Knothe durchgeführt wurden, definieren klar die Rolle des Darmes
als Erregerreservoir für die Harnwegsinfektionen und lassen keinen Zweifel, daß das Rezidiv in der Mehrzahl der Fälle (im Kindesalter in ca. 90%) eine echte Reinfektion mit
körpereigener Flora darstellt [1,3,8]. Auf der Basis der vorgegebenen Disposition, der individuellen Anfälligkeit und Infektionsbereitschaft des Organsystems „Harnwege", sei sie
nun pathologisch-anatomischer, urologisch-funktioneller oder immunologischer Natur,
erfolgt die Reinfektion aus der unmittelbaren Nachbarschaft, wobei der Patient selbst als
seine eigene Infektionsquelle agiert.

Dieses pathogenetische Prinzip der endogenen Autoinfektion ist zugleich auch von
weitreichender therapeutischer Konsequenz. Aus den Untersuchungen der Arbeitsgruppe Knothe und Sietzen [3,8] sowie Wiedemann [10] kennen wir die Keimverschiebung in
der Darmflora unter der Wirkung sowohl oral als auch parenteral applizierter Antibiotica. Abhängig von der Art des verwendeten Antibioticums kann es schon 24 Stunden
nach Therapiebeginn zu einem Absinken der empfindlichen Anteile der Darmflora und
zu einer Selektion der vorhandenen resistenten Mutanten kommen. Durch die primäre
Elimination der sensiblen Darmkeime entsteht ein ökologischer Freiraum, der nunmehr
mit dieser selektierten resistenten Flora neu besiedelt wird. Tabelle 2 demonstriert diese
Selektion einer resistenten Darmflora mit der Zahl resistenter Coli-Keime pro Gramm
Stuhl als eindeutige Folge einer Chemotherapie und nur zum kleineren Teil als Aufnah-

Tabelle 2. Selektion resistenter Darmkeime (E. coli) in Abhängigkeit vom Milieu und der Antibiotika-Therapie (nach Knothe, 1976)

	Keimzahl/g Faeces
Kontrollpersonen ohne Chemotherapie	10– 1000
Hospitalisierte ohne Chemotherapie	100–100000
Nichthospitalisierte unter Chemotherapie	$> 10^6$
Hospitalisierte unter Chemotherapie	$> 10^6$

me einer schon resistenten Nosokomialflora im Hospitalmilieu. Sie macht zugleich aber auch deutlich, daß durch die von uns verordnete und durch uns applizierte Antibiotica-Therapie das Erregerreservoir der nächsten Reinfektion gegen das bisher verwendete Antibioticum resistent wird. Mit dem Selektionsdruck einer Chemotherapie des aktuellen Infektes reduzieren wir das Behandlungspotential der folgenden Reinfektion, treiben wir – in extremer Formulierung – eine Selbstvernichtung unserer therapeutischen Möglichkeiten. Dieser Mechanismus trifft gleichermaßen auch für die prophylaktische Anwendung von Antibiotica zu. Mit der Chemoprophylaxe verhindern wir vielleicht die Infektion durch einen sensiblen Keim, programmieren zugleich aber den möglichen Infekt mit einem nunmehr resistenten Erreger aus der Darmflora, schaffen also selber die Voraussetzung zur Probleminfektion, in der uns oft nur noch die therapeutische Resignation einer vorantibiotischen Ära verbleibt.

Hier läßt auch die Entwicklung neuer Antibiotica keine anhaltende und prinzipielle Besserung der Situation erwarten. Erfahrungsgemäß folgt der Einführung und verbreiteten Anwendung neuer Wirkstoffe sehr schnell ein Resistenztransfer großen Ausmaßes, bis eine neue Population resistenter Organismen entstanden ist, die sich dem auf ihr lastenden Selektionsdruck anpaßt. Dieser Selektionsdruck aber ist dem Antibiotica-Verbrauch proportional und zugleich ein Spiegel chemotherapeutischen Gebrauchs und Mißbrauchs einer Klinik oder eines ganzen Landes. Liest man im „Report of the Swann-Committee", daß bereits 1967 in Großbritannien etwa 408000 kg Antibiotica in Human- und Veterinärmedizin verbraucht wurden [6], oder realisiert man, daß 1973 allein in den USA Cephalosporin-Antibiotica für mehr als 100 Millionen Dollar verkauft wurden, so muß es unser ganzes Bestreben sein, diesen ungeheueren Selektionsdruck zu vermindern. Noch werden viel zuviel Antibiotica viel zu wahllos in viel zu niedriger Dosierung und ohne wirkliche Indikation verwendet [6]. Nur bei entschiedener Einschränkung des therapeutischen Antibioticagebrauchs und einem möglichst vollständigen Verzicht auf die (das ärztliche Gewissen so beruhigende) prophylaktische Chemotherapie werden wir verhindern können, daß weitere Waffen unseres Antibiotica-Arsenals stumpf und unbrauchbar werden.

Mit der Erkenntnis von der „Selbstvernichtung unserer therapeutischen Möglichkeiten" durch die Chemotherapie und mit der Erkenntnis von der rekurrierenden, aus der resistenten Darmflora gespeisten endogenen Reinfektion als einem pathogenetischen Prinzip, müssen wir uns die Frage vorlegen, ob das vorwiegend chemotherapeutisch orientierte Behandlungskonzept der Harnwegsinfektion noch aktuell und optimal ist. Bislang jedenfalls haben die Erreger den Wettlauf zwischen einem neuen Präparat und neuer Resistenzentwicklung immer noch gewonnen. Im multifaktoriellen Geschehen einer Harnwegsinfektion darf sich die Therapie nicht allein auf eine antibakterielle Behandlung zur Eliminierung der Erreger beschränken, sondern muß gleichwertig die Beseitigung der prädisponierenden Faktoren mit einbeziehen. Neben dem bakteriellen Erreger sind es zweifellos die Störungen der unspezifischen Resistenzmechanismen, die den Ablauf des Harnwegsinfektes mit seiner hohen Reinfektionsfrequenz bestimmen. Die Erhaltung und Steigerung dieser unspezifischen Infektabwehr im betroffenen Organ und Organsystem sind damit die wohl interessantesten Möglichkeiten der Infektionsprävention und Infektionsbehandlung für die Zukunft.

Literatur

1. Brumfitt, W., Faiers, M. C., Reeves, D. S., Datta, N.: Lancet **1971**, 315–317 – 2. Höffler, D.: Diskussionsbeitrag. Pyelonephritis-Symposion Hahnenklee 1976 – 3. Knothe, H.: Münch. med. Wschr. **118**, 521–524 (1976) – 4. Linzenmeier, G., Rosenthal, E.: „Hinweise zur bakteriologischen Urindiagnostik". In: Verhandlungsbericht der Dtsch. Ges. für Urologie, 27. Tagung 1975, S. 305–310 – 5. Naumann, P.: Dtsch. Med. J. **15**, 434–437 (1964) – 6. Richmond, H. M.: Dtsch. med. Wschr. **99**, 470–478 (1974) – 7. Sanford, J. P.: Ann. intern. Med. **60**, 903 (1964) –

8. Sietzen, W., Kienitz, M., Knothe, H.: Dtsch. med. Wschr. **100**, 2636–2641 (1975) – 9. Weyrauch, H. M., Bassett, B. J.: Stanf. med. Bull. **9**, 25 (1951) – 10. Wiedemann, B.: „Antibiotikatherapie und Prophylaxe aus der Sicht des Mikrobiologen". In: „Asepsis und Antisepsis in der Urologie", S. 105–118. Hrsg. von P. Porpáczy, Ludwig-Boltzmann-Institut 1975 – 11. Winberg, J.: „Die Rolle der periurethralen Flora". Pyelonephritis-Symposion Hahnenklee 1976

Prof. Dr. P. Naumann,
Dr. H.-J. Hagedorn
Institut für Medizinische Mikrobiologie und Virologie
der Universität Düsseldorf
Moorenstraße 5
D-4000 Düsseldorf

E. SEMENITZ: **Bakteriologische Untersuchungsmethoden**

Eine Vielzahl von Methoden werden zur bakteriologischen Untersuchung des Harnes angegeben [1–9]. Allen gemeinsam ist, daß die Erstellung des Befundes frühestens nach zwei, bei der Mehrzahl der Untersuchungsverfahren jedoch erst nach 3–4 Tagen erfolgen kann. Eine Besprechung der einzelnen Verfahren ist nicht sinnvoll, da im Prinzip alle Methoden auf derselben Technik beruhen. Das Untersuchungsmaterial wird in flüssige Nährmedien übertragen bzw. auf feste Nährmedien ausgeimpft. Auf Grund der Zusammensetzung des Nährmediums können sich die verschiedenen Keimarten in diesem vermehren oder auf festen Nährmedien Kolonien bilden.

Bakteriologische Befunde sind jedoch für den Patienten nur dann wertvoll, wenn diese so zeitgerecht geliefert werden, daß der behandelnde Arzt die sich daraus ergebenden Behandlungsempfehlungen noch durchführen kann.

Ich möchte Ihnen die von uns geübte Technik der Harnuntersuchung vorstellen, da es mit diesem Verfahren gelingt, in 85–90% der Fälle bereits nach 12–24 Stunden nach Eintreffen der Probe im Labor dem behandelnden Arzt eine für die Praxis brauchbare Diagnose des Infektionskeimes mit gleichzeitiger Bestimmung seiner Resistenz gegenüber Chemotherapeutika zu liefern.

Folgende Untersuchungsmethoden werden verwendet:

1. Bestimmung des Chemotherapeutikaspiegels

Der Chemotherapeutikaspiegel wird in jeder eingesandten Harnprobe bestimmt. Hierzu wird vom Nativharn mit einer 10 mg Öse auf einen Testfilterpapierstern[1] pro Zacken 1 Tropfen aufgebracht, nachdem vorher mit Bleistift die Protokollnummern auf diesem eingetragen wurden. Nachdem alle Zacken mit je einem Tropfen Harn versehen wurden, wird der Filterpapierstern auf eine Subtilis-Testagarplatte [NM Nr. 3] aufgelegt und diese dann 10 Stunden bei 37 Grad bebrütet. Werden Chemotherapeutika mit dem Harn ausgeschieden, so bilden sich Hemmhöfe um die mit diesen Harnen getränkten Filterpapierzacken.

Die Bestimmung des Chemotherapeutikaspiegels klärt Differenzen bei der Ablesung der Keimzahlbestimmung zwischen Keimzahlplatten und Nährbouillon auf, denn manchmal findet man bei hohem Antibiotikaspiegel im Harn zwar ein massives Anwachsen der Keime in der Nährbouillon, hingegen zeigt die Agarplatte kein Kolonienwachstum. In einigen dieser Harnproben wurden auch mikroskopisch zahlreiche Keime nachgewiesen. In diesen Fällen, bei denen die Keimzahl unter 10000 Keime liegt, ist es trotzdem sinnvoll, durch Bouillonaussaat den Infektionskeim zu bestimmen und eine Resistenzbestimmung durchzuführen.

Ferner klärt der Chemotherapeutikaspiegel, ob vom Patienten die verordneten Chemotherapeutika auch tatsächlich eingenommen wurden.

---

[1] Antibiotika-Teststern MN 827 ATS. Fa. Macherey-Nagel & Co., D-5160 Düren.

2. Bakteriologische Untersuchung von klaren Harnen

Mit einer kalibrierten 10-mg-Öse wird die Harnprobe entnommen und auf eine Nähr-
agarplatte [NM Nr. 1][2] gleichmäßig zur Keimzählung ausgeimpft. Ferner wird dieselbe Harn-
menge in ein flüssiges Nährmedium [NM Nr. 2] mit der 10-mg-Öse übertragen.

3. Bakteriologische Untersuchung trüber Harnproben

Die trübe Harnprobe wird gut durchmischt, dann wird mit einer 10-mg-Öse Harn entnommen
und eine Nährbouillon [NM Nr. 2] beimpft, ferner 10 mg Harn auf der Blutplatte [NM Nr. 1a]
zur Keimzählung ausgespatelt und mit 10 mg Harn eine ganze MacConkey-Platte beimpft
[NM Nr. 5].

Hierauf wird Harn mit einem Wattetupfer entnommen und mit diesem eine Chemothera-
peutikatestplatte [DST Agar NM Nr. 4] und mit demselben Wattetupfer noch ¼ Citratplatte
[NM Nr. 7] und ¼ Enterokokkenplatte [NM Nr. 6] beimpft.

Gleichzeitig erfolgt die Beimpfung einer kleinen bunten Reihe direkt mit dem trüben Harn
(1 Tropfen):
Ornithindecarboxylase-SIM-UREA-Malonat/Phenylalanin.

Bei trüben Harnen wird neben der kulturellen auch noch eine mikroskopische Untersuchung des gut durchmischten Nativharns (also ohne diesen zu zentrifugieren) mit dem Phasen-
kontrastmikroskop bei einer Vergrößerung von 400 durchgeführt (Objektiv 1:40, Okular
1:10).

Es ist dabei möglich, mehrere Harnproben auf einem Objektträger zu untersuchen. Bei der
mikroskopischen Untersuchung des nicht zentrifugierten Harnes bei geringer Vergrößerung
gelingt es, übersichtsmäßig die korpuskulären Harnbestandteile auf einen Blick hin zu erfassen. Der technische und zeitliche Aufwand dieser Untersuchung ist äußerst gering, und wir
fanden, daß die Ergebnisse sehr gut mit den am nächsten Tag erhaltenen Befunden übereinstimmen.

Die Aussagekraft der mikroskopischen Nativharnuntersuchung wurde auch von anderen
günstig beurteilt [8, 10]. Mit der Phasenkontrastmethode wird gegenüber dem gefärbten Präparat ein viel größeres Gesichtsfeld überblickt.

Nach frühestens 12stündiger Bebrütung der angelegten Kulturen (die letzten Proben werden um 19 Uhr angelegt) erfolgt am folgenden Tag um 8 Uhr die Diagnose durch einen Facharzt für Mikrobiologie.

Folgende Informationen werden nun verwertet:

1. *Makroskopisches Aussehen:* klar, trüb, eitrig, blutig.
2. *Mikrosk.:* Leucocyten, Erythrocyten, Kokken, Stäbchen, Epithelien.
3. *Blutplatte:* Haemolyse und Keimzahlbestimmung.
4. *MacConkey-Platte:* Selektion und Keimzahlbestimmung von Enterobakteriaceae.
5. *Enterokokkenplatte und Citratplatte:* Die Ablesung ist wegen dichter Beimpfung
   (Tupfer) nach 12 Stunden möglich.
6. *Ablesung der Fermentreaktionen:* Citratverwertung, Indolbildung, Sulfidbildung, Beweglichkeit, Urea-Spaltung, Malonatspaltung-Phenylalanindesaminierung, Ornithin-
   decarboxylase-Test.

In der Tabelle 1 sind die biochemischen Reaktionen nach ihrer Häufigkeit bei den
verschiedenen Keimarten zusammengestellt [11]. Mit diesen Fermentreaktionen gelingt
es, die wichtigsten Erreger der Harnwegsinfekte zu gruppieren und einen evtl. Keimwechsel zu erkennen. Wird bei einem Patienten nochmals derselbe Keim aufgrund seines biochemischen Verhaltens diagnostiziert, muß bedacht werden, daß nur eine serologische Speziesdiagnose Aufklärung geben kann, ob ein frischer Infekt oder ein Rezidiv
mit demselben Keim vorliegt [12, 13].

---

[2] Liste der verwendeten Nährmedien vor Literaturverzeichnis.

Tabelle 1

	Laktose in %	Citrat in %	Beweglich in %	H₂S in %	Indol in %	Urea in %	Phenyl-alanin deaminase in %	Malonat in %	Ornithin decarbox. in %
Coli	+92	—	+62	—	+96	—	—	—	+57
Edwardsiella	—	—	+97	+99	+99	—	—	—	+99
Citrobacter	+40	+90	+95	+80	+12	+70	—	+21	+21
Klebsiella	+98	+96	—	—	+6.8	+95	—	+92	—
Enterobacter	+98	+92	+90	—	—	—	—	+80	+93
Serratia S. rubidea	— +100	+92	+88	—	—	+39	—	— +86	+100
Prot. vulgaris	—	+11	+95	+95	+91	+95	+100	—	—
Prot. mirabilis	+2	+59	+95	+94	+ 3	+90	+99	+2	+98
Prot. morganii	+5	—	+88	—	+99	+97	+95	+5	+95
Prot. rettgeri	+9	+96	+94	—	+95	+100	+98	+1	—
Providencia	+0–3,6	+92–97	+96–86	—	+99	—	+97–94	—	+97–94
Salmonella	—	+83	+97	+94	+1	—	—	—	+90
Arizona	+69	+96	+100	+98	+5	—	—	+96	+100

Ergebnis der Resistenzbestimmung

Durch die massive Beimpfung der Testplatte mit dem unverdünnten Harn ist es möglich, bereits am nächsten Tag das Ergebnis abzulesen.

Liegt eine Infektion des Harnes mit zwei oder mehr Keimen vor, so sind die einzelnen Erreger auf den verschiedenen Selektivnährmedien meist in einzelstehenden Kolonien angewachsen, und eine Resistenzbestimmung und die Beimpfung der bunten Reihe kann ohne Schwierigkeiten durchgeführt werden. Auf der Tabelle 2 sind die Untersuchungsergebnisse bei Auszählung von 4515 Fällen und die Verteilung der nachgewiesenen Chemotherapeutikaspiegel im Harn zusammengestellt. In der Tabelle 3 sind in Prozenten die gezüchteten Erreger angegeben. Wir fanden wie auch andere Untersucher beträchtliche Unterschiede je nach Krankengut in der Keimverteilung [14].

Ich wollte Ihnen unser Untersuchungsverfahren vorstellen, da wir dieses vor 6 Jahren in die Diagnostik einführten und aufgrund der laufenden Kontakte mit den einsendenden Ärzten feststellten, daß mit dieser Untersuchungsmethode für die Therapie brauchbare Befunde innerhalb kürzester Zeit erstellt werden können.

Tabelle 2. Zusammenstellung der Befunde

Von 4515 = 100% Harnen	*Chemotherapeutikaspiegel*
52% keimfrei in 10 mg	nachgewiesen in:
48% infiziert davon	29.5% der keimfreien Harnproben
87% mit einem Keim	23,1% der infizierten Harnproben
13% mit 2 und mehr Keimen	

Tabelle 3. Harnwegsinfektionserreger: Keimverteilung bei Monoinfektionen in Prozenten bei verschiedenen Patientengruppen

Keimart	gesamt	Praktiker Krankenh.	Urologie Univ.-Kl.	Rehabil.- Zentrum
Escherichia coli	27,6	32,4	16,7	5,3
E. coli mit Haemolyse	8,8	10,6	4,9	1,0
Citrobacter	1,7	1,9	1,5	0,5
Klebsiella	8,3	7,0	6,9	16,7
Enterobacter	13,2	10,3	19,2	27,2
Proteus vulgaris	9,1	9,6	12,8	4,8
Proteus mirabilis	5,1	5,5	4,9	2,9
Proteus rettgeri	2,9	2,1	4,4	6,4
Proteus morganii	0,4	0,3	1,0	1,0
Providencia	1,9	0,5	3,0	9,1
Pseudom. aeruginosa	4,9	3,3	3,4	14,6
Enterokokken	11,4	11,6	15,3	7,9
Staphylococcus a. h.	4,7	5,0	5,4	2,9
Gesamtsumme	3020	2398	203	419
	100.0	79,4	6,7	13,9

Nährmedien

NM Nr. 1 OXOID Blutagar Grundsubstrat Nr. 2 CM 271.
NM
Nr. 1a   OXOID Blutagargrundsubstrat Nr. 2 + 7% Hammelblut.
NM Nr. 2 Brain Heart Inf. w. PAB. BBL 11069 + 0.2% Agar.
NM Nr. 3 DST Agar Oxoid CM 261 + Subtilis Sporensusp. Difco 0453-52-9.
NM Nr. 4 DST Agar Oxoid CM 261 + 5% Hammelblut.
NM Nr. 5 MAC CONKEY AGAR BBL 11387.
NM Nr. 6 Enterokokkenplatte Azid-Glukose Bouillon Merck 1590 + 1.5% Agar + 3 ml
          Bromkresolpurpur.[1]
NM Nr. 7 Citratplatte Simmons Citrat Agar. Difco 0091-01-9.
NM Nr. 8 SIM Medium. Difco 0271-01-1.
NM Nr. 9 UREA Broth Concentrat. Difco 0280-61-7.
NM Nr. 10 MALONAT Phenylalanin Malonat Broth. Difco 0806-01.
NM Nr. 11 DECARBOXYLASE Base Moeller. Difco 0890-02-1.

Literatur

1. Raymond. C., Batlett. M. D.: Medical Mikrobiology. New York, London, Sydney, Toronto: John Wiley & Sons 1974 – 2. Lindemann. J.: Einführung in die bakteriologische Diagnostik. Basel. New York: S. Karger 1960 – 3. E. J. Stokes. Clinical Bacteriology. London: Edward Arnold 1960 – 4. Wolf. P. L., Russel. B., Shimoda. A.: Practical Clinical Microbiology and Mycology. New York, London, Sydney, Toronto: John Wiley & Sons 1975 – 5. Hallmann, L., Burkhard. F.: Klinische Mikrobiologie. Stuttgart: Georg Thieme 1975 – 6. Bailey, W. R., Scott, E. G.: Diagnostic microbiology. Saint Louis: C.V. Mosby Company 1970 – 7. Winkle, S.: Mikrobiologische und serologische Diagnostik. Stuttgart: Gustav Fischer 1955 – 8. Linzenmeier, G.: Dtsch. med. Wschr. **90**, 1143 (1965) – 9. Kunz. H. H., Sieberth. H. G., Freiberg, J., Pulverer, G., Schneider. F. J.: Dtsch. med. Wschr. **100**, 2252 (1975) – 10. Schaal, K.-P.: Dtsch. med. Wschr. **97**, 297 (1972) – 11. Biochemical Reactions given by Enterobacteriaceae. September 1973. US. Dept. of Health Center for Disease. Contr. Attn. W. H. Ewing. Atlanta/Georgia 30333 – 12. Kauffmann, F.: Classification of Bacteria. Kopenhagen: Munksgaard 1975 – 13. Sietzen, W., Kienitz. M., Knothe. H.: Dtsch. med. Wschr. **100**, 2336 (1975) – 14. Linzenmeier, G.: Verhandlungsbericht der Deutsch. Ges. f. Urologie. Berlin-Heidelberg-New York: Springer 1976

Univ.-Doz. Dr. Erich Semenitz
Bundesst. bakt. serol. U.A.
Schöpfstraße 41
A-6020 Innsbruck

J. D. Williams: **Kosten-Effektivität bei Screeningprogrammen auf asymptomatische Bakteriurie**

Einführung

Die Tatsache, daß Bakterien in großer Anzahl im Blasenharn wachsen können, ohne akute Symptome zu verursachen, hat in den letzten Jahren zu vielen Diskussionen geführt. Einige zweifeln daran, daß die Bakterien überhaupt ein wesentlicher Faktor bei der Krankheitsentstehung sind. Die großen Fortschritte der frühen 60er Jahre in der Behandlung des terminalen Nierenversagens durch Dialyse und Nierentransplantation reg-

---

[1] Aqua dest.   250 ml
    2 n NaOH   1 ml
    Bromkresolpurpur 100 mg

124

ten Untersuchungen an über die Ätiologie der Krankheiten dieser Patienten. Es ist nicht klar. wie viele chronische Pyelonephritiden bei diesen Patienten vorlagen und wie häufig chronische asymptomatische Bakteriurie zur chronischen Pyelonephritis führt. Trotzdem ist der Nachweis von Bakterien bei Patienten mit Nierenerkrankungen zu beachten, und viele Untersuchungen haben sich mit Methoden zur Entdeckung der asymptomatischen Bakteriurie beschäftigt. Nachdem Kass 1960 eine Methode entwickelte, kontaminierten Urin von wirklich infiziertem Urin zu unterscheiden durch eine Bestimmung der Bakterienzahl. war der Weg vorgezeichnet. asymptomatische Bakteriurien bei den verschiedenen Patientengruppen zu studieren. Diese Studien deckten viele technische Probleme auf bei der Uringewinnung. beim Patienten. beim Transport des Urins zur Untersuchungsstelle. bei den verschiedenen Untersuchungen des Harnes und den Methoden der Zellzählung. Viele große Studien sind inzwischen durchgeführt worden. und man kann den Wert derartiger Screeningprogramme heute beurteilen.

Der Zweck meines heutigen Vortrages ist es. einen Überblick über die gegenwärtigen Screeningprogramme zu geben und eine Kosten-Nutzen-Relation aufzuzeigen. Die folgenden Ausführungen beschäftigen sich besonders mit der Bakteriurie bei Schwangeren. Ich glaube. hier ist der Nutzen groß bei relativ niedrigen Kosten.

Bakteriurie in der Schwangerschaft

Die Häufigkeit der Schwangerschaftsbakteriurie ist hoch und wird mit 4 bis 6% in der Literatur angegeben. Sie stellt sich relativ früh ein und kann bereits vorher dagewesen sein. Wenn der Harn zu Beginn der Schwangerschaft steril ist. braucht der Harn bei späteren Untersuchungen nicht unbedingt bakteriologisch kontrolliert zu werden.

Die Entdeckung einer Bakteriurie und ihre Behandlung ist die entscheidenste Maßnahme zur Verhinderung einer Pyelonephritis in der Spätschwangerschaft. Wir haben eine Kontrollgruppe von infizierten Schwangeren mit einem Placebo behandelt. Von 179 Schwangeren. die mit einem Placebo behandelt wurden. bekamen 53 (31%) eine akute Pyelonephritis. In der Gruppe. die mit Antibiotika behandelt wurde. war die Häufigkeit der Pyelonephritis nur zwischen 1 und 2%.

Ein weiterer bemerkenswerter Vorteil für die Mutter ist bei entsprechender Behandlung der Effekt auf die Anaemie. In Tabelle 1 kann man sehen. daß Schwangere mit Bakteriurie zunehmend anaemisch wurden. Wenn die Bakteriurie behandelt wurde, entwickelte sich keine Anaemie.

Der Einfluß der mütterlichen Bakteriurie auf die Entwicklung des Foeten hat viele Diskussionen ausgelöst. Die meisten Untersucher stimmen darin überein, daß mehr

Tabelle 1. Anaemie bei Bakteriurie in der Schwangerschaft

	Bakteriurien	Kontrollen
	n = 410	n = 409
Anaemie bei Erstuntersuchung	14,6%	10,0%
Anaemie nach 32 Wochen	21,8%	11,4%
	behandelte Bakteriurien	unbehandelte Bakteriurien
Anaemie bei Erstuntersuchung	15,6%	13,2%
Anaemie nach 32 Wochen	16,8%	25,9%
Zunahme der Anaemie bei	1,2%	12,7%

Anaemie ist definiert als Hb-Wert von weniger als 10 g%. Alle Patientinnen erhielten eine übliche Eisen- und Folsäuresubstitution. die man normalerweise Schwangeren gibt. Die Kontrollpatienten hatten alle keine Bakteriurien.

Frühgeburten bei Schwangerschaften mit Bakteriurie eintreten. In der Tabelle 2 sind unsere Ergebnisse über Frühgeburt und perinatale Mortalität bei Schwangerschaften mit Bakteriurie den Schwangerschaften ohne Bakteriurie gegenübergestellt. Die Untersuchung zeigt klar, daß bei Bakteriurie in der Schwangerschaft ein höheres Risiko für den Foeten besteht.

Der Zusammenhang von Bakteriurie und chronischer Pyelonephritis bleibt unklar. Es ist immer schwierig, ausreichende Untersuchungsdaten von Frauen nach der Geburt zu erhalten, weil sie zuviel mit ihrem Neugeborenen und oft auch mit anderen Kindern zu Hause beschäftigt sind. Sie verweigern deshalb oft auch die notwendigen Nachuntersuchungen. Trotzdem ist hier mit einer großen Anzahl von Nierenerkrankungen zu rechnen, wie man aus Tabelle 3 ersehen kann.

Die Routineuntersuchung auf Bakteriurie in der Schwangerschaftsberatung ist einfach, es kostet wenig und gibt gute Ergebnisse. In Tabelle 4 sind die Vorteile und Nachteile der Screeningmethode in der Schwangerschaft dargestellt.

Das neugeborene Kind

Ein Harnwegsinfekt bei Neugeborenen kann deletär sein, besonders dann, wenn Obstruktionen der Harnwege vorliegen. Vom Gesichtspunkt des Screenings her sind Knaben häufiger befallen. Manche Autoren glauben deshalb, daß nur sie einem Screening unterworfen werden sollten. Der Harn muß durch suprapubische Aspiration gewonnen

Tabelle 2. Frühgeburten und Totgeburten bei Bakteriurie in der Schwangerschaft

	alle Bakteriurien	alle Kontrollen	behandelte Bakteriurien	unbehandelte Bakteriurien
	n = 425	n = 477	n = 235	n = 178
Zahl der Frühgeburten	40	32	18	21
Prozentsatz d. Früh- geburten	9,4	6,7	7,6	11,8
Totgeburten	7	1		
Als Neugeborene gestorben	7	2		
Todesfälle 7–28 Tage	2	3		
Totgeborene u. Verstorbene kurz nach der Geburt	16	6		

Frühgeburt ist definiert mit einem Gewicht von unter 2500 g. Die allgemeine Neugeborenenmortalitätsrate von 24,3/1000 ist gleich der durchschnittlichen für ganz England von 24,6/1000. Die Mortalität liegt bei Frauen mit Bakteriurie bei 37,3/1000 und bei nicht infizierten Frauen bei 12,5/1000.

Tabelle 3. Nachuntersuchungen von Frauen mit Bakteriurie nach der Geburt

	Untersuchungen	Prozentsatz
Infizierter Urin	175	50%
Patholog. Rö.-Bild	168	32%
Hb unter 10 g%	175	6%
Kreatinin-Clearance unter 70 ml/min	168	22%
Blutharnstoff höher als 30 mg%	173	23%
Lysozym > 2.0 µg/ml	167	2,5%
Osmolarität < 750 mOs/kg	90	6%
Systolischer Blutdruck > 140 mm Hg	184	2%
Diastolischer Blutdruck > 90 mm Hg	184	3%

werden. Wenn eine Bakteriurie nachweisbar ist, kann sie aber auch spontan wieder verschwinden. Das wichtigste Argument gegen diese Screeningmethode ist, daß die überwiegende Mehrzahl dieser Kinder sowieso nicht asymptomatisch ist. Diejenigen, die eine signifikante Infektion haben, zeigen auch Symptome einer Septikaemie, sie haben eine Gelbsucht, einen Appetitverlust usw. Die Überzahl von Harninfekten wird sowieso nur dann gefunden, wenn kranke Neugeborene häufig suprapubisch punktiert werden, um eine Harninfektion als Ursache ihres schlechten Allgemeinbefindens nachzuweisen oder auszuschließen. Deshalb glauben wir, daß es keinen ausreichenden Grund gibt, daß bei Neugeborenen ein solches Screeningprogramm durchgeführt wird.

Tabelle 4. Für und gegen ein Screeningprogramm für asymptomatische Bakteriurie

	Dafür spricht	Dagegen spricht	Kommentar
Schwangerschaft	Hohe Inzidenz Uringewinnung in d. Klinik Vermeidung von Pyelonephritis Anaemie Frühgeburt billig	Antibiotika bei Schwangeren	Hohe Effektivität Screening bei Schwangeren ist notwendig
Alte Patienten	Hohe Inzidenz	Schwierige Uringewinnung Falsch-positive Ergebnisse Schwierige Therapie Langzeittherapie limitiert Hohe Kosten	Ein Screeningprogramm ist nicht notwendig
Neugeborene	Nur Knaben Erfassung der Obstruktion Erfolgreiche Therapie möglich	Schwierige Uringewinnung Wenig asymptomatische Fälle Spontanheilung	Es gibt so wenig asymptomatische Neugeborene, daß ein Screening nicht notwendig ist
Ältere Kinder	Nur Mädchen Hohe Inzidenz Uringewinnung in d. Schule	Personell u. zeitlich aufwendig Falsch-positive Ergebnisse Psychische Belastung	Die Frage nach Kosten u. Nutzen ist bisher nicht geklärt. Weitere Untersuchungen nötig
Diabetiker	Hohe Inzidenz Meist schon Nierenschaden Uringewinnung in d. Klinik	Keine Information über d. Bedeutung einer Infektion oder über den Effekt einer Behandlung	Weitere Untersuchungen sind notwendig, ob Screeningmethoden als Routine sinnvoll sind

Ältere Kinder

Infizierter Urin wird bei Schulmädchen in 2% gefunden. Bei Knaben liegt der Prozentsatz wesentlich niedriger. Weil rezidivierende oder persistierende Harnwegsinfekte bei Kindern so schwere Folgen haben können, glaubt man, daß alle Schulmädchen routinemäßig kontrolliert werden, sollten. Weil der schwerste Typ der pyelonephritischen Schrumpfniere vorwiegend durch vesikoureteralen Reflux verursacht wird, glauben manche Autoren, daß ein Miktionscystourethrogramm bei allen Mädchen mit Bakteriurie nötig ist. Gegen diesen Wunsch, alle Kinder mit Bakteriurie zu erfassen, muß man folgende Fakten setzen: Viele der Kinder, die man im Screeningprogramm entdeckte, waren in Wirklichkeit nicht asymptomatisch. Sie wurden bereits wegen eines Harnwegsinfektes behandelt oder waren krank, ohne daß man bisher den Harnwegsinfekt entdeckt hatte. Viele Personen wurden in dieses Programm eingeschaltet, wie Ärzte, Schullehrer, Schwestern, Eltern und Radiologen. Wenn man die Zahl der falsch-positiven Ergebnisse senken will, sind mobile Laboratorien und technische sowie mikrobiologische Experten notwendig. Viele Kinder und Eltern wurden großem psychologischen Druck und großer Angst ausgesetzt, wenn auf diese Weise bei den Kindern der Verdacht auf eine Harnwegsinfektion geäußert wurde. Dies zeigt, daß Argumente für und gegen eine solche Screeningmethode ernst zu nehmen sind. Im Screeningprogramm von Schulkindern benötigt man dringend statistische Untersuchungen über die Kosten- und Nutzenrelationen, um zu entscheiden, ob man überhaupt auf diesem Wege weitergehen soll.

Diabetiker

Sehr wenig Untersuchungen gibt es bisher über Diabetiker. Einige Untersuchungen haben eine hohe Häufigkeit von Harnwegsinfekten bei Diabetikern festgestellt. Die Frage ist nur, ob man bei diesen Patienten behandeln soll oder nicht. Solange man derartige Untersuchungen nicht angestellt hat, können wir nicht sagen, ob ein Screening bei Diabetikern sinnvoll ist.

Alte Patienten

Wie steht es mit der echten Häufigkeit von asymptomatischen Harnwegsinfektionen bei älteren Menschen? Die Literaturübersicht zeigt die Schwierigkeiten auf, Harnproben sauber zu gewinnen und sie schnell genug in das Laboratorium zu bekommen. Unsere eigenen Erfahrungen bei der Untersuchung von Harninfektionen bei alten Menschen sind enttäuschend. Diese Patienten sprechen wenig auf eine entsprechende Behandlung an, sie willigen selten – selbst in Hospitälern – in entsprechende Untersuchungen ein. Rezidivierende Infektionen (oder Kontaminationen des Urins?) sind häufig. Eine Bakteriurie ist meist nicht mit Inkontinenz oder anderen akuten Symptomen verbunden. Der Langzeiteffekt auf die Niere ist irrelevant, da die Lebenserwartung der meisten Patienten nicht groß genug ist, um die langsam schwelende chronische Pyelonephritis zu erleben. Screeningmethoden bei älteren Leuten dürften daher keine Routinemethode werden.

Zusammenfassung

Bakteriurie in der Schwangerschaft ist eine gut dokumentierte Situation. Screening ist billig, und eine entsprechende Behandlung ist sinnvoll.

Bei Schulkindern, die eine Bakteriurie haben, ist mit ernsten Konsequenzen dieser Bakteriurie zu rechnen. Die Kosten-Nutzen-Relation eines weit ausgelegten Screeningprogramms müssen jedoch noch studiert werden.

Bei Diabetikern gibt es noch zu wenig Untersuchungen über die Bakteriurie.

Bei Neugeborenen oder alten Patienten ist eine Screeningmethode zur Feststellung von Bakteriurien nicht sinnvoll.

Prof. Dr. J. D. Williams
Dept. of Medical Microbiology
The London Hospital, Medical College
Turner Street, London EL 2 AD
England

P. Brühl, C. Krasemann und W. Ritzerfeld: **Zur gegenwärtigen Resistenzsituation von Urinkeimen aus unterschiedlichen Einzugsgebieten Nordrhein-Westfalens**

Unsere Untersuchungen basieren auf Ergebnissen, die 1975/76 bei der bakteriologischen Analyse von insgesamt 33 000 Keimen aus Urinproben der Universitätskliniken in Bonn bzw. Münster gewonnen wurden. Die biochemischen Untersuchungsverfahren zur Keimidentifizierung waren einheitlich. Es kamen ausschließlich die klassischen bunten Reihen zur Anwendung. Die positiven Urine im Sinne einer signifikanten Bakteriurie betrugen 51% der in Bonn und Münster insgesamt zur Untersuchung eingesandten Urinproben. Darunter fanden sich Misch-Infektionen im urologischen Patientengut in 24%. Die Misch-Infektionen in den anderen Disziplinen betrugen insgesamt nur 17,4%.

Bei der Analyse der Keimverteilung in den verschiedenen Einzugsgebieten Nordrhein-Westfalens erscheint es von Interesse, daß bei den sog. Enterobacteriaceen, wie E. coli, Klebsiella-Enterobacter und Proteus, gravierende Unterschiede nicht bestehen. Lediglich bei den Enterokokken fand sich eine signifikante Differenz ihres Vorkommens in den verschiedenen Gebieten. Dies ist jedoch für den Bereich der Urologie von geringerer Bedeutung. Speziell im Hinblick auf das urologische Krankengut ergibt sich, daß die von uns wegen ihrer Mehrfachresistenz so gefürchteten Klebsiella-Enterobacter-Stämme bzw. Pseudomonaden beim Vergleich mit dem Gesamt-Kollektiv wesentlich häufiger vorkommen (Tabelle 1). Das ist besonders im Hinblick auf nosokomiale Infektionen von besonderem Interesse.

Bei der Analyse der aktuellen Resistenz-Situation in den unterschiedlichen Regionen Nordrhein-Westfalens ergeben sich entsprechend den in der Tabelle 2 dargestellten Emp-

Tabelle 1. Keimverteilung

	Urolog. Univ.-Klinik Bonn	Univ.-Kliniken Bonn (total)	Univ.-Kliniken Münster (total)
E. coli	37,0%	39,1%	36%
Klebsiella-Enterob.	18,1%	10,9%	15%
Proteus	15,4%	12,1%	13%
Enterokokken	8,7%	22,9%	12%
Pseudomonas	9,4%	3,8%	6%
Sonstiges	11,5%	11,3%	18%

Tabelle 2. Empfindlichkeitsquoten 1975/76 in % – Bonn/Münster

	E. coli		Klebsiella-Enterobacter		Proteus		Pseudomonas		Enterokokken	
	Bonn	Münster	Bonn	Münster	Bonn	Münster	Bonn	Münster	Bonn	Münster
Nitrofurantoin	90,4	94	56,3	71	7,4	29,4			94,4	95
Nalidixinsäure	97,1	95	78,6	80	75,6	85,0				
Ampicillin	81,6	68	11,7	10	62,1	64,6			99,1	97
Cephalothin	87,7	82	58,0	52	65,3	75,2			87,0	90
Carbenicillin	81,1	75	12,5	19	74,7	76,6	72	80		
Gentamycin	98,2	94	97,3	70	96,8	93,5	86	92		
Tobramycin	100		100		97,9		100			

findlichkeitsquoten verschiedener Erreger gegenüber antibakteriellen Mono-Substanzen bei einzelnen antibakteriellen Wirkstoffen differente Resultate in den beiden Laboratorien. In Bonn zeigt sich eine scheinbar höhere Empfindlichkeit von E. coli-Stämmen als in Münster. Demgegenüber erscheint beispielsweise das Abschneiden von Nitrofurantoin gegenüber Proteus in Münster wesentlich günstiger als in Bonn. Unterschiedlich ist auch die antibakterielle Aktivität von Gentamycin gegenüber Klebsiella-Enterobacter-Stämmen, die in Bonn höhere Empfindlichkeitsquoten aufweisen. Bei der zur Verfügung stehenden Zeit kann hier die Ursache der verschiedenen sich ergebenden Unterschiede nicht detailliert analysiert werden. Die wesentliche Konsequenz aus unseren Untersuchungen ist die, daß die jeweilige Ausrichtung einer antibakteriellen Chemotherapie möglichst nach dem individuellen Antibiogramm eines Erregers zu erfolgen hat. Im akuten Infektfall, bei dem das Ergebnis des Bakteriologen nicht abgewartet werden kann, ist die Kenntnis der erfahrungsgemäß am häufigsten zu erwartenden Infektionskeime und ihrer aktuellen Erregerresistenz ein wichtiger Maßstab für die Erfolgschancen bzw. die therapeutische Wertbemessung eines Präparats, das nicht nach einem Antibiogramm ausgewählt werden kann. Aus diesem Grund ist trotz gewisser regionaler Unterschiede hin und wieder ein Statement der aktuellen Resistenzsituation für Klinik und Praxis eine Entscheidungshilfe. Sonst sollte das individuelle Antibiogramm vor jeder Therapie angestrebt werden.

Prof. Dr. P. Brühl
Urologische Univ.-Klinik
D-5300 Bonn-Venusberg

F. WALLENSTEIN und R. RINGELMANN: **Zur Bewertung des Nachweises von antibakteriellen Hemmstoffen im Urin**

Empfehlung des Bakteriologen ist es, Urine zur bakteriologischen Untersuchung *vor* Beginn der Behandlung oder nach einer Therapiepause von 3 bis 5 Tagen einzusenden, um ein einwandfreies Anwachsen der Bakterien zu ermöglichen.

Wie die Praxis zeigt, läßt sich dieser Forderung offenbar nicht immer nachkommen.

Im ersten Vierteljahr 1976 wurden uns 5589 Urine zugesandt, die routinemäßig im Gußplattenverfahren gegen Bacterium subtilis auf Hemmstoffe überprüft wurden.

Dabei fanden wir in 925 Fällen Hemmstoffe, die wohl größtenteils auf Antibiotikaeinnahme zurückgeführt werden können.

Bereinigt man die Zahl der Einsendungen um die eingesandten Trägermedien, an denen eine Hemmstoffprüfung nicht möglich ist, ergibt sich ein Anteil von 19% der eingesandten Urine.

Von den 925 eingesandten Urinen mit Hemmstoffen fanden wir 57% ohne Keimnachweis, während 43% eine Bakteriurie zeigten.

Wie auf Tabelle 2 zu sehen, ist 19% ein rechnerischer Mittelwert mit einer großen Schwankungsbreite. Die Aufschlüsselung ergibt naturgemäß ein starkes Überwiegen des urologischen Patientengutes und läßt die starke Zurückhaltung der Pädiater erkennen. Auch bei den allgemeinen Stationen lassen sich große Unterschiede ablesen, auf deren vielfältige Ursachen ich hier aber nicht eingehen möchte.

Tabelle 1. Im Zeitraum vom 1. 1. 1976 bis 31. 3. 1976 – Eingesandte Urine: 5,589

Davon mit nachgewiesenen Hemmstoffen	925 = 19%
Davon ohne Keimnachweis	528 = 57%
Mit gleichzeitigem Keimnachweis	397 = 43%

Tabelle 2. Anteil der Urine mit Hemmstoffen aus verschiedenen Kollektiven

Allgemein. Krankenhaus A (Innere. Chirurgie, Gyn.)	34%
Allgemein. Krankenhaus B (Innere. Chirurgie, Gyn.)	12%
Allgemein. Krankenhaus C (Innere. Chirurgie, Gyn. und Urologie)	28%
Pädiatrische Patienten	10%
Stat. urologische Patienten	40%

Tabelle 3. Vergleich: Erstuntersuchung ohne Hst./Verlaufskontrolle mit Hst.

Erstuntersuchung		Verlaufskontrolle	[N = 86]
kein Wachstum	26,8%	kein Wachstum	54,6%
10^4 KDU/ml	27,8%	kein Wachstum	
kein Wachstum	12,8%	signif. BU	22,1%
10^4 KDU/ml	9,3%	signif. BU	
signif. BU	3,5%	signif. KZ gleicher Keim	15,1%
signif. BU	11,6%	signif. KZ Erregerwechsel	
signif. BU		kein Wachstum	8,2%

Ambulante urologische Patienten fehlen, da hier meistens Trägermedien verwendet werden.

Die Tabelle 3 zeigt für die Urine, von denen wir anhand unserer Patientenkartei einen Vorbefund ohne Hemmstoffe ermitteln konnten, summarisch den Verlauf unter Therapie.

Urine, die aus bakteriologischer Sicht im Vorbefund nicht pathologisch waren und unter Therapie steril blieben, machten 55% aus.

In 22% trat unter der Therapie eine signifikante Bakteriurie auf.

Eine Heilung wurde bei den *verfolgbaren* Fällen in 8,2% erzielt, während in 15,1% eine Persistenz des Keimes oder ein Erregerwechsel zu beobachten war.

Die Art des Erregerwechsels zeigt Tabelle 4, wobei vor allem die letzte Kolonne aufschlußreich ist.

Sie zeigt unter Therapie eine deutliche Abnahme der Coli-Gruppe auf fast die Hälfte, während die Bakterien der KES- und der Proteus-Gruppe um das Zwei- bzw. das Anderthalbfache zunahmen.

In dieser Gruppe finden sich die resistenten Keime. Und zwar waren 33% gegen 6 und mehr Antibiotika resistent. Besonders hervorstechend ist in dieser Tabelle außerdem das Anwachsen der Befunde mit Sproßpilzen auf das Dreifache.

Aufgrund der vorgetragenen Befunde möchten wir die eingangs erwähnte Forderung wie folgt modifizieren:

Untersuchung vor Therapiebeginn:	*ja*
Untersuchung nach Therapieende:	*ja*

Tabelle 4. Keimverteilung in Urinen mit und ohne Hemmstoffen

Keimart	Urin ohne Hst. n = 1600 %	Urin mit Hst. n = 457 %	Quotient Urin mit Hst./ Urin ohne Hst.
Escherichia coli	22	16	0,6
Coliforme	17.1	10.5	0,6
Escherichia coli-Gruppe	39.1	26.5	0,6
Enterobacter	3.4	7.2	2,1
Enterobacter/Serratia	1.9	4.5	2,3
Klebsiella-Gruppe	6.4	10.3	1,4
KES-Gruppe	11.7	22.0	1,9
Proteus Mirabilis	7.0	7.2	1,0
Proteus Rettgeri	2.7	2.3	0,8
andere Proteusarten	1.5	4.5	3,0
Proteus-Gruppe	11.2	14.0	1,6
Pseudomonas aeruginosa	3.3	4.1	1,2
Enterokokken	11	8.9	0,8
Staphylokokkus aureus	2.7	4.6	1,7
Sproßpilze	4.3	12.6	2,9

Unbedingt aber auch bei stationären Patienten und bei urologischen Problempatienten spätestens 7 Tage nach Therapiebeginn eine Untersuchung bei laufender Therapie, um die Effektivität möglichst frühzeitig überprüfen und auf eine veränderte Lage reagieren zu können.

Dr. F. Wallenstein
Inst. f. Med. Mikrobiologie
d. Städt. Krankenanstalten
Moltkestraße 14
D-7500 Karlsruhe 1

K. JANČA: Unspezifische Harnwegsinfektionen und ihre Bedeutung bei Nierentuberkulose

Das gleichzeitige Erscheinen einer unspezifischen und spezifischen Infektion in den Harnwegen ist viel häufiger, als man gewöhnlich denkt. In der sehr umfangreichen Literatur über die Nierentuberkulose sind Publikationen über gleichzeitige unspezifische Infektionen relativ selten.

Der unspezifische Harninfekt in der an Tuberkulose erkrankten Niere war früher in der Zeit, als die Nephrektomie die Hauptmethode der Therapie war, von relativ geringer Bedeutung. Durch die Fortschritte der medikamentösen Therapie mit Tuberkulostatika wurde die Entwicklung der unspezifischen Infekte, die mit einer Nierentuberkulose kombiniert waren, immer interessanter.

Im Jahre 1938 wurde von Alcorne und Buchtel bei renaler Tuberkulose in 44,7% eine unspezifische Infektion gefunden, was einen ziemlich hohen Prozentsatz darstellt. Die Erklärung für so einen großen Anteil könnte man darin suchen, daß es vor der Antibiotikaperiode lag. Ferner soll auch die Tatsache in Betracht gezogen werden, daß unspezifische Infekte, zum Teil durch verschiedene instrumentelle Manipulationen (Cystoskopie, retrograde Pyelographie, Harnseparation usw.) entstanden sind.

Von unseren 738 Kranken mit Nierentuberkulose war in 24% eine unspezifische Harninfektion vorhanden. Am häufigsten wurde E. coli gefunden.

Bei allen Kranken wurde die Infektion bei der ersten Untersuchung im Krankenhaus festgestellt. Keiner der Kranken war vorher instrumentell untersucht worden.

Der unspezifische Harninfekt kann zur Nephrolithiasis führen, er kann Kelchstrikturen verursachen und in manchen Fällen auch zur Schrumpfblase führen.

Ich habe Fälle gehabt, wo eine persistierende Pyurie bei Kranken, die mit Tuberkulostatika lange durchbehandelt waren, erst nach Applikation von entsprechenden Antibiotika, die zur Sanierung der unspezifischen Infektion gegeben wurden, verschwand.

Über 30% der Kranken mit unspezifischer Infektion hatten bei der Entdeckung der Nierentuberkulose spezifische Ulzerationen an den Kelchen, während 20% bereits obstruktive Erscheinungen zeigten.

Prof. Dr. K. Janča
Bulevar Maršala Tita 18/IV
Y-21000 Novi Sad
Jugoslawien

F. Fritsch: **Mischinfekt und Uro-Tbc**

Der Harnwegsinfekt ist als eine recht häufige und ernste Erkrankung anzusehen. Man ist heute der Meinung, daß der gesamte Harntrakt in Mitleidenschaft gezogen ist, ungeachtet dessen, wo die Erkrankung beginnt. Eine erfolgreiche Ausheilung wird nur durch Früherkennung der Erreger und rechtzeitige gezielte Therapie gewährleistet. Die Uro-Tbc stellt heute noch immer ein führendes Problem dar, trotz der Fortschritte in Diagnostik und Therapie. Bei der Früherkennung der Krankheit stößt man auf große Schwierigkeiten, besonders wenn man mit keiner Untersuchungsmethode einen sicheren Beweis für das Bestehen einer Uro-Tbc erhalten kann, weil sie durch einen Mischinfekt verdeckt wird. Wenn bei Harnwegsinfekt keine morphologischen Anhaltspunkte für eine Uro-Tbc gegeben sind, verzögert gerade der Mischinfekt die Früherkennung, die gezielte Therapie und die völlige Ausheilung. Es wird daher größte Wichtigkeit der Frühisolierung des Tbc-Erregers zugeschrieben, die aber wegen besonderer morphologischer und metabolischer Eigenschaften und nur periodischer Ausschwemmung aus pathologischen Läsionen erschwert wird.

Die operativen Maßnahmen bei der Behandlung der Uro-Tbc sind heute noch nicht überflüssig geworden.

Ich möchte aber an dieser Stelle in Übereinstimmung mit Prof. Rodeck hervorheben und betonen, daß es eine Dringlichkeitschirurgie der Uro-Tbc, mit Ausnahme fieberhafter Zustände und akut auftretender Abflußstörungen bei Einzelnieren, nicht gibt.

Es gilt heute als Regel, grundsätzlich erst eine intensive medikamentöse Behandlung einzuleiten, und wenn irgend möglich, einen organerhaltenden Eingriff durchzuführen. Die Radikaloperation hat auf diese Weise an Bedeutung verloren.

An unserer Klinik werden jährlich etwa 7–13 neue Fälle von Uro-Tbc entdeckt; davon werden etwa 20% operativ behandelt.

In 15 Jahren sind insgesamt 226 Patienten wegen Uro-Tbc operiert worden, davon 106 Radikaloperationen, weil der Prozeß die Niere schon völlig zerstörte. An den übrigen 120 Patienten konnten organerhaltende Eingriffe durchgeführt werden, wie Nierenteilresektionen, Ureterneueinpflanzungen und verschiedene Intestinoplastiken.

Zusammenfassung

Für eine erfolgreiche Ausheilung der Uro-Tbc ist die Früherkennung und Früh-
isolierung der Erreger von größter Bedeutung. Vielfach bereitet ein Mischinfekt große
Schwierigkeiten bei der Entdeckung der Grundkrankheit, und so wird auch die gezielte
Therapie und Ausheilung verzögert.

Bei den operativen Eingriffen halten wir uns an unserer Klinik an folgende Richtlinien:

1. Wenn eine Nierentuberkulose im Anfangsstadium, vor Ablauf eines Jahres, entdeckt
   wird, muß man ausschließlich konservativ vorgehen und mit der Chemotherapie sofort beginnen. Die Aussichten sind gut.
2. Bei kavernöser Form ist besonders dann eine Nierenteilresektion angezeigt, wenn
   nach jahrelanger Chemotherapie weiterhin ein positiver Harnbefund besteht und andere Herde ausgeschlossen werden konnten.
3. Eine klare Indikation zur Nephrektomie ist sicher bei vollständig funktionslosen Nieren mit tuberkulöser Pyonephrose oder Mörtelniere gegeben, ferner aber bei allen zu
   spät erkannten Formen und therapieresistenten Fällen mit bestehendem Mischinfekt
   und eindeutiger Beschränkung auf ein Organ.

Bei doppelseitigem Organbefall ist größte Zurückhaltung mit einer Nephrektomie geboten, die nur dann durchgeführt werden darf, wenn eine Niere völlig funktionslos ist,
die zweite aber stabilisiert ist und eine ausreichende Funktion festgestellt wurde.

Dr. F. Fritsch
Pot na golovec 4
Y-61000 Ljubljana
Jugoslawien

Diskussion zu den Vorträgen Seite 117 bis 134
Bakteriologie

Moderatoren: F. Arnholdt, Stuttgart, und P. Naumann, Düsseldorf

Moderator F. Arnholdt, Stuttgart: Bitte zum Vortrag von Herrn Naumann.

Stöhrer, Murnau: Ich wollte zu Herrn Naumann etwas ergänzen. Ich habe einen Hinweis
vermißt bei seinem mit Recht sehr engagierten Vortrag. Wir haben in der Urologie viel mit lokalen Instillationslösungen zu tun. Ich glaube, wir verschlechtern das Resistenzverhalten
enorm durch die Anwendung solcher antibiotischer Substanzen. Ich hätte dazu seine Meinung
gehört.

P. Naumann, Düsseldorf: Für die Lokalanwendung – möglichst keine Lokalantibiotika, die
sonst zur allgemeinen Therapie Verwendung finden.

W. Lauschke, Bergisch-Gladbach: Herr Prof. Naumann, ich habe eine Frage: Sollte man
nach einer Chemotherapie im therapiefreien Intervall von ca. einer Woche nicht eine Therapie
mit physiologischen Colikeimen anschließen?

P. Naumann, Düsseldorf: Darf ich eine Gegenfrage stellen? Wollten Sie die oral verfütter-
ten physiologischen Colikeime verwenden, um die Darmflora wieder aufzufüllen, oder hat das
irgend etwas mit den Harnwegen zu tun?

W. Lauschke, Bergisch-Gladbach: Nein, Sie haben ja vorhin gesagt, daß wir durch die Antibiotikatherapie eine Störung des Darmmilieus bekommen. Wir werden dann bestrebt sein,
die physiologische Darmflora durch physiologische Colikeime wieder aufzubauen, um die
pathologischen Keime im Schach zu halten.

P. Naumann, Düsseldorf: Herr Kollege. allen diesbezüglichen Aussagen der Industrie zum Trotz: Sie erreichen mit der Verfütterung der gefriergetrockneten Keime gar nichts! Die Darmflora normalisiert sich nach Absetzen der Antibiotikatherapie in relativ sehr kurzer Zeit wieder von selbst. so daß Sie nichts unternehmen müssen. Sie schaden zwar Ihrem Patienten nicht. aber sie nützen dabei eben nur dem Hersteller dieser Präparate.

H. Marberger, Innsbruck: Herr Naumann. welche Bedeutung hat die normale Nahrungszufuhr und das normale Verhalten des Patienten während der Chemotherapie?

P. Naumann, Düsseldorf: Mir sind entsprechende Untersuchungen über eine Korrelation von Ernährung – Veränderungen der Darmflora nicht bekannt. Wir haben nur die Veränderungen der Darmflora unter der Chemotherapie untersucht.

H. Marberger, Innsbruck: Während der Chemotherapie gibt es Patienten. die essen, und andere. die nicht essen. Würden Sie der Meinung sein. daß der Patient. der sich der Nahrung enthält. mehr der Gefahr ausgesetzt ist. daß die Darmflora vernichtet wird. oder der, der normal zuführt?

P. Naumann, Düsseldorf: Sie wird ja nicht vernichtet. Sie wird reduziert im sensiblen Anteil. und dieser. wie ich es vorher ausgedrückt habe. ökologische Freiraum wird nun wieder mit resistenten Keimen gefüllt. Ich würde zunächst davon ausgehen. daß das unabhängig ist von der Ernährung. Aber das müßte wohl geprüft werden.

H. Marberger, Innsbruck: Wir in der Klinik glauben. daß die Nebenwirkungen der Antibiotika weit unangenehmer sind. wenn ein Patient nicht essen kann. Das wollte ich lediglich fragen.
Ich habe eine weitere Frage. Herr Williams hat bei der Bakteriurie die prophylaktische Behandlung empfohlen. Sie haben sie abgelehnt. Was sind die Vor- und Nachteile? Was würden Sie dazu sagen?

P. Naumann, Düsseldorf: Ich glaube. daß man das in dieser prinzipiellen Form gar nicht entscheiden kann. Es muß vom Einzelfall abhängig gemacht werden. Und in dem Moment, wo Sie eine Bakteriurie. etwa während einer Gravidität. behandeln. dann ist es eigentlich keine Prophylaxe mehr. Dann ist es doch schon eine Therapie. Ich habe dann einen nachweisbaren Erreger. den ich therapiere. Wobei ich mich für diese Therapie an seinem jeweiligen Antibiogramm orientieren kann.

H. Marberger, Innsbruck: Darum hat man es wohl auch Screening-Programm geheißen. Aber das bezeichnet man sehr häufig als Prophylaxe. und deswegen war die Frage.

Engel, Herford: Ich habe eine Frage zur Keimzahl. Gibt es eigentlich Untersuchungen über die Korrelation von Keimzahl und Harnkonzentration? Ich könnte mir vorstellen. und damit habe ich Bezug zu dem Vortrag von heute morgen von Herrn Schmidt-Bachaly. daß bei dem gleichen Infektpatienten die Keimzahl des konzentrierten Morgenurins höher ist als die eines später entnommenen Harnes. unabhängig von der Methode der Uringewinnung. Existieren solche Unterschiede – Keimzahl in Abhängigkeit von der Harnkonzentration? Und wenn ja. liegen sie in diagnostisch relevanten Bereichen?

P. Naumann, Düsseldorf: Es gibt derartige Untersuchungen, die darauf hinweisen, daß ein Urin. der stundenlang in der Blase gestanden hat. eine höhere Keimzahl hat, weil es ja zu einer Vermehrung der aus der Niere stammenden Keime kommt. Aber alle diese Veränderungen bleiben letzten Endes ohne Einfluß auf die ohnehin signifikante Bakteriurie. Sobald die Keimzahlen primär schon über 10^6 liegen. spielen diese Einflüsse keine relevante Rolle mehr.

M. W. Köllermann, Hamburg: Ich glaube. Herr Naumann hat vorhin die Frage von Herrn Prof. Marberger durch einen semantischen Trick umgangen. In der Arbeit von Herrn Williams wird ganz klar. warum man in dem einen Fall eine Bakteriurie behandeln muß und in dem anderen nicht. Bei der Bakteriurie der Schwangeren kommt es in 50 bis 60% zu einem akuten pyelonephritischen Schub. Und deshalb muß man Chemoprophylaxe betreiben. und deshalb muß man therapieren. Bei den gleichen Patienten. die Kincaid-Smith dann über 4 bis 7 Jahre nachkontrolliert hatte. fand sich in 20% eine Bakteriurie. die aber nicht behandlungsbedürftig war. Denn weder im i.v. Pyelogramm noch bei funktionellen Untersuchungen der Nieren zeigte sich eine Alteration. Es gibt also Bakteriurien. die auch. wenn sie nicht symptomatisch sind. behandelt werden müssen. Und es gibt Bakteriurien. die nicht behandelt werden müssen. das zeigt sich hier sehr schön.

P. Naumann, Düsseldorf: Den Vorwurf vom semantischen Trick muß ich zurückweisen, es geht nicht um eine Prophylaxe, es geht um eine präventive Therapie. Von Prophylaxe sprechen wir dann, wenn ich noch keine Erreger habe und ihren Eintritt in den Organismus oder das Manifestwerden einer Infektion verhindern will. Zunächst also ein blindes Vorgehen. Und in diesem Fall ist es eine, wenn Sie so wollen, präventive Therapie, aber letzten Endes doch Therapie. Ich habe klar zum Ausdruck gebracht, daß es keine prinzipielle Entscheidung ist, sondern daß es vom Einzelfall abhängig gemacht werden muß. Habe ich eine signifikante Bakteriurie in der Schwangerschaft, würde ich das durchwegs als eine Behandlungsindikation ansprechen, aber nicht als eine Aufforderung zur Prophylaxe.

Moderator: Gibt es noch Diskussionsbemerkungen zu den beiden letzten Themen – Mischinfektion und Tbc?

Niemand mehr? Dann danke ich den Vortragenden und Diskussionsrednern und beende dieses Thema.

Urologische Röntgendiagnostik des Harnwegsinfektes

R. NAGEL: **Urologische Röntgendiagnostik beim Harnwegsinfekt**

Neben der Moderation dieses Kongreßabschnittes sollte ich gleichzeitig zur „Urologischen Röntgendiagnostik beim Harnwegsinfekt" Stellung nehmen.

Da durch die folgenden Referate sowohl die verschiedenen radiologischen Maßnahmen bei den entzündlichen Erkrankungen der Niere als auch bei Erkrankungen der Harnblase. Harnröhre und Adnexe eingehend behandelt werden. möchte ich nur einige Gedanken skizzenhaft darstellen.

Basis aller diagnostischen Maßnahmen beim Harnwegsinfekt ist – nach seiner Objektivierung durch den Befund von Sediment und Kultur – die vollständige urographische Untersuchung mit *Ausscheidungs- oder Infusionsurogramm*. Durch diese Untersuchung kann bei zeitlich richtiger Terminierung unter sofortigem Einschluß von Miktionsurethrogramm und röntgenologischer Restharnprüfung in zahlreichen Fällen die Diagnose selbst geklärt oder aber der weitere. u. U. sofort anzuschließende Untersuchungsgang festgelegt und durchgeführt werden. Voraussetzung ist selbstverständlich die genaue Kenntnis der Anamnese durch den untersuchenden Arzt.

Es seien hier nur die noch während der Untersuchung vor allem bei ambulanten Patienten nicht ganz selten erforderliche Nachinjektion von Kontrastmittel, das Anlegen einer Kompression. Aufnahmen im schrägen Strahlengang. mit Veratmung oder im Stehen sowie Spätaufnahmen erwähnt.

Diese Dinge sind Ihnen allen geläufig. setzen aber – wie Pirker in der „Radiologische Diagnostik der Harnorgane" zu Recht feststellt.

1. eine entsprechende ärztliche Erfahrung.
2. eine den Ansprüchen der jeweiligen Untersuchungsmethode genügende apparative Ausstattung voraus. die es ermöglicht. die Harnorgane nicht nur röntgenanatomisch darzustellen. sondern auch funktionelle Beobachtungen zu gestatten, weil hierdurch wertvolle pathophysiologische Informationen erhalten werden.

Dieser Feststellung kann nur vorbehaltlos zugestimmt werden. Denn es besteht nicht der geringste Zweifel darüber. daß gerade die Kenntnis funktioneller Abweichungen von der Norm und ihre pathophysiologische Bedeutung für den Harntransport entscheidend schon den primären Untersuchungsgang bestimmen – besonders im Zusammenhang mit dem sog. chronischen Harnwegsinfekt. dessen unterschiedliche Ursachen nicht selten einer operativen Korrektur oder Intervention bedürfen.

Nur durch eine urodynamisch orientierte Steuerung schon des zuerst angefertigten Urogrammes lassen sich die zeitlichen Belastungen von Patient, Arzt und Pflegepersonal reduzieren. die Strahlenbelastung infolge Doppeluntersuchung vermindern und auch dadurch die ständig steigenden Kosten senken.

Dies ist nach meiner Ansicht die Hauptaufgabe von uns Urologen, und zwar durch – wie oben skizziert – optimale Röntgendiagnostik die Diagnose des chronischen Harnwegsinfektes weitestgehend zu klären. Von ärztlicher Seite setzen uns hierzu in optimaler Weise unsere fachspezifischen Erfahrungen mit dem zusätzlichen Vorsprung der meist besseren Kenntnis der Anamnese – gegenüber dem Radiologen – instand. soweit es sich um die *Ausscheidungsurographie* und die *funktionellen* und *instrumentellen Röntgenuntersuchungen* handelt. Dies gilt in besonderem Maße für die Röntgenuntersuchung von Kindern in Narkose.

Für alle weiterführenden radiologischen Untersuchungen. die zur Klärung der Krankheitsursache erforderlich sind. kann die Zusammenarbeit mit dem diagnostisch tätigen Röntgenologen nicht eng genug sein. um durch zusätzliche radiologische Maßnahmen. wie Isotopennephrographie. Sequenzszintigraphie und Angiographie. zur weiteren

Klärung des Krankheitsbildes zu kommen. Genauso wie diese apparativ sehr kostenaufwendigen und Spezialkenntnisse erfordernden Untersuchungsverfahren im *Radiodiagnostischen Institut* durchgeführt werden sollen, genauso unabdingbar ist aus den genannten Gründen die apparative Ausstattung zur Ausscheidungsurographie sowie für alle funktionsdiagnostischen und instrumentellen Untersuchungen *innerhalb* des Funktionsbereiches einer Urologischen Klinik. Nur durch eine solche Integration der apparativen Ausstattung in der Urologischen Klinik für die Ausscheidungs- und Funktionsurographie kann – von Ausnahmen abgesehen – die für uns Urologen im Hinblick auf Indikation und Prognose entscheidende prä- und postoperative Röntgendiagnostik vor allem auch bei Kindern durchgeführt werden und den Erfordernissen der Erkrankung der Patienten individuell angepaßt werden.

Die *Bildverstärkerfernsehkette* gehört hierzu genauso wie die *Bandspeichermöglichkeit* und die 70-mm- bzw. 100-mm-Kamera zur späteren Kontrolle bzw. zur Verminderung der applizierten Strahlendosis.

Meine sehr verehrten Damen und Herren! Meine Ausführungen waren insofern unmittelbar auf das mir gestellte Thema bezogen, als ich noch einmal versuchte, zwar die Schwerpunkte der Fachgebiete gegeneinander abzugrenzen, gleichzeitig aber auch die enge Verbindung beider Fachgebiete aufgezeigt werden sollte, ohne die eine optimale radiologische Untersuchung der uns anvertrauten *urologischen Patienten* nicht möglich ist.

Unser Präsident schien mir für meine Ausführungen schon deshalb eine besonders gute Basis geschaffen zu haben, da wir diesen Kongreßabschnitt gemeinsam mit anerkannt hochqualifizierten Vertretern des Faches Radiodiagnostik darstellen und damit von uns eine Zusammenarbeit als erstrebenswert dokumentiert wird, die die noch im vorigen Jahr unvereinbar erscheinende Gegensätzlichkeit im Hinblick auf die zukünftige Zusammenarbeit eigentlich als nicht relevant erscheinen lassen muß.

Mit diesem Bekenntnis zur Gemeinsamkeit bei Respektierung der Integrität beider Fächer möchte ich schließen und unseren radiologischen Kollegen, Herrn Löhr, um sein Referat bitten.

Prof. Dr. R. Nagel
Urolog. Klinik u. Poliklinik der
Freien Universität, Klinikum Westend
Spandauer Damm 130
D-1000 Berlin 19

E. Löhr: **Spezielle radiologische Methoden zur Abklärung des Harnwegsinfektes**

Bei den radiologischen Methoden zur Abklärung des Harnwegsinfektes muß in jedem Fall vom intravenösen Urogramm oder vom Infusionsurogramm ausgegangen werden. Es ist hier nicht der Ort, über die Vor- und Nachteile eines intravenösen Urogrammes bzw. eines Infusionsurogrammes zu sprechen. Mit beiden Untersuchungsmethoden, wenn sie lege artis angewandt werden, ist es möglich, zu einer eindeutigen Beurteilung des Nierenbeckenkelchsystems zu kommen. Beim Infusionsurogramm, welches bevorzugt zur Abklärung von Erkrankungen des Ureters und der Blase eingesetzt werden sollte, kommt es durch die massive Anflutung des Kontrastmittels und des Lösungsmittels fast immer zu einer positiven Darstellung des Nierencortex. Dieser Effekt ist sowohl bei der Zonographie von Nutzen, insbesondere aber auch bei der Anwendung der elektronischen Harmonisierung (s. unten), die es gestattet, bereits beim Infusionsurogramm in günstigen Fällen auch kleine pyelonephritische Narbenbildungen des Cortex zu diagnostizieren.

138

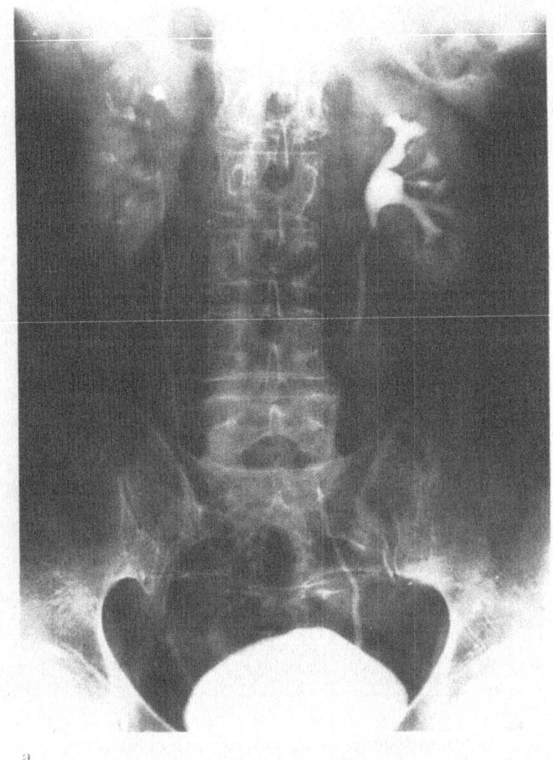

Abb. 1. (a) Ausscheidungsurogramm und (b) elektronische
Harmonisierung. Im Bereich der
rechten Niere enggestelltes Hohlsystem mit unscharfer Abgrenzung
der Nierenkelche. keine Abflußbehinderung. Die elektronische Vergrößerung im Harmonisierungsverfahren (b) zeigt feine Defekte
der Kelche der oberen und mittleren Kelchgruppe. Außerdem stellt
sich oberhalb der Medianlinie eine
unregelmäßige Begrenzung des
Cortex infolge von Narbenbildungen dar

a

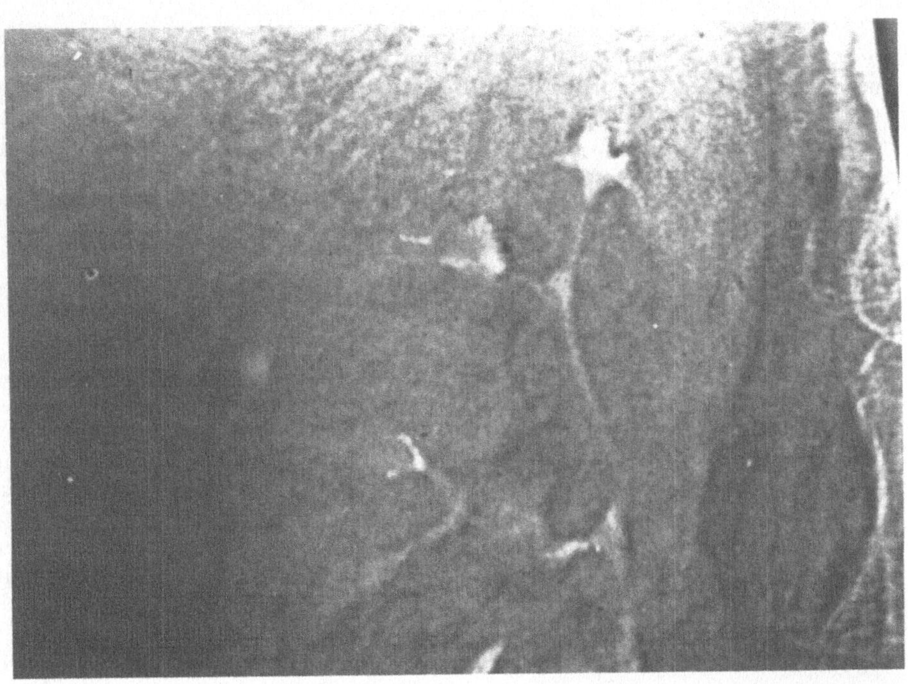

b

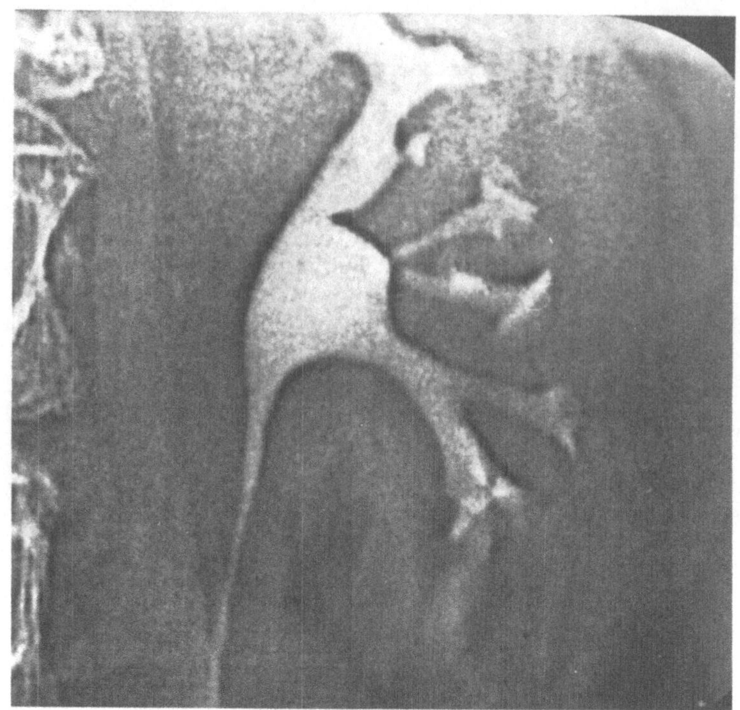

Abb. 1. (c) Ausschnittsvergrößerung in elektronischer Harmonisierungstechnik der linken Niere. Die Defektbildungen der Papillenregion der mittleren und unteren Kelchgruppe kommen bei der insgesamt etwas verplumpten Niere deutlich zur Abbildung

I. Die Zonographie ist als solche nicht mehr unbedingt zu den speziellen radiologischen Untersuchungsmethoden zu rechnen. Sie sollte immer dann, wenn möglich nach einer vorgenommenen Leeraufnahme, wenn dieses noch erforderlich ist, vorgenommen werden, wenn durch Überlagerungen des Hohlsystems durch Luft und Darminhalt zu erwarten ist. daß eine Ausscheidungsurographie eben nicht ausreichend zu beurteilen ist. Auch bei Kindern sollte bereits eine Zonographie dann eingesetzt werden, wenn durch starke Überlagerungen der Nieren exakte Aufnahmeverhältnisse nicht erreicht und auch durch mehrfache Expositionen in Form des konventionellen Urogrammes keine breiten Informationen erhalten werden können.

II. Zu den speziellen radiologischen Untersuchungsmethoden des Urogenitaltraktes gehört die Pyeloskopie. also die Vornahme von Zielaufnahmen während des Ausscheidungsurogrammes, wobei diese Befunde mit geteilten Großformataufnahmen, besser jedoch mit Klein- bzw. Mittelformataufnahmen, dokumentiert werden sollen. Um einen funktionellen Ablauf festzuhalten, ist es auch sehr günstig, die pyeloskopischen Aufnahmen auf einem Bildbandspeichergerät aufzunehmen. Dieses vermittelt dann bei einer nur kurzen Aufnahmeexposition die Möglichkeit der Reproduktion, also das Festhalten von pathophysiologischen funktionellen Veränderungen des Nierenbeckenkelchsystems und des Ureters. Diese Methode besitzt einen hohen didaktischen Wert und kann vor allem auch für den studentischen Unterricht eingesetzt werden. Zielaufnahmen während aller Formen der Miktionscystographie und der Refluxprüfung sollten heute grundsätzlich mit einer Mittel- bzw. Kleinformatserienkamera aufgenommen werden. Die Strahlenbelastung bei derartigen Untersuchungen ist von seiten der Aufnahmen gering; sie steigt jedoch stark durch die bei der Pyeloskopie. insbesondere jedoch bei der Miktionscystographie resultierende Durchleuchtungszeit, an. Diese erhöhte Gonadenbelastung

140

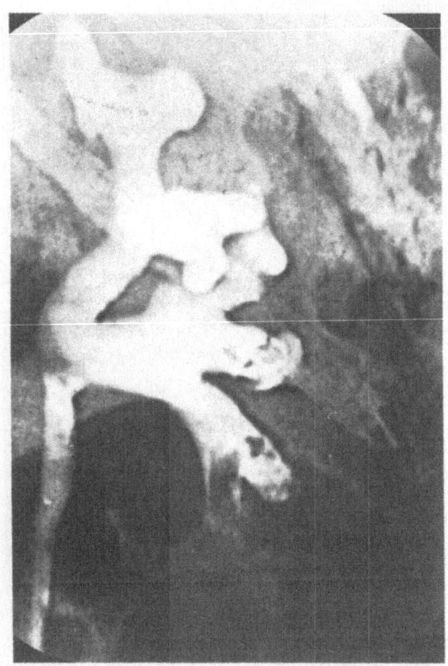

Abb. 2. Vergrößerungsaufnahme einer pyelonephritisch deformierten Niere im elektronischen Harmonisierungsverfahren. Obwohl die Niere stark überlagert ist, der Cortex ist nicht erkennbar, ausgedehnte Defektbildung im Bereich der mittleren und unteren Kelche mit nicht schattengebenden Aussparungen, die als Detritus gedeutet werden. Auch im infundibulären Anteil des Ureters feinste Aussparungen, die ebenfalls durch Detritus bedingt sein dürften

ist insbesondere also bei dem Miktionscystogramm als auch bei den retrograden Katheteruntersuchungen einzukalkulieren.

III. Die elektronische Harmonisierung, eine elektronische Umsetzung des gewonnenen Röntgenbildes mit zusätzlicher Vergrößerung, kann sowohl von jedem angefertigten intravenösen bzw. Infusionsurogramm als auch von einer Angiographie vorgenommen werden.

Die Vorteile der elektronischen Harmonisierung liegen in der gegenüber den ursprünglichen Aufnahmen bei weitem besseren Detailerkennbarkeit von Strukturen, z. B. des Hohlsystems als auch des Nierencortex, schon beim Infusionsurogramm. Mit der elektronischen Harmonisierung können bereits feinste Defektbildungen des Hohlsystems und Narbenbildungen des Cortex bei entzündlichen Veränderungen der Nieren zur Abbildung gebracht werden. Im Gegensatz zu aufwendigen Vergrößerungsaufnahmen, die zu einer erheblichen Strahlenbelastung führen, sowohl bei allen Formen des Ausscheidungsurogrammes als insbesondere auch bei der Renovasographie, wird die elektronische Vergrößerung, die bei guten Aufnahmen zu einer erheblich verbesserten Detailerkennbarkeit führt, ohne zusätzliche Strahlenbelastung für den Patienten erreicht. Durch eine elektronische Schaltung wird außerdem ein gewisser stereoskopischer Effekt erzeugt, wodurch die Strukturen, insbesondere der intrarenalen Gefäße, bei Nierenangiogrammen plastisch zur Abbildung gebracht werden.

Während beim Infusionsurogramm, insbesondere aber auch beim i.V.-Urogramm die elektronische Harmonisierung nicht in jedem Fall zur Abklärung eines Harnwegsinfektes notwendig ist, sollte dieses Verfahren insbesondere jedoch im Rahmen einer Renovasographie routinemäßig zur Anwendung gelangen. Bei diesen zur Untersuchung kommenden Patienten handelt es sich in der überwiegenden Zahl um solche, bei denen vorausgegangene klinische und radiologische Untersuchungen zur Abklärung insbesondere einer Mikrohämaturie, nicht zu einer eindeutigen Klärung des Krankheitsbildes führten. Die Feindiagnostik entzündlicher Nierenerkrankungen verdanken wir den grundlegenden Arbeiten von Friedenberg, Eisen und Kissane, welche charakteristische Merkmale der Gefäßverläufe bei der Pyelonephritis und der Glomerulonephritis im

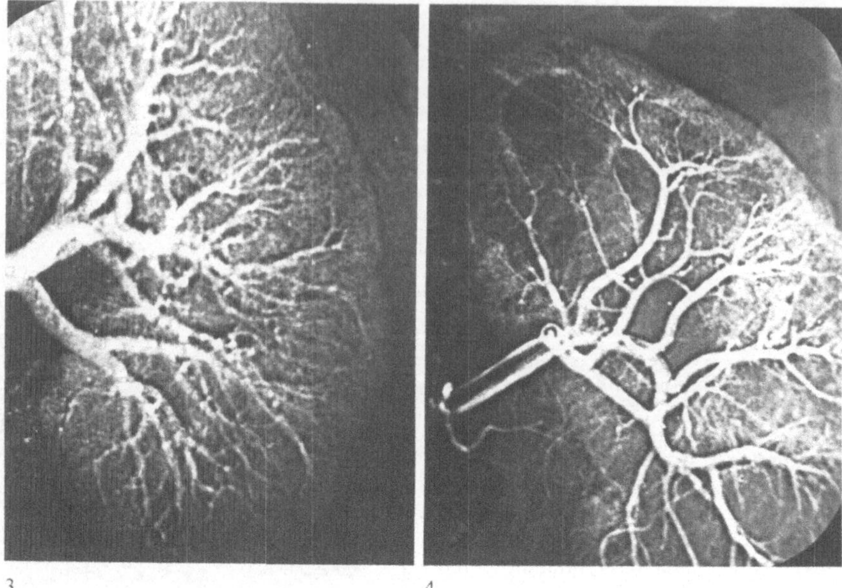

3   4

Abb. 3. Ausschnittsvergrößerung eines linksseitigen selektiven Renovasogrammes im elektronischen Harmonisierungsverfahren. Es zeigen sich die für eine Nephritis typischen Veränderungen mit Kalibersprüngen und umschriebenen Gefäßamputationen im corticalen Bereich. Oberhalb der Medianzone am oberen Bildrand corticaler Narbenbezirk. Klinisch lagen bei dem 29jährigen Patienten rezidivierende Mikrohämaturien sowie ein mäßiger Hypertonus vor

Abb. 4. Ausschnittsvergrößerung im elektronischen Harmonisierungsverfahren bei einer Patientin mit bekannter Pyelonephritis und rezidivierenden Makro- und Mikrohämaturien. Es zeigt sich eine ausgedehnte parenchymale Defektbildung der oberen Polregion. Die schrägverlaufenden Gefäße weisen eine zunehmende Rarefizierung auf und verdämmern in dieser nekrotischen Region. Weiter nach proximal hin umschriebene feinste Kalibersprünge, auch sind diese Gefäßkaliberveränderungen an fast allen übrigen Gefäßen nachweisbar

Nierenangiogramm beschrieben. Die Hauptarterien weisen häufig eine Einengung des Gefäßkalibers auf; die intrarenalen Gefäße 3. und 4. Ordnung gleichen bei einer Nephritis einem laublosen Baum („leafless tree"). Kalibersprünge der Gefäße und eine verlängerte Parenchymphase sind typisch für die Diagnostik der Nephritis. Die Anwendung der elektronischen Harmonisierung bei der Diagnostik von entzündlichen Nierenerkrankungen (Löhr u. Mellin, 1973) sowie bei gefäßarmen Tumoren (Löhr u. Mellin, 1971) haben wir bereits in früheren Jahren beschrieben.

In unserem Krankengut konnten wir, insbesondere bei denjenigen Patienten, die eine larvierte Hämaturie aufwiesen, im Renovasogramm für eine Nephritis typische Kalibersprünge, teilweise Amputationen der intrarenalen Gefäße 2. und 3. Ordnung beobachten, außerdem auch bereits als Frühzeichen das Fehlen der Aa. arcuatae. Mittels der elektronischen Harmonisierung ist es beim Renovasogramm möglich, auch feinere Defektbildungen des Cortex, die typisch für eine Pyelonephritis sind, bereits in vivo festzustellen.

Insgesamt stehen daher dem Radiologen eine Reihe von speziellen Untersuchungsmöglichkeiten zur Verfügung, um Harnwegsinfektionen in ihrem initialen, röntgenologisch sonst kaum faßbaren Stadium einer Sichtbarmachung – und damit auch einer Diagnose – zugängig zu machen, wodurch zu einem möglichst frühen Zeitpunkt eine spezielle Therapie einzusetzen wäre.

Nur in den Fällen, bei denen durch das konventionelle Urogramm einschließlich Pyeloskopie und elektronischer Harmonisierung keine Klärung des Krankheitsbildes erreicht werden kann, sollte eine gezielte Renovasographie angeschlossen werden. Das geringe Untersuchungsrisiko sowie auch eine einkalkulierbare Gonadenbelastung, die für den Patienten nicht höher ist als eine vergleichsweise vorzunehmende Refluxuntersuchung, können die Vornahme einer angiographischen Untersuchung rechtfertigen. Auch neuere Untersuchungsverfahren, wie insbesondere auch die Ultraschall-Diagnostik, weisen zur Zeit noch nicht diese differenzierten Aussagemöglichkeiten auf, die heute eine angiographische Untersuchung besitzt.

Literatur

Friedenberg. Eisen. Kissane: Amer. J. Roentgenol. **95**, 348–363 (1965) – Löhr, E., Mellin, P.: Internist. Praxis **13**, 73 (1973) – Löhr. E.. Mellin. P.: Elektromedica **4**, 121–124 (1971)

Prof. Dr. E. Löhr
Röntgendiagnost. Institut
d. Universitätsklinikums Essen
Hufelandstraße 55
D-4300 Essen

H. Schreyer und E. Vogler: **Arteriographie entzündlicher Nierenerkrankungen**

Bei entzündlichen Nierenerkrankungen bestehen für die Durchführung einer Arteriographie folgende Indikationen:

1. Raumfordernder Prozeß im Urogramm.
2. Einseitig funktionslose Niere im Urogramm.
3. Nierenversagen mit beidseitig funktionslosen Nieren.
4. Hypertonie.

Die unter Punkt 2 und 3 angeführten Indikationen ergeben sich daraus, daß die Arteriographie eine Untersuchungsmethode ist. deren Aussage nicht von einer intakten Organfunktion, nämlich der Kontrastmittelausscheidung. abhängt. Beim Nierenversagen ist vor allem der Ausschluß von chronischen Harnstauungsnieren von Bedeutung, da in diesen Fällen ein operativer Eingriff die Nierenfunktion bessern kann. Ist eine renale Hypertonie ausgebildet. dient die Arteriographie dem Ausschluß einer Nierenarterienstenose.

Auf die Aussage der Arteriographie bei allen diesen Indikationen näher einzugehen, läßt die zur Verfügung stehende Zeit nicht zu. Es soll daher nur über das arteriographische Bild von entzündlichen Prozessen gesprochen werden, die im Urogramm als Raumforderung imponieren (entzündliche Pseudotumoren) sowie über die arteriographische Diagnostik von vergrößerten oder normal großen einseitigen funktionslosen Nieren, deren Parenchym durch einen entzündlichen Prozeß zerstört wurde. Auf differentialdiagnostische Probleme zwischen entzündlichen Pseudotumoren und neoplastischen Prozessen soll in diesem Zusammenhang eingegangen werden. Bei folgenden entzündlichen Erkrankungen der Nieren und ihrer Hüllen kann eine Raumforderung beobachtet werden:

1. Umschriebene und diffuse entzündliche Parenchymerkrankungen:
    a) Nierenabszeß (akut und chronisch);
    b) xanthogranulomatöse Pyelonephritis.

2. Peri- und Paranephritis.
3. Tumorartige Parenchymregenerate bei pyelonephritisch zerstörten Nieren.
4. Infizierte Zysten.
5. Pyonephrose.

Nierenabszeß

Beim *akuten* Nierenabszeß entwickeln sich als Folge der Nekrose und des begleitenden
Ödems die Zeichen einer Raumforderung. Bei großen einzelnen oder bei multiplen Abszessen kann die Niere im Urogramm funktionslos sein. Während der arteriellen Phase
des Arteriogramms ist eine Streckung und bogige Verlagerung der intrarenalen Gefäße
als Ausdruck der Raumforderung nachweisbar. Während der Parenchymphase stellt sich
die Nekrose als Areal fehlender Parenchymanfärbung dar. Die Rinden-Mark-Grenze ist
im Bereich des Abszesses verwaschen. Der *chronische* Nierenabszeß verursacht durch
entzündliches Granulationsgewebe eine Raumforderung. In der arteriellen Phase des
Arteriogramms sind dementsprechend die Arterien gestreckt und bogig verlagert. In der
spätarteriellen und Parenchymphase können sich zarte Gefäße, die dem entzündlichen
Granulationsgewebe angehören, abbilden. Das entzündliche Granulationsgewebe kann
jedoch im Arteriogramm auch avaskulär sein. In solchen Fällen fehlt in der Region des
Granulationsgewebes die Parenchymanfärbung während der nephrographischen Phase.
Die Begrenzung dieses nicht angefärbten Areals kann scharf, aber auch unscharf sein.

Xanthogranulomatöse Pyelonephritis (XGP)

Die XGP ist eine seltene Form der chronischen Pyelonephritis, bei der sich Granulationsgewebe im Parenchym entwickelt, welches zahlreiche Pseudoxanthomzellen enthält.
Die durch diese fettspeichernden Zellen bedingte gelbliche Farbe kann makroskopisch
zu Verwechslung mit hypernephroiden Karzinomen Anlaß geben. Das Lipogranulom
stellt sich im Arteriogramm als gefäßarmer raumfordernder Prozeß dar. In der arteriellen
Phase sind die regionären Nierengefäße bogig verlagert. In der Parenchymphase imponiert das entzündliche Granulom als Areal fehlender Parenchymanfärbung, das unscharf, in manchen Fällen jedoch auch scharf gegen die Umgebung abgegrenzt ist. In
den Randzonen sind gewöhnlich entzündliche Gefäßneubildungen zu erkennen, die zar-
ten, vermehrt geschlängelten Gefäßen entsprechen. Bei der *umschriebenen Form* der
XGP bestehen im Urogramm die Zeichen einer Raumforderung. Im Arteriogramm sind
die beschriebenen Symptome, die durch eine einzelne derartige Läsion hervorgerufen
werden, nachweisbar. Als Zeichen einer Peri- bzw. Paranephritis können die Kapselarterien hypertrophiert sein. Die *diffuse Form* der XGP ist meist in chronischen Harnstauungsnieren entwickelt, sie kommt aber auch ohne chronische Harnstauung vor. Die Nieren sind im Urogramm funktionslos. Arteriographisch ist in den meisten Fällen als Ausdruck einer chronischen Minderdurchblutung der Niere eine mehr oder weniger ausgeprägte Verminderung des Nierenarterienkalibers zu beobachten, ein Befund, der eine
adaptive Intimafibrose dieses Gefäßes als Ursache hat. Bei der chronischen Harnstauungsniere mit komplizierender diffuser XGP bestehen neben den ausgeweiteten Kelchen
und druckatrophischen Markkegeln, die ebenfalls als avaskuläre raumfordernde Prozesse imponieren können, multiple Lipogranulome, so daß die gesamte Niere von Defekten
durchsetzt erscheint (Abb. 1). Entsprechende Veränderungen werden bei der diffusen
XGP gefunden, die sich ohne chronische Harnstauung entwickelt. Während der nephrographischen Phase ist das restliche Parenchym verwaschen. Eine Hypertrophie der Kapselarterien durch Peri- und Paranephritis sowie der Nierenbecken- und Ureterarterien
als Folge der chronischen Pyelonephritis ist ein häufiger Befund.

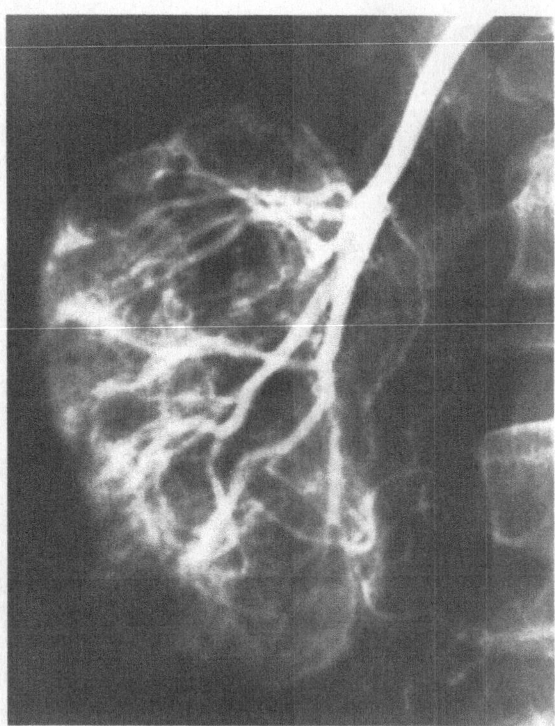

Abb. 1. Chronische Harnstauungsniere. Xanthogranulomatöse Pyelonephritis. diffuse Form. Multiple. vorwiegend rindennahe Par-
enchymdefekte. Lipogranulomen
entsprechend. Hypertrophie der
Nierenbecken- und Ureterarterien
(Urogramm: Funktionslose Niere)

Peri- und Paranephritis

Peri- und paranephritische Infiltrate können eine Raumforderung verursachen, die vor
allem dann ausgeprägt ist, wenn ausgedehnte subkapsuläre perinephritische Veränderungen bestehen. Das Nierenparenchym kann hochgradig komprimiert sein. Durch die
Perinephritis können die Kapselarterien von der Niere abgedrängt werden. Bei akuter
Peri- und Paranephritis sind die Kapselarterien gewöhnlich nicht ausgeweitet. Bei chronischer Entzündung ist eine Ausweitung dieser Gefäße jedoch häufig ausgeprägt. Bei
chronischen entzündlichen Prozessen können sich auch entzündliche Granulome in der
Fettkapsel als mäßig gefäßreiche expansive Prozesse darstellen. Die Differentialdiagnose
gegen ein spontanes subkapsuläres Hämatom kann angiographisch nicht möglich sein.
Wohl kann jedoch die Arteriographie Aufschluß über die Grundkrankheit geben, als deren Folge das Hämatom entstand.

Tumorartige Regenerate bei chronischer Pyelonephritis

Bei ausgedehnten pyelonephritischen Narben können gesunde Parenchymanteile hyper-
trophieren und eine Raumforderung bewirken. Im Arteriogramm besteht eine bogige
Verlagerung der regionären Nierenarterien neben den gewöhnlich ausgeprägten Veränderungen an Gefäßen und Parenchym. die durch die chronische Pyelonephritis verursacht werden. Das hypertrophierte Parenchym wird durch normale Nierengefäße versorgt. In der Parenchymphase erfolgt eine intensive diffuse Anfärbung des Regenerates.

Infizierte Nierenzysten

In der Wand chronisch infizierter Nierenzysten kann sich entzündliches Granulationsgewebe entwickeln. In der verdickten Wand der Zyste stellen sich in solchen Fällen um-

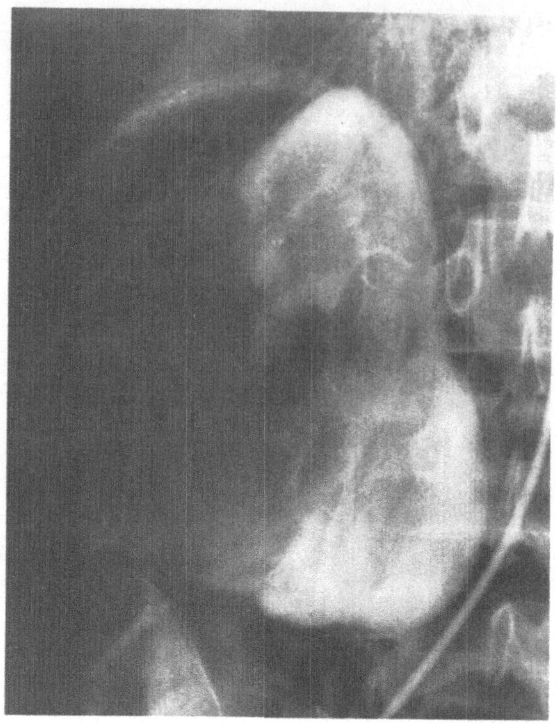

Abb. 2. Chronisch infizierte Nierenzyste. Zarte Gefäße in der kranialen Hälfte der verdickten Zystenwand. Diffuse Anfärbung der übrigen Zystenwand (Urogramm: Raumfordernder Prozeß)

schrieben oder im Bereich des gesamten Zystenumfanges vorwiegend während der spätarteriellen und Parenchymphase der Arteriographie zarte kleinkalibrige Gefäße dar (Abb. 2). In manchen Fällen ist auch nur eine diffuse Zunahme der Dichte der Zystenwand zu erkennen. ohne daß einzelne Gefäße zu differenzieren sind.

Differentialdiagnose entzündlicher Pseudotumoren gegen Neoplasmen

Bei den entzündlichen raumfordernden Prozessen der Nieren sind avaskuläre von solchen zu unterscheiden, bei denen es als Folge der chronischen Entzündung zu Neubildungen von Gefäßen kommt. Avaskuläre entzündliche Pseudotumoren können nicht von Zysten oder total nekrotischen Nierentumoren differenziert werden. Hypernephroide Karzinome. die etwa 75% aller bösartigen Tumoren der Nieren ausmachen, sind, ebenso wie andere gefäßreiche Nierentumoren, wie Wilmstumoren oder Sarkome, aufgrund des charakteristischen arteriographischen Bildes des tumoreigenen Gefäßsystems leicht von entzündlichen raumfordernden Prozessen der Nieren zu unterscheiden. Differentialdiagnostische Schwierigkeiten treten außer bei total nekrotischen Nierengeschwülsten dann auf. wenn Karzinome primär hypovaskularisiert sind. Hierbei handelt es sich um vom Nierenparenchym ausgehende Karzinome. Häufiger ist jedoch das das Nierenparenchym diffus infiltrierende Nierenbeckenkarzinom. Folgende arteriographische Zeichen können bei primär gefäßarmen Karzinomen ausgebildet sein:

1. Kaliberschwankungen und Rarefizierung der Nierengefäße 3. bis 5. Ordnung durch Tumoreinscheidung.
2. Zarte atypische Gefäße im Bereich des Nierenbeckens und (oder) des Parenchyms.
3. Hypertrophie der Nierenbeckenarterien beim Nierenbeckenkarzinom.
4. Fehlender nephrographischer Effekt im Bereich des infiltrierten Parenchyms.
5. Stenosen und Verschlüsse der Nierenvenen.

146

Was den Wert dieser Symptome bezüglich der Differentialdiagnose entzündlicher Pseudotumoren und hypovaskularisierter Karzinome anbelangt, so können ähnliche angiographische Symptome bei beiden Erkrankungen gefunden werden. Von Interesse ist vor allem, daß die bei gefäßarmen Tumoren spärlich zu beobachtenden Tumorgefäße sich morphologisch wohl von denen der hypervaskularisierten Tumoren unterscheiden, von den Gefäßneubildungen chronischer entzündlicher Prozesse jedoch schwer zu differenzieren sind. Sowohl bei primär hypovaskularisierten Tumoren als auch bei chronischen Entzündungen kommt es zur Anfärbung sehr zarter geschlängelter Gefäße, die sich vorwiegend während der spätarteriellen Phase und der Parenchymphase darstellen. Arteriovenöse Kurzschlüsse oder Kontrastmittelstase in ektatischen Gefäßen wurden bei diesem Gefäßtyp nicht beobachtet. Differentialdiagnostische Schwierigkeiten treten dadurch vor allem dann auf, wenn ein Nierenbeckenkarzinom eine chronische infizierte Harnstauungsniere verursacht (Abb. 3). Bei beiden Erkrankungen kann außerdem eine Hypertrophie der Nierenbecken und Ureterarterien ausgebildet sein. Dieselbe differentialdiagnostische Problematik besteht bei dem arteriographischen Befund von atypischen Gefäßen dieser Art, die innerhalb des Nierenparenchyms beim chronischen Nierenabszeß oder in der Wand von infizierten Zysten nachweisbar sein können. Eine Differentialdiagnose mittels Pharmakoangiographie mit Adrenalin gelingt ebenfalls nicht, da entzündliche Gefäße ebenso wie Tumorgefäße auf Adrenalin nicht mit einer Kontraktion reagieren (Kahn u. Wise, 1967). Wesentlich erscheint in solchen Fällen die Durchführung einer Venographie der Nieren, wie dies von Kahn (1969) sowie von Rösch u. Mitarb. (1975) empfohlen wurde, wobei die vorherige Adrenalinblockade der Arterien der Niere für die vollständige Darstellung des Venensystems von Bedeutung ist. Tumorbedingte unregelmäßige Gefäßkonturen, Stenosen und Verschlüsse der Venen sind aufgrund der Wandeigenschaften dieser Gefäße meist frühzeitiger ausgebildet als an den Arterien und weisen auf einen neoplastischen Prozeß hin.

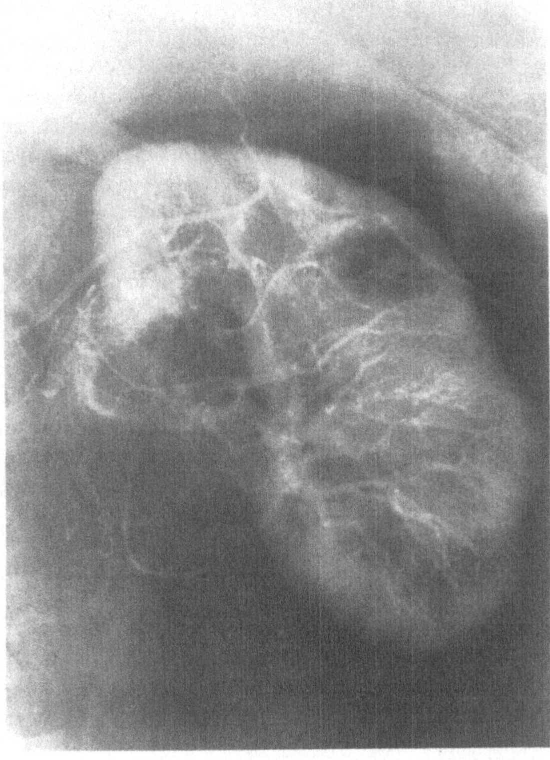

Abb. 3. Nierenbeckenkarzinom. Infizierte Harnstauungsniere. Zarte Tumorgefäße in den kranialen Anteilen des ausgeweiteten extrarenalen Nierenbeckens. Diffuse Anfärbung des übrigen Nierenbeckens bei chronischer Entzündung. Hypertrophie der Nierenbeckenarterien (Urogramm: Funktionslose Niere)

Literatur

Anhalt. M. A.. Cawood. D. C.. Scott. R.: J. Urol. **105**, 10 (1971) – Gingell. J. C., Roylance, J., Davies. E. R.. Chir. B.. Penry. J. B.: Brit. J. Radiol. **46**, 99 (1973) – Kahn, P. C.: Radiology **92**, 345 (1969) – Kahn. P. C.. Wise. H. M.: Radiology **89**, 1062 (1967) – Koehler, P. R.: Radiology **112**, 275 (1974) – Rösch. J.. Antonovic. R.. Goldman. M. L.. Dotter, C. T.: Fortschr. Röntgenstr. **123**, 501 (1975) – Triller. J.. Jonutis. A. J.: Radiologe **16**, 160 (1976) – Vinik, M., Freed, T. A.. Smellie. W. A. B.. Weidner. W.: Radiology **92**, 537 (1969) – Vogler, E.: Entzündliche Nierenerkrankungen. In: Radiologische Diagnostik der Harnorgane (hrsg. v. E. Vogler). Stuttgart: Thieme 1974

Prof. Dr. H. Schreyer
Prof. Dr. E. Vogler
Universitätsklinik für Radiologie
Landeskrankenhaus
A-8036 Graz

E. PIRKER. A. DECRISTOFORO. G. NEUERER. R. THOMA und W. GEIR: **Nierengröße und entzündliche Nierenerkrankungen**

Die Messung der radiologischen Nierengröße liefert wertvolle Hinweise für Diagnose und Verlauf entzündlicher Nierenerkrankungen.

Die wichtigsten Parameter für Nierenmessungen am Röntgenbild – meist Ausscheidungsurographie – sind:

1. Nierenlänge.
2. Nierenbreite.
3. Länge und Breite des Pyelons.
4. Berechnung der Nierengröße durch die sogenannte Ellipsenformel, da die Niere etwa die Form einer Ellipse besitzt. Durch die Formel halbe Länge mal halbe Breite mal π läßt sich die radiologische Nierenfläche annähernd berechnen.
5. Die Planimetrie als genaueste. aber auch aufwendigste Methode. Die Umrisse der Niere werden zuerst vom Röntgenbild auf ein Zeichenpapier durchgepaust und dann mit dem Arm des Planimeters nachgefahren. Die umfahrene Fläche kann direkt am Gerät abgelesen werden.

Frühere Untersuchungen ergaben keine wesentliche Differenz zwischen den Werten der planimetrisch erfaßten Größe und der Nierengröße, die mit der Ellipsenformel berechnet wurde. sofern es sich um nicht pathologisch veränderte Nieren handelte.

Bei pyelonephritisch veränderten Nieren ergeben sich naturgemäß erhebliche Differenzen zwischen planimetrierter und errechneter Nierenfläche. da narbige Einziehungen bei der Berechnung nicht berücksichtigt werden können.

Allerdings besteht. wie anhand einer Kurve gezeigt werden kann, eine sehr starke Korrelation zwischen planimetrierter Fläche und berechneter Fläche mit einem Korrelationskoeffizienten von 0,96. Die Berechnung ergibt konstant zu große Werte, die Differenz ist im Einzelfall aber unterschiedlich.

Für den Urologen und Radiologen sehr wesentlich ist die Frage nach der Korrelation zwischen der radiologischen Nierengröße und dem entsprechenden morphologischen Substrat. Wir stellten das Nierengewicht nach Nephrektomie als Parameter für die Morphologie der Niere der planimetrierten radiologischen Nierenfläche gegenüber. Es ergab sich eine sehr starke Korrelation mit einem Korrelationskoeffizienten von r = 0,788. Die planimetrierte. radiologische Nierengröße ergibt somit einen guten Zusammenhang mit der tatsächlichen Morphologie der Niere.

Einer der wesentlichen Parameter für die Funktion einer Niere ist nach allgemeiner Auffassung die seitengetrennte Clearancebestimmung (J^{131} Hippuran).

Das morphologische Substrat der Nierenfunktion ist das Nierenparenchym, das auf dem Röntgenbild der Gesamtnierenfläche minus Pyelon entspricht. Diese sog. Rindenfläche bestimmten wir planimetrisch und verglichen sie mit den entsprechenden Clearancewerten.

Wir erhielten eine mittlere Korrelation von r = 0,631 mit einem Bestimmtheitsmaß von etwa 39%. Fehlerquellen bei der Bestimmung dieser Korrelation liegen in erster Linie in der Messung der durchschnittlichen Parenchymdicke am Operationspräparat, teilweise auch darin, daß sich Nierenkonturen und Konturen des Pyelon oft nicht eindeutig erkennen lassen; dies als Folge störender Überlagerung z. B. durch Darminhalt oder auch bedingt durch schlechte Ausscheidungsfunktion einer kranken Niere.

Trotz der jeder Methode anhaftenden Fehlerquellen liegt der Wert der Planimetrie dort, wo es gilt, den Verlauf einer chronischen Pyelonephritis zu kontrollieren, was den etwas höheren Aufwand rechtfertigt.

Prof. Dr. E. Pirker
Universitätsklinik für
Radiologie
Anichstraße 35
A-6020 Innsbruck

H. MARBERGER und E. PIRKER: **Radiologische Diagnostik entzündlicher Erkrankungen der Harnblase, Harnröhre und Adnexe: Technik, Aussagewert und Strahlenbelastung**

Entzündliche Erkrankungen der Harnblase verursachen im allgemeinen keine typischen Veränderungen im Röntgenbild. Wohl aber kann man aus radiologisch nachweisbaren Veränderungen der Blasenkontur, an der Form des Lumens, durch den Nachweis von Fremdkörpern aus dem Leerbild auf Ursachen durch entzündliche Prozesse schließen und zur Aufklärung beitragen.

Weit wichtiger sind die radiologischen Untersuchungen der distal der Harnblase gelegenen Abschnitte der Harnwege – des Blasenhalses, der Harnröhre und deren Anhangsgebilde. Die Standarduntersuchung zur Aufklärung entzündlicher Harnwegserkrankungen ist das Urethrocystogramm mit Injektions- und Miktionsbild in verschiedenen Phasen.

Die Technik, die wir an unserer Klinik seit 20 Jahren anwenden, ist mehrfach beschrieben.

Die im Röntgenbild nachweisbaren Veränderungen der angeführten Organe sind oft Folgeerscheinungen entzündlicher Erkrankungen; meistens urodynamisch wirksame Narben, die die Kontur der hinteren Harnröhre im Miktions- oder Injektionsbild verändert erscheinen lassen.

In den Anhangsgebilden, vor allem der Prostata, verursachen chronisch entzündliche Prozesse die Erweiterung des kanalikulären Systems, Insuffizienz und Stenosen der Ausführungsgänge, Reflux und Kavitätenbildung.

Wie aufschlußreich eine derartige Untersuchung zur Entdeckung der richtigen Diagnose ist, zeigt der erste Fall: Ein Patient kam mit dem typischen Symptom einer schmerzlosen Hämaturie an die Klinik; das Urogramm ergab den dringenden Verdacht auf einen raumfordernden Prozeß einer Niere, der durch das Angiogramm bestätigt worden ist. Die Niere wurde entfernt. Der pathologisch-anatomische Befund lautete: Tuberkulom. Postoperativ führte man eine Urethrocystographie durch und konnte dabei die für die Tuberkulose der Prostata typischen Kavitäten nachweisen. Wäre diese Untersuchung präoperativ durchgeführt worden, so hätte damals schon der Verdacht auf die entzündliche Natur der Erkrankung in der Niere aufkommen müssen.

Um solche latenten Herde in den unteren Harnwegen rechtzeitig zu entdecken, wird an unserer Klinik heute vielfach von der Urethrocystographie Gebrauch gemacht.

Wertvolle Dienste leistet das Urethrocystogramm als Kontrolluntersuchung nach Eingriffen an der Prostata. Wenig auffällige, aber typische Veränderungen der Harnröhrenkontur deuten recht auffällig auf bedeutungsvolle anatomische Veränderungen der Harnröhrenwand hin. Die Kontur der hinteren Harnröhre ergibt den Verdacht, daß Restgewebe vorhanden sei oder zeigt ein befriedigendes Operationsergebnis.

Die ableitenden Samenwege bilden wegen ihrer komplexen Funktion und ihres vielgestaltigen Aufbaues geradezu ideale Voraussetzungen für die Beherbergung entzündlicher Prozesse. Außer den Nebenhoden sind die Samenblasen häufig Sitz entzündlicher Affektionen. Man kann sie an typischen radiologischen Veränderungen erkennen. Die Vesikulographie mit Punktion des Vas deferens wird relativ selten durchgeführt, wohl weil sie mit einem chirurgischen Eingriff verbunden ist und man sich vor der Manipulation, vor allem bei akuter Erkrankung des zu untersuchenden Organes, scheut. Die Veränderung ist reversibel, wie man wiederum im Röntgenbild nachweisen kann.

Ein besonders eindrucksvoller Fall soll auf den informativen Wert der Vesikulographie hinweisen. Bei einem 18jährigen Mann trat bei der Ejakulation bei seinem ersten Geschlechtsverkehr ein außerordentlich unangenehmes und schmerzhaftes Erlebnis auf – ein heftiger, kolikartiger Schmerz am Damm und in der Leiste. Der Schmerz klang zwar bald ab, aber in panischer Angst und voll von Schuldgefühlen kam der Patient zum Arzt. Der Urologe ließ unter dem Verdacht einer Nierenkolik ein Urogramm anfertigen. Eine Niere war tatsächlich stumm und nicht abgrenzbar. Ein Konkrement war nicht nachweisbar. Bei der Rektaluntersuchung tastete man eine offenbar entzündliche pflaumengroße Geschwulst. Schließlich kam der Patient an unsere Klinik zur weiteren Abklärung. Es wurde die Vermutungsdiagnose Samenblasenabszeß bei Samenblasenmißbildung gestellt und eine Vesikulographie durchgeführt. Bei der Punktion des Ductus deferens quoll Eiter retrograd aus der Kanüle. Das Vesikulogramm zeigte eine kombinierte Samenblasenharnleitermißbildung mit einem chronisch-entzündlichen Infekt. Der Infekt war offenbar beim ersten Geschlechtsverkehr aufgeflackert und führte zu der wohl ungewöhnlichen aber klassischen Symptomatik.

Den Erkrankungen der Cowperschen Drüsen und der Meatusstenosen ist ein eigener Beitrag gewidmet.

Trotz eines großen einschlägigen Schrifttums, unter anderem auch Publikationen aus dieser Klinik, muß an das Problem des Strahlenschutzes immer wieder erinnert werden. Gerade bei den Untersuchungen der unteren Harnorgane ist die Strahlenbelastung sowohl für den Patienten als auch für den Arzt äußerst hoch, vor allem, wenn die Untersuchung ohne nötige Vorsicht durchgeführt wird.

Für die Patienten ist vor allem die hohe Gonadendosis bedeutungsvoll. Jede Röntgenuntersuchung in diesem Bereich bedarf einer wohlüberlegten Indikation, insbesondere dann, wenn eine Reihe von Untersuchungen dieser Art zu erwarten ist, z. B. bei Harnröhrenrekonstruktionen.

Für den Arzt, auch dieser ist der Strahlung ausgesetzt, ist es wichtig, daß er nicht nur der direkten Strahlung ausweicht, sondern sich auch – ob mit oder ohne Bleigummihandschuhe – vor der Sekundärstrahlung entsprechend schützt. Röntgenbildern, die Handskelette des untersuchenden Arztes zeigen, sollten wir bei unseren heutigen Kenntnissen von Strahlenschäden nicht mehr begegnen. Auch Bleigummihandschuhe schützen im direkten Strahlengang nur sehr wenig, da die Röntgenstrahlen zwar nicht beide Bleischichten durchschlagen, wohl aber die eine Wand des Handschuhes durchsetzen und die Hand des Arztes schädigen können. Das Argument, daß auf dem Röntgenfilm kein Strahl durch die Bleihandschuhe nachweislich durchgegangen sei, ist strikt zurückzuweisen, denn die Strahlen brauchen nur eine Handschuhschicht zu durchdringen. um die Finger des Arztes zu treffen. Auch Handschuhe mit diversen Öffnungen zur Erleichterung der Manipulation sind nur bei bedachter Manipulation im Bereiche der Streustrahlung ein echter Schutz.

Prof. Dr. H. Marberger
Urologische Universitätsklinik
Prof. Dr. E. Pirker
Radiologische Universitätsklinik
Anichstraße 35
A-6020 Innsbruck

E. Schindler und H.-U. Braedel: **Die Röntgendiagnostik putrider Nierenerkrankungen unter besonderer Berücksichtigung der Angiographie**

Eitrig-entzündliche Nierenerkrankungen, Pyonephrosen, Abszesse und Karbunkel der Niere und Nierenloge sind diagnostisch oft schwer zu sichern. Eindeutige Befunde, wie eine perirenale Gasbildung, sind selten (Abb. 1). Eine einseitig aufgehobene Atemverschieblichkeit ist nicht beweisend. Suspekt sind eine rasche Größenzunahme einer Niere und ein der Cystenniere ähnelndes Nierenbeckenkelchsystem. Erhärtet wird der Verdacht, wenn gleichzeitig ein Steinverschluß oder eine andere Abflußbehinderung vorliegen bzw. ein extrarenaler Eiterherd besteht. Stumme Niere oder eine Raumforderung unklarer Genese im Urogramm fordern bei oft uncharakteristischer klinischer Symptomatik den Einsatz der Angiographie, da andere diagnostische Hilfsmittel, wie Nephrotomographie, Ultraschall, Gallium^{67}-Szintigraphie und Computertomographie, die diagnostische Treffsicherheit nicht wesentlich verbessern.

Pathologisch-anatomisch bestehen von der bakteriellen Pyelonephritis mit Beteiligung des Interstitiums bis hin zum Nierenkarbunkel und penetrierenden perirenalen Abszeß alle Übergänge.

Im akuten Stadium einer putriden Parenchymerkrankung finden sich im Arteriogramm: Rarefizierung und leichte Spreizung der Arterien mit Verlangsamung des Blutdurchflusses. Die Rindenmarkgrenze in der Nephrogrammphase ist verwaschen. In die-

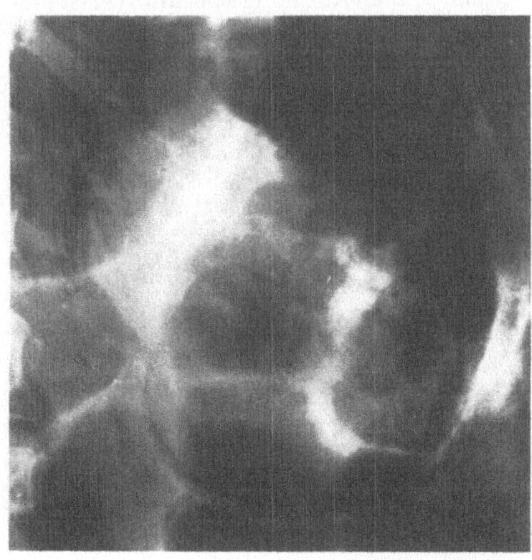

Abb. 1. Abdomenübersichtsaufnahme (Ausschnitt): Perirenale Gasbildung bei operativ gesichertem paranephritischem Abszeß

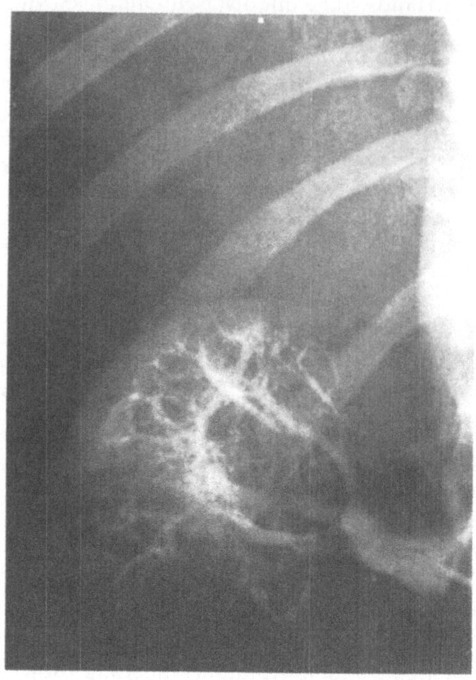

Abb. 2. Phlebogramm: Partielle Thrombosierung einer Segmentvene und mäßig erweiterte Nierenbeckenvene als Kollaterale bei hämatogener interstitieller eitriger Nephritis

sem Stadium hilft unseres Erachtens das Phlebogramm bei der Entscheidung, ob zugewartet werden kann oder operiert werden muß (Abb. 2).

Das subakute und chronische Stadium von Nierenabszessen und Karbunkeln mit zunehmender Ausbildung einer kapsulären Abgrenzung ist gekennzeichnet durch ein breites Spektrum arteriographischer Veränderungen, die von einer avaskulären Raumforderung bis hin zu typischen Tumorgefäßen reichen können. Die Abgrenzung von einem hypo- oder avaskulären Malignom der Niere oder des Nierenbeckens ist dann oft unmöglich, zumal die Abszeßgefäße wie die unreifen Tumorgefäße unempfindlich gegen Epinephrin sind. Auch die Kontrastierung von Kapselvenen in Verbindung mit kaum oder nicht dargestellter V. renalis kann sich bei Tumoren wie eitrigen Prozessen finden. Bei letzteren ist jedoch fast immer eine Sondierung der V. renalis möglich. Diese ist dann schmal und gleichmäßig konturiert, Tributarien sind stets nachweisbar, wenn auch hochgradig rarefiziert und hauchdünn (Abb. 3).

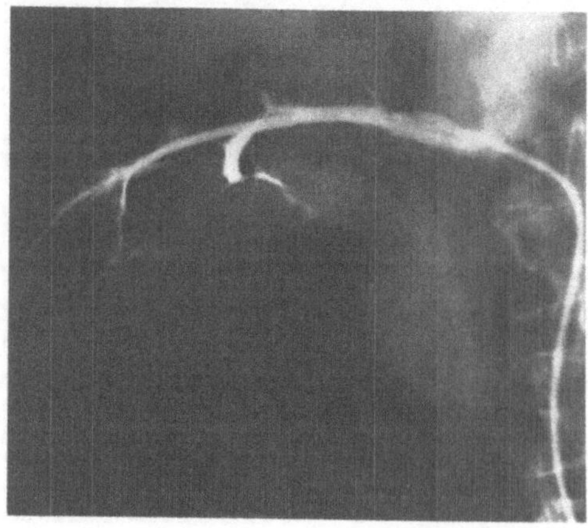

Abb. 3. Phlebogramm: Pyonephrose, hochgradige Rarefizierung des venösen Gefäßbaumes, jedoch keine Wandeindellungen oder abrupten Gefäßabbrüche

Die Veränderungen unterscheiden sich deutlich von den abrupten Gefäßabbrüchen und unregelmäßigen Wandeindellungen des malignen Tumors, wenn hier die V. renalis selbst noch sondiert werden kann.

Auch das phlebographische Bild hydronephrotischer Nieren bzw. Schrumpfnieren ist mit seinen zwar rarefizierten, aber bis zur Peripherie gut darstellbaren Venen deutlich von der mit Abszessen durchsetzten pyelonephritischen Schrumpfniere zu unterscheiden.

Zusammenfassend läßt sich sagen: Putride Nierenerkrankungen sind nicht allzu häufig. Berücksichtigt werden müssen selbstverständlich Anamnese, klinisches Bild und als radiologische Basisdiagnostik das Urogramm mit seinen Modifikationen. Abschließende radiologische Untersuchung kann sein die Angiographie, wobei auch die Durchflußzeit und die venöse Phase sorgfältig berücksichtigt werden sollten. Gegebenenfalls ist der Einsatz der Phlebographie angezeigt. Bei diesem Vorgehen müßten putride Nierenerkrankungen fast immer diagnostizierbar sein.

Literatur

Himmelfarb, E. M., Rabinowitz, J. G., Kinkhabwala, M. N., Becker, J. A.: J. Urol. **108**, 846–851 (1972) – Kahn, P. C., Wise, H. M., jr.: Radiology **89**, 1062–1064 (1967) – Meyers, M. A., Whalen, J. P., Evans, J. A.: Amer. J. Roentgenol. **121**, 523–538 (1974) – Thorley, J. D., Jones, S. R., Sanford, J. P.: Medicine **53**, 441–451 (1974) – Vogler, E.: Radiologische Diagnostik der Harnorgane, S. 362–366. Stuttgart: Georg Thieme 1974

Dr. E. Schindler
Urologische Univ.-Klinik
D-6650 Homburg/Saar

Diskussion zu den Vorträgen Seite 137 bis 153
Urologische Röntgendiagnostik des Harnwegsinfektes
Moderatoren: R. Nagel, Berlin, und E. Löhr, Essen

Moderator R. Nagel, Berlin: Nachdem nun alle Vorträge gehalten worden sind, darf ich um die ersten Wortmeldungen bitten.

J. Kaufmann, Hamburg: Darf ich Herrn Löhr fragen, wie groß der Kostenaufwand für die elektronische Harmonisierung ist? Halten Sie es für möglich, daß man diese Optimierung der urologischen Röntgendiagnostik in absehbarer Zeit allen Röntgeninstituten zugänglich machen kann?

E. Löhr, Essen: Dieses elektronische Harmonisierungsgerät gibt es schon seit etwa 10 Jahren. Es wurde zuerst von der Firma Siemens hergestellt und wird seit etwa 6 Jahren auch von anderen Firmen, z. B. von Koch & Sterzel, vertrieben. Der Vorteil dieser Apparatur ist, daß wir vom Nativbild ausgehen können. Mit einem Linsensystem wird eine entsprechende Vergrößerung auf einen Monitor gegeben, wobei durch eine elektronische Manipulation ein Stereoeffekt vorgetäuscht wird, der zu einer besseren Interpretation des Befundes führt. Sie müssen dann dieses Bild vom Bildschirm abfotografieren. Kostenpunkt des Harmonisierungsgerätes: knapp 90000 DM. Früher kostete das Gerät 42000 DM. Sie sehen, wie im medizintechnischen Bereich die Kosten gestiegen sind.

Moderator: Vielen Dank, Herr Löhr. Bitte, Herr Baumgärtel und Herr Sigel.

H. Baumgärtel, Hannover: Eine Bemerkung zum Vortrag von Herrn Löhr: Sie haben ein Ausscheidungsurogramm mit einer sehr kräftigen Darstellung der Sammelröhrchen im unteren Polbereich ohne renale Abflußbehinderung gezeigt. Sie deuten diese Sammelröhrchendarstellung als Reflux. Wenn man dieser Deutung folgt, die ja immer wieder in unserer Literatur erscheint, dann müßte eine Strömungsumkehr auf dem Harntransportweg angenommen werden. Dafür gibt es eigentlich keinen einleuchtenden Grund. Die gestrige sehr eindrucksvolle Demonstration von Herrn Gloor mit den Papillenveränderungen legt es doch näher, diese Veränderungen als Harntransportstörung zu deuten. Es ist zwar ein eindeutiger röntgenologischer Hinweis auf eine chronische Pyelonephritis, aber kein Reflux.

E. Löhr, Essen: Von radiologischer Seite ist die Diagnose eines Refluxes sehr schwierig, insbesondere dann, wenn Sie ein Infusionsurogramm machen. Beim Infusionsurogramm werden häufig Refluxe vorgetäuscht, die nichts anderes sind als eine zunehmende Kontrastmittelkonzentration in den Sammelröhrchen. Ich könnte Ihnen aber auch Aufnahmen zeigen, wo mit Sicherheit ein pyelorenaler Reflux anzunehmen ist.

H. Baumgärtel, Hannover: Voraussetzung ist aber sicher eine postrenale Abflußbehinderung?

E. Löhr, Essen: Ich teile da nicht ganz Ihre Meinung. Ich könnte mir auch denken, daß ein Reflux möglich ist, zumindest beim Infusionsurogramm, durch ein massives Angebot von Kontrastmittel.

A. Sigel, Erlangen: Es ist ein permanenter Zwiespalt, ob man sich klug oder mehr mutig verhalten sollte. Was ich hier vorbringen will, ist folgendes: Wir sind hier, sehr überspitzt ausgedrückt, einem gewissen technisch-moralischen Druck der Radiologen ausgesetzt. Wer aber eine sorgfältige, kultivierte Ausscheidungsurographie betreibt, kombiniert mit einer Zonographie, wer dann noch in Zweifelsfällen ein vorsichtiges retrogrades Pyelogramm macht und wer dann noch im weiter bestehenden Zweifelsfall die Ultraschallmethodik heranzieht und schließlich noch die Szintigraphie, der kann in 90 bis 95% seiner Fälle seine Diagnostik mit diesen herkömmlichen Methoden betreiben. Höchstens 5% bleiben dann noch übrig für die selektive renale Arteriographie. Das sind dann vorwiegend die Fälle mit einem Tumorverdacht.
Aus Basel gibt es eine Veröffentlichung, daß eine Arteriographie ca. 800 Franken kostet. Dazu kommt eine hohe Strahlenbelastung. Und zusätzlich ist die Arteriographie für den Patienten keine Kleinigkeit, auch wenn sie technisch noch so perfekt ausgeführt wird. Bei aller Bewunderung für die Methodik ist die Indikation begrenzt, und diesen Gesichtspunkt wollte ich herausstellen.

Moderator: Ich möchte noch Herrn Rummelhardt und Herrn Rodeck zu diesem Thema bitten.

S. Rummelhardt, Wien: Herr Löhr, Sie sind nicht auf die Ureterdiagnostik beim Harnwegsinfekt eingegangen. Ich glaube, man muß doch bei einer intravenösen Urographie die Ureteren beobachten. Man muß sehen, ob z. B. eine Atonie vorhanden ist. Das sind Überlegungen, die für uns Urologen maßgebend sind.

G. Rodeck, Marburg: Aus den Vorträgen ging nicht klar hervor, daß die röntgenologische Diagnose einer Pyelonephritis immer nur im engen Zusammenhang mit dem klinischen Befund gestellt werden kann. Man muß klinisch zwischen akuter und chronischer Pyelonephritis und den Folgezuständen einer abgelaufenen Pyelonephritis entscheiden. Das erste Bild, das uns Herr Löhr zeigte, würde ich von der Klinik her als akute Pyelonephritis deuten. Wir können in diesem Stadium schon eindeutige Gefäßveränderungen haben und auch im Ausscheidungsurogramm entsprechende Veränderungen finden. Eine chronische Pyelonephritis, wie z. B. bei einem lange bestehenden Reflux, kann im Ausscheidungsurogramm schwer zu beurteilen sein. Im Refluxcystogramm aber stellen sich allemal die Nierenhohlräume weit und vielleicht auch destruiert dar. Wir wissen alle, daß nach einem akuten Steinverschluß mit Infektion nach Beseitigung des Abflußhindernisses eine Pyelonephritis ausheilen kann. Allenfalls sehen wir Folgezustände einer Pyelonephritis mit Narbenbildungen. Ich glaube, daß der Röntgenologe bei seinen Aussagen auf diese Punkte besonders achten sollte.

E. Löhr, Essen: Ich darf der Reihenfolge nach antworten: Zuerst zu den sehr ernst zu nehmenden Worten von Herrn Kollegen Sigel. Es ist gar keine Frage, daß das Urogramm zuerst gemacht wird. Die Indikation ergibt sich in – ich würde sagen – 80% aller Fälle. Ein Arteriogramm wird dann gemacht, wenn nach einem sehr gut durchgeführten Urogramm einschließlich Zonogramm und nach der Refluxuntersuchung immer noch Fragen offen bleiben. Die Frage lautet ja oft: Handelt es sich um eine chronische Pyelonephritis oder ist es eine chronische Nephritis. Diese Patienten haben rezidivierende Mikrohaematurien, manchmal auch Makrohaematurien, und ich glaube, es ist eine der wichtigsten Aufgaben des Urologen in diesem

Falle, in Zusammenarbeit mit einem Radiologen diese Befunde zu klären. Wenn man eine Befundung optimiert, können natürlich auch die Kosten ansteigen. Die Strahlenbelastung einer Angiographie ist selbstverständlich größer als bei einer Urographie. Sie hält sich aber im Rahmen. Die Gonadenbelastung ist nicht größer als die einer Refluxuntersuchung, die vom Urologen ja heute immer gefordert wird. Sie sprachen auch kurz das Risiko einer Aortographie an. Ich darf Ihnen – ohne rot zu werden – sagen: In mehr als 10jähriger Tätigkeit in Essen haben wir bei Aortographien nur zweimal Komplikationen gehabt. Diese zwei Komplikationen lagen im ersten Jahr meiner Tätigkeit. Seitdem haben wir keine Probleme mehr gehabt.

Sie haben dann die Ultraschalluntersuchung erwähnt. Sie können sicherlich mit einer zunehmenden Verbesserung der Ultraschalldiagnostik eine Optimierung der Nierendiagnostik durchführen, die auch nicht kostensteigernd ist. Sie können aber mit dem heutigen Ultraschallverfahren nur differentialdiagnostisch weiterkommen. Sie können aber weder eine Nephritis, geschweige denn eine Pyelonephritis mit dem Ultraschallverfahren feststellen, es sei denn, daß Sie insgesamt eine durch die Entzündung hervorgerufene Vergrößerung des Organes feststellen. Ich möchte dann auf die Ausführungen von Herrn Rummelhardt eingehen. Selbstverständlich gehört zu der Abklärung des Harnwegsinfektes im weitesten Sinne auch die Verfolgung der Ureteren durch Pyeloskopie und Ureteroskopie. Ich hatte in meinem Vortrag ausdrücklich erwähnt, daß ich mich bei meinen kurzen Ausführungen nur auf die Niere beschränken wollte. Selbstverständlich müssen die Ureterstenosen, seien sie artefiziell, entzündlich oder tumorös bedingt, abgeklärt werden.

Moderator: Vielen Dank, Herr Löhr, für Ihre ausführliche Antwort. Ich glaube, Herr Schreyer hat in seinem Vortrag auch sehr deutlich gemacht, daß die Angiographie zur Differentialdiagnose gerade bei entzündlichen Veränderungen (Abszessen) und einem Tumor eine wesentliche Rolle spielt. Darf ich nun noch zum Vortrag von Herrn Schreyer um Wortmeldungen bitten.

W. Leistenschneider, Berlin: Bezüglich der Diagnostik entzündlicher Pseudotumoren möchte ich nach dem Stellenwert der Gallium-Szintigraphie fragen, und zwar ob mit der Gallium-Szintigraphie unter Umständen besser als mit der Aortographie die Diagnose von Pseudotumoren zu stellen ist.

H. Schreyer, Graz: Diese Frage kann ich leider nicht beantworten.

Moderator: Als Moderator möchte ich, da keine Wortmeldungen mehr sind, in der verbleibenden Zeit die Vorträge dieses Kongreßabschnittes kurz zusammenfassen:

In meinem Vortrag habe ich betont, daß die urodynamische Steuerung des Ausscheidungsurogrammes ganz wesentlich ist. Herr Löhr ist in seinem Vortrag ebenfalls auf die Bedeutung des Urogrammes, des Infusionsurogrammes sowie die Indikation zur Pyeloskopie und Zonographie eingegangen. Er hat dann die Angiographie besonders herausgestellt, deren differentialdiagnostischer Wert vor allem von Herrn Schreyer in seinem Vortrag sehr nachdrücklich betont wurde. Herr Neuerer zeigte auf, wie man mit der Planimetrie die Nierengröße und die funktionelle Kapazität der Nieren beurteilen kann. Interessant waren außerdem die Ausführungen von den Herren Pirker und Marberger, wie durch die Untersuchung der unteren Harnwege auch differentialdiagnostisch Erkrankungen der Nieren hätten geklärt werden können, und die Ausführungen zum Strahlenschutz.

Damit möchte ich diesen Kongreßabschnitt schließen und allen Referenten und Diskutanten für ihre Beteiligung danken.

Die nicht-bakteriellen Harnwegsinfektionen

E. Schmiedt: **Die abakteriellen Infektionen der Harnwege und männlichen Adnexe aus urologischer Sicht**

Einleitung

Obwohl etwa 60–70% aller Infektionen, vor allem des unteren Urogenitaltraktes, d. h. der Blase, der männlichen Adnexe bzw. der Scheide, abakterielle Entzündungen sind, haben diese erst in den letzten Jahren aufgrund besserer diagnostischer und therapeutischer Möglichkeiten an Bedeutung gewonnen.

So ist es heute möglich, in Fällen den Erreger zu identifizieren und eine gezielte Behandlung einzuleiten, in denen früher lediglich aufgrund des klinischen Bildes und einer Vermehrung der Entzündungszellen im Urethralsekret, im Prostataexprimat oder im Ejakulat eine Entzündung angenommen werden mußte.

Erregerspektrum

Um welche Entzündungserreger handelt es sich? Wir kennen heute 5 Gruppen, nämlich: Protozoen, Pilze, Mykoplasmen, Chlamydien sowie Viren. Bei den Protozoen spielen in unseren Breiten die Trichomonaden und bei den Pilzen die Hefen die wichtigste Rolle.

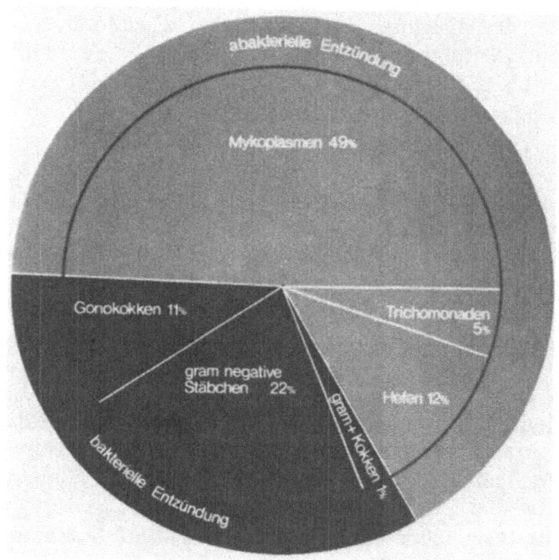

Abb. 1. Bakterielle und abakterielle Infektionen des Urogenitaltraktes in der Urol. Univ.-Klinik München 1975

Aus der Familie Mycoplasmataceae sind es vor allem die Mykoplasmen und Ureaplasmen. Die Häufigkeit des Vorkommens und die bevorzugte Lokalisation dieser Mikroorganismen geht aus der nächsten Abbildung hervor. Die Bedeutung von *Chlamydia oculogenitalis* hinsichtlich der Infektion der unteren Harnwege und der männlichen Adnexe bedarf weiterer Abklärung. Entsprechende Untersuchungen laufen derzeit u. a. auch an meiner Klinik. Infektionen durch *Herpesviren* sind ein allgemein bekanntes, wenn auch seltenes Krankheitsbild in der urologischen Praxis.

Infektionsmodus

Das gemeinsame Merkmal dieser verschiedenen Erreger besteht darin, daß sie zunächst die Urethra befallen und dann erst im Bereich der männlichen Adnexe und Blase zu finden sind. Dieser aufsteigende Infektionsmodus spricht für eine besondere Affinität zu den Schleimhäuten der Harnröhre und der männlichen Adnexe. Am häufigsten werden diese Erreger durch den Geschlechtsverkehr übertragen. d. h. diese entzündlichen Erkrankungen sind in die Reihe der sogenannten sexually transmitted diseases einzureihen.

Nachweis der einzelnen Erreger

1. Trichomonaden

An eine Trichomonaden-Infektion ist zu denken. wenn ein weißlich-schaumiger, dünnflüssiger Urethralfluor. der massenhaft Leukozyten enthält, vorliegt. Der Nachweis erfolgt mit Hilfe der Phasenkontrast- oder Dunkelfeldmikroskopie. Die Trichomonaden sind an ihren zuckenden Bewegungen gut zu erkennen.

2. Pilze

Die primäre Candida-Urethritis nimmt nach subakutem Beginn mit Brennen, vor allem nach dem Wasserlassen, oft auch ausgehend von einer Balanitis, einen schleichenden Verlauf. Die meist membranösen Beläge der Urethralschleimhaut kann man bei der Spiegelung der Harnröhre gut erkennen. Im Nativpräparat findet man nur selten entsprechende Myzelien. Im Methylenblaupräparat dagegen gelingt der Nachweis von Sproßpilzen schon eher. Entscheidend ist jedoch die Kultur auf speziellen Nährmedien.

3. Mykoplasmen

Hauptsächlich *Mycoplasma hominis* und *Ureaplasmen* kommen im Urogenitaltrakt als Erreger von Urethro-Adnexitiden. Kolpitiden und Cystitiden vor. Der Nachweis erfolgt auf Spezialnährböden. wobei die verschiedenen biochemischen Eigenschaften der einzelnen Mykoplasmengattungen sowie verschiedene serologische Tests und eiweißanalytische Untersuchungen der Plasma- und Membranproteine eine Differenzierung erlauben.

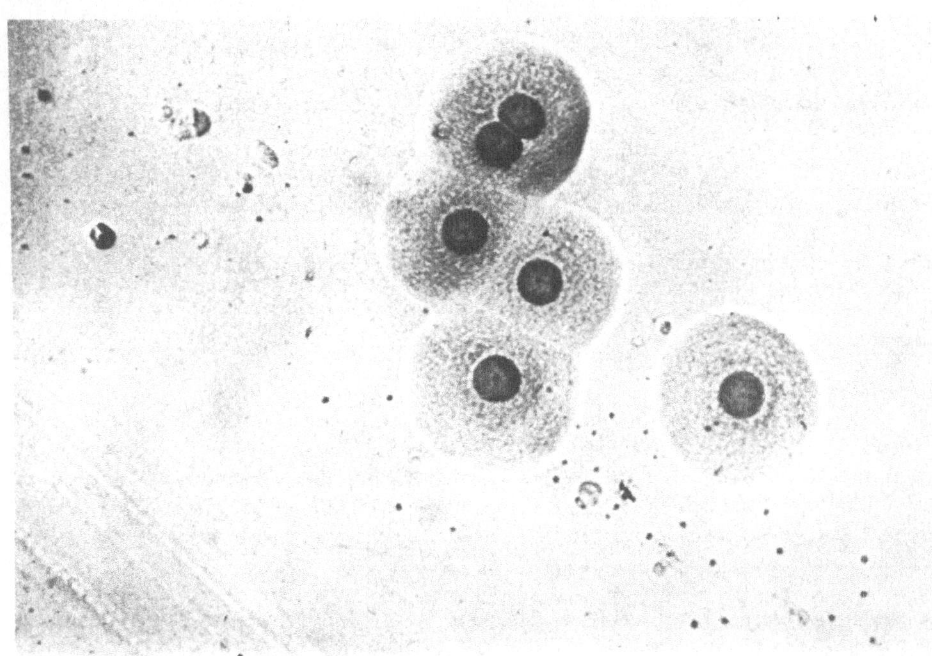

4. Chlamydien

Der Nachweis von Chlamydia oculogenitalis erfolgt aufgrund der Zelleinschlußkörperchen nach Züchtung auf speziellen Zellkulturen (z. B. McCoy-Zellen) oder in der Dottersackmembran von Hühnerembryonen.

5. Viren

Hinsichtlich der Virusinfektionen des Urogenitaltraktes spielen vor allem die Herpes simplex-Viren der serologischen Typen 1 und 2 eine Rolle. Die Diagnose ist einfach, wenn es sich um das Übergreifen herpetischer Eruptionen auf die Urethralschleimhaut handelt. Meist wird man sich jedoch auf die Anamnese, den mikroskopischen Befund und gegebenenfalls auf virologische Spezialuntersuchungen verlassen müssen. Der Verdacht auf eine Herpesinfektion besteht vor allem dann, wenn Symptome 1–2 Tage nach einem Geschlechtsverkehr auftreten und in regelmäßigen Abständen rezidivieren.

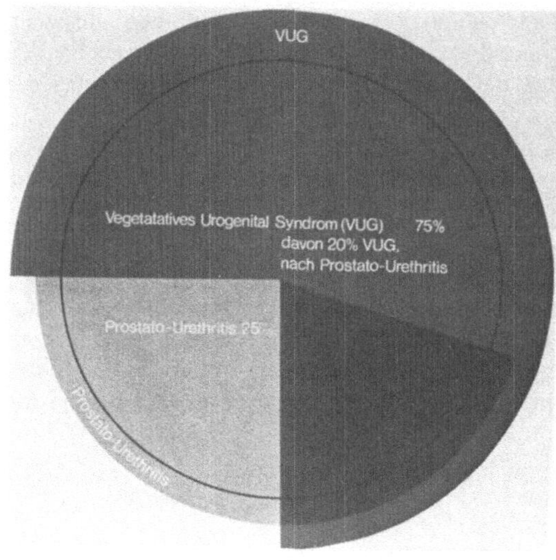

Abb. 3. Die Häufigkeit des vegetativen Urogenital-Syndroms und der Prostato-Urethritis in der Urol. Univ.-Klinik München 1975

Differentialdiagnose

Bei allen sogenannten abakteriellen Entzündungen der unteren Harnwege und der Adnexe sind natürlich differentialdiagnostisch bakterielle Infektionen durch Keime, die schwierig anzuzüchten sind oder Spezialnährmedien erfordern, wie z. B. Anaerobier oder Tuberkelbakterien, in Erwägung zu ziehen. Davon abgesehen müssen entzündliche Prozesse auf allergischer Basis oder durch physikalische und chemische Schädigungen ausgeschlossen werden.

Behandlung

a) Trichomonaden

Die Behandlung von Trichomonaden-Infektionen ist heute relativ einfach mit Hilfe der Nitroimidazol-Abkömmlinge, die mit Tinidazol (Simplotan 500) eine Einzeittherapie (2 g), mit Nimorazol (Acterol) eine Eintags-Behandlung (3 × 1 g) und mit Metronidazol (Clont, Sanatrichom) eine 6-Tages-Behandlung (2 × 1 Tabl. zu 250 mg oral/die) ermöglichen. Die Versagerquote bei allen Präparaten liegt etwa bei 5%. Nachkontrollen und Partnerbehandlung sind daher erforderlich.

b) Hefeinfektionen

Bei lokalisierter Urethro-Adnexitis durch Hefepilze führen wir eine Instillationsbehandlung mit Amphotericin B-Lösung über 10–14 Tage durch. Aufgrund unserer klinischen

158

Tabelle 1. Behandlungsschema bei Prostato-Urethritis bzw. Cystitis candidamycetica

Instillation mit	15 mg Amphotericin B zur Infusion (Ampulle zu 50 mg) ad 100 ml Aqua bidest. 1 Stunde Verweildauer in der Blase
Gleichzeitig per os	3 × 2 Dragees Nystatin (à 500 000 I.E.)
oder	4 Ampho-Moronal-Tabletten
Therapiedauer:	10 Tage
Mikrobiologische Kontrolluntersuchung:	8 Tage nach Therapieende

Urologische Klinik der Universität München

Erfahrungen scheint die gleichzeitige perorale Applikation von (3mal tägl. 2 Dragees) Nystatin (Moronal) zur Verringerung des Hefereservoirs im Darm für den Therapieerfolg entscheidend zu sein.

c) Mykoplasmeninfektionen

Zur Behandlung von Mykoplasmeninfektionen haben sich vor allem Tetracycline bewährt, d. h. Doxycyclin (2mal tägl. 100 mg), Minocyclin (2mal tägl. 200 mg) oder Tetracyclin-Hydrochlorid (2mal tägl. 500 mg), die jeweils 2–3 Wochen lang verabreicht werden. Infektionen durch Ureaplasmen lassen sich auch wirksam mit Erythromycin (2mal tägl. 500 mg) bekämpfen.

d) Chlamydieninfektionen

Bei den Infektionen durch Chlamydia oculogenitalis gilt im wesentlichen dasselbe Therapieschema wie bei den Mykoplasmeninfektionen.

e) Herpesinfektionen

Herpesinfektionen klingen meist in 7–12 Tagen spontan ab. Unspezifische urethritische Reizerscheinungen können zurückbleiben. Mit einer Lokalbehandlung sollen Superinfektionen vermieden und Reizerscheinungen gemildert werden. Bei Läsionen am Orificium urethrae und in der Fossa navicularis sind wäßrige Pyoctanin-Lösungen (0,5%) nützlich. Virostatica haben bis jetzt den erhofften Erfolg vermissen lassen. Da es auch keine Immunisierung gegen Viren der Herpes-simplex-Gruppe gibt, kann lediglich eine Desensibilisierung versucht werden, wobei die Erfolge, nachdem monovalente Seren zur Verfügung stehen, durchaus ermutigend sind. Sollte diese Behandlung versagen, so ist ein Therapieversuch mit Autovakzinen gerechtfertigt (Nasemann).

Die Problematik der abakteriellen Infektionen im Bereich des Urogenitaltraktes konnte in dem mir gesetzten Rahmen nur angedeutet werden. Es sei jedoch darauf hingewiesen, daß die Bedeutung dieser abakteriellen Infektionen vor allem mit den Möglichkeiten einer Unterscheidung zwischen immunologischen und psychosomatischen Vorgängen zunehmen wird. Allerdings handelt es sich hierbei um eine sehr komplizierte Materie, die den gesamten Einsatz unserer mikrobiologischen, immunologischen und psychosomatischen Kenntnisse erfordert und zu einer interdisziplinären Zusammenarbeit zwingt, wenn dem Kranken wirklich geholfen werden soll.

Prof. Dr. E. Schmiedt
Urologische Klinik und
Poliklinik der Universität
Thalkirchner Straße 48
D-8000 München 2

W. FEGELER und K. PAPENDICK: **Analyse von Begleitfaktoren bei mykologisch und bakteriologisch untersuchten Urinproben**

Bei 3511 zur bakteriologischen Routinediagnostik eingesandten Urinen schloß sich eine kulturelle Untersuchung – ohne Anreicherung – auf Hefen an.

4,8% (170) der Untersuchungen waren hierbei positiv, das waren 94,1% mehr als in der bakteriologischen Untersuchung auf Blut- und Endoagar festgestellt wurden. Die Verteilung der Hefen auf die Kliniken[1] (Abb. 1) ist nicht einheitlich, hier spielen Fakto-

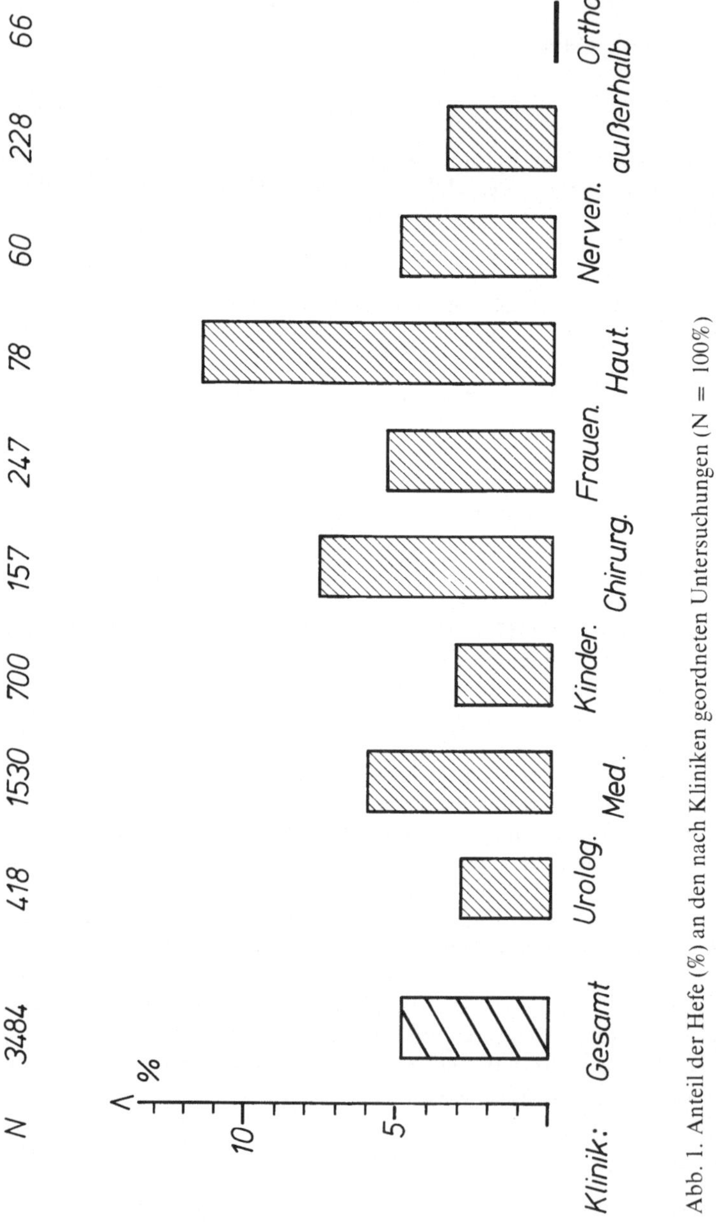

Abb. 1. Anteil der Hefe (%) an den nach Kliniken geordneten Untersuchungen (N = 100%)

---

[1] Die pathogene Hefe Candida albicans war mit einem Anteil von 80% vertreten.

ren wie die Art der Uringewinnung, die Erkrankung des Patienten und die Form der Therapie neben anderem eine Rolle. Der niedrigste Wert fand sich in der Urologischen Klinik mit einem Anteil von 2,9%; dies waren ausschließlich K- und Mittelstrahlurine.

Bei den weiblichen Patienten war ein signifikant höherer Anteil an Hefe-positiven Befunden nachweisbar (Abb. 2). Die Altersaufteilung orientierte sich an altersabhängigen Lebensformen. Auffallend war der signifikant niedrige Anteil an Hefen in der Altersklasse 5–13 Jahren. Hier wie auch in der Klasse bis 5 Jahre lag eine Gleichverteilung auf die Geschlechter vor.

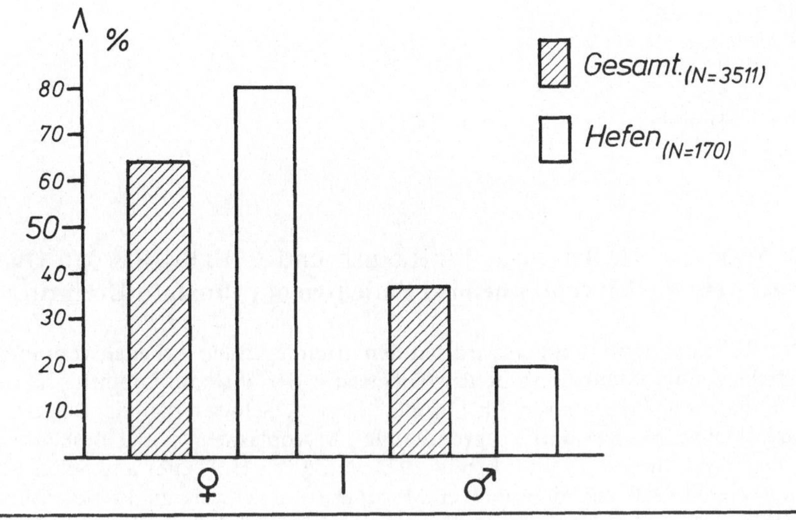

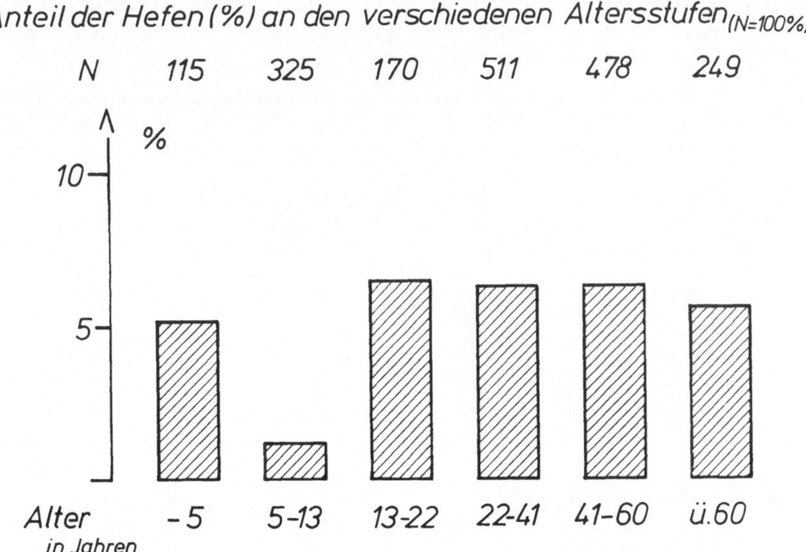

Abb. 2. Verteilung der Gesamtuntersuchung und der Hefen auf die Geschlechter in %

Da das Vorkommen von Hefepilzen im Urin nicht nur das Zeichen einer Verunreinigung, einer aszendierenden Infektion des harnableitenden und -bereitenden Systems sein kann, sondern ebenfalls auch das Symptom einer hämatogenen Streuung bei einer beginnenden oder bestehenden Generalisation, ist eine weitere Abklärung eines Hefe-positiven Befundes unumgänglich.

Hierfür stehen neben der Kultur noch als routinemäßig durchführbare serologische Methoden der Candida-HA-Test „Roche" und der Candida-IF-Test „Roche" zur Verfügung. Als weitere schnelle diagnostische Möglichkeit sei auf die Spiegelung des Augenhintergrundes zum Nachweis von Mikroabszessen bei einer Generalisation hingewiesen.

Für die medizinisch-technische Assistenz danken wir Frau S. Sabin.

Dr. W. Fegeler
Hygiene-Institut
der WWU Münster
Westring 10
D-4400 Münster

W. WEIDNER, H. BRUNNER, W. KRAUSE und C. F. ROTHAUGE: **Quantitativer Nachweis von Mycoplasmen bei Patienten mit Prostato-Urethritis**

Der Rolle der Mycoplasmen wird seit den grundlegenden Arbeiten von Shepard [1] ein entscheidender Stellenwert in der Diagnostik der Prostato-Urethritis ohne sonstigen Keimnachweis beigemessen. Im Einzelfall liegt die Schwierigkeit der Bewertung des Mycoplasmennachweises darin begründet, daß Mycoplasmen häufig Bestandteile der normalen Harnröhrenflora sind. Bereits 1972 wurde von Hofstetter und Schmiedt [2] darauf hingewiesen, daß ein quantitativer Mycoplasmennachweis im Prostatasekret in dieser Problematik weiterbringen kann. Komplizierend wirkt, daß die Beurteilung des Prostata-exprimates durch die Gefahr der Verunreinigung durch saprophytäre Harnröhrenkeime erschwert wird.

Meares und Stamey [3] berichteten über eine neue Untersuchungstechnik, die getrennte Analysen der 1. Urinfraktion, des Mittelstrahlurins, des Prostataexprimates und

Tabelle 1. Standardisierter Untersuchungsablauf bei Prostato-Urethritis mit Hilfe der „4-Gläser-Probe"

Desinfektion orificium externum urethrae	
1 Erste Urinportion	– Bakterien, Mycoplasmen, Pilze
2 Mittelstrahlurin	– Bakterien, Mycoplasmen, Pilze Sediment
Standardisierte Prostatamassage	
3 Prostatasekret bzw. Harnröhrenabstrich	– Transportmedium Bakterien, Mycoplasmen, Pilze – Direktpräparat Methylenblau, Leukozyten – kultureller Gonokokkennachweis
4 Exprimaturin	– Bakterien, Mycoplasmen, Pilze – Trichomonaden (nativ) Sediment
5 serologische Untersuchungen	– KBR-Herpes simplex-Viren KBR-Chlamydien

162

des Exprimaturins beinhaltet. Bei dieser sogenannten „4-Gläser-Probe" kann immer dann von einer Prostatitis gesprochen werden. wenn die Keimzahlen des Exprimates bzw. Exprimaturins deutlich über der Keimzahl in der 1. Urinprobe und im Mittelstrahlurin liegen.

Mit dieser Untersuchungstechnik (Tabelle 1). ergänzt um eine Komplementbindungsreaktion auf Chlamydien. haben wir 305 Patienten untersucht. Dabei konnten wir bei 267 Patienten mit einer Prostato-Urethritis in 47.2% Mycoplasmen nachweisen (Abb. 1), dabei handelte es sich in 43,4% um harnstoffspaltende Ureaplasmen. Bei den Prostato-Urethriden ohne sonstigen Keimnachweis fanden wir sogar in 63.4% Mycoplasmen. Bei

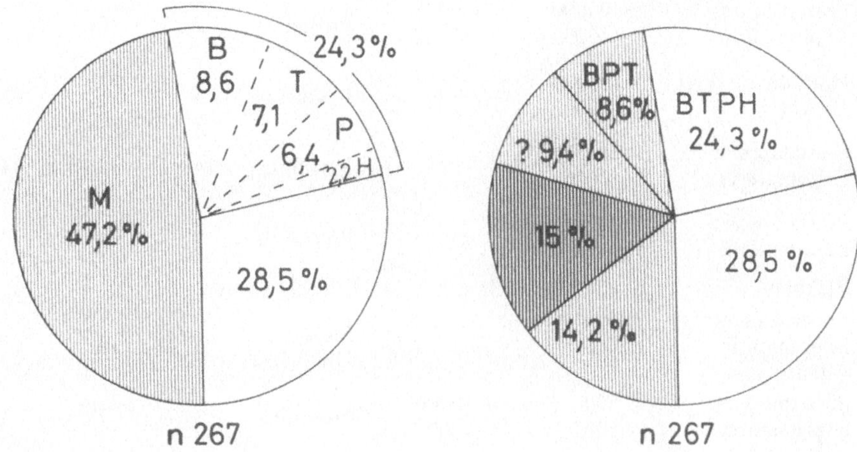

Abb. 1. Prozentuale Häufigkeit der Isolierung verschiedener Mikroorganismus-Arten bei Prostato-Urethritiden. (Linker Kreis) Patientengut (n 267) mit Prostato-Urethritis *ohne Berücksichtigung* des quantitativen Mycoplasmennachweises. (Rechter Kreis) Patientengut (n 267) mit Prostato-Urethritis *unter Berücksichtigung* des quantitativen Mycoplasmennachweises. (*unmarkiert* = kein Keimnachweis – *schraffiert* = Mycoplasmennachweis – *eng schraffiert* = signifikant erhöhte Ureaplasmenzahl ohne sonstigen Keimnachweis – *M* = Mycoplasmen – *T* = Trichomonaden – *P* = Pilze – *B* = Bakterien – *H* = Herpes – *?* = Prozentsatz der Patienten mit signifikant erhöhter Mycoplasmenzahl bei gleichzeitigem Nachweis anderer Keime und fraglicher Ejakulatbefunde)

der getrennten Untersuchung der einzelnen Fraktionen (Tab. 2) fanden wir bei 19, 2, 5 und 14 Fällen bei sonstiger Keimfreiheit hohe Ureaplasmazahlen und sahen sie daher nach Meares und Stamey als Prostatitis bzw. Urethritis an; die genauen Zahlen gibt Tabelle 2 wieder. *Alle* kontrollierten Fälle waren *unter der Tetracyclintherapie ausgeheilt und ureaplasmenfrei.*

Im unteren Teil der Tabelle 2 sind die Patienten· mit Ureaplasmenzahlen unter 1000 in den entsprechenden Fraktionen aufgezeigt. *Keiner* dieser Patienten wurde bis auf eine Ausnahme bei gleichzeitig bestehender Nebenhodenentzündung *durch die Tetracyclintherapie beschwerdefrei*, obwohl nach der Therapie keine Mycoplasmen mehr nachgewiesen werden konnten.

Daraus geht hervor, daß bei 39 Patienten mit einer Prostatitis bzw. Urethritis mit Ureaplasmenzahlen über 10000 pro ml Sekret bzw. über 1000 pro ml Urin durch eine Tetracyclintherapie bei Mycoplasmenfreiheit Beschwerdefreiheit erzielt werden konnte. Bei Keimzahlen unter 1000 bei unauffälligem Ejakulat in keinem Fall.

Tabelle 2. Quantitativer Mycoplasmennachweis in den einzelnen Untersuchungsfraktionen bei Patienten mit Prostato-Urethritiden ohne sonstigen Keimnachweis. Die Mycoplasmenzahlen beziehen sich auf 1 ml Untersuchungsmaterial

Untersuchungs-material	Mycoplasmenzahl Ureaplasmen	M hominis	Diagnose	Fall-zahl	Kontrol-lierte Fälle nach Therapie	Aus-geheilte Fälle nach Therapie
Prostatasekret	>100000	—	Prostatitis	19	18	18
Exprimaturin	> 10000					
Prostatasekret	>100000	>100000	Prostatitis	2	2	2
Exprimaturin	> 10000	> 10000				
Harnröhrensekret	>100000	—	Urethritis	5	5	5
1. Urin	> 10000					
Prostatasekret	10–100000	—	Prostatitis	14	14	14
Exprimaturin	> 1000					
Prostatasekret	500–1000	—	Prostatitis	9	6	1
Exprimaturin	500–1000					
Ejakulat	quant. Nachweis		„Epididymitis"			
Prostatasekret	< 500	—	Prostato-Urethritis	23	19	0
Exprimaturin	< 500					
1. Urin	< 500					
Prostatasekret	< 500	10–100000	Prostatitis	7	7	0
Exprimaturin	< 500	> 1000				
Prostatasekret	< 500	—	Prostatitis verschiedene	8	8	0
Exprimaturin	< 500					

Betrachten wir diese Zahlen als signifikant, reduziert sich der Anteil der von uns als ureaplasmenbedingt angesehenen Prostato-Urethritiden auf 15% des gesamten Patientengutes (Abb. 1). Ergänzend muß gesagt werden, daß Antikörpertiter gegen Chlamydien bei diesen Patienten in keinem Fall signifikant erhöht waren.

Zusammenfassend kann man sagen:

1. Mit der sogenannten „4-Gläser-Probe" fanden wir in einem hohen Prozentsatz bei Prostato-Urethritiden ohne sonstigen Keimnachweis Mycoplasmen, in fast allen Fällen harnstoffspaltende Ureaplasmen.
2. Bei Ureaplasmenzahlen über 10000 im Prostatasekret oder 1000 in der entsprechenden Urinfraktion pro ml konnte in Übereinstimmung mit der Symptomatik durch die Tetracyclintherapie bei Mycoplasmenfreiheit auch Beschwerdefreiheit erzielt werden. Bei Mycoplasma hominis-Nachweis in ähnlich hoher Keimzahl konnte in keinem Fall durch die Therapie Beschwerdefreiheit erzielt werden.
3. Bei Ureaplasmenzahlen unter 1000 pro ml in den entsprechenden Fraktionen bei unauffälligem Ejakulat konnte in keinem Fall durch die Therapie Beschwerdefreiheit erreicht werden.

Literatur

1. Shepard, M. C.: J.A.M.A. **211**, 1335 (1970) – 2. Hofstetter, A., Schmiedt, E.: Urologe A **11**, 80 (1972) – 3. Meares, E. M., Stamey, T. A.: Brit. J. Urol. **44**, 175 (1972)

Dr. W. Weidner
Lehrstuhl und Abt. für Urologie
der Universität
Klinikstraße 37
D-6300 Gießen

A. LENZNER: **Hefen in der Urologie**

Mit breiter Anwendung von Antibiotika, Corticoiden, Ovulationshemmern und Zytostatika in den letzten 20 Jahren nahmen die Pilzerkrankungen weltweit zu.

In meinem Untersuchungsmaterial erkrankten Frauen 9mal häufiger als Männer an einer Hefeninfektion im Urogenitalbereich. Immer bestanden Pollakisurie, Dysurie, Blasentenesmen, niemals hohes Fieber, selten Nykturie und Makrohämaturie. Die Frauen klagten über vaginalen Fluor und Pruritus, vergrößerte Leistenlymphknoten, die Männer über ziehende Schmerzen im Damm- und Inguinalbereich, Fluor und eine umschriebene Rötung am Orificium externum und zeitweilig juckenden Ausschlag an der Glans penis und am Praeputium. Leukozyturie mit mehr als 100 Leukozyten pro ml und Erythrozyturie fanden sich immer im extrem sauren Urin, während Hefen keineswegs in allen Erkrankungsfällen im Urinsediment mikroskopisch und kulturell nachweisbar waren.

Da die Hefen als Pilzrasen oder Pilzballen fest in und auf der Schleimhaut haften, ist das nicht zu erwarten.

Deshalb habe ich im Rahmen einer Endoskopie mit Hilfe einer speziell hierfür entwickelten Sonde unter Sicht des Auges Material aus der Blase oder Urethra für die Pilzkultur auf Candida-Nährboden entnommen. So gelang es, bei 1380 nach bisheriger Methodik Hefen-negativen Frauen, 594mal einen Hefenbefall kulturell nachzuweisen. Alle bei Krankheitserscheinungen angetroffenen Pilze sind nach Rieth behandlungsbedürftig. Die Behandlung bestand bei Alkalisierung des Urines in Blasenspülungen und Instillationen von Moronal oder Amphotericin B. Die Sanierung von Scheide, Darm und Partnerbehandlung sind erforderlich, um Rezidive zu vermeiden.

Bei Männern war der rektale Tastbefund für eine Prostatitis typisch. Es wurde eine Kultur vom Prostataexprimat oder aus Spermaflüssigkeit angelegt. War sie negativ, folgte bei Beschwerden endoskopisch ein Abstrich von den evtl. befallenen Schleimhautbezirken aus der Urethra, der Prostata oder der Blase. Bei 187 so untersuchten Patienten war 48mal die Kultur positiv. Die langwierige und geduldfordernde Behandlung der Candida-Prostato-Urethritis bestand äußerlich in Moronal V-Salbe bei gleichzeitiger Gabe von Inimur. Die Rezidivquote war hoch. Eine Instillationsbehandlung bei männlichen Patienten wurde nur in zwei Fällen vorgenommen, hier allerdings mit gutem Erfolg.

Zusammenfassend muß festgestellt werden:

Nach den von mir durchgeführten Untersuchungen stellt bei dem Verdacht auf Vorliegen einer Urogenitalmykose der im Rahmen einer endoskopischen Untersuchung unter Sicht des Auges mit Hilfe einer speziell hierfür entwickelten Sonde durchgeführte Abstrich aus der Urethra oder der Harnblase von dem betroffenen Schleimhautbezirk eine deutliche Verbesserung in der Diagnostik der Hefeninfektion der Harnblase und der Urethra dar. Unter Anwendung dieser Methode konnte wesentlich mehr Hefebefall in dem beschriebenen Gebiet nachgewiesen und damit die Therapie intensiviert werden.

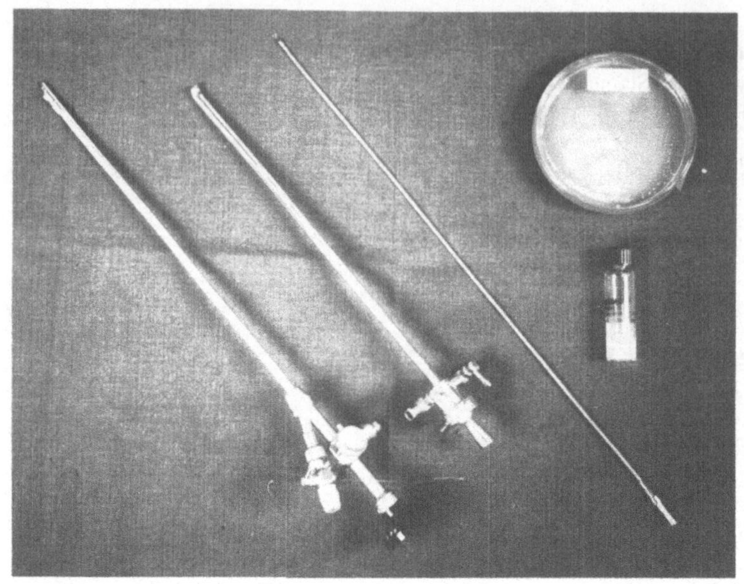

Abb. 1.
Instrumentarium
für den Abstrich

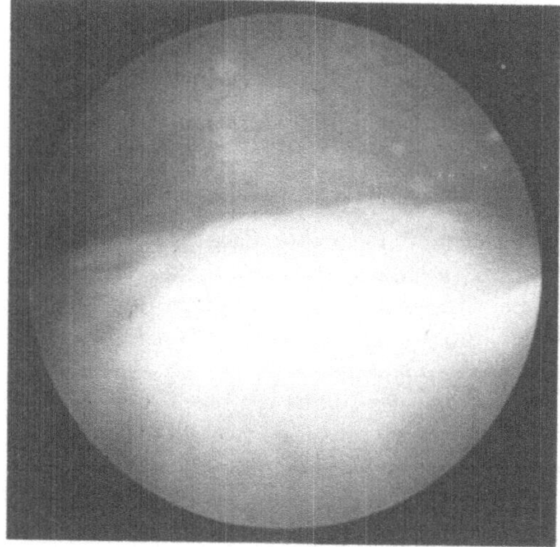

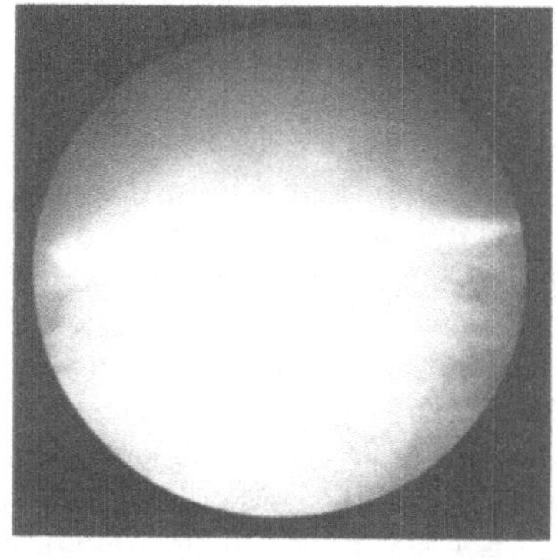

Abb. 2. Hefenbefall der Blase
Abb. 3. Membranöser Blasensoor
Abb. 4. Sondenabstrich aus der Blase

Dr. A. Lenzner
Chefarzt Urologische Abteilung
St.-Elisabeth-Krankenhaus
Königsweg 14
D-2300 Kiel

H.-U. Eickenberg: **Ungewöhnliche Mykosen des Urogenitaltraktes**

Systemmykosen sind eine Crux der Intensiv- und Malignomtherapie und haben in den letzten Jahren stetig zugenommen. Man nimmt an, daß es zu einem ähnlichen Anstieg für Hefemykosen im Urogenitalbereich gekommen ist. Um diesen Eindruck zu bestätigen, wurde im Staate Kentucky in den Vereinigten Staaten eine epidemiologische Studie durchgeführt.

Kentucky liegt im geographischen Zentrum eines endemischen Gebietes für zwei systemische Mykoseerkrankungen, Histoplasmose und Blastomykose [8]. Außerdem sieht man dort eine stetige Zunahme von Kokzidioidomykose, Kryptokokkose und Sporotrichose. Obwohl die Mykosen anzeigepflichtige Erkrankungen sind, ist die wirkliche Inzidenz im Staate Kentucky sehr schwer zu bestimmen. Trotzdem sind, wie aus den epidemiologischen Untersuchungsberichten zu ersehen ist, zwischen Juli 1973 bis Juni 1974 in zwei staatlichen Untersuchungsstellen eine große Zahl von Pilzerkrankungen diagnostiziert worden [5] (Tab. 1). Obwohl der Urogenitaltrakt von diesen systemischen Pilzen relativ selten befallen wird, ist es sehr wichtig, die Diagnose zu stellen, da dies potentiell ein fataler Zustand ist, der nur mit neuesten Medikamenten mit Erfolg behandelt werden kann. Die Möglichkeit einer Mykoseerkrankung wird differentialdiagnostisch jedoch selten in Betracht gezogen, und viele Fälle werden erst postoperativ diagnostiziert.

Tabelle 1. Pilzerkrankungen diagnostiziert in Kentucky von Juli 1973 bis Juni 1974

Erkrankung	Zahl	Organismus	Häufig befallene Organe
Histoplasmose	45	Histoplasma capsulatum	Lunge, RES, Lymphknoten
Blastomykose	10	Blastomyces dermatitides	Lunge, Haut, UG
Kokzidioidomykose	—	Coccidioides immitis	Lunge
Kryptokokkose	6	Cryptococcus neoformans	Lunge, ZNS, Knochen, UG
Nokardiose	40	Nocardia asteroides	Lunge, ZNS

Da die häufigste Levurose im Urogenitalbereich, die Kandidose, schon im letzten Referat diskutiert wurde [10], werde ich mich mit den selteneren Pilzerkrankungen im Urogenitalbereich, nämlich der Blastomykose, der Kryptokokkose, der Histoplasmose, der Kokzidioidomykose und der Nokardiose beschäftigen.

Histoplasmose

Obwohl dieser Pilz, wie aus epidemiologischen Untersuchungen hervorgeht, in Kentucky der häufigst gefundene Pilz ist [8], wurden von uns nur 3 Patienten diagnostiziert, die einen Befall des Urogenitaltraktes hatten. Neben dem Befall der Lungen, des Retikuloendothelialen Systems und der Leber hatten 2 dieser Patienten auch eine Erkrankung der Prostata, welche aber erst nach operativem Eingriff diagnostiziert wurde. Ein Patient hatte zusätzlich einen Histoplasmosebefall der Nebennieren, welcher erst bei der Autopsie festgestellt wurde.

Die Literaturübersicht ergibt bei 17 Fällen von systemischer Histoplasmose, daß die Lunge und Milz mit 82% am häufigsten befallen sind, gefolgt von Nebenniere (80%), Leber (71%) und Niere (18%) sowie Prostata (6%) [14].

Blastomykose

Die nordamerikanische Blastomykose ist eine systemische Mykoseerkrankung, hervorgerufen durch den Pilz Blastomyces dermatitides. Gilchrist isolierte diese Mykose als erster von einer Hautläsion im Jahre 1894 [9]. Diese Erkrankung hat definitive geographische

Zentren mit endemischen Gebieten in den Ohio-, Mississippi- und Missouri-Flußtälern und entlang des westlichen Ufers des Michigansees.

Blastomyces dermatitides ist ein dimorpher Pilz, der in der Erde gefunden wird. Obwohl der häufigste Modus, diese Infektion zu bekommen, durch Inhalation ist, wobei ein primärer Lungenherd entsteht, sind einige Fälle bekannt, wo Männer mit Befall der Prostata diese Erkrankung auf ihren weiblichen Sexualpartner übertragen haben [3]. Der Pilz wächst bei Raumtemperatur und kann sehr gut auf dem Sabouraudmedium gezogen werden. Er streut im menschlichen Organismus hämatogen und lymphogen und kann zu jedem Organ im Körper gelangen. Der Urogenitalbereich ist in 20–30% aller Fälle von systemischer Blastomykose befallen und seit dem Übersichtsbericht in der urologischen Literatur immer häufiger diagnostiziert [15].

Die amerikanische Blastomykose wurde in den letzten 25 Jahren bei 51 Patienten an der Universität zu Louisville diagnostiziert. 11 Patienten zeigten Erkrankungen der Harn- und Genitalorgane. Die Diagnose wurde meistens durch Kultur des Pilzes oder durch histologische Untersuchung des Erregers im Gewebe gestellt. Einige dieser Patienten wurden 1964 als Teil der kooperativen Studie der Veterans Administration veröffentlicht [17]. Verschiedene Parameter wurden analysiert.

Das Alter lag zwischen 25 und 69 Jahren. Bei unserer Untersuchung gab es keine Frau mit Blastomykosebefall. Es fanden sich 8 weiße und 3 schwarze Patienten unter den Erkrankten. Alle Patienten waren entweder von der Stadt Louisville selbst oder den ländlichen Bezirken in Kentucky, wo übrigens der Befall mit Blastomykose mit am höchsten in den ganzen Vereinigten Staaten ist [17]. Bei 5 Patienten war der Beruf bekannt, davon waren 4 mit Außenarbeiten beschäftigt und der Erde ausgesetzt. Bei den 11 Patienten mit Befall der Harnwegs- und Genitalorgane waren 21 verschiedene Stellen befallen, wobei die Prostata und Epididymis am häufigsten betroffen waren. 8 Patienten hatten Erkrankungen in der Prostata. Zusätzlich wurde der Pilz 5mal im linken und 5mal im rechten Nebenhoden gefunden. Nur 1 Patient hatte einen Befall der Niere, dies wurde aber erst bei der Autopsie festgestellt. Ein anderer Patient hatte nicht nur Befall der Nebenhoden, sondern auch Läsionen an der Vorhaut. Diese ungewöhnliche Lokalisierung ist noch nicht bei der nordamerikanischen Blastomykose beschrieben worden, jedoch sehr häufig bei der südamerikanischen Blastomykose, wo es aus der analen Hygiene mit Blättern von Büschen resultiert, welche dann dieses Gebiet mit Parakoksidioides brasiliensis inokuliert [11]. Obwohl ein Befall der Nebenniere in der Literatur beschrieben wurde, waren wir nicht imstande, dieses bei unseren Patienten zu dokumentieren. Die Kultur des Pilzes ist der einzige absolute diagnostische Beweis, aber die morphologische Identifizierung der Erreger aus Gewebe und Sekretion ist auch sehr verläßlich. Haut- und serologische Testungen waren nicht zufriedenstellend, mögen aber als diagnostische Untersuchungen bei den epidemiologischen Studien wichtig sein. Der Befall des Urogenitalbereiches wurde bei unseren Patienten mittels einer der folgenden 3 Methoden diagnostiziert:

1. Kultur der Keime aus Urin oder Sekretionen der Prostata oder eines Abszesses.
2. Morphologische Identifizierung des Erregers in Urin oder Sekretion.
3. Histologische Untersuchung des Gewebes.

Die letztere diagnostizierte 20 von 21 Fällen. Bei der Blastomykose besteht der histopathologische Befund aus einer granulomatösen Reaktion mit Riesenzellen. Mikroabszesse sind sehr häufig präsent und hefeähnliche Erreger werden gewöhnlich durch Haematoxylin-Eosin oder Gömörifärbung diagnostiziert (Abb. 1).

Kokzidioidomykose

Einer der wenigen Nachteile eines Lebens in dem Wüstenklima der südwestlichen Vereinigten Staaten ist die Gefahr einer Infektion mit dem dimorphen Pilz Coccidioides immitis. 60% der Bevölkerung sind mit dieser klinischen Infektion der Atemwege befallen.

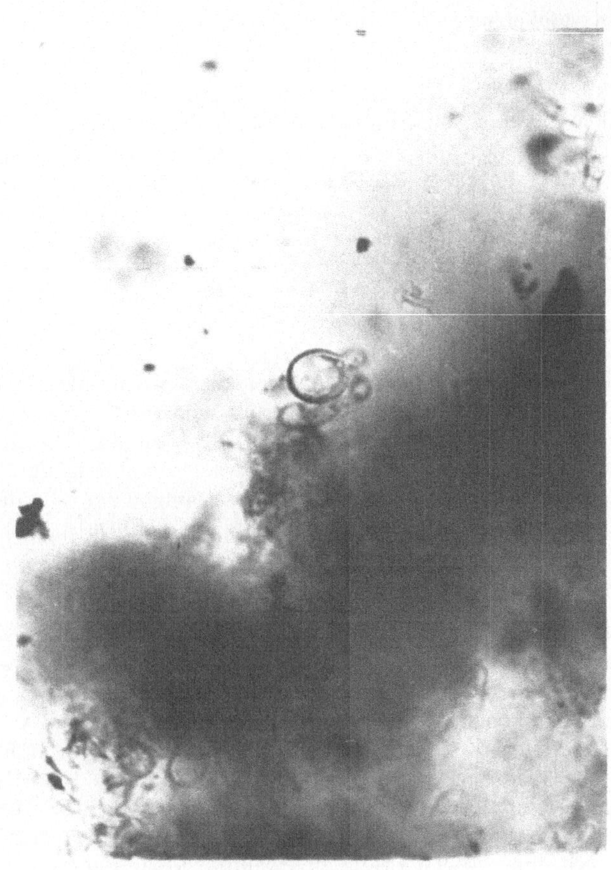

Abb. 1. Blastomyces dermatitides im Prostatasekret

Ein positiver Kokzidioidin-Hauttest ist manchmal der letzte Beweis einer vorhergehenden Infektion. Er wird positiv bei allen immunologisch kompetenten Menschen. Die immunologische Diagnose basiert auf dem Präzipitationstest und Immundiffusions- und
Komplementfixationstest, welche sehr stark positiv nur bei der Disseminierung werden
[18]. Einer Urogenital-Kokzidioidomykose muß eine Disseminierung vorhergehen. Die
Untersuchung von 95 Autopsien an Patienten, die an der Systemkokzidioidomykose ge-
storben sind, zeigte, daß die Niere das am sechsthäufigsten betroffene Organ ist. Die Prostata dagegen wurde nur bei 3 Patienten befallen [7]. Obwohl der Nebenhoden bei dieser Autopsiestudie bei keinem Patienten befallen war, gibt es eine Reihe von Berichten
in der Literatur, die diese ungewöhnliche Manifestierung beschreiben [2]. Das Prostataexprimat oder die Prostatasekretion erlaubt eine elegante mykologische und serologische
Diagnose und gibt eine Methode in die Hand, diese Patienten über lange Zeiträume zu
untersuchen. Obwohl experimentelle Studien an Tieren dies nicht bewiesen [6], scheint
der klinische Eindruck sehr stark zu sein, daß Patienten, die immunsupprimiert sind,
häufiger an Infektionen mit verschiedenartigen Pathogenen erkranken. Es gibt mehrere
Berichte in der Literatur über disseminierende Kokzidioidomykose bei Patienten nach
Nierentransplantation und Behandlung mit Immunsuppressiva [13]. Manche Autoren
raten deswegen, Patienten mit positivem Hauttest von der Nierentransplantation auszuschließen.

Kryptokokkose

Kryptokokkose ist eine Infektionserkrankung bei Menschen und Tieren, welche durch die Inhalation des hefeähnlichen Pilzes Cryptococcus neoformans hervorgerufen wird. Diese Keime sind meistens in Vogelexkrementen zu finden, und der Bronchialtrakt ist der hauptsächliche Eingangsherd. Nach der Invasion der Lungen disseminieren die Keime hämatogen in das ZNS und weniger oft in andere Teile des Körpers einschließlich der Lymphknoten, Haut, Knochen, Augen und des Urogenitalbereiches, insbesondere der Prostata [1]. Bei 4 der 11 Fälle mit Befall der Prostata wurden prostatitis-ähnliche Symptome geschildert.

Nokardiose

Die Infektion mit Nocardia asteroides ist eine immer häufiger auftretende Komplikation bei Patienten mit defektem Immunsystem und Patienten, die durch Cytostatika in ihrem Abwehrsystem geschwächt sind [16]. Sehr anfällig sind auch die Patienten, welche Steroide und immunsuppressive Medikamente während der Nierentransplantation bekommen. Der Befall der Hoden wird von Young in der Literatur beschrieben [19].

Behandlung

Systemmykosen, und damit auch Befall der Urogenitalorgane, haben in den letzten Jahren stetig zugenommen. Nach Breitbandantibiotikabehandlung werden die natürlich vorkommenden Bakterien vernichtet, und es entsteht ein Vakuum, in das die Pilze eindringen können. Patienten, die durch Bestrahlungen, Cytostatika oder Malignome in ihrem Abwehrsystem geschwächt sind, sind nicht mehr in der Lage, die explosive Vermehrung sonst saprophytischer Pilze zu verhindern. Eine Reihe von Medikamenten sind hiergegen empfohlen worden. Bei der Blastomykose wurden bis 1950 Jodide mit sehr wenig Erfolg benutzt. Lokalbestrahlungen und Desensibilisierung mit Vakzine wurden auch ohne großen Erfolg angewandt. Stilbamidine ergab eine bessere Heilquote, wird aber nicht mehr benutzt wegen seiner schweren Nebenwirkungen. 1956 wurde Amphotericin B entwickelt und auch bei 18 unserer Patienten mit Erfolg gegeben. Hiermit wurde die Mortalitätsrate von 90% bei systemischer Blastomykose bis auf 10% reduziert [4]. Eine Rezidivrate von 10–15% wird manchmal noch nach Jahren erfolgreicher Therapie beobachtet. Obwohl noch nicht eingesetzt gegen Blastomykose, scheint sich Miconazol, ein Abkömmling des Imidazol, als eine neue Waffe gegen Systemmykosen herauszukristallisieren. Die ersten klinischen Erfahrungen sprechen von einer guten Verträglichkeit, und seine Wirksamkeit gegen eine Reihe von Mykosen ist dokumentiert [12]. Hierzu gehört die Kokzidioidomykose, gegen die es bisher nur Amphotericin B als einzige Behandlungsmethode gab. Auch die Kryptokokkose scheint damit erfolgreicher behandelt werden zu können. Obwohl die Nokardiose ursprünglich als Pilzerkrankung klassifiziert wurde, scheint es jetzt doch klar zu sein, daß sie mehr zu den bakteriellen Erkrankungen zu zählen ist. Die Therapie der Wahl hierfür ist noch immer eine Behandlung mit Sulfonamiden [19]. Andere antimykotische Präparate, wie z. B. 5-Fluocytosin, sind klinisch bei der Candidiasis geprüft worden. Die Wirkungsweise von Miconazol ist noch nicht restlos geklärt, jedoch deuten eine Reihe von ultramorphologischen und cytochemischen Beobachtungen darauf hin, daß das Antimykotikum an der Membran der Mikroorganismen durch Hemmung einiger der lebenswichtigen Enzymsysteme wirkt [12].

Zusammenfassung

Das diagnostische und therapeutische Problem des Befalls der Urogenitalorgane bei ungewöhnlichen Systemmykosen wird anhand epidemiologischer Studien erörtert.

Literatur

1. Brock, D. J., Grieco, M. H.: J. Urol. **107**, 1017 (1972) – 2. Conner, W. T., Drach, G., Bucher, W. C., jr.: J. Urol. **113**, 81 (1975) – 3. Craig, M. W., Davey, W. N., Green, R. A.: Amer. Rev. Resp. Dis. **102**, 86 (1970) – 4. Eickenberg, H.-U., Amin, M., Lich, R., jr.: J. Urol. **113**, 224 (1975) – 5. Epidemiologic Notes and Reports **9**, 1 (1974) – 6. Fenster, M., Landau, J. W., Newcomer, V. D.: Coccidioidomycosis (edited by L. Ajello, Tucson). Arizona: The University of Arizona Press 1967 – 7. Forbus, W. D., Bestebreutje, A. M.: Mil. Surg. **99**, 653 (1946) – 8. Furcolow, M. L., Chick, E. W., Busey, J. F., Menges, R. W.: Amer. Rev. Resp. Dis. **102**, 60 (1970) – 9. Gilchrist, T. C.: J. Cut. Genitourin. Dis. **12**, 496 (1894) – 10. Lenzner, A.: 28. Kongreß der Dtsch. Ges. f. Urol., Innsbruck, 27. 9. bis 1. 10. 1976 – 11. Londero, A. T., Fischmann, O.: Mycopathologia **32**, 231 (1967) – 12. Miconazol-Symposium, Antwerpen, April 1976 – 13. Murphy, S. M., Drash, A. L., Donelly, W. M.: Pediatrics **48**, 144 (1971) – 14. Rubin, H., Furcolow, M. L., Yates, J. L., Brasher, C. A.: Amer. J. Med. **27**, 278 (1959) – 15. Rolnick, D., Baumrucker, G. O.: J. Urol. **79**, 315 (1958) – 16. Saltzman, H. A., Chick, E. W., Conaut, N. F.: Lab. Invest. **11**, 1110 (1962) – 17. Veterans Administration Hospitals: Amer. Rev. Resp. Dis. **89**, 659 (1964) – 18. Winn, W. A.: Coccidioidomycosis (edited by L. Ajello, Tucson). Arizona: The University of Arizona Press 1967 – 19. Young, L. S., Armstrong, D., Blevins, A., Lieberman, P.: Amer. J. Med. **50**, 356 (1971)

Dr. H.-U. Eickenberg
Urologische Klinik
der Universität
Hufelandstraße 55
D-4300 Essen

Diskussion zu den Vorträgen Seite 156 bis 171
Die nicht-bakteriellen Harnwegsinfektionen

Moderatoren: E. Schmiedt, München und P. Naumann, Düsseldorf

Moderator P. Naumann, Düsseldorf: Ich bin ganz sicher, daß viele von Ihnen besonders zu dem Vortrag von Herrn Schmiedt noch Stellung nehmen möchten. Der Vortrag wird zur Diskussion gestellt.

C. F. Rothauge, Gießen: Aus dem Vortrag von Herrn Schmiedt konnte man entnehmen, daß die Diagnostik der abakteriellen Infektion der Urethra und der Prostata doch noch etwas im argen liegt. Ich möchte deshalb Herrn Schmiedt fragen, welche Bedeutung er der Bestimmung des Antikörpertiters bei der Mykoplasmeninfektion beimißt.

Moderator E. Schmiedt, München: Wir haben keine Antikörpertiteruntersuchungen vorgenommen, aber ich glaube, daß man das machen sollte, damit man zu einer klaren Diagnose kommt.

Moderator P. Naumann, Düsseldorf: Ich kann das ergänzen. Wir machen es regelmäßig, wobei wir aber den Einsender bitten, es nicht bei einer einmaligen Serumseinsendung oder Bluteinsendung zu belassen. Denn bei einem einzelnen Titer läßt sich ein Erkrankungsverlauf natürlich nicht diagnostizieren. Wir brauchen im wenigsten Serumproben in einem Abstand von 8 bis 10, auch 12 Tagen, und können dann eigentlich nur bei einem signifikanten Titeranstieg einen diagnostischen Rückschluß ziehen. In solchen Situationen ist natürlich aus dem Antikörperanstieg eine recht eindeutige Diagnose möglich. Darüber hinaus kann man auch pathogene Viren anzüchten.

Moderator E. Schmiedt, München: Vielleicht kann man da Herrn Rothauge noch fragen, wieviel Fälle er denn von Herpes simplex-Infektionen hatte. Wir haben vielleicht im Jahr eine oder höchstens zwei.

C. F. Rothauge, Gießen: Ich darf die Beantwortung dieser Frage zuständigkeitshalber an meinen Mitarbeiter, Herrn Weidner, weitergeben.

W. Weidner, Gießen: Wir haben versucht, auch Herpesviren direkt nachzuweisen: Beim Herpes progenitalis ist das ja relativ einfach möglich, und es wurde ja schon mit Komplementbindungsreaktionen gemacht. Wir haben in zwei oder drei Fällen in Übereinstimmung mit der klinischen Symptomatik Titeranstiege über 2 Stufen gesehen. Der Virologe hat zu mir nur gesagt, bei der Durchseuchung mit Herpesviren wäre das nichts Besonderes. Entscheidend war nach meiner Meinung wohl das klinische Bild, wie Sie es vorhin so treffend geschildert haben. Wir meinen, daß man bei etwa 4% unseres Patientenkollektives Herpesinfektionen der Urethra annehmen kann.

Moderator E. Schmiedt, München: Vielen Dank, ich glaube, Herr Hofstetter wollte noch zur Problematik Stellung nehmen.

A. Hofstetter, München: Wir hatten im letzten Jahr 5 Fälle von Herpesinfektionen mit der typischen klinischen Symptomatik. Wir haben Titerbestimmungen durchführen lassen und hatten auch Anstiege um das 3- bis 4fache und haben diesem Titeranstieg eine bedeutende Rolle zugemessen.

Moderator E. Schmiedt, München: Vielen Dank für diese Ergänzung Ihres Chefs.

Moderator P. Naumann, Düsseldorf: Bestehen weitere Wortmeldungen zum Vortrag von Herrn Schmiedt?

K. van Camp, Antwerpen: Ich möchte Herrn Schmiedt fragen, weshalb er bei der Behandlung des Soor den Harn nicht alkalisiert? Man sollte unbedingt alkalisieren, weil Hefen und Pilze einen sauren Harn zur Entwicklung brauchen.

Moderator E. Schmiedt, München: Ja, das tun wir bei allen derartigen Infektionen der Harnwege.

Moderator P. Naumann, Düsseldorf: Gut, bestehen weitere Wortmeldungen zu dem Vortrag von Herrn Schmiedt? Wenn das nicht der Fall ist, darf ich zur Diskussion des nächsten Vortrages von Herrn Fegeler und Herrn Papendick aus Münster über die „Analyse von Begleitfaktoren bei mykologisch und bakteriologisch untersuchten Urinproben" kommen.

Keine Wortmeldungen? Dann darf ich auf eine besondere Problematik in diesem Zusammenhang hinweisen. Wir weisen relativ oft Hefen nach, und das trifft gleichermaßen schon den Vortrag des Kollegen Lenzner aus Kiel. Die eigentliche Schwierigkeit besteht darin, in jedem Fall sicher zu interpretieren, welche pathogene Bedeutung diesen Kulturbefunden zukommt. Haben wir eindeutige Antikörpertiteranstiege, dann ist es nicht weiter schwierig. Haben wir eindeutige Befunde etwa bei der Cystoskopie, wie sie von Herrn Lenzner vorgetragen und dargestellt wurden, dann ist es ebenfalls unproblematisch. Sehr viel schwieriger wird es, wenn wir bei geringen Keimzahlen – aber nicht in jedem Fall ist eine Bestimmung der Keimzahl möglich – kulturelle Befunde haben. Dann stehen wir vor der Problematik: Ist das nun eine Behandlungsindikation oder nicht. Es wäre schon interessant, aus Ihrem Kreise zu hören, wie Sie dabei verfahren.

W. Fegeler, Münster: Wir haben gegenüber verschiedenen Lehrmeinungen betont, daß Candida albicans pathogen ist. Wir sind der Meinung, daß ein solcher Befund abzuklären ist: Er kann mannigfaltig sein. Es kann im äußeren Genitalbereich eine Mykose vorliegen. Aber gerade bei Problempatienten muß man immer daran denken, daß infolge der Antibiotikatherapie im Dünndarm Hefen in den Blutkreislauf übertreten. Und da uns heute für die Therapie der externen Mykose sehr gute Mittel zur Verfügung stehen, sind wir der Meinung, daß wir hier vorbeugen müssen. Eine endogene Mykose stellt auch heute noch ein großes therapeutisches Problem dar, gerade aus urologischer Sicht bei einer vorgeschädigten Niere. Die Substanzen, die wir dann anwenden müssen, sind alle nicht sehr nierenfreundlich. Bezüglich der Serologie möchte ich sagen: Ein positiver urologischer Befund ist nur ein Hinweis. Er kann auch durch eine Candida-Infektion an einem anderen Körperteil hervorgerufen sein. Aber es ist eine sehr schnelle Methode, und wir haben bei der Überwachung einer Schwangeren feststellen können, daß bei Vorliegen einer einfachen Infektion die Titer unter den Normwerten liegen. Andererseits müssen wir sagen: Bei den Problempatienten kann nur eine Aussage aus dem Titerverlauf gemacht werden.

Moderator P. Naumann, Düsseldorf: Vielen Dank, Herr Fegeler. Dann kommen wir zu dem Vortrag von Herrn Weidner und Mitarbeitern über den quantitativen Nachweis von Mykoplasmen usw., den ich besonders interessant fand im Zusammenhang mit der heute anstehenden Thematik. Bestehen dazu Wortmeldungen?

A. Hofstetter, München: Herr Weidner, ich finde die Untersuchungen ausgezeichnet. Mich hätte nur interessiert, wie haben Sie die KB-Bestimmungen aus dem Urin und aus dem Prostata-Exprimat gemacht?

W. Weidner, Gießen: Herr Hofstetter, Sie wissen ja, daß Herr Brunner unser Mykoplasmologe ist. Wir haben aus den drei Urinfraktionen mit einer standardisierten Öse 0,001 ml ausgespachtelt, zweimal auf Festnährböden, einmal auf einen Festnährboden mit Mangansulfat, der die Harnstoffspaltung anzeigt, und außerdem auf ein Mykoplasma-Standardagar, wo man Mykoplasma hominis nachweisen kann. Weiterhin wurden aus den Urinfraktionen Proben in zwei flüssige Medien gegeben. Aus dem Prostatasekret haben wir 0,01 ml mit einer standardisierten Öse entnommen und in ein von Herrn Brunner entwickeltes Transportmedium hineingetan.

Ist das ausführlich genug beantwortet?

Moderator E. Schmiedt, München: Ja, vielen Dank, Herr Weidner. Sie haben natürlich das große Glück, den wohl bedeutendsten Mykoplasmologen Deutschlands am Ort zu haben. Ich glaube, daß nur die wenigsten diese günstigen Voraussetzungen für eine derartige Diagnostik haben. Aber die Antikörperbestimmung läßt sich ja sicher auch an anderen Instituten durchführen.

J. Frick, Salzburg: Herr Weidner, ich möchte Sie fragen, ob Sie bei den Patienten, bei denen Sie Mykoplasmen aus dem Prostata-Exprimat gezüchtet haben, auch die Samenflüssigkeit auf die Mykoplasmen untersucht haben? Wir haben mit einer Tetracyclintherapie bei Patienten, wo wir Mykoplasmen aus der Samenflüssigkeit züchten konnten, sehr schlechte Erfahrungen gemacht. Wir haben lange behandelt, und wir konnten die Samenflüssigkeit nie freibekommen.

W. Weidner, Gießen: Von den 39 Patienten haben wir bei 19 Ejakulatuntersuchungen gemacht und bei 16 Fällen über 10000 koloniebildende Einheiten T-Mykoplasmen pro ml Ejakulat gefunden. Zytologisch haben die Befunde sehr differiert, da können wir keine eindeutige Aussage machen. Sie haben ja selbst berichtet, daß Motilitätsstörungen vorgelegen haben bei Patienten mit Mykoplasmennachweis im Ejakulat. Ich glaube, wir können diese Befunde mit allem Vorbehalt bestätigen.

Moderator E. Schmiedt, München: Vielen Dank, Herr Weidner, die Zeit ist leider um. Zusammenfassend darf ich sagen, daß den abakteriellen Infektionen der Urogenitalorgane in Zukunft noch mehr Aufmerksamkeit geschenkt werden sollte, als es bisher der Fall war. Ich danke allen Vortragenden, ich danke allen Diskussionsrednern, und allen, die zugehört haben.

Entzündliche Prostataerkrankungen

K. Bandhauer: Entzündliche Prostata-Erkrankungen – Einleitung

Die unspezifischen akuten und chronischen entzündlichen Erkrankungen der Prostata sind vor allem unter ihren Synonyma Prostatitis oder Prostata-Vesikulitis die am häufigsten diagnostizierten urologischen Erkrankungen des Mannes zwischen dem 30. und 80. Lebensjahr. Stamey bezeichnet die chronisch-bakterielle Prostatitis als die häufigste Ursache von Blaseninfekten bei Männern mit normalem oberen Harntrakt. Diese bekannte Tatsache mag aber auch die Ursache dafür sein, daß mit dem Begriff Prostatitis bzw. Prostata-Vesikulitis zu Unrecht eine Reihe von Beschwerden in Verbindung gebracht werden, die auf nicht-entzündliche Veränderungen, wie Prostata-Kongestionen oder Sexualneurosen, zurückzuführen sind.

Diese immer wieder zu beobachtenden Fehlinterpretationen weisen auf diagnostische Schwierigkeiten hin, die von der richtigen Beurteilung des Rektalbefundes über die mitunter nicht leichte Gewinnung von Prostata-Sekret bis zur sehr umstrittenen Interpretation von Erregerbefunden reicht. Dies gilt z. B. für die Mykoplasmen, deren pathogene Bedeutung bei Bakteriologen noch sehr umstritten ist, dies gilt für die Frage der Pathogenität des Staphylococcus albus, die Bedeutung von Viren etc. Derzeit sind die Chlamydien als mögliche Krankheitserreger im Bereiche der Harnröhre und der Prostata sehr aktuell. Ebenso hat sich das früher sehr einfache Bild der Gonorrhöe geändert, und wir treffen zunehmend auf asymptomatische Gonorrhöe-Formen, deren Symptomatik vielfach einer Prostatitis entspricht.

Zahlreiche therapeutische Fragen sind ebenfalls noch ungeklärt. Die Pharmakodynamik zahlreicher Antibiotika ist in der Prostata gegenüber der in anderen Organen verschieden. Die natürliche antibakterielle Wirkung des Prostata-Sekrets ist nachgewiesen, für die Klinik aber in ihrer Bedeutung noch nicht erfaßbar. Diese und viele andere offenen Fragen und ungelösten Probleme dieser häufigen, den Patienten und behandelnden Arzt nicht selten zur Verzweiflung bringenden Erkrankung stehen im folgenden zur Diskussion.

Prof. Dr. K. Bandhauer
Urolog. Abt. Kantonsspital
CH-9006 St. Gallen

H. K. A. Schirmer: Zur Ätiopathologie der bakteriellen Prostatitis und ihrer enteralen Behandlung

Gramnegative Stäbchenbakterien sind verantwortlich für beinahe 80% aller Harnwegsinfektionen [1–4]. Kokken und andere Organismen wurden nur in wenigen Fällen ätiologisch zum Infekt gehörig und häufig als Verunreinigung angesehen [1,3,4].

Vor ungefähr 10 Jahren kamen der Dickdarm und seine ableitenden Lymphgefäße in Verdacht, als Quelle für die Mehrzahl der gramnegativen Bakterien, ursachgebend für die Harnwegsinfektionen zu sein [5–7].

In früheren Untersuchungen am infizierten Urin von symptomatischen Patienten wurde Escherichia coli in 24% der Fälle gefunden [6]. Dabei war es möglich, in 100% der untersuchten Fälle eine Kongruenz der serotypisch identifizierten Stämme der Colibakterien, gleichzeitig isoliert vom Urin und Stuhl der symptomatischen Patienten, festzu-

stellen [6]. Tierexperimentell wurde bei Stuten mit Genitalinfektion ebenfalls in 100%
der untersuchten Fälle serotypisch Gleichheit der Colibakterien vom Stuhl und vom Ge-
nitalsekret beobachtet [8].

In den vorliegenden Studien an Patienten mit symptomatischer und dokumentierter
Prostataentzündung wurde die mögliche Ätiologie durch Identifizierung der Serotypen
und durch enterale Behandlung mit nichtabsorbierbaren, makromolekularen Sulfonamiden untersucht.

Material und Methoden

Zwischen den Jahren 1968 und 1976 wurden im ganzen 428 Patienten mit meist chronischer
und mit zum Teil akuter Prostataentzündung ins Krankengut dieser Studie aufgenommen. Bei
150 Patienten mit offensichtlicher Pyurie und Bazillurie gelang es, positive Bakterienkulturen
vom Urin und vom Stuhl zu erhalten. Die Urinkulturen wurden quantitativ in Blutagar und
Desoxycholatagar angelegt. Das Inokulum enthielt 0.01 ml Urin. Für Stuhlkulturen wurde ein
steriler Wattestab in die rektale Ampulle eingeführt, und die Kultur wurde in Phenyläthyl-
alkoholagar, Desoxycholatagar und Salmonella-Shigellaagar angelegt. Ein kleiner Abstrich
wurde auch auf Selenit-F-Verreicherungsbrühe gemacht. Die Medien wurden dann für 12 bis
18 Stunden bei 37° C inkubiert. Wo die Identifizierung der Kolonien unsicher war, wurden
weitere biochemische Untersuchungen gemäß dem klinischen mikrobiologischen Laborhand-
buch, im Gebrauch im Johns Hopkins Hospital, durchgeführt [9]. Die E. coli-Bakterien wurden serotypisch untersucht und die Stämme, gleichzeitig isoliert vom Urin und vom Stuhl des
Patienten, der Korrelation unterzogen [10].

Alle 428 Patienten wurden zu Beginn einer urologischen und enteralen Untersuchung
unterworfen einschließlich mikroskopischer Analyse des Urins und des Prostatasekretes, Urethrozystoskopie, intravenöser Pyelographie, Bariumkontrastaufnahmen des Dickdarms und
Sigmoidoskopie. Alle Patienten wurden mindestens über eine Zeitspanne von 2 Jahren in 4-
bis 8wöchigen Abständen nachuntersucht. Patienten mit offensichtlicher Harnwegstauung
wurden nicht in die Studie aufgenommen.

Die enterale antibakterielle Behandlung aller 428 Patienten mit klinisch dokumentierter
Prostataentzündung wurde mit Phthalylsulfathiazol der Firma Merck Sharp und Dohme voll-
zogen. Es wurden 500 mg zweimal pro Tag für 4 nachfolgende Tage über eine unbestimmte
Zeit verschrieben. Für Patienten mit gleichzeitigen oder intermittierenden Darmstörungen,
wie Dickdarmspasmen, Colitis und Diverticulitis, wurden Schonungsdiät und Metamucil angeordnet.

Resultate

Bei 315 Patienten (74%) mit Prostataentzündung konnten entweder fortlaufende oder
intermittierende Darmstörungen festgestellt werden. Prostatahypertrophie und Blasen-
halsverengung mit ausreichender Kompensation von seiten der Blasenmuskulatur waren
in 210 (49%) der untersuchten Fälle vorhanden. Bei der Aufnahme in die Studie waren
344 (71%) Patienten mindestens im zweiten Rezidiv des Entzündungsprozesses der Prostata und erhielten antibakterielle Vorbehandlung während vorhergehender Entzündungen.

Bei 150 (35%) Patienten mit bedeutender Pyurie, Bazillurie und eitrigem Prostatasekret konnte ein akuter Befund des Prostataentzündungsprozesses behoben werden.
Von diesen 150 Patienten im mehr oder weniger akuten Stadium der Prostataentzündung haben 121 (80%) Erfahrungen mit Darmstörungen gemacht, und 101 (67%)
Patienten waren mindestens im ersten Rezidiv.

Die Verteilung der kultivierten Bakterien bei den 150 akuten Prostataentzündungen
reflektierte eine eindeutige Prominenz der gramnegativen Stämme mit E. coli an erster
Stelle (Tabelle 1).

In denselben akuten Fällen mit positiver Urin- und Stuhlkultur konnte eine hohe
Kongruenz zwischen den Bakterien festgestellt werden, mit der höchsten Kongruenz bei
den E. coli-Bakterien (Tabelle 2).

Tabelle 1. Häufigkeit der gramnegativen Bakterien im Urin von 150 Patienten mit Prostataentzündung

Bakterienart	Häufigkeit
Escherichia coli	30/150 = 20%
Klebsiella Aerobacter Hafnia	27/150 = 18%
Proteus-Arten	28/150 = 18,7%
Pseudomonas-Arten	15/150 = 10%
	gramnegative 66,7%
Streptococcus faecalis Candida albicans und andere Bakterien	grampositive 33,3%

Tabelle 2. Kongruenz der Bakterien von der Urinkultur und Stuhlkultur bei 150 Patienten mit
Prostataentzündung

Bakterienart	Patienten	Kongruenz	in %
E. coli	30	29	97
Klebsiella Aerobacter Hafnia	27	21	78
Proteus mir.	17	13	76
Proteus morg.	2	0	0
Proteus rettg.	4	2	50
Proteus vulg.	5	2	40
Pseudomonas	15	4	27
Serratia marc.	2	0	0
Staphylococcus-Arten	24	16	67
Diphtheroiden	6	5	94
Streptococcus faec.	18	12	67
	150	94	

Tabelle 3. Kongruenz von Escherichia coli im Serotyp; gleichzeitige Urinkultur und Stuhlkultur im selben Patienten mit Prostataentzündung

Serotyp	Kongruenz
086a	5
0111ac	0
0111ab	1
0112ab	3
0119	18
0124	1
0125a	1
0125ac	5
0126	1
0128ab	1
0128ac	4
0147	1
Nicht gelungen	2
	43

Der Serotyp 0119 der E. coli-Bakterien präsentierte die eindrucksvollste Kongruenz (Tabelle 3).

Die enterale Behandlung der Prostataentzündung war erfolgreich in 382 der 428 Fälle (89%). 241 (56%) Patienten verloren jegliche Symptome der Prostatitis und 141 (33%) der Patienten erfuhren Besserung der Symptome während der Behandlung. Objektive Besserung mit Normalisierung des Urins und des Prostatasekretes wurde in 365 (85%) beobachtet. In 135 der 150 (90%) Patienten mit akuter Prostataentzündung wurde Besserung erzielt. Die Urinkultur wurde negativ in 142 (94%) der akuten Fälle.

Diskussion und Schlußfolgerung

Gramnegative Bakterien sind verantwortlich in der Mehrzahl der Prostataentzündungen. Es besteht eine eindeutige Korrelation zwischen den Bakterien, gleichzeitig isoliert vom Urin und vom Stuhl bei Patienten mit Prostataentzündung. Die vorliegenden Daten unterstützen die Ansicht, daß bei Prostataentzündungen in einer großen Anzahl der Dickdarm die Quelle für pathogene Keime darstellt und daß in einer bedeutenden Anzahl der Fälle mit Prostatitis funktionelle Darmstörungen vorliegen. Unterdrückung der Darmflora durch nichtabsorbierbare Sulfonamide kontrolliert die Verbreitung der Darmbakterien in den meisten Fällen der Prostataentzündungen.

Literatur

1. Campbell, M. F.: Urology, pp. 363–405. Philadelphia: W. B. Saunders Co. 1963 – 2. Bush, I. M., Orkin, L. A., Winter, J.: J. Urol. **94**, 168 (1965) – 3. Beeson, P. B.: Yale J. Biol. Med. **28**, 81 (1955) – 4. Heptinstall, R. H.: Pathology of the Kidney, pp. 397–420. Boston: Little, Brown & Co. 1966 – 5. Kalser, M. H., Cohen, R., Artega, I., Yawn, B. S., Mayoral, L., Hoffert, W. R., Frazier, D.: New Engl. J. Med. **274**, 500, 558 (1966) – 6. Schwarz, H., Schirmer, H. K. A., Post, B., Ehlers, B.: J. Urol. **101**, 379 (1969) – 7. Schwarz, H., Schirmer, H. K. A., Ehlers, B., Post, B.: J. Urol. **101**, 765 (1969) – 8. Gadd, J. D., Schirmer, H. K. A.: Proc. Am. Ass. Equine Practnr. **105** (1968) – 9. Canston, J.: Johns Hopkins- Laboratories Clinical Microbiology Laboratory Manual, pp. 30–50, 1967 – 10. Ewing, W. H.: Isolation and identification of E. coli serotypes associated with diarrheal diseases, p. 10. CDC Laboratory Manual, U.S. Department of Health, Education and Welfare, Public Health Service, Communicable Disease Center Laboratory Branch, Atlanta, Ga. 1963

Prof. Dr. H. K. A. Schirmer
3414 St. Paul St.
Baltimore MD 21218
USA

B. Brehmer, G. Linzenmeier und S. Sonnenberg: **Bakterielle Infekte in Prostata-Adenomen**

In den vorliegenden Untersuchungen sollte die Häufigkeit bakterieller Gewebeinfekte in Prostata-Adenomen ermittelt werden. Zusätzlich angelegte Kulturen des Harnes und Prostataexprimates sollten Aufschlüsse über die Pathogenese von Infekten in Prostata-Adenomen geben.

Methode

Es wurden 77 Patienten im Durchschnittsalter von 68,6 Jahren mit Prostata-Adenomen untersucht. Davon waren 23 präoperativ länger als 8 Tage mit einem Verweilkatheter behandelt worden. Unmittelbar präoperativ wurden Harnkulturen aus dem Mittelstrahl angelegt. Nach transvesikaler Adenomektomie entnahmen wir mit der Biopsie-Nadel nach Mellin aus beiden Seitenlappen des Operationspräparates je einen Gewebezylinder zur bakteriologischen Untersuchung. Von 27 Patienten wurde außerdem das Prostataexprimat kultiviert. Keime einer Spezies wurden im Antibiogramm verglichen.

Ergebnisse

37 Patienten waren infektfrei, demgegenüber wiesen über die Hälfte, nämlich 40, an einer oder mehreren Entnahmestellen einen bakteriellen Infekt auf (Tabelle 1). Bakteriurien waren erwartungsgemäß am häufigsten bei 27 Patienten festzustellen, 13 wiesen einen Infekt im Adenom auf. Prostataexprimat-Kulturen waren bei 13 Patienten positiv. Harn- und Adenominfekte wurden ausschließlich durch hochpathogene, gramnegative Erreger verursacht. Dies traf nicht für Kulturen des Prostataexprimates zu. In 7 von insgesamt 13 positiven Kulturen fanden sich 5mal Enterokokken, 1mal Bacterium alkaligenes und 2mal anhämolytische Staphylokokken. Es handelt sich hier also um Keime, deren Würdigung als potentiell pathogene Erreger fragwürdig erscheint bzw. die als Sekundärflora anzusehen sind.

Tabelle 1. Häufigkeit bakterieller Infekte im Harn, Prostataadenomgewebe und Prostataexprimat bei 77 Patienten

n = 77		Harn	Prostata	Pr.-Expr. (n = 27)
ohne Infekt	37	50	64	14
mit Infekt	40	27	13	13

Eine gute Übereinstimmung fand sich bei der Gegenüberstellung des histologischen Bildes mit dem Kulturbefund des Adenomgewebes (Abb. 1). Prostata-Adenome mit histologisch stark entzündlichen, teils abszedierenden Veränderungen wiesen in der Mehr-

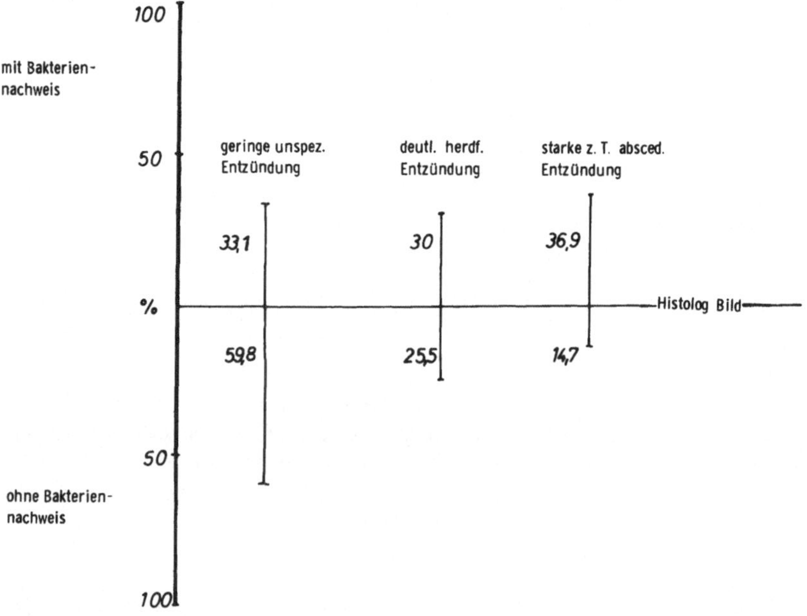

Abb. 1. Vergleich des histologischen Bildes mit den bakteriologischen Befunden der Prostataadenome

178

zahl einen bakteriellen Infekt auf, während Kulturen aus Adenomen mit geringen unspezifischen Entzündungen überwiegend steril ausfielen.

Die Gegenüberstellung bakterieller Harn- und Adenominfekte (Tabelle 2) zeigt auf, daß bei 10 Patienten sowohl Harn und Adenom infiziert waren. 17 wiesen eine isolierte Bakteriurie und 3 einen isolierten Infekt im Adenom auf. Der Vergleich der Keimspezies in den einzelnen Kulturen (Tabelle 3) ergab: Bei einem Patienten wurde im Harn, in der Prostata und im Prostataexprimat jeweils ein identischer Keim gezüchtet. Bei 7 Patienten waren Keime im Harn und Adenomgewebe identisch gegenüber 2 Patienten mit nicht identischen Keimen im Harn und Adenomgewebe. Besonders die letzten Beobachtungen legen nahe, daß ein bakterieller Infekt im Prostata-Adenom kanalikulär, sehr wahrscheinlich über eine Urethritis, entsteht.

Tabelle 2. Häufigkeit bakterieller Infekte im Harn und Prostataadenomgewebe

	Harn	Adenomgewebe
ohne Infekt	50 (65%)	64 (83%)
mit Infekt	27 (35%)	13 (17%)
Infekt im Harn und Adenom		10 (12,9%)
Isolierter Infekt im Adenom		3 (3,8%)
Isolierter Infekt im Harn		17 (22,1%)

Tabelle 3. Anzahl der Patienten mit identischer bzw. nichtidentischer Keimbesiedlung im Harn. Prostataadenomgewebe und Prostataexprimat

	Keimbefall	
	identisch	nicht identisch
Harn. Prostata Prostataexprimat	1	—
Harn. Prostata	7	2
Harn. Prostataexprimat	1	1

Zusammenfassend ist festzustellen, daß bakterielle Infekte in Prostata-Adenomen nicht selten zu beobachten sind. Histologisch weisen sie stark entzündliche, teils abszedierende Veränderungen auf. In der Mehrzahl sind Adenominfekte mit einem identischen Harnwegsinfekt kombiniert. Kulturen aus Prostataexprimaten erbrachten bei diesen Untersuchungen keine wesentlichen neuen Gesichtspunkte.

Literatur

1. Bauernfeind. A.. Grümmer. G.: Urologe 11, 38 (1972) – 2. Brehmer, B.. Madsen, P. O.: J. Urol. 108, 719 (1972) – 3. Gasser. G.: Zschr. Urol. 23 (1964) – 4. Genster. H. G., Madsen, P. O.: J. Urol. 104, 163 (1970) – 5. Ghormley. K. O.. Cook. E. N.. Needham, G. M.: J. Amer. Clin. Path. 24, 186 (1954) – 6. Großgebauer. K.. Kaden. R.: Arch. Hyg. 154, 158 (1970) – 7. Justesen. T.. Nielsen. M. L.. Hattel. T.: Med. Microbiol. Immunol. 158, 237 (1973) – 8. Lennert. K. A.. Mondrof. W.. Dathe. G.: Dtsch. med. Wschr. 92, 876 (1967) – 9. Ludvik. W.: Dtsch. med. Wschr. 89, 2366 (1964) – 10. Mellin. P.: Zschr. Urol. 46, 699 (1959) – 11. Smart, C. J.. Jenkins. J. D.. Lloyd. R. S.: Brit. J. Urol. 47, 861 (1976)

Priv.-Doz. Dr. B. Brehmer
Urologische Klinik und Poliklinik des Universitäts-
Klinikums der Gesamthochschule
Hufelandstraße 55
D-4300 Essen

G. Riedasch, E. Ritz, K. Möhring, U. Kinger und J. Sis: **Antikörperbindung von prostagenen Bakterien als Hinweis für die Prostatitis**

Die differentialdiagnostische Unterscheidung zwischen einer bakteriellen Prostatitis und sogenannten Prostatopathien bereitet in der Praxis große Schwierigkeiten. Die bisher geübten Untersuchungstechniken, wie Vierglaskulturtechnik [1], Leukozytenzählung im Prostataexprimat [2] sowie die Bakterienzählung im Ejakulat oder Exprimat [3], ergaben hinsichtlich der Differentialdiagnostik keine zufriedenstellenden Ergebnisse.

Unter der Annahme, daß bakterielle Erreger einer Prostatitis im Prostatagewebe selbst eine lokale Immunantwort induzieren könnten, haben wir das Phänomen des Antibody-Coating im Sperma von an Prostatitis Erkrankten untersucht.

Der mögliche Nachweis zellgebundener Antikörper gegen Bakterien (Antibody-Coating) gründet sich auf folgende Überlegung (Abb. 1): Dringt die Bakterienzelle in ein parenchymatöses Organ – hier im speziellen Fall die Prostata – ein, so bilden die Plasmazellen des Stroma gewöhnlich Antikörper gegen die oberflächlichen Antigene des Bakteriums. Diese Antikörper lassen sich mit Hilfe geeigneter fluoreszenzmarkierter Antihumanimmunglobuline unter Anwendung entsprechender fluoreszenzmikroskopischer Techniken nachweisen.

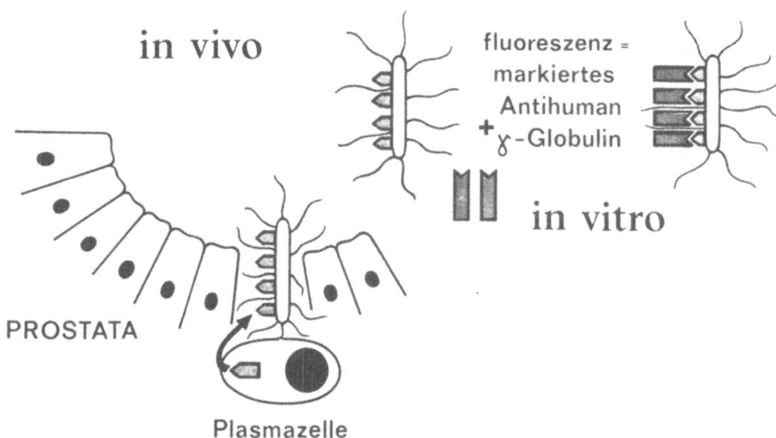

Abb. 1. Theoretische Grundlagen des Bakterien-Antikörper-Coatings und seines immunfluoreszenz-mikroskopischen Nachweises: 1. In vivo führt die plasmazelluläre Reaktion im Stroma der Prostata zur Antikörperbesetzung oberflächlicher Antigene der Bakterien. 2. In vitro gelingt der Nachweis zellständiger Antikörper mittels fluoreszierender Antihumangammaglobuline (IGA, IGG, IGM)

Der Antibody-Coating-Test hat sich bereits als ein geeignetes Verfahren zur Differenzierung von Harnwegsinfektionen mit Parenchymbeteiligung (Pyelonephritis) einerseits und nicht-invasiven Hohlrauminfektionen (Zystitis) andererseits bewährt [4]. So konnte mit Hilfe dieses Testes gezeigt werden, daß selbst bei nierentransplantierten Patienten unter immunsuppressiver Therapie zellständige Antikörper gegen Bakterien gebildet werden, sobald ein Parenchyminfekt vorliegt [5].

Unsere Untersuchungen galten dem Nachweis derartiger antikörperbedeckter Bakterien im Ejakulat von 51 Patienten, bei denen aufgrund klinischer Befunde eine bakterielle Prostatitis angenommen wurde. Bei diesen 51 Patienten, die wegen prostatitischer Beschwerden die urologische Ambulanz aufgesucht hatten, waren in 11 Fällen Mischkulturen und in 14 Fällen Monokulturen mittels des Uricult-Verfahrens (Uricult positiv = Wachstum von mehr als 100000 Keimen/ml Ejakulat) nachweisbar (Tabelle 1a). Die Ergebnisse des Antibody-Coating sind in Tabelle 1b angeführt.

180

Tabelle 1a. Bakterienwachstum im Ejakulat

	„Prostatitis" n = 51	Kontrollen n = 14
Uricult positiv	25	3
Uricult negativ	26	11

Tabelle 1b. Antikörper-Coating von Bakterien im Ejakulat

	„Prostatitis" n = 51	Kontrollen n = 14
Antikörper-Coating positiv	25	—
Antikörper-Coating negativ	26	14

Nur bei 17 Patienten mit klinischer Prostatitis und positiver Kultur des Ejakulats zeigte sich ein positives Antibody-Coating. Bei 8 kulturell negativen Fällen hingegen war gleichfalls das Coating-Phänomen positiv. Bei 14 gesunden Kontrollpersonen war in keinem Fall ein positives Antibody-Coating nachzuweisen.

Diskussion und Zusammenfassung

Während bei Kontrollpersonen in keinem Fall ein positives Antibody-Coating-Phänomen vorlag, konnten im Ejakulat von Patienten mit klinischer Prostatitis in der Hälfte der Fälle antikörperbedeckte Bakterien mittels immunfluoreszenzmikroskopischer Methoden nachgewiesen werden. Unter der Annahme, daß die Immunreaktion im Prostatagewebe analog zur immunologischen Reaktion im Nierengewebe abläuft, muß ein positives Antibody-Coating von Bakterien als Beweis für einen parenchymatösen Infekt der Prostata gedeutet werden. Das Ausbleiben des Antibody-Coating-Phänomens in der Kontrollgruppe bzw. in der Hälfte der Patienten mit klinisch diagnostizierter Prostatitis macht dies wahrscheinlich. Ungeklärt bleibt dabei, ob es sich im Falle kulturell positiver Ejakulate und ausgebliebenem Antibody-Coating-Phänomen um eine Kontamination oder um rein kanalikuläre – nicht parenchymatöse – Infekte der Prostata handelt. Letzteres ließe sich nur durch immunfluoreszenz-mikroskopischen Nachweis des Antibody-Coating-Phänomens im Prostatabiopsat solcher Patienten selbst sichern.

Der Antibody-Coating-Test stellt unseres Erachtens ein neues Verfahren dar, das die endgültige Feststellung einer bakteriellen Prostatitis und ihre differentialdiagnostische Abgrenzung gegenüber Prostatopathien anderer Genese entscheidend erleichtert.

Literatur

1. Stamey, T. A.: Hosp. Pract. **6**, 49 (1971) – 2. Fritjofsson, A., Kihl, B., Danielsson, D.: Scand. J. Urol. Nephrol. **8**, 173–178 (1973) – 3. Mobley, D. F.: J. Urol. **114**, 83–85 (1975) – 4. Thomas, V. L., Forland, M., Shelokov, A.: Kidney International **8**, 20–22 (1975) – 5. Dreikorn, K., Röhl, L., Ritz, E., Riedasch, G.: Der Harnwegsinfekt bei immunsuppressiver Therapie. Verhandlungsbericht der Deutschen Gesellschaft für Urologie, 28. Tagung, S. 33.

Dr. G. Riedasch
Abt. Urologie
Chirurgische Universitätsklinik
Kirschnerstraße 1
D-6900 Heidelberg

W. LEISTENSCHNEIDER und R. NAGEL: **Bioptischer Nachweis (Histologie und Zytologie) entzündlicher Prostataerkrankungen bei 1130 Prostatapunktionen**

Mit der Frage nach Häufigkeit, morphologischen Besonderheiten und daraus ableitbaren klinischen Konsequenzen haben wir das Biopsiematerial unserer Klinik aus der Zeit vom 1. 11. 1970 bis zum 29. 2. 1976 hinsichtlich entzündlicher Prostataerkrankungen untersucht. In dieser Zeit führten wir 825 transrektale Stanzbiopsien mit der Tru-Cut-Nadel und 305 Aspirationsbiopsien der Prostata nach Franzén durch, davon 203 als Simultanbiopsie mit der Stanzbiopsie kombiniert und 102 ohne gleichzeitige Stanzbiopsie.

Ergebnisse

Mit den 825 Stanzbiopsien konnte 81mal die Diagnose *Prostatitis* gestellt werden. Weitere 10 Fälle von Prostatitis wurden mit den 102 Aspirationsbiopsien ohne gleichzeitige Stanzbiopsie diagnostiziert, so daß mit 927 Biopsien 91mal eine Prostatitis nachgewiesen wurde. Die Tabelle 1 (9.65%) zeigt die Verteilung der verschiedenen Prostatitisformen.

Aufgrund histomorphologischer Kriterien ergab sich eine Klassifizierungsmöglichkeit, die in Tabelle 2 aufgeführt ist. Die *akute eitrige Prostatitis* kann *fokal* auftreten mit leukozytären Infiltraten intra- und periduktal, d. h. innerhalb und außerhalb des Drüsenlumens. In der *diffus* auftretenden Form zeigt die akute eitrige Prostatitis meist eine schrankenlose Ausbreitung der Leukozyten intra- und periduktal mit intraduktaler Fortleitung und entwickelt sich nicht selten zum Prostataabszeß.

Die *chronische Prostatitis* ist durch entweder periduktal oder interstitiell gelegene Entzündungszellen, in der Regel Lymphozyten und Plasmazellen, gekennzeichnet. Besonders die interstitielle, meist auch die periduktale Form dieser Entzündung ist überwiegend ohne klinische Bedeutung.

Tabelle 1

	N = 91/927 (9,65%)
chronische unspezifische Prostatitis	71 (7,53%)
eitrige Prostatitis	3 (0,32%)
abszedierende Prostatitis	3 (0,32%)
granulomatöse Prostatitis	10 (1,06%)
tuberkulöse Prostatitis	4 (0,42%)

Tabelle 2

		N = 81/825 (9,8%)
akute eitrige Prostatitis	fokal intra-/periduktal	2 (0,24%)
	diffus intra- und periduktal → Abszeß	3 (0,36%)
chronische Prostatitis	periduktal	34 (4,08%)
	interstitiell	20 (2,40%)
chronisch rezidiv. Prostatitis	intra- und periduktal	9 (1,08%)
granulomatöse Prostatitis	diffus	9 (1,08%)
tuberkulöse Prostatitis	diffus	4 (0,48%)

Die *chronisch rezidivierende Prostatitis* fällt auf durch dichte lymphoplasmohistiozytäre Infiltrate, gemischt mit gelapptkernigen Leukozyten, die sowohl intraduktal als auch periduktal imponieren.

Sowohl die *granulomatöse* als auch die *tuberkulöse Prostatitis* zeigen eine diffuse Durchsetzung des Gewebes mit den klassischen Entzündungszellen. Neben Leukozyten – häufig eosinophil bei granulomatöser Prostatitis – finden sich Plasmazellen, Histiozyten, Epitheloidzellen, Langhanssche Riesenzellen und die bei der Tuberkulose typischen Nekroseherde, die die Diagnose sichern.

Die angegebene Einteilung entspricht im wesentlichen der von Schmidt und Patterson [3]. Die klinische Bedeutung einer exakten morphologischen Einteilung der Prostatitis liegt darin, daß hieraus Schlußfolgerungen sowohl über Pathogenese als auch weiteren Verlauf und die Notwendigkeit einer gezielten Therapie gezogen werden können; denn nicht jede morphologisch nachgewiesene Prostatitis ist klinisch behandlungsbedürftig, was sich insbesondere auf die periduktalen und interstitiellen Formen bezieht. Andererseits kann die intraduktal fortgeleitete eitrige Entzündung auf kanalikulärem Wege z. B. leicht zur Epididymitis führen, so daß in diesem Falle entsprechende therapeutische Maßnahmen zur Verhütung dieser schwerwiegenden Komplikation veranlaßt werden sollten.

Die alleinige Zytodiagnostik hat gegenüber der Histologie den Nachteil, daß die nachgewiesenen Entzündungszellen nicht genau lokalisiert werden können und die tuberkulöse Prostatitis z. B. zwar dringend vermutet, aber letzlich nicht bewiesen werden kann.

Abb. 1 zeigt einen zytologischen Ausstrich bei tuberkulöser Prostatitis. Es findet sich im Prinzip das gleiche Bild wie bei unspezifischer granulomatöser Prostatitis mit vorwiegend Histiozyten und Epitheloidzellhaufen. Dazu kommt jedoch ein schmutziggraues, amorphes Material, das einer Nekrose entsprechen kann. Somit kann eine Tuberkulose vermutet werden. Den endgültigen Beweis aber muß die histologische Diagnostik erbringen.

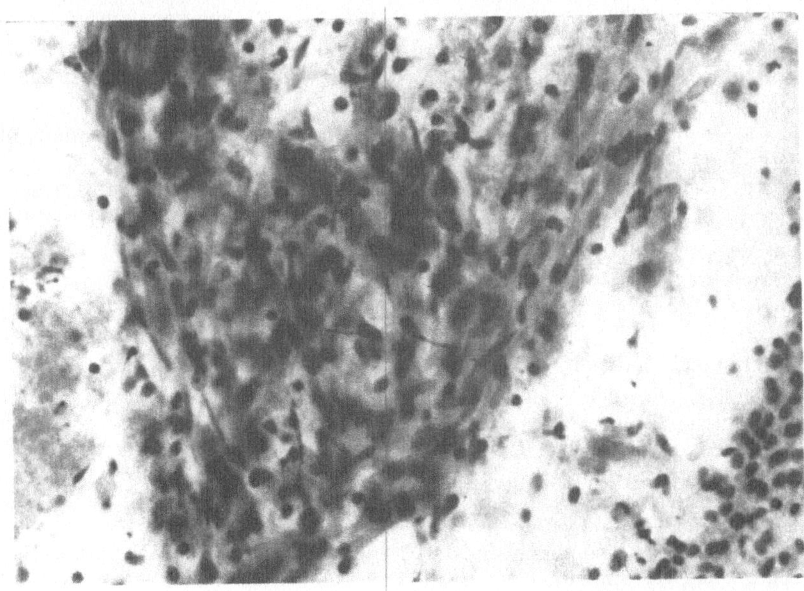

Abb. 1. Zytologischer Ausstrich bei Prostatatuberkulose. Rechter Bildrand: Prostataepithelien; Bildmitte: Epitheloidzellhaufen; linker Bildrand: amorphes, nekroseverdächtiges Material

Dennoch eignet sich gerade die Zytodiagnostik nach unseren Erfahrungen als sehr gefahrlose Methode zur morphologischen Diagnose der Prostatitis in vielen Fällen. Insbesondere kann sie problemlos zur auch von anderen Autoren geforderten Verlaufskontrolle bei Prostatitis [2–4] – falls erforderlich – eingesetzt werden. Diese Feststellung wird erhärtet durch die kürzlich von Esposti [1] mitgeteilte Erfahrung, daß bei 10% eines Patientengutes mit Prostatitis schließlich zytologisch ein Prostatakarzinom diagnostiziert wurde.

Literatur

1. Esposti, P. L., Elman, A., Norlén, H.: Scand. J. Urol. Nephrol. **9**, 208 (1975) – 2. Gasser, G.: Z. Urol. **57**, 23 (1964) – 3. Schmidt, J. D., Patterson, M. C.: J. Urol. **96**, 519 (1966) – 4. Ziegler, H., Völter, D.: Urologe A **12**, 123 (1973)

Dr. W. Leistenschneider
Urologische Klinik und Poliklinik
der Freien Universität Berlin, Klinikum Charlottenburg
Spandauer Damm 130
D-1000 Berlin

H.-E. Mellin, A. Baumüller, T. B. Kjaer und P. O. Madsen: **Antibakterielle Substanzen in Prostatagewebe und -sekret – Theoretische Grundlagen der Prostatitisbehandlung**

Einleitung

Zur erfolgreichen Therapie einer bakteriellen Prostatitis ist es von Nutzen, wenn eine antibakterielle Substanz in möglichst hoher Konzentration im Sekret der Prostata erscheint. Aufgrund der Membraneigenschaften des Prostataepithels kann nur eine basische Substanz höher im Prostatasekret (PS) als im Plasma konzentriert werden. Das gilt nur, solange der pH des PS niedriger als der des Plasmas ist. Je weiter der pH des Antibiotikums im Alkalischen liegt und der pH des PS im Sauren, desto größer ist der Quotient zwischen PS und Plasma [1,2].

Eine conditio sine qua non für die Penetration durch die Prostatamembran ist die Fettlöslichkeit der Moleküle.

Als erschwerender Faktor kann noch eine hohe Plasma-Proteinbindung hinzukommen, doch dürfte sich bei längerer Behandlungsdauer ein Ausgleich zwischen den verschiedenen Fraktionen des Antibiotikums einstellen.

Wir untersuchten alle diese Faktoren in Tierexperimenten und z.T. an Patienten [2–5].

Material und Methode

Bei den Hundeversuchen wurde nach Ligatur der proximalen Urethra am Blasenhals und Vasektomie reines Prostatasekret durch Stimulation mittels Pilocarpin gewonnen. Mit Gabe einer Ladedosis und anschließender Verabreichung einer konstanten Menge pro Zeiteinheit wurde ein gleichmäßiger Blutspiegel der interessierenden Antibiotika erreicht. Durch Vergleich der entsprechenden Spiegel in Plasma und PS ließ sich dann ein Konzentrationsquotient errechnen [2–5].

Untersucht wurden Ampicillin, daneben ein im Handel nicht erhältlicher Ester desselben, Tetracycline, Nitrofurantoin, Nalidixinsäure, Chloramphenicol, Erythromycin, Trimethoprim, Sulfamethoxazole und Rosamicin – ein neues, makrolidähnliches Antibiotikum.

In Untersuchungen an menschlichem Prostatagewebe – gewonnen durch TUR – bestimmten wir die Konzentrationen der antibakteriellen Substanzen und verglichen diese mit den korrespondierenden Blutspiegeln.

Ergebnisse

Die Tabelle zeigt die untersuchten Materialien mit den jeweiligen Daten für Fettlöslichkeit, pH und das Verhältnis zwischen Prostatasekret und Plasmaspiegel bei Hunden (Durchschnittswerte von jeweils 3–6 Tieren).

Bei einem 24jährigen Patienten mit gesunder Prostata und Ureter cutaneus fanden wir im Anschluß an die Gabe von fettunlöslichem Ampicillin praktisch kein Antibiotikum, während nach Applikation des fettlöslichen Esters der Ampicillinspiegel im PS ca. die Hälfte des Plasmaspiegels erreichte. Bei demselben Patienten trat in einem anderen Versuch Trimethoprim nach oraler Gabe bis zu 44mal konzentrierter im PS als im Plasma auf.

Tabelle 1

	Fett- löslichkeit	pH	Konzentrations- quotient Prostatasekret Plasma
Ampicillin	–	sauer	0,04
Tetracycline	+	sauer	0,16
Nitrofurantoin	–	sauer	nicht meßbar
Nalidixinsäure*	+	sauer	nicht meßbar
Chloramphenicol*	+	sauer	nicht meßbar
Erythromycin	+	alkalisch	1,4
Trimethoprim	+	alkalisch	9,1
Sulfamethoxazole	+	sauer	0,14
Rosamicin	+	alkalisch	10

* aus Stamey (Ref. 1)

Diskussion

Wie anhand der Tabelle leicht zu ersehen ist, wurden nur die basischen Substanzen höher im PS als im Plasma konzentriert. Die Unterschiede zwischen Erythromycin, Trimethoprim und Rosamicin sind vermutlich auf die verschiedenen pH-Werte zurückzuführen. Fettunlösliche Substanzen wie Ampicillin oder Nitrofurantoin waren im PS nicht nachweisbar, während der fettlösliche Ester des Ampicillin in meßbarer Konzentration auftrat.

Diese Ergebnisse zeigen, daß nur wenige Antibiotika zur Therapie einer bakteriellen Prostatitis geeignet sind. Im Falle einer Infektion mit grampositiven Keimen bietet sich Erythromycin an, während bei Befall mit gramnegativen Bakterien Trimethoprim ein geeignetes Mittel zu sein scheint.

Literatur

1. Stamey, T. A.: Urinary Infections, pp. 191–199. Baltimore: The Williams and Wilkins Co. 1972 – 2. Madsen, P. O., Kjaer, T. B., Baumüller, A., Mellin, H.-E.: Antimicrobial Agents in Prostatic Fluid and Tissue. Infection 4, 154 (1976) – 3. Kjaer, T. B., Madsen, P. O.: Invest. Urol. 14, 1, 57 (1976) – 4. Madsen, P. O., Kjaer, T. B., Baumüller, A.: Urology VII, 2, 129–132 (1976) – 5. Madsen, P. O., Wolf, H., Barquin, O. P., Rhodes, P.: J. Urol. 100, 54 (1968)

Dr. H.-E. Mellin
Urolog. Klinik und Poliklinik der Universität
Thalkirchner Straße 48
D-8000 München 2

Diskussion zu den Vorträgen Seite 174 bis 185
Der Harnwegsinfekt – Entzündliche Prostataerkrankungen
Moderator: K. Bandhauer, St. Gallen

Moderator: Bitte Diskussionsbemerkungen zum Vortrag von Herrn Schirmer. Zuerst Marberger, dann Spitzy.

H. Marberger, Innsbruck: Wir haben gestern von der periurethralen Flora gehört, und man hat den Eindruck gewonnen, daß der Infektionsweg vom Perineum in den Harntrakt für alle Harnwegsinfekte obligat sei. Nun, das könnte höchstens für die Frau zutreffen, aber ich bin mir nicht ganz sicher. Deswegen ist der Weg vom Darm zur Prostata, wie Schirmer ihn aufgezeigt hat, außerordentlich interessant. Ich habe gestern schon gesagt, daß wir während einer Salmonellenepidemie Salmonellencystitiden und -prostatitiden gesehen haben. Es waren 18 Fälle. Dabei nur 2 oder 3 Frauen. Die übrigen waren Männer. Da kann der Weg der Infektion nicht über die periurethrale Flora gegangen sein.

K.H. Spitzy, Wien: Ich möchte kurz auf die Parallelen hinweisen. Wegemann in St. Gallen hat aufgezeigt, daß die Sanierung des Darmtraktes von Pilzen die Voraussetzung ist, um Pilzinfektionen im Harntrakt zu heilen. Und ich muß sagen, wir haben dieselben Erfahrungen gemacht.

W. Lutzeyer, Aachen: Daß kausalpathogenetische Verbindungen zwischen Darm und Prostata bestehen, wissen wir. Bei allen anogenitalen Symptomenkomplexen sollen wir darauf achten. Gerade in diesem Zusammenhang finden wir bei der echten Prostatitis oft einen Sphinkterkrampf, und wir finden Hämorrhoiden im Analbereich. Wenn wir diese Störungen beseitigen, dann geht auch die Prostatitis weg. In diesem Zusammenhang wollte ich Herrn Schirmer fragen: Wie stellt er sich den Infektionsweg vor? Betrifft das nur den unteren Darmabschnitt oder den gesamten Dickdarm?

H. K. A. Schirmer, Baltimore/USA: Herr Lutzeyer, die klinische Untersuchung war natürlich nur auf den Dickdarm beschränkt, und somit kann man aus klinischer Sicht im Moment nur daraus schließen, daß die Infektion durch die lädierte Darmwand bei Darmstörungen in die umgebenden Lymphgefäße geht. Dieser Weg war ja schon 1910 von Francke im Anatomischen Institut in München an Leichen mit Farbuntersuchungen dargestellt worden. Bei den experimentellen Untersuchungen an Pferden und am Hund, die wir angeführt haben, wurde nur der Dickdarm untersucht.

G. Riedasch, Heidelberg: Wir haben bei unseren prostatogenen Bakterien ein Polypeptid, das am IGA angelagert wird, mitbestimmt. Und das wird nur in der Darmschleimhaut an die Bakterien angelagert. Dieses Peptid haben wir bei den prostatogenen Bakterien in keinem Fall gefunden. Damit wäre ein direkter Weg des Bakteriums aus dem Darm in die Prostata nicht möglich.

Moderator: Danke vielmals, jetzt sind wir wieder genau da, wo wir am Anfang gewesen sind.
Weitere Diskussionsbemerkungen zum Vortrag Brehmer und Mitarbeiter.

W. Ludvik, Wien: Wir haben eine völlig analoge Untersuchung 1971 in der Zeitschrift für Urologie veröffentlicht. Damals wurden 85 Adenomträger untersucht. In 73 Fällen fanden wir entzündliche Infiltrate. Nur in einem Drittel der Fälle waren Bakterien nachweisbar. Zwei Drittel der Patienten hatten weder im Exprimat noch im Abstrich aus der Drüse Bakterien. Es liegt zumindest zu einem Drittel eine bakterielle und zu zwei Dritteln eine abakterielle Entzündung vor. Zweck dieser Untersuchung war es damals, die Korrelation zwischen einer Erhöhung des Leukozytengehaltes im Prostata-Exprimat und dem Vorliegen entzündlicher Infiltrate herzustellen, was durch diese Untersuchungen weiterhin untermauert werden konnte.

Moderator: Danke vielmals.

K.H. Spitzy, Wien: Wir haben versucht festzustellen, ob es sich um obere oder untere Harnwegsinfekte handelt und eigentlich auch mit recht gutem Erfolg. Ich würde nur gerne hier fragen: Haben Sie auch solche Schwierigkeiten mit Pseudomonas beim Antikörper-Coating gehabt? Bei Pseudomonas ist es uns nämlich nicht gelungen.

Moderator: Bitte antworten Sie gleich.

G. Riedasch, Heidelberg: Wir haben Pseudomonas nicht festgestellt bei den 50 Patienten.

W. Herrberg, Esslingen: Ich bitte Herrn Riedasch um Übersetzung des Begriffes Antibody-Coating.

G. Riedasch, Heidelberg: Bedeckung der Bakterien durch Antikörper.

Moderator: Danke. das ist eine klare Antwort.

M. W. Köllermann, Hamburg: Ich habe ja schon ein paarmal erwähnt, daß wir eine relativ große Erfahrung mit dem Antibody-Coating haben. Wir halten das zur Zeit aber für eine wertlose Untersuchung. Wir können keine Korrelation zwischen vesikaler und einer supravesikalen Bakteriurie und dem Coating herstellen. Sie haben ja auch nicht exakt lokalisiert, woher Ihre Keime kommen. Man kann das nur auswerten. wenn man gleichzeitig eine direkte Bakterienlokalisation durchführt.

G. Riedasch, Heidelberg: Wenn die Bakterien gecoatet waren. konnte man nur sagen, daß sie erstens aus dem Nebenhoden oder aus der Prostata oder aus der Samenblase kommen. Eine Kontamination durch die vordere Harnröhre kommt garantiert nicht in Frage. Das kann man sicher ausschließen.

Moderator: Danke. Diskussion zum Vortrag Leistenschneider.

P. Faul, Memmingen: Ich habe eine Frage an Herrn Leistenschneider. Wie wurden die feinnadelbioptischen Untersuchungen durchgeführt? Transrektal oder transperineal?

W. Leistenschneider, Berlin: Es handelte sich immer um eine transrektale Feinnadelbiopsie.

Moderator: Danke. das ist dann also der Weg. mit dem Sie dann die Untersuchungen von Herrn Schirmer erklären können. nämlich. wie die Keime aus dem Dickdarm in die Prostata kommen. Bitte fassen Sie das nicht falsch auf. Das war jetzt nicht ein Angriff gegen Herrn Leistenschneider. Es zeigt doch nur. wie problematisch unsere ganzen Aussagen vom heutigen Vormittag waren. Wir reden über lymphogene Infektionswege. stechen aber die Prostata direkt vom Rektum aus an. Wir sehen im Grunde genommen bei der direkten Infektionsmöglichkeit gar nichts und erwarten uns von der lymphogenen Infektion die Klärung der Ätiologie der Prostatitis.
Bitte schön. noch einmal Herr Faul. dann müssen wir aber Schluß machen.

P. Faul, Memmingen: Darauf wollte ich hinaus. denn ich sehe eine Prostatitis als Kontraindikation zur transrektalen Feinnadelbiopsie an.

W. Leistenschneider, Berlin: Es gibt eine Arbeit von Esposti aus dem letzten Jahr, daß man bei einer akuten Prostatitis besonders im jugendlichen Alter selbstverständlich keine Biopsie machen soll. Wir haben bisher auch noch keine generelle Verlaufskontrolle gestartet. Wir werden bei rezidivierenden Prostatitiden. bei Patienten. die schon monatelang mit Antibiotika behandelt werden. eine Kontrollbiopsie machen.

Moderator: Danke vielmals. Herr Leistenschneider. Hat noch jemand eine wichtige Diskussionsbemerkung? Das ist nicht der Fall. Dann möchte ich kurz zusammenfassen:
Wir haben die offenen Fragen nicht oder nur zum Teil beantworten können. Wir werden sicher der Bakterienflora und der Bakterienbesiedlung bei der Behandlung und Erfassung der chronischen und akuten bakteriellen Prostatitis eine große Bedeutung zumessen müssen. Wir müssen ferner. trotz der Einschränkungen. die Herr Faul gemacht hat. die Feinnadelbiopsie in der Diagnostik der Prostatitis wahrscheinlich etwas höher einschätzen. Vor allem, wenn wir das ausgezeichnete Klassifikationsschema. das uns Herr Leistenschneider wieder in Erinnerung gebracht hat. beachten und dadurch doch therapeutische Schlüsse ziehen. Bezüglich der Wirkung der Bakterien werden wir uns auf einzelne. vor allem im basischen Milieu wirksame Antibiotika beschränken müssen. Ich glaube. das ist so das Wichtigste. was wir aus diesem Gespräch nach Hause nehmen könnten. Ich möchte mich bei Ihnen allen. vor allem bei den Rednern. recht herzlich bedanken.

Therapie des Harnwegsinfektes – Medikamentöse Therapie

H. Haschek und P. Porpáczy: **Zum Wandel in der klinischen Bewertung und Therapie der Pyelonephritis**

Seit der fundamentalen Entdeckung durch Bright („Bright's disease") und den grundlegenden Arbeiten von Volhard stand durch lange Zeit die Glomerulonephritis unter den Nierenerkrankungen im Vordergrund des Interesses. Die bakteriellen Erkrankungen der Niere, also die Pyelonephritis, waren zwar bekannt, den diagnostischen Bemühungen waren jedoch durch das Fehlen klarer Parameter Grenzen gesetzt. Auch die Tatsache, daß erst mit Einführung der Sulfonamide zu Beginn der 30er Jahre und der Antibiotika in den 40er Jahren erstmals echte therapeutische Möglichkeiten gegeben waren, läßt das späte Interesse an dieser Erkrankung verstehen. Nur so ist es erklärbar, daß der Klassiker der Nephrologie Volhard in der letzten Vorkriegsausgabe des Bergmann-Staehelinschen Handbuches der inneren Medizin der Glomerulonephritis 750 Seiten, dagegen der chronischen Pyelonephritis nur 10 Seiten widmete, die er zudem von seinem urologischen Mitarbeiter Suter schreiben ließ [3,8]. Die chronische Pyelonephritis wurde als eine wenig interessante, terminale, unvermeidbare Komplikation schwerer, primär urologischer Leiden betrachtet [8].

Erst durch die grundlegenden Arbeiten von Raaschou (1948), Brod (1949, 1953) u. a. wurde die Pyelonephritis in den Mittelpunkt des Interesses gerückt [2–4]. Reubi schreibt 1970 in seinem Lehrbuch über die Nierenkrankheiten, daß die chronische Pyelonephritis bei etwa 4–8% aller Sektionen gefunden wird und 5- bis 10mal so häufig vorkommt wie die chronische Glomerulonephritis [20]. In einer Statistik von Brod steht als Uraemietodesursache die chronische Pyelonephritis mit 63% an der Spitze der ursächlichen Erkrankungen. Die Glomerulonephritis war nur mit 23,5% an der Gesamtmortalität beteiligt (Beobachtungen aus dem Jahre 1963/64) [3].

Durch die mangelnde Kenntnis des Krankheitsbildes der chronischen Pyelonephritis wurde diese bis in die ersten Nachkriegsjahre häufig klinisch nicht diagnostiziert und erst bei der Obduktion festgestellt. Horak und Kratochvilova fanden 1963, daß im Sektionsgut der pathologischen Abteilung des Thomayer-Krankenhauses in Prag nur bei 30% der Verstorbenen die Diagnose chronische Pyelonephritis ante mortem gestellt worden war. Eine ähnliche Analyse 10 Jahre später zeigte bereits eine verbesserte Diagnostik, da immerhin bei 49% der Verstorbenen die Krankheit vor dem Tode diagnostiziert wurde [3]. Interessant ist auch, wie die diagnostische Genauigkeit an verschiedenen Abteilungen des gleichen Krankenhauses schwankt (Tabelle 1).

Die Einführung der neuen therapeutischen Möglichkeiten (antibakterielle Chemotherapie) und – das kann man ohne Zweifel feststellen – das große Interesse der pharmazeutischen Industrie hat zu zahlreichen Publikationen über bakterielle Nierenerkrankungen geführt. Stellen doch die Harnwegsinfektionen überdies einen Modellfall für die Anwendung antibakterieller Chemotherapeutika dar. Viele Kongresse und Symposien haben sich mit diesem Themenkreis beschäftigt.

Das Pendel hat aber auch bereits in die Gegenrichtung ausgeschlagen. Wir beobach-

Tabelle 1. Diagnose der chronischen Pyelonephritis in vivo (nach Brod)

Inst. für Kreislaufforschung und urologische Abteilung	91,0%
Abteilung für innere Medizin	53,0%
Abteilung für Chirurgie	44,0%
Abteilung für Neurologie	33,5%
Abteilung für Gynäkologie	33,3%
Andere Abteilungen	0%

ten, daß die Pyelonephritis in unseren Tagen vielfach zu häufig diagnostiziert wird, da vesicale („infrapelvine") oft sehr schwierig von renalen („suprapelvinen") Infektionen (insbesondere im Initialstadium) abgegrenzt werden können. Es darf in diesem Zusammenhang auch an die Diskussion um den Begriff der asymptomatischen Bakteriurie erinnert werden.

Ein weiterer wichtiger Gesichtspunkt hat sich im Wandel der pathogenetischen Auffassung der Pyelonephritis ergeben. Die Einteilung in obstruktive und nicht obstruktive Pyelonephritis wird heute weltweit akzeptiert und hat sehr wesentlich zur Annäherung der differenten Standpunkte von Urologen und Internisten geführt.

Hat noch Brod in seinem Lehrbuch 1957 rund zwei Drittel aller Pyelonephritiden als *nicht* obstruktiv angesehen [2], scheint aufgrund moderner Untersuchungsmethoden (Kinematographie, diffizile Refluxprüfung, Miktionsurethrographie, Uroflowmetrie usw.) eine Obstruktion im nicht selektionierten Patientenkreis bei etwa 80% der Fälle vorzuliegen [5].

Wir können heute in Übereinstimmung mit den führenden Nephrologen die Pyelonephritis demnach in obstruktiv und nicht obstruktiv unterteilen. Die letztere Gruppe wird zu 90% von Frauen in jüngerem Lebensalter gestellt.

Bei einem Teil dieser Patientengruppe müssen Immundefekte angenommen werden. Eine Reihe von klinischen und experimentellen Befunden der letzten Jahre hat deutlich werden lassen, daß die Abwehrlage gegen potentiell ursächliche Keime das „Angehen" einer Pyelonephritis erschweren oder erleichtern kann. Hohe Antikörpertiter schützen im Tierexperiment vor der Entwicklung der für die Pyelonephritis typischen zerstörenden Infektionen des Interstitiums, und zwar bei Infekten sowohl hämatogener als auch aszendierender Art. Hämatogen applizierte Keime passieren die Niere ohne Folgen. Die infizierten Harnwege sind jeweils schnell wieder steril. Diese Schutzwirkung besteht jedoch nur bei freiem Harnabfluß. Bei relativem oder absolutem Harnstau kehrt sich diese Schutzwirkung in das Gegenteil um. Bei hohen Antikörpertitern kann es nach ascendierender oder haematogener Keimapplikation in diesen Fällen eher zur Pyelonephritis kommen als ohne Antikörper [21].

Obwohl heute noch offenbleiben muß, inwieweit sich diese Beobachtungen auf die menschliche Pyelonephritis übertragen lassen, kann doch festgestellt werden, daß auch in der Klinik Infektionen des Parenchyms immer mit hohen Titern von Antikörpern gegen die ursächlichen Keime vergesellschaftet sind. Sind dagegen nur die Harnwege infiziert (Zystitis), so sind die Titer gering. Diese Tatsache kann differentialdiagnostisch genutzt werden. Es handelt sich bei diesen Methoden jedoch um Verfahren, welche die klinische Routinediagnostik überschreiten und daher nur besonderen Fällen vorbehalten bleiben können. Ein klinisch brauchbarer Test, Immundefekte festzustellen, konnte bis heute noch nicht erarbeitet werden [21].

Einen weiteren Wandel, der zu großen klinischen Problemen geführt hat, haben wir im Keim- bzw. Resistenzspektrum festzustellen.

Finland [7] konnte bei einer Zusammenstellung der Letalität septikämischer Erkrankungen zwischen 1935 und 1965 eindrucksvoll die zunehmende Bedeutung gramnegativer Bakterien zeigen. Staphylokokken haben ihre Bedeutung etwa beibehalten, die Mortalität an Pneumokokkensepsis hat deutlich abgenommen (Abb. 1).

Waren nach dem Zweiten Weltkrieg generell 90% Coli-Bakterien als Erreger von Harnwegsinfektionen zu isolieren, gilt diese Keimverteilung heute nur noch für Patienten im heimischen Milieu. Im Krankenhaus ist aus mehreren Gründen eine Verschiebung im Erregerspektrum aufgetreten:

1. Selektionsdruck durch antibakterielle Chemotherapeutika (insbesondere, wenn diese ungezielt, prophylaktisch oder unterdosiert angewendet werden).
2. Ungünstige Altersstruktur, daher reduzierte Immunabwehr.
3. Technisierung der Medizin, Zunahme iatrogener Infektionen durch häufigere diagnostische und therapeutische endoskopische Eingriffe, intravasale Katheter, Schienungen nach plastischen Operationen usw.

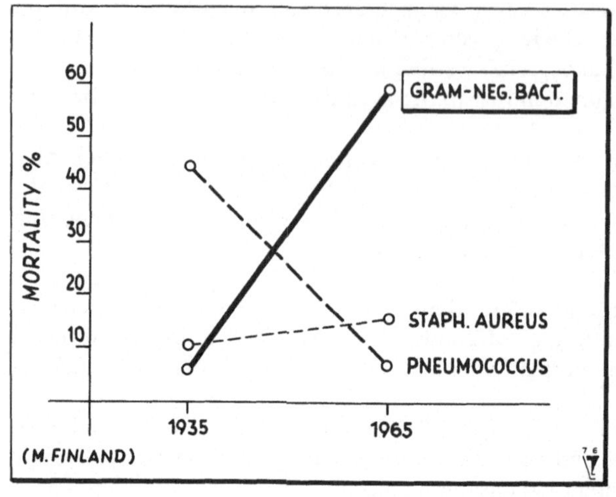

Abb. 1

Vorwiegend diese Umstände haben zum bakteriellen Hospitalismus geführt. In unserem eigenen Patientengut zeichnet sich der Erregerwandel und die damit verbundene geänderte Resistenzlage zwischen 1967 und 1976 sehr drastisch ab. Die Problemkeime (indol-positive Proteusarten. Providencia und Pseudomonas aeruginosa) haben bis zum Jahre 1973 sehr deutlich zugenommen. War 1967 E. coli noch mit 55% führender Keim aller bei uns isolierten gramnegativen Bakterienstämme. waren es 1973 nur mehr 22,1%. Die genannten Problemkeime haben dagegen von 2.8 auf 36.1% bei indolpositiven Proteusarten incl. Providencia und von 8.5% auf fast 23.9% bei den Pseudomonasarten zugenommen. Erst im letzten Quartal 1975 und insbesondere im ersten und zweiten Vierteljahr 1976 zeichnet sich ein umgekehrter Trend ab (Tabelle 2).

Tabelle 2. Änderung des Keimspektrums an der Allgemeinen Poliklinik der Stadt Wien 1967 bis 1976 (in % der erhobenen bakteriologischen Harnbefunde. unabhängig von der Anzahl untersuchter Patienten)

	X.–XII. 1967	I.–VI. 1973	I.–XII. 1975	I.–III. 1976	IV.–VI. 1976
E. coli	55,0	22,1	22,3	24,2	26,6
Klebsiella-Enterobacter-Serratia-Gruppe	15,7	10,2	12,7	12,7	14,0
Proteus mirabilis	17,8	7,5	10,8	15,8	23,8
Indol-pos. Proteus-Arten incl. Providencia	2,8	36,1	28,8	23,6	16,2
Pseudomonas-Arten	8,5	23,9	25,2	23,4	19,3
Gesamtzahl isolierter gram-negativer Stäbchen-Bakterien	140	547	1406	346	357

Diese Trendumkehr ist auf 2 Umstände zurückzuführen. Erstens haben wir gegen Ende 1975. rigoros aber seit 1. 1. 1976. jede prophylaktische Gabe von antibakteriellen Chemotherapeutika eingestellt. Zweitens haben zur gleichen Zeit verstärkte hygienische Maßnahmen eingesetzt. Also: verbesserte Asepsis und Antisepsis statt Antibiotikaprophylaxe [18].

80% der urologischen Patienten Wiens werden durch eine gemeinsame EDV-Doku-
mentation erfaßt. Kiesswetter et al. konnten zeigen, daß in Wien von 1234 ausgewerteten
suprapubischen Prostatektomien nur 1,3% *nicht* über die Operation antibiotisch abgeschirmt wurden. Bei 850 Steinoperationen im oberen Harntrakt waren es 4%, die nicht
antibakteriell prophylaktisch behandelt wurden. Aus eigenen Untersuchungen wissen
wir, daß rund 50% aller Patienten, die im Raum Wien wegen eines Prostataadenoms
oder eines Steines des oberen Harntraktes zur Operation kommen, einen bakteriologisch
negativen Harnbefund aufweisen. Das heißt also, daß rund 50% aller Patienten *prophylaktisch* antibiotisch behandelt wurden [16].

Die Probleme des Hospitalismus sind an vielen urologischen Abteilungen und Kliniken so groß, daß früher als selbstverständlich erachtete Eingriffe, wie Ureterensondie-
rungen, Zystoskopien, Schlingenextraktionen usw. nur mehr nach reiflicher Überlegung
und äußerst strenger Indikationsstellung ausgeführt werden. Aus einer Zusammenstellung der Todesfälle an unserer Abteilung in den letzten 7 Jahren wissen wir, daß der septische Schock als Konsequenz bakterieller Infektion unter den Todesursachen an vierter
Stelle rangiert (Tabelle 3).

Tabelle 3. Todesursachen bei 111 Patienten der urologischen Abteilung der Allgemeinen Poliklinik der Stadt Wien (1969–1974)

	%
Kardiopulmonale Insuffizienz	41
Nierenversagen	13
Pulmonalembolie	12
Sepsis und Schock	10
Karzinomfolgen	9
Peritonitis	6
andere	9

Eine weitere, in heftiger Diskussion stehende Frage ist, in welchem Ausmaß die Empfehlung einer suppressiven bzw. prophylaktischen antibakteriellen Langzeittherapie heute noch gegeben werden kann. Wir haben dabei zwischen dem Begriff der Suppressions-
therapie und der Langzeitanwendung im Sinne der Prophylaxe zu unterscheiden. Es ist
bis heute nicht gelungen, den positiven Effekt der Suppression etwa durch Nachweis von
Kultur- und Zellheteromorphismus sowie einen erhöhten Phagozytoseindex eindeutig
nachzuweisen [1,15]. Zahlreiche klinische und experimentelle Arbeiten [22] sprechen
hingegen dafür, daß Reinfektionen, die bei urologischen Krankheitsbildern (etwa vesico-
renaler Reflux, Restharn, Urolithiasis etc.) häufiger sind als echte Rezidive, durch eine
Langzeitprophylaxe unterdrückt werden können [17,22].

Eine Sonderform der chronischen Pyelonephritis, wie sie im Rahmen der Analgetika-
nephropathie auftritt, ist im letzten Jahrzehnt auch zahlenmäßig bedeutungsvoll geworden. Von Spühler und Zollinger Mitte der 50er Jahre in der Schweiz beschrieben, konnten wir bereits 1959 und später zu Beginn der 60er Jahre die ersten vereinzelten Beobachtungen in Österreich machen [10,11]. Infolge der relativ langen Latenzzeit (sie betrug
in unserem Patientenkreis über 19 Jahre) zwischen Exposition und Auftreten der ersten
Krankheitssymptome konnten wir in den letzten Jahren ein sprunghaftes Ansteigen von
zum Teil schweren renalen Komplikationen nach jahrelanger Einnahme phenacetinhaltiger Analgetika feststellen. Wir verfügen derzeit über mehr als 200 Beobachtungen, wobei in unserem Krankengut 48% dieser Patienten eine bakterielle Superinfektion, also meist eine chronische Pyelonephritis, hatten. Da die wichtigste Voraussetzung der erfolgreichen Behandlung der sofortige Entzug der Analgetika darstellt, ist die
Kenntnis der Zusammenhänge von entscheidender Bedeutung [12,19].

Das Krankheitsbild der Pyelonephritis hat in den letzten Jahrzehnten einen außerordentlichen Wandel im Hinblick auf die Interessenszuwendung, auf die Pathogenese und die Therapie durchgemacht. Wie wir zeigen konnten, haben gerade Urologen viel zum besseren Verstehen und zur verbesserten Diagnostik dieser Erkrankung beigetragen (Tabelle 1). Die Hoffnung, die sich an die Einführung hochwirksamer antibakterieller Chemotherapeutika geknüpft hat, nämlich dieses Krankheitsbild weitgehend auszuschalten, ist leider nur in sehr engem Rahmen möglich geworden.

Literatur

1. Bibus, B., Porpáczy, P., Zischka-Konorsa, W., Hermanek, P., Haschek, H.: Wien. Med. Wschr. **117**, 1064–1069 (1967) – 2. Brod, J.: Chronische Pyelonephritis, S. 7. Berlin: VEB 1957 – 3. Brod, J.: Ber. Sekt. Inn. Med. **2**, 105–113 (1964) – 4. Brod, J.: The Kidney, p. 326. London: Butterworth and Co. Ltd. 1973 – 5. Brühl, P.: Epidemiologische Aspekte der Pyelonephritis in der Urologie. In: Pyelonephritis, Band III (Hrsg. H. Losse u. M. Kienitz), S. 185. Stuttgart: Georg Thieme 1972 – 6. Colby, F. H.: Pyelonephritis. Baltimore: Williams and Wilkins Co. 1969 – 7. Finland, M.: J. infect. Dis. **122**, 413 (1970) – 8. Fuchs, T.: Pyelonephritis, Diagnostik und Therapie, I. Auflage, S. 5. Mannheim: Studienreihe Boehringer 1969 – 9. Gloor, F.: Pathologische Anatomie der Pyelonephritis. In: Die Pyelonephritis (Hrsg. H. Losse u. M. Kienitz), S. 56–74. Stuttgart: Georg Thieme 1966 – 10. Haschek, H.: Mittlg. Österr. San. Verw. **63**, 2–4 (1962) – 11. Haschek, H., Porpáczy, P.: Österr. Ärztezeitg. **22**, 2063–2066 (1967) – 12. Haschek, H., Porpáczy, P., Schmidt, W.: Medizinische, sozialpolitische und ökonomische Aspekte des Phenacetinmißbrauches in Österreich. In: Probleme des Phenacetinabusus (Hrsg. H. Haschek). Wien: H. Egermann 1973 – 13. Haschek, H. (Hrsg.): Der septische Schock. Wien: H. Egermann 1976 – 14. Haschek, H., Porpáczy, P., Schmidt, W.: Zur Frühdiagnose und Frühbehandlung des septischen Schocks. In: Der septische Schock (Hrsg. H. Haschek), S. 199–212. Wien: H. Egermann 1976 – 15. Hermanek, P., Haschek, H., Bibus, Bg., Porpáczy, P., Zischka-Konorsa, W.: Wien. Med. Wschr. **117**, 1070–1073 (1967) – 16. Kiesswetter, H., Thaler, N., Strauss, A.: Harnkultur und Antibiotika in der Urologie. In: Asepsis und Antisepsis in der Urologie (Hrsg. P. Porpáczy), S. 85. Wien: Wiener Med. Akademie 1975 – 17. Porpáczy, P., Zischka-Konorsa, W., Hermanek, P., Haschek, H., Bibus, B.: Wien. Med. Wschr. **117**, 1081–1083 (1967) – 18. Porpáczy, P. (Hrsg.): Asepsis und Antisepsis in der Urologie. Wien: Wiener Med. Akademie 1975 – 19. Porpáczy, P.: Arzneimittelpraxis **6**, 129–132 (1976) – 20. Reubi, F.: Nierenkrankheiten, 2. Auflage. Wien, Stuttgart: Hans Huber 1970 – 21. Rother, K., Seelig, H. P.: In: Praxis der Immunologie (Grundlagen – Methoden – Klinik) – (Hrsg. K.-O. Vorlaender), S. 264–266. Stuttgart: Georg Thieme 1976 – 22. Stamey, Th. A.: Urinary Infections. Baltimore: Williams and Wilkins Co. 1972 – 23. Strauss, M., Welt, L. G.: Diseases of the Kidney. London: J. and A. Churchill Ltd. 1963

Prof. Dr. H. Haschek
Urologische Abteilung der
Allgemeinen Poliklinik der Stadt Wien
Mariannengasse 10
A-1090 Wien

K. H. Spitzy: **Zur Chemotherapie des Harnwegsinfektes**

Die Voraussetzungen für eine erfolgreiche Behandlung eines Harnwegsinfektes sind eine sorgfältige Diagnostik und eine ebenso sorgfältige Verlaufskontrolle, wie sie in den Empfehlungen der Paul-Ehrlich-Gesellschaft vorgeschlagen worden sind.

Die chemotherapeutische Behandlung eines Harnwegsinfektes aufgrund eines bakteriologischen Befundes allein, ohne Funktionsdiagnostik und Feststellung obstruktiver und entzündlicher Erscheinungen, muß wegen der gefährlichen Keimselektion als Kunstfehler bezeichnet werden.

Qualitative und quantitative bakteriologische Untersuchungen eines genormt gewonnenen 4-Stunden-Harnes mit Leukozytenzählung sind unerläßlich. Mikroskopische Untersuchung mit Immunfluoreszenztest ist empfehlenswert, da damit „untere Harnwegsinfekte" von der Pyelonephritis getrennt werden können.

Bei pyelonephritischen Infektionen kann man unter diesen Kontrollen folgende Verläufe beobachten:

1. Unkomplizierter Verlauf mit bakteriologisch saniertem Harn nach 48 Stunden und Normalisierung der Leukozyturie in 8 Tagen.
2. Bakteriologisch sanierter Harn mit persistierender Leukozyturie.
3. Rezidiv mit persistierender Leukozyturie.
4. Keimwechsel mit persistierender Leukozyturie.
5. Mehrfacher Keimwechsel mit persistierender Leukozyturie.
6. Bakteriurie ohne Leukozyturie.

Der Entschluß zur Chemotherapie, ihrer Intensität und Dauer muß diesen Verläufen angepaßt werden. Zusammenarbeit mit Urologen und Gynäkologen ist unerläßlich.

Prof. Dr. K. H. Spitzy
Lehrkanzel für
Chemotherapie an der
I. Medizinischen Univ.-Klinik
A-1090 Wien

P. Deetjen: Die Wirksamkeit von Antibiotika bei Harnwegsinfekten in Abhängigkeit vom Nierenfunktionszustand

Bei einer Pyelonephritis ist das Nierenmark der Ort der ersten bakteriellen Besiedlung des Nierenparenchyms, und es bleibt meist lange ein Ort fortdauernder bakterieller Aktivität. Gerade im Nierenmark herrschen extreme Bedingungen wie in keinem anderen Teil unseres Körpers, wodurch eine Abwehr bakterieller Infektionen sehr erschwert wird:

1. Die Nierenmarkdurchblutung ist, verglichen mit der Nierenrinde, relativ niedrig: Nur 1% der Gesamtdurchblutung geht durch die Papille, und absolut gesehen wird 1 g Papillengewebe nur mit $\frac{1}{15}$ der Rindendurchblutung versorgt.
2. Im Nierenmark herrscht der niedrigste P_{O_2} und der höchste P_{CO_2} und
3. die höchste osmotische Konzentration innerhalb unseres Organismus. Durch diese Umstände ist die Abwehrfunktion der Leukozyten gehemmt. Aerobe Keime, auf der anderen Seite, finden das Auslangen mit dem niedrigen P_{O_2} des Nierenmarkes von weniger als 10 mm Hg, während ein hoher P_{CO_2} ihrem Wachstum förderlich ist.
4. Im Nierenmark findet sich die höchste Konzentration an Ammoniak, welches einen Anti-Komplement-Effekt hat.

Wenn also die körpereigene Abwehr einer bakteriellen Infektion im Nierenmark so erschwert ist, wird es um so wichtiger, daß eine antibakterielle Therapie nicht ebenfalls durch morphologische und funktionelle Besonderheiten des Nierenmarkes in ihrer Wirkung abgeschwächt wird. Es genügt hier nicht, die Art der Keime festzustellen und in vitro ein wirksames Antibiotikum auszutesten und dann einen Blutspiegel einzustellen, der an anderen Organen mit Sicherheit bakteriostatisch oder gar bakteriolytisch wirksam ist. Ob eine solche Substanz dann auch das Nierenmark erreicht, ist keineswegs sicher. Die meisten der antibakteriell wirksamen Substanzen, seien es Sulfonamide oder Antibiotika, sind schwache organische Säuren oder Basen und gehören damit zu einer Gruppe von Stoffen, die auf ganz besondere Weise in der Niere behandelt werden (Übersicht s. Tabelle 1).

Tabelle 1. Antibiotika-Konzentration in Nierenpapille

Abhängig von

1. Nierenfunktionszustand
RBF und GFR
Intrarenale Durchblutungsverteilung
Konzentrierungsmechanismus
Wasserdiurese
pH der Tubulusflüssigkeit

2. biologischen Eigenschaften der Antibiotika
Aktiver Transport: Sekretion
Permeabilität
Diffusion in wäßriger Phase
Non-Ionic-Diffusion
Gegenstromaustausch

3. physiko-chemischen Eigenschaften der Antibiotika
Molekülgröße
Elektrische Ladung
Proteinbindung in Serum und Gewebe
Lipoidlöslichkeit

Das hängt einmal von den physiko-chemischen Eigenschaften ihrer Moleküle ab, also Molekülgröße, elektrischer Ladung, Proteinbindung in Serum und Nierengewebe, Lipoidlöslichkeit, sowie dem pH-Wert, also dem Stärkegrad als Säure oder Base.

Weiterhin sind es allgemeine Umstände, wie Größe der Nierendurchblutung und der intrarenalen Durchblutungsverteilung, welche die Anlieferung solcher Substanzen an das Nierenmark bestimmen, sowie morphologische Gegebenheiten.

Die das Nierenmark versorgenden arteriellen Vasa recta liegen in Bündeln mit den abströmenden Vasa recta unmittelbar beieinander. Dadurch wird ein Stoffaustausch im Gegenstrom begünstigt. Für alle Substanzen, die entweder im Nierenmark verbraucht werden oder sonstwie das Gefäßsystem dort verlassen können – und dazu gehören organische Säuren und Basen – enthält das venöse Blut eine geringere Konzentration als das einströmende arterielle Kapillarblut: Die Folge ist ein Shunt dieser Substanzen in der äußeren Markzone. So enthält das die Papillenspitze durchströmende Blut kaum mehr Sauerstoff und Glucose. Und es würden auch organische Säuren und Basen nur schwer dorthin kommen können, wenn diesen nicht der Weg über die Tubulusflüssigkeit offenbliebe.

Wesentlich für die Akkumulation dieser Stoffe im Nierenmark sind daher funktionelle Größen, wie Glomerulumfiltrat, Ausmaß der Harnkonzentrierung oder -verdünnung.

Von ganz besonderer Wichtigkeit jedoch ist die Behandlung dieser Substanzen selbst in der Niere. Die meisten der organischen Säuren und Basen werden im proximalen Tubulus aktiv sezerniert. Dadurch kann neben der Substanzmenge, die durch glomeruläre Filtration in die Tubulusflüssigkeit gelangt, noch einmal das 5fache dazukommen. Allerdings bedeutet dies nicht zwangsläufig, daß diese Mengen auch das Nierenmark erreichen. Viele Substanzen diffundieren im proximalen Tubulus und in der Henleschen Schleife wieder zurück. Zwar geht das nicht in der wäßrigen Phase, dazu sind die Moleküle dieser organischen Substanzen zu groß. Aber durch die Lipoidphase der Zellmembran können manche der organischen Säuren und Basen dringen – und zwar dann, wenn sie unionisiert sind.

Bekanntlich wird der Dissoziationsgrad organischer Säuren in saurem Milieu zurückgedrängt und derjenige organischer Basen verstärkt und umgekehrt. Es hängt also ganz vom pH-Wert der Tubulusflüssigkeit ab, in welchem Ausmaß solche Substanzen unionisiert und damit in einem diffusionsfähigen, membrangängigen Zustand vorliegen bzw. wieviel von diesen Substanzen noch das Nierenmark erreichen.

Durch Beeinflussung des tubulären pH-Wertes, was sich ja heutzutage nicht nur diätetisch, sondern auch pharmakologisch machen läßt, kann man daher bei solchen Substanzen die Resorption bzw. Ausscheidung steuern.

In der Tabelle 2 sind pars pro toto einige antibakteriell wirksame Substanzen mit Säure- oder Basencharakter angeführt. Handelt es sich um eine organische Säure, dann wird um so mehr von dieser Substanz in der Tubulusflüssigkeit bleiben und in die ableitenden Harnwege gelangen, um einen dort sitzenden Infekt zu erreichen, je alkalischer die Tubulusflüssigkeit ist. Soll hingegen ein bakterieller Herd im Nierenparenchym getroffen werden, wird um so mehr an Substanz dorthin gelangen, je saurer die Tubulusflüssigkeit ist.

Gerade umgekehrt liegen die Verhältnisse, wenn es sich um organische Basen handelt, von denen in der Tabelle 2 zwei Beispiele angeführt sind.

Tabelle 2. Antibiotika, die Non-Ionic-Diffusion unterliegen

Organische Säuren	Organische Basen
Nitrofurantoin	Ampicillin
G-Penicillin	Gentamycin
Cephalotin	
Sulfafurazol	

Literatur

Eine ausführlichere Darstellung sowie Literatur über die Mechanismen, denen Fremdstoffe bei der Behandlung durch die Niere unterworfen sind, finden sich bei: Deetjen, P.: Tubulärer Transport schwacher organischer Säuren und Basen. In: Normale und pathologische Funktionen des Nierentubulus (Hrsg. K. J. Ullrich u. K. Hierholzer). Bern: Huber 1965 – Deetjen, P., Boylan, J. W., Kramer, K.: Niere und Wasserhaushalt, 3. Auflage. München-Berlin-Wien: Urban u. Schwarzenberg 1976

Prof. Dr. P. Deetjen
Institut für Physiologie und
Balneologie der Universität
A-6020 Innsbruck

P. O. MADSEN, K. NABER, S. WESTENFELDER, A. MOSEGAARD, H.-E. MELLIN und A. BAUMÜLLER: **Die Behandlung von Harnwegsinfektionen bei Patienten mit eingeschränkter Nierenfunktion**

Die antibakterielle Therapie von Harnwegsinfektionen bei Patienten mit eingeschränkter Nierenfunktion stellt an den behandelnden Arzt besondere Anforderungen, da einerseits effektive Plasmaspiegel erreicht werden müssen, andererseits toxische Nebeneffekte durch zu hohe Blutkonzentrationen des Therapeutikums vermieden werden sollen. Medikamente, welche hauptsächlich renal ausgeschieden werden, müssen in diesem Falle besonders vorsichtig verabreicht werden. Hinsichtlich der Ausscheidung lassen sich bei den Antibiotika drei Gruppen unterscheiden, je eine mit hauptsächlich renaler, extrarenaler und gemischter Exkretion [1].

Zu den fast ausschließlich extrarenal sezernierten Antibiotika gehören Minocyclin, Clindamycin, Chloramphenicol und Erythromycin. Bei diesen Medikamenten ist die Dosierung unabhängig von der Nierenfunktion.

Geringe Dosiskorrekturen im urämischen Patienten sind bei den hauptsächlich renal ausgeschiedenen Antibiotika der Penicillin- und Cephalosporingruppen notwendig [2], jedoch haben diese Substanzen einen hohen therapeutischen Index, d. h., die toxische Konzentration liegt wesentlich über der therapeutisch wirksamen.

Vorsicht ist bei solchen Therapeutika geboten, wo der therapeutische Index gering ist und die Ausscheidung hauptsächlich über die Nieren erfolgt. Hier sind vor allem die Aminoglykoside (Kanamycin, Gentamicin, Tobramycin, Sisomicin und Amikacin) zu nennen [3–5]. Die Gefahr einer Überdosierung bei Patienten mit schlechter Nierenfunktion ist bei den Aminoglykosiden erheblich.

Deshalb ist es von besonderer Wichtigkeit, in der täglichen Routine eine möglichst unkomplizierte Regel für die Dosierung der Aminoglykoside bei urämischen Patienten zu haben.

Generell richtet sich die Dosierung der Aminoglykoside nach der Halbwertzeit, welche sich nach der Formel $T^{1/2} = 2{-}3 \times$ Serumkreatinin (in mg%) errechnet und bei Normalpatienten ca. 2 Stunden beträgt. Um Akkumulation zu vermeiden, sollte die Applika-

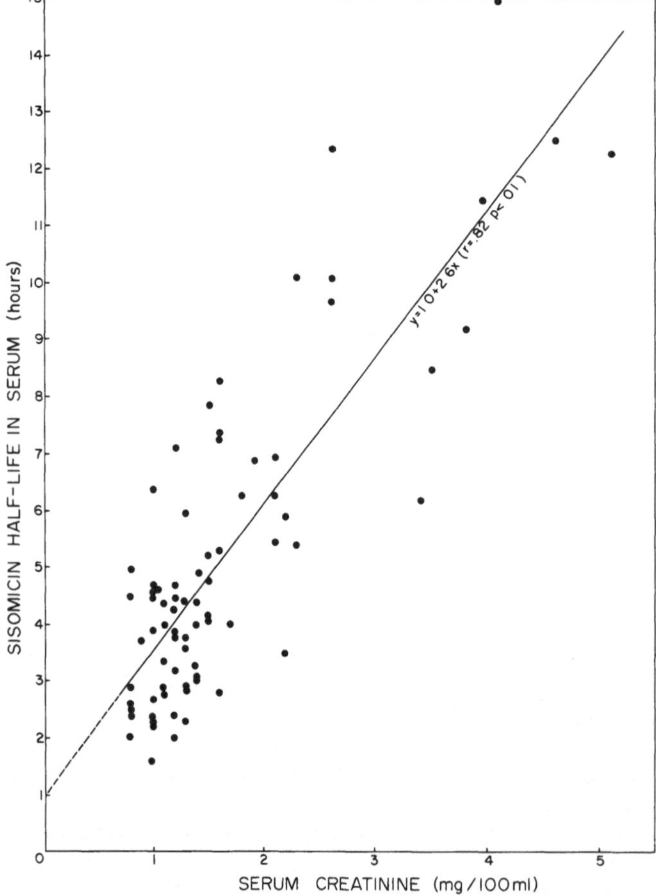

Abb. 1. Beziehung zwischen der Halbwertzeit von Sisomicin im Serum und dem Serumkreatinin. Die exakte Formel für $T^{1/2}$ lautet in diesem Falle: $T^{1/2} = 1{,}0 + 2{,}6 \times$ Serumkreatinin (mg%). (Aus: Mosegaard, Aa. et al., 1975 [5])

tion nach der Formel Dosisintervall = 3–4 × T½ erfolgen. Bei normaler Nierenfunktion
wäre dies deshalb etwa 8stündlich. Da die Halbwertzeit der renal ausgeschiedenen Medikamente bei eingeschränkter Nierenfunktion mit konsekutivem Kreatininanstieg länger wird. müssen auch die Dosierungen entsprechend der Nierenfunktion angepaßt werden.

Als relativ verläßlicher Parameter hat sich bei unseren Untersuchungen der Serumkreatininwert erwiesen [3–5]. Wie auf Abb. 1 erkennbar ist. besteht zwischen der Halbwertzeit. in diesem Beispiel von Sisomicin. und dem Serumkreatininwert eine gute Korrelation.

Zur Dosierung der Aminoglykoside bei urämischen Patienten kann der Kreatininwert auf zwei Arten verwendet werden. Zum einem kann das Dosisintervall von 8 Stunden mit dem Serumkreatininwert multipliziert werden. Zum Beispiel bei einem Patienten mit 3 mg% Serumkreatinin würde sich das Dosisintervall von 8 auf 24 Stunden verlängern. Da bei dieser Methode jedoch die Gefahr relativ hoher Spitzenkonzentrationen
besteht. welche es wegen der möglichen Nebenwirkungen zu vermeiden gilt, hat es sich
als praktisch erwiesen. statt der Verlängerung des Dosisintervalls die Einzeldosis herab-
zusetzen. Hierbei wird die übliche Menge durch den Serumkreatininwert geteilt. Zum
Beispiel würde ein Patient mit 3 mg% Serumkreatinin nur ein Drittel der Normaldosis
erhalten in unverändert 8stündlichen Abständen.

Beide Methoden haben sich praktisch bewährt und sind leicht zu behalten. Sie sind
bei allen Antibiotika mit hauptsächlich renaler Ausscheidung anwendbar.

Es muß allerdings kritisch hinzugefügt werden. daß der Serumkreatininwert nicht
unter allen Bedingungen ein sicherer Parameter der augenblicklichen Nierenfunktion ist.
Bei akutem Nierenversagen kann eine Verzögerung von bis zu einer Woche von Beginn
der Funktionseinschränkung bis zum endgültigen Anstieg des Serumkreatinins bestehen.
Für solche Fälle wäre als exakter Maßstab die Kreatinin-Clearance geeignet. welche jedoch wesentlich aufwendiger zu bestimmen ist und daher nur für besondere Fälle benutzt werden sollte.

In klinischen Testen konnten für die einzelnen Aminoglykoside jeweils exakte For-
meln für die Korrelation von Halbwertzeit und Serumkreatinin bestimmt werden, doch
hat sich als klinisch brauchbarer Maßstab die Formel T½ = 2 × Serumkreatinin herausgestellt [3–5]. Daß die nach der exakten Formel errechneten Dosisintervalle mit den
nach der vereinfachten Formel bestimmten praktisch übereinstimmen. demonstrierten
wir am Beispiel des Aminoglykosids Tobramycin (Abb. 2).

Die Dosierung von Antibiotika zur Behandlung von Harnwegsinfektionen ist von
vornherein mit etlichen Variablen belastet. z. B. unterschiedliche Verteilungsräume, Al-
ters- und Geschlechtsunterschiede. verschiedene Metabolismusraten. Interferenz mit anderen Medikamenten. erhebliche Unsicherheit über die notwendigen therapeutischen
Konzentrationen im Harn und im infizierten Gewebe sowie über die Höhe und erlaubte
Dauer toxischer Konzentrationen. Deshalb dürften selbst Abweichungen von bis zu
100% von der gewünschten Dosierung nur eine untergeordnete Rolle spielen. Die Anwendung oben genannter Regeln sollte daher möglichst nach praktischen Gesichtspunkten geschehen [3]. Bei Patienten mit einem Serumkreatinin zwischen 1,5 und 3 mg%
dürfte eine Tagesdosis genügen. während bei Kreatininwerten zwischen 3 und 6 mg%
eine Dosis jeden zweiten Tag indiziert ist. Je nach den individuellen Gegebenheiten
kann dann die Einzeldosis erhöht oder erniedrigt werden.

Dosierungsintervalle von mehr als zwei Tagen sollten vermieden werden, da sich in
der Zwischenzeit der Funktionszustand der Nieren ändern kann und das Dosierungs-
schema zu starr würde. Im Falle hochgradig gestörter Nieren ist die Gabe kleinerer Einzeldosen in kürzeren Zeitabständen unter Anpassung an den jeweils aktuellen Kreatininwert am sinnvollsten.

Bei Befolgung einer der beiden Methoden oder einer entsprechenden Kombination
beider dürfte es möglich sein. oto- oder nephrotoxische Nebenwirkungen von Aminoglykosiden zu vermeiden.

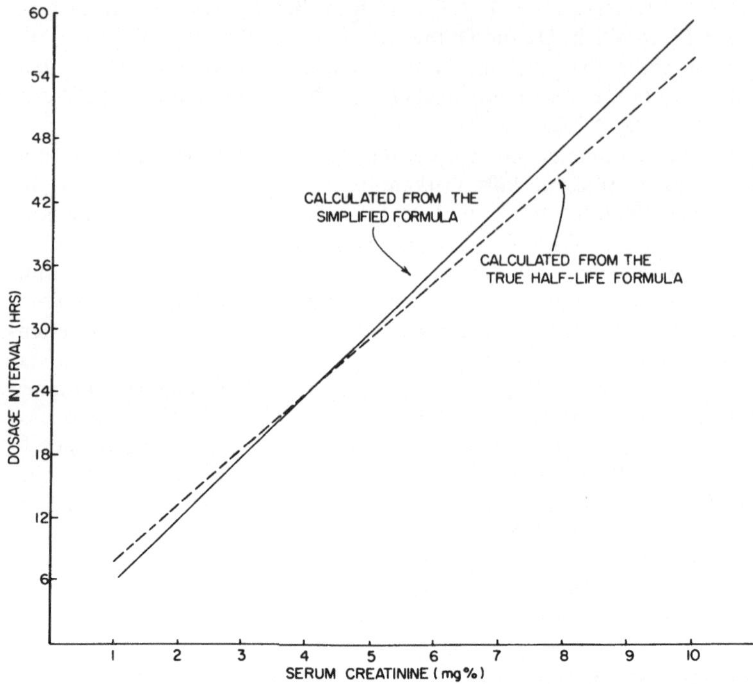

Abb. 2. Vergleich der nach der exakten Formel T½ = 0,8 + 1,79 × Serumkreatinin (mg%) (unterbrochene Linie) und der vereinfachten Regel T½ = 2 × Serumkreatinin (mg%) (durchgehende Linie) errechneten Dosierungsintervalle von Tobramycin. (Aus: Naber, K. G. et al., 1973 [3])

Literatur

1. Welling, P. G., Craig, W. A.: Pharmacokinetics in Disease States Modifying Renal Function. Aus: Influence of Disease States on Pharmacokinetics (Editor: L. Z. Benet), Kapitel 10. Amer. Pharmaceutical Ass., Symposium, April 1976 – 2. Westenfelder, S. R., Naber, K. G., Madsen, P. O.: Infection **1**, 157–162 (1973) – 3. Naber, K. G., Westenfelder, S. R., Madsen, P. O.: Antimicrob. Ag. Chemother. 469–473 (1973) – 4. Westenfelder, S. R., Welling, P. G., Madsen, P. O.: Infection **2**, 76–79 (1974) – 5. Mosegaard, Aa., Welling, P. G., Tse, F. L. S., Madsen, P. O.: Infection **3**, 143–147 (1975)

Prof. Dr. P. O. Madsen
Urology Service, Veterans
Administration Hospital
2500 Overlook Terrace
Madison, Wisconsin
53705 USA

H.-U. Eickenberg: **Konzentration und Eiweißbindung von Antibiotika im Interstitium der Niere und Prostata**

Obwohl die Pyelonephritis eine Infektion ist, die sich hauptsächlich im Interstitium der Niere abspielt, wird die Konzentration von antibakteriellen Wirkstoffen bei dieser Erkrankung meistens im Serum und im Urin bestimmt [17]. Hierbei wird angenommen, daß die therapeutisch ausreichenden Konzentrationen in den Hohlräumen auch im Nierengewebe zu finden sind. Das gleiche gilt für die Behandlung der Prostatitis, wobei Serumspiegel und Konzentration von Antibiotika im Prostatasekret als Anhalt genommen werden für die Konzentration im Prostatagewebe, wo sich die Infektion abspielt [10,16]. Hinzu kommt, daß von der Eiweißbindung der Antibiotika im Blut auf die im Interstitium geschlossen wird, ohne aber die Höhe des Eiweißspiegels in der interstitiellen Flüssigkeit zu kennen. Mittels eines von uns schon früher beschriebenen experimentellen Modells [7] wurde mit Hilfe implantierter künstlicher Körperhöhlen die Konzentration von verschiedenen Antibiotika in der interstitiellen Flüssigkeit des Subkutangewebes (STIF), der Niere (RIF) und der Prostata (PIF) gemessen, und mit den Konzentrationen im Serum und Urin verglichen.

Material und Methodik

Multiperforierte, hohle Kunststoffkugeln mit einem Durchmesser von 20 mm wurden bei 12 Hunden subkutan implantiert. Bei 6 Hunden wurden zwei 10 mm miteinander verbundene Polypropylen-Kugeln in das Parenchym der Niere implantiert und ein T-förmiges Verbindungsstück aus dem zugehörigen Harnleiter nach außen geleitet. In der 2. Gruppe von 6 Hunden wurde eine Kunststoffkugel, 10 mm im Durchmesser, mit Schläuchen an beiden Enden in das Prostatagewebe implantiert und die nach außen abgeleiteten Schläuche unter der Haut versenkt (Abb. 1). Nach 6–8 Wochen kam es zu einer guten Einheilung dieser künstlichen Körperhöhlen und ein Flüssigkeitsaustausch zwischen Kapillaren und dem Interstitium begann. Parallel zu diesem Experiment wurde bei 12 weiteren Hunden in einwöchigen Abständen das Gewebe um die eingewachsenen Hohlbälle entfernt, fixiert und mikroskopisch ausgewertet. Zusätzlich wurde die Flüssigkeit aus den Polypropylen-Kugeln in wöchentlichen Abständen gewonnen und biochemisch mittels des SMA-18 untersucht. Die Chemotherapeutika Cephalotin, Cephamandole und Cephazolin (20 mg/kg) wurden intravenös appliziert. In einstündigen Abständen wurde Blut und interstitielle Flüssigkeit des Subkutangewebes (STIF), der Prostata (PIF) und der Niere (RIF) abgenommen. Zusätzlich wurde Urin aus den T-förmigen Verbindungsstücken abgeleitet. Die mikrobiologische Untersuchung der Antibiotikakonzentration in diesen Flüssigkeiten wurde mittels der Disk-Methode mit Bacillus subtilis be-

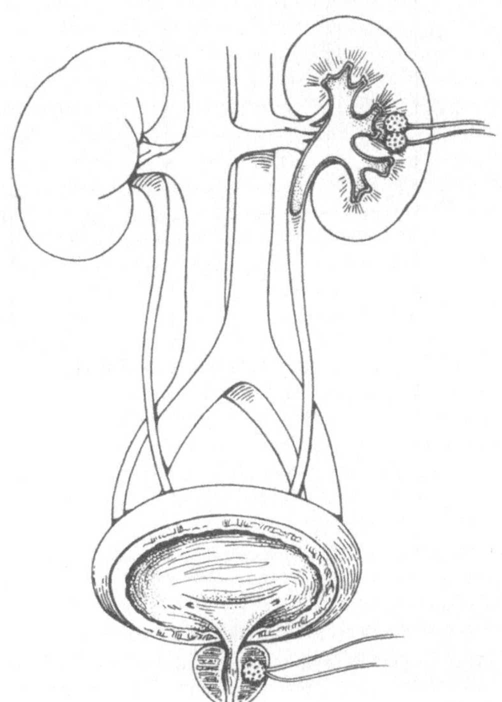

Abb. 1. Hundemodell zur Gewinnung von interstitieller Flüssigkeit der Niere (RIF) und der Prostata (PIF)

stimmt [14]. Die Konzentrationen dieser drei in ihrer Eiweißbindung unterschiedlichen Cephalosporine wurden in ihrer Abhängigkeit von der Zeit in RIF, STIF und PIF gemessen und mit der Konzentration in Serum und Urin verglichen. Zusätzlich wurde die Eiweißkonzentration in der so gewonnenen interstitiellen Flüssigkeit der Prostata, der Niere und des Subkutangewebes gemessen und der im Serum gegenübergestellt.

Ergebnisse

Die Messung der Konzentration dreier verschiedener Cephalosporine mit unterschiedlicher Eiweißbindung ergab differierende Eliminationskurven. Obwohl der Spitzenspiegel in der renalen interstitiellen Flüssigkeit (RIF) für die drei Substanzen nach einer Stunde gleich hoch war (Cephamandole 42,6 mcg/ml, Cephazolin 55,0 mcg/ml, Cephalotin 57 mcg/ml), wurde das letztere am schnellsten eliminiert. Nach 4 Stunden war die Konzentration für Cephalotin (6,1 mcg/ml) um mehr als die Hälfte niedriger als für Cephamandole (12,6 mcg/ml) und für Cephazolin (14,2 mcg/ml) (Abb. 2).

Die Konzentrationen dieser drei Chemotherapeutika in STIF, Serum und Urin werden in Abb. 3, 4 und 5 gezeigt.

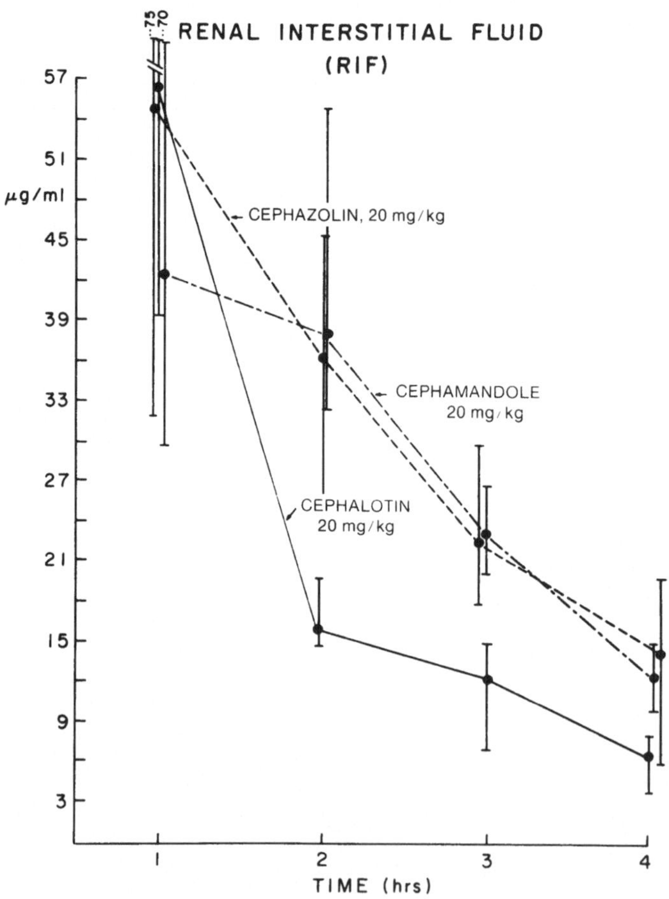

Abb. 2. Zeit-Konzentrationsstudie in renaler interstitieller Flüssigkeit (RIF) dreier verwandter Antibiotika mit unterschiedlicher Eiweißbindung

200

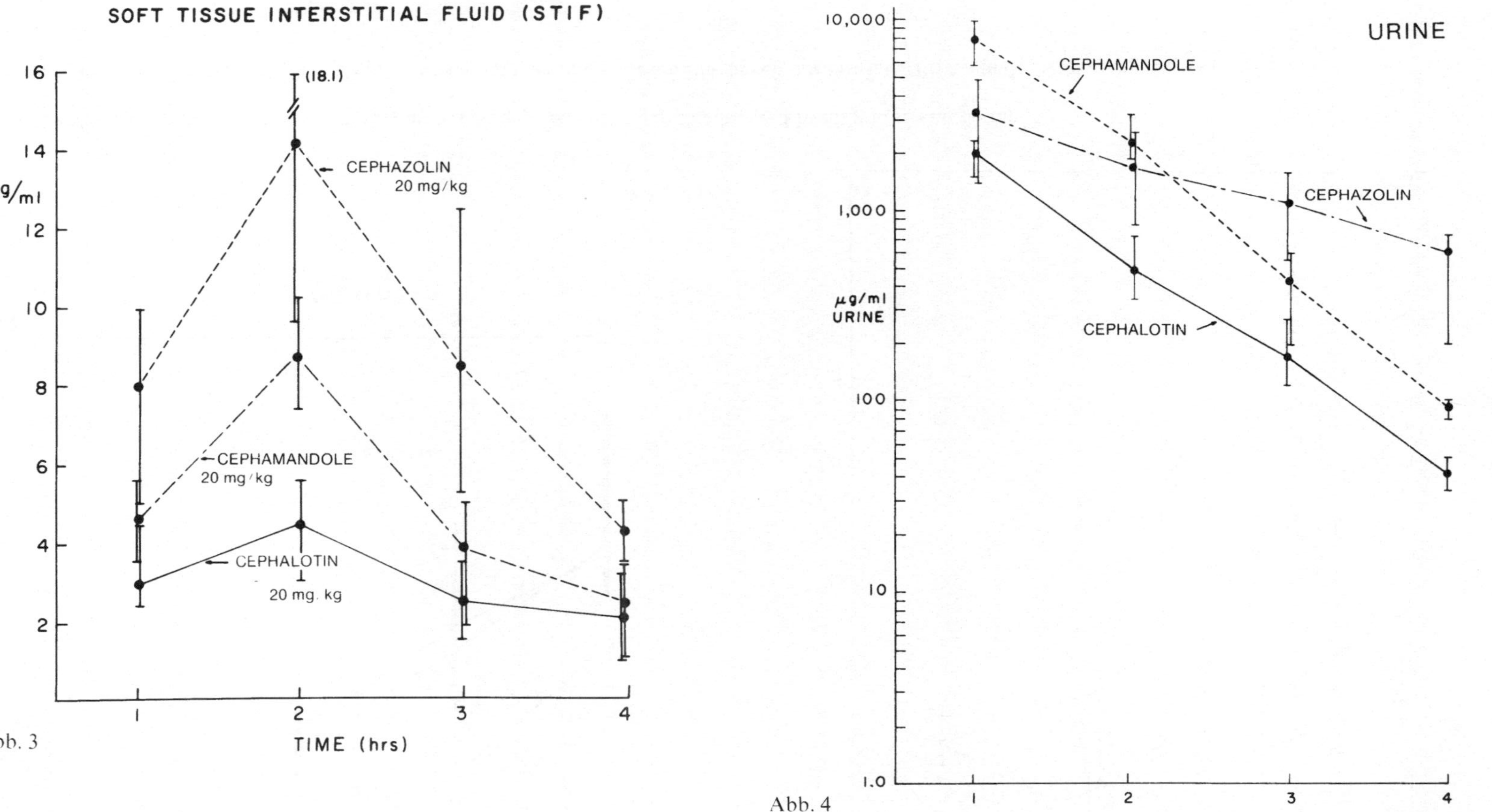

Abb. 3. Zeit-Konzentrationsstudie dreier verwandter Antibiotika mit unterschiedlicher Eiweißbindung in subkutaner interstitieller Flüssigkeit (STIF)

Abb. 4. Zeit-Konzentrationsstudie dreier verwandter Antibiotika mit unterschiedlicher Eiweißbindung im Urin

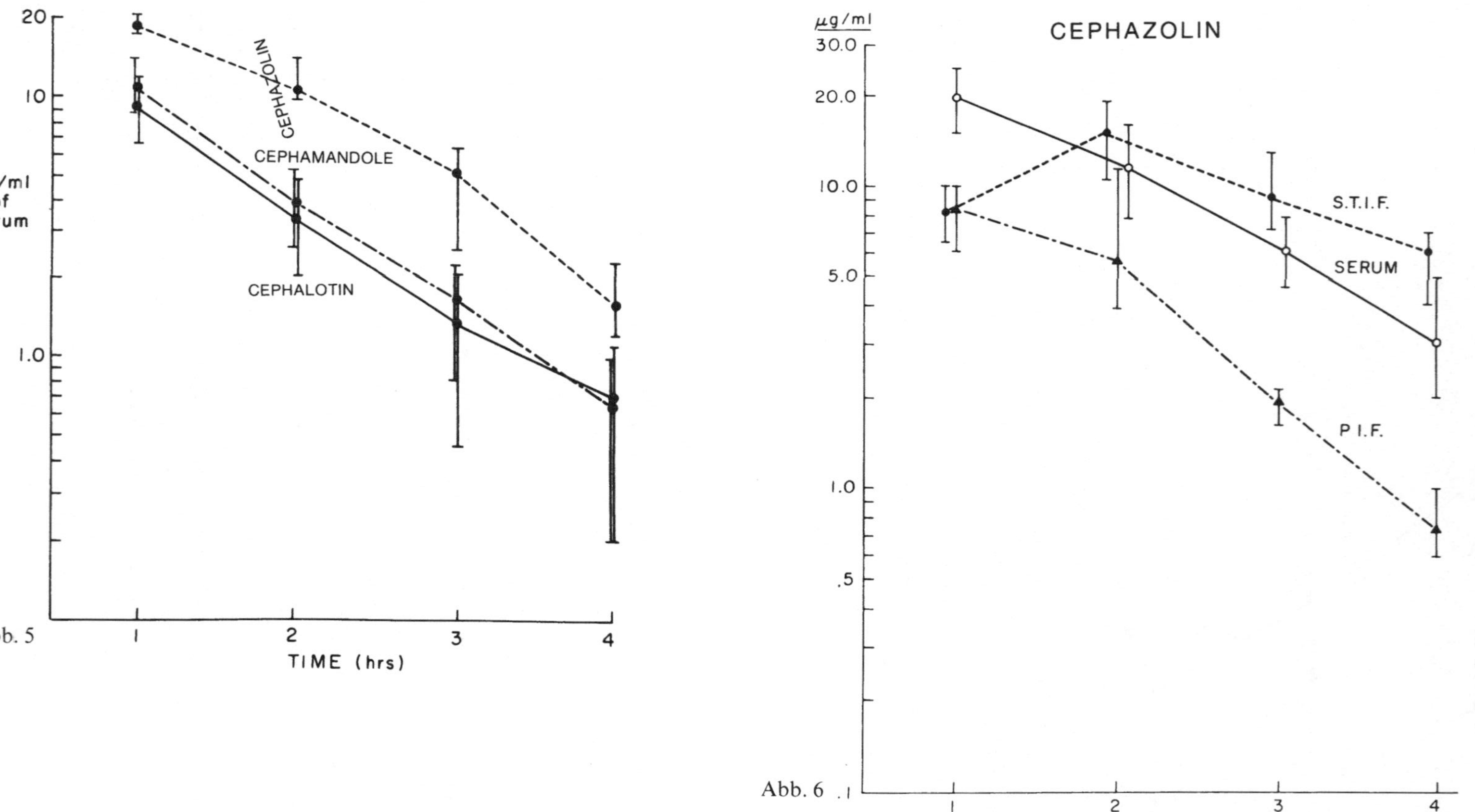

Abb. 5. Zeit-Konzentrationsstudie dreier verwandter Antibiotika mit unterschiedlicher Eiweißbindung im Serum

Abb. 6. Spiegel von Cephazolin (20 mg/kg) im Serum und der interstitiellen Flüssigkeit der Prostata (PIF) und des Subkutangewebes (STIF)

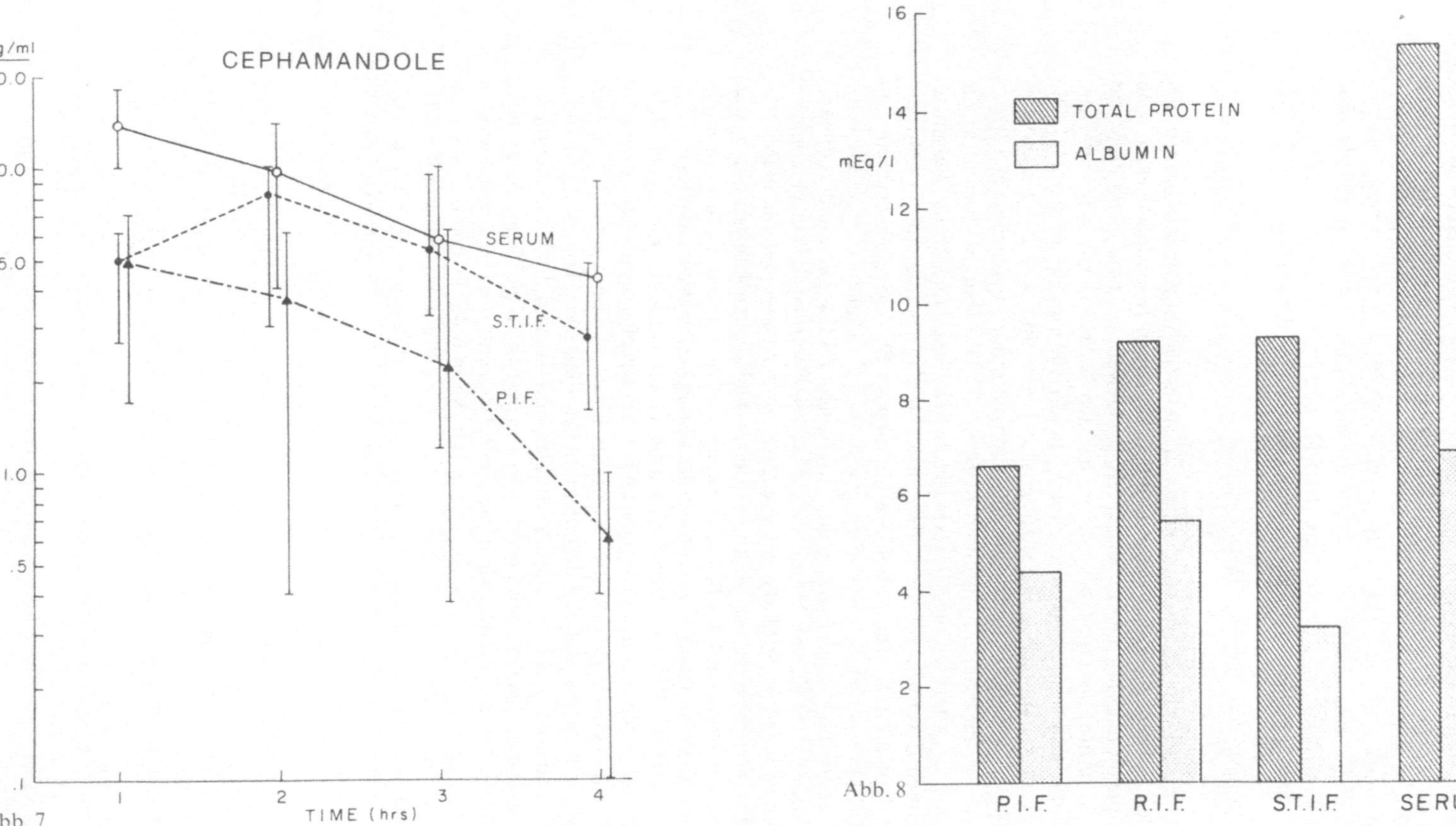

Abb. 7. Spiegel von Cephamandole (20 mg/kg) im Serum und der interstitiellen Flüssigkeit der Prostata (PIF) und des Subkutangewebes (STIF)

Abb. 8. Konzentration von Eiweiß und des Albuminanteils im Serum und der interstitiellen Flüssigkeit von Prostata (PIF). Niere (RIF) und Subkutangewebe (STIF)

Die niedrigsten Antibiotikaspiegel wurden in der interstitiellen Flüssigkeit der Prostata (PIF) gefunden, wo die Höchstwerte für Cephazolin 7.91 ± 1.33 mcg/ml (Abb. 6) und für Cephamandole 4.91 ± 1.54 mcg/ml (Abb. 7) betrugen und nach 4 Stunden unter 1 mcg/ml abgesunken waren.

Die Eiweißkonzentration von STIF (3.80 ± 0.86 gm%), RIF (3.74 ± 1,76 gm %) und PIF (2.69 ± 0.59 gm %) waren weitaus geringer als im Serum (5.3–7.5 gm %). Hierbei war der Albuminanteil mit 1.30 ± 0.31 gm % (STIF), 2.25 ± 0.73 gm % (RIF) und 1.78 ± 0.31 (PIF) ebenfalls deutlich niedriger als im Serum (3.0–4.8 gm %).

Diskussion

Bei der Behandlung der Pyelonephritis und Prostatitis stellt die Antibiotikakonzentration in der interstitiellen Flüssigkeit ein besonders wichtiges und auch besonders exaktes Maß für den Gewebespiegel dar [11]. Die übliche Technik, Gewebe zu homogenisieren und dann die Gesamtkonzentrationen zu bestimmen, hat den Nachteil, daß sich hier Urin, Serum, Lymphe, interstitielle Flüssigkeit und intrazelluläre Flüssigkeit mischen [15]. Die Lymphe scheint zwar interstitielles Gewebe zu repräsentieren, aber wegen des pyelolymphatischen Rückflusses werden zu hohe Antibiotikakonzentrationen gemessen [4,12].

Studien mit isotopenmarkierten Antibiotika zeigen die Distribution, aber nicht die Konzentration an [5]. Untersuchungen in entzündlichen Exsudaten geben besonders wegen des sehr hohen Eiweißspiegels keine Ergebnisse, die für das Interstitium repräsentativ sind [13], und auch die Konzentrationsbestimmung im Blutkoagel [1] erscheint unphysiologisch. Aus künstlichen Körperhöhlen gewonnene Flüssigkeit ist eine Gewebeflüssigkeit, welche äquivalent ist der natürlichen interstitiellen Flüssigkeit und in direkter Verbindung mit dieser steht [2,3,8]. Mittels dieser Methode wurden die verschiedensten Antibiotikakonzentrationen im Subkutangewebe [2,18], in der Leber [19] und in der Niere [7] und Prostata [6] gemessen. Die multiperforierten künstlichen Körperhöhlen, welche in das Nierenparenchym und das Prostatagewebe implantiert wurden, sind in direkter Verbindung mit der Gewebeflüssigkeit, und die Flüssigkeit, welche aus diesen Kapseln gewonnen wird, ist der Repräsentant der natürlichen interstitiellen Flüssigkeit. Diese neue Methode, die interstitielle Flüssigkeit und ihren Druck zu messen, basiert auf dem Prinzip, daß eine gewisse Zeit verstreichen muß, bis es zu einem Äquilibrium zwischen der Flüssigkeit in der Kapsel und der interstitiellen Flüssigkeit kommt [9]. Histologische und radiographische und biochemische Studien unterstützen die Untersuchungen der Physiologen, daß die implantierten künstlichen Körperhöhlen wirkliche interstitielle Flüssigkeit liefern [6,8,9]. Da hierbei auch die Eiweißkonzentration gemessen werden kann, läßt sich nicht nur über die Konzentration der Antibiotika in der interstitiellen Flüssigkeit, sondern auch über ihre Abhängigkeit von Eiweißbindung Auskunft geben. Diese Ergebnisse tragen zum grundsätzlichen Verständnis der Pharmakokinetik im Nieren- und Prostatainterstitium bei und geben Richtlinien für die Behandlung der Prostatitis und Pyelonephritis.

Literatur

1. Barza, M., Samuelson, T., Weinstein, L.: J. Inf. Dis. **129**, 59 (1974) – 2. Chisholm, G. D., Smith, C. B., Waterworth, P. M., Calnan, J. S.: Infection **4** (2), 123 (1976) – 3. Chisholm, G. D., Waterworth, P. M., Calnan, J. S., Garrod, L. P.: Brit. med. J. **1**, 569 (1973) – 4. Cockett, A. T. K., Moore, R. S., Roberts, A. P.: Brit. J. Urol. **40**, 564 (1968) – 5. Currie, G. A., Little, P. J., McDonald, S. J.: Nephron **3**, 282 (1966) – 6. Eickenberg, H.-U., Scharfenberger, L., Watermann, N. G.: Infection **4** (2), 108 (1976) – 7. Eickenberg, H.-U., Scharfenberger, L., Waterman, N. G.: Urol. Res. **3**, 165 (1975) – 8. Gardner, W. G., Prior, R. B., Perkins, R. L.: Antimicrob. Ag. Chemoth. **4** (2), 196 (1973) – 9. Guyton, A. C.: Circulation Res. **12**, 399 (1963) – 10. Madsen, P. O., Kjaer, T. B., Baumüller, A., Mellin, H.-E.: Infection **4** (2), 154 (1976) – 11. Marget, W.: Infection **4** (2), 169 (1976) – 12. Naber, K. G., Westenfelder, S. R., Madsen, P. O.: Antimicrob. Ag. Chemother. **3**, 469 (1973) –13. Raeburn, J. A.: J. clin. Path. **24**, 633 (1971) –

14. Sabath. L. D.. Casey. J. I.. Ruch. P. A.. Stumpf. L. L.. Finland. M.: Antimicrob. Ag. Chemother. **10.** 83 (1970) – 15. Schlegel. J. U.. Burdin. J. J.: J. Urol. **9,** 127 (1964) – 16. Stamey. T. A.. Meares. E. M.. jr.. Winningham. D. G.: J. Urol. **103,** 187 (1970) – 17. Stamey. T. A.. Govan. D. E.. Palmer. J. M.: Medicine **44,** 1 (1965) – 18. Waterman. N. G.. Kastan. L. B.: Arch. Surg. **105,** 192 (1975) – 19. Waterman. N. G.. Raff. M. J.. Scharfenberger. L.. Barnwell. P. A.: Surg. Gyn. Obstet. **142,** 235 (1976)

Dr. H.-U. Eickenberg
Urologische Klinik und
Poliklinik der Universität
Hufelandstraße 55
D-4300 Essen

J. BÖDEKER. D. RATING und R. NAGEL: **Die Behandlung des Harnwegsinfektes bei Kindern mit Myelomeningozele**

Bei der ambulanten Überwachung der Kinder mit Myelomeningozele ist die Behandlung des Harnwegsinfektes sehr oft ein Dauerproblem. Oberhalb des 4. Lebensjahres haben 50–75% dieser Kinder einen Harnwegsinfekt [1.2.3]. Von 50 unserer ambulant behandelten Kinder mit neurogener Harnblasenentleerungsstörung infolge Myelomeningozele hatten 9 ständig. 31 zeitweise und nur 10 keinen Harnwegsinfekt. Wir haben unsere Behandlungsergebnisse bis zu 8 Jahren zurückverfolgt. um folgende Fragen zu beantworten:

1. Unterscheiden sich die Ergebnisse der Erreger- und Resistenzbestimmung bei Kindern mit Myelomeningozele von denen anderer ambulant behandelter urologischer Patienten?
2. Welche antibakterielle Therapie ist sinnvoll?

Methodik

23 Mädchen und 27 Knaben mit neurogener Harnblasenentleerungsstörung bei Myelomeningozele wurden wegen des bestehenden Harnwegsinfektes bis zu 8 Jahren ambulant betreut. Die Uringewinnung erfolgte bei Mädchen durch Katheterisierung. bei Knaben durch Mittelstrahlurin. bei Kindern mit höheren Restharnwerten auch durch Blasenpunktion. Eine signifikante Bakteriurie wurde bei Keimzahlen von 100000 pro ml und mehr angenommen. Der Urin wurde sofort in die den Kliniken angegliederten bakteriologischen Institute gebracht. Nach antibakterieller Therapie wurden Kontrolluntersuchungen frühestens 8 Tage nach Absetzen der Behandlung durchgeführt. Bei 37 der untersuchten Kinder wurden die Ergebnisse der Manometrie der unteren Harnwege. die urographischen und zystotonometrischen Befunde zu den bakteriologischen Befunden in Beziehung gesetzt.

Ergebnisse

Das Alter der von uns untersuchten Kinder betrug 9.83 ± SE 0.65 Jahre. Infektfrei waren nur 20% der Kinder. Bei diesen Kindern war der urographische Befund unauffällig. Von den 37 Kindern. die manometrisch untersucht wurden. hatten 36 ständig oder zeitweise einen Harnwegsinfekt. Bei 18 dieser Kinder war manometrisch und urographisch keine Obstruktion nachweisbar. Alle diese 18 Kinder litten an einer Streßinkontinenz. bei nur 2 Kindern war ein vesiko-renaler Hochdruckreflux nachweisbar. Die übrigen 18 Kinder mit Harnwegsinfekt zeigten urographisch oder manometrisch Zeichen einer Obstruktion. 9 dieser Kinder hatten einen vesiko-renalen Reflux.

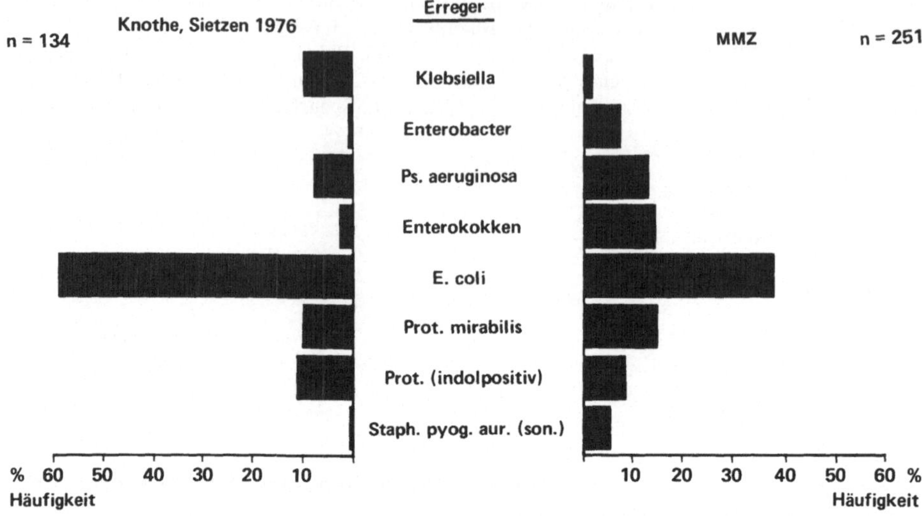

Abb. 1. Häufigkeit der Erreger eines Harnwegsinfektes bei Kindern mit Myelomeningozele. Zum Vergleich sind die häufigsten Erreger eines Harnwegsinfektes bei ambulant behandelten urologischen Patienten gegenübergestellt

Die Abb. 1 zeigt das Ergebnis des Erregernachweises, rechts bei 251 Kulturen unserer Kinder mit Myelomeningozele, links bei 134 Kulturen ambulanter urologischer Patienten, wie sie 1976 von Knothe und Sietzen publiziert wurden [4]. Escherichia coli ist jedesmal häufigster Erreger. Bei unseren Kindern wurde dieser Erreger jedoch nur noch in 37% der Kulturen nachgewiesen. Bacterium proteus, Enterokokken, Pseudomonas aeruginosa und Enterobacter wurden von uns häufiger als von Knothe u. Sietzen gefunden. Das Erregerspektrum bei Kindern mit Myelomeningocele entspricht einem Wachstum, das für Sekundärinfektionen im Harntrakt charakteristisch ist.

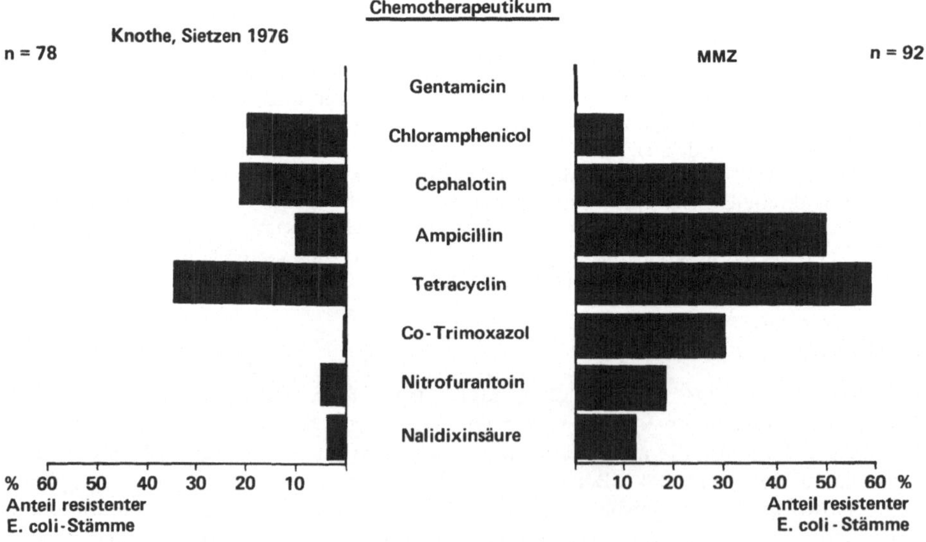

Abb. 2. Anteil resistenter Escherichia coli-Stämme gegenüber den gebräuchlichen Chemotherapeutika, rechts bei Kindern mit Myelomeningozele, links bei dem urologischen Patientengut

In der Abb. 2 ist die Auswertung der Resistenzbestimmung für den häufigsten Erreger *Escherichia coli* dargestellt. Auf der Abszisse ist der Anteil resistenter Stämme, auf der Ordinate das ausgetestete Chemotherapeutikum aufgetragen. Rechts sind die Ergebnisse bei Kindern mit Myelomeningozele, links bei dem ambulanten urologischen Krankengut gezeigt. Der Anteil resistenter Stämme ist für alle heute gebräuchlichen Chemotherapeutika bei Kindern mit Myelomeningozele höher als bei der Kontrollgruppe der ambulant behandelten urologischen Patienten.

Die Abb. 3 zeigt in einer Gegenüberstellung den Therapieerfolg und die Zunahme der Resistenz nach Behandlung mit den auf der Ordinate aufgetragenen Chemotherapeutika. Die Gabe von Nitrofurantoin (2,5 mg pro kg/Tag) und Co-Trimoxazol (5 + 25 mg pro kg/Tag) über 4–6 Wochen, von Ampicillin (150 mg pro kg/Tag) und Nalidixinsäure (60 mg pro kg/Tag) über 2 Wochen führt nur in maximal 45% zur Abheilung des Infektes, wird jedoch in 29–45% der Fälle mit einer Zunahme der Resistenz erkauft. Eine intensive Behandlung mit Cefalotin (150 mg pro kg/Tag) oder Gentamicin (2 mg pro kg/Tag) über 10 Tage führte bei unseren Kindern in 80–90% zu Keimfreiheit und war seltener von einer Resistenzverschlechterung begleitet.

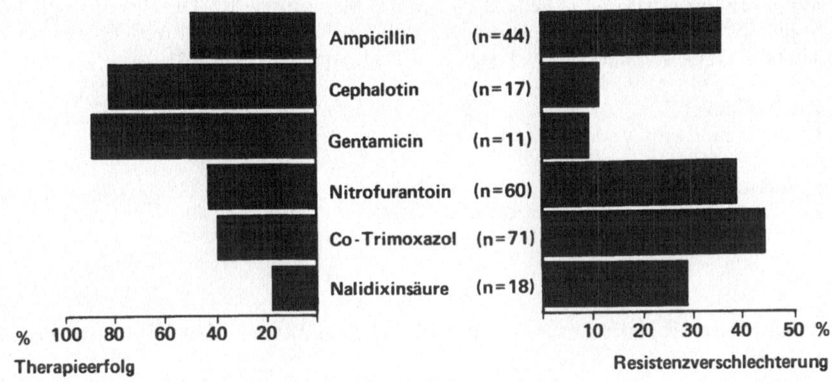

Abb. 3. Therapieerfolg (links) und Zunahme der Resistenz (rechts) nach Behandlung mit den auf der Ordinate aufgetragenen Chemotherapeutika

Diskussion

Die Harnwegsinfektion ist eine der häufigsten Komplikationen bei neurogener Harnblasenentleerungsstörung infolge Myelomeningozele. Klarheit über die Ursache dieser immer wieder auftretenden Harnwegsinfekte bei diesen Kindern besteht nicht. Unsere urographischen, zystotonometrischen und manometrischen Ergebnisse bestätigen die Befunde von Cooper [2], Seiferth [7] und Thomas [9], daß Obstruktion und Reflux nicht immer die Harnwegsinfektion erklären.

Einig sind sich zwar alle Untersucher über die Notwendigkeit, nicht aber über die Art der antibakteriellen Behandlung. Im allgemeinen wird die Behandlung entsprechend dem Antibiogramm empfohlen. Stockamp u. Hohenfellner [8] empfehlen eine Dauerinfektprophylaxe mit Nitrofurantoin. Lorber u. a. [6] hatten wenig Erfolg mit der prophylaktischen Gabe von Sulfonamiden und Nalidixinsäure bei diesen Kindern. Unsere Ergebnisse zeigen, daß die Gabe von Ampicillin, Nitrofurantoin, Co-Trimoxazol und Nalidixinsäure zwar nur in 20–45% zu einem Behandlungserfolg, in 30–45% jedoch zu einer Resistenzverschlechterung führt. Weitere Untersuchungen werden über die Lokalisation des Harnwegsinfektes Auskunft geben müssen [5]. Unter Berücksichtigung des begrenzten Erfolges einer antibakteriellen Behandlung wird dann zu entscheiden sein, wie intensiv bei einer Zystitis behandelt werden soll.

Zusammenfassung

1. Harnwegsinfektionen bei Kindern mit Myelomeningozele treten auch ohne Reflux oder urographisch und manometrisch nachweisbare Obstruktion im Harntrakt auf.
2. Das bei Kindern mit Myelomeningozele gefundene Erregerspektrum entspricht dem eines sekundären Harnwegsinfektes.
3. Durch die alleinige Langzeitbehandlung mit Nitrofurantoin oder Co-Trimoxazol haben wir bei Kindern mit Myelomeningozele keine befriedigenden Erfolge erzielen können. Vor einer prophylaktischen Langzeitbehandlung führen wir daher gerne eine Kurzzeittherapie mit Cefalotin oder Gentamycin durch.

Literatur

1. Chapman. W. H.. Shurtleff. D. B.. Eckert. D. W.. Ansell. J. S.: J. Urol. **102**, 363 (1969) – 2. Cooper. D. G. W.: Arch. Dis. Childh. **42**, 521 (1967) – 3. Harlowe. S. E.. Merrill. R. E., Lee, E. M.. Turman. A. E.. Trapp. J. D.: J. Urol. **93**, 411 (1965) – 4. Knothe. H., Sietzen. W.: Infection **4**, 11 (1976) – 5. Kohnle. W.. Vanek. E.. Federlin. K.. Franz. H. E.: Dtsch. med. Wschr. **100**, 2598 (1975) – 6. Lorber. J.. Menneer. P. C.. Allott. D. Ch.: Develop. Med. Child Neurol. Suppl. **15**, 30 (1968) – 7. Seiferth. J.. Bulla. M.. Bittner. P.: Develop. Med. Child Neurol. Suppl. **29**, 42 (1973) – 8. Stockamp. K.. Hohenfellner. R.: Dtsch. Ärztebl. **10**, 634 (1973) – 9. Thomas. G. G.. Zachary. R. B.. Lister. J.: J. Ped. Surg. **9**, 471 (1974)

Dr. J. Bödeker
Urologische Klinik und Poliklinik
der Freien Universität Berlin
Spandauer Damm 130
D-1000 Berlin 19

J. Heising. R. Engelking und H. D. Lehmann: **Zur Behandlung des Gasbrands im Urogenitalsystem**

Einleitung

Gasbrand im Urogenitalsystem ist selten: in der deutsch- und englischsprachigen Literatur der Jahre 1965–1975 werden 356 Gasbrandfälle aufgeführt. von denen bei kritischer Durchsicht 9 (= ca. 3%) auf den urologischen Organbereich entfallen [1.3–7, 9.11–13.15–17].

Erreger des Gasbrands beim Menschen sind folgende Clostridien:

Cl. perfringens (= bact. phlegmonis emphysematosae Welchfraenkel 1892/93) etwa 70%:
Cl. novyi (= bact. oedematiens) ca. 40%:
Cl. septicum etwa 10%:
Cl. histolyticum. fraglich humanpathogen.
Inkubationszeit: 6–72 Stunden.
Vorkommen: ubiquitär im Magen-Darm-Trakt und Erdboden.

Der Nachweis erfolgt mikroskopisch nach Gramfärbung des Wundabstrichs, kulturell frühestens 48 Stunden nach Ansetzen einer anaeroben Kultur (Traubenzucker-Blutplatte) [10].

Voraussetzung des Wachstums bzw. der Toxinbildung ist Anaerobie, d. h. minderdurchblutetes Gewebe mit unzureichendem Redoxpotential. Die Exotoxinbildung – insbesondere Alphatoxin. das fakultativ letal. hautnekrotisierend und hämatolytisch wirkt, daneben Teta- (hämolysierend) und Kappa- (Collagenase)Toxin – hat lokal die enzymatische Myolyse mit Bildung von Gasen (CO_2 und H_2S) zur Folge. welche das typische

208

Bild des Gasödems hervorrufen. Systemisch führt der Eintritt von Toxinen und Muskel-
abbauprodukten in die Blutbahn zu Tachykardie. Hypotonie und Schock sowie zu hä-
molytischem Ikterus und Nierenversagen (Tubulusobstruktion durch Hämolyseproduk-
te). Entsprechend ist die Symptomatik.

Symptomatik der Gasbranderkrankung

Lokal: grau-bleiches Kolorit der Haut.
                                    (Skrotum blau-schwarz)
                                    ödematös gespannte Haut.
                                    Gasblasen.
                                    Exsudat braun-wäßrig.
                                    Geruch süß-faulig.
Systemisch: Kreislauf: Schock
                                    Leber: hämolytischer Ikterus.
                                    Niere: akutes Nierenversagen.

Eigenes Krankengut

Das eigene Krankengut umfaßt die in Tabelle 1 aufgeführten vier Fälle aus den Jahren
1968–1970.
Auffallend ist am eigenen Krankengut. daß in keinem Fall der klinische Verdacht auf
Gasödemerkrankung mit den notwendigen Konsequenzen – Wundabstrich. Verlegung,
chirurgische Intervention – sofort ausgesprochen wurde. In allen Fällen wurde die Diagnose erst durch Kultur gestellt. im Fall 2 als Zufallsbefund. im Fall 4 sicherlich zu spät,
da bei Eintreffen des Ergebnisses der Wundeiterkultur schon ein hepatorenales Syndrom
mit Koma bestand. Es ist anzunehmen. daß in den Fällen 3 und 4 bei rechtzeitiger Verlegung zur hyperbaren O_2-Therapie der Verlauf günstiger gewesen wäre.

Therapieprinzipien

– *chirurgisch:* Inzisionen im Wundgebiet und Exzision des nekrotischen Gewebes. Die
Nekrosenabtragung soll vor Verlegung zur hyperbaren O_2-Therapie erfolgen [15. 18].

– *antibiotisch:* Behandlung des evtl. vorhandenen Mischinfektes mit Tetracyclinen oder
Gentamycin. Eine antibiotische Wirkung gegen Clostridien selbst wurde in vitro für Pe-
nicillin G und Ampicillin nachgewiesen. Bei Penicillinallergie auch gute Wirkung von
Cephalosporinen [14].

– *immunologisch:* Verabreichung von polyvalentem antitoxischem Gasbrandserum war
stets umstritten und wird heute wegen der Gefahr des anaphylaktischen Schocks abgelehnt [u. a. 5. 8. 12].

– *physikalisch:* hyperbare Sauerstofftherapie: Patient wird einer reinen O_2-Atmung von
3 ata (absolute Atmosphären) in der Überdruckkammer ausgesetzt [2]. Dauer nach Befund. im allgemeinen 3 Tage lang in 6stündigen Intervallen zu je 2 Stunden. Nach
Untersuchungen von Shoemaker wird 4 Minuten nach Beginn der Sitzung ein pO_2 von
330–345 mm Hg in von Gasödem befallenem Muskelgewebe gefunden. Die entsprechenden Werte bei Luft- bzw. O_2-Atmung bei ein ata (Meeresspiegelhöhe) betragen 50 bzw.
110 mm Hg. Wesentlich ist. daß die hyperbare O_2-Therapie nur die Toxinbildung stoppt.
aber keine bakterizide Wirkung vorliegt [19]. so daß Wundabstriche auch nach O_2-The-
rapie oft positiv sind. Entgegen früheren Erwartungen in die hyperbare O_2-Therapie ist
diese. wie neueste Publikationen großer Kollektive von Gasödemerkrankungen aus dem
chirurgischen Organbereich zeigen [15. 18]. nicht als spektakuläres Heilmittel der Gasödemerkrankung. sondern als neben chirurgischer und medikamentöser Therapie gleich-
berechtigtes Therapieprinzip anzusehen.

Tabelle 1. Eigenes Krankengut 1968–1970

Patient	Jahr	Befund	Nachweis	Therapie	Bemerkungen
1. M. H., .männlich, 54 J.	1968	faustgroßer paraurethraler Abszeß der Pars bulbosa urethrae	Kultur: Cl. perfringens B. coli B. pyoceaneum B. proteus	Abszeßeröffnung, H_2O_2-Spülungen, 100 ml Gasbrandserum, Ampicillin	Heilung
2. S. G., weiblich 26 J.	1969	Nephroureterektomie wegen Ausgußstein bei stummer Niere li. Im Nierenbecken grüner Eiter	Kultur von Eiter: reiner Cl. perfringens-Infekt	keine	Heilung
3. T. H., männlich, 65 J.	1969	handballgroßes schwarzes linkes Skrotum, multiple blasige Hautabhebungen des Skrotums	Kultur: Cl. perfringens Bacterium melanogenicus	Abszeßeröffnung, H_2O_2-Spülung, Oxacillin, Gentamycin, nach 120 Std. Verlegung zur hyperbaren O_2-Therapie	Exitus 3 Wochen nach Beendigung der hyperbaren O_2-Therapie; keine Heilung des Skrotums, Hoden freiliegend
4. S. O., männlich, 68 J.	1970	Sekundärheilung nach komplikationsloser Entfernung eines Nierenbeckenausgußsteins li. bei Zustand nach Zystektomie und Coffey (1967)	Kultur: Cl. perfringens	Mehrfache Wundrevision	Iatrogen? 2 Tage p. op. schwerer Ikterus, 5 Tage p. op. Exitus

Die Indikationsstellung zur Verlegung zur Sauerstofftherapie sollte jedoch großzügig sein, also auch bei Verdachtsdiagnose erfolgen, da die Zeit bis zum Eintritt der systemischen Toxinwirkung wesentlich für die Prognose quoad vitam ist.

Schlußfolgerungen

Zur Gasödemerkrankung im urologischen Organbereich können folgende Empfehlungen gegeben werden:

1. *Diagnose:* klinisches Bild *und* positiver Wundabstrich. Positiver Wundabstrich allein bedeutet nichts.
2. *Dreifachtherapie:*
   - chirurgisch (Incisionen, Nekroseabtragung)
   - antibiotisch: Penicillin G, Ampicillin, bei Mischinfekt zusätzlich Tetracycline, Gentamycin
   - Hyperbare O_2-Therapie (schnelle Verlegung zur hyperbaren O_2-Therapie, großzügige Indikation zum Transport auch bei Verdachtsdiagnose)

3. *Kein Gasbrandserum*
4. *Intensivstation* in jedem Stadium der Erkrankung wegen systemischer Komplikationen.

Literatur

1. Bähr. R. u. a.: Medizinische Klinik **69**, 859 (1974) – 2. Boerema, I., Brummelkamp, W. H.: Nederl. T. Geneesk. **104**, 2549 (1960) – 3. Brummelkamp, W. H. u. a.: Lancet **1**, 235 (1963) – 4. Hart. G. B. u. a.: J. Trauma **14**, 712 (1974) – 5. Hinmal, H. S. u. a.: Surg. Gynecol. Obstet. **139**, 176 (1974) – 6. Holland. J. A. u. a.: Surgery **77**, 75 (1975) – 7. Kluge, W. u. a.: Z. Ärztl. Fortb. **65**, 989 (1971) – 8. Maurer. G.: Wehrmed. Mschr. **10**, 8 (1966) – 9. Morton, A.: Med. J. Aust. **2**, 605 (1967) – 10. Müller. G.: Hygiene. Hamburg 1965 – 11. Ney, R. u. a.: Arch. Klin. Chir. **327**, 766 (1970) – 12. Podlesch. I. u. a.: Zentralbl. Chir. **95**, 631 (1970) – 13. Roding, R. u. a.: Surg. Gynecol. Obstet. **134**, 579 (1972) – 14. Roemer. G. B.: Dtsch. Med. Wschr. **93**, 2205 (1968) – 15. Schott. H.: Chirurg. **46**, 15 (1975) – 16. Shah. M. S. u. a.: J. Urol. **110**, 54 (1973) – 17. Smith. C. P. u. a.: Amer. J. Obstet. Gynecol. **110**, 135 (1971) – 18. Tarbiat. S.: Chirurg. **41**, 506 (1970) – 19. v. Unnik. H. J. M.: Antonie v. Leeuwenhoek **31**, 181 (1965)

Dr. J. Heising
Urologische Universitätsklinik
Joseph-Stelzmann-Straße 9
D-5000 Köln 41

J. Mattelaer. W. Oosterlinck, T. A. Plomp und R. A. A. Maes: **Lipophile Antibiotika bei der Behandlung der bakteriellen Prostatitis**

Die meisten Antibiotika sind unwirksam bei der Behandlung einer bakteriellen Prostatitis. weil sie nur schwer in das Prostatagewebe penetrieren.

Dunn und Stamey (1967) fanden nur eine ganz geringe Diffusion von Nitrofurantoin in der Prostataflüssigkeit.

Stamey. Meares und Winningham (1970) haben festgestellt, daß Ampicillin, Penicillin G. Cephalotin. Kanamycin. Oxytetracyclin. Polymyxin B und Nalidixinsäure in der Prostataflüssigkeit fast nicht nachzuweisen sind.

Winningham und Stamey (1970) fanden einen adäquaten therapeutischen Spiegel von bestimmten Sulfonamiden in der Prostataflüssigkeit des Hundes.

Hessl und Stamey (1971) haben im Tierexperiment festgestellt, daß von allen Tetracyclinderivaten nur die parenterale Gabe von Tetracyclinhydrochlorid eine signifikant inhibitorische Konzentration gegen gramnegative Keime in der Prostataflüssigkeit ergab. Ihre Ergebnisse widersprechen den Resultaten von Fabre et al. (1971), die hohe Konzentrationen von Doxycyclin in der menschlichen Prostata nachweisen konnten.

Wie Stamey und Meares bewiesen haben, beruht die Erklärung dieser Ergebnisse auf den Prinzipien. welche die Durchlässigkeit der Antibiotika durch biologische Membranen beherrschen. und zwar durch die nicht-ionische Diffusion von Säuren und Basen durch Membranen mit verschiedener Wasserstoffionenkonzentration.

Die meisten Antibiotika sind entweder schwach sauer oder schwach alkalisch.

Die Flüssigkeit der Prostata ist aber bei pH 6.4 (oder bei geringerem pH-Wert) deutlich sauer gegenüber dem pH 7.4 des Serumplasmas.

Stamey hat genügend darauf hingewiesen. daß nur lipophile Antibiotika, welche nicht fest an Plasmaproteine gebunden sind. durch die Prostatamembrane diffundieren können.

Aus diesen Gründen haben wir die Konzentration von 3 lipophilen Antibiotika, nämlich die Kombination Sulfamethoxazol-Trimethoprim (SMZ-TMP), Doxycyclin und Thiamphenicol. im Prostatagewebe nachgeprüft.

Methodik und Ergebnisse

Für alle Bestimmungen haben wir enukleiertes Prostatagewebe benützt. Die Blutabnahme geschah vor Einnahme des Antibiotikums und zum Zeitpunkt der Prostatektomie.

Alle Blutproben und Prostatagewebe wurden gleich nach Abnahme bis zur Dosierung tiefgefroren.

Bei den Thiamphenicolbestimmungen haben wir auch die Konzentrationen im Ejakulat bestimmt, weil wir wissen wollten, ob die Konzentration im Prostatagewebe mit der Konzentration im Ejakulat übereinstimmt.

1. Sulfamethoxazol-Trimethoprim (S.M.Z. + T.M.P.)

a) 6 Patienten bekamen 400 mg S.M.Z. + 80 mg T.M.P. i.m. 4 Stunden vor der Operation.

b) 5 Patienten bekamen 2 Tabletten (jede 400 mg S.M.Z. + 80 mg T.M.P.) 4 Stunden vor der Operation.

c) 8 Patienten bekamen 4 Tage lang 2 × 2 Tabletten pro Tag (letzte Einnahme 4 Stunden vor der Operation).

T.M.P. wurde bestimmt mit der spektrofluorometrischen Methode nach Schwarz und die Sulfonamide mit der Methode nach Bratten und Marschall (Modifikation nach Rieder).

Nach 4 Tagen Behandlung bekamen wir ziemlich hohe S.M.Z.-Spiegel im Prostatagewebe.

T.M.P. erreicht sehr schnell einen sehr hohen Spiegel im Prostatagewebe, der 2- bis 3mal den des Blutplasmas überschreitet.

Obwohl ein Verhältnis S.M.Z./T.M.P. im Prostatagewebe von 2 bis 8 kein Ideal darstellt, wird man für die meisten gramnegativen Keime eine gute Synergie und ein gutes klinisches Ergebnis bekommen.

2. Doxycyclin

a) 18 Patienten bekamen 200 mg Doxycyclin i.v. 4 bis 6 Stunden vor der Operation.

b) 8 Patienten bekamen 2 Kapseln à 100 mg 1 Tag vor der Operation mit letzter Einnahme 14 Stunden präoperativ.

c) 10 Patienten bekamen 2 × 100 mg die letzten 2 Tage vor der Operation (letzte Einnahme also 14 Stunden präoperativ).

Doxycyclin wurde bestimmt mit der „Large Cylinder Plate"-Technik (Microbiologisches Institut Pfizer, Karlsruhe).

Doxycyclin erreicht im Prostatagewebe eine Konzentration von 60% der Plasmakonzentration.

Dieser hohe Gewebespiegel wird schnell erreicht.

3. Thiamphenicol

Thiamphenicol wurde gaschromatographisch bestimmt (Maes und Plomp in Utrecht)

– bei 11 Patienten im Prostatagewebe (1 g Thiamphenicol i.v. 1 Stunde präoperativ). Mittelwert ± 48 Minuten.
Man bekommt sehr schnell einen deutlich höheren Gewebespiegel in der Prostata als im Blutplasma.
– bei 10 Patienten auch in verschiedenen Ejakulaten (500 mg Thiamphenicol oral alle 8 Stunden. Blutabnahme und Ejakulat nach 2, 24 und 48 Stunden.)
Schon nach 24 Stunden stellten wir fest, daß die Konzentration im Ejakulat auch deutlich höher war als im Blut.

212

Tabelle 1. Konzentration Thiamphenicol in Serum und Prostatagewebe

Patient	Thiamphenicol in µ/ml Serum	Thiamphenicol in µg/ml Prostatagewebe
1	12	15
2	9.6	64.4
3	11.2	8.5
4	26.7	19.4
5	15.4	25.1
6	26.3	23.1
7	23.3	23.3
8	21.4	51
9	30.2	20.1
10	18.1	76.1
11	34.5	26.7
	20.8	31.1

1 Gramm Thiamphenicol i. v.
Blutentnahme zum Zeitpunkt der Prostatektomie nach 23 bis 75 Minuten (± 48 Minuten)

Dieses Phänomen kann folgendermaßen erklärt werden:

1. Thiamphenicol ist ein alkalisches. fast nicht ionisiertes. lipophiles Antibiotikum mit einer niedrigen Plasmaproteinbindung und diffundiert gut durch die epitheliale Prostatamembrane.
2. Thiamphenicol hat angeblich eine so große Dissoziationskonstante (pka-Wert). daß die leicht alkalischen Thiamphenicolionen stärker in der Prostataflüssigkeit mit einem niedrigen pH-Wert als im Plasma mit höherem pH-Wert diffundieren (ion trapping).

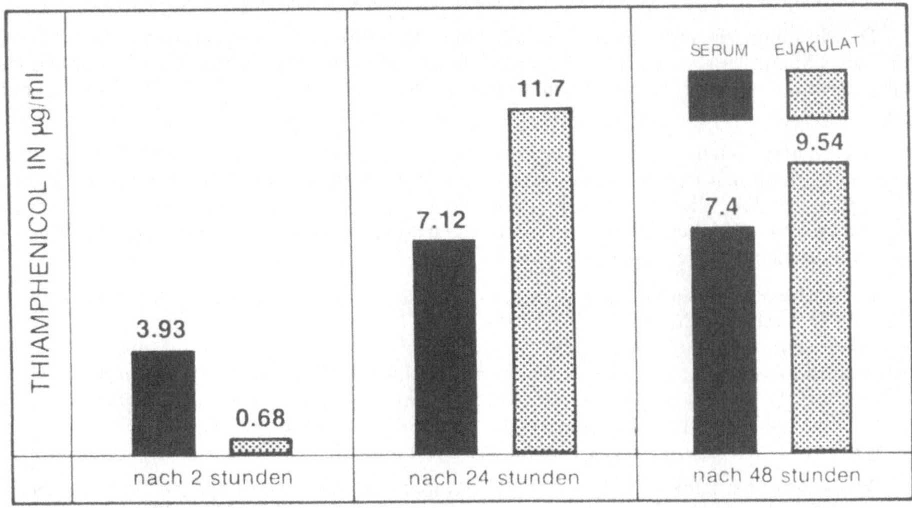

Abb. 1. Konzentration Thiamphenicol in Serum und Ejakulat

Zusammenfassung

1. Bei der Behandlung einer bakteriellen Prostatitis soll man lipophile Antibiotika verwenden.
2. Die hohe Konzentration von S.M.Z.-T.M.P., Doxycyclin und Thiamphenicol, die wir im Prostatagewebe bekommen, stimmen mit den guten klinischen Ergebnissen dieser lipophilen Antibiotika überein.
   Mit Thiamphenicol wird im Prostatagewebe und im Ejakulat ein deutlich höherer Spiegel erreicht.

Literatur beim Verfasser

Dr. J. Mattelaer
Kasteelstraat 21
B-8500 Kortrijk

Diskussion zu den Vorträgen Seite 188 bis 214
Therapie des Harnwegsinfektes – Medikamente Therapie
Moderatoren: H. Haschek, Wien, L. Röhl, Heidelberg und K. H. Spitzy, Wien

Moderator H. Haschek, Wien: Wir diskutieren die ersten Vorträge. Bitte sehr, Herr Melchior.

H.J. Melchior, Aachen: Eine Diskussionsbemerkung zu den Vorträgen Haschek und Spitzy zusammen. Die Diskrepanz zwischen urologischen und internistischen Ergebnissen hinsichtlich der Häufigkeit komplizierter obstruktiver Pyelonephritiden mag vielleicht ihre Ursache darin haben, daß die Minimalforderungen der Paul-Ehrlich-Gesellschaft ausschließlich auf das Ausscheidungsurogramm zielt. Auf den Wert des Miktionsurethrogramms, speziell zum Ausschluß komplizierender Faktoren, braucht man unter Urologen nicht hinzuweisen.

K.H. Spitzy, Wien: Das ist ein Kommentar, der dankend zur Kenntnis genommen wird. Ich habe keine Antwort von meiner Seite.

Moderator: Sehr gut, weitere Fragen? Da müßten doch die Hände hochgehen!

D. Stiebeling, Marburg: Es ist mir aufgefallen, daß Ihre Fälle mit persistierender Leukozyturie alles Steinträger waren. Das ist ja nicht ganz ungewöhnlich. Halten Sie wirklich den Addis-count für so wichtig? Oder sollte man sich nicht doch lieber nach der Bakterienanzahl richten?

K.H. Spitzy, Wien: Da es sich um obstruktive Pyelonephritiden handelt, die ich hier gezeigt habe, halte ich den Addis-count für außerordentlich wichtig. Natürlich ist die Zusammenarbeit mit dem Urologen für mich noch wichtiger. Das ist klar, weil man die Obstruktion beseitigen muß. Glauben Sie mir, die Fälle, die ich bekomme, waren schon lange beim Urologen und oft nicht nur bei einem.

H. Marberger, Innsbruck: Ich glaube, wir übersehen eines, oder wir sagen es nicht, obwohl wir es alle wissen: Während der Operation ist die Funktion der Harnwege gestört. Zu dieser Funktion gehört auch die Keimabwehr. Nach einer Nierenbeckenplastik beispielsweise ist die Nierenbeckenwand, die sonst den infizierten Harn hinauspumpt, eine Zeitlang in dieser Funktion gestört. Es besteht damit eine weit größere Gefahr und die Wahrscheinlichkeit, daß sich jetzt ein Infekt etabliert. Deswegen geben wir Urologen ja während dieser Zeit unabhängig vom Befund ein Antibiotikum. Was sagen die Referenten dazu?

Moderator: Ich kann mich dazu jetzt klar äußern. Wir haben bis vor 1½ Jahren auch diesen Standpunkt vertreten, daß bei Operationen, auch wenn sie im sterilen Milieu durchgeführt werden und eine Drainage notwendig wird, durch die gestörte Peristaltik die Gefahr einer Keimaszension besteht. Wir hatten damals diese Patienten antibakteriell abgeschirmt. Wir tun es inzwischen nicht mehr, denn ich habe mich überzeugen lassen. Und wir sehen jetzt auch am eigenen Krankengut bestätigt, daß die alte Auffassung revidiert werden muß. Wie Sie heute und aus den gestrigen Vorträgen gehört haben, dauert es nur ganz kurze Zeit, bis im Darm eine Selektion der Keime auftritt. Die resistenten Keime werden dann zum Ausgangspunkt für eine Infektion, die Sie mit Medikamenten kaum mehr behandeln können. Da können Sie sich noch so bemühen durch Antisepsis und Asepsis. Sie können diese Gefahr nur abwenden, wenn Sie radikal die Prophylaxe einschränken.

H. Marberger, Innsbruck: Nun, Haschek, Du weißt aber, wenn Du die Fieberkurven der Patienten, die Du vor 10 Jahren operiert hast, und die der heutigen aufeinanderlegst, daß die Fieberkurven flach sind. Wie lange dauert die Periode, bis die Selektion der Keime eintritt? 5 Tage, 6 Tage, 8 Tage? Wie lange also?

Moderator: 3 bis 4 Tage für die Keime, die aus dem Darm kommen. Wir haben immer gelächelt, wenn die Amerikaner erzählt haben, was sie für Kunststücke aufführen mit Schleusen und ich weiß nicht was. Und dann hat man gehört, daß sie Spitäler schließen müssen. Und wir haben gesagt, bei uns, wo die Leute z. B. im Burgenland den Katheter unsteril einführen, da passiert der Blase überhaupt nichts. Das ist sicherlich richtig, wenn der Patient eine gute Abwehrlage hat und gegen seine Keime immun ist. Aber wir haben durch eine zu massive Anwendung der Prophylaxe uns selbst die Möglichkeit eines therapeutischen Einflusses genommen. Und das hat Herr Naumann – glaube ich – sehr überzeugend gezeigt.

H. Marberger, Innsbruck: Nun, ich glaube, es wird sicher nicht ganz so sein, wie es Herr Naumann gesagt hat. Irgendwo erschien es mir etwas übertrieben, fast etwas demagogisch ausgedrückt. Aber daß man zu viel ungezielt behandelt, ist ebenfalls sicher. Andererseits ist aber mit einer gezielten Behandlung eines Infektes ein gutes Ergebnis oder eben ein besseres Ergebnis zu erzielen. Das steht außer Zweifel. Und es sind sicher Unterschiede zwischen einer städtischen Population und zwischen einer Population, die weniger zum Arzt kommt, beispielsweise auf dem Lande.

K. H. Spitzy, Wien: Es ist sehr schade, daß Herr Naumann nicht mehr da ist. Wir haben sonst immer zusammen diskutiert, manchmal sogar recht emotionell. Sie werden ja schon bei meinem Referat bemerkt haben, wie ich die Bakteriologen so ein bißchen angegriffen habe und gesagt habe: Man soll überhaupt nicht so stark die Bakterien in den Vordergrund schieben. Denn der Patient ist ja krank und nicht die Bakterien. Das Bakterium ist ja nur *ein* ätiologisches Moment bei der Infektion. Hier möchte ich Herrn Haschek wirklich unterstützen. Wir haben uns ja selbst in die Situation hineingebracht. Bei septischen Fällen ist das ja ganz deutlich geworden. Heute können wir fast schon sagen: Eine Sepsis hat eigentlich mit Bakterien gar nichts mehr zu tun. Das klingt natürlich unsinnig und ist auch paradox. Aber durch die Antibiotika entwischt uns die Sepsis immer wieder, und sie entsteht durch immer neue Keime. Diese Keime werden natürlich immer resistenter, je mehr man Antibiotika in der Prophylaxe einsetzt. Das heißt also: Wir haben uns in eine Situation gebracht, in der wir auf diese Selektionsmechanismen sehr aufpassen müssen. Nun darf aber wiederum das Kind nicht mit dem Bade ausgegossen werden. Wenn man jede Prophylaxe aufgibt, dann ist es auch wieder falsch. Man muß von Fall zu Fall, und zwar klinisch wie bakteriologisch, entscheiden, wann eine Behandlung notwendig ist, und man muß natürlich wissen, gegen welchen Keim. Und das ist heute noch die große Schwierigkeit.

H. Marberger, Innsbruck: Naumann hat diese Schwierigkeit elegant überbrückt, indem er sagt: Das ist keine prophylaktische, sondern eine präventive Behandlung.

Moderator: Dieses Problem können wir nicht mehr weiterdiskutieren, obwohl es von fundamentaler Bedeutung wäre.

Wir kommen zum Vortrag von Herrn Deetjen, und ich habe gleich eine Frage, die mich seit vielen Jahren beschäftigt. Es wird einerseits von Hohlraumdesinfizientien gesprochen, andererseits von Medikamenten, die einen Spiegel im Gewebe machen. Kann man annähernd sagen, wie das Verhältnis von Harn- zu Blutspiegel oder besser zu Serumspiegel ist. Diese Spiegel fallen langsam in Richtung auf die Peripherie ab. Aber die Spiegel im Nierengewebe sind doch wesentlich höher als im Serum. Stimmt das?

P. Deetjen, Innsbruck: Das kann man sicherlich nicht verallgemeinern, es hängt von den spezifischen Eigenschaften der gegebenen Substanz ab. Wenn eine höhere Proteinbindung besteht, und wir hatten in dem Vortrag von Herrn Madsen gesehen, daß gerade die Proteinbindung im Nierenparenchym sehr stark ist, dann wird sich eine Substanz auch dort anreichern.

Man kann sich auch nicht darauf verlassen, einen 5fach höheren Faktor im Harn zu bekommen. Das kann, wie gesagt, wiederum von verschiedenen Funktionen, die unterschiedlich gestört sind, abhängen. Zum Beispiel das aktive Sekretionsvermögen auf der einen Seite und die Konzentrierung der Tubulusflüssigkeit entlang des Nephrons auf der anderen Seite. Gerade bei der chronisch verlaufenden Pyelonephritis können ganz unterschiedliche Störungen auftreten.

Moderator: Es läßt sich offenbar keine Patenterklärung dafür finden. Bitte weitere Diskussionsbemerkungen.

H. Madersbacher, Innsbruck: Bei Patienten mit neurogen gestörter Blase möchte ich doch für die Langzeitchemotherapie plädieren. Wir haben ja gezeigt, daß die Mehrzahl dieser Infekte Reinfekte sind. Dabei erscheint zunächst eine Langzeitchemotherapie nicht sinnvoll. Die klinische Erfahrung ergibt aber, daß mit einer niedrig dosierten Langzeitchemotherapie diese Patienten über lange Zeit keimfrei und vor allem pyuriefrei zu halten sind.

H. Marberger, Innsbruck: Das deckt sich mit dem, was ich auch gesagt habe. Nämlich, daß eine prophylaktische Langzeittherapie auch heute noch berechtigt ist.

Moderator: Diesen Teil der Vorträge müssen wir abschließen. Herr Spitzy wollte noch abschließend zum Vortrag Madsen etwas sagen.

K.H. Spitzy, Wien: Ich will die Diskussion nicht überflüssig verlängern, aber ich würde die Aussagen von Herrn Madsen doch mit Vorsicht zur Kenntnis nehmen. Ich habe es überschlagsmäßig nachgerechnet. Die Aussage halte ich für sehr vereinfacht.

Moderator: Wir müssen Herrn Madsen noch Gelegenheit geben, dazu etwas zu sagen.

P.O. Madsen, Madison, Wisconsin/USA: Die Zeit ist sehr kurz und wir können uns nicht mehr über Einzelheiten unterhalten, aber ich gebe zu, daß sehr viele Fehlerquellen vorhanden sind. Die genaue Konzentration der Antibiotika im Gewebe und im Harn sind weitgehend unbekannt. Deswegen sind die Fehlerquellen, die wir hier haben, sicherlich kleiner als vermutet.

Moderator: Ich darf allen Rednern und denen, die zur Diskussion beigetragen haben, danken. Ich schließe diesen Teil des heutigen wissenschaftlichen Programms.

Chirurgische Therapie des Harnwegsinfektes – Harnwegsinfekt und Nephrolithiasis

H.-P. Bastian, W. Vahlensieck und P. Brühl: **Die Bedeutung der Harnwegsinfektion für die Nephrolithiasis**

Zwischen Harnwegsinfektionen und Nephrolithiasis bestehen enge Beziehungen. Es ist jedoch häufig nicht möglich, zu entscheiden, ob der Harnwegsinfekt Folge oder primäre Ursache für die Harnsteingenese ist. Heute unterscheidet man nach Schneider und Vahlensieck unter klinischem Aspekt zwischen aseptischen und entzündlichen Steinen, während unter kausalpathogenetischen Aspekten jeder Harnstein ein sekundärer Stein ist, da er stets als Folge verschiedenartigster Kausalfaktoren auftritt. Für die Genese der Oxalat-, Harnsäure- und Cystinsteine spielt die Harnwegsinfektion keine Rolle. Bei der Phosphatsteinbildung ist jedoch dem Harnwegsinfekt als auslösende Ursache zur Steinbildung eine besondere Bedeutung beizumessen. Die Phosphate Apatit, Struvit sowie Brushit entstehen im alkalischen Milieu, während die Phosphate Whitlockit, Octacalciumphosphat, Newberyit und Bobierrit im sauren Milieu entstehen. Die letztgenannten Phosphate spielen dabei nur eine untergeordnete Rolle, da ihre prozentuale Vorkommenshäufigkeit nur ca. 4,5% beträgt.

Da mit klinischen Methoden die Beziehungen zwischen Infektion und Steinbildung nur unvollkommen untersucht werden können, haben wir zur Simulation des Harnsteinwachstums und der Auflösung von Harnsteinen eine neue standardisierte Versuchsanordnung entwickelt. Sie erlaubt mit Hilfe der Rasterelektronenmikroskopie Aussagen über Änderungen der Aggregierungen, Texturen und Phasen der untersuchten Harnsteine in Abhängigkeit von den eingestellten Parametern.

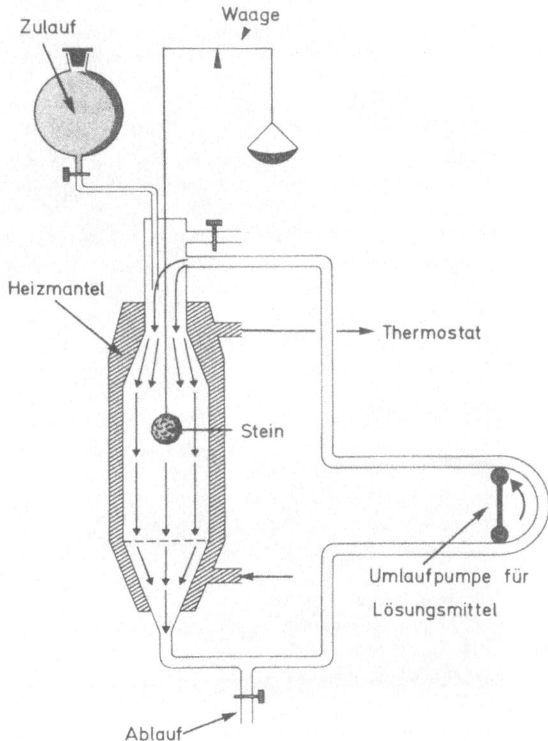

Abb. 1. Schema des Harnsteinsimulators (nach Bastian u. Gebhardt 1975)

In einem Heißfiltriertiegel hängt der zu untersuchende Harnstein an einem Faden. Der Faden ist mit einer Mikrowaage verbunden, so daß jederzeit Gewichtsänderungen bestimmt werden können. In einem abgeschlossenen System wird der Harnstein von einer Flüssigkeit konstant umspült. Die Geschwindigkeit der Umspülung ist durch die Rollerpumpe stufenweise regulierbar. Die Doppelwand des Heißfiltriertiegels erlaubt es, auch physiologische Temperaturen zu simulieren. Die in Abb. 1 angegebene Anordnung haben wir nun 20fach parallel geschaltet. Anhand von 2 Beispielen wird das Ergebnis dargelegt.

Im Umspülungsversuch mit alkalischem Urin, der durch Zugabe von NaOH auf pH 8,5 eingestellt wurde, fand sich immer eine Neubildung von Struvit- und Apatitkristallen.

Der unbehandelte Phosphatstein bestand aus 60% Apatit, 35% Struvit und 5% Ammoniumurat. Nach 14tägiger Umspülung mit alkalischem Urin, dessen pH auf 8,5 eingestellt wurde, fand sich eine echte Harnsteinneubildung, wie es in der Abb. 2 zu sehen ist. Auch hier handelte es sich um reine Phosphatkristalle (Apatit und Struvit).

In einer Vergleichsserie wurde ein sterilfiltrierter Urin mit Proteus-Bakterien beimpft. Um eine genügend wirksame Keimzahl zu erreichen, wurde der Urin alle 12 Stunden gewechselt und mit Proteus neu beimpft. Der Urin-pH betrug hier 8,8.

Es handelt sich um einen unbehandelten Phosphatstein (80% Struvit, 20% Apatit).

Nach Umspülung mit sterilfiltriertem Urin und Proteus fallen die Kontraste zwischen mehr ebenmäßig begrenzten und Apatit-Struvit-Kristall-Aggregaten auf. Dieses entspricht einem Harnsteinwachstum, bei dem sich auf die feinkörnigen Kristalle neue Kristalle abgelagert haben. Auf der Oberfläche finden sich Abdrücke stäbchenförmiger Bakterien (Abb. 3).

Die klinische Auswertung bei 691 Harnsteinpatienten ergab bei Patienten mit kristallographisch reinen Calcium-Oxalat-Konkrementen nur in 16% einen Harnwegsinfekt, dagegen fand sich bei den Apatit- und Struvitsteinen in 78,5% ein Harnwegsinfekt.

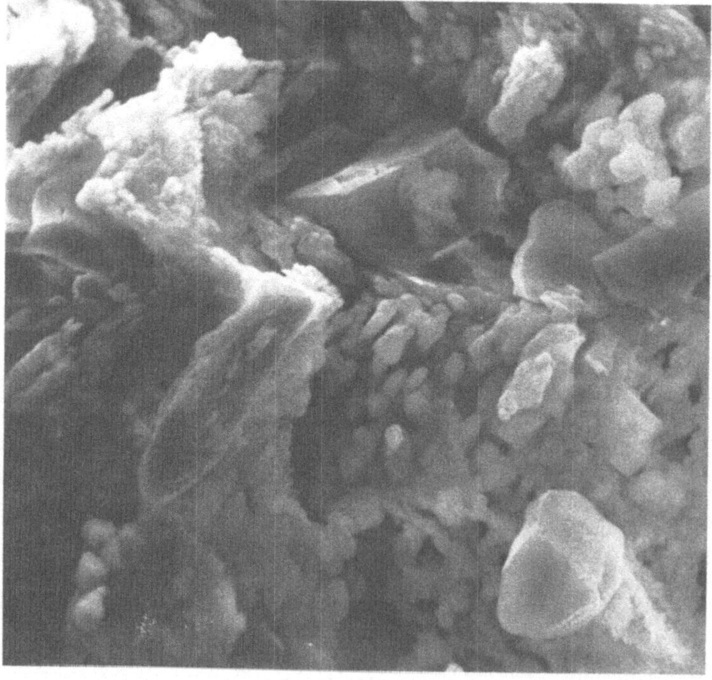

Abb. 2. Phosphatsteinneubildung in einem alkalischen Milieu (REM, Vergrößerung 2000fach)

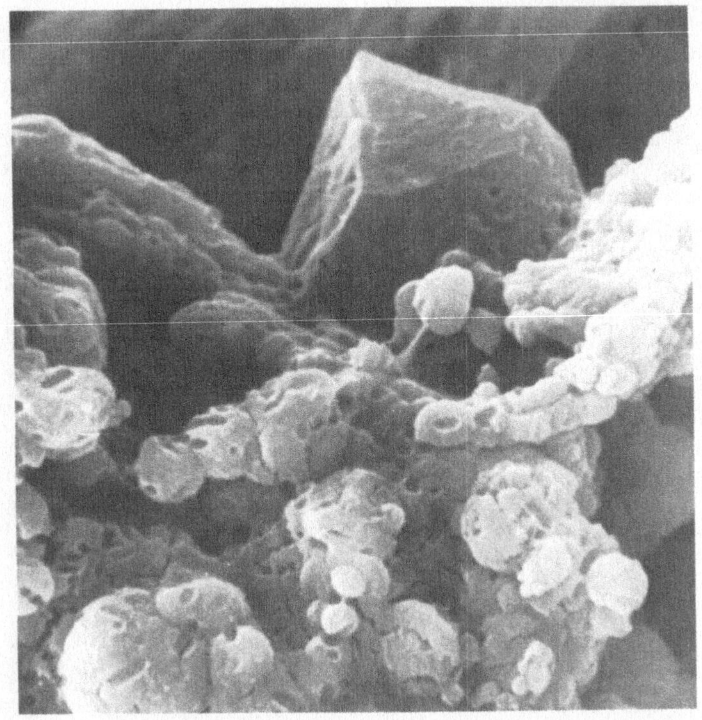

Abb. 3. Phosphatsteinneubildung nach Proteusinfektion (REM. Vergrößerung 2800fach)

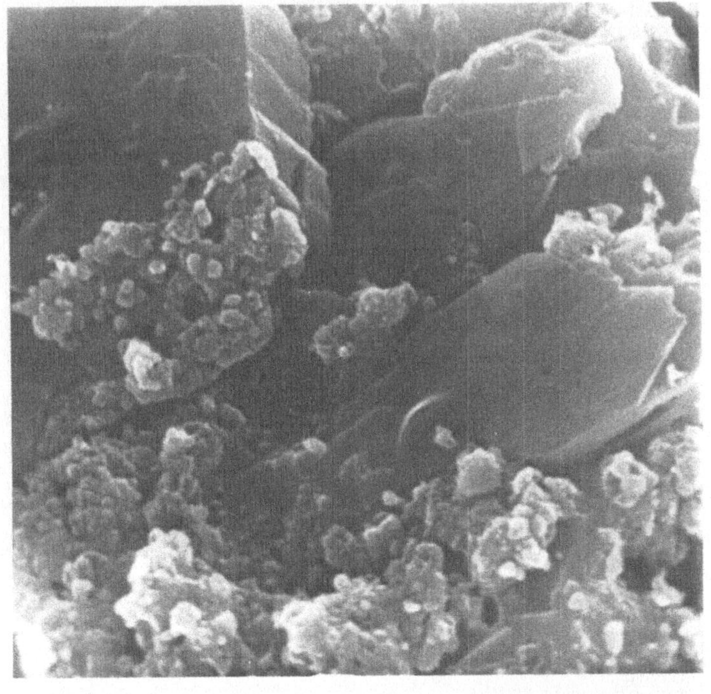

Abb. 4. Unbehandelter Phosphatstein (Struvit 80%, Apatit 20%)

Die Aufschlüsselung der bei den einzelnen Gruppen von Harnsteinkranken gefundenen Infekte nach der Erregerart zeigt, daß bei Patienten mit calciumhaltigem Oxalatstein
überwiegend, d. h. in 11,5%, E. coli zu finden war. Bei Harnsteinpatienten mit Struvitstein fand sich jedoch in 92.5% eine Proteusinfektion.

Diese experimentellen und klinischen Untersuchungen zeigen, daß bei den Struvitsteinen dem Harninfekt durch harnstoffspaltende Bakterien eine entscheidende Rolle
zukommt. Durch das Enzym Urease wird Harnstoff zu Ammoniumhydroxyd und CO_2
gespalten, dadurch wird der Urin alkalisch, so daß Apatit und Struvit auskristallisieren
können. Untersuchungen von Griffith zeigen, daß Azetohydroxaminsäure als Urease-
Hemmer die Alkalisierung und damit die Steinkristallisation verhindert.

Bei der Behandlung von Steinpatienten mit alkalischem Urin ist es wichtig, eine renale, tubuläre Azidose auszuschließen, da bei dieser Störung eine medikamentöse Harn-
säuerung kontraindiziert ist.

Zusammenfassend ergibt sich:

1. Für die Genese der Harnsteine ist der Harnwegsinfekt mit harnstoffspaltenden Bakterien nur für die Apatit- und Struvitkonkremente von entscheidender Bedeutung.
2. Bei den Oxalatsteinpatienten ist der Harnwegsinfekt nur als Folge aufzufassen und
   spielt bei der Genese keine entscheidende Rolle.
3. Die renale tubuläre Azidose muß bei jedem Patienten mit rezidivierender Phosphatsteinbildung und alkalischem Urin ausgeschlossen werden.
4. Unsere experimentellen Untersuchungen haben gezeigt, daß es bei Apatit- und Struvitsteinen wichtig ist, die alkalische Urinreaktion in den sauren Bereich zu bringen.
   Nur so kann eine wirksame Prophylaxe und eventuelle Chemolitholyse von Phos-
   phatsteinen erreicht werden.

Priv.-Doz. Dr. H. P. Bastian
Urologische Univ.-Klinik
Venusberg
D-5300 Bonn 1

J. KAUFMANN, R. v. ALLESCH und F. CASELITZ: **Bakteriologische Harnunter-
suchungen über den Einfluß verschiedener Bakterienstämme auf die Harn-
reaktion und ihre Beziehung zur Phosphatsteinbildung**

Unter In-vitro-Bedingungen wurden folgende Bakterienstämme auf ihre Fähigkeit zur
Alkalisierung des Urins untersucht: Proteus mirabilis, Escherichia coli commune, Esche-
richia coli haemolyticum, ein Keim des Genus Enterobacter, Pseudomonas aeruginosa,
Staphylococcus aureus und ein Keim des Genus Klebsiella.

Als Nährboden diente steriler Mittelstrahl-Urin von sieben verschiedenen männlichen Probanden. Die Bebrütungsdauer betrug bis zu 270 Stunden.

Proteus mirabilis, Staphylococcus aureus und Pseudomonas aeruginosa zeigten starke, der Keim des Genus Klebsiella nur sehr geringe alkalisierende Fähigkeiten.

Die Keime des Bakteriums coli commune, coli haemolyticum und des Genus Enterobacter führten nicht zu einer pH-Verschiebung zum Alkalischen. Den letztgenannten
Keimen kann demnach auch keine ursächliche Wirkung für die Ausfällung der Phosphate zugesprochen werden.

Prof. Dr. J. Kaufmann
Urolog. Abt. des Allgemeinen Krankenhauses Hamburg-Altona
Paul-Ehrlich-Straße 1
D-2000 Hamburg 50

K. Bandhauer und H. U. Grob: **Die Bakteriologie der Harnsteinoberfläche und ihre klinische Bedeutung**

Bakteriologische Untersuchungen von Harnsteinen haben trotz der wichtigen Publikationen von Hellström, Vermeulen, Stamey u. a. bisher nur wenig Eingang in die klinische Routine gefunden. Die Harnsteinbakteriologie sowohl im Inneren der Steine als auch an der Oberfläche wird vorwiegend in der Grundlagenforschung für Fragen der Steingenese und des Steinrezidives diskutiert. Für die klinischen Belange wird dagegen fast ausschließlich der bakteriologische Harnbefund als Kriterium für die der Steinentfernung folgenden Therapie angesehen.

Wir untersuchten die Oberfläche von 32 Harnsteinen, die operativ aus dem oberen Harntrakt entfernt werden mußten, und brachten die Befunde mit der Steinanalyse (Infrarotspektroskopie), dem klinischen Verlauf und dem bakteriologischen Harnbefund in Relation.

Die Resultate der Steinanalyse sind in Tabelle 1 zusammengefaßt.

Ergebnisse

Bei 14 Calcium-Oxalatsteinen (8 Erst- und 6 Rezidivsteine) war die Kultur der Harnsteinoberfläche ebenso steril wie die Harnkultur dieser Patienten (Tabelle 2).

Keiner dieser Patienten erhielt während der letzten 10 praeoperativen Tage Antibiotika oder eine Chemotherapie.

Von 9 Calcium-Phosphatsteinen (3 Erst- und 6 Rezidivsteine) (Tabelle 3) waren die drei Erststeine steril, die 6 Rezidivsteine dagegen infiziert. Bei 3 Rezidivsteinen waren Proteus mirabilis und Enterokokken, bei 2 Bact. coli und einmal Klebsiella nachweisbar. Die Harnkultur zeigte bei den 3 sterilen Erststeinen ebenfalls kein Bakterienwachstum. Bei einem mit Bact. coli und einem mit Klebsiella infizierten Rezidivstein war die mehrmals angelegte Harnkultur steril, nachdem praeoperativ durch mindestens 5 Tage Antibiotika verordnet wurden. Dies, obwohl eine in diesem Ausmaß wechselnde Leukocyturie nachweisbar war und in der Anamnese subjektive Symptome von rezidivierenden Harnwegsinfekten angegeben wurden. Die übrigen 4 nicht antibiotisch vorbehandelten

Tabelle 1. Bakteriologische Untersuchung von Harnsteinen (32 Patienten)

Steinanalysen			
Calcium-Oxalat	14	Primärstein Rezidivstein	8 6
Calcium-Phosphat	9	Primärstein Rezidivstein	3 6
Magnesium-Ammonium-Phosphat	9	Primärstein Rezidivstein	2 7

Tabelle 2. Bakteriologische Befunde (14 Patienten)

Calcium-Oxalatsteine	
Konkrement	Harn
Steril 14	Steril 14

Tabelle 3. Bakteriologische Befunde Calciumphosphatsteine (9 Patienten)

Konkrement		Harn	
Primärstein (3)			
Steril	3	Steril	3
Rezidivstein (6)			
B. coli	2	B. coli	1
		Steril	**1**
Proteus +		Proteus +	
Enterokokken	3	Enterokokken	1
		Enterokokken	**2**
Klebsiella	1	*Steril*	**1**

Tabelle 4. Bakteriologische Befunde – Magnesium-Ammonium-Phosphatsteine (9 Patienten)

Konkrement		Harn	
Primärstein (2)			
Proteus +		Proteus +	
Pseudomonas +		Pseudomonas +	
Enterokokken	1	Enterokokken	1
B. coli	1	B. coli	1
Rezidivstein (7)			
Proteus +		Proteus +	
Pseudomonas +		Pseudomonas +	
Enterokokken	2	Enterokokken	1
		Proteus +	
		Enterokokken	**1**
Proteus + B. coli	2	Proteus + B. coli	1
B. coli	1	*B. coli*	**1**
		Steril	**1**
Proteus +			
Enterokokken	1	Enterokokken	1
Klebsiella	1	*Steril*	**1**

Patienten hatten eine positive Harnkultur (Keimzahl über 10^6), die in nur 2 Fällen dem Bakterienbefall des Konkrements entsprach. In 2 Fällen war dagegen die Harnbakteriologie von der Bakteriologie des Harnsteins verschieden.

Bei den 9 Magnesium-Ammonium-Phosphatsteinen (Struvit) (Tabelle 4) handelt es sich in 2 Fällen um Erststeine, in 7 um das erste oder zweite Rezidiv. Die Patienten waren antibiotisch vorbehandelt. Trotzdem waren alle Konkremente infiziert, wobei der Proteus-Befall deutlich überwog. Bei nur 4 Patienten entsprach der bakteriologische Befund der Harnproben der Steinbakteriologie. In 3 Harnproben war im Gegensatz zur Harnsteinbakteriologie nur eine Keimart nachweisbar, und bei 2 Patienten blieb die Harnkultur steril.

Aus den bisherigen Untersuchungen lassen sich folgende Schlüsse ziehen:

1. Calcium-Oxalatsteine sind, wie in der Literatur bereits häufig festgehalten, in den meisten Fällen als sterile Steine anzusehen, auch dann, wenn sie zu einem operationsbedürftigen Abflußhindernis führen. Sie scheinen auch bei sonst normalem morpho-

logischen und funktionellen Verhalten des Harntraktes keine Quelle als Harnwegsinfekte darzustellen. Eine medikamentöse Infektprophylaxe ist nach operativer Entfernung von Calcium-Oxalatsteinen prinzipiell nicht angezeigt.
2. Calcium-Phosphatsteine, vor allem deren Rezidive, sind häufig, Struvit-Steine sind
praktisch immer infiziert. Diese Steinformen sind also nicht nur bezüglich ihrer Genese mit dem Harnwegsinfekt in Zusammenhang zu bringen, sondern unterhalten vielfach auch als Fokus rezidivierende Harnwegsinfekte.
Auf diese Möglichkeit weisen vor allem die antibiotisch vorbehandelten Patienten mit
sterilem Harn, aber positiver Bakterienkultur der Steine, hin.
3. Das Bakterienspektrum von Harnsteinen stimmt nicht immer mit dem des Harns
überein. Diese Tatsache erscheint für therapeutische und prophylaktische Überlegungen von Bedeutung, da bei der operativen Sanierung vor allem von Struvitsteinen
sehr häufig kleinste, radiologisch nicht faßbare Steinpartikel zurückbleiben können,
die ein vom Harn unterschiedliches Bakterienspektrum aufweisen können. Auf diese
Tatsache und auf die sich aus der Steinbakteriologie für die antibiotische Nachbehandlung und Prophylaxe ergebenden Konsequenzen hat auch bereits Stamey eindringlich hingewiesen.

Zusammenfassend halten wir die Bestimmung des Bakterienspektrums von operativ
entfernten Harnsteinen für ein einfaches zusätzliches diagnostisches Kriterium, welchem
für die postoperative Sanierung des Harnwegsinfektes und damit möglicherweise auch
für die Steinprophylaxe Bedeutung zukommt.

Literatur

Hellström, J.: Brit. J. Urol. **10**, 348 (1938) – Stamey, Th. A.: Urinary infections. Baltimore,
USA: Williams & Wilkins Co. 1972 – Vermeulen, C. W., Goetz, R.: J. Urol. **72**, 761 (1954)

Prof. Dr. K. Bandhauer
Urologische Abteilung
Kantonsspital
CH-9006 St. Gallen

S. Rummelhardt, D. Latal, H. Pflüger und O. Zechner: **Urolithiasis und Harnwegsinfektion – eine retrospektive Studie**

Als Ursache für eine Harnsteinbildung kommen außer noch unbekannten Faktoren vor
allem 3 Zustandsbilder in Frage:
Die Abflußbehinderung im harnableitenden System, Störungen des Stoffwechsels
und die Harninfektion. Letztere ist besonders in der Genese der sogenannten sekundären Harnsteine von Bedeutung. Das Vorhandensein eines Harnsteines muß nicht unbedingt gleichzeitig mit einem Harnwegsinfekt verbunden sein; besteht jedoch ein solcher,
so hat dieser einen entscheidenen Einfluß auf die chemische Struktur des Steines. In Anwesenheit von harnstoffspaltenden Bakterien, wie z. B. Proteus, ist mit dem gehäuften
Vorkommen von phosphathaltigen Konkrementen, insbesondere Struvit, zu rechnen.
Während der letzten 18 Monate wurden 97 Patienten an der Urologischen Universitätsklinik Wien wegen Harnsteinen operiert und auf das Vorliegen eines prä- bzw. postoperativen Harninfektes untersucht (Tabelle 1).
Eine Hälfte der operierten Steinpatienten hatte einen präoperativen Harninfekt, die
andere Hälfte hatte einen sterilen Harn. Die Mehrzahl der Patienten hatte eine nachge-

Tabelle 1. Präoperative Harninfekte bei 97 operierten Steinpatienten

Proteus	16
E. coli	11
Pseudomonas	9
Enterokokken	9
Providencia	2
Staph. aureus	1
	48
steril	49

Tabelle 2. Steinoperation und Harninfekt

präoperativ		Operation		postoperativ	
steril	infiziert			steril	infiziert
7	14	Pyelotomie	21	15	6
8	22	Pyelotomie und Nephrostomie (PVC)	30	7	23
17	2	Ureterotomie	19	16	3
12	1	Zeiss-Schlinge	13	7	6
5	9	Nephrektomie	14*	12	2
49	48		97	57	40

* Nephrektomie bei Sepsis 7

wiesene Proteus- (16) oder Coliinfektion (11). Es muß darauf hingewiesen werden, daß diese Infekte bereits zum Zeitpunkt der Aufnahme bestanden und somit nicht als Hospitalismuskeime angesehen werden können (Tabelle 2).

Die häufigsten Operationsmethoden waren die Pyelotomien (21), wobei diese 30mal mit einer passageren Nephrostomie durchgeführt werden mußten. Präoperativ hatten zwei Drittel der Pyelotomierten (14 von 21) Harninfekte, und am häufigsten waren diese bei den gleichzeitig nephrostomierten Patienten (22 von 30). Bei diesen konnte auch postoperativ fast unverändert die Infektion festgestellt werden. Einerseits wird dies auf die präoperative Ausgangslage – Patienten mit lange dauernder Abflußbehinderung bei Nierenbecken- und Kelchkonkrementen mit schweren entzündlichen Veränderungen – andererseits als Folge der Polyvinyldrainage, die bekanntlich zum Fortbestehen eines Harninfektes beiträgt, zurückgeführt.

Nach einfacher Pyelotomie wurde der zuerst infizierte Harn in der Mehrzahl der Fälle steril. Bei den ureterotomierten Patienten (19) konnte keine nennenswerte Verschiebung der Harninfektion prä- und postoperativ nachgewiesen werden. Dagegen konnte nach Steinentfernungen mit der Schlinge (13) eine deutliche Zunahme des postoperativen Harninfektes beobachtet werden. Bei 7 von 14 durchgeführten Nephrektomien erfolgte diese in der Sepsis bei bestehender abszedierender Pyelonephritis, 7 Nierenentfernungen erfolgten bei nicht erhaltungswürdigen Organen. Nur zweimal wurde postoperativ noch ein Harninfekt nachgewiesen. Im Durchschnitt wurden die Harnkulturen 2 Wochen nach der Operation wiederholt. In diesem operierten Krankengut ist kein Todesfall aufgetreten (Tabelle 3).

Etwa zwei Drittel der Kalzium-Oxalatsteinträger hatten präoperativ keinen Harninfekt. Dagegen hatten mehr als die Hälfte der Patienten mit Kalzium-Phosphatsteinen (16 von 23) bereits präoperativ eine Harninfektion, wobei besonders bei Vorliegen von Struvit nur einer von 12 Patienten keimfrei war (Tabelle 4).

Tabelle 3. Steinart und präoperativer Harninfekt

Steinart	gesamt	präoperativ	
		steril	infiziert
Ca-Oxalat	31	23	8
Ca-Phosphat	23	7	16
Struvit	12	1	11
Harnsäure	15	10	5
Mischsteine	11	4	7
Cystin	5	2	3

Tabelle 4. Steinart – Keimart – präoperativ

Steinart	gesamt	Proteus	E. coli	Peuso-monas	Entero-kokken	Provi-dencia	Staph. aureus
Ca-Oxalat	31	1	3	2	2	—	—
Ca-Phosphat	23	6	4	3	3	—	—
Struvit	12	4	3	2	2	1	—
Harnsäure	15	1	1	2	1	—	—
Mischsteine	11	4	1	1	—	1	—
Cystin	5	—	—	1	1	—	1

Tabelle 5. Steinart und postoperativer Harninfekt

Steinart	gesamt	postoperativ	
		steril	infiziert
Ca-Oxalat	31	26	5
Ca-Phosphat	23	12	11
Struvit	12	3	9
Harnsäure	15	9	6
Mischsteine	11	5	6
Cystin	5	2	3

Von den präoperativ gefundenen Keimen zeigen Proteus und Coli eine deutliche Affinität zu den Kalzium-Phosphat- und Struvitsteinen. Überraschend ist, daß bei einem Drittel (5 von 15) der reinen Harnsäuresteinträger bereits präoperativ Harninfektionen nachgewiesen werden konnten (Tabelle 5).

Auffallend ist, daß nach der Entfernung von Kalzium-Phosphatsteinen eine Verminderung der Harninfektion erzielt werden konnte. Bei den übrigen Steinarten war das Verhältnis zwischen präoperativer und postoperativer Harninfektion nahezu unverändert. Diese Tatsache zeigt die Notwendigkeit auf, daß der postoperativen Harninfektion besondere Bedeutung zukommt.

Die Therapie der gefundenen Harnwegsinfektionen wurde entsprechend den bakteriologischen Befunden nur konkordant durchgeführt (Tabelle 6).

Es wurde vor allem Gentamycin (2mal 40 mg/die) verwendet. Die Indikation zur hochdosierten antibiotischen Therapie wurde sehr eng gestellt. Diese erfolgte entweder als hochdosierte „Tripeltherapie" mit Gentamycin (80–120 mg/die), Penicillin (2mal

Tabelle 6. Therapie der Harninfekte bei 97 operierten Steinpatienten (an der Urologischen Univ.-Klinik Wien)

Keimart	Tripel	Keflin hoch dosiert	normal dosiert	Ampi-cillin	Genta-mycin	Chloro-mycetin	Carbeni-cillin	Chemo-therapie zusätzl.
Proteus	1	2	4	1	15	2	3	5
E. coli	—	1	—	2	10	2	—	4
Pseudomonas	1	2	2	2	4	—	3	2
Enterokokken	1	—	1	1	7	1	—	6
Providencia	—	—	1	—	1	—	—	—
Staph. aureus	—	—	—	—	2	—	—	2

10 Mill./die) und Ampicillin (2mal 2,0/die) oder mit Keflin (2mal 4,0/die) oder mit Carbenicillin (2mal 10,0/die). Die alleinige Verwendung von Ampicillin bzw. Chloromycetin wurde auf wenige Patienten beschränkt. Chemotherapeutika wurden zusätzlich ausschließlich bei postoperativ bestehender Harninfektion als Langzeittherapie verordnet.

Anhand des vorliegenden Krankengutes wurde die klinische Problematik zwischen Harnsteinleiden und Harninfektion aufgezeigt. Der Harninfekt ist nur einer der pathogenetischen Faktoren der Harnsteinbildung und seine Behandlung nur ein Teil der Harnsteinrezidivprophylaxe.

Die Tatsache, daß bei über 40% der Patienten postoperativ ein Harninfekt besteht, macht eine strenge regelmäßige weitere Überwachung notwendig.

Prof. Dr. S. Rummelhardt
Urologische Universitätsklinik
Alser Straße 4
A-1090 Wien

Diskussion zu den Vorträgen Seite 217 bis 226
Chirurgische Therapie des Harnwegsinfektes – Harnwegsinfekt und Nephrolithiasis
Moderatoren: H. Dettmar, Düsseldorf, G. Mayor, Zürich, S. Rummelhardt, Wien

Moderator H. Dettmar, Düsseldorf: Bitte, Herr Terhost.

B. Terhost, Bad Mergentheim: Herr Bastian, Sie haben durch Ihre Versuche gezeigt, daß der Harnstein wachsen kann, wenn der pH-Wert im Urin alkalisch ist. Nun sollten wir ja bei allen Steinen ein alkalisches Harnmilieu antreffen. Läßt sich anhand Ihrer Versuche durch die Ansäuerung des Urins eine Steinverkleinerung, evtl. sogar eine Auflösung des Steines, nachweisen?

Moderator: Man muß darauf hinweisen, daß der Unterschied zwischen In-vitro- und In-vivo-Versuchen ganz erheblich ist. Trotzdem muß man diese Versuche zunächst im Reagenzglas machen.

H.-P. Bastian, Bonn: Bei anderen Umspülungsversuchen zeigte sich, daß es in keinem Fall zu einer Anlagerung von Apatit oder Struvit kam, wenn Urin gewonnen wurde, dessen pH im sauren Bereich lag und dessen Elektrolytzusammensetzung normal war. Teilweise war auch eine Auflösung möglich. Das spricht dafür, daß das Löslichkeitsprodukt ganz entscheidend abhängig ist vom alkalischen Milieu. Und das ist für die Phosphatsteinbildung entscheidend.

O. Zechner, Wien: Herr Bastian, wie Sie wissen, hat Griffith in Amerika den Ureasehemmer Acetohydraminsäure zur In-vitro-Litholyse von Struvitsteinen verwendet. Diese Substanz

226

scheint eine gewisse Toxizität zu haben, die die Food and Drug Organisation veranlaßte, sie für klinische Erprobungen bis jetzt noch nicht freizugeben. Es bleibt aber dahingestellt, inwieweit eine reine Ansäuerung des Harnes suffizient zur Litholyse auch reiner Struvitsteine in vivo ist. Wie Sie wissen, sind ja etliche Versuche unternommen worden. Sie können ohne weiteres einen reinen Struvitstein mit einer Citratpufferlösung, die auf einen pH von 4,8 eingestellt ist, in vitro auflösen. Ermuntert durch diese Beobachtung haben wir wie auch andere Autoren eine Dauerspülung über Nephrostomiekatheter bei Patienten mit Struvitsteinen vorgenommen. Der Erfolg war mehr als zweifelhaft. Die Frage der Wichtigkeit des Harn-pH für eine Litholyse auch bei Struvitsteinen möchte ich daher dahingestellt sein lassen.

Moderator: Es sind auch Versuche gemacht worden mit destilliertem Wasser. Wenn man lange genug spült, kann man die Steine unter Umständen verkleinern. Aber, Herr Bastian, Sie wissen sicher eine Antwort.

H.-P. Bastian, Bonn: Ich glaube, daß mehrere Faktoren bei der Entstehung der Harnsteine, auch der Phosphate, dazukommen müssen. Es muß einfach ein Elektrolytüberschuß vorhanden sein, denn sonst kann nichts passieren. In der Klinik ist die Ansäuerung des Urins bei einem Phosphatsteinträger natürlich schwierig. Solange man den Stein nicht entfernt hat, ist es meistens auch nicht möglich, den Infekt zu beseitigen. Es entsteht ein circulus vitiosus. Wenn ich den Infekt beherrsche, dann habe ich fast eine Chance, ohne Medikamente eine Steinauflösung zu erreichen. Zumindest wäre es möglich, daß keine neue Phosphatsteinbildung eintritt. Denn ohne Infekt ist es sehr leicht, den Urin anzusäuern. Das Primäre ist sicherlich die Infektsanierung, d. h. die operative Therapie. Das Hohlsystem muß steinfrei sein.

Moderator: Das ist ein ganz wesentlicher Punkt, und der effektive Durchspülungseffekt postoperativ spielt eine ganz außerordentliche Rolle.
Dann darf ich um Diskussion des nächsten Vortrages bitten.

P. Brühl, Bonn: Herr Kaufmann, Sie haben das breite Spektrum der Keime aufgezeigt, die in der Lage sind, durch Harnstoffspaltung den Urin zu alkalisieren. Sicherlich hängt die Alkalisierung mit dem Steinwachstum zusammen. Haschek hat das einmal sehr schön ausgedrückt: Er sagte, die Infektion ist „agent provocateur" für weiteres Steinwachstum. Nun ist es sicherlich nicht in jedem Falle so. Denn wir beobachten ja häufig langfristig infizierte Steine, die nicht wachsen. Aufgrund dieser Beobachtungen haben wir Untersuchungen angestellt über die Urease-Aktivität bestimmter Keime. Es ist auffallend, daß bei Patienten, die zu einem schnellen Steinwachstum tendieren, Keime gefunden werden.

Moderator: Möchten Sie darauf antworten, Herr Kaufmann?

J. Kaufmann, Hamburg: Im Prinzip ist keine Antwort notwendig. Es sollte nur gezeigt werden, daß diese schnellen Ureasebildner eine ursächliche Wirkung haben. Sie bilden sekundär Steine im Sinne von Boshamer.

Moderator: Ich hätte an Herrn Kaufmann eine weitere Frage. Wissen Sie etwas darüber, ob die Alkalisierung in irgendeinem Zusammenhang mit der biologischen Aktivität der Erreger steht? Das heißt, ob besonders virulente Keime stärkere Verschiebungen machen? Oder ist Ihnen nichts darüber bekannt?

J. Kaufmann, Hamburg: Nein, die mikrobiologische Literatur sagt heute, daß es einfach mit der Ureaseproduktion zusammenhängt, d. h. mit der harnstoffspaltenden Fähigkeit. Während die alte mikrobiologische Literatur noch sagt, daß die Keime fakultativ alkalisieren würden.

Moderator: Wir kommen zum Vortrag von Herrn Bandhauer.

F. Truss, Göttingen: Herr Bandhauer, Sie zeigten in einer Abbildung eine Spalte, da stand der infizierte Stein im gewissen Widerspruch zum sterilen Urin. Das veranlaßt mich zu einem Hinweis. Wir wissen, daß die Antibiotika nach Absetzen noch unterschiedlich lange im Urin ausgeschieden werden. Aus diesem Grunde lassen wir immer von unserem Bakteriologen einen Hemmstoffnachweis mitlaufen. Wir sprechen nur von einem sterilen Urin, wenn der Hemmstoffnachweis negativ ist. Wenn man die Patienten befragt, kommt gelegentlich heraus, daß sie aus anderer Indikation irgendein Präparat nehmen, das ein Antibiotikum enthält und man so zu einem unklaren Befund kommt. Ich möchte allerdings nicht unterstellen, daß das bei Ihnen der Fall ist.

K. Bandhauer, St. Gallen: Wir haben natürlich auch die Hemmstoffe bestimmt und die gleiche Versuchsanordnung wie Sie gehabt. Im Prinzip geht es ja nur darum, daß man den operativ entfernten Stein nimmt, ihn in ein steriles Glas hineintut und ihn zum Bakteriologen schickt. Daß man also nicht nur eine mineralogische Untersuchung, sondern auch eine bakteriologische Untersuchung des Steines veranlaßt. Für uns und den Bakteriologen bedeutet das keine zusätzliche Arbeit. Die Oberfläche des Steines ist bakteriologisch schnell untersucht, und wir kriegen evtl. Hinweise auf Infekte, die wir im Harn nicht erfassen können.

F. Truss, Göttingen: Haben Sie auch einmal untersucht, wie es in der Tiefe der Steine aussieht. Wir haben ja immer die Vorstellung, daß das Antibiotikum über den Stein wegläuft und nur die Oberfläche saniert. Die Bakterien sitzen möglicherweise in der Tiefe und kommen dann wieder nach einiger Zeit hervor. Wie sieht es bakteriologisch in der Tiefe der Steine aus?

K. Bandhauer, St. Gallen: Dazu gibt es eine Reihe von Untersuchungen. Wir haben sie nicht gemacht, weil wir den Eindruck haben, daß die Keime, die in der Tiefe sind, zwar ätiologisch mit der Steinbildung etwas zu tun haben, aber für den Infekt gar nicht mehr relevant sind. Aber Herr Kaufmann kann vielleicht antworten, denn er hat darüber Untersuchungen angestellt.

J. Kaufmann, Hamburg: Wir haben 38 phosphathaltige Ausgußsteine intraoperativ unter sterilen Bedingungen bis zum Kern durchtrennt und aus dem Kern Kulturen angelegt. Hierbei fanden sich in etwa 58% alkalisierende Bakterien.

H. Marberger, Innsbruck: Ich möchte zu dem Vortrag Bandhauer noch eine Bemerkung machen. Die Keimbesiedlung der Steinoberfläche ist nicht nur für das Steinrezidiv und für die Persistenz des Infektes, sondern auch für die Wundinfektion von außerordentlicher Bedeutung. Man kann gar nicht genug aufpassen, damit das Operationsteam nicht mit den Händen den Stein anfaßt und damit den Infekt von der Oberfläche des Steines in die Wunde bringt.

S. Rummelhardt, Wien: Herr Bandhauer, ich möchte Sie fragen, welche Konsequenzen Sie bei Patienten ziehen, die diskrepante Befunde haben? Ich möchte eine weitere Frage anschließen: Sind Patienten, die einen sterilen Harn haben und einen positiven bakteriologischen Steinbefund behandlungsbedürftig oder nicht?

K. Bandhauer, St. Gallen: Mir persönlich erscheinen sie behandlungsbedürftig. Wir haben gesehen, daß es sich dabei vorwiegend um Kalziumphosphat- und Struvitsteine handelt. Das sind ja vorwiegend die Entzündungssteine, die – wie Herr Kaufmann nachgewiesen und so schön gezeigt hat – im alkalischen Harnmilieu entstehen. Diese Steine haben eine Infektbereitschaft, und ich glaube, wir sollten sie antibiotisch nachbehandeln nach dem „bakteriologischen Steinbefund".

Moderator: Herr Bandhauer, meinen Sie nicht, daß man es vertreten könnte, nach Entfernung eines solchen Steines, bei dem im Zentrum Keime nachgewiesen worden sind, ruhig vier bis sechs Wochen abzuwarten? Danach sollte man prüfen, ob noch ein Restinfekt da ist. Wir tendieren ja immer mehr, von den Antibiotika wegzukommen.

K. Bandhauer, St. Gallen: Ich meine, damit muß man einverstanden sein. Wir haben lediglich Harnbefund und den bakteriellen Befund an der Steinoberfläche verglichen. Ich möchte noch einmal betonen, es ist ein Unterschied, ob man das Spektrum im Steininneren oder an der Steinoberfläche bestimmt. Welche Schlüsse wir daraus ziehen können, weiß ich noch nicht.

O. Fechner, Wien: Herr Bandhauer, wenn ich Sie richtig verstanden habe, setzen Sie die Bedeutung des Harninfektes für die Pathogenese der Harnsteinentstehung über die Wichtigkeit eines verbleibenden Konkrementrestes als Nukleationskeim.

K. Bandhauer, St. Gallen: Nein! Ich habe von vornherein gesagt, daß ich nicht über die Pathogenese des Steines reden will. Ich wollte lediglich feststellen, daß an der Steinoberfläche zum Teil andere Bakterien als im Urin nachweisbar sind. Daraus ergeben sich in der Nachbehandlung gewisse Konsequenzen.

W. Lutzeyer, Aachen: Ich muß Herrn Bandhauer unterstützen. Er kennt sicher die Untersuchungen von Wickham, die vor drei oder vier Jahren im Journal of Urology erschienen sind. Er hatte zwei große Serien gegenübergestellt. Einmal vor und dann nach der Ausräumung der mit Proteus besiedelten Nierenbeckenausgußsteine. Er wies auch darauf hin, daß die Konkrementoberfläche mit Keimen besiedelt ist. Ferner möchte ich fragen, wie lange postoperativ chemotherapeutisch nachbehandelt wird.

K. Bandhauer, St. Gallen: Einen infizierten Stein behandeln wir 14 Tage hochdosiert antibiotisch nach. Wenn dann die Harnkultur in mehreren Untersuchungen negativ ist, nehmen wir an, daß der Patient saniert ist.

Moderator: Wir kommen jetzt zum Vortrag von Herrn Rummelhardt und Mitarbeitern. Ich hätte gleich selbst eine Frage: Herr Rummelhardt, mir ist die hohe Infektquote aufgefallen. Wie erklären Sie sich das? Ist das ein besonderes Krankenmaterial?

Ich habe gleich eine zweite Frage: Sie haben unter 97 operierten Nierenbecken- bzw. Uretersteinen 30mal eine Nierenfistel angelegt. Das ist ein für meine Begriffe außerordentlich hoher Prozentsatz. Wir sind ja bestrebt, möglichst primär das Harnsystem so zu verschließen, daß es nicht mehr mit der Außenwelt in Verbindung steht.

S. Rummelhardt, Wien: Die hohe Infektquote ist mir selbst unerklärlich. Ich bin räumlich mit Herrn Haschek nur über die Gasse benachbart, und er hat gesagt, er hätte 80% sterile Steinträger. Wir haben in etwa nur 50%. Ich kann Ihnen diese Frage also nicht beantworten, wieso wir soviel infizierte Steine haben.

Zur zweiten Frage: Die nephrostomierten Patienten hatten fast alle abszedierende Pyelonephritiden, oft kombiniert mit Kelchsteinen, so daß wir aus Sicherheitsgründen lieber gefistelt haben.

Darf ich noch eine Frage an Herrn Brosig stellen?

Sie haben einmal Probleme mit Gentamicin gehabt, ich glaube, es war eine Schwerhörigkeit aufgetreten. Haben Sie oder hat jemand hier im Auditorium Probleme nach Gentamicingaben gehabt? Wir haben sie nicht.

Moderator: Wie mir der Präsident gerade sagt, wird dieses Thema morgen behandelt. Wir wollen deshalb Herrn Brosig das Pulver erst morgen verschießen lassen.

Harnwegsinfekt und vesikorenaler Reflux

E. C. Muecke: **Harnwegsinfekt und vesikorenaler Reflux – Einführung**

Es ist kaum zu glauben, daß nur ungefähr 30 Jahre vergangen sind, seitdem wir die Pathologie des vesikorenalen Refluxes ernstlich diskutieren. Wir brauchen nur an einen unserer großen Lehrer zu denken, Peter Bischoff, der uns seit vielen Jahren mahnte und bewies, daß der vesikoureterale Reflux nicht ein normales Durchgangsstadium in der Entwicklung des Kindes ist, sondern eine zerstörende Wirkung auf die sich entwickelnde Niere hat. Wir befassen uns mit der Frage des vesikoureteralen Refluxes seit 1954 und haben die Indikation zur operativen Behandlung sehr weit gestellt. Aber wie immer, schwingt das Pendel hin und her. Es ist nicht allzu lange her, seit wir alle sagten: Jeder Reflux ist schädlich. Es kam nicht darauf an, ob das Kind Krankheitssymptome hatte oder asymptomatisch war. Als Chirurgen haben wir den Reflux korrigiert. Die Pädiater, die konservativen Kollegen von uns, hatten uns schon damals gesagt, daß nicht jeder Reflux operiert werden muß. Heute wissen wir, daß ungefähr 30% der Kinder mit Reflux konservativ behandelt werden können, solange der Krankheitsverlauf genau kontrolliert wird.

Einleitend möchte ich heute nachmittag über die Epidemiologie des Refluxes sprechen, besonders über die anatomischen Veränderungen in der Blase, die einen Reflux hervorrufen, und wie wir unser urologisches Programm zusammengestellt haben, wie wir unsere Kinder auswählen für die konservative Behandlung einerseits und die operative Behandlung andererseits. Wir haben bis Ende 1975 265 Nieren im New York Hospital an unserer Universität in der Stadt New York transplantiert. Wir führten bei allen Transplantatempfängern eine Zystographie durch. Denn die Nephrologen sagten uns immer, daß das terminale Stadium der Niereninsuffizienz Folge einer Glomerulonephritis sei. Wir behaupteten dagegen, daß viele von diesen Kandidaten für die Transplantation Endstadien einer Pyelonephritis sind. Ich möchte das Zystogramm eines 17jährigen Mädchens zeigen. Es war die erste Patientin in unserem Transplantationsprogramm im Jahre 1967. Die Anamnese war sorgfältig erhoben, und nie konnte man eine symptomatische Infektion der Harnwege nachweisen. Das Zystogramm zeigt durch Reflux zerstörte Nieren.

In Virginia wurde der Harn von über 18000 Schulmädchen untersucht. Es konnte gezeigt werden, daß 1,2% von diesen Schulmädchen eine asymptomatische Bakteriurie hatten. Andere Gruppen und andere Forscher fanden einen ähnlichen Prozentsatz bereits bei Säuglingen. Interessanterweise liegen im Säuglingsalter oft Obstruktionen vor. Die männlichen Säuglinge dominieren über die Mädchen mit 3:1. Wenn die Kinder in das Schulalter kommen, dann ändert sich diese Relation. Die Kaben haben keine Bakteriurie mehr, die Mädchen aber um so mehr.

Die Infektionsquote bei Schulmädchen lag zwischen 5 und 6%. Was uns aber hier hauptsächlich beschäftigte, sind die immer wieder rezidivierenden Infekte bei 1,2% der Schulmädchen. Wenn man diese Gruppe röntgenologisch untersuchte, fand man im Urogramm in einem Viertel der Fälle oder noch häufiger Narben in den Nieren. 25 bis 45% dieser Kinder zeigten einen Reflux.

Früher wurde gelehrt, daß ein Reflux zwar nicht immer normal sei, aber im gewissen Säuglings- oder Kindesalter vorkommen kann. Das ist sicher nicht so ganz richtig.

In einer normalen refluxfreien Blase findet sich ein langer intramuraler Harnleitertunnel, der zusammen mit einer guten Elastizität der Blasenwand und der Blasenschleimhaut und schließlich infolge der Muskelstützung des intravesikalen Ureteranteils den Reflux verhindert.

In der pathologischen Blase, die wir so viele Jahre Megazystis genannt haben, und für die vielleicht viel besser der Ausdruck Megatrigonum paßt, ist das intravesikale Harnleitersegment embryologisch verkürzt. Die Harnleiterostien sind erweitert, und diese Blasen haben keinen Widerstand gegen den intravesikalen Druck. Wenn man die Säuglinge, die zu uns mit Harninfektionen kommen, ansieht, findet sich in mehr als 30% der Fälle ein massiver Reflux. Wir wissen, daß diese Kinder schon in utero den Reflux haben. Durch diesen sog. „Wasserhammer" kommt es auch ohne Keimbesiedlung schon zu einer gewissen Schädigung der sich entwickelnden Niere.

Die abnormale Lage und Form der Harnleiterostien im Trigonum kann man zystoskopisch gut beurteilen. Wir haben in einer Studie die Größe der Ostien mit der Effektivität einer konservativen Behandlung verglichen. Unsere Statistiken entsprechen genau denen von Tanagho, die im Journal of Urology 1972 veröffentlicht wurden. Die Beurteilung der Ostiumkonfiguration hat eine große Bedeutung für die Indikation zu einem konservativen oder operativen Vorgehen. Das normale Harnleiterostium beim Kleinkind sieht oft wie ein Vesuv aus mit einer kleinen Öffnung auf dem Berggipfel. Die nächste Form ist das Stadionostium. Es ist bereits als eine Erweiterung der Harnleiteröffnung anzusehen. Es hat aber noch einen ziemlich guten intravesikalen Tunnel. Diese Fälle haben nur manchmal einen Reflux. Sie soll man nicht operieren. Die Stadionostien haben eine gute Prognose, denn in 70% dieser Fälle war der Reflux nach 6 Monaten Dauerchemotherapie verschwunden.

Es sind die Hufeisenostien, die therapieresistent sind. Man kann den Kindern die ganze Produktion unserer pharmazeutischen Fabriken geben, und der Reflux geht nicht weg. Und weil man wartet und dauernd die Operation verschiebt, leiden die sich entwickelnden Nieren und ihre Papillen Tag für Tag mit jeder Miktion unter dem „Wasserhammereffekt". Aus unserer Gruppe haben wir das folgende Programm erstellt. Unsere Pädiater schicken uns alle Kinder, die in drei konsekutiven Urinproben Keimzahlen über 100000 hatten, auch wenn sie keine Krankheitssymptome zeigen. Natürlich werden auch alle Kinder zugeschickt, die symptomatisch sind. Aber hier möchte ich hauptsächlich die asymptomatischen Kinder besprechen. Bei ihnen wird ein intravenöses Pyelogramm und ein Miktionszystogramm angefertigt. Wenn sie einen Reflux haben, wird in Grade eingeteilt. Kinder, die einen hochgradigen Reflux haben, das ist das Stadium 4 und 5, werden zystoskopiert. Ist das Trigonum pathologisch, so ist eine konservative Behandlung nutzlos. Die Kinder werden für die Operation vorgesehen. Kinder, die nur einen geringfügigen Reflux haben, Stadium 1 und 2, sowie Kinder im Stadium 3, die noch ein normales intravenöses Pyelogramm zeigen, werden 6 Monate konservativ dauerbehandelt und dauernd kontrolliert. Wenn sie nach 6 Monaten weiterhin symptomfrei bleiben, wird diese Dauerbehandlung auf 18 Monate verlängert und dann noch einmal eine Rö.-Kontrolle durchgeführt. Verschlimmert sich aber der Infekt, dann werden diese Kinder aus dem konservativen Behandlungsprogramm herausgenommen, zystoskopiert und operiert. Eine weitere Frage ist: Was tut man mit dem Reflux bei einem Kind, das asymptomatisch ist und in die Pubertät kommt? Wir haben als Grenze das 9. Lebensjahr gewählt. Wenn der Reflux mit 9 Jahren immer noch persistiert, obwohl das intravenöse Pyelogramm normal ist und nach den Laborwerten kein Schaden an der Niere zu vermuten ist, dann werden diese Kinder auch operiert.

Das ist auch die These anderer Untersucher, die zeigen konnten, daß von einer großen Gruppe von Schulmädchen mit Harninfekt, die asymptomatisch waren, die keinen Reflux oder nur einen geringen Reflux hatten sowie ein normales Pyelogramm zeigten, viele wieder eine Pyelonephritis bekamen, sobald sie als junge Frauen sexuell aktiv oder schwanger wurden. Die Pädiater sehen diese jungen Mädchen und Frauen nicht mehr. Sie gehen zum Gynäkologen, zu ihrem Hausarzt und zum Urologen. Technisch ist es für uns sehr viel leichter, in der Präpubertät zu operieren, als zu lange zu warten.

Tabelle 1

Factors which interact to form a normal, non-refluxing uretero-vesical junction	Criteria of anti-reflux surgery
1. Length of intra-vesical ureter	1. Renal scarring on IVP
2. Diameter of ureter	2. Low pressure reflux with dilation of collecting system
3. Pliability of roof of sub-mucosal ureteric tunnel	3. Moderate reflux *plus* distinctly abnormal findings
4. Integrity of the floor (detrusor) of this tunnel	4. Break-through infections while on carefully controlled prophylaxis
	5. Presence of reflux-although asymptomatic + normal IVP-after age 9 years

Tabelle 2. Management of a child with reflux

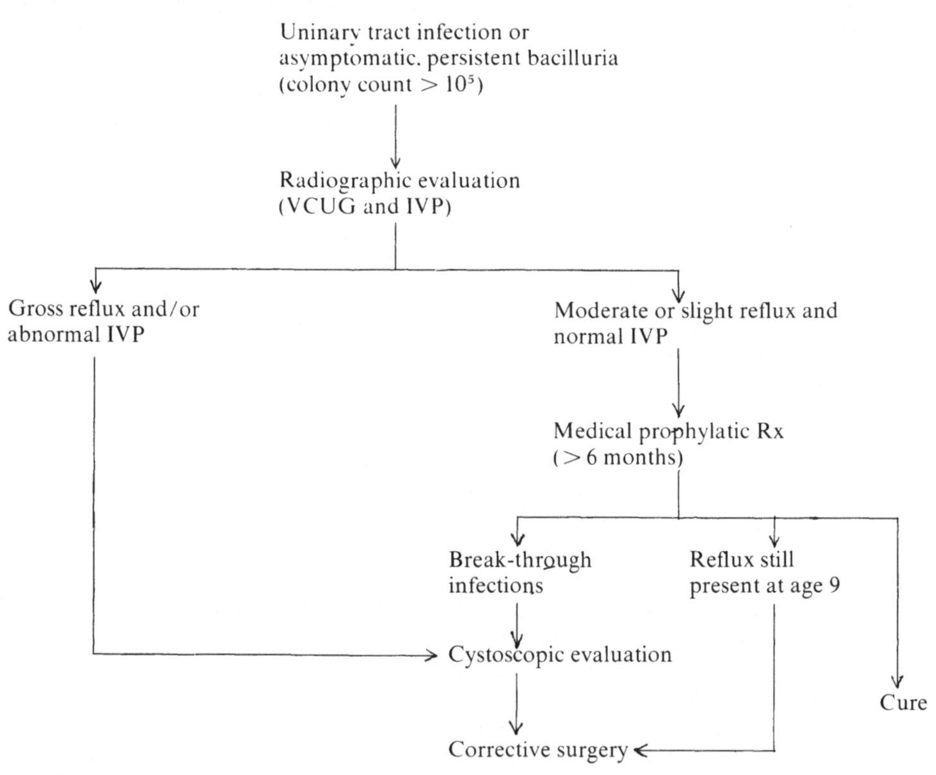

Tabelle 3. Surveys of bacteriuria in various age groups

Author (Reference)	Screened	Age	Source	Diagnostic criteria	Prevalence (%) total	male	female
A. Neonate							
Abbott	757 boys 703 girls	3–6 day	Healthy newborns	All confirmed by SP*	1.0	1.5	0.4
Littlewood	309 boys 391 girls	6 day	Healthy newborns	Two consecutive voided urines > 100.000/ml.** and > 5 WBC/cu. mm. on unspun urine	1.3	2.3	0.3
Edelmann	384 boys 452 girls	2–3 day	Full-term newborns	Two consecutive voided urines > 10,000/ml.	0.7	0.8	0.7
Edelmann	109 boys 97 girls	unk.	Premature newborns	Positive SP in five cases and two voided cultures > 10,000/ml. in one case	2.9	3.7	2.1
B. Infants (1 mo. to 2 yr.)							
Randolph	200 boys 200 girls	2 yr.	Healthy infants	Three consecutive urines > 100.000/ml.	1.0	0	2.0
Siegel	540 total	3–24 mo.	Healthy infants	Two consecutive voided urines, first > 10.000/ml. and second > 100.000/ml.	3.0	unknown	
Davies	334 boys 318 girls	1–24 mo.	Healthy infants	Two consecutive voided urines > 100.000/ml. followed by positive SP	0.5	0.3	0.6
C. Toddlers and Preschool							
Savage	5.217 girls	5 yr.	Girls – entry into school	Three consecutive voided urines > 100,000/ml.	1.6		1.6
Asscher	277 girls	5 yr.	Girls – entry into school	Two consecutive voided urines > 100.000/ml.	0.7		0.7
Davies	194 boys 189 girls	2–5 yr.	Healthy children	See above	0.5	0	1.1
Kohler	745 boys 711 girls	4 yr.	90% of 4-yr.-olds in local population	Four consecutive voided urines > 100.000/ml.	0.4	0	0.8
D. Schoolchildren							
Kunin	7.781 boys 8.206 girls	5–19 yr.	Healthy schoolchildren	Three consecutive voided urines > 100.000/ml.		0.03	1.2
Asscher	8.448 girls	6–11 yr.	Healthy schoolchildren	Two consecutive voided urines > 100.000/ml.	1.7		1.7
Savage	2.766 girls	6–7 yr.	5-yr.-old cohort at 6 and 7 yrs. of age	Three consecutive voided urines with > 100.000/ml.	0.9		0.9

* SP = suprapubic puncture for urine aspiration
** > 100.000/ml = > 100.000 colonies/ml urine on culture.

Tabelle 4. Symptoms of urinary tract infection

Presenting symptom	Percentage of patients with various symptoms by ages			
	Newborn–1 mo.	1 mo.–2 yr.	2–6 yr.	6–18 yr.
Failure to thrive, feeding problem	65	40	7	0
Diarrhea/vomiting	42	42	16	3
Unexplained fever	30	36	22	50
CNS*	29	7	9	5
Purulent meningitis	8	—	—	—
"Sepsis," jaundice	47	0	0	0
Colic, irritability, screaming attacks	0	15	5	0
Discolored or malodorus urine	0	9	14	0
Urgency, frequency, dysuria	0	8	44	41
Abdominal or flank pain	0	0	10	66
Enuresis	0	0	38	29

* Central nervous system disorders – including convulsions, hypotonicity, irritability, sluggishness, respiratory irregularities.

Tabelle 5. Frequency and type of structural abnormalities in girls with UTI

Author (Reference)	Age	Type of study	Number w/UTI	Abnormalities on IVP (%)				
				Duplication of kidney or ureter	Dilatation of ureter or pelvis. No obstruction	Pyelonephritic scars	Hydronephrosis	Small, shrunken kidney
Cohen	2–14 yr.	1*	151	8	14	11	3	(all UPJ)
Köhler	4 yr.	2*	6	0	0	0	0	0
Forbes	3 mo.–16 yr.	3*	76	ND	0	0	0	0
Asscher	5– 11 yr.	2	47	Nd	ND	12	ND	ND
	8–11 yr.		91	ND	ND	24	ND	ND
Savage	5–7 yr.	2	110	9	8	23	0	4
Kunin	5– 9 yr.	2	46	4.9	ND	12.2	2.1 (1 girl)	7.3
	10–14 yr.		40	5.7	ND	17.1	0	0
	15–19 yr.		36	0	ND	8.3	0	2.8
	Total		122	3.7	ND	13.1	0.9	3.7
Davies	1 mo.–15 yr.	2	4	25	0	25	0	0
Randolph	≦ 2 yr.	2	10	0	0	0	0	0

* Types of studies:
  1. Study of girls with a UTI. Most studied after second infection.
  2. Screening of healthy population. All studied after first UTI.
  3. Study of children after first UTI.
  UPJ = Uteropelvic junction obstruction.
  ND = Abnormality not discussed by author.

Tabelle 5a

Author (Reference)	Age	Type of study	Abnormalities on VCUG (%)			
			Reflux	Bladder trabeculation	Megacystis syndrome	Uretero-celes
Cohen	2–14 yr.	1*	22	0	0	0
Köhler	4 yr.	2*	0	0	0	0
Forbes	3 mo.–16 yr.	3*	9	ND	0	0
Asscher	5– 7 yr.	2	29	ND	ND	ND
	8–11 yr.		28	ND	ND	ND
Savage	5–7 yr.	2	35	21	0	0
Kunin	5– 9 yr.	2	29.3	14.6	9.8	0
	10–14 yr.		14.3	11.4	5.7	0
	15–19 yr.		9.7	9.7	3.2	0
	Total		18.7	12.1	6.5	0
Davies	1 mo.–15 yr.	2	75	0	0	0
Randolph	≦ 2 yr.	2	50	0	0	0

* *Types of studies:*
1. Study of girls with a UTI. Most studied after second infection.
2. Screening of healthy population. All studied after first UTI.
3. Study of children after first UTI.

ND = Abnormality not discussed by author.

Literatur

Boineau, F. G., Lewy, J. E.: Ped. Ann. **4**, 64/515 (1975) – Bailey, R. R.: Clin. Neph. **1**, 132–141 (1973) – Salvatierra, O. Jr., Kountz, S. L., Belzer, F. O.: Jama **226**, 1454–1456 (1973) – Savage, D. C. L. et al.: Arch. Dis. Child. **48**, 8 (1973) – Cohen, M.: Pediatrics **50**, 271 (1972) – Kunin, C. M.: J. Infect. Dis. **122**, 382 (1970) – Kunin, C. M.: N. Engl. J. Med. **282**, 1443 (1970) – Kunin, C. M.: Medicine **43**, 91 (1964) – Kunin, C. M.: „Detection, Prevention and Management of Urinary Tract Infections", 2nd edition. Philadelphia: Lea & Fabiger 1974 – Abbott, G. D.: Br. Med. J. **1**, 267 (1972) – Littlewood, J. M., Kite, P., Kite, B. A.: Arch. Dis. Child **44**, 617 (1969) – Bergstrom, T. et al.: J. Pediatric **80**, 858 (1972) – Bergstrom, T.: Arch. Dis. Child **47**, 227 (1972) – Stansfeld, J. M.: Brit. Med. J. **1**, 631 (1966) – Rolleston, G. L., Shannon, F. T., Utley, W. L. F.: Brit. Med. J. **1**, 460 (1970) – Rolleston, G. L., Shannon, F. T., Utley, W. L. F.: The significance and management of VUR in infancy. Renal Infection and Renal Scarring (Ed. by Kincaid-Smith and Fairley). Melbourne: Mercedes Publ. Suc. 1970 – Smellie, J. M. et al.: Brit. Med. J. **2**, 1222 (1964) – Smellie, J. M.: R. Col. Phyc. **1**, 189 (1967) – Smellie, J. M., Normand, I. C.: Experience of follow-up of children with urinary tract infection. In: Urinary Tract Infections (Eds. O'Grady & Brumfit). London: Oxford Univ. Press 1968 – Linn, G. L., Muecke, E. C.: Asymptomatic vesico-ureteral reflux as a cause of „end-stage" renal disease and resultant renal homotransplantation (unpublished) – Lyon, R., Marshall, S., Tanagho, E.: The ureteric orifice: its configuration and competency. J. Urol. **102**, 504 (1969) – King, L. R., Kasmi, S. O., Belman, A. B.: Urol. Clin. N.A. **1**, 441 (1974)

Prof. Dr. E. C. Muecke
Department of Surgery (Urology)
Cornell University Medical College
525 East 68th Street
10021 New York, N.Y.
USA

H. HULAND, M. W. KÖLLERMANN und H. SCHERF: **Verursacht ein vesikoureteraler Reflux (VUR) rezidivierende Harnwegsinfekte (HWI)?**

Aufgrund von Langzeitbeobachtungen in einer prospektiven Studie bei Patienten mit vesikoureteralem Reflux (VUR) mit und ohne rezidivierenden Harnwegsinfekt (HWI) ergaben sich drei Gesichtspunkte. die nicht mit der These in Einklang zu bringen sind, daß ein Reflux eine wesentliche Rolle in der Ätiologie rezidivierender HWI spielt:

1. Von 21 Patientinnen mit VUR und rezidivierenden HWI hatten alle nach erfolgreicher Antirefluxplastik (ARP) in den ersten 12 Monaten nach der Operation weiterhin Infekte.

Tabelle 1. Häufigkeit der Harnwegsinfekte in den ersten 12 Monaten nach erfolgreicher ARP bei 21 Patienten mit rez. HWI und VUR

Keine Infekte	0
1–2 Infekte	7
3–x Infekte	14

Zwei Drittel dieser Patientinnen hatten mehr als 3 Infekte im ersten Jahr nach Beseitigung des Refluxes.

Untersuchungen (') und Harnwegsinfekte (●) bei 21 Patientinnen vor und nach erfolgreicher ARP

Pat.	Alter	Monate vor	Monate nach ARP
		4 3 2 1	1 2 3 4 5 6 7 8 9 10 11 12 13 14 15 16 17 18 19 20 21 22 23 24
A.A.	7		
A.B.	7		
J.D.	7		
S.E.	11		
B.L.	28		
R.L.	13		
A.M.	25		
C.D.	11		
B.R.	8		
A.S.	9		
J.S.	8		
J.U.	13		
M.Z.	7		
R.Z.	28		
M.P.	8		
H.M.	12	ARP 72	
I.R.	11	ARP 73	
K.L.	27	ARP 57	
S.M.	9	ARP 72	
S.W.	20	ARP 70	
A.W.	7	ARP 70	

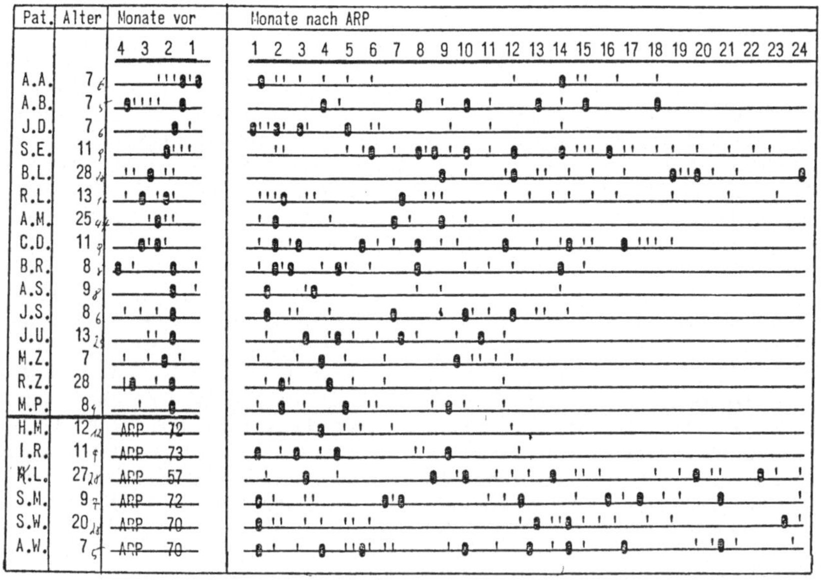

Die Patientinnen wurden engmaschig bakteriologisch kontrolliert. Bei Auftreten eines Infektes wurden sie 10tägig mit dem in vitro ausgetesteten Antibiotikum behandelt. Bei den oberen 15 handelt es sich um konsekutiv in unsere Poliklinik überwiesene Patientinnen mit Reflux. die – und hierin besteht eine wichtige Selektion in diesem Kollektiv – unmittelbar vor der Operation nachweislich Harnwegsinfekte hatten, das heißt, sie mußten nachweislich in der aktiven Phase rezidivierender HWI sein. Anamnestische Angaben auf früher durchgemachte Infekte oder pyelonephritische Veränderungen der Nieren im Urogramm genügten uns nicht.

Nicht berücksichtigt sind hier 3 weitere Patientinnen, bei denen der Reflux postoperativ noch nachweisbar war, sowie 3 Patientinnen, die nicht zur Kontrolle kamen. Bei den unteren 6 der Abbildung wurde zu einem früheren Zeitpunkt die ARP durchgeführt. Sie sind getrennt aufgeführt, da sie eine negative Selektion darstellen können.

Tabelle 2. Ergebnisse der Keimidentifizierung vor und nach erfolgreicher ARP bei einer Patientin mit rez. HWI und VUR

Datum	Keimart	Lokalisation	Therapie
3. 1974	E. coli O 18	Blase	Ampicillin
4. 1974		ARP	
10. 1974	Staph. albus	Blase	Ampicillin
12. 1974	Enterokokken	n.l.	
12. 1974	E. coli O 146	Blase	Furadantin
1. 1975	E. coli O 146	Blase	TMZ
3. 1975	E. coli autoaggl.	Blase	Ampicillin
6. 1975	E. coli O 5	Niere	TMZ
7. 1975	Citrobacter	n.l.	
8. 1975	E. coli O 7	Niere	Ampicillin

Am Beispiel dieser Patientin sei demonstriert, daß es sich um echte Reinfekte handelt. Durch die Keimidentifizierung mit Hilfe der Serotypisierung konnten wir zeigen, daß fast sämtliche supravesikalen postoperativen Infekte einen Keimwechsel hatten.

2. In dem gleichen Zeitraum konnten wir 9 Patientinnen beobachten, bei denen es bei persistierendem Reflux zu einem Stillstand der rezidivierenden HWI kommt.

Tabelle 3. Beobachtungszeit, Zahl und Ergebnisse der Urinkulturen von 9 Patientinnen mit vesikoureteralem Reflux bei sistierenden Harnwegsinfekten

Name	Alter	i. v. Urogramm nl	Pyelo-nephritis	VU-Reflux		Beobach-tung in Monaten	Zahl der bakt. Unter-suchungen	Sterile Urin-Kulturen in %
S. S.	9	nl		re	li	24	19	100
S. K.	10		re li	re		34	28	100
S. N.	5	nl		re	li	28	18	100
W. S.	2		re	re		26	15	100
P. D.	23		re li	re		32	21	100
B. K.	6		re	re		39	20	100
L. S.	6	nl	li		li	30	18	100
S. B.	6	nl			li	12 und 12 außerh.	10	100
W. H.	9		re li		li	20	12	100

Bei allen diesen 9 Patientinnen ist durch gut dokumentierte auswärtige Unterlagen erwiesen, daß sie früher unter rezidivierenden HWI gelitten haben. Bei 3 Patientinnen konnten wir selbst je einen, bei 2 weiteren sogar wiederholte Infekte in der ersten Zeit unserer Beobachtung nachweisen. 2 zeigen zudem im i.v. Urogramm pyelonephritische Narben, 3 andere pyelonephritische Schrumpfnieren.

Alle haben nunmehr über mindestens 2 Jahre trotz engmaschiger bakteriologischer Kontrolle nie mehr einen Infekt gehabt.

Bei allen ist der Reflux noch nachzuweisen. Sie erhalten keine Antibiotika.

Diese 9 Patientinnen sind aus einem Kollektiv von 36 Patientinnen mit VUR und anamnestischen rezidivierenden HWI herausgezogen, die in diesem Zeitraum konsekutiv zur ARP überwiesen wurden. Dies zeigt, daß ein Sistieren rezidivierender HWI bei persistierendem Reflux zumindest keine Rarität ist. Die HWI können bei ihnen schwerlich durch den Reflux verursacht worden sein.

3. Immer wieder sehen wir einzelne Patienten und Patientinnen, bei denen wir überraschend einen VUR feststellen und keinen Hinweis auf HWI finden. Durch Familienuntersuchungen unserer Refluxpatienten konnten wir 6 Patientinnen und 4 Patienten, teils Kinder, teils Erwachsene, mit ein- oder doppelseitigem Reflux finden, die weder jemals in ihrem Leben einen HWI hatten, noch pyelonephritische Veränderungen im Urogramm. Bei allen war der Urin steril.

Tabelle 4. Beobachtungszeit, Zahl und Ergebnisse der Urinkulturen von 5 Patienten mit vesikoureteralem Reflux ohne Harnwegsinfekte

Name	Alter	Geschl.	I.V. Urogramm	VU-Reflux		Beobachtung in Monaten	Zahl der bakt. Untersuchungen	Sterile Urinkulturen in %
F. M.	7	weibl.	nl	li		8	5	100
H. H.	7	weibl.	nl	re	li	31	10	100
H. V.	36	weibl.	nl	re	li	31	10	100
Z. S.	4	weibl.	nl	re	li	18	12	100
S. T.	20	männl.	nl	re		27	18	100

5 dieser Patienten erklärten sich zu regelmäßigen bakteriologischen Kontrolluntersuchungen bereit. Wir konnten nie einen Infekt nachweisen.

Wir fassen zusammen:

1. Rezidivierende HWI können auch nach erfolgreicher ARP bei solchen Patientinnen persistieren, die nachweislich zum Zeitpunkt der Operation noch rezidivierende HWI haben.
2. Man kann Patientinnen beobachten, bei denen bei bestehendem Reflux über einen längeren Zeitraum rezidivierende HWI zum Stillstand gekommen sind.
3. Es gibt Refluxpatienten, die offenbar nie einen Infekt der Harnwege bekommen.

Aufgrund unserer Daten ziehen wir den Schluß, daß ein VUR nicht unbedingt zu rezidivierenden HWI führt. Daß ein Reflux einen bestehenden HWI erheblich komplizieren kann, steht außer Zweifel, ob er aber als alleinige Ursache für die Empfänglichkeit für rezidivierende Harnwegsinfekte in Frage kommt, muß nach unseren Beobachtungen bezweifelt werden.

Dr. H. Huland
Urologische Klinik
der Universität
Martinistraße 52
D-2000 Hamburg 20

M. Bressel und K. Josten: **Rezidivierende Harnwegsinfekte mit und ohne Reflux – Therapie und Prophylaxe**

Bei Patienten mit sogenannter rezidivierender Harnwegsinfektion kann die Bakteriurie sowohl auf einem persistierenden Entzündungsprozeß als auch auf einer Neuinfektion beruhen.

Der Reflux ist nicht die Ursache für das Einwandern von Bakterien in die Harnblase, er ermöglicht jedoch das Vordringen von Krankheitserregern zur Niere und begünstigt das Persistieren einer Infektion.

Von 1972 bis 1976 haben wir in Harburg 140 Patienten wegen eines Refluxes operiert. Reflux-Patienten mit weiteren Anomalien, insbesondere im Harnröhrenbereich, sind in diesem Kollektiv nicht enthalten. Ausgewertet wurden 131 Fälle der Jahre 1972 bis 1975 (Tabelle 1).

Tabelle 1. Symptomatik bei 131 Patienten mit VUR und Harninfekt

	präoperativ	postoperativ	Med.-Prophylaxe
Fieberschübe	*106* (49)	*5*	—
Dys- und Pollakisurie	44 (5)	10	3
Enuresis	21 (5)	4	3
Flankenschmerz	19 (1)	3	3
Bakteriurie	*131* (11)	*35*	—

( ) = Monosymptom

Präoperativ hatten alle Patienten einen pathologischen Harnbefund und 81% rezidivierende Fieberschübe. Postoperativ trat bei 35 von diesen 131 Patienten erneut eine Bakteriurie auf, jedoch nur 5 von diesen 35 Patienten, das sind 14%, hatten noch Fieberschübe. Diese Fieberschübe sistierten sofort nach Einsetzen der medikamentösen Prophylaxe, auf die wir noch eingehen.

Allein durch die Antirefluxplastik wurde das Symptom „Fieberschub" in über 95% der Fälle beseitigt (Tabelle 2).

Tabelle 2. 131 Patienten vor und nach Antirefluxplastik

	präoperativ	postoperativ
Bakteriurie	131	35
Fieberschübe	106	5

Über vergleichbare eigene und die Ergebnisse anderer Autoren berichteten Olbing und Böse (1974).

Von den 35 Patienten mit postoperativ erneut auftretender Bakteriurie hatten 28 eine Infektion mit sensiblem Erreger, immer E. coli. Hypothetisch sahen wir diese Fälle als bakterielle Neuinfektion an (Tabelle 3).

Tabelle 3. 131 Patienten vor und nach Antirefluxplastik

Bakteriurie	
präoperativ	131
postoperativ	35 (davon 28mal E. coli)

Bei einem flüchtigen Miktions-Reflux ist von der Röntgenuntersuchung her die operative Dringlichkeit nicht abzuleiten, hier hängt für uns die Entscheidung zur Antirefluxplastik allein von der Häufigkeit des Nachweises von Bakterien in der Harnblase ab, die bei jeder Miktion unter Druck in die oberen Harnwege gespült werden können.

Nach der Antirefluxplastik ist bekanntlich in hohem Prozentsatz, bei uns waren es 74%, der Infekt zunächst beseitigt. Findet sich bei Kontrollen, die in 8wöchigen Abständen ausschließlich mit Blasenpunktion ausgeführt werden, erneut eine Bakteriurie und handelt es sich dabei z. B. wie in unseren Fällen um sensiblen E. coli, dann leiten wir nach konventioneller Chemotherapie eine Prophylaxe mit kleinen Nitrofurantoin-Dosen ein. Bis zum 2. Lebensjahr werden nach dem Körpergewicht 2 mg/kg bis zu einer Höchstmenge von 25 mg gegeben. 25 mg täglich sind dann bei Patienten bis zum 15. Lebensjahr ausreichend. Erwachsene erhalten 50 mg. Das Arzneimittel wird in einer Dosis abends verabfolgt, unter der Annahme, daß damit die längste Verweildauer und höchste Wirkstoffkonzentration in der Harnblase erreicht wird. Besteht eine seltene Unverträglichkeit oder Erregerresistenz gegen Nitrofurantoin, dann wird Trimethroprim-Sulfamethoxazol in kleiner Dosierung verabfolgt.

Zur begrifflichen Abgrenzung gegen die konventionelle antibakterielle Chemotherapie bezeichnen wir die Arzneimittelverabreichung in subtherapeutischen Dosen als „medikamentöse Prophylaxe". Nur ausgewählte Patienten, von denen wir den Eindruck gewinnen, daß eine Neigung zu rezidivierender Neuinfektion vorliegt, erhalten die „medikamentöse Prophylaxe" und in diesen Fällen wie auch bei anderen Autoren (Bailey et al., 1971) mit gutem Ergebnis. Was bezeichnen wir als gutes Ergebnis? Der Patient ist beschwerdefrei, im Blasenpunktionsurin unter medikamentöser Prophylaxe kein pathologischer Befund. Nach 3 Monaten Absetzversuch: Kontrolle nach 10 Tagen. Finden sich Bakterien, wird über eine Woche eine konventionelle Chemotherapie verabfolgt, dann läuft erneut die Prophylaxe an. Ist dagegen der Harn beim Absetzversuch steril, kontrollieren wir für ein Jahr alle 8 Wochen oder immer sofort bei subjektiven Beschwerden. In manchen Fällen tritt erst nach langem Intervall erneut ein Infektrezidiv auf, nicht selten in Form der asymptomatischen Bakteriurie. Bei einigen Patienten war eine Langzeit-Prophylaxe notwendig, dabei machen wir halbjährlich Absetzversuche. Unsere längste Prophylaxe führten wir bisher nach erfolgreicher Antirefluxplastik bei einem jetzt 13jährigen Mädchen über 6 Jahre aus.

Das gleiche Behandlungsschema wenden wir bei Neigung zu rezidivierender Zystitis ohne pathologischen Röntgen- oder urodynamischen Befund an und haben so bisher 25 Frauen und 2 Männer, die trotz wiederholter hochdosierter Chemotherapie ihr Rezidiv bekamen, erstmals langzeitig beschwerdefrei halten können (Abb. 1). Manchmal ge-

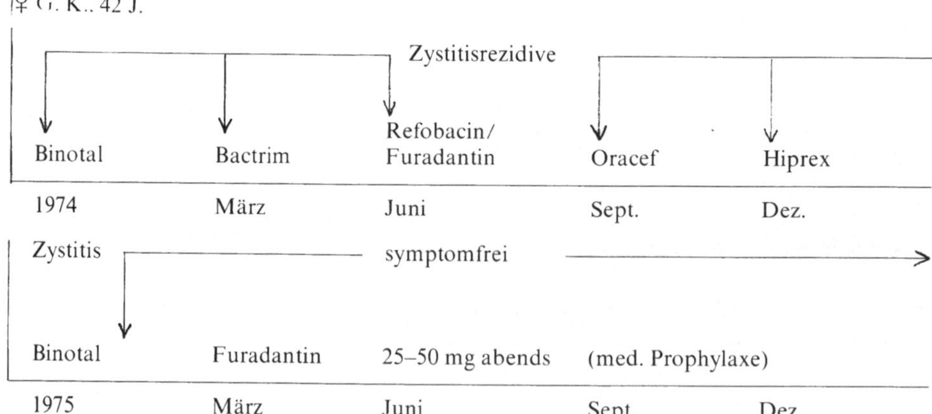

Abb. 1. Rezidivierende Cystitis. Konventionelle Chemotherapie nach Erregertestung. 5mal Rezidiv innerhalb eines Jahres. Nach Übergang auf Nitrofurantoin-Prophylaxe, symptomfrei

nügt es bei Frauen. die medikamentöse Prophylaxe mit dem „dies genitalis" zu koppeln (Stamey. 1972) und so die verabreichte Gesamtdosis über längere Zeiträume weiter zu senken.

Warum tritt nun bei einzelnen Individuen auch ohne faßbare pathologisch-mechanische Veränderungen im Blasen- und Harnröhrenbereich die Neigung zu rezidivierenden Harnwegsinfektionen auf? Sind es Änderungen der antibakteriellen Potenz der Harnröhren- und Blasenschleimhaut (Norden et al.). eine Minderung der Potenz des Harnes, Bakterienwachstum zu hemmen (Freedman) oder eine Leistungsminderung in der Phagozytose der Leukozyten (Evans)? Bis zur endgültigen Klärung und einer möglichen kausalen Therapie erscheint uns die medikamentöse Prophylaxe mit kleinsten Wirkstoffmengen. die hypothetisch z. B. die fehlenden Abwehrfaktoren ersetzt und damit die Harnblase gegen bakterielle Invasion schützt. ein gangbarer Weg zu sein.

Bei nachgewiesenem Reflux ist jedoch der beste Schutz der Nieren gegen bakterielle Infektion die gelungene Antirefluxplastik (Abb. 2). Eine mögliche postoperative Neuinfektion der Harnblase schmälert nicht den Operationserfolg. sondern bestätigt nur die Richtigkeit der Indikationsstellung.

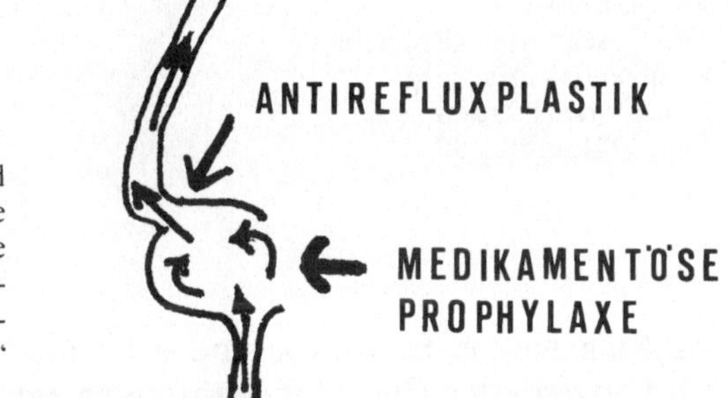

Abb. 2. Durch die Antirefluxplastik wird der kanalikuläre Weg für die bakterielle Invasion von der Harnblase zur Niere versperrt. Kommt es postoperativ zur rezidivierenden Neuinfektion der Harnblase. wird die „medikamentöse Prophylaxe" eingesetzt

Für die Indikation zur Operation ist das MCU der wichtigste Parameter. Findet sich zystoskopisch ein seitengleicher Ureterostiumbefund. dann führen wir in diesen Fällen stets die doppelseitige Antirefluxplastik in einer Sitzung aus. auch wenn nur auf einer Seite beim MCU ein Reflux nachweisbar war. Zu diesem Vorgehen haben wir uns seit 5 Jahren entschlossen. nachdem vorher in ähnlich gelagerten Fällen bei erfolgreicher einseitiger Operation des nachgewiesenen Refluxes später ein Reflux auf der anderen Seite auftrat (Tabelle 4).

Tabelle 4

Patient	Anzahl	Refluxnachweis		Antirefluxplastik	
		einseitig	doppelseitig	einseitig	doppelseitig
♀	114	56	58	15	99
♂	17	7	10	5	12
♀ · ♂	131	63*	68	20	111

* Bei 43 Patienten mit einseitigem Reflux wurde nach dem endoskopischen Befund doppelseitig operiert

1. Liegt eine Neigung zur rezidivierenden Harnwegsinfektion vor, sollte jede Form von Reflux operativ beseitigt werden, um die Nieren gegen bakterielle Invasion zu schützen.
2. Bei einer nach erfolgreicher Antirefluxplastik erneut auftretenden Bakteriurie ist die Infektion nicht selten auf die Harnblase beschränkt und damit nicht grundsätzlich durch das Persistieren einer Pyelonephritis verursacht. In diesen Fällen ist die medikamentöse Prophylaxe mit kleinen Dosen eines hohlraumwirksamen Chemotherapeutikums auf Dauer anscheinend effektvoller als die intermittierende hochdosierte Verabreichung von Breitband-Antibiotika.

Literatur

Bailey, R. R., Roberts, A. P., Gower, P. E., de Wardener, H. E.: Lancet **2,** 1112–1114 (1971) – Evans, A. T.: Trans. amer. Ass. Genito-Urinary Surg. **67,** 11 (1975) – Freedman, L. R. in: Pyelonephritis and Urinary Tract Infection, in Diseases of the Kidney (edited by M. B. Strauss and L. G. Welt), p. 469. Boston: Little, Brown and Comp. 1963 – Olbing, H., Böse, W. in: Der vesico-ureterorenale Reflux (Hrsg. P. Strohmenger), S. 61. Stuttgart: G. Thieme 1974 – Norden, C. W., Green, G. M., Kass, E. H.: I. Clin. Invest. **47,** 2689 (1968) – Stamey, T. A.: Year Book of Urology (edited by I. T. Grayhack), p. 29. Chicago: Year Book Medical Publishers 1972

Dr. M. Bressel
Urologische Abt. Allgemeines
Krankenhaus Harburg
Eißendorfer Pferdeweg 52
D-2100 Hamburg 90

M. Marberger, E. Straub und I. Greinacher: **Infektrezidive nach Korrektur kongenitaler Harnabflußstörungen am vesikoureteralen Übergang**

Dieser Bericht betrifft 245 Kinder, die wegen eines unkomplizierten, primären vesikoureteralen Refluxes operiert und mindestens 3 Jahre nach dem letzten Eingriff nachkontrolliert werden konnten. Im Ausscheidungsurogramm waren alle operierten Harnleiter – insgesamt 289 – nicht dilatiert. An 174 praeoperativen Refluxzystogrammen konnte retrospektiv der Reflux nach Heikel-Parkkulainen [4] klassifiziert werden. Bei 4% der Harnleiter wurde der Reflux dem Grad I, bei 19% dem Grad II, bei 44% dem Grad III, bei 31% dem Grad IV und bei 2% dem Grad V zugeordnet. Zudem fand sich bei 12% eine Doppelniere. Zystoskopisch waren 17% der refluxiven Ostien golflochartig.

Praeoperativ hatten fast alle Kinder Harnwegsinfekte, die zum Teil jahrelang behandelt wurden. Postoperativ, nach kurzer Behandlung mit einem potenten Antibiotikum, erhielten alle Kinder eine prophylaktische Langzeitchemotherapie über mindestens 6 Monate. Mittelstrahlurin, teilweise auch Katheterurin, wurde regelmäßig quantitativ zytologisch und kulturell untersucht. Vor jeder Untersuchung wurde eine 3tägige Medikamentenpause eingehalten. War der Harn nach 6 Monaten steril, wurde die Chemotherapie abgesetzt. Bei positivem Harnbefund wurde sie bis zur bakteriologischen und zytologischen Sanierung fortgesetzt, notfalls über Jahre.

Abb. 1 gibt den Prozentsatz positiver Harnbefunde im Gesamtkollektiv während dieser Nachbehandlungsphase wieder. Als signifikanter Infekt galt eine Keimdichte über 100000/ml und Leukozyturie aber 10 Leuko/cmm. Die Infekthäufigkeit fiel in den ersten 6 Monaten demnach rasch ab und lag nach 6 Monaten bei 18%, nach einem Jahr bei

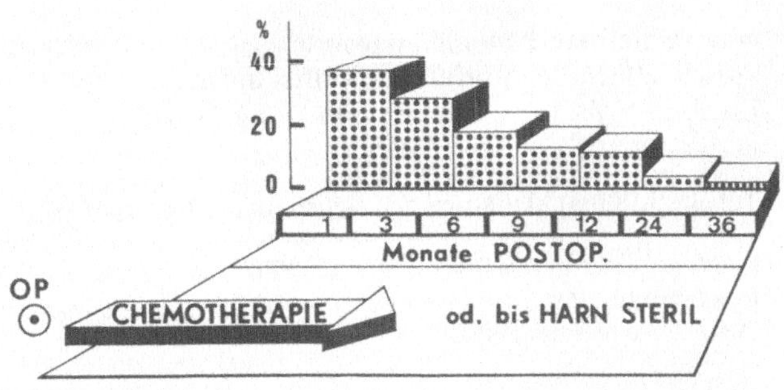

Abb. 1. Positive Harnbefunde während Chemotherapie

12% und nach drei Jahren nur mehr knapp über 1%. Sie liegt somit deutlich unter den Ergebnissen der Stanford-Studie [2], bei der nach Antirefluxplastik nur der signifikante Infekt mit gezielter Intervalltherapie behandelt wurde. Da die Unterschiede vor allem in den ersten postoperativen Monaten bis zu 50% ausmachen, muß dies der einheitlichen Langzeittherapie bei all unseren Patienten zugute gehalten werden. Bei 3 Patienten mußte die Chemotherapie wegen rezidivierender Infekte praktisch kontinuierlich über 3 Jahre fortgeführt werden. Es handelte sich überraschenderweise um keine besonders schwerwiegenden Refluxformen, auch traten keine besonderen postoperativen Komplikationen auf, bei allen waren aber schon praeoperativ radiologische Veränderungen der Niere im Sinne einer Pyelonephritis erkennbar.

Nachdem der Harn einmal steril war und somit die Chemotherapie abgesetzt werden konnte, wurden nur bei 5% der Patienten im restlichen Beobachtungszeitraum (bis 3 Jahre postoperativ) abnorme Harnbefunde erhoben. Nur 2% hatten Beschwerden, vor allem Fieber und Flankenschmerzen. Symptomatisch wurden ausschließlich Mädchen, in der Gruppe der asymptomatischen Patienten fand sich nur 1 Knabe. Eine Lokalisation des Infektes war mit den uns zur Verfügung stehenden Mitteln nicht möglich. Bei 60% dieser Kinder waren aber bereits im praeoperativen Urogramm pyelonephritische Veränderungen feststellbar. Da der Prozentsatz mit praeoperativ feststellbaren Nierenveränderungen im Gesamtkollektiv nur 34% betrug, ist diese Gruppe offensichtlich stärker rezidivgefährdet. Vor allem bei den symptomatischen Patienten mit radiologischen Veränderungen handelte es sich wahrscheinlich um pyelonephritische Schübe. Bei den anderen Patienten kann auch eine Infektion lediglich des unteren Harntrakts vorgelegen haben, wofür die hohe Zahl von Mädchen spricht.

Es ergibt sich die Frage, ob die gleichen Ergebnisse auch ohne Operation, nur durch Chemotherapie, erreicht worden wären. Lenaghan und Mitarb. [6] beobachteten bei Langzeituntersuchungen über mindestens 5 Jahre unter konservativer Therapie bei 60% der Patienten Rezidivinfekte. Sie konnten eindeutig zeigen, daß diese bei Persistenz des Refluxes zur Nierenschädigung führen. Bei knapp einem Viertel der Nieren, die radiologisch bei Beginn ihrer Studie normal waren, traten später pyelonephritische Veränderungen auf.

Der Reflux muß demnach beseitigt werden. Beim Refluxgrad IV und V sowie schweren Veränderungen im Ostienbereich (Doppelureter, Golflochostien, paraureterales Divertikel) konnte mit konservativer Therapie in weniger als 5% der Fälle der Reflux beseitigt werden [1,5,6]. Hier ist nach unserer Ansicht eine klare Operationsindikation gegeben. Beim Reflux vom Grad III ist bei 30–37% der Fälle eine Heilung zu erwarten, allerdings oft erst nach 3–4 Jahren konsequenter Behandlung [1,5,6]. Hier besteht eine relative Operationsindikation, die vom Ansprechen der konservativen Therapie, der Überwachbarkeit des Patienten und dem Zustand des oberen Harntrakts beeinflußt wird. In einer großen Zahl dieser Fälle, auch in unserem Material, wird der Eingriff prophylaktischer Art sein, um den oberen Harntrakt zu schützen. Voraussetzung hierfür ist natürlich eine vertretbare Komplikationsrate. Die Antirefluxplastik nach Gregoir [3], die wir fast ausschließlich beim primären Reflux anwenden, hat in unseren Händen ausgezeichnete Ergebnisse, die diese erweiterte Indikationsstellung rechtfertigen (Tabelle 1).

Tabelle 1. Komplikationen der Antirefluxplastik nach Gregoir an 429 Harnleitern

Letalität	0%
Rezidivreflux	1.6%*
Distale Harnleiterstenose	0.5%*
Hämatom	1.4%*
Divertikel	0.2%*
Reinterventionen insgesamt	3.7%

* revisionsbedürftig

Literatur

1. Dwoskin. J. Y., Perlmutter. A. D.: J. Urol. **109**, 888 (1973) – 2. Govan, D. E., Fair, W. R., Friedland. G. W., Filly. R. A.: Urology **6**, 273 (1975) – 3. Gregoir. W., van Regemorter, G.: Urol. int. **18**, 122 (1964) – 4. Heikel. P. E., Parkkulainen. K. V.: Ann. Radiol. **9**, 37 (1965) – 5. King. L. R., Kazmi. S. O., Campbell. J. A., Belman. A. B. in: „Current controversies in urologic management" (Hrsg. Scott. R., Saunders). p. 200. Philadelphia-London-Toronto 1972 – 6. Lenaghan. D., Whitaker. J. G., Jensen. F., Stephens. F. D.: J. Urol. **115**, 728 (1976)

Prof. Dr. M. Marberger
Urologische Universitätsklinik
Langenbeckstraße 1
D-6500 Mainz

J. Seiferth, J. Heising, R. Engelking, K. F. Albrecht, U. G. Möller und M. Köhler: **Persistierender Infekt nach Antirefluxoperation**

Harnwegsinfekte, die trotz antibiotischer Therapie nach Antirefluxoperation persistieren, sind Hinweis auf einen operativen Mißerfolg. Anhand des eigenen Kölner und Wuppertaler Krankengutes von 221 Kindern mit 268 refluxpositiven Harnleitern der Jahre 1969–1973 sind wir diesem Sachverhalt nachgegangen.

180 Harnleiter wurden nach der Technik von Politano-Leadbetter reimplantiert, von denen 9 (= 5%) bei dem 3 Monate postoperativ durchgeführten Ausscheidungsurogramm eine Stenose im Bereich der ureterovesikalen Verbindung mit Ausbildung einer Harnstauungsniere aufwiesen. Eine Vergleichszahl des Schrifttums von 4,2% [1,2] entspricht etwa den eigenen Ergebnissen. Diese Kinder zeigten trotz antibiotischer Therapie einen Harnwegsinfekt. 7 der 9 Stenosen (= 5 Kinder) mußten wegen einer zunehmenden Dilatation der oberen Harnwege nochmals operiert werden. Als Ursache der Stenosierungen fanden sich im prävesikalen Bereich fibröse Stränge, die den Harnleiter einengten. Die Zweiteingriffe, bei denen lediglich eine Ureterolyse und Schienung des Harnleiters vorgenommen wurde, verliefen bis auf ein Kind mit beiderseitigen Stenosen erfolgreich. Zwei einseitige Stenosen bildeten sich von selbst zurück. Auch die Harnwegsinfekte heilten nach einer Langzeittherapie aus.

Rezidive haben wir nach Operationen mit der Technik von Politano-Leadbetter nicht festgestellt. Die Vergleichszahl in der Literatur liegt bei 2,3% [1,2].

Als eine weitere Antirefluxoperation wurde die Methode von Lich-Gregoir an 88 refluxpositiven Harnleitern von 80 Kindern durchgeführt. Postoperative Komplikationen fanden sich nach 6 Operationen (= 6,8%). während im Schrifttum [1,2] nur ein Durchschnitt von 3,2% errechnet wurde. 5mal fand sich eine Stenose im Bereich der ureterovesikalen Verbindung mit einer Dilatation der oberen Harnwege. die sich von selbst wieder zurückbildete und keinen erneuten Eingriff notwendig machte. Bei einem Jungen kam es neben einer Stenose zu einer Urinfistel aus einer Harnleiterläsion im prävesikalen Harnleiterabschnitt. Die Reoperation wurde mit Erfolg nach Politano-Leadbetter durchgeführt.

Refluxrezidive fanden sich nach der Operationsmethode von Lich-Gregoir 7mal. Das sind 8% im eigenen Krankengut. was dem Literaturdurchschnitt von 7,3% [1,2] etwa entspricht.

Bei 2 Rezidiven wurde abgewartet und bei einer Kontrolle nach einem Jahr kein Reflux mehr festgestellt. 2mal wurde der Zweiteingriff nach der Technik von Politano-Leadbetter erfolgreich durchgeführt. Bei 3 Lich-Gregoir-Rezidiven wurde nochmals die gleiche Technik angewandt. jedoch regelmäßig ohne Erfolg. Erst ein Dritteingriff. der in allen 3 Fällen nach der Technik von Politano-Leadbetter durchgeführt wurde, beseitigte den Reflux. Harnwegsinfekte bestanden bei Komplikationen und Rezidiven nach der Technik von Lich-Gregoir so lange. bis sie erfolgreich operiert worden waren und eine Langzeittherapie erfolgt war.

Aufgrund unserer Erfahrungen kommen wir zu den folgenden Schlußfolgerungen:

1. Die Entscheidung. welche der beiden Antirefluxoperationen angewandt wird, fällen wir aufgrund des morphologischen Befundes der Ostien bei der Zystoskopie und der Beschaffenheit der oberen Harnwege im Röntgenbild. Bei einer stärkeren Lateralisation und golflochähnlichen Konfiguration der Ostien. einer prävesikalen Engstellung und einer Dilatation der oberen Harnwege bevorzugen wir die Technik von Politano-Leadbetter. Bei einer geringeren Ausprägung der genannten Befunde – nämlich bei einer geringen Lateralisation. stadion- oder hufeisenförmigen Ostienkonfiguration und normalen oberen Harnwegen – wenden wir die Methode von Lich-Gregoir an.

2. Stenosen nach einer Operation von Politano-Leadbetter müssen meistens 3–6 Monate nach dem Ersteingriff nochmals operiert werden. Dabei sind Ureterolyse und Schienung des Harnleiters ausreichend. eine erneute Einpflanzung der Harnleiter ist nicht erforderlich.

3. Rezidive kommen nach einer Antirefluxoperation von Politano-Leadbetter kaum vor.

4. Stenosen nach der Technik von Lich-Gregoir bilden sich meistens im Laufe der ersten drei postoperativen Monate zurück. so daß ein erneuter Eingriff nicht erforderlich wird.

5. Rezidive nach einer Operation von Lich-Gregoir sollten nicht vor Ablauf eines Jahres erneut operiert werden. da sie sich in diesem Zeitraum noch zurückbilden können.
   Falls eine Rezidivoperation dennoch notwendig wird. sollte nur die Technik von Politano-Leadbetter angewandt werden.

6. Harnwegsinfekte nach Antirefluxoperation weisen grundsätzlich auf einen möglichen Mißerfolg hin. Mit einer Ausheilung kann erst nach erfolgreicher Reoperation gerechnet werden.

Literatur

1. Albrecht. K. F.. Möller. G. U.: Das Refluxrezidiv. In: Der vesiko-uretero-renale Reflux (Hrsg. P. Strohmenger). S. 174–177. Stuttgart: Georg Thieme 1974 – 2. Seiferth. J.. Meining, H.. Albrecht. K. F.. Engelking. R.: Urologe A **11**, 258–262 (1972)

Priv.-Doz. Dr. J. Seiferth
Urologische Universitätsklinik
Joseph-Stelzmann-Straße 9
D-5000 Köln 41

K. HAUBENSAK: **Verlaufsbeobachtungen an pyelonephritisch geschädigten Nieren durch chronischen Harnreflux beim Erwachsenen**

Die in Homburg von Oberhausen erarbeitete und durchgeführte nuklearmedizinische Untersuchung der seitengetrennten J^{131}-Hipp.-Clearance ist beim Harnreflux keineswegs in Konkurrenz zu der Röntgendiagnostik zu sehen. Sie kann genaue Aussagen über die Funktion der einzelnen Niere geben.

Bei bisher 47 Erwachsenen, die bereits eine einseitige Refluxpyelonephritis vor der plastischen Operation zeigten, kannten wir die praeoperativen Werte und konnten mit diesem Verfahren die Nierenfunktion im weiteren Verlauf über mehrere Jahre beobachten. Wenn auf der operierten Seite kein Abfall der Clearance im späteren Verlauf festzustellen war, lag die Funktion der Refluxnieren vor der Plastik im Mittel bei 144 ml/min. Vergleichsweise muß die Funktion zweier gesunder Nieren über 400 ml/min liegen. Der niedrigste praeoperative Wert betrug 85, der höchste 253 ml/min. In drei Viertel der Fälle konnte mit der Operation und nach testgerechter Therapie Infektausheilung erreicht werden. Aber auch die restlichen 8 Patienten mit rezidivierenden Infekten zeigten im Beobachtungszeitraum keine weitere Parenchymzerstörung. In keinem Fall trat postoperativ eine Hypertonie auf. Es war 15mal nach Lich/Gregoir und 13mal mit einer kontinuitätsdurchtrennenden Operation und passagerer Harnleiterschienung operiert worden. Die Operationstechnik richtet sich in unserer Klinik nach der Dilatation des Harnleiters und der Sekretionsleistung der Niere.

10mal mußten wir pyelonephritische Nieren 1–8 Jahre nach der einseitigen Antirefluxplastik sekundär entfernen. Bezeichnenderweise war die Clearance vor der Operation mit 60 ml/min (107–24 ml/min) mehr als die Hälfte niedriger als die praeoperativen Werte solcher Nieren, die später einen günstigen Verlauf zeigten. Ausschlag zur Entfernung war nach weiterer massiver Funktionsverschlechterung der 10 Nieren auf 25 ml/min die 4mal auftretende sekundäre Hypertonie und 8mal der persistierende Infekt, also 2mal die Kombination zwischen Infekt und Hypertonie. Es war 5mal nach Lich/Gregoir und 5mal mit Harnleiterneueinpflanzung operiert worden.

Aus unseren Verlaufskontrollen ergeben sich für uns folgende Konsequenzen:

Beim renalen Harnreflux ist insbesondere bei Vorliegen morphologischer Veränderungen am Harntrakt, chronisch therapieresistentem Harnwegsinfekt und endoskopisch feststellbarer Dysplasie am Harnleiterostium die Indikation zur Antirefluxplastik gegeben. Zusätzliche Informationen über die Funktion liefert die nuklearmedizinische clearance mit genauen Angaben über die Leistungsfähigkeit der refluxgeschädigten Niere. Die seitengetrennte Funktionsanalyse gestattet bei morphologisch gelegentlich nicht sicher abschätzbaren Leistungseinbußen der Nieren, nicht mehr operable Fälle sicher zu selektieren. Wir haben bisher den Eindruck, daß bei jugendlichen Erwachsenen refluxpyelonephritisch geschädigte Nieren, die eine Einschränkung der Jod^{131}-Hipp.-Clearance auf weniger als 90 ml/min aufweisen, primär entfernt werden sollten, wenn das verbleibende Organ funktionstüchtig ist. Bei diesen Nieren kamen unsere plastischen Operationen im allgemeinen zu spät. Eine Infektausheilung war nur noch in einem Viertel der Fälle zu erzielen. Die sekundäre Nephrektomierate war hoch, nachdem fast ein Drittel der Patienten später einen Hypertonus bekamen. Dieser war, wie auch ein bereits bei der ersten Diagnosestellung nachweisbarer Hypertonus, nach der Organentfernung häufig spontan nicht rückbildungsfähig.

In unserer Klinik sahen wir auffällig häufig bei Jugendlichen und Erwachsenen Refluxpyelonephritiden. Vielleicht könnte man daraus ableiten, daß eine plastische Operation bei Kindern nicht hinausgezögert werden sollte.

Priv.-Doz. Dr. K. Haubensak
Urologische Universitätsklinik
D-6650 Homburg a. d. Saar

O. Schmucki, D. Hauri und P. Rüedi: **Vesikoureteraler Reflux nach Prostataoperationen infekt- oder operationsbedingt?**

Als Vereinigungspunkt der beiden Muskelschichten der Ureteren und als Verbindungsstelle zwischen Detrusormuskulatur und Blasenhalsmuskulatur nimmt das Trigonum der Blase eine Schlüsselstellung in der Entstehung und Beibehaltung des vesikoureteralen Refluxes ein [4,5,7]. Die anatomischen Verhältnisse illustriert sehr gut die Abb. 1 von Tanagho 1968 [7].

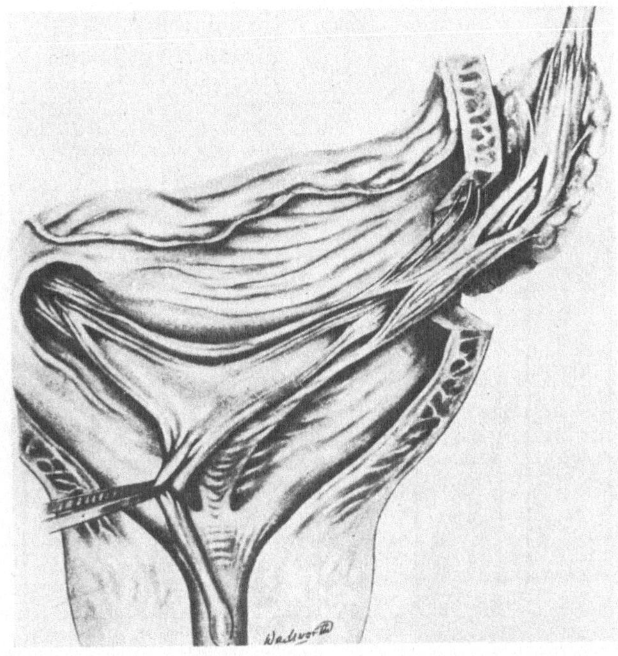

Abb. 1. Anatomie der Trigonum- und Prostatagegend nach Tanagho

Sowohl bei der transurethralen Resektion der Prostata wie auch bei der suprapubischen Prostatektomie analog Millin wird eine größere oder kleinere operative Läsion im Trigonumbereich gesetzt [2]. Zudem besteht postoperativ vielfach bei beiden Operationsarten ein Urininfekt, sei das wegen einer Operation in schon infiziertem Gebiet oder sei das wegen der postoperativen Dauerkatheterbehandlung. Beide Faktoren nun, die operationsbedingte Trigonumschädigung wie auch die Infektion, können zu einem postoperativen Reflux führen. In der Literatur finden wir stark unterschiedliche Angaben betreffend der Refluxhäufigkeit. So fand Erdmann [2] in 50% der kontrollierten Prostataadenektomien einen postoperativen Reflux. Allerdings stützen sich seine Angaben lediglich auf eine Zahl von 16 Patienten. Bei Landes [3] weisen 27% der Operierten einen postoperativen Reflux auf, wobei die Hälfte dieser Patienten aber schon praeoperativ unter Reflux litten. In der Arbeit von Brewer [1] liegt der Prozentsatz lediglich noch bei 2,4%. Mit der Prüfung unserer eigenen Ergebnisse wollten wir folgende Fragen beantworten können:

a) Ist ein postoperativer Reflux häufig?
b) Wie lange besteht er – und ist er reversibel?
c) Ist er operations- oder infektbedingt?

An 63 Patienten, wobei bei 38 eine transurethrale Prostataresektion und bei 25 eine Prostatektomie durchgeführt wurde, haben wir 10 Tage vor der Operation sowie 3 und 12 Monate danach eine Refluxprüfung durchgeführt. Die Prüfung erfolgte radiologisch, wobei wir durch einen eingeführten Blasenkatheter bis 10 cm und bis 30 cm Wasserdruck die Blase mit Kontrastmittel füllten, je ein Röntgenbild anfertigten und nach Entnahme des Katheters erneut ein Röntgenbild bei Miktion durchführen ließen.

Bei 14 von 63 Patienten fanden wir schon praeoperativ einen vesikoureteralen Reflux (Abb. 2). 9 dieser Patienten zeigten zum Zeitpunkt der Untersuchung einen Urininfekt, 5 aber hatten ohne Infekt einen Reflux. Dieser schon praeoperativ bestehende Reflux bildete sich nach der Prostataoperation in 60% der Fälle spontan zurück, 3 schon nach 10 Tagen, 3 nach 3 Monaten und 3 innerhalb eines Jahres. Der Urininfekt spielte dabei keine Rolle, bestand doch lediglich bei einem Patienten nach einem Jahr noch ein Urininfekt.

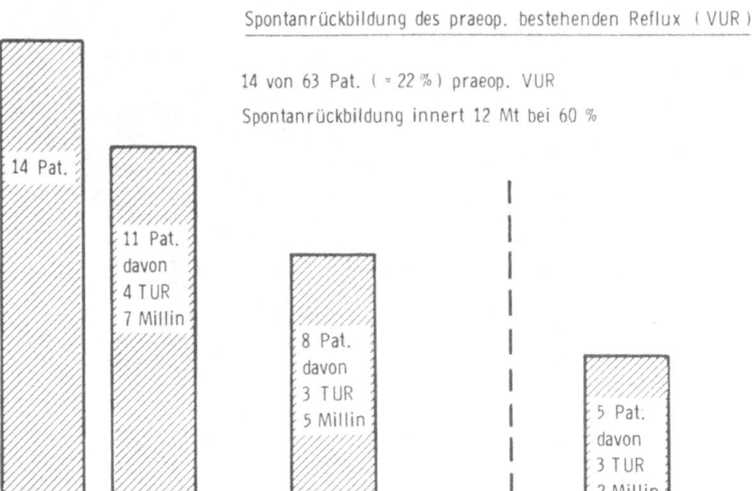

Abb. 2. Spontanrückbildung des schon praeoperativ bestehenden vesikoureteralen Refluxes

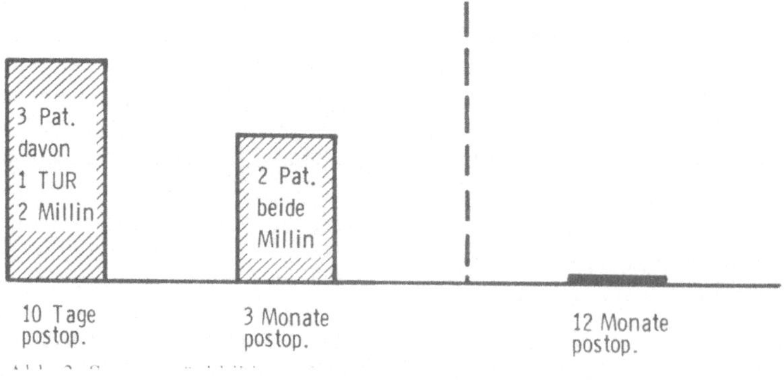

Abb. 3. Spontanrückbildung des postoperativ aufgetretenen vesikoureteralen Refluxes

Nur bei 3 Patienten (6%) fand sich lediglich postoperativ ein vesikoureteraler Reflux (Abb. 3). Bei allen drei Patienten verschwand dieser Reflux spontan, bei einem nach 10 Tagen und bei den beiden andern nach 3 Monaten. Auch hier spielte der Infekt keine Rolle, alle 3 Patienten waren infektfrei.

Zusammenfassung

Von 63 Patienten wiesen 14 (22%) praeoperativ einen vesikoureteralen Reflux auf, der sich in 60% innerhalb von 12 Monaten nach der Prostataoperation spontan zurückbildete. 3 von 49 Patienten (6%) entwickelten erst postoperativ einen Reflux, der bei allen 3 Patienten innerhalb von 12 Monaten postoperativ spontan verschwand. Es wurde kein direkter Zusammenhang zwischen postoperativem Urininfekt und Reflux festgestellt, da alle Patienten mit sekundär aufgetretenem Reflux infektfrei waren.

Literatur

1. Brewer, W., Bants, C.: J. Urol. **101**, 596–601 (1969) – 2. Erdmann, Th., Richter, E., Günther, M.: Zschr. Urol. **68**, 719–725 (1975) – 3. Landes, R. R., Melnick, J., Hoffmann, A., Flechter, A., Klein, R. M.: J. Urol. **101**, 98–100 (1969) – 4. Lattimer, J. K., Apperson, J. W., Gleason, D., Baker, D., Fleming, S.: J. Urol. **89**, 395–404 (1963) – 5. Lipsky, H., Egger, G.: Urol. A **13**, 151–156 (1974) – 6. Morillo, M., Orandi, A., Fernandes, M., Draper, J.: J. Urol. **89**, 389–394 (1963) – 7. Tanagho, E., Meyers, F., Smith, D.: J. Urol. **100**, 623–639 (1968)

Dr. O. Schmucki
Urologische Universitätsklinik
Kantonsspital Zürich
Rämistraße 100
CH-8091 Zürich

F. H. Schröder, H. Adam und H. Frohmüller: Harnwegsinfekt und kindlicher Megaureter

In den Jahren von 1970 bis 1975 wurden an der Urologischen Universitätsklinik in Würzburg 23 Megaureteren bei 18 Patienten operativ behandelt. Eine Indikation zur Operation wurde nur dann gestellt, wenn rezidivierende Harnwegsinfekte mit ausgeprägten pyelonephritischen oder stauungsbedingten Veränderungen an den Nieren einhergingen. Aus dieser Einstellung wurde die größere Zahl der in diesen 5 Jahren diagnostizierten Megaureteren konservativ behandelt. Nur die schwersten Fälle wurden operiert und in dieser Nachschau berücksichtigt.

Krankengut und Ergebnisse

Bei 15 der 23 operierten Megaureteren wurde in einer Sitzung eine Verschmälerung von der Blase bis zum Nierenbecken vorgenommen. 8mal erschien eine einfache Neueinpflanzung ausreichend. Die Resultate nach Verschmälerung entsprechen, obwohl es sich dabei um die schwereren Fälle handelt, denen der einfachen Neueinpflanzung. Die erzielten Ergebnisse wurden mit Noten von 1 bis 4 bewertet und sind in Abhängigkeit vom Lebensalter zur Zeit der Operation in Tabelle 1 zusammengefaßt. Die schlechten Ergebnisse häufen sich im ersten Lebensjahr. Zweimal wurde eine Nephrektomie ausgeführt.

Tabelle 1. Ergebnisse von 23 operativ behandelten Megaureteren bei 18 Patienten nach dem Lebensalter zur Zeit der Operation

Alter	Zahl	Ergebnis			
Jahre	Patienten	sehr gut (I)	gut (II)	befriedigend (III)	schlecht (IV)
0–1	6	0	1	2	3
1–3	3	1	2	0	0
3–5	5	2	3	0	0
5–10	4	1	1	1	1
gesamt	18	4	7	3	4

Harnwegsinfekte

Alle Patienten hatten vor der Operation rezidivierende Harnwegsinfekte, die besonders im ersten Lebensjahr häufig einen fieberhaften, septischen Verlauf nahmen. Das Verschwinden der Harnwegsinfekte nach operativer Korrektur muß als wesentliches Kriterium des Operationserfolges angesehen werden. Das Ergebnis einer Analyse der bakteriologischen Befunde soll deshalb folgen.

In Tabelle 2 ist die Verteilung der nachgewiesenen Keime vor der Operation, bei der Entlassung aus dem Krankenhaus und bei der letzten positiven Kultur gegenübergestellt. Am auffälligsten ist eine Zunahme des Hauskeimes Pseudomonas von 20,8% auf 38,5% während der stationären Behandlung. Überraschenderweise gleicht sich das Keimspektrum unter der Nachbehandlung der ursprünglich vorhandenen unterfränkischen Flora wieder an.

Tabelle 2. Keimwechsel bei 18 Patienten mit Megaureteren

Art der Keime*	Beginn der Behandl.		Entlassung		Letzter Keimnachweis	
	Zahl	%	Zahl	%	Zahl	%
Coli	9	37,5	6	23,1	11	61,1
Proteus	6	25,0	2	7,7	1	5,6
Pseudomonas	5	20,8	10	38,5	4	22,2
Enterokokken	2	8,3	4	15,4	2	11,1
Klebsiella	1	4,2	2	7,7	—	—
Enterobacter	1	4,2	1	3,8	—	—
Providencia	—	—	1	3,8	—	—
gesamt	24	100,0	26	100,0	18	100,0

* zweimal Candida albicans

Im Laufe der Behandlung traten bei 16 der 18 Patienten bis zu 5 Keimwechsel auf. Bei 12 Patienten wurden Resistenzentwicklungen unter der Behandlung beobachtet.

Zur Zeit dieser Nachuntersuchung bestanden nur noch bei 3 der 18 Patienten Harnwegsinfekte. Die zeitliche Folge der Infektfreiheit der Patienten ist in Tabelle 3 den zugehörigen morphologischen Befunden gegenübergestellt. Die beiden Nephrektomiefälle
sind dabei ausgelassen. Die noch infizierten Fälle sind mit einem Kreuz markiert. In
2 Fällen korreliert das schlechte morphologische Ergebnis gut mit den nach 18 und 36
Monaten persistierenden Infekten. Beim dritten noch infizierten Fall kann bei einem
guten morphologischen Ergebnis in naher Zukunft mit einem Sistieren des Infektes gerechnet werden.

Tabelle 3. Steriler Urin und Röntgenbefunde postoperativ bei 16 Patienten mit
22 Megaureteren

Monate postoperativ	Zahl der Fälle	NBKS-Ektasie besser	gleich	schlechter
6	7	5	2	
12	2	1 + 1*		
18	4	3		1*
30	2	2		
36	1			1*
gesamt	16	12	2	2

* Bei Abschluß der Nachuntersuchung noch infiziert

Aus dieser Zusammenstellung geht weiter hervor, daß nach 12 Monaten 9 von 16,
also über 50%, nach 18 Monaten 13 von 16, also über 75% der Patienten infektfrei wurden. Bemerkenswert ist jedoch, daß bei 2 Patienten mit einem guten morphologischen
Ergebnis der Harnwegsinfekt erst nach 2½ Jahren verschwand.

Prof. Dr. F. H. Schröder
Direktor Abteilung Urologie
Erasmus Universität
Rotterdam, Holland

Diskussion zu den Vorträgen Seite 230 bis 251
Harnwegsinfekt und vesikorenaler Reflux
Moderatoren: R. Hohenfellner, Mainz, H. E. Eckstein, London, W. Marget, München

Moderator R. Hohenfellner, Mainz: Ich glaube, die Indikationen zur Behandlung eines vesiko-uretero-renalen Refluxes kann man in drei Punkte gliedern:
1. nach einer gegebenen Indikation: Das sind die Kinder mit einem Golflochostium mit hohen Refluxgraden.
2. nach solchen, die eine Kontraindikation haben (das sind Kinder mit einer Niereninsuffizienz).
3. und dann die Kinder in dem breiten Feld mit relativer Indikation mit aufgeschobener
Dringlichkeit, wo zunächst eine konservative Therapie eingeleitet wird.

Zu dieser Indikationsstellung möchte ich jetzt gern Herrn Prof. Eckstein aus London bitten.

H.E. Eckstein, London: Ich finde, die Indikation zur Operation wird immer schwieriger.
Vor 5 Jahren haben wir fast alle Kinder mit einem Reflux operiert. Heute sind die Operations-
zahlen sehr viel geringer. Ich möchte Ihnen zwei intravenöse Pyelographien zeigen: Die erste

aus dem Jahre 1970. die zweite aus dem Jahre 1975. Es handelte sich um ein Mädchen mit Reflux. das nur einen einzigen Anfall von einer Harninfektion mit Fieber hatte. Sie sehen, daß die eine Niere vollkommen zerstört ist. Wie ernst die Konsequenzen des Refluxes sein können, zeigen auch die Experimente mit Schweinen. Es wurde eine Operation an der Blase vorgenommen. die einen Reflux auf einer Seite produzierte. Dann wurde die Blase infiziert. Nach nicht einmal 6 Wochen war die Refluxniere vollkommen geschrumpft. Die nicht berührte Seite war normal geblieben. Ich bin der Meinung. daß man bei einem Kind, das einen Reflux trotz normaler Harnleiterostien hat. nicht sehr viel länger als 6 Monate warten sollte. Nach dieser Zeit würde ich das Kind operieren.

A. Sigel, Erlangen: Wir haben inzwischen weit über 400 Refluxkinder operiert, begonnen in den Jahren 1962/63. Das sind nahezu 15 Jahre. etwa pro Jahr 30 Fälle. Sie können daraus erkennen. daß unsere Operationsindikation streng ist. Vieles. was hier gesagt wurde, entspricht dem internationalen Standard und den erreichen wir ebenso. Aber in einem bin ich nicht einverstanden. Und da unterscheiden sich auch Herr Hohenfellner und Herr Muecke: Seit 10 Jahren vertrete ich die Auffassung. daß Refluxkinder mit normalem Ausscheidungsurogramm sehr selten sind. Bei Hohenfellner aus Mainz war das ein höherer Anteil. Herr Muecke wartet bei solchen Fällen bis zum 9. Lebensjahr. Wenn ein Kind mit einem Reflux ein normales Ausscheidungsurogramm hat. und das ist nicht sehr häufig. dann ist die Indikation zu einem operativen Eingriff vorerst nicht zwingend gegeben.

Es kann natürlich sein. daß auch wir schon nach 6. 9 oder 15 Monaten operieren. Diese Fälle sind aber selten. Es gibt nämlich noch ein paar wichtige Kriterien. Im Zweifelsfall ist das Harnleiterostium natürlich ausschlaggebend. Es gibt aber noch ein weiteres Kriterium, Herr Muecke. das Sie nicht erwähnt haben. Es stammt aber aus Ihrer Klinik von Victor Marshall und wurde vor 10 Jahren veröffentlicht. Das ist die Entleerungszeit des Refluxes. Ist die Entleerungszeit unter 2 Minuten. so besteht keine dringliche Operationsindikation. Ich sage nicht „keine" Operationsindikation. sondern keine „dringliche". Ist die Entleerungszeit mehr als 2 Minuten. so sollte man in jedem Falle bald operieren.

J.G. Moormann, Trier: Ich glaube. daß wir bei der Indikation zu Antirefluxoperationen ein wichtiges Moment vergessen. Wir kommen dann auch etwas von dieser starren Klassifikation nach dem Röntgenbild weg. Bei der Untersuchung an einem Tag ist der Reflux nur vesiko-ureteral, am nächsten Tag beim selben Patienten kann er vesiko-renal sein. Nach der Klassifikation müßte man also dieses Kind in zwei verschiedene Gruppen einordnen. Man sollte mehr auf die urodynamischen Bedingungen eingehen. die nach meiner Meinung wichtiger als die endoskopische Untersuchung sind. Sicherlich sind die anatomischen Bedingungen ausschlaggebend. aber pathophysiologische Druckerhöhungen der Blase führen selbst dann zu einem Reflux. wenn eine Kompensation bestehen würde. Und ich glaube, daß wir nach Normalisierung der pathologischen Blasendruckverhältnisse häufiger zu spontanen Remissionen kommen. In meinem Krankengut sind es 40% Remissionen. Und ich muß zugeben, daß ich vor 4 bis 5 Jahren diese Kinder mit hypertonen Blasen noch am Reflux operiert habe. Heute tue ich es nicht mehr.

H. Marberger, Innsbruck: Wir operieren heute alle weniger. weil wir auf der einen Seite sehen. daß die Operierten gelegentlich Komplikationen haben. Zum anderen, weil man sieht, daß immer mehr Kinder mit rein konservativer Behandlung abheilen. Die Indikationskriterien sind natürlich angreifbar. Welcher Urologe kann denn mit Sicherheit aus dem i.v. Pyelogramm ablesen, ob die Niere einen Schaden hat oder nicht. Natürlich. wenn die Niere so schrumpft wie bei dem Kind. das Eckstein eben gezeigt hat, dann sieht es jeder. Aber die geringen Grade sind außerordentlich schwer zu erkennen. Wir müssen aus dieser Diskussion einen wichtigen Schluß ziehen: Eine infravesikale Obstruktion muß ausgeschlossen oder beseitigt werden. Das ist einer der entscheidenden Punkte. auf die Herr Moormann mit Recht hingewiesen hat.

Moderator: Wir müssen in der Diskussion weiterkommen, und ich möchte den zweiten Punkt, „Die Operationsergebnisse". zur Diskussion stellen.

E. C. Muecke, New York: Wir operieren nach der Methode von Paquin, die auch gelegentlich Komplikationen hat. Diese Antirefluxplastik ist jedoch trotzdem sehr gut. Wir haben weniger als 1% Rezidive. Allerdings wird der Harnleiter manchmal zu hoch an der Rückwand der Blase eingeführt. Wenn sich die Blase ausdehnt. kann es eine gewisse Stauung geben. Bei Knaben. die eine infravesikale Klappe mit einer Blasenstauung haben und nicht nur allein einen

Reflux. ist unser Resultat sehr schlecht. Seit 1947 haben wir gute Resultate bei ungefähr 98.8% aller Kinder. die wir mit primärem Reflux operiert haben. Bei sekundärem Reflux infolge infravesikaler Störungen mit dickwandigen Blasen oder stark fortgeschrittenen Refluxen haben wir nur in 82% ein gutes Endresultat erreicht. Man darf eben nicht zu lange warten, man darf aber auch nicht die verkehrten Kinder operieren.

Moderator: Möchte jemand etwas zu den technischen Komplikationen bei der Antirefluxplastik sagen? Ich möchte noch zu Herrn Seiferth bemerken: Persönlich teile ich seine Meinung nicht. Es ist belanglos. wie dilatiert der Harnleiter ist. Wir haben viele Doppelureteren nach Gregoir erfolgreich extravesikal operiert und ich glaube. es ist eine Frage der Operationstechnik. Vielleicht kann Herr Eckstein noch etwas zur Operationstechnik im einzelnen sagen.

H. E. Eckstein, London: Ich halte die Antirefluxoperation für eine der schwierigsten in der Kinderurologie. Ich glaube. daß zu viele Leute denken. es sei nicht schwierig. Meine eigene Erfahrung ist fast nur auf die Politano-Technik beschränkt. Die Resultate aus unserer Klinik betreffen nur ungefähr 80 Kinder. Wir sahen vielleicht 5% Komplikationen. Wenn ich aber die Kinder nehme. die ich persönlich operiert habe. dann liegt die Komplikationsrate zwischen 2 und 3%. Ich glaube. daß diese Operation bei fast normalen Kindern mit fast normalen Nieren etwas ist. was wirklich nur erfahrene Chirurgen persönlich machen sollten.

A. Sigel, Erlangen: In den 60er Jahren hatten wir natürlich auch Komplikationen, jetzt ist das eine ganz große Rarität. Wir sind seit über 10 Jahren von der Politano-Technik abgekommen. und wir wenden ausschließlich die ganz exzellente Methode nach Gregoir an. Sie hat zwar auch ihre Tücken. die man kennen muß. Man muß beispielsweise genügend extraperitonealisieren. ohne die Innervation zu stören. Wir legen auch „altmodischerweise" nach wie vor eine Harnleiterschiene ein. Ich weiß. daß das nur ganz wenige machen. Es hat aber überhaupt keine Nachteile und wir setzen nie eine Infektion. Der Ureterkatheter wird am 2. bis 3. Tag wieder entfernt. Alle diese Kinder gehen am 6. bis 7. Tag nach Hause. Allerdings operieren nach wie vor nur die drei ältesten Ärzte der Klinik einen kindlichen Reflux. Die jüngeren Kollegen operieren nur. wenn sie 100mal assistiert haben.

P. Mellin, Essen: Vom akuten Schub einer Pyelonephritis nach der Plastik ist eben die Rede gewesen. Nach unserer Erfahrung sind das gerade die Fälle. die einige Wochen zuvor eine akute Pyelonephritis gehabt haben. Deshalb ist die akute Pyelonephritis in der unmittelbaren Zeit vor der Operation für uns eine Kontraindikation. Ich möchte Herrn Eckstein fragen. wie lange er nach einem akuten Schub wartet. bis er operiert?

H. E. Eckstein, London: Zwei Monate.

Moderator: Wir können jetzt den ersten Teil dieser Diskussion zusammenfassen:

1. Der Reflux scheint die im Wachstum befindliche Niere in unterschiedlichem Ausmaß zu schädigen. Die einmal induzierte Pyelonephritis folgt ihren eigenen Gesetzen. 40% aller Kinder. die zur Antirefluxoperation kommen. haben bereits zum Zeitpunkt der Operation pyelonephritische Veränderungen.
2. Die Indikation läßt sich nach drei verschiedenen Graden abstufen: Eine dringliche Operation. eine mit verzögerter Dringlichkeit und eine mit absoluter Kontraindikation.
3. Bei vesiko-ureteralem Reflux ist die Operationstechnik ein ganz entscheidendes Element. Man sollte die Operationen nicht jungen und unerfahrenen Mitgliedern des Teams überlassen.

Damit kommen wir zum zweiten Teil der Vorträge. und ich möchte fragen, ob jemand zu den Vorträgen von Herrn Haubensak und Herrn Schmucki etwas zu sagen hat?

H. J. Melchior, Aachen: Wir haben auch die Häufigkeit von Reflux nach Prostatektomien untersucht. Wir fanden ähnlich wie Herr Schmucki bei Prostatikern. die praeoperativ einen Reflux hatten. diesen Reflux postoperativ in über 90%. Viel wichtiger scheint uns aber nicht die Korrelation zwischen Infekt und Reflux. sondern die Korrelation zwischen Blasendynamik und Reflux. Wir haben bei allen Patienten mit einem Reflux einen erhöhten intravesikalen Druck festgestellt. Der Reflux war 6 Monate nach der Operation auf unter 5% reduziert.

J. G. Moormann, Trier: Mir fällt die hohe Zahl der Refluxe auf. die uns Herr Schmucki gezeigt hat. Ich habe über ein ähnliches Krankengut eine Dissertation betreut. Dabei wurden viel weniger Refluxe gefunden.

P. Kolle, Hannover: Ich wollte zum Vortrag Haubensak darauf hinweisen, daß die nuklearmedizinische Untersuchung eine ideale strahlensparende Untersuchungsmethode in der Verlaufskontrolle ist.

Moderator: Wir können das in vollem Umfang bestätigen.
Meine Damen und Herren. Wir sind zum Schluß dieser Vormittagssitzung gekommen. Im
Mittelpunkt unserer Betrachtung stand das Kind mit vesiko-ureteralem Reflux. Wenn man
sich zu einer konservativen Therapie entschließt, dann sollte man sie terminieren. Man sollte
nicht vergessen, daß Kinder oft in der Enklave der Erwartungsangst neurotisierter Mütter leben, die natürlich nicht wissen können, wann endgültig eine Operation notwendig ist.
Ich danke Ihnen.

Harnwegsinfekt bei Veränderungen der männlichen Harnröhre

K. WOLFF: **Die unspezifische Urethritis**

Bei Patienten mit nicht gonorrhoischer Urethritis läßt sich in der Praxis nur in einem kleinen Prozentsatz mit Sicherheit ein kausales Agens nachweisen – eine Tatsache, die zu einer Perpetuierung des m. E. unglücklichen Terminus „unspezifische Urethritis" beiträgt. „Unspezifisch" oder, wenn Sie wollen, wenig klar umrissen ist nämlich keinesfalls die Urethritis, sondern bestenfalls unser Wissen über ihre Ätiologie, Pathogenese und Epidemiologie. Ich kann jedenfalls im Hinblick auf den Begriff „Spezifität" keinen wesentlichen Unterschied zwischen einer durch N. Gonorrhoeae hervorgerufenen oder einer ebenfalls durch Geschlechtsverkehr erworbenen Urethritis durch Trichomonaden erblicken, sofern man von Faktoren wie Akuität oder Symptomatik und von der Tatsache absieht, daß die Gonorrhoe durch das Gesetz als Geschlechtskrankheit definiert ist.

Ich möchte daher in den wenigen Minuten, die für dieses Referat zur Verfügung stehen, weniger auf die Klassifizierung, Diagnostik und Symptomatik der sogenannten unspezifischen Urethritis eingehen – es hieße dies bei diesem Kongreß Eulen nach Athen tragen –, sondern vielmehr aus der Sicht des Venerologen auf einige, wie mir scheint, wesentliche pathogenetische Faktoren hinweisen.

Tabelle 1 zeigt eine der üblichen Klassifikationen der unspezifischen Urethritis, die, wie jede schematische Aufstellung, unvollständig ist und, weil sie die Hintergründe nicht ausleuchtet, unbefriedigend bleibt. Es ist kein Zweifel, daß Bakterien, Protozoen, Sproßpilze, Chlamydien oder das Herpes-simplex-Virus eine Urethritis hervorrufen können, wesentlicher ist jedoch, unter welchen Bedingungen und wann eine derartige Infektion angeht oder klinische Erscheinungen macht; ob sie isoliert oder im Gefolge einer anderen Affektion des Urogenitalapparates auftritt: die Überschneidung der Begriffe „unspezifische" und „postgonorrhoische" Urethritis sei als Beispiel genannt.

Tabelle 1. Unspezifische Urethritis

A.	Bakterien Sproßpilze Trichomonaden Mykoplasmen Chlamydien Viren
B.	Traumatische Urethritis (Allergische Urethritis) Urethritis bei Allgemeinerkrankungen
C.	Psychogene „Urethritis"
D.	M. Reiter

Folgende pathogenetische Aspekte seien schlagwortartig hervorgehoben:

1. Die Urethra ist Teil des Sexualapparates. Bei der Pathogenese einer durch Mikroorganismen hervorgerufenen Urethritis ist daher besonders die männliche Urethra als Sexualorgan zu berücksichtigen und damit der Infektionsmodus. Ein beträchtlicher Prozentsatz unspezifischer Urethritiden wird durch den Geschlechtsverkehr übertragen und gehört daher in die Gruppe der sogenannten „sexually transmitted diseases". Gonorrhoe und unspezifische Urethritis haben in den letzten 20 Jahren pari passu zugenommen und

die gleichen saisonalen Schwankungen mitgemacht. Abb. 1 zeigt Daten der WHO über die Zunahme der Gonorrhoe in einigen Staaten zwischen 1951 und 1972 [1]. Wo ähnliche detaillierte Unterlagen über die unspezifische Urethritis existieren, ergibt sich ein ähnliches Bild. in England und Wales kam es zwischen 1951 und 1972 zu einer Verfünffachung der Häufigkeit der unspezifischen Urethritis [2].

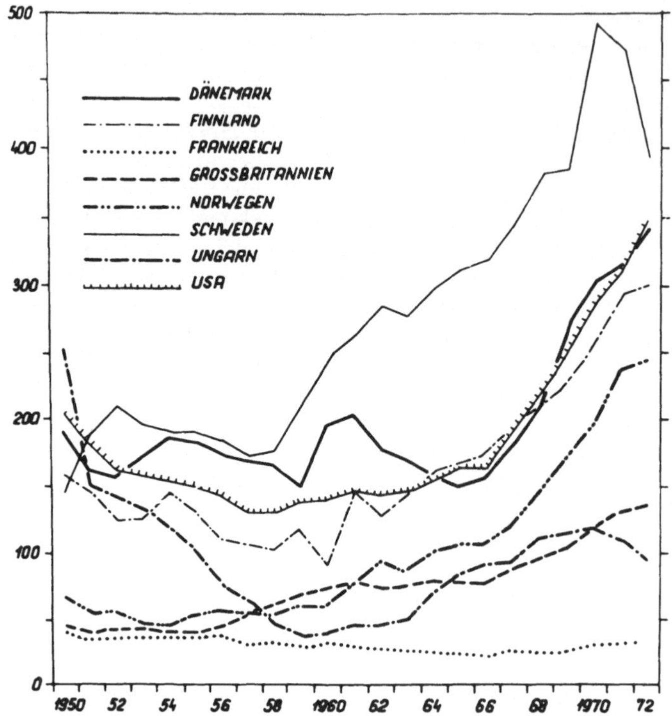

Abb. 1. Morbidität an Gonorrhoe auf 100000 Einwohner (aus K. Király: Hautarzt, Supplementum I. Berlin-Heidelberg-New York: Springer 1976 [2])

Promiskuität spielt in ihrer Epidemiologie eine große Rolle. Tabelle 2 zeigt die Inzidenz von Trichomonadenkolpitis bei verschiedenen nach eher soziologischen Gesichtspunkten erfaßten Gruppen von Frauen [2] – die Inzidenz von Trichomonadenurethritis bei entsprechenden männlichen Partnergruppen ist zwar wesentlich seltener, geht aber in ihrer Häufigkeitsverteilung dieser soziologischen Gliederung annähernd parallel.

2. Verfügt die männliche wie auch die weibliche Urethra im Miktionsvorgang über einen hervorragenden Selbstreinigungsmechanismus. Der Erreger ist allein nicht unbedingt ausschlaggebend. die Zahl der während eines Geschlechtsverkehrs akquirierten Keime, ihre Virulenz. Affinität zum Gewebe, der Allgemeinzustand des entsprechenden

Tabelle 2. Trichomonadeninfektionen bei Frauen [2]

Ambulanz für Familienplanung	5,3%*
Gynäkologische Ambulanz	12,8%
Venerologische Ambulanz	21,8%
Gefängnisinsassinnen (vorwiegend Prostituierte)	70,0%

* Prozent positiver Befunde. bezogen auf die Gesamtzahl der untersuchten Frauen

256

Individuums sind von ebenso entscheidender Bedeutung. In der Vagina geht eine Trichomonadeninfektion bei den entsprechend günstigen lokalen Bedingungen wesentlich besser an als in einer männlichen Harnröhre, die im Anschluß an den Coitus bei der Miktion kräftig durchgespült wird. Ebenso kommt es fast nur bei massiver Candidavulvitis, bei liegendem Dauerkatheter u. ä. zur Aszension von Hefen in die weibliche Urethra, vor allem dann, wenn entsprechende begünstigende Faktoren vorhanden sind: Schwangerschaft, massive antibiotische Therapie, Corticosteroidbehandlung, Diabetes. Beim Mann sind derartige allgemein praedisponierende Faktoren, besonders bei Phimose und Soorbalanitis, ebenfalls Vorbedingungen für das Angehen einer derartigen Infektion.

3. Pathologisch-anatomische Veränderungen in der Harnröhre selbst: Störungen der Urodynamik durch Strikturen der Harnröhre, Harnröhrendivertikel, Cowpersche Zysten, die Abflußbehinderungen darstellen, zu Wirbelbildungen und Rückstau führen und damit das Angehen von Infektionen fördern können. Herr Marberger, der diese Problematik immer wieder betont [3], und Herr Jakse werden anschließend noch im Detail auf diesen Fragenkomplex eingehen. Gerade dieser pathogenetische Aspekt der unspezifischen Urethritis zeigt aber – und auch das möchte ich als Venerologe unbedingt betonen –, daß Urethritis nicht unbedingt synonym mit sexually transmitted disease ist.

4. Ist abschließend der Begriff „Phobie" zu erwähnen. Abgelaufene Gonorrhoe, schlechtes Gewissen, Angst, ständiges Herumdrücken und Inspektion, wiederholte Konsultation des Arztes oder mehrerer Ärzte mit entsprechenden Untersuchungen führen schließlich zu dem, was man wirklich als „unspezifische" Urethritis bezeichnen könnte – sei es, daß es traumatisch zu einer Harnröhrenreizung kommt oder der Zustand in der Einbildung des Patienten in nicht auszumerzender Form besteht.

Literatur

1. Király, K.: Epidemiologie der venerischen Erkrankungen. In: Hautarzt, Supplementum I. Berlin-Heidelberg-New York: Springer 1976 – 2. Morton, R. S., Harris, J. R. W.: Recent advances in sexually transmitted diseases, 1. Edinburgh, London: Churchill Livingstone 1975 – 3. Marberger, H.: Mitt. Öst. Sanitätsverwaltung **74**, 1–8 (1973)

Prof. Dr. K. Wolff
Klinik für Dermatologie
und Syphilidologie
der Universität
Anichstraße 35
A-6020 Innsbruck

G. Jakse und H. Marberger: **Harnröhrenveränderungen als Ursache von Harnwegsinfekten**

Lange Zeit hatte man das Augenmerk bei Infektionen des unteren Harntraktes vor allem auf Prostata und Blase gerichtet. Erst die routinemäßige Anwendung des Urethrogramms und der Urethrozystoskopie machte auf die Häufigkeit von Läsionen der vorderen Harnröhre aufmerksam.

Aus dem Krankengut der Urologischen Universitätsklinik Innsbruck wurden die Krankengeschichten von 2000 Patienten ausgewertet, bei denen ein Urethrocystogramm mit und ohne Miktion durchgeführt wurde. Zwei Harnröhrenveränderungen, die *penile Harnröhrenstenose* und die *Cowperschen Zysten,* fielen uns in diesem Krankengut wegen ihrer Symptome, dem röntgenologischen Befund oder der Pathogenese besonders auf. Diese sollen hier kurz vorgestellt und diskutiert werden.

Bei 58% der Patienten mit Stenosen des Meatus und der penilen Harnröhre fanden
wir röntgenologisch Veränderungen an der Prostata, den Samenwegen oder den Glan-
dulae bulbourethrales in Form von Kontrastmittelrefluxen in Parenchymhohlräume
oder Drüsengänge. 60% dieser Patienten gab anamnestisch einen rezidivierenden Harnwegsinfekt an. Die Harnkultur war bei etwa 45% positiv, wobei Infektionen mit E.-coli-
Stämmen vorherrschten (Tabelle 1).

Tabelle 1. Harnwegsinfekt bei penilen Harnröhrenstenosen (1973–1975)

Gesamtzahl: 129 (stat. behandelte Patienten)

Harnwegsinfekt	58
davon ak. Prostatitis	21
ak. Epididymitis	14
ak. Cowperitis	12

Eine besonders lange Anamnese wiesen Patienten mit Veränderungen des Meatus
auf, was darauf hindeutet, daß neben dem Durchmesser des Meatus auch dessen Elastizität und Form von entscheidender urodynamischer Bedeutung sind und gerade die beiden letzteren Faktoren leicht übersehen werden.

Die Pathogenese der durch Stenosen und Oberflächenunregelmäßigkeiten bedingten
Harnwegsinfekte scheint durch Untersuchungen von Hinman, Marberger und anderen,
verständlich zu sein. Diese Autoren weisen mehrfach auf die Störung der Urodynamik
als entscheidende Ursache hin. Es kommt dabei zum Anstieg des Austreibungswider-
standes, Erhöhung des Druckes auf die Urethralwand mit prästenotischer Dilatation sowie Strömungsänderung mit Wirbelbildungen. Eine dadurch bedingte mangelhafte
Selbstreinigung dürfte das Wachstum der Urethralflora begünstigen und hier wieder besonders jene E.-coli-Stämme bevorzugen, die mit zahlreichen, pseudopodienartigen
Fortsätzen ausgestattet sind. Diese sollen einerseits als Verankerungsorganellen dienen
und andererseits gegen Bakteriophagen schützen. Das könnte die hohe Pathogenität dieser aus dem Harn isolierten Keime erklären. Der zusätzliche Einfluß anderer Faktoren
auf das Manifestwerden von Harnwegsinfekten, wie Sekretfülle der männlichen Adnexe,
Sexualfunktion und immunologische Abwehr, darf nicht übersehen werden und verlangt
nach weiterer Klärung.

Ähnlich wie bei den Stenosen ist die Pathogenese des Harnwegsinfektes bei den Cowperschen Zysten zu erklären. Dabei führt der zystisch erweiterte Ausführungsgang zur
Einengung des Urethrallumens und damit zur Störung der Urodynamik. Weiter stellen
die sekretgefüllten Zysten einen idealen Nährboden für Bakterien dar. Die Entstehung
der Cowperschen Zysten ist auf angeborene oder erworbene Stenosen der Ausführungsgänge mit daraus resultierendem Sekretstau zurückzuführen.

Die Symptome reichen von einfachem Nachträufeln über Enuresis, Makrohämaturie
bis zur akuten Prostatitis und Epididymitis (Tabelle 2).

Tabelle 2. Cowpersche Zysten (1973–1975)

		Symptome	Kultur	Therapie
S. A.	7a	Enuresis, Strangurie	steril	Schlitzung
B. Ch.	13a	Makrohämaturie	steril	—
M. J.	13a	Makrohämaturie	steril	Schlitzung
K. P.	21a	Prostatitis, Epididymitis	Enterok.	Dilatation
L. P.	24a	Makrohaematurie	steril	Schlitzung
St. N.	27a	Prostatitis	Enterok.	—
M. F.	32a	Chron. Prostatitis	steril	Schlitzung
B. J.	58a	Prostatitis	E. coli	Schlitzung
E. H.	63a	Chron. Prostatitis	steril	Schlitzung

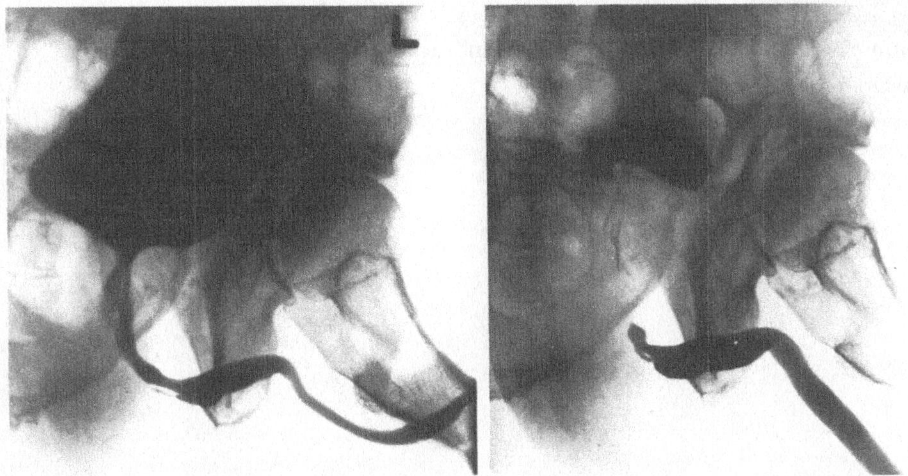

Abb. 1. E. H.. 21.25.03.11. Urethrozystogramm mit Miktionsaufnahme. Aussackung an der ventralen Wand der bulbösen Harnröhre mit Darstellung des Ausführungsganges der Cowperschen Drüsen

Im Urethrozystogramm kann man nach Edling die durch Entzündung oder Trauma entstandenen Zysten von den angeborenen unterscheiden. Die ersteren sind durch mehrere umschriebene Stenosen der bulbourethralen Gänge mit prästenotischer Dilatation gekennzeichnet. Die angeborenen Zysten sind dagegen ovuläre, glattwandige Aussackungen an der ventralen Wand.

Urethroskopisch sieht man eine durchscheinende Membran, bei deren Eröffnung sich klare Flüssigkeit entleert. Als Therapie bewährte sich die endoskopische Schlitzung, selten ist eine offene Abtragung, wie bei den echten Harnröhrendivertikeln, notwendig.

Wir wollten Sie auf die Cowperschen Zysten aus zwei Gründen aufmerksam machen: Erstens ist es eine selten oder spät diagnostizierte Harnröhrenveränderung und zweitens scheint sie eine wesentliche Bedeutung bei rezidivierenden Harnwegsinfekten zu haben.

Literatur

Ansell, J. S.: J. Urol. **115**, 390–391 (1976) – Bandhauer, K., Marberger, H.: Z. Urol. **60**, 175–180 (1967) – Bödeker, J. et al.: Urol. A **14**, 15–19 (1975) – Cobb, B. G. et al.: J. Urol. **99**, 629–631 (1968) – Currarino, G.. Fuqua, F.: Am. J. Roengt. **4**, 838–842 (1972) – Edling, N. P. G.: A. Rad. **40**, 1–8 (1953) – Frohmüller, H., Bülow, H.: Urol. A **15**, 182–184 (1976) – Hinman, F., jr.: J. Urol. **96**, 546–550 (1966) – Litvak, A. S. et al.: J. Urol. **115**, 736–737 (1976) – Madersbacher, H.. Marberger, H.: Z. Allg. Med. **48**, 898–904 (1972) – Marberger, H.: Z. Urol. **58**, 871–876 (1965) – Marberger, H.: Wien. Klin. Wschr. **80**, 217–218 (1968) – Marberger, H.: Mitt. Osterr. Sanit. **74**, 208–213 (1974) – Moormann, J. G.: Urol. A **11**, 267–274 (1972) – Sweetser, M. H., jr.: J. Urol. **97**, 93–95 (1967) – Williams, B. I., Retik, A. B.: Brit. J. Urol. **41**, 228–234 (1969)

Dr. G. Jakse
Urologische Universitätsklinik
Anichstraße 35
A-6020 Innsbruck

Diskussion zu den Vorträgen Seite 255 bis 259
Harnwegsinfekt bei Veränderungen der männlichen Harnröhre
Moderator: H. Marberger, Innsbruck

Moderator: Wer hat zum Vortrag Wolff etwas zu fragen?
Wir haben keine Diskussionsbemerkungen. Herr Wolff, ich gratuliere, Sie haben alles klar
gebracht.
Dann zum zweiten Vortrag von Herrn Jakse. Auch hier sind keine Fragen. Ich gratuliere,
Herr Jakse, auch bei Ihnen war alles klar.

Hospitalismus in der Urologie

G. Rutishauser. B. Leibundgut, F. Herkert und M. Riniker: **Hospitalismus in der speziellen Urologie – Ein technologisches Problem?**

Hospitalismus in der speziellen Urologie. Ein technologisches Problem? Diese Formulierung im Titel des Einleitungsreferates zum „Expreß-Rundtisch" über Hospitalismusprobleme in der Urologie beabsichtigt zweierlei:

Einmal soll die Diskussion auf die transurethrale Urologie beschränkt werden; die etwas polemische Frage soll zudem zum Ausdruck bringen, daß ich es begrüßen würde, wenn das Thema möglichst wirklichkeitsnah und nicht etwa nur aus dem Blickwinkel der Apparatetechnik diskutiert würde.

Die zum Teil von interessierter Seite und gelegentlich nicht ohne milde Pressionen, wie Hinweise auf Haftpflichtprobleme, propagierten technologischen „Patentlösungen" zur Eindämmung des Hospitalismus betreffen ausschließlich die zum Teil recht kostspieligen materiellen Voraussetzungen und lassen den m. E. viel zu wenig berücksichtigten menschlichen Faktor wohlweislich auf der Seite.

Es gilt also auch hier, Aufwand und Nutzen möglichst realistisch zu analysieren und gegeneinander abzuwägen.

Hospitalismus ist eine fatale Realität. Er kann im Einzelfall zum iatrogenen Exitus führen und ist in der speziellen Urologie ebenso alltäglich wie potentiell gefährlich.

Über die epidemiologischen Dimensionen geben Zahlen von Brühl (1976) Aufschluß, wonach rund 30% der mit Monoinfekten aufgenommenen Patienten die Klinik mit einer mehrfach resistenten Mischflora der Problemkeime Proteus und Pseudomonas verlassen.

Sullivan et al. (1972) haben gezeigt, daß die transurethrale Chirurgie bei sterilem Harn in rund 30%, bei infiziertem Harn bei rund 50% der Patienten eine vorübergehende Bakteriämie verursacht, und weiter, daß 40 von 100 Patienten mit gramnegativem Schock eine transurethrale Maßnahme in der Anamnese aufweisen.

Aus verschiedenen Quellen wissen wir, daß der gramnegative Schock, wenn er sich einmal vollständig ausgebildet hat, bei bis zu 80% der Betroffenen mit dem Tode endet (Weil et al., 1964; Evard, 1971).

Das ist in aller Kürze die eine wirklich recht düstere Seite des Problems, die nun aber fairerweise sofort auch einige etwas aufhellende Retouchen erhalten muß:

Für die meisten Patienten, mit Einbezug der Gruppe der Mischinfizierten, bedeutet die postoperative Bakteriurie glücklicherweise nur eine vorübergehende Episode (Miller et al., 1958).

Es entspricht unserer täglichen Erfahrung, daß bei freiem Abfluß die hydrodynamischen, humoralen und zellulären Abwehrmechanismen, unterstützt durch eine gezielte Chemotherapie, durchaus in der Lage sind, mit der großen Mehrzahl dieser Infekte fertig zu werden.

In unserer Endoskopieabteilung mit gegen 450 transurethralen Eingriffen pro Jahr sehen wir in der postoperativen Phase zwar auch in rund 25% der Fälle Mischinfekte, von denen allerdings mehr als die Hälfte von DK-Trägern bereits ins Krankenhaus mitgebracht werden. Wenn wir nun aber die beteiligten Keimarten analysieren, so können wir bisher die vielerorts so auffällige Häufung von Problemkeimen erfreulicherweise nicht (oder vielleicht noch nicht) bestätigen (Tabelle 1).

Auch klinisch erkennbare Hospitalismuszeichen nach transurethralen Eingriffen halten sich bei uns bisher im Rahmen: Fieber über 38° C als möglicher Ausdruck einer Bakteriämie fanden wir im Jahr 1974 in rund 7% unter den mit sterilem Harn eingetretenen und in rund 10% unter den bereits vor dem Eingriff infizierten Patienten.

Tabelle 1. Infekte nach TUR-P. 1974 (n = 187)

– eine Keimart	74,9%
– Mischinfekt	25,1%

beteiligte Keime in Prozenten

Strepto (+ Entero)	31,1
Staphylo	19,3
Coli	16,4
Proteus	11,8
Pseudomonas	5,3
Klebsiellen	4,3
andere	11,8
	100,0

Schockzeichen traten in der ersten Gruppe in keinem Falle auf. Bei der Gruppe der Vorinfizierten in weniger als 2%.

Wenn auch aus einer solchen Stichprobe nicht allzuviel geschlossen werden darf, so scheint sie doch den Eindruck zu bestätigen, daß sich der Hospitalismus in der speziellen Urologie nicht überall gleich schwerwiegend auswirkt. Warum das so ist, läßt sich nicht in zwei Sätzen sagen. La vérité a beaucoup de facettes.

Im Hinblick auf das anschließende Referat aus der neuen Münchner Klinik (Mauermayer u. Hertel. 1975) benutze ich aber gerne die Gelegenheit, um Ihnen zu zeigen, daß unsere relativ günstigen Ergebnisse mit verhältnismäßig bescheidenem Aufwand zustande kommen:

Wir verfügen nur über einen transurethralen Operationssaal, dazu noch ohne Vorbereitungsraum, und absolvieren ein beachtliches Resektionsprogramm mit nur 5 Instrumentensets, einem Minimum an Personal und zum Teil mit Einrichtungen (Wasseraufbereitung), die in den Augen modernistischer Klinikchefs wohl bereits den Charakter von Antiquitäten haben.

Zur Erörterung bakteriologischer und epidemiologischer Grundprobleme fehlt in diesem kurzen Gespräch die Zeit. Zu diesem Punkt sind wir den Herren Haschek u. Porpaczy für ihre Vorarbeit mit dem Wiener Symposium über Asepsis und Antisepsis in der Urologie zu Dank verpflichtet und können Interessierte auf den von Porpáczy (1975) herausgegebenen Kongreßband verweisen.

Meine Damen und Herren, es ist meine Aufgabe, Sie mit geringstmöglichem Zeitaufwand mitten ins Pro und Contra der Hospitalismus-Problematik zu versetzen.

Deshalb möchte ich nun noch anhand eines zwar unvollständigen Problemkatalogs ein paar Bemerkungen zu einigen willkürlich herausgegriffenen Problemen aus der Hospitalismusbekämpfung machen.

Hospitalismus-Problemkreis: Bauten

Trennung
– ambulante Endoskopie
– klinische Endoskopie
– operative Endoskopie
– septische und aseptische TUR-Räume
– Vorbereitungsräume
– Belüftungssysteme

Auf dem baulichen Sektor bedeutet die Forderung nach konsequenter Trennung von Ambulanz, klinischer Endoskopie und operativer Endoskopie nicht nur eine erhebliche materielle Investition, sondern sie ist auch mit einer weit kostspieligeren Stellenvermehrung gekoppelt, von der aber kaum je die Rede ist. Angesichts der äußerst angespannten Finanzlage hat es jedenfalls für uns keinen Sinn, auf diese konsequente und theoretisch wahrscheinlich richtige Lösung näher einzugehen. Für kleinere und mittlere Krankenhäuser ist eine solche Abgrenzung ohnehin nicht denkbar.

Selbst die Trennung von aseptischen und septischen TUR-Räumen kann wohl nur dort erwogen werden, wo ausgesprochen viel reseziert wird. In kleineren Abteilungen liegt eine mögliche Alternative im Ausweichen auf die aseptischen Chirurgie-Operationssäle.

Hospitalismus-Problemkreis: Operationsbetrieb

- *Instrumentenaufbereitung*
- *Patientenvorbereitung*
- *Abdecksysteme*
- *Spüllösung*

Eine den Hospitalismus berücksichtigende Organisation der Operationsplanung ist dagegen überall leicht und kostenfrei realisierbar. Nicht erst seit den Publikationen von Herrn Hacketal ist es uns allen geläufig, daß aseptische Eingriffe septischen Operationen vorauszugehen haben. Dies gilt natürlich auch in der transurethralen Chirurgie.

Was die Instrumentenaufbereitung betrifft, so sind wir durchaus zu unserer Zufriedenheit und ohne jede Kostenfolge bei der gelegentlich kritisierten chemischen Desinfektion geblieben, die allerdings an zuverlässig und ausschließlich durch unser Personal vorgereinigten Instrumenten erfolgt.

Die sorgfältige Instrumentenbehandlung wirkt sich selbstverständlich auch auf die Reparaturkosten aus, die für unser gesamtes Endoskopie-Instrumentarium mit rund Fr. 2000.– pro Jahr sicher eher unter dem Durchschnitt ähnlich großer Kliniken liegen.

Sogenannten „sterilen Dreck" – angeblich *die* moderne Plage der Instrumentenmacher seit der „Technologisierung" der Instrumentenaufbereitung – finden unsere Vertrauensfirmen, wie sie uns wiederholt spontan attestiert haben, nicht.

Was die Abdecksysteme betrifft (Hoborn, 1976), so gedenken wir aus grundsätzlichen Überlegungen bei wieder aufbereitbarem Textilmaterial zu bleiben. Das Hospitalismusrisiko feuchter Tücher wird durch Imprägnierung zuverlässig, billig und ohne Umweltbelastung ausgeschaltet. Auf Details will ich allenfalls in der Diskussion gerne zurückkommen.

Hospitalismus-Problemkreis: Operationstechnik

- *Urethradesinfektion vor (und nach) TUR*
- *Spülwasserdruck*
- *Operationstechnik*

Zur Operationstechnik muß nicht viel gesagt werden. Daß die Katheterliegedauer direkt von der Qualität des Eingriffs abhängt, ist selbstverständlich. Es scheint auch sinnvoll und finanziell vertretbar, daß man die Urethra als Ausgangspunkt und Eintrittspforte iatrogener Keimverschleppung auch nach Abschluß eines längeren transurethralen Eingriffs vor dem Einlegen des Katheters noch einmal mit einer desinfizierenden Lösung behandelt, z. B. Uro-Stilloson.

Hospitalismus-Problemkreis: Nachbehandlung

- *geschlossene Spülsysteme*
- *Asepsis bei der Wartung der Spülsysteme*
- *Antisepsis auf der Patientenabteilung*

Besonders wichtig in der Hospitalismusbekämpfung ist die Nachbehandlung, vor allem auch, weil sie weniger leicht kontrollierbar in den Händen von zeitweise rasch wechselndem Abteilungspersonal liegt. Geschlossene Spülsysteme, ihre aseptische Wartung, der obligatorische Gebrauch von Wegwerfhandschuhen zum Selbstschutz und der aseptische Umgang mit Katheter- und Verbandwagen sind Ziele, die man nicht müde werden darf anzustreben.

Soweit dieser fragmentarische Katalog, von dem einzelne Punkte in den nun folgenden Referaten sicher angesprochen werden. Lassen Sie mich mit einigen etwas provokativen Thesen schließen:

1. Bauliche, technologische und personelle Investitionen *an sich* können den Hospitalismus nicht eindämmen. Sie verbessern allenfalls die Voraussetzungen dazu.
2. Hospitalismus ist vor allem Folge von menschlichem Versagen, das teilweise auf Unwissen und ungenügender Instruktion, teils aber auch ganz eindeutig auf Nachlässigkeit beruht.
3. Für die Ausbreitung von Spitalinfektionen sind die Ärzte u. E. mindestens so gefährlich wie das Pflegepersonal.
4. Spitalhygieniker, wie sie von verschiedener Seite als Panazee gegen den Hospitalismus gefordert werden, können immer nur beratende Stabsfunktion haben. Die Durchsetzung der Maßnahmen bleibt weiterhin eine gelegentlich recht unbequeme und deshalb selten mit letzter Konsequenz wahrgenommene Aufgabe der Vorgesetzten aller Stufen.
5. Die Entwicklung von Antihospitalismus-Technologie hat neben wissenschaftlichen durchaus auch geschäftliche Aspekte. Vor Manipulation muß deshalb gewarnt werden. Das Neueste und Teuerste ist nicht immer das Beste. Für diese Erfahrung ist z. B. auf dem Gebiet der Wasseraufbereitung und der Sterilisation einiges bezahlt worden.

Meine Damen und Herren, bis vor kurzem war es ohne Zweifel leichter, ein paar hunderttausend Franken für Einrichtungen zur Eindämmung des Hospitalismus zu verlangen und zugesprochen zu bekommen, als seine Mitarbeiter zu veranlassen, selbst unbeobachtet und in jeder Lage die allen bestens bekannten Gesetze der Spitalhygiene zu berücksichtigen. Dies, obwohl jeder weiß, daß solche zwar kostenlosen, aber unpopulären Bemühungen die technologische Hospitalismusbekämpfung an Effizienz bei weitem übertreffen.

Wenn die nun weit herum immer spürbarer werdenden Spartendenzen auf dem Gebiet des Hospitalismus die Akzente etwas mehr von der Technologie weg und wieder etwas mehr zur Arbeitsqualität hin verschoben werden, so erwarte ich davon keine Verschlechterung der Hospitalismusseuchenlage.

Literatur

Brühl, P.: Referat 17. Tagung Südwestdeutsche Gesellschaft für Urologie, 1976 – Evard, J. P.: Urol. A **10**, 161 (1971) – Hoborn, J.: Medica **1**, 11 (1976) – Mauermayer, W., Hertel, E.: Organisatorische Maßnahmen zur Verhütung von Hospitalismus bei transurethralen Operationen. In: P. Porpáczy. Ed.: Asepsis und Antisepsis in der Urologie, S. 269ff. Wien: Egermann & Co. 1975 – Miller. A., Gillespie, W. A., Slade, N., Linton, K. B., Mitchell, J. P.: Lancet **II**, 608 (1958) – Porpáczy. Ed.: Asepsis und Antisepsis in der Urologie. Symposium vom 28./29. 11. 1975. Wien: Egermann & Co. 1975 – Sullivan, N. M., Sulter, V. L., Carter, W.T., Attebery, H. R., Finegold, S. M.: Appl. Microbiol. **23**, 1101 (1972) – Weil, M. H., Stubin, H., Biddle, M.: Ann. intern. Med. **60**, 384 (1964)

Prof. Dr. G. Rutishauser
Urologische Universitätsklinik
Kantonsspital
CH-4004 Basel

W. Mauermayer und E. Hertel: **Organisatorische Maßnahmen zur Verhütung des Hospitalismus nach urologischen Operationen**

Einleitung

Wenn wie in den USA bei 31,6 Millionen behandelter Patienten eine postoperative Infektionsrate von 7,4% gefunden wurde, so kann man die Klinikinfektionen einfach nicht
mehr als „unumgängliches Übel" hinnehmen. Wir alle wissen, daß sich nicht selten aus
banal erscheinenden iatrogenen Harnwegsinfektionen chronisch-aszendierende Verlaufsformen mit schwerwiegenden Folgeerscheinungen entwickeln, die nicht immer –
wie zu Beginn dieser Ära erhofft – durch Antibiotika beherrscht werden können.

Hauptteil

Wir werden Ihnen nun die in unserer Klinik geübten Praktiken zur Verhütung des Hospitalismus vorstellen. Zunächst einige Bemerkungen zur Vorbehandlung der Patienten.

I. Vorbehandlung der Patienten

Beim bereits *mit Harnwegsinfekt* behafteten Patienten wird man die Zahl der ausgestreu-
ten Erreger durch gezielte antibiotische Behandlung, beginnend 2 Tage vor der Operation, kleinhalten. Weiterhin sollen alle Maßnahmen, die zur Superinfektion führen können, vermieden werden. Beim *nicht infizierten* Patienten muß unbedingt darauf geachtet
werden, daß nicht durch die Vorbehandlung ein Harninfekt entsteht.

Die allgemeine Vorbereitung des Patienten beginnt am präoperativen Tag mit einem
reinigenden Brausebad unter Zusatz desinfizierender hautverträglicher Lösungen.

Am Operationstag wird das Operationsgebiet großzügig mit einem sterilen Einmalmesser rasiert und mit Cetaflon abgewaschen.

Zusammenfassung Vorbehandlung

1. Allgemeine Maßnahmen
   a) Einen Tag vor der Operation Brausebad mit desinfizierender Lösung.
   b) Am Operationstag Rasur mit Einmalmesser und Abwaschen mit Cetaflonlösung.
2. Patienten mit Infekt
   Zwei Tage vor der Operation Beginn der gezielten antibiotischen Behandlung.
3. Patienten ohne Infekt
   a) Bis 500 ml Restharn kein Dauerkatheter.
   b) Nur suprapubische Harnableitung.
   c) Zystoskopie und retrograde Darstellung am präoperativen Tag.

II. Maßnahmen im Schnittoperationssaal

Im Operationssaal erfolgt durch einen Assistenten ein 3maliges Abwaschen mit Alkohol
und 2maliges Anstreichen mit Merphenlösung. Anschließend decken die von der Opera-
tionsschwester steril angezogenen Assistenten, die Rückenschürzen tragen, den Patienten
ab. Die Abdeckung des Patienten erfolgt mit Klebetüchern aus nicht plastifiziertem
Fliesstoff, das Operationsgebiet wird mit einer selbstklebenden Folie geschützt.

Gegebenenfalls verwendete Filmkameras und Röntgengeräte müssen selbstverständlich sorgfältig steril umhüllt werden.

Beim eigentlichen Eingriff sollen bestimmte Handgriffe, die auf der folgenden Tabelle angeführt sind, beachtet werden:

Hierzu nur soviel: Die wundferne Gummirohrdrainage wird lang belassen und an
einen Einmalbeutel oder eine Saugflasche zum kontinuierlichen Abfluß von Wund- und
Gewebeflüssigkeit angeschlossen, so daß ein Durchnässen von Verband und Bett verhindert wird.

Zusammenfassung Schnittoperationen

a) Reihenfolge bzw. Trennung der Eingriffe nach Sauberkeit.
b) Reinigung des Operationsgebietes durch Ärzte.
c) Abdeckung mit wasserundurchlässigen Einmaltüchern, Klebefolie, keine Tuchklemmen.
d) Messerwechsel nach Hautschnitt.
e) Abdeckung der Wundränder.
f) Abstopfen der Wunde vor der Eröffnung infizierter Organe (Niere, Harnleiter, Blase).
g) Anschluß der wundfernen Drainage an Abflußbeutel oder Sauger.
h) Subkutane Redondrainage.
i) Rückstichnaht der Haut.

III. Maßnahmen im transurethralen Operationssaal

Sterilität und Asepsis im Schnittoperationssaal sind heute eine Selbstverständlichkeit. Es muß jedoch unser Bestreben sein, die transurethrale Elektroresektion nicht im unsterilen Nebenraum, sondern mit allen Maßnahmen der aseptischen Chirurgie zu betreiben.

An unserer Klinik wird für infizierte und nicht infizierte Patienten jeweils ein septischer oder aseptischer Operationssaal benützt. Beide sind durch einen Waschraum voneinander getrennt. Zusätzlich wird die Reihenfolge der Operationen bestimmt nach vermuteter Sauberkeit des jeweiligen Eingriffes. Nach üblicher Vorbereitung wird beim Resektionspatienten mit einer im Operationssaal installierten Preßluftanlage das Operationsgebiet großzügig mit einem Sprühdesinfektionsmittel desinfiziert. Beim infizierten Patienten erfolgt vor der Operation eine ausgiebige Blasenspülung mit einem schleimhautverträglichen Desinfektionsmittel (Merphenlösung).

Erwähnenswert erscheint uns die Konstruktion von TUR-Tisch und Abdeckung. Zwei Dinge sind dabei zu beachten: Das Abdecksystem besteht nicht mehr aus Tüchern, sondern aus wasserundurchlässigem Papiervlies. Die Spülflüssigkeit der TUR kann durch die Abdeckung weder den Kranken noch den Tisch benetzen. Auch die Auffangvorrichtung für die Resektionsstücke ist im aseptischen Bereich, es wurden Abdecktücher geschaffen, in denen das Sieb zum Auffangen der Gewebestreifen eingearbeitet ist. Das Abdecksystem besteht aus zwei Beinhüllen, einem Tuch, das unter das Gesäß geschoben wird, und dem großen, alles umfassenden Abdecktuch mit dem bereits erwähnten Auffangsieb.

Abdomen, Penis und Unterbauch werden zusätzlich durch ein O'Connor-Schild mit eingearbeitetem Fingerling geschützt, welches die Möglichkeit gibt, neben der rektalen Assistenz auch das Blasendach digital dem Instrument entgegenzuführen, ohne daß die Hände unsteril werden.

Wesentlich war für uns die Entwicklung einer eigenen sterilisierbaren Auffangschale für das Resektionsmaterial aus nichtrostendem Stahl; frühere Untersuchungen ergaben eine massive Keimabsiedlung in diesem Bereich, besonders mit Wasserkeimen, „water bugs" nach Kanz.

Alle Versorgungsleitungen für den Eingriff, wie Wasser, Hochfrequenz und Licht sowie der Abflußschlauch, werden gassterilisiert und anschließend in Plastiktüten eingesiegelt.

Selbstverständlich tragen Operateur und Pfleger sowie zuschauende Gäste Handschuhe und sterile Kittel.

Die Bedienung von Film-, Fernseh- und Fotokameras sowie die Führung der Spionoptiken müssen selbstverständlich ebenfalls unter dem Aspekt der Asepsis erfolgen; die Apparate werden mit Desinfektionslösung besprüht und steril eingetütet.

Der transurethrale Operationstrakt wird von uns so betreut und überwacht, daß auch ein suprapubischer Verschluß – der erfreulicherweise extrem seltenen instrumentellen Blasenperforation – ohne Umlagerung im gleichen Operationssaal erfolgen kann.

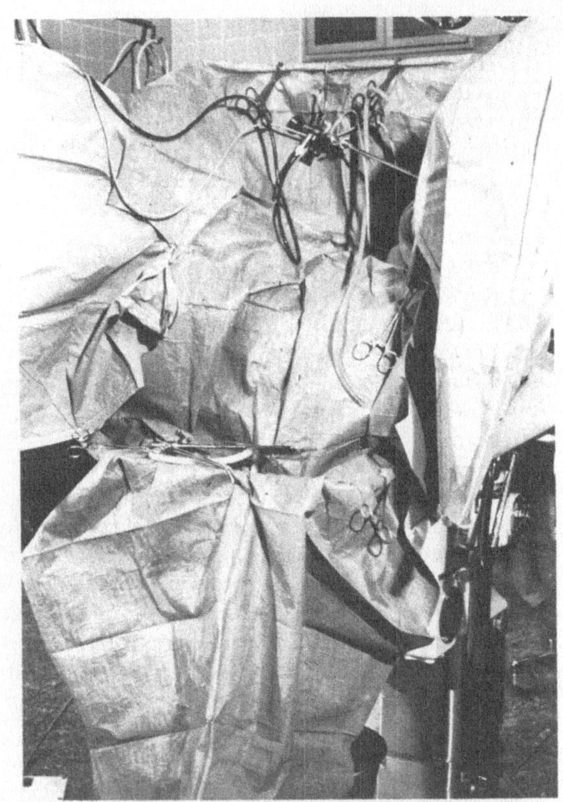

Abb. 1. Abdeckung TUR

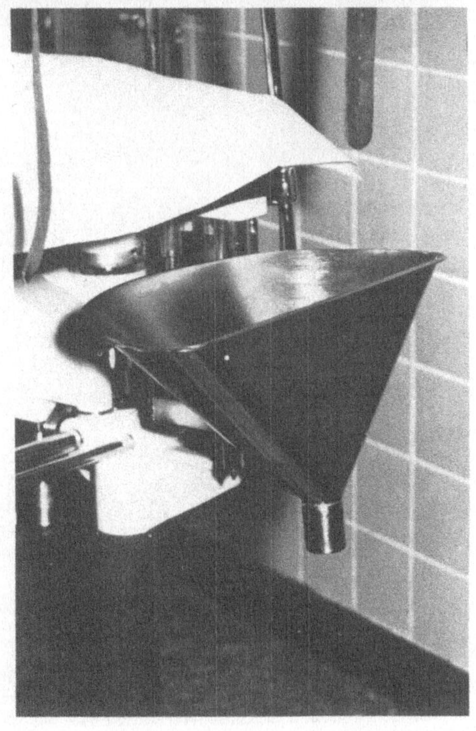

Abb. 2. Auffangschale TUR

Zusammenfassung TUR-Operationssaal

a) Trennung septischer/aseptischer Operationssaal, wenn baulich nicht möglich, strenge Reihenfolge.
b) Absprühen des Operationsgebietes.
c) Blasenspülung bei infizierten Patienten vor Operation.
d) Tischabdeckung, Auffangtrichter.
e) Rektalschild, auch bei Blasenoperationen.
f) Versorgungsleitungen gassterilisieren und eintüten, saubere Zuführung zum Instrument.
g) Rückschlagventil im Wasserzufluß.
h) Einführung und Befestigung des Dauerkatheters durch den Operateur.
i) Verschluß von instrumentellen Blasenperforationen im gleichen Operationssaal.
j) Reinigung des Operationstisches nach jedem Eingriff.

IV. Postoperative Nachsorge

Soweit technisch möglich, sollte der Patient nach der Operation in ein frisch aus dem Bettenbahnhof kommendes Bett umgelagert werden.

Weitere wichtige Maßnahmen betreffen die Urinableitung. Der nach zahlreichen urologischen Eingriffen notwendige Dauerkatheter wird mit einem geschlossenen sterilen Einmalsystem verbunden. Eine äußerst sorgfältige Blutstillung halten wir für einen der wesentlichsten Punkte zur Bekämpfung des Hospitalismus, wodurch auch in den meisten Fällen die infektionsgefährdende Spülung des Katheters entfällt. Falls dies doch notwendig wird, können in dem von uns neu entwickelten System Koagel geschlossen abgesaugt werden.

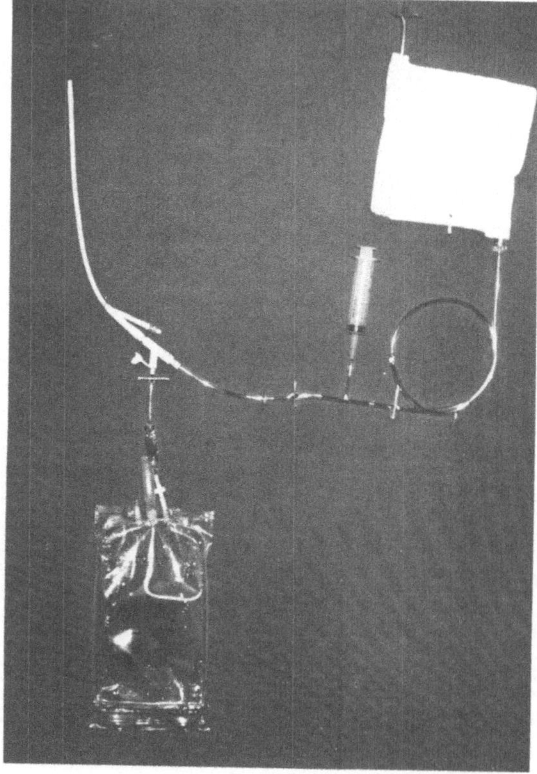

Abb. 3. Absaugung in geschlossenem System

Von sehr wenigen Ausnahmen abgesehen, entfernen wir den Katheter am 2. postoperativen Tag. Diese kurze Verweildauer des Katheters sowie die Anwendung geschlossener Systeme hat zu einer merklichen Reduktion der Harnwegsinfektionen geführt.

Der Unsicherheitsfaktor bei der Katheterbehandlung bleibt allerdings der Katheterstöpsel, der sich überall dort befindet, wo er nicht hingehört, nämlich im Bett, am Fußboden und nicht in der sterilen Schale auf dem Nachtkastl. Ein Problem, für welches wir in nächster Zukunft Lösungsvorschläge zeigen werden.

Zusammenfassung der postoperativen Fürsorge

a) Frisches Bett nach OP.
b) Anschluß der Urinableitungen an Einmalsystem.
c) Absaugung im geschlossenen System.
d) Katheterstöpsel.
e) Kurze Verweildauer des Katheters (2 Tage).
f) Entleerung der Urinbeutel in ein zentrales Sammelgefäß.
g) Einmalhandschuhe in jedem Zimmer.
h) Vermeidung von Zimmerinfektionen (Desinfektion).

Schluß

Die im ständigen Wandel begriffene Situation des Hospitalismus in der Urologie erfordert Anpassungsfähigkeit, Einfallsreichtum und vor allem Geduld.

Literatur

Dornbusch, D.: Fortschr. Med. **82**, 742 (1964) – Eisele, H.: Med. Welt **6**, 315 (1965) – Kalmer, P., Buchwald, P., Rodewald, G., Horatz, K., Schassan, H. H.: Hospitalismus in der chirurgischen Intensivpflege. Dtsch. Ges. Chir., 23. Tgg., München 1976 – Kanz, E.: Aseptik in der Chirurgie. München, Berlin, Wien: Urban und Schwarzenberg 1971 – Mauermayer, W., Hertel, E.: Organisatorische Maßnahmen zur Verhütung des Hospitalismus bei transurethralen Operationen. Vorbehandlung – Operationssaal – Nachbehandlung. Symposion: Sterilität und Asepsis in der Urologie. Wien 1975 – Schalkhäuser, K., Schneider, W.: Ärztliche Praxis **27**, 3765 (1975) – Schweikert, C. H., Schwarzkopf, W.: Therapiewoche **26**, 2718 (1976) – Siedek, M., Savič, B., Tholen, W., Kuhr, I.: Therapiewoche **26**, 3058 (1976) – Wysocki, S.: Therapiewoche **26**, 3068 (1976)

Prof. Dr. W. Mauermayer
Urologische Klinik rechts der Isar
der Technischen Universität München
Ismaninger Straße 22
D-8000 München 80

H. Kaulen und Z. Duvlis: **Keimzahlbestimmungen in urologischen Operationsräumen – Daten und Konsequenzen**

Seit Eröffnung der Urologischen Klinik an der MHH 1973 haben wir der Krankenhausinfektion immer eine besondere Beachtung geschenkt, und wir haben in der Zwischenzeit bereits über bestimmte Ergebnisse und Zusammenhänge, zuletzt in Wien 1975, berichtet. Als Diskussionsgrundlage sollen die damals von Kissner und Kolle referierten Resultate kurz rekapituliert werden:

7,5% Wundheilungsstörungen bei aseptischen Operationen;
12,0% Wundheilungsstörungen bei bedingt aseptischen Operationen;
50,0% Wundheilungsstörungen bei septischen Operationen.

Diese Infektionsrate zu reduzieren oder auch nur den erreichten Standard über längere Zeit zu halten, erfordert nicht nur ein tägliches, kritisches Registrieren aller Komplikationen, sondern auch eine entsprechende Analyse, um Fehlerquellen gezielt ausschalten zu können.

Heute möchten wir einen Teilaspekt aus dem Gesamtkomplex „Antisepsis" herausgreifen und gemeinsam mit dem Hygieniker über das Problem Luftkeime in urologischen Operationsräumen berichten.

Für die Klimatisierung von Operationsräumen muß man nach modernen Gesichtspunkten folgende Anforderungen stellen:

1. 20- bis 25maliger Luftaustausch pro Stunde.
2. Leicht erhöhter Luftdruck im Operationssaal gegenüber den angrenzenden Räumen.
3. Luftfeuchtigkeit von 50–55%.
4. Temperaturregulierung zwischen 18 und 23° C.

Durch solche Reinraumanlagen lassen sich unter Ruhebedingungen und nach vorheriger Desinfektion die Luftkeimzahlen auf Werte zwischen 10 und 80 Keimen pro m^3 senken. Vergleicht man die Keimzahlen bei ein- und ausgeschalteter Klimaanlage unter Belastung, kann die Effektivität solcher Systeme gezeigt werden.

Ohne Luftregulierung klettert die Keimzahl bei steigender Personenzahl im Operationssaal auf Werte von über 1200 Keimen pro m^3 an, ein Abfall ist auch nach Reduzierung der Personenzahl kaum zu verzeichnen. Die Kurve steigt steil an und pendelt sich auf einem sehr hohen Niveau ein.

Ist die Anlage in Betrieb, kommt es nur zu einem vergleichsweise geringen Anstieg. Obwohl die Personenzahl stetig zunimmt, vermag der Abtransport der verunreinigten und der Nachschub an gefilterter Luft eine langsame Senkung der Keimzahlen zu erreichen. Die Kurve steigt zwar langsam auf Werte um 150 Keime pro m^3 Luft an, fällt aber dann wieder kontinuierlich ab. Welche Konsequenzen lassen sich daraus ableiten:
1. Die Klimaanlage muß einwandfrei funktionieren, und das bedeutet:
2. Sie muß regelmäßig kontrolliert werden.

Das sind Punkte, mit denen sich in erster Linie der Hygieniker auseinanderzusetzen hat, die Tabellen zeigen aber auch dem Operateur die konkreten Gefahrenmomente.
Ein Beispiel: Das Meßprotokoll während einer Operation demonstriert, wie in der ersten Phase – praktisch genau zum Zeitpunkt des Hautschnittes – die Keimzahlen maximale Werte erreichen und der kritische Bereich von 100 bis 150 Keimen pro m^3 Luft vorübergehend deutlich überschritten wird. Wir meinen, daß unter den heutigen modernen Bedingungen – sog. „Antibiotikaprophylaxe", Einmalartikel, fertig in Sets verpackte Operationsinstrumente – den im Operationssaal Beschäftigten eine solche, in Wirklichkeit jedoch nicht vorhandene, Sicherheit suggeriert wird, die zu einer Vernachlässigung der allgemeinen hygienischen Prinzipien im Operationsraum verleitet. Erst wenn alles Material zur Operation herangeschafft ist und jeder seinen Platz eingenommen hat, kehrt die notwendige „Ruhe" (nicht nur im direkten Sinne des Wortes) ein. Nach wie vor ist die Operationssaalhygiene sehr sorgfältig zu beachten, und in den Sicherheitszonen sind Asepsis und Antisepsis streng zu überwachen.

Literatur

Brühl, P.: Zbl. Bakt. Hyg., I. Abt. Orig. A **228**, 22 (1974) – Dittrich, H.: Chirurg **42**, 289 (1971) – Duvlis, Z.: Arch. Klin. Chir. **336**, 207 (1974) – Graevenitz v., A.: Fortschr. Med. **93**, 386 (1975) – Pulverer, G., Schaal, K. G.: Immunität u. Infektion 2, **2**, 104 (1974)

Dr. H. Kaulen
Urologische Abteilung an der Roland-Klinik
Niedersachsendamm 72/74
D-2800 Bremen 61

P. Brühl. F. J. Dahm und W. Vahlensieck: **Ein neues Verfahren zur pyrogenfreien Sterilwasseraufbereitung für die operative Endoskopie**

Bei transurethralen Operationen (Prostataadenomresektion, Blasentumorresektion, Sichturethrotomie) kann es zu einem direkten Einschwemmen von Spülflüssigkeit in das Gewebe und in das eröffnete Gefäßsystem kommen, wobei nach Madsen sowie Aboulker und Bulley die Menge über 1000 ml betragen kann. Hagstrom fand eine Flüssigkeitsabsorption von 22 ml/min. Resektionsdauer entspr. 6 g Wasser auf 1 g reseziertem Gewebes. Maluf u. Mitarb. fanden während Resektionen eine mittlere Gewichtszunahme von ca. 2 kg. Bei einzelnen Patienten betrug dabei die Zunahme bis zu 4 kg.

Wasser für die operative Endoskopie in der Urologie sollte daher den Anforderungen der staatlichen Arzneibücher entsprechen – so wie Infusionszubereitungen, die im allgemeinen in größeren Mengen intravenös appliziert werden. Diese sollen nicht nur vorzugsweise blutisotonisch und für besondere Zwecke auch hyper- oder hypotonisch hergestellt werden, sondern sie müssen auch frei von vermehrungsfähigen Keimen (steril) sein und sollten außerdem der Forderung nach Pyrogenfreiheit gemäß Ziffer 6 des DAB VII entsprechen. Danach müssen diese Infusionszubereitungen auch so hergestellt, verarbeitet und abgefüllt werden, daß eine Verunreinigung insbesondere durch Mikroorganismen (Luftkeime!) und pyrogene Stoffe während aller Arbeitsvorgänge ausgeschlossen ist. Geräte, die mit den Infusionszubereitungen (Spülflüssigkeiten) direkt in Berührung kommen, sowie die Behältnisse (Irrigatoren) sind sorgfältigst zu warten. Durch die Bestimmungen der staatlichen Trinkwasserverordnungen weist Wasser, wie es in der Regel zur Sterilwasseraufbereitung für die operative Endoskopie in der Urologie verwendet wird, unter der Aufsicht der Wasserwerke und somit auch des zuständigen Gesundheitsamtes bestimmte Bakteriengrenzwerte auf. Was hinter der Wasseruhr erfolgt, wird oft nicht mehr untersucht und ist gerade im Bereich der Urologie von besonderer Bedeutung: Bei stehendem Wasser in Leitungen bzw. Wasser in verschlossenen Behältnissen – wie Irrigatoren – können unterschiedliche Keimvermehrungen vor allem bei verschiedenen Lagerungstemperaturen auftreten – und damit auch pyrogene Stoffwechselprodukte. Die Herstellung bedarfsorientierter Mengen steriler und *pyrogenfreier* Spüllösungen für transurethrale Operationen in der Klinik ist bisher wegen technischer Schwierigkeiten bei der Wasseraufbereitung nicht möglich gewesen (Brühl u. Mitarb., 1971).

Bakterielle Pyrogene werden rasch und ungehindert in Leitungswasser produziert. Die toxischen Nebenprodukte der Bakterien sind somit oft in gewöhnlichem Trinkwasser vorhanden (Blenkiren, 1965) und durch die üblichen Filtrationsanlagen nicht eliminierbar.

Sterile, pyrogenfreie Spülflüssigkeiten in Einmalbeuteln oder Kanistern mit Einmalbestecken sind teuer und ihre Anwendung nur bei niedriger Resektionszahl vertretbar. Durch Einführen der Umkehrosmose in die Urologie haben wir versucht, dieses Problem zu beseitigen (Brühl u. Dahm, 1976). Das genannte Verfahren bereitet am Verbrauchsort Wasser zu pyrogenfreiem Sterilwasser mit minimalem Salzgehalt auf, was sich bereits im Rahmen der Hämodialyse bewährt hat (Augustin, Hindmann, Hull, Spatz).

Mittels einer Mischbatterie temperiertes Leitungswasser fließt dabei in die neuartige Aufbereitungsanlage (Abb. 1) und wird hier durch eine semipermeable Membran gegen den osmotischen Druck gepreßt.

Das ist das Prinzip der Umkehrosmose. Sie arbeitet mit einer Spezialmembran aus Zelluloseazetat mit einer Porengröße von ca. 20 Å. An ihr spielt sich der Abtrennungsprozeß von Salzen und organischen Verbindungen aus einer Lösung, die unter Druck über die Membran fließt, ab. Salze werden ihrer Valenz entsprechend durch dielektrische Wechselwirkung von der Membran abgestoßen. Außerdem weist die Membran alle Stoffe über einem Molekulargewicht von 200 – also auch Bakterien, Viren und Pyrogene – vollständig von ihrer Oberfläche zurück. Das führt zur Bildung einer Schicht von Reinstwasser, das allein die Poren der Membran passieren kann.

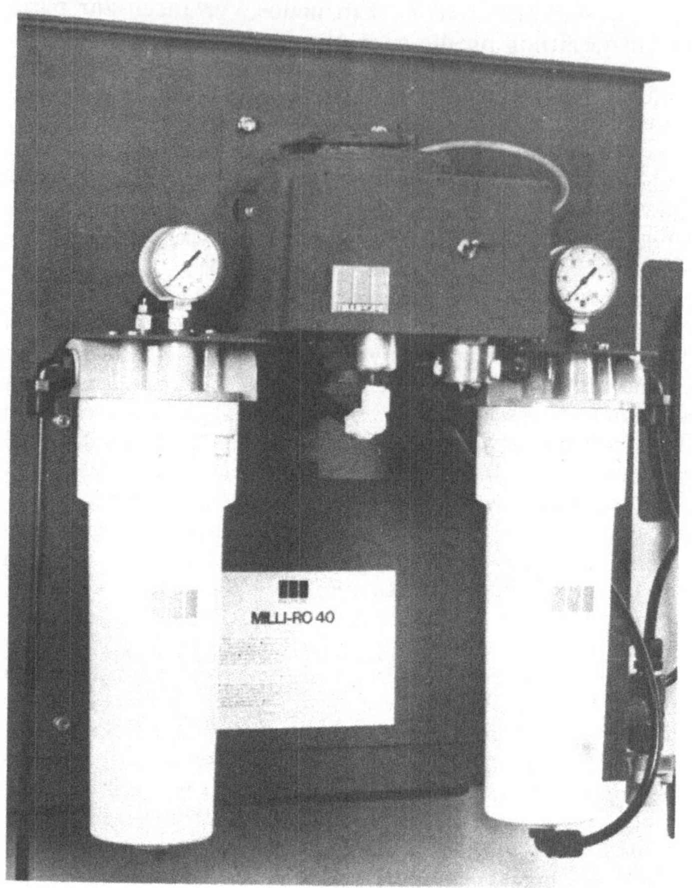

Abb. 1. Milli-Ro 40 Umkehr-Osmosesystem (Millipore)

Eine von uns konzipierte problemorientierte Gerätekombination, bei der ein Irrigator in einen für den urologischen Bedarf modifizierten Umkehrosmoseapparat integriert ist, ist schematisch in Abb. 2 dargestellt. Die Anlage besteht im wesentlichen aus einer Vorfilterpatrone, die die meisten partikulären Verunreinigungen entfernt, und einem nachgeschalteten Umkehrosmosefilter, von dem aus das luftblasenfreie Reinstwasser in den integrierten Irrigator fließt.

Zusammenfassung

Es wird der Prototyp einer Gerätekombination vorgestellt, die am Ort des Verbrauchs Leitungswasser zu pyrogenfreiem Sterilwasser aufbereitet. Damit können bei transurethralen Operationen in der Urologie iatrogene Infektionen und pyrogenbedingte Syndrome bei Anwendung ungeeigneter Spüllösung vermieden werden.

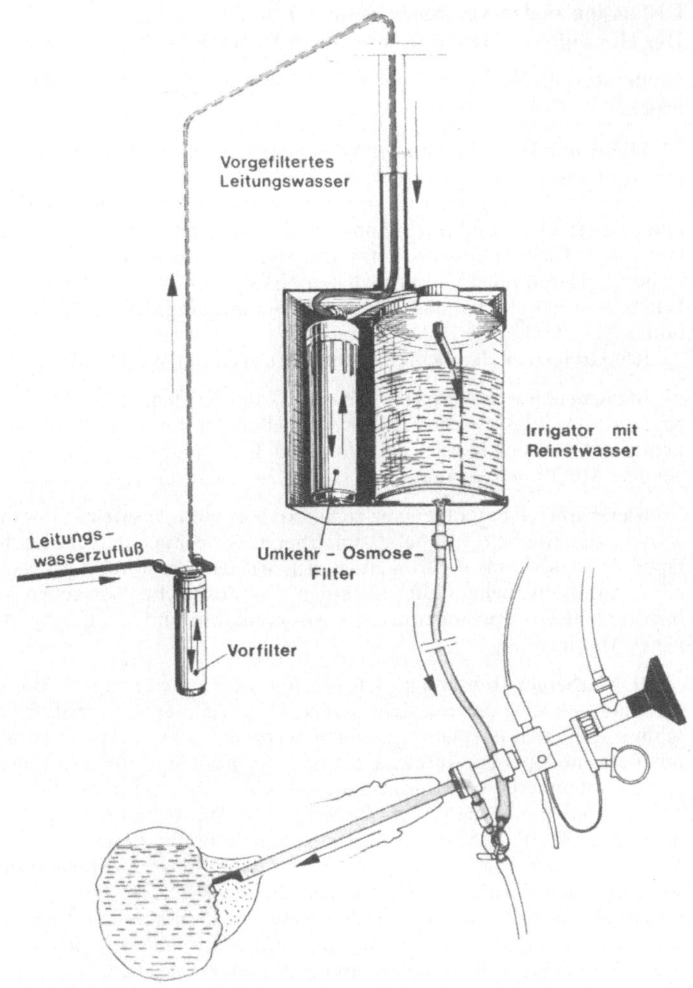

Abb. 2. Vorfilter und Irrigator-Umkehrosmoseanlage in Kompaktform zur Aufbereitung von Leitungswasser zu sterilem, pyrogenfreien Spülwasser (schematisch)

Literatur

Augustin, R., Niemeyer, G., Seybold, G., Witzenhausen, R.: Med. Welt **24**, 1431–1438 (1972) – Blenkiren, C. H.: Nursing times **61**, 1490 (1965) – Brühl, P., Schulze, H., Schweisfurth, R., Straube, W.: Urologe A **10**, 253–258 (1971) – Brühl, P., Dahm, F. J.: Endoscopy **8**, 150–154 (1976) – Hagstrom, R.: J. Urol. **73**, 852–859 (1955) – Hindmann, S. H., Favero, M. S., Carson, L. A., Petersen, N. J.: Lancet 732–734 (1975) – Hull, A. R.: Medical Instrumentation **8**, 195–196 (1974) – Madsen, P. O., Knuth, O., Wagenknecht, L.: Urologe A **8**, 309–313 (1969) – Maluf, N. S. R., Boren, J. S., Brand, G. E.: J. Urol. **74**, 824 (1956) – Spatz, D. D.: Medical Instrumentation **8**, 209–213 (1974)

Prof. Dr. P. Brühl
Urologische Universitätsklinik
Venusberg
D-5300 Bonn

Diskussion zu den Vorträgen Seite 261 bis 273
Der Harninfekt – Hospitalismus in der Urologie

Moderatoren: W. Mauermayer, München, G. Rutishauser, Basel und E. Semenitz, Innsbruck

Moderator W. Mauermayer, München: Ich eröffne die Diskussion zu diesem Thema und möchte selbst ein paar Worte dazu sagen. Es ist unser großes Anliegen und eine Aufgabe für die Zukunft, daß wir auch im transurethralen Operationsbereich die gleichen Asepsisvorstellungen entwickeln und auch einhalten, die im offenen Operationsbetrieb uns allen heute geläufig sind. Das ist der erste Punkt. Der zweite Punkt sind die ganz gefährlichen Keime, die wir in der transurethralen Chirurgie haben. Es sind nicht die Luftkeime, sondern die sog. Wasserkeime, und ich glaube, daß wir deren Eliminierung durch sehr genaue Kontrolle des Infektionsweges durchführen müssen.

Ich darf jetzt zu den beiden ersten Vorträgen um Wortmeldung bitten.

Blumenau, Ravensburg: Ich meine, daß der Kostenaufwand zu übertrieben und stark überzogen ist und daß ich eher zu den Vorstellungen von Prof. Rutishauser neige, gerade bei der heutigen Form der Kostenexplosion. Der Riesenaufwand, der getrieben wird, geht auch mit weniger Mitteln und genauso gut.

Moderator: Ich glaube ganz sicher, daß es vom Ansatz her richtig ist, alles mit sparsamen Mitteln zu betreiben. Wir haben uns aber ausgerechnet, daß ein Einmalset zur Abdeckung des Operationsfeldes, das im übrigen ja auch arbeitssparend für das Personal wirkt, etwa den Preis einer Antibiotikabehandlung für einen Tag ausmacht. Wir geben keinem unserer Patienten mit sterilem Urin postoperativ ein Antibiotikum, und ich glaube, daß das ein ganz wesentliches Argument ist.

H. Marberger, Innsbruck: Ich möchte hierzu etwas sagen. Mauermayer betrachtet seine Abteilung als eine gewisse Schulklinik. Und wir müssen ihm dafür dankbar sein. Man kann schlüssige Zahlen nur dann gewinnen, wenn man etwas experimentiert, wenn man es wirklich mit dem modernsten Aufwand tut und die Kosten, Arbeitsaufwand und die Resultate vergleicht mit anderen Abteilungen, die es nicht so machen. Das ist der einzige Weg, auf dem wir weiterkommen, wie man es am besten macht. Wir haben eine relativ moderne Abteilung und operieren 1800 Patienten pro Jahr im transurethralen Operationssaal. Wir haben hinsichtlich Keimbefall gute Ergebnisse, und wir sind dabei, unsere Zahlen zusammenzustellen. Wir verwenden Tücher zum Abdecken des Operationsfeldes, aber keine Gummi- oder wasserundurchlässigen Plastiktücher. Ich glaube, wir kommen damit nicht billiger weg. Die Kosten für Wäschereinigung und -sterilisation sind wahrscheinlich gleich hoch. Man muß es ausprobieren und durchrechnen und dann die Zahlen vergleichen.

G. Rutishauser, Basel: Wenn jetzt schon auf Details der Abdeckung eingegangen wird, dann möchte ich dazu sagen, daß wir imprägnierte Tücher verwenden. Wir bezahlen für drei Decktücher, ein Vierecktuch, einen sog. „Elefanten“, das sind Beinsäcke und zwei Schürzen, total für die Aufarbeitung 21 Franken pro Patient.

W. Mauermayer, München: Wir zahlen für das Einmalset 26 DM. Das ist also fast identisch.

H.J. Melchior, Aachen: Eine Frage an das Präsidium, die Trennung nach aseptischen und septischen transurethralen Operationen betreffend. Wieviel Prozent der Patienten mit einem Prostataadenom kommen bei Ihnen primär mit sterilem Harn zur Aufnahme? Und wieviel Prozent bekommen Sie von draußen als Dauerkatheterträger zugewiesen?

Moderator: Ich meine, es kommen ja nicht nur die Prostataadenome, sondern auch die Blasenkarzinome, die einen großen Teil unseres Krankengutes ausmachen. Aber ich würde sagen, daß es etwa zur Hälfte sterile und zur Hälfte infizierte Blasen sind. Rutishauser, wie ist es bei Dir?

G. Rutishauser, Basel: Ich habe jetzt keine Zahlen zur Verfügung, aber wie Sie auf meinem Dia gesehen haben, etwa die Hälfte der Patienten haben bereits eine Infektion. Das spricht bereits das Thema „Antibiotikabehandlung während und nach der Resektion“ an.

E. Hertel, München: Ob man die „Kostenexplosion“ dadurch senken kann, daß man die Sterilitätsvorkehrungen nicht in diesem Maße betreibt, wie wir das tun, möchte ich anzweifeln.

Die Patienten bei uns bekommen zunächst routinemäßig kein Antibiotikum. Damit können Kostensteigerungen am ehesten eingeschränkt werden. Die Verweildauer der Patienten nach einem transurethralen Eingriff liegt bei uns um etwa 5 bis 6 Tage. Ich glaube, das ist sicherlich auch ein Gesichtspunkt. den man nicht vergessen darf. Wenn ein komplizierter Harninfekt dazukommt. nimmt die Verweildauer zu, mit allen daraus resultierenden Kostensteigerungen.

H. Haschek, Wien: Ich kann dazu eine Zahl sagen: Seit wir die antibakterielle Prophylaxe aufgegeben haben. hat sich der monatliche Aufwand für die Chemotherapie von rund 80000 auf 40000 Schillinge reduzieren lassen.

H. Marberger, Innsbruck: Was hast Du für eine Medikamentenausgabe pro Tag und pro Patient?

H. Haschek, Wien: Im Monat haben wir rund 80000 Schillinge ausgegeben. Seit wir die Prophylaxe aufgegeben haben. ist es nur noch die Hälfte.

G. Rutishauser, Basel: Nach unseren Berechnungen geben wir pro Patient 260 Franken aus. Dazu kommen etwa 15 Franken für Infusionen und Verschiedenes bei einem durchschnittlichen Spitalaufenthalt von 9.3 Tagen incl. aller Chronikerfälle. die wir mitbehandeln müssen.

P. Kolle, Hannover: Eine Frage an Herrn Brühl. Wir verwenden seit vier Jahren die Sterilwasseranlage „Moabit" und untersuchen regelmäßig das Wasser. Wir haben immer keimfreies Wasser. Warum sind Sie der Meinung. daß diese Anlage den heutigen Anforderungen nicht mehr entspricht?

P. Brühl, Bonn: Die Anlage „Moabit" arbeitet mit dem Filtrationsverfahren. Sie ist zwar in der Lage. das Wasser keimfrei zu machen. aber nicht pyrogenfrei. Auf uns kommen strenge Anforderungen zu in dem Moment. wo das Deutsche Arzneibuch neu auf den Markt kommt. Das jetzige stammt aus dem Jahre 1957 und ist veraltet. Es wird in der neuen Fassung fordern, daß das Spülwasser bei Resektionen den Infusionslösungen gleichzusetzen ist, die pyrogenfrei sein müssen.

W. Mauermayer, München: Wir müssen die Diskussion über dieses Thema beenden. Ich danke allen Rednern und Diskussionsrednern.

Chemotherapie nach urologischen Routineoperationen

H.J. Peters und J. Potempa: **Untersuchungen über den Stellenwert einer antibiotischen Prophylaxe bei urologischen Eingriffen und einer antibiotischen Therapie bei Harnwegsinfektionen**

Der Wert einer Antibiotikatherapie bei schweren septischen Infektionen ist unumstritten. Der Wunsch, diesen antibiotischen Schutz auch den Patienten mit blanden Infektionen zukommen zu lassen oder als Prophylaxe nach operativen Eingriffen zur Verhinderung von Komplikationen einzusetzen, hat zu einem stetig ansteigenden Antibiotikaverbrauch geführt.

Die Folgen waren Resistenzsteigerung der gramnegativen Keime durch Selektion, Übertragung von R-Faktoren von resistenten auf sensible Stämme und Verdrängung der üblichen Keimflora durch vielfach resistente Erreger. Aus Tabelle 1 geht die deutliche Zunahme von sogenannten Problemkeimen unter verstärktem Einsatz von hochwirksamen Aminoglykosiden hervor, die seit 1973 zunehmend in unserer Klinik eingesetzt wurden. Eine prophylaktische Antibiotikaanwendung ist daher heute in Mißkredit geraten. Im klinischen Alltag glaubt man aber dennoch oft, auf den antibiotischen Schutz bei größeren Operationen oder Risikopatienten nicht verzichten zu können.

Wir haben daher versucht, unser Krankengut in einer retrospektiven, aber auch prospektiven Untersuchung zu analysieren, um den tatsächlichen Stellenwert einer antibiotischen Prophylaxe zu erfassen.

Wir möchten uns in unseren Ausführungen aus Zeitgründen auf 214 primär keimfreie Patienten aus einem untersuchten Kollektiv von 1586 Kranken beschränken, bei denen eine operative Maßnahme mit oder ohne antibiotischen Schutz durchgeführt wurde. Als Parameter dienten uns Wundheilungsstörungen, fieberhafte Komplikationen und sekundäre Harnwegsinfektionen.

Bei den aseptischen Schnittoperationen kam es unter antibiotischer Prophylaxe in 16% zu einer Wundheilungsstörung, ohne Antibiotikagabe nur in 13%. Als Sekundärheilung wurde bereits die kleinste Serombildung bewertet.

Tabelle 1. Keimverteilung (in %) bei Harnwegsinfektionen (Urologische Univ.-Klinik Mannheim)

Keimart	Verteilung für 1970 (n = 257)	und 1975 (n = 332)
E. coli	38,2	28,9
Strept. faecalis	28,4	10,3
Proteus mirabilis	14,3	15,7
Proteus vulgaris	0,4	1,2
Proteus rettgeri	0	0,6
Providencia	0	0,6
Pseudomonas aeruginosa	6,5	18,7
Klebsiella pneum.		7,2
Enterobacter aerogenes	} 2,8	} 3,0
Enterobacter cloacae		
Serratia	0	7,8
andere Keime	9,4	6,0
	100	100

Als fieberhafte Komplikationen wurden postoperative Temperaturanstiege über 37.5° C angesehen, auch wenn sie nur einen Tag bestanden. In der Gruppe A ohne antibiotische Prophylaxe kam es nach Schnittoperationen in 22%, in der Gruppe B trotz Prophylaxe in 29% zu einem Fieberanstieg über 37.5° C. Signifikante Unterschiede in der Schwere der Komplikation bestanden nicht. In diesem Kollektiv war in keinem Fall die Komplikation gravierend.

Die gleiche Relation zeigte sich bei den transurethralen Operationen. Zum Auftreten von Fieber kam es in der Gruppe A ohne Prophylaxe in 25%, und in 30% der Fälle bei der Gruppe B. Von den 214 primär keimfreien Patienten wurden 56 nicht prophylaktisch behandelt. Bei 46% wurde nach der Operation eine Bakteriurie festgestellt. Von den 148 prophylaktisch behandelten Patienten erlitten sogar 52% eine sekundäre Harnwegsinfektion (Tabelle 2).

Tabelle 2. Zahl der Sekundärinfektionen (in %) bei 214 Patienten mit primär sterilem Harn

Gruppe A	ohne Prophylaxe (n = 56)	46,4%
	1. Operationen mit Schnitt	45,5%
	2. TUR	47,1%
Gruppe B	mit antibiotischer Prophylaxe (n = 148)	52,0%
	1. Operationen mit Schnitt	51,1%
	2. TUR	52,9%

Eine prophylaktische Behandlung des Patienten kann also die Keiminvasion nicht verhindern. Von größerer Bedeutung ist die Asepsis des Eingriffs, die vollständige Beseitigung der Obstruktion und die möglichst sterile Harnableitung im geschlossenen System.

Das Keimspektrum bei Sekundärinfektionen der behandelten und nichtbehandelten Gruppe zeigt im übrigen einige charakteristische Unterschiede. In der nichtbehandelten Gruppe überwiegen die Enterokokken und Colikeime, in der behandelten Gruppe Pseudomonas- und hochresistente Serratia-Stämme (Tabelle 3). Gerade diese Serratia-Infektionen konnten wir durch drastische Reduktion des gesamten Antibiotikaverbrauchs auf unseren urologischen Stationen fast vollständig eliminieren.

Tabelle 3. Keimspektrum bei Sekundärinfektionen von antibiotisch behandelten (n = 77) und nicht behandelten Patienten (n = 26)

Keimart	Verteilung in % mit	ohne Prophylaxe
E. coli	6	19
Pseudomonas aer.	29 !	12
Proteus mir.	8	8
Proteus rett.	3 !	0
Proteus morg.	4	8
Streptoc. faec.	8	31
Klebsiella pneum.	3 !	0
Serratia marc.	10 !	0
Enterobacter	4	8
Staph. aur.	0	8
Bakteriurie festgestellt, jedoch keine Keimidentifikation	26	8

Von den 103 Patienten, bei denen wir während der stationären Behandlung eine sekundäre Harnwegsinfektion feststellten, konnten 88 nach einem Jahr nachuntersucht werden. 36 Patienten hatten trotz Bakteriurie keine Antibiotika vom Hausarzt erhalten. Nur 6 Patienten dieser Gruppe hatten nach wie vor einen Infekt. Die Quote der Spontanheilungen nach Beseitigung der Harnwegsobstruktion betrug damit 83%.

52 Patienten waren zwischenzeitlich behandelt worden. 38 waren nach einem Jahr keimfrei, 14 hatten trotz mehrmonatiger Chemotherapie noch einen Harnwegsinfekt. Die Ausheilungsquote betrug damit nur 73%. Bei der Analyse dieses überraschenden Befundes zeigte sich, daß bei den 14 Patienten mit noch bestehender Bakteriurie 12mal die verabreichten Chemotherapeutika nicht mit den Resistenztests übereinstimmten. Entsprechend dem größeren Anteil von hochresistenten Keimen in der prophylaktisch behandelten Gruppe waren diese persistierenden Erreger gegen alle oral applizierbaren Pharmaka resistent und offenbar auch so virulent, daß sie durch die natürlichen Abwehrmechanismen des Körpers nicht eliminiert werden konnten. Der antibiotische Schirm, den wir zum Schutz über diesen Patienten entfaltet hatten, war also, wie Wickman u. Ericsson sagten, zum Trichter geworden, der hochvirulente, mehrfachresistente Erreger auf unsere Patienten herabrieseln ließ.

Priv.-Doz. Dr. H. J. Peters
Urologische Klinik
Theodor-Kutzer-Ufer
D-6800 Mannheim

H. Heidler, A. Decristoforo, H. Köck, H. Pichler, P. Brühl, G. Bartsch, G. Janetschek und St. Frank: **Zur Wertigkeit der antibakteriellen Prophylaxe bei der Prostatachirurgie**

Trotz zunehmend bekanntgewordener Nachteile einer routinemäßig durchgeführten Antibiotikaprophylaxe in den chirurgischen Fächern fehlen für Operationen mit der Möglichkeit einer bakteriellen Einschwemmung in die Blutbahn klare Richtlinien [1,5,6,9,10,11]. Eine über 48 Stunden durchgeführte Antibiotikaprophylaxe wird von vielen Autoren befürwortet [2,3,8]. Jede zu lange durchgeführte Prophylaxe birgt in sich die Gefahr der Infektion mit resistenten Hospitalkeimen [4,7]. Die gemeinsame Studie der Urologischen Universitätskliniken Bonn, Innsbruck und Wien erfaßte 152 Patienten mit Operationen an der Prostata; von diesen erhielten 116 Patienten eine Antibiotikaprophylaxe und 36 Patienten eine Antibiotikatherapie. Untersucht wurde der protektive Einfluß der Antibiotikaprophylaxe während der Operation und der unmittelbaren postoperativen Phase auf die Entstehung der Harnwegsinfektion und die Wertigkeit einer Kurzzeittherapie auf den Infektverlauf.

Material und Methode

Abb. 1 zeigt uns schematisch das Untersuchungs- und Behandlungsprogramm.

116 Patienten wiesen primär keine Harnwegsinfektion auf. Diese erhielten 2 Stunden vor der Operation bis zur Entfernung des Dauerkatheters 2 mg Sisomicin pro kg täglich. Bei den 36 präoperativ infizierten Patienten wurde eine analoge Dosierung bereits 2 Tage vor der Operation begonnen. Es wurden 94 TUR und 58 SPE durchgeführt. Nach Randomisierung bei Entfernung des Dauerkatheters wurde eine Gruppe sofort mit 4mal 250 mg Cinoxacin täglich über 14 Tage behandelt. Bei den restlichen Patienten wurde nach Beendigung der Sisomicingabe ein antibiotikafreies Intervall von 7 Tagen angeschlossen. Bei Vorliegen einer signifikanten Bakteriurie zu diesem Zeitpunkt wurden die Patienten in 2 Gruppen randomisiert, eine Gruppe erhielt 4mal 250 mg Cinoxacin täglich durch 14 Tage, die andere Gruppe erhielt eine Placebotherapie.

278

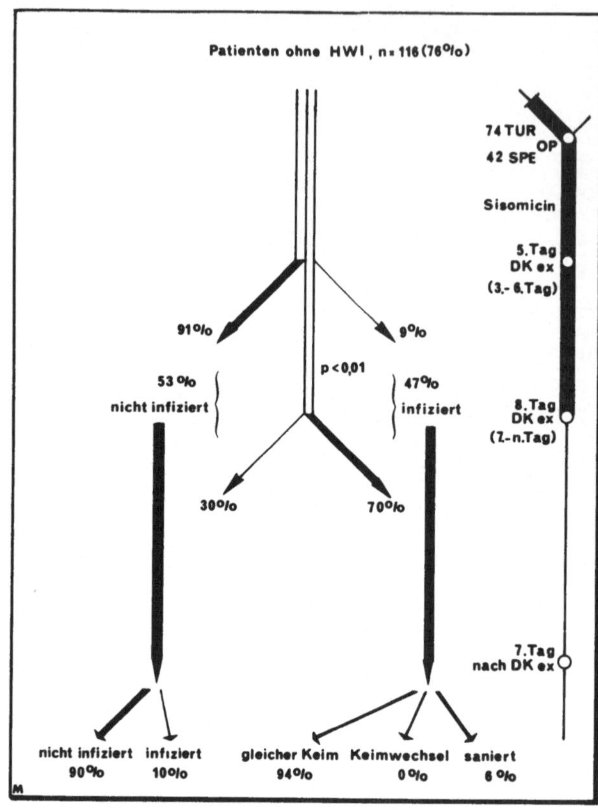

Abb. 2. Auftreten von Harnwegsinfektion bei Patienten nach Prostatektomie mit Antibiotikaprophylaxe in Abhängigkeit der Anzahl der postoperativen Dauerkathetertage

Eine direkte Beziehung von Harnwegsinfektion zur Operationsart fand sich bei dieser Gruppe von Patienten nicht, lediglich indirekt, da die Anzahl der postoperativen Dauerkathetertage weitgehend von der Operationsart abhing. Es fand sich bei der TUR ein Medianwert von 5 Tagen, bei der SPE ein Medianwert von 8 Tagen.

Tabelle 1. Erreger signifikanter Bakteriurie bei 54 Patienten nach Antibiotika-Prophylaxe mit Sisomicin

Species	Anzahl Stämme		Sisomicin sensibel	resistent
Staphylococcus epiderm.	11	(20%)	0	11
E. coli	10	(18%)	7	3
Proteus spp	9	(16%)	8	1
Klebsiella spp	6	(10%)	1	5
Pseudomonas spp	6	(10%)	0	6
Enterobacter spp	6	(10%)	1	5
Enterokokken spp	3	(6%)	0	3
Serratia spp	2	(4%)	0	2
Candida albicans	1	(2%)	0	1
Citrobacter	1	(2%)	0	1
Akinetobacter	1	(2%)	0	1
	56	(100%)		

Zusammenfassung

Bei 116 Patienten ohne präoperativen Harnwegsinfekt wurde eine Antibiotikaprophylaxe mit folgendem Ergebnis durchgeführt:

1. Eine Antibiotikaprophylaxe bis zum 6. Tag erzielte bei 91% der Patienten eine protektive Wirkung.
2. Eine Antibiotikaprophylaxe von länger als 6 Tagen hatte nur mehr bei 30% der Patienten eine protektive Wirkung und führte bei 70% zu einer Harnwegsinfektion mit resistenten Erregern.

Literatur

1. Bruce. A. W.. Rao. C. R.. Kennedy, W.: J. Urol. (Baltimore) **106**, 910–912 (1971) – 2. Eykyn, S.. Bultitude. M. I.: Bacteriaemia following urological surgery. Symposium Asepsis und Antisepsis in der Urologie vom 28. bis 29. 11. 1975 in Wien. Wien: Egermann 1975 – 3. Herr, H. W.: J. Urol. (Baltimore) **109**, 686–688 (1973) – 4. Hofstetter, A., Marx, F. J., Schmiedt, E., Staehler. G.: Infektiöser Hospitalismus und transurethrale Eingriffe. Symposium Asepsis und Antisepsis in der Urologie vom 28. bis 29. 11. 1975 in Wien. Wien: Egermann 1975 – 5. Lacy, S. S.. Drach. G. W.. Cox. C. E.: J. Urol. (Baltimore) **105**, 836–839 (1971) – 6. Marshall, A.: Brit. J. Urol. **33**, 25–33 (1961) – 7. Peters. H. J.. Potempa. J.: Ist eine antibiotische Prophylaxe zur Verhinderung von iatrogenen Infektionen sinnvoll? Symposium Asepsis und Antisepsis in der Urologie vom 28. bis 29. 11. 1975 in Wien. Wien: Egermann 1975 – 8. Pichler, H.: Wiener Klin. Wschr. **88,** Supplementum **52,** 1–24 (1976) – 9. Plorde, J. J.. Kennedy. R. P., Bourne, H. H.. Ansell. J. S.. Petersdorf. R. G.: New. Engl. J. Med. **272**, 269–277 (1965) – 10. Reeves, J. F.. Scott, R.. jun.. Scott, F. B.: J. Urol. (Baltimore) **92**, 528–532 (1964) – 11. Wear, J. B.. Haley. J.: J. Urol. (Baltimore) **110**, 436–440 (1973)

Dr. H. Heidler
Urologische Universitätsklinik
Alserstraße 4
A-1090 Wien

H. MERTEN. G. LIMBACHER. E. UHLMANN und D. ZOEDLER: **Infektverhalten nach offener Prostata-Adenomoperation und radikaler Prostatektomie**

In der vorliegenden Arbeit soll untersucht werden, ob die Häufigkeit und Schwere eines Harnwegsinfektes bei der offenen Prostata-Adenomoperation mit Belassen der Prostatakapsel gegenüber der radikalen Prostatektomie mit Verlust der prostatischen Harnröhre und der Prostatakapsel unterschiedlich ist.

Unsere Ergebnisse beruhen auf den Untersuchungen bei 250 Operationen nach Millin aus dem Jahre 1975 und bei 100 radikalen Prostatektomien seit 1971. Zur Beurteilung wurden das klinische Bild. die mikroskopische und bakteriologische Urinuntersuchung unter Einschluß des Antibiogramms herangezogen.

Als signifikanten Harnwegsinfekt bezeichnen wir eine massive Leukozyturie und Bakteriurie mit einer Keimzahl über 100000/ml.

Tabelle 1 zeigt, daß eine Übereinstimmung besteht zwischen den im Urinsediment nachweisbaren Zeichen einer entzündlichen Reaktion und dem bakteriologischen Keimnachweis. In der Rubrik „massenhaft Leuko-Keimzahl 100000 und mehr" fanden sich in über 80% Träger eines Verweilkatheters. Dieser Gruppe gehörten vorwiegend Patienten mit rektal sehr großen Adenomen an.

Tabelle 1. Der Harninfekt (präoperativ) beim Prostata-Adenom

Sediment	Keimzahl/ml	Pat.-Zahl	%
0–2 Leuko	500– 1000	115	46
2–5 Leuko 6–8 Leuko	1000	78	31
viele Leuko	10000– 50000	20	8
massenhaft Leuko	100000 u. mehr	37	15
		250	

Tabelle 2 zeigt das Infektverhalten in der postoperativen Phase. Die Patienten erhalten in der Regel ohne Vorliegen eines Antibiogramms ein Medikament der Ampicillin-Reihe. Die Katheterliegedauer beträgt 5–8 Tage. Unsere Untersuchungen ergaben, daß es für die Schwere des Harninfektes völlig gleichgültig ist, ob der Katheter nach 5 oder erst nach 8 oder gar 10 Tagen entfernt wird.

Tabelle 2. Der Harnwegsinfekt (postoperativ) beim Prostata-Adenom

Sediment	Keimzahl/ml	Pat.-Zahl	%
5–8 Leuko	1000 u. mehr	72	29
viele Leuko	50000 u. mehr	80	32
massenhaft Leuko	100000 u. mehr	98	39

Allein entscheidend für die Schwere des Harnwegsinfektes war die Adenomgröße bzw. die Größe der Prostataloge. Adenome von 60 g und mehr lösten postoperativ einen deutlichen Harnwegsinfekt aus, mit einer Keimzahl von 100000 und mehr.

Beim Vergleich der Keimarten prä- und postoperativ zeigte sich, daß in einem Viertel der Fälle ein Keimwechsel stattfand.

Die präoperative Keimartbestimmung ergab in über 60% Escherichia coli-Infektionen, gefolgt von 25% Proteus-Keimen. Die übrigen Keime ohne signifikante Verteilung waren Klebsiellen, Enterobacter, Providencia und Pseudomonas aeroginosa (Pyocyaneus).

Tabelle 3 und 4 machen deutlich, daß in der postoperativen Phase ein vermehrtes Auftreten von Proteus-Keimen vorliegt.

Tabelle 3. Keimarten in prozentualer Verteilung (präoperativ)

Keimart	%	Pat.-Zahl
Coli	60	22
Proteus	25	10
Klebsiella Enterob. Provid. Pyocyan.	15	6

Tabelle 4. Keimarten in prozentualer Verteilung (postoperativ)

Keimart	%	Pat.-Zahl
Coli	50	49
Proteus	40	39
Klebsiella Enterob. Pyocyan.	10	10

Die Patienten, bei denen in 60% präoperativ eine Coli-Infektion nachweisbar war, zeigen in der Hälfte der Fälle einen Keimwechsel zu Proteus mirabilis.

Tabelle 5 zeigt, daß knapp drei Viertel der Patienten, die für die radikale Prostatektomie in Frage kommen, keinen Harnwegsinfekt aufweisen.

Tabelle 5. Der Harninfekt (präoperativ) beim Prostata-Carcinom

Sediment	Keimzahl/ml	Pat.-Zahl	%
0–8 Leuko	nicht signifikant	72	72
viele Leuko	bis 50000	17	17
massenhaft Leuko	100000 u. mehr	11	11

11% der Patienten zeigten einen deutlichen Harnwegsinfekt. Ursache war bei allen Patienten eine neben dem Prostata-Karzinom bestehende große Adenomentwicklung, die schon zur Abflußbehinderung aus den oberen Harnwegen geführt hatte. (Alle diese Operations-Präparate hatten übrigens ein Gewicht von über 120 g.)

Tabelle 6 zeigt das Infektverhalten nach radikaler Prostatektomie. Die Katheterliegedauer beträgt 14–18 Tage. Die Patienten erhalten zur Infektionsprophylaxe ein Ampicillin-Derivat.

Tabelle 6. Der Harnwegsinfekt (postoperativ) beim Prostata-Karzinom

Sediment	Keimzahl/ml	Pat.-Zahl	%
0–8 Leuko	nicht signifikant	38	38
viele Leuko	bis 50000	47	47
massenhaft Leuko	100000 u. mehr	15	15

Die Auswertung der Tabelle 6 ergibt, daß der postoperative Harnwegsinfekt nach radikaler Prostatektomie keine obligatorische Komplikation darstellt. Nur bei 15% der Patienten wurde ein massiver Infekt nachgewiesen. Die Ausschaltung des besonders infektgefährdeten Gebietes (gesamte Prostata) verhindert komplizierte postoperative Verläufe. Die Liegedauer des Katheters ist praktisch bedeutungslos.

Das Keimartspektrum zeigte sowohl prä- als auch postoperativ ein Überwiegen der Coli-Keime. Ein Keimwechsel in der postoperativen Phase wurde nicht signifikant festgestellt.

Zusammenfassend läßt sich sagen:

1. Der Harnwegsinfekt nach offener Prostata-Adenom-Operation ist um so stärker ausgeprägt, je größer die zurückbleibende Adenomloge ist.
   Die unterschiedliche Katheterliegedauer hat keinen Einfluß auf die Schwere des Infektes.
2. Der Harnwegsinfekt nach radikaler Prostatektomie tritt im Gegensatz zur Adenom-Operation in wesentlich geringerem Ausmaß auf, da eine innere Wundhöhle fehlt.
   Nur in 15% der radikalen Prostatektomien findet sich ein signifikanter Harninfekt.

Nach unseren Untersuchungen und Vorstellungen kommt der Liegedauer des Katheters sowohl nach der Adenom-Operation als vor allem nach der totalen Prostatektomie eine wesentlich geringere Bedeutung zu als gemeinhin angenommen.

Dr. H. Merten
Urologische Abteilung
der Klinik Golzheim
Friedrich-Lau-Straße 11
D-4000 Düsseldorf

H. BÜLOW und H. FROHMÜLLER: **Keimspektrum und Antibiogramm bei Harnwegsinfektionen nach transurethralen Prostata-Resektionen**

Wir sind der Frage nachgegangen, wie sich bei Verzicht auf eine Antibiotikaprophylaxe die Infektionsrate nach transurethraler Stanzresektion der Prostata (cold punch) verändert.

Es wurden zwei 33 bzw. 38 Patienten umfassende Gruppen mit gleichen Durchschnittsbedingungen hinsichtlich Alter, Prostata-Adenomgröße, Resektionszeit und postoperativer Dauerkatheterbehandlung gebildet. Alle Patienten hatten präoperativ einen sterilen Urin. Den Patienten der ersten Gruppe wurden vom Operationstag an bis zur Entlassung aus der Klinik tägl. 2mal 2 g Ampicillin gegeben. Anschließend wurde für weitere 4 Wochen 2mal tägl. ein Kombinationspräparat aus Nitrofurantoin (100 mg) und Sulfadiazin (250 mg) verordnet. Die Patienten der zweiten Gruppe erhielten keine antibakterielle Prophylaxe.

Abb. 1 zeigt die Keimspektren im Urin zu verschiedenen postoperativen Zeitpunkten. Bis zur Entfernung des Dauerkatheters konnte unter Antibiotikumgabe die Zahl der Harnwegsinfekte mit 21% kleiner gehalten werden als in der Vergleichsgruppe mit 36%. Nach Entfernung des Katheters bis zur Entlassung aus der Klinik nahm die Infektionsrate in beiden Gruppen insgesamt zu, unter Antibiotikumprophylaxe jedoch weniger. Die Kontrollen 6–8 Wochen post operationem ergaben eine gleich große Infektionsrate von etwa 36% in beiden Kollektiven.

Beim Vergleich der Keimresistenzen gegen das verwendete Antibiotikum bzw. Chemotherapeutikum (Abb. 2) zeigte sich, daß nach Entfernung des Dauerkatheters in der Patientengruppe, die kein Ampicillin erhielt, 50% der nachgewiesenen Keime gegen dieses Routine-Antibiotikum resistent waren, d. h., es handelte sich um Infektionen mit primär resistenten Keimen. In der mit Ampicillin behandelten Gruppe waren zum gleichen Zeitpunkt bereits 88% der nachgewiesenen Keime gegen dieses Antibiotikum unempfindlich. Nach der Entlassung des Patienten aus der Klinik und vierwöchiger Fortsetzung der Prophylaxe mit dem Nitrofurantoin/Sulfadiazin-Präparat lag die Resistenzquote gegen Ampicillin noch bei 71%, während sie in der Vergleichsgruppe ohne antibakte-

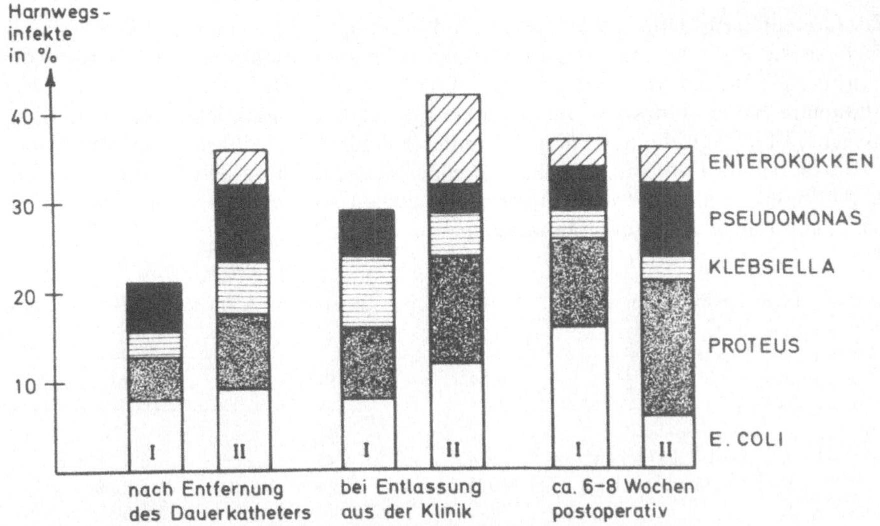

Abb. 1. Keimspektren bei Harnwegsinfektionen nach TUR-P (cold punch)
I = mit antibakterieller Prophylaxe (n = 33)
II = ohne antibakterielle Prophylaxe (n = 38)

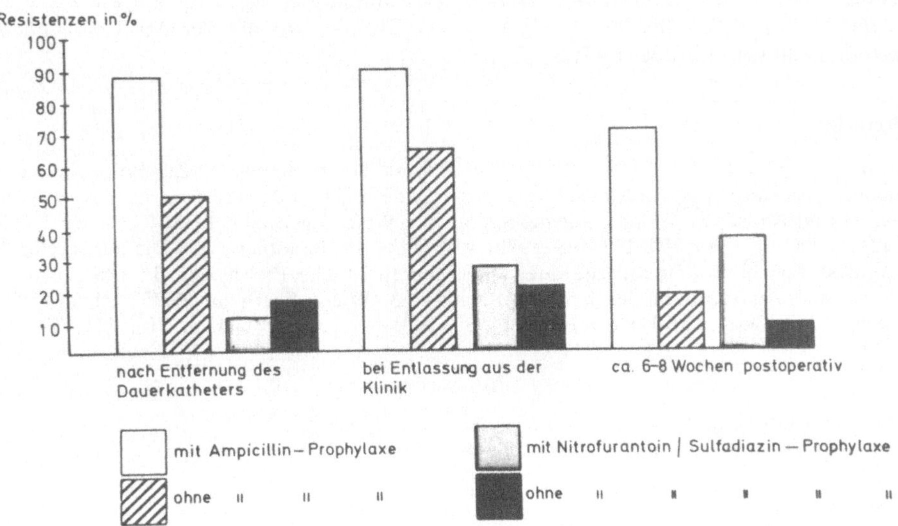

Abb. 2. Keimresistenzen bei Harnwegsinfektionen nach TUR-P (cold punch) mit und ohne
antibakterielle Prophylaxe

rielle Prophylaxe von 64% auf 18%, also fast ein Viertel, gesunken war. Resistente Keime
wurden demnach ohne Chemotherapie schneller eliminiert.

Die primären Resistenzen gegen das Nitrofurantoin/Sulfadiazin-Präparat waren
zwar deutlich geringer als gegen Ampicillin, nach vierwöchiger Behandlung mit diesem
Präparat, d. h. bei der Kontrolle 6–8 Wochen post operationem, hatte sich die Resistenzquote jedoch verdreifacht und lag 4½mal über der der chemotherapeutikumfreien
Gruppe.

Zusammenfassend läßt sich feststellen, daß durch eine routinemäßige antibakterielle Prophylaxe die Rate der Harnwegsinfektionen nach transurethraler Prostata-Resektion nur vorübergehend gesenkt werden konnte. Eine antiinfektiöse Langzeitprophylaxe über die stationäre Behandlungszeit hinaus senkte die Infektionsrate nicht, sondern förderte im Gegenteil lediglich die Selektion resistenter Keime. Es scheint deshalb empfehlenswert zu sein, bei der Entlassung des Patienten aus der stationären Behandlung eine eventuelle Antibiotikumprophylaxe abzusetzen und etwa 4 Wochen später eine bakteriologische Urinkontrolle mit Antibiogramm durchzuführen.

Tabelle 1. Harnwegsinfekte nach TUR-P bei präoperativ sterilem Urin und ohne antibakterielle Prophylaxe

	Jahr	Pat.	Harnwegsinfekte
Miller, A.	1958	41	70,7%
Genster, H. G., Madsen, P. O.	1970	43	69,7%
Lacy, S. S., Drach, G. W., Cox, C. E.	1971	24	52,2%
McGuire, E. J.	1974	44	55–60%
Grob, H. U., Bandhauer, K.	1975	26	100%
eigenes Krankengut *(cold punch)*	1976	33	42,4%

Wie ein Literaturvergleich im übrigen zeigt, sind Harnwegsinfektionen ohne antibakterielle Prophylaxe nach transurethraler Stanzresektion der Prostata (cold punch) offensichtlich seltener als nach transurethraler Elektroresektion, was u. E. auf die besseren Heilungsbedingungen der Prostataloge zurückzuführen ist, die bei der Cold-punch-Technik nicht verschorft wird (Tabelle 1).

Literatur

Frohmüller, H.: Urologe **6,** 166–171 (1967) – Frohmüller, H., Bülow, H.: Zur Prophylaxe und Therapie des Harnwegsinfektes nach transurethraler Resektion der Prostata. In: Porpáczy, P., Asepsis und Antisepsis in der Urologie, S. 141–147. Wien: Egermann 1975 – Genster, H. G., Madsen, P. O.: J. Urol. **104,** 163–168 (1970) – Grob, H. U., Bandhauer, K.: Die transurethrale Prostatektomie ohne antibiotische oder chemotherapeutische Prophylaxe. In: Porpáczy, P., Asepsis und Antisepsis in der Urologie, S. 149–153. Wien: Egermann 1975 – Lacy, S. S., Drach, G. W., Cox, C. E.: J. Urol. **105,** 836–839 (1971) – McGuire, E. J.: J. Urol. **111,** 794–798 (1974)

Dr. H. Bülow
Urologische Klinik und
Poliklinik der Universität
Luitpoldkrankenhaus
D-8700 Würzburg

F. Boettger, K. Schalkhäuser und J. Buskühl: **Transurethrale Eingriffe an der Prostata ohne routinemäßige antibiotische Prophylaxe**

Durch neuere Mitteilungen angeregt, haben wir begonnen, unsere transurethralen Eingriffe an der Prostata ohne prophylaktische Antibiotika-Gabe durchzuführen.

Die postoperativen Verläufe der zunächst kleineren Operationen war gut, so daß wir schrittweise seltener die Indikation zum intraoperativen antibiotischen Schutz stellten. Jetzt, nach Ablauf von einem Jahr, entscheiden wir uns nur noch bei großen Resektionsmengen ab 30 g mit gleichzeitig vermehrter Blutungsneigung zu dieser Maßnahme.

Die Berücksichtigung eines Diabetes mellitus und eines präoperativen Harnwegsinfektes bei Dauerkatheter war nicht notwendig. Harnwegsinfekte ohne Dauerkatheter wurden allerdings kulturgerecht vorbehandelt.

Transurethrale diagnostische Eingriffe vor dem Operationstag haben wir möglichst vermieden und die Entscheidung zwischen Elektroresektion und Adenomektomie vom Ergebnis eines Urethrogramms abhängig gemacht.

Tabelle 1. Stationärer Verlauf

Patientenzahl	97
Temperatur über 38.5° C rekt.	42
davon mit Nachblutung	6
mit Epididymitis	1
mit Pneumonie oder sonstiger Komplikation	2

Von 97 Patienten hatten während des stationären Verlaufes 42 einen Temperaturanstieg über 38.5° C rektal. Davon waren 6 Fälle mit einer Nachblutung, 1 Fall mit Epididymitis und 2 Fälle mit Pneumonie und sonstigen Komplikationen. Stieg die Temperatur über einen Wert von 38.5° C an, wurde sofort ein Breitbandantibiotikum gegeben. Besonders nach Entfernung des Dauerkatheters und weniger am Operationstag war dies der Fall.

Um die Entwicklung des Harninfektes zu beobachten, wurden bei jedem Patienten mehrfach Harnkulturen angelegt:

Präoperativ, am Tag der Dauerkatheterentfernung aus dem Ableitungsschlauch, am Entlassungstag und bei ambulanten Kontrollen.

Tabelle 2. Harnwegsinfekt postoperativ

Von 97 Patienten waren *steril*	
nach Katheter-Entfernung (2.3 Tage)	8
bei Entlassung (14 Tage)	17
60 Patienten wurden 3 Monate kontrolliert	
hiervon waren *steril*	
nach 6 Wochen	42
nach 3 Monaten	56
nach 3 Monaten *infiziert*	4

Von 97 Fällen waren nach Dauerkatheterentfernung 8 steril. Bei stationärer Entlassung waren von 97 Fällen 16 steril. Von 60 Patienten, die wir bis jetzt mindestens 3 Monate beobachten konnten, waren nach 6 Wochen 42 steril, und nach 3 Monaten waren von 60 Patienten 56 steril. Die 4 nicht sterilen Patienten haben wir dann einer eingehenden Nachuntersuchung unterzogen.

Durch die jetzige Behandlung haben wir folgende Vorteile gefunden:
1. eine erhebliche Kostenersparnis;
2. eine Verbesserung der Resistenzlage in den Harnkulturen;
3. eine entsprechend geringere Rate von medikamentösen Nebenwirkungen.

Nicht gefallen hat uns die hohe Rate von Temperatursteigerungen, die dann doch das Einsetzen eines Antibiotikums notwendig machte.

Allerdings war bei einer Kontrollgruppe von 100 Patienten, denen wir 4 g Ampicillin routinemäßig intraoperativ und später verabreicht haben, bei 43 ebenfalls ein Temperaturanstieg über 38.5° C rektal eingetreten.

Dr. F. Boettger
Kreiskrankenhaus
Urologische Abteilung
D-8250 Dorfen

E. ELSÄSSER, M. PRAETORIUS, O. BÖSSNER und K. TÜLLMANN: **Plastische Eingriffe an der Niere, am Harnleiter und an der Harnblase ohne Antibiotikaprophylaxe**

Seit einer bakteriologischen Durchtestung unserer Abteilung beachten wir – auf Rat des Hygienikers – zur Hospitalismusbekämpfung die Trias:

1. Nach wie vor strengste Asepsis im Operationssaal und am Instrumentarium.
2. Enorme Intensivierung aller antibakteriellen bzw. desinfektorischen Maßnahmen in allen Räumen – besonders den Naßräumen –, an Patienten und am Pflegepersonal, insbesondere aber Intensivierung der antibakteriellen Blasen- und Wundpflege – und
3. Verzicht auf prophylaktische prä- und postoperative Antibiotikagaben.

Zu der letztgenannten Maßnahme konnten wir uns zunächst nur zögernd, später aber mit wachsendem Vertrauen, entschließen. Schließlich haben wir seit April 1975 auch bei Kranken mit vorinfiziertem Urin auf die Antibiotikaprophylaxe verzichtet.

Abb. 1 zeigt das Ergebnis von Nachuntersuchungen an insgesamt 99 Kranken, an denen wir plastische Operationen mit Eröffnung der Harnwege durchgeführt haben: Es handelt sich um Nierenbeckentlastiken, Harnleiterneuimplantationen, Nierenpolamputationen und transvesikalen Verschluß von Blasenscheidenfisteln.

Die Höhe der Diagrammsäulen versinnbildlicht jeweils die Fallzahl, der schraffierte Bezirk in der oberen Bildhälfte den Anteil der Rezidivoperationen. Die 37 Fälle der

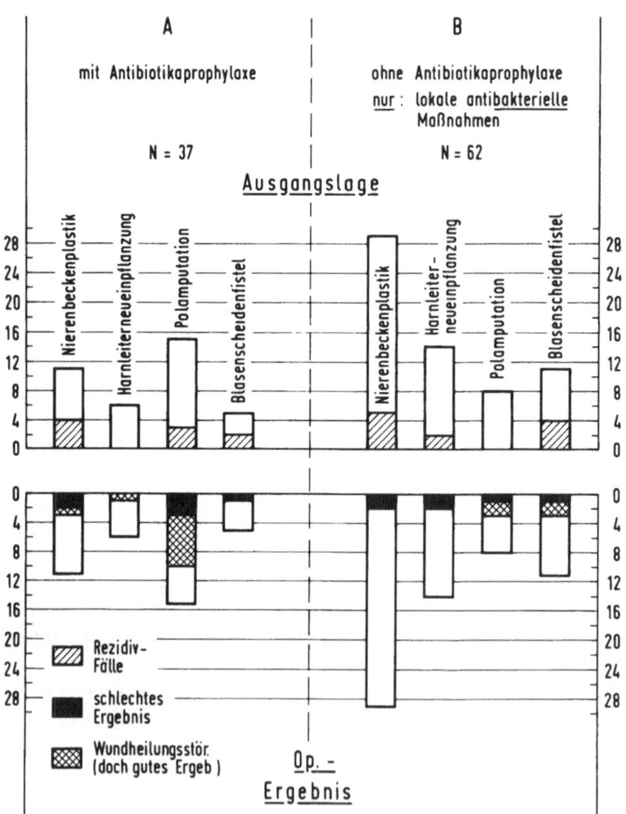

Abb. 1. Plastische urologische Operationen, durchgeführt vom 1. 7. 1974 bis 30. 6. 1976 (Urol. Abt. Krankenhaus Barmherzige Brüder, München)

Gruppe A haben noch alle prophylaktisch Antibiotika erhalten. Ihnen gegenüber stehen die 62 Fälle der Gruppe B, die wir ohne Antibiotikagabe ausschließlich intensiv lokal antibakteriell behandelt haben.

Das Operationsergebnis in Gruppe B ist – wie die spiegelbildliche untere Diagramm-hälfte zeigt – wesentlich günstiger als in der Antibiotikagruppe. Wundheilungsstörungen sind seit dem Einsatz der lokaldesinfizierenden Maßnahmen, trotz Fortfall der Antibiotika, von etwa 18% auf 5% zurückgegangen, ebenso die unbefriedigenden Operationsergebnisse an den Harnwegen von 16% auf etwa 8% – soweit man bei der kleinen Fallzahl von Prozentzahlen sprechen kann.

Auch die Häufigkeit und Schwere postoperativer Harninfektionen wurden – wie Abb. 2 zeigt – durch den Fortfall der Antibiotikagabe nicht ungünstig beeinflußt. Die Infektionsrate bei Krankenhausaufnahme – oberste Linie (Abb. 2) – lag in Gruppe A nur geringfügig höher als in Gruppe B und betrug im Mittel 50%; etwa 6% brachten bereits resistente Hospitalkeime von außerhalb mit. Wie das Diagramm zeigt, hat sich in beiden Gruppen die Infektionsrate bis zur Entlassung bzw. zur Nachuntersuchung in etwa gleicher Weise reduziert.

Neben dieser Änderung der Hygienemaßnahmen haben wir versucht durch Änderung der Operationstechnik, soweit wie möglich auf Nierenfistel und Dauerkatheter – Weg und häufigste Ursache jeder Keimaszension – zu verzichten.

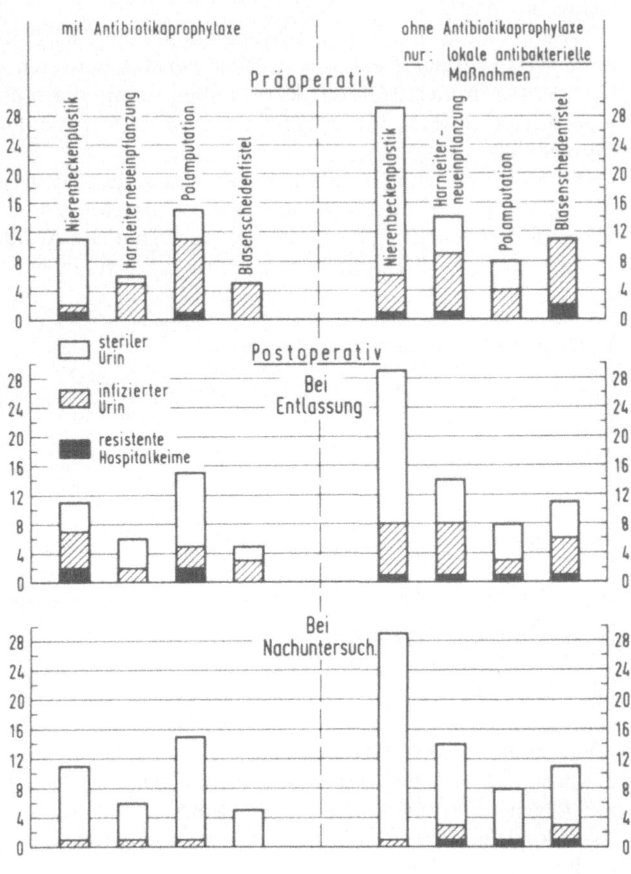

Abb. 2

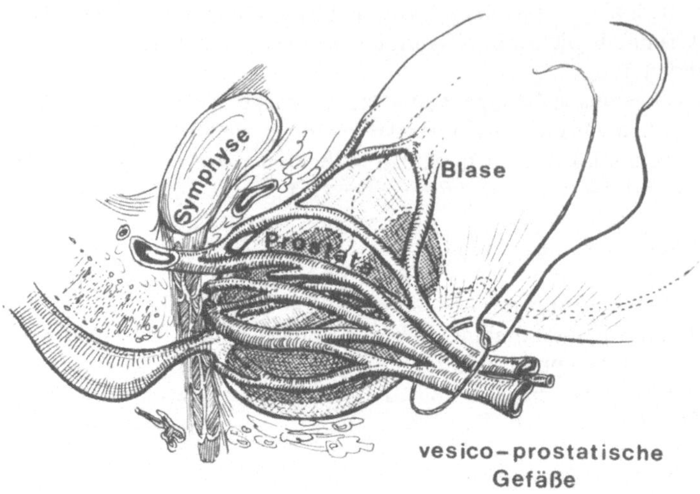

Abb. 3. Umstechung der vesico-prostatischen Gefäße vor retropubischer Adenomektomie

So führen wir jetzt auch die retropubische Adenomektomie – wenn irgend möglich – mit so exakter Blutstillung durch (Abb. 3), indem wir als erstes die vesiko-prostatischen Gefäße nach Gregoir umstechen, daß wir postoperativ total auf den Verweilkatheter verzichten können.

Wir haben in den letzten 5 Monaten 60 zum Teil große Adenome – bis 165 g – auf diese Weise katheterfrei operiert. Viele der so Operierten konnten noch am Operationstag spontan urinieren. In der Regel haben sie die Blase noch einige Male mit dem Einmalkatheter entleert. Präoperativ nicht infizierte Patienten hatten auch bei Entlassung sterilen Urin.

Unserer Erfahrung nach scheinen somit in der Tat strenge Asepsis und intensive Antisepsis im Verein mit geeigneten Operationstechniken, die den Verzicht auf bakterienführende Verweilkatheter ermöglichen, geeignet, die Antibiotikaprophylaxe, die stets die Gefahr der Entwicklung resistenter Hospitalkeime in sich birgt, vermeidbar zu machen.

Priv.-Doz. Dr. E. Elsässer
Urologische Abteilung des Krankenhauses
der Barmherzigen Brüder
Romanstraße 93
D-8000 München 19

P.RÜEDI, D. HAURI und O. SCHMUCKI: **Sind Harnantiseptika nach der Zystoskopie notwendig?**

Die Zystoskopie gilt noch heute, vor allem in nicht urologischen Kreisen, als eine gefährliche Untersuchung. Es wird dem Urologen immer wieder der Vorwurf gemacht, er erzeuge durch die Zystoskopie einen Urininfekt. In der einschlägigen Literatur bestehen diesbezüglich unterschiedliche Ansichten. Dies hat uns veranlaßt, eine Untersuchung mit folgender Fragestellung durchzuführen: Wie häufig tritt ein Harnwegsinfekt nach Zystoskopien auf? Ist eine kurzfristige prophylaktische harnantiseptische Behandlung nach einer Zystoskopie notwendig?

Hierzu diente uns eine Doppelblindstudie an 140 ambulant zystoskopierten Patienten unserer Poliklinik. Bei jedem Patienten wurde direkt vor der Zystoskopie sowie fünf und zehn Tage danach eine bakteriologische Untersuchung des Urins durchgeführt. Die eine Hälfte der Patienten erhielt während den ersten fünf Tagen nach der Zystoskopie täglich 2 g Bactrim, die andere Hälfte während der gleichen Zeit ein Placebopräparat. Zusätzlich wurde bei jedem Patienten die Zeitdauer der Zystoskopie festgehalten. Patienten mit einem Urininfekt vor der Zystoskopie fielen aus der Studie.

71 Patienten erhielten Bactrim, 69 Patienten das Placebopräparat. Keiner der Patienten beider Gruppen zeige weder nach fünf noch nach zehn Tagen einen Urininfekt (Tabelle 1). Auch ließ sich kein Unterschied in der durchschnittlichen Keimzahl zwischen beiden Gruppen feststellen.

Tabelle 1. Harnwegsinfekte nach Zystoskopien

	nach 5 Tagen	nach 10 Tagen
71 Pat. mit Bactrim während 5 Tage nach Zystokopie	0 Infekt	0 Infekt
69 Pat. mit Placebo während 5 Tage nach Zystokopie	0 Infekt	0 Infekt

Die durchschnittliche Zystoskopiedauer betrug 3 Minuten und keine Zystoskopie dauerte länger als 10 Minuten. Wir glauben, daß die Infektionshäufigkeit nicht alleine von einer schonenden, fachgerechten Instrumentierung abhängt, sondern entscheidend von der Zeitdauer der Untersuchung beeinflußt wird. Für diese Theorie sprechen auch verschiedene Arbeiten, die zeigen, daß die Infektionsrate nach mehrmaliger Einmalkatheterisierung viel kleiner ist als nach Dauerkatheterbehandlung während der gleichen Zeitspanne.

Das Ergebnis unserer Untersuchung ist eindeutig. Es zeigt, daß nach einer fachgerecht durchgeführten Zystoskopie sehr selten ein Harnwegsinfekt auftritt. Es kann deshalb unter der Voraussetzung, daß bei der Untersuchung nicht schon ein Infekt besteht, auf eine harnantiseptische Therapie nach Zystoskopien verzichtet werden. Wird eine Zystoskopie bei vorbestehendem Harnwegsinfekt durchgeführt, sind wir weiterhin der Meinung, daß eine harnantiseptische Therapie angezeigt ist; besteht doch die Gefahr von Mikrotraumen und somit die Möglichkeit der Einschwemmung von Erregern in die Blutbahn.

Dr. P. Rüedi
Urologische Universitätsklinik
Kantonsspital
Rämistraße 100
CH-8091 Zürich

A. Rost, H. Langmaack und F. Niederstrasser: **Über das Infektionsrisiko bei der transrektalen Stanzbiopsie der Prostata**

Einleitung

Die durch rektale Palpation gestellte Verdachtsdiagnose eines Prostata-Karzinoms bedarf vor Beginn einschneidender therapeutischer Maßnahmen der histologischen oder zytologischen Sicherung. An unserer Klinik hat sich die transrektale Stanzbiopsie mit der Tru-Cut-Nadel gegenüber der Saugbiopsie aufgrund falsch positiver zytologischer Befunde durchgesetzt [9].

Diese Gewebeentnahme ist technisch leicht auch ambulant vorzunehmen und zeichnet sich durch eine hohe Treffsicherheit aus. Nach neueren Literaturangaben ist das transrektale Vorgehen mit einem erheblichen Infektionsrisiko – vom einfachen Harnwegsinfekt bis zur foudroyanten Sepsis mit letalem Ausgang belastet [4,5,6,8,14,16 u. a.].

In dieser Untersuchung sollte das Ausmaß der Keimeinschleppung in die Blutbahn und den Harntrakt und die Art der bakteriellen Kontamination nach transrektaler Stanzbiopsie bestimmt werden, wobei systematisch vor und nach der Biopsie Harnsedimente, Blut- und Urinkulturen angelegt wurden.

Krankengut und Methode

Unsere Studie wurde an 128 Patienten mit karzinomsuspekten Palpationsbefunden der Prostata in einem Alter von 39 bis 86 Jahren, durchschnittlich von 69 Jahren, durchgeführt.

Die transrektale Stanzbiopsie erfolgte ambulant, ohne Vorbereitung, wie Reinigungseinlauf, Enddarmdesinfektion oder Lokalanaesthesie, mit der Tru-Cut-Nadel. Bei dem in Steinschnittlage gelagerten Patienten, der das Skrotum selbst nach oben hielt, wurden ein, selten zwei Stanzzylinder aus der karzinomverdächtigen Stelle gewonnen.

Zum Vergleich wurden direkt vor der Gewebeentnahme aus der Vena brachialis nach sorgfältiger Desinfektion der Einstichstelle mit Merfen-Tinktur 5 ml Venenblut entnommen und eine Blutkultur angelegt.

Fünf Minuten und eine Stunde post punctionem wurden weitere Blutkulturen in analoger Weise angelegt. Um sekundäre Verunreinigungen weitgehend zu vermeiden, führte eine an der transrektalen Biopsie unbeteiligte Person die Blutentnahmen durch.

Vor dem Eingriff wurde der Patient sowohl mündlich als auch mit Hilfe eines Merkblattes über potentielle Komplikationen informiert und beim Auftreten von solchen wieder in die Klinik einbestellt.

Weiterhin wurden beim gesamten Kollektiv vor und bei 50 Patienten durchschnittlich 12 Wochen nach der transrektalen Biopsie Harnsedimente und -kulturen veranlaßt.

Die Infektprophylaxe begann noch am Punktionstag mit einem Tetracyclin-Präparat in üblicher Dosierung und wurde über 4 Tage fortgeführt.

Ergebnisse

In Tabelle 1 ist die Wachstumshäufigkeit des gesamten Keimspektrums in den Blutkulturen vor und nach der Stanzbiopsie dargestellt. Positive Kulturen vor Punktion waren in 8,6% der Fälle nachzuweisen. In 35,2% konnten Keime 5 Minuten nach Punktion im peripheren Blut gezüchtet werden, hingegen war die Kontaminationsrate nach einer Stunde auf 3,9% zurückgegangen. Bei der Keimdifferenzierung ergab sich folgender Befund:

Tabelle 3 zeigt in den oberen drei Spalten apathogene Hautkeime, die als sekundäre

Tabelle 1. Keimwachstum in Blutkulturen vor und nach transrektaler Prostatapunktion (n = 128)

	Blutkultur	positiv
vor Punktion	11	(8,6%)
5 Minuten nach Punktion	45	(35,2%)
1 Stunde nach Punktion	5	(3,9%)

Tabelle 2. Darmkeime in Blutkulturen vor und nach transrektaler Prostatapunktion (n = 128)

	Blutkultur	positiv
vor Punktion	2	(1,6%)
5 Minuten nach Punktion	29	(22,7%)
1 Stunde nach Punktion	1	(0,78%)

Verunreinigung der Kulturen zu interpretieren sind. Das übrige aufgelistete Keimspektrum stellt Bestandteile der physiologischen Darmflora dar und ist durch fakultative Pathogenität ausgezeichnet. Es besteht die Möglichkeit, daß diese Bakterien durch transrektale Manipulation ins Blutgefäßsystem gelangt sein können. Nach Subtraktion der Hautkeime stellt sich folgende Situation dar:

Tabelle 2: 5 Minuten nach der transrektalen Stanzbiopsie läßt sich in 22,7% der Fälle eine Bakteriämie nachweisen; die Infektionsrate liegt jedoch eine Stunde nach der Punktion nur noch bei 0,8%.

Tabelle 3. Keimspektrum in Blutkulturen vor und nach transrektaler Prostatapunktion (n = 128)

Keimart	vor Punktion	5 Minuten nach Punktion	1 Stunde nach Punktion
Staphylococcus epidermidis	7	5	2
Corynebacterium (anaerob)	1	6	—
Streptococcus viridans	1	5	2
E. coli	1	18	1
Enterococcus	—	6	—
Bacteroides	—	3	—
Klebsiella pneumoniae	—	1	—
Enterobacter liquefaciens	—	1	—
Proteus mirabilis	1	1	—
Clostridium	—	1	—
total	12	47	5

Vor der Gewebeentnahme waren bei 128 Urinsedimenten und -kulturen in 8 Fällen eine Pyurie in Kombination mit einer Bakteriurie von mehr als 10^5 Keimen pro ccm Urin vorhanden. Bei diesen Patienten konnten nach einem Vierteljahr lediglich noch in einem Fall potentiell pathogene Keime im Urin gezüchtet werden.

Von 50 Kontrollkulturen aus Mittelstrahlurin, die durchschnittlich 12 Wochen nach der Stanzbiopsie angesetzt wurden, lagen die Keimzahlen lediglich dreimal (6%) höher als 10^5 Keime/ccm Urin.

Klinische Zeichen einer Sepsis zeigten sich während der Bakteriämiephase nicht. Hingegen wurden Temperatursteigerungen über 38° C, verbunden mit Leukozytosen und Schüttelfrösten, die eine stationäre Aufnahme des Patienten erforderlich machten, in 7 Fällen (5,5%), frühestens 24 Stunden nach der Punktion, manifest. Eine Korrelation zwischen den transitorischen Bakteriämien und den später aufgetretenen Fieberschüben lag nicht vor.

Diskussion

Die Gewebeentnahme aus der Prostata, die heute als Conditio sine qua non vor Behandlung eines Karzinoms gefordert wird, ist auf transrektalem Wege nicht völlig risikolos, jedoch sind die Infektkomplikationen zahlenmäßig gering.

In unserem Krankengut betrug die Fieberquote nach Punktion 5,5%. Sie liegt in derselben Größenordnung wie die anderer Autoren [14,18]. Da septische Reaktionen nicht sofort nach der Punktion beginnen, obwohl in mehr als 20% der Fälle eine temporäre Bakteriämie besteht, muß die bakterielle Streuung von einem intraprostatisch gelegenen punktionsinduzierten Herd ausgehen.

Gleichartige transitorische Bakteriämien waren bei Sigmoidoskopien zu beobachten [12,13].

Die Rate der durch den Eingriff induzierten Harnwegsinfekte liegt in unserer Serie mit 6% deutlich niedriger als bei analogen Untersuchungen [5,7,16,19]. Diese Befunde sind jedoch nicht direkt vergleichbar, da die Urinkulturen in unserem Patientenkollektiv erst im Mittel 12 Wochen nach der Punktion kontrolliert wurden.

Schlußfolgerung

Zur Senkung der Infektionssymptomatik sollte die antibiotische Abschirmung präbioptisch beginnen, damit schon vor der Punktion ein wirksamer Urin- und Gewebespiegel in der Prostata vorliegt. Durch diese Maßnahme konnte von mehreren Autoren [4,5,17,19 u. a.] eine deutliche Senkung der klinisch relevanten Infekte gesehen werden. Durch zusätzliche lokale Reduktion der Enddarmflora mittels Antibiotika soll eine signifikante Abnahme der febrilen Komplikationen möglich sein [1,3,11,19].

Aufgrund der häufiger auftretenden Infektkomplikationen beim transrektalen Zugangsweg ist die Frage nach dem transperinealen Vorgehen zu diskutieren [3]. Wir messen der Treffsicherheit, die transrektal, insbesondere bei Karzinom-Frühstadien, höher ist, einen größeren Vorteil für den Patienten bei, als den zahlenmäßig geringen, klinisch relevanten Infektionen [2,10,14,19]. Außerdem sind perineale Implantationsmetastasen beschrieben worden [15 u. a.].

Literatur

1. Ay, R., Ivancevic, L., Orestano, F.: actuelle urol. **2**, 11 (1971) – 2. Burchardt, P., Altenähr, E., Kastendieck, H.: Urologe A **12**, 256 (1973) – 3. Chiari, R., Harzmann, R.: Urologe A **14**, 296 (1975) – 4. Daves, J. A., Tomskey, G. C., Cohen, A. E.: J. Urol. (Baltimore) **85**, 180 (1961) – 5. Davison, P., Malament, M.: J. Urol. (Baltimore) **105**, 545 (1971) – 6. Emmet, J. L., Barber, K. W., Jackmann, R. I.: J. Urol. (Baltimore) **80**, 460 (1962) – 7. Fawcett, D. P., Eykyn, S., Bultitude, M. I.: Brit. J. Urol. **47**, 679 (1975) – 8. Feizelmeier, F.: Therapiewoche **26**, 4231 (1976) – 9. Heinau, H., Knuth, O., Löhe, E., Fiedler, U., Kirstaedter, H. J.: Verh. dtsch. Ges. Urol., 24. Tagung Hannover. Berlin-Heidelberg-New York: Springer 1973 – 10. Klosterhalfen, H.: Dtsch. med. Wschr. **89**, 2148 (1964) – 11. Köllermann, M. W., Pleßow, D., Wagenknecht, L. V.: Urologe B **15**, 225 (1975) – 12. Lal, D., Levitan, R.: Arch. Intern. Med. **130**, 127 (1972) – 13. Le Frock, J. L., Ellis, C. A., Turchik, J. B., Weinstein, L.: New Engl. J. of Med. **289**, 467 (1973) – 14. Maksimović, P., Lübke, W., Nagel, R.: actuelle urol. **2**, 9 (1971) – 15. Puigvert, A., Elizalde, C., Matz, J. A.: J. Urol. (Baltimore) **107**, 821 (1971) – 16. Straube, W., Rehker, H., Kemper, K.: Urologe A **13**, 242 (1974) – 17. Tümmers, H., Weißbach, L.: Therapiewoche **26**, 4226 (1976) – 18. Wendel, R. G., Evans, A. T.: J. Urol. (Baltimore) **97**, 122 (1967) – 19. Wichmann, D.: Zschr. f. Urol. **67**, 911 (1974)

Dr. A. Rost
Urologische Klinik und Poliklinik
Klinikum Steglitz der FU Berlin
Hindenburgdamm 30
D-1000 Berlin 45

B. Kopper, H. Rehker und R. Lyding: **Harnwegsinfekt nach transrektaler Prostatastanzbiopsie**

Die histologische bzw. zytologische Sicherung der klinischen Verdachtsdiagnose eines Prostatakarzinoms steht vor der Einleitung der Therapie. Die transrektale Prostatastanzbiopsie hat sich als diagnostischer Eingriff wegen der leichten Durchführbarkeit und der großen Treffsicherheit auch bei kleineren Indurationen bewährt. Da ernste

Komplikationen selten sind [5–9,11], hat sich das technisch einfache Verfahren auch als ambulanter Eingriff durchsetzen können [3,5,9,11]. Komplikationen wie Hämaturie oder Blutung aus der Rektumschleimhaut kommen selten vor und sind meist nicht erheblich [1,4,9]. Beim transrektalen Vorgehen besteht die Gefahr der Keimeinschleppung in die Prostata. Fieber, Leukozyturie, Bakteriurie und Epididymitis sind die klinischen Zeichen für das Eindringen von Bakterien in die Prostata, die Blutbahn oder die Harnwege.

Anhand von 308 Biopsien sollen die Häufigkeit und das Ausmaß der bakteriellen Kontamination durch die transrektale Prostatastanzbiopsie untersucht werden. Die Befunde wurden auslesefrei bei 97 Patienten erhoben, die im Rahmen der Vorsorgeuntersuchung ambulant und unserer Prostatakarzinomverlaufsstudie stationär biopsiert wurden.

Zur Darmvorbereitung wurde den ambulanten Patienten im allgemeinen am Vorabend sowie einige Stunden vor der Biopsie ein laxierendes Suppositorium verordnet. Die stationären Fälle erhielten am Abend vor der Biopsie einen Reinigungseinlauf. Wenige Minuten nach Applikation von 5 ml Instillagel in das Rektum wurden mit der Tru-Cut-Nadel [10] bei der Erstbiopsie 3–4, bei den Kontrollbiopsien 2–3 Stanzen entnommen. Prophylaktisch erhielten die stationären Patienten nach der Biopsie 1–2 Injektionen Gentamicin zu je 80 mg. Den ambulanten Patienten verordneten wir ein Antibiotikum für 5 Tage.

Tabelle 1 zeigt die Untersuchungsergebnisse bei 308 transrektalen Biopsien an 97 Patienten.

Tabelle 1. Harnwegsinfektion nach transrektaler Prostatastanzbiopsie

Komplikationen	Anzahl der Biopsien
keine	263
mit	45
asymptomatischer Harnwegsinfekt	
(Leukozyturie. Bakteriurie)	30
Harnwegsinfekt und Epididymitis	7
Harnwegsinfekt und hohes Fieber	8

Unsere Untersuchungen ergaben bei insgesamt 308 Biopsien an 97 Patienten nach 45 Biopsien (ca. 14%) einen Harnwegsinfekt. Bei 61 von 97 Patienten verliefen auch wiederholte Biopsien ohne Komplikationen. Einen Prostata-Abszeß haben wir bisher nicht beobachtet [2]. Nur in einem Fall kam es nach der Stanzbiopsie zu einer stärkeren rektalen Blutung, die durch Umstechungsligatur versorgt werden mußte.

Diese Befunde zeigen, daß die Gefahr der Keimeinschleppung in die Harnwege auch bei klinischer Symptomlosigkeit gegeben ist und entsprechende Kontrollen notwendig sind. Eine prophylaktische Antibiotikagabe, beginnend bereits am Tag vor der Biopsie, damit zum Zeitpunkt des Eingriffes ein entsprechend hoher antibakterieller Wirkspiegel vorliegt, erscheint sinnvoll.

In letzter Zeit haben wir den stationären Patienten 24 Stunden vor der Biopsie 80 mg Gentamicin injiziert. Dadurch konnte das Infektrisiko verringert werden, jedoch ist das Patientenkollektiv zu klein, um endgültige Schlußfolgerungen ziehen zu können.

Neben dem transrektalen Vorgehen wird an unserer Klinik seit kurzem auch die perineale Prostatastanzbiopsie durchgeführt. Dieses Verfahren zeichnet sich durch eine sehr geringe Komplikationsrate aus. Eine Darmvorbereitung sowie eine Infektionsprophylaxe sind nicht erforderlich. Abgesehen von diesen Vorteilen ist die perineale Biopsie mit geringeren Kosten verbunden.

Literatur

1. Alken, C. E., Brosig, W., Jönsson, G., Kirchheim, D., Klosterhalfen, H., Sigel, A.: Verh. dtsch. Ges. Urol. 272 (1973) – 2. Alken, C. E., Dhom, G., Straube, W., Braun, J. S., Kopper, B., Rehker, H.: Urologe A **14**, 112 (1975) – 3. Ay, R., Invancevic, L., Orestano, F.: Acta urol. **2**, 11 (1971) – 4. Barnes, R. W., Ninan, C. A.: J. Urol. (Baltimore) **108**, 897 (1972) – 5. Burchardt, P., Altenähr, E., Kastendieck, H.: Urologe A **12**, 256 (1973) – 6. Daves, J. A., Tomskey, G. C., Cohen, A. E.: J. Urol. (Baltimore) **87**, 180 (1961) – 7. Emmet, J. L., Barber, K. W., Jackmann, R. J.: J. Urol. (Baltimore) **87**, 460 (1962) – 8. Köllermann, M. W., Pleßow, D., Wagenknecht, L. V.: Urologe B **15**, 225 (1975) – 9. Nagel, R., Kölln, C. P.: Diagnostik **4**, 309 (1971) – 10. Schröder, F. H., Kohwohl, K.: Urologe A **10**, 170 (1971) – 11. Straube, W., Rehker, H., Kemper, K.: Urologe A **13**, 242 (1974)

Dr. B. Kopper
Urologische Univ.-Klinik
D-6650 Homburg/Saar

Diskussion zu den Vorträgen Seite 276 bis 296
Chemotherapie nach urologischen Routineoperationen
Moderatoren: D. Zoedler, Düsseldorf, P. Mellin, Essen und H. Frohmüller, Würzburg

K. Naber, Straubing: Ich wollte zu dem Vortrag von Herrn Heidler etwas sagen. Ich glaube, daß man aufgrund der Zahlen, die Sie präsentiert haben, nichts zu dem Thema „trotz oder wegen der Antibiotika" etwas sagen kann, da die gesamte Gruppe Sisomicin erhalten hat. Man sollte deshalb die Suggestivformel „protektive Wirkung" aus Ihrem Referat herausnehmen. Festzustellen ist aber, daß die Sisomicingabe offenbar eine sehr hohe Quote von sisomicinresistenten Keimen erzeugt hat. Das haben Sie in der letzten Tabelle gezeigt. Ferner ist noch zu sagen, daß Ampicillin wahrscheinlich ein sehr ungünstiges Antibiotikum zur Prophylaxe ist, da es einen sehr hohen Selektionsdruck auf die Darmkeime ausübt, was ja Herr Naumann auch erwähnte.

Moderator D. Zoedler, Düsseldorf: Vielen Dank. Herr Heidler, wollen Sie gleich dazu Stellung nehmen?

H. Heidler, Wien: Es ist natürlich so zu verstehen, daß nicht das Sisomicin die Ursache ist. Es ist falsch ausgedrückt, wenn Sie sagen, wegen des Sisomicins oder weil Sisomicin gegeben wurde. Den Infekt macht der Dauerkatheter, das Sisomicin macht lediglich dann den Keim.

Moderator: Weitere Wortmeldungen?

P. May, Bamberg: Ich glaube, es ist nicht allein der Katheter und auch nicht eine mangelnde Sterilität im Operationssaal, die die Rolle spielen, sondern auch das postoperative Anspülen. Es hat mich eigentlich gewundert, daß dieses Problem bisher so wenig diskutiert wurde. Seitdem wir auf jegliches Anspülen verzichten und lediglich nebacetinhaltige Lösungen dafür verwenden – auch wenn sie teuer sind –, haben wir wesentlich weniger Fieberschübe, auch nach Entfernung des Katheters. Auf eine Antibiotikaprophylaxe wird verzichtet. Ich möchte das Präsidium gerne fragen, wie das in den einzelnen Kliniken gehandhabt wird. Herr Brühl und Mitarbeiter haben ja einen sehr schönen Spülwagen entwickelt und empfohlen. Ich halte dieses Gerät jedoch für sehr aufwendig. Andererseits glaube ich, wäre es wünschenswert, der Industrie zu empfehlen, auch Spüllösungen in Einmalapplikatoren zu entwickeln ohne Nebacetinzusatz o. ä. Allein das Einbringen einer sterilen Infusionslösung in eine Spritze birgt ja schon die Gefahr der Keimeinschleppung.

Moderator: Vielen Dank, Herr May, das halte ich für einen sehr wesentlichen Punkt. Und ich darf vielleicht die einzelnen Vortragenden bitten, Stellung zu nehmen, ob Sie, wenn Sie keine Antibiotikaprophylaxe betreiben, einen antiseptischen Zusatz zur Spülung zugeben.

H. Heidler, Wien: Keinen antiseptischen Zusatz. Wir weisen aber das Pflegepersonal darauf hin, möglichst keine Spülungen durchzuführen. Aber ab und zu ist das natürlich unumgänglich.

W. Mauermayer, München: Der Herr May hat einen ganz wichtigen Punkt anklingen lassen. nämlich die postoperative Behandlung. Ich glaube, daß unsere ganzen Bemühungen im Operationssaal vollkommen für die Katz sind, wenn auf der Station geschlampt wird. Die Untersuchungsserien sind auch äußerst schwierig zu vergleichen, weil wir nicht wissen, wie auf der Station gearbeitet wird. Wir haben das Thema in unserem Vortrag nur kurz anklingen lassen, indem wir den Katheterstöpsel gezeigt haben. Es gibt eine ganze Liste von amerikanischen Arbeiten, die zeigen, daß das geschlossene System, das den Patienten fest mit Katheter und Spülung verbindet, die beste Infektionsprophylaxe nach der Operation ist. Dieses System muß auch so ausgebaut werden, daß im System „die Spritze drinnen" ist. Es muß unter allen Umständen geschlossen bleiben. Wir haben ein Dia gezeigt, auf dem unser erstes Versuchsmodell dargestellt ist.

Moderator: Vielen Dank, Herr Mauermayer. Ihren Worten entnehme ich, daß Sie postoperativ eine Spülbehandlung im geschlossenen System vornehmen.

W. Mauermayer, München: Ja, ohne Antibiotikazusatz in der Spülung im geschlossenen System. Der Katheter liegt nur kurze Zeit, 2 Tage maximal.

H. Frohmüller, Würzburg: Ich kann Herrn Mauermayer bezüglich dieser Dauerspülungen nur recht geben. Wir verwenden seit eh und je nur eine Dauerspülung, damit keine Hände von Pflegern oder Schwestern dazwischenkommen. Man muß nur dafür sorgen, daß es schließt. Solange es schließt, ist es gut. Wenn Sie die Spülung durchlaufen lassen, dann spülen Sie alle Keime mit heraus und brauchen keine Nebacetinlösung zuzusetzen.

R. Hubmann, Hamburg: Wir verwenden postoperativ seit 2 Jahren ebenfalls die Dauerspülung und setzen der Lösung ein Antiseptikum zu, das sehr gut von der Blase vertragen wird. Wir erhalten einen Großteil unserer Patienten postoperativ steril. Warnen möchte ich vor der Beigabe von Nebacetin. Es gab Autoren, die Nebacetin und Polymyxin der Spüllösung zugesetzt haben. Man erhält dadurch einen ganz erheblichen Selektionsdruck auf unsere Keime in der Blase.

Moderator: Vielen Dank. Damit wir die Begriffe nicht durcheinander bringen, muß ich noch einmal fragen: Dauerspülung heißt, daß Sie zu einem Loch die Spülung hereinlassen und sie sofort zum anderen Loch wieder herauslassen? Oder füllen Sie mit der Dauerspülung die Blase auf und lassen die Spüllösung wieder ablaufen, um einen Reinigungseffekt in der Blase zu erzielen, was bei einer kontinuierlichen Spülung ja nicht der Fall ist?

W. Mauermayer, München: Ich muß mich kurz korrigieren, mich hat Herr Moormann darauf aufmerksam gemacht, daß das vielleicht mißverstanden werden könnte. Wir haben ein T-förmiges Spülsystem: Steriler Behälter, T-förmiges Stück zur Blase, Ablaufschlauch. Wir spülen die Blase selbstverständlich nur, wenn der Katheter verstopft ist. Wir haben einen Einwegkatheter und keinen Zweiwegkatheter mit Spülkanal. Wenn ein Patient eine ordentliche Blutstillung hat, glaube ich, ist die ganze Dauerspülung überflüssig. Und das muß man operativ eben einfach erzwingen. und das kann man ja auch.

G. Rutishauser, Basel: Die Dauerspülung sollte selbstverständlich im geschlossenen System stattfinden. Das System, wie wir es verwenden mit einem eingebauten Ballon, der mit Abklemmungen auf beiden Seiten versehen ist, bleibt ohne den Gebrauch einer Spritze geschlossen. Dieses System hat sich bei uns seit vielen Jahren bewährt, und wir möchten es nicht mehr vermissen.

G. Rodeck, Marburg: Ich möchte die Frage aufwerfen, ob tatsächlich nach einem transvesikalen oder transurethralen Eingriff an der Prostata über längere Zeit sterile Verhältnisse zu erzielen sind? Entscheidend sind doch die Nekrosen, die bei beiden Eingriffen in der Wundhöhle zurückbleiben. Es kommt allein auf die Abflußverhältnisse an, ob es zu klinischer Symptomatik kommt. Wir haben gesehen, daß nach der Punchmethode ein niedriger Prozentsatz von Harnwegsinfekten erzielt werden kann, und wir haben auch gesehen, daß mit und ohne Antibiotikaprophylaxe bei den Spätkontrollen kein Anstieg von Infekten festzustellen war. Wir sehen doch alle, daß immer eine Leukozyturie und auch eine Bakteriurie über längere Zeit bestehen bleiben. Das dauert so lange, bis eine Reepithelisierung des Wundgebietes stattgefunden hat. In diesen Fällen braucht man, wenn normale Abflußverhältnisse vorliegen, keine antibiotische Behandlung durchzuführen. Die Heilung erfolgt von selbst.

Moderator: Vielen Dank. Herr Rodeck. Ich halte es auch für wesentlich, daß die Reinigung der Prostataloge korrekt erfolgt. Wenn Sie einen Foleykatheter benutzen, schaffen Sie praktisch eine Wundhöhle, die nur einen ganz kleinen partiellen Abfluß hat, weil das Orificium internum gegenüber der Prostatahöhle praktisch abgeschlossen ist. Dort kann sich dann ein Infekt ausbilden, den Sie weder mit Antibiotika noch mit irgendeiner antiseptischen Lösung bekämpfen können.

P. Kolle, Hannover: Wir verwenden auch das Spülsystem, das Mauermayer eben beschrieben hat. Es hat ein T-Stück, einen Einwegkatheter, und wir benützen zum Spülen die Travenolbeutel. Dieses System bekommt der Patient bereits im Operationssaal angeschlossen. Gespült wird selbstverständlich nur, wenn der Katheter verstopft ist. Ich möchte die Frage aufwerfen: Wozu wir überhaupt einen Katheterstöpsel brauchen? Man sollte meiner Meinung nach den Katheterstöpsel abschaffen. Ich darf hier an die Hinmansche Regel erinnern, daß sich eine Bakterienpopulation, wie z. B. Coli, innerhalb von 25 Minuten verdoppelt.

G. Hubmer, Graz: Geschlossene Spülsysteme, Einhaltung der Asepsis sind selbstverständlich. Ich muß aber auf einen anderen Infektionsweg hinweisen, der bei jedem Katheter vorhanden ist, nämlich die Aszension im Spaltraum zwischen Katheter und Urethra. Hier gibt es eigentlich nur eine Lösung: Den Katheter möglichst rasch zu entfernen, oder, wenn möglich, überhaupt durch ein anderes System zu ersetzen.

Moderator: Vielen Dank, Herr Hubmer. Ich glaube, daß wir diese Diskussion über Katheterbehandlung, Dauer der Katheterbehandlung jetzt bei der Diskussion des Vortrages von Limbacher und Mitarbeitern fortsetzen können. Er hat meines Erachtens Ketzerisches gesagt. Die Länge der Verweilkatheterbehandlung soll gar keine so große Rolle spielen. Entweder man ist so konsequent und legt, wie das hier gesagt wurde, gar keinen Katheter ein, dann erfolgt eine Selbstreinigung der Prostataloge und man nimmt möglicherweise die Gefahr einer Leckage in Kauf, oder Sie legen einen Katheter. Ob Sie dann aber den Katheter, der ja spätestens innerhalb von 24 Stunden zu einer Infektion führt, dann am 5. oder am 8. oder am 10. Tag entfernen, spielt praktisch überhaupt gar keine Rolle. Unsere Untersuchungen haben das gezeigt. Ich weiß, daß sich jetzt natürlich ein Sturm erheben wird von den Herren, die eine frühzeitige Katheterentfernung fordern. Aber gerade die totale Prostatektomie, bei der Sie eben keine Wundhöhle haben, hat ja bei den 100 Fällen gezeigt, daß der Verweilkatheter für den Infekt relativ bedeutungslos ist. Wir hatten, glaube ich – wieviel Prozent waren das, Herr Limbacher? –, ja 15% der Fälle, die nach einer 14tägigen Dauerkatheterbehandlung bei vorher sterilem Urin einen Infekt aufwiesen. Vielleicht sollte man dazu noch etwas sagen. Herr Mauermayer, Sie sind doch ein Vertreter der kurzen Katheterbehandlung.

W. Mauermayer, München: Natürlich – und ich bleibe es auch. Ich komme allmählich ins Alter, wo man eine Prostataerkrankung haben könnte. Wenn ich mir vorstelle, ich habe den Katheter 2 Tage oder 2 Wochen drin, da würde ich doch die 2 Tage vorziehen. Das ist also das erste Argument. Und ich glaube, daß ich es auch vorziehen würde, wenn ich nach 6 oder 7 Tagen die Klinik wieder verlassen könnte. Die Voraussetzung dafür ist, daß der Katheter früh herauskommt. Ich meine, es gibt keinen Grund, warum man ihn lange liegenlassen soll. Bei einer radikalen Prostatektomie ist das natürlich anders, weil Urethra und Blasenboden miteinander vernäht werden müssen. Aber bei jeder anderen Methode ist der Katheter ja eigentlich nur da, um die Blutung zu beherrschen. Und wenn es nicht blutet, dann kann der Katheter doch heraus.

Moderator: Völlig richtig, Herr Mauermayer. Wir propagieren ja nicht das möglichst lange Liegenlassen des Katheters, sondern wir wollen nur zeigen, daß die Länge der Dauerkatheterbehandlung, wenn der Katheter schon mal liegt, für einen Infekt keine so große Rolle spielt.

K. Voigt, Berlin: Ich vermisse bei der Diskussion eine Stellungnahme zum Kaliber des Dauerkatheters, der nach der Operation benutzt wird. Ich glaube, daß das Kaliber auch eine Rolle bei der postoperativen Infektion spielen könnte.

Moderator: Völlig richtig.

H. Frohmüller, Würzburg: Ich glaube schon, daß ich etwas dazu sagen kann. Wir verwenden im Gegensatz zu den meisten anderen Kliniken 24 Charr. Katheter mit großem Ballon. Wie Sie an der Tabelle gesehen haben, haben wir mit der Cold-Punch-Methode postoperativ wesentlich weniger Infekte als die Elektroresekteure. An der Größe des Katheters jedenfalls kann es nicht liegen.

Moderator: Ja, das ist wesentlich, Herr Frohmüller.

R. Hohenfellner, Mainz: Was ich in der Diskussion vermißt habe, ist die Frage des Wechsels der Katheter. Ich möchte darauf hinweisen, daß der Wechsel des Katheters den Patienten gefährdet. Das ist eine Feststellung, die schon Miller 1952 getroffen hat. Die höchste Rate an Endotoxinschocks ist dann zu verzeichnen, wenn der infizierte Urethralinhalt durch den Wechsel des Katheters wieder in die Blutbahn eingeschwemmt wird. Ich glaube, das ist auch die Gruppe von Patienten, die eine Prophylaxe braucht, wenn der Katheter nicht funktioniert und gewechselt werden muß.

Moderator: Vielen Dank, Herr Hohenfellner. Ich glaube, daß wir diese Frage abschließen und jetzt zu der Diskussion der nachfolgenden Vorträge kommen. Ich weiß nicht, ob das allgemein üblich ist oder ob es Kollegen gibt, die prophylaktisch jede Zystoskopie mit einem Antiseptikum oder mit einem Antibiotikum abdecken. Ich glaube, daß das wohl in den wenigsten Fällen praktiziert wird. Oder gibt es dazu Wortmeldungen?

G. Hubmer, Graz: Es würde mich in dem Zusammenhang interessieren, wie sich bei den Patienten von Herrn Rüedi das Untersuchungsgut zusammensetzt. Waren es Männer, waren es Frauen? Waren es Patienten mit einer gestörten Abwehrlage der Blase, mit Tumoren, mit Restgewebe? Ich glaube, das kann man nicht alles in einen Topf werfen. Das muß man streng auseinanderhalten.

Moderator: Darf ich um Antwort bitten, Herr Rüedi?

P. Rüedi, Zürich: Es waren 30% Frauen und 70% Männer. Das Krankengut setzte sich vor allem aus Nachkontrollen nach Blasentumorentfernungen zusammen und nur etwa zu 20% aus Patienten mit einem Prostataadenom.

Moderator: Vielen Dank, Herr Rüedi. Dann kommen wir zu den Vorträgen von Rost und von Kopper. Ich glaube, das Wesentliche wurde dazu schon gesagt. Ich möchte nur noch darauf hinweisen, daß eine transrektale Biopsie eine schwere Belastung darstellt, wenn eine totale Prostatektomie geplant ist. Wir hatten bei drei Fällen, bei denen vorher eine transrektale Biopsie vorgenommen wurde, eine Darmverletzung bei der totalen Prostatektomie. Also auch aus diesen Gründen verbietet sich meines Erachtens der transrektale Zugang bei der Biopsie.

Wir sind am Ende der Diskussion, und ich möchte zusammenfassen: Ich glaube, diese Vorträge haben gezeigt, daß wir unsere Einstellung zur prophylaktischen antibiotischen Behandlung revidieren oder zumindest überdenken sollen.

In geeigneten Fällen, d. h. in Fällen, die vorher nicht infiziert sind und die keine Schädigung der oberen Harnwege aufweisen, ist eine Antibiotikaprophylaxe nicht erforderlich. Patienten, die eine Pyelonephritis haben, sind jedoch gefährdet und sollten prophylaktisch behandelt werden.

Die Liegedauer des Katheters kann nach unseren Vorstellungen nicht so sehr wesentlich sein.

Die transrektale Biopsie sollte man tunlichst vermeiden.

Meine Damen und Herren, auch wenn zur Zeit der Ruf erschallt: „Zurück in die vorantibiotische Ära" – zumindest in der Prophylaxe –, dann sollte das kein Dogma darstellen, sondern nur eine Empfehlung, die allerdings mikrobiologisch erheblich begründet ist. Denen, die nicht zuletzt aus forensischen Gründen dieser Empfehlung zunächst noch nicht nachkommen wollen, darf ich die Zauberformel von Herrn Naumann ins Gedächtnis zurückrufen: „Sie treiben keine Prophylaxe, Sie treiben eine präventive Therapie." Vielen Dank.

Aktuelle Information

E. Zɪɴɢɢ: **Aktuelles in der Urologie**

Einleitung

Meine Damen und Herren, Ihr Präsident hat mir die Aufgabe anvertraut, Ihnen über aktuelle Fragen in der Urologie zu berichten. Bei der Bearbeitung dieses Themas bin ich mir bewußt, daß

– die Auswahl der einzelnen Sachgebiete stark im Ermessensbereich liegt,
– jeder von Ihnen die Akzente anders setzen würde,
– die Behandlung eines Themas seine Aktualität widerspiegelt, keineswegs aber seinen zukünftigen Stellenwert beinhaltet,
– schließlich die vorliegende Übersicht nicht Anspruch auf Vollständigkeit erhebt.

Wir beschränken uns auf die Sachgebiete: Grenzgebiet Nephrologie-Urologie, Instrumentarium-Geräte, Operationstechnik, Onkologie.

Nephrologie

Streeten [53] berichtete 1975 über eine einfache und verläßliche Methode zur Erfassung von Patienten mit Verdacht auf renovaskuläre Hypertonie. Von 60 Hypertonikern zeigten 16 Kranke nach Infusion von Saralasin, einem Angiotensin-Blocker, eine signifikante Hypotension. Saralasin ist ein Oktapeptid mit kompetitiver Wirkung mit Angiotensin II an den Rezeptoren [44]. Die 16 Patienten von Streeten wiesen gleichzeitig eine erhöhte Reninaktivität im Nierenvenenblut und im peripheren Plasma auf. Die ersten Ergebnisse lassen vermuten, daß diese Methode einen wesentlichen diagnostischen Fortschritt in der Diagnose der renovaskulären Hypertonie bildet [25]. Da das Präparat parenteral gegeben werden muß und eine kurze Halbwertszeit hat, ist es für den therapeutischen Einsatz bei der Hypertonie nicht geeignet.

Terasaki [54] wertete 12000 Nierentransplantationen von 8 Zentren statistisch aus und vermerkte ein deutliches Absinken der Transplantations-Überlebenszeiten. Die Ursache ist nicht geklärt, eine Reihe von Möglichkeiten wird diskutiert. Unter den das vorliegende Ergebnis beeinflussenden Faktoren stellte man eine signifikante Korrelation zwischen Zahl der Bluttransfusionen und Ergebnis der späteren Nierentransplantation fest. Kranke, die mehrere Bluttransfusionen erhielten und einen erhöhten Titer von HLA-Antigenen aufwiesen, zeigten eine bessere Überlebenszeit des Transplantates.

Instrumentarium, Geräte

Die *Computer-Tomographie* ist ein neuartiges Röntgentransversal-Schichtverfahren zur Messung und Darstellung von kleinen Unterschieden im Strahlenschwächungsvermögen einzelner Objekte und erschließt damit für die Weichteildiagnostik neue Möglichkeiten.

Das Gerät ist so konstruiert, daß das zu untersuchende Objekt mit einem eng eingeblendeten Röntgenstrahl linear abgetastet wird. Ein Kristalldetektor mißt kontinuierlich die austretende Strahlung und damit die Strahlenschwächung durch das Objekt. Das fest gekoppelte Strahlungs-Meßsystem wird immer wieder um einen kleinen Winkel gedreht und der lineare Abtastvorgang wiederholt. Aus der Vielzahl von Messungen können die mittleren Absorptionskoeffizienten in den einzelnen Volumenelementen berechnet werden. Die weitere Verarbeitung geschieht wie folgt: Die am Detektor-System anfallenden Meßwerte werden in einen Kleincomputer übertragen. Dieser berechnet aus den Meßwerten eine der jeweiligen Objektschicht entsprechende Matrix von Schwächungskoeffizienten. Die Information wird mit Hilfe eines Digital-Analogwandlers in ein Bildsignal umgewandelt, das dann auf einem geeigneten Sichtgerät wiedergegeben wird [13]. Eine solche Anlage wurde erstmals 1972 von der britischen Firma EMI vorgestellt. Das Verfahren hat inzwischen allgemeine Anerkennung in der Diagnostik intrakranieller Veränderungen gefunden.

Die Computertomographie abdomineller Strukturen ist heute in steter Entwicklung. Wie ein Symposium im September 1976 im Röntgeninstitut in Bern (Direktor: Prof. W. A. Fuchs) zeigte, erlaubt dieses Verfahren eine exakte Wiedergabe von Weichteil- und Knochenstrukturen. Es ist von besonderer Bedeutung im Staging maligner Tumoren, in der Verlaufskontrolle von Patienten mit Lymphknotentumoren, Beckenmalignomen und Pankreaskarzinom. Besonders eindrücklich ist die Darstellung großer Lymphknotenpakete, die mit keiner anderen Methode derart exakt erfaßt werden können. Zudem ergeben sich auch Veränderungen beteiligter Knochenstrukturen [22]. Einige Aufnahmen, die ich den Herren Fuchs, Bern und Kreel [22], Harrow, verdanke, mögen das Gesagte verdeutlichen.

Die *Ultraschalldiagnostik* ist heute ein etabliertes, nicht invasives Verfahren zur Differentialdiagnose von Tumoren des Oberbauches, raumfordernder Prozesse der Nieren, Klärung retroperitonealer Prozesse im Oberbauch und der Pankreasdiagnostik. Die Verbesserung der Geräte ist in steter Entwicklung. Mit dem sog. Grey-Scale-Verfahren lassen sich die Strukturen wesentlich besser erfassen, da entsprechend der Intensität der erhaltenen Reflexe eine adäquate Abstufung der Intensität bildlich dargestellt werden kann. Die Bestrebungen gehen ferner dahin, die Schallköpfe so zu ändern, daß sie ins Rektum oder mit Hilfe des Endoskopes in Urethra und Blase eingebracht werden können. Wie Holms und Mitarbeiter kürzlich zeigten, lassen sich damit Größe und Infiltration von Prostatatumoren erfassen und auch Anhaltspunkte über Infiltrationstiefe und regionäre Lymphknotenpakete bei Blasen- und Genitaltumoren gewinnen.

Eisenberger u. Mitarb. [12] in München entwickelten ein Verfahren zur *extrakorporalen berührungsfreien Zertrümmerung* von Harnsteinen durch *Stoßwellen.* In-vitro- und In-vivo-Versuche ergeben die berechtigte Hoffnung, daß die Stoßwellen dereinst auch in der Humanmedizin zur Zertrümmerung von Nierenausgußsteinen zur Anwendung gelangen können.

Im gleichen Zusammenhang sei ein *Laser-Gerät* erwähnt, entwickelt ebenfalls in München, womit endoskopisch Blasentumoren zerstört werden können.

Operationstechnik

Die *arterielle Embolisation* von intrakraniellen Gefäßmißbildungen wurde 1962 eingeführt [28] später auch in der Gastroenterologie zur Behebung gastrointestinaler Blutungen gebraucht [21,55]. Der Anwendungsbereich im urologischen Fachbereich umfaßt: Ausschaltung inoperabler, blutender Nierentumoren, Bekämpfung der Hämaturie bei inoperablem Blasentumor, Beherrschung von Blutungen bei Beckenfrakturen und schließlich Verschluß von arterio-venösen Aneurysmen nach Nierenbiopsien [2,23] und Verschluß der A. renalis vor Tumornephrektomie. Mittels eines Seldinger-Katheters lassen sich die Emboli, Blutkoagula oder Gelfoam-Partikel an das entsprechende Gefäß heranbringen; eine superselektive Embolisation tumorversorgender Gefäße ist möglich. Die Ergebnisse der Ausschaltung blutender Nierentumoren zeigen anhand kleiner Serien, daß der Effekt sofort und anhaltend auftritt, daß sich keine Hypertonie einstellt, infolge Tumornekrose Schmerzen und Fieberschübe auftreten können, eine Änderung der Immunitätslage und damit eine Beeinflussung allfällig vorhandener Metastasen nicht erfolgt.

Die Embolisation der Arteriae hypogastricae führt zur temporären Blutstillung bei großen, inoperablen Blasentumoren; als Nebenerscheinung beobachteten wir ein Ischämie-Syndrom im Bereiche der Glutealregion. Die Blockierung der Nierengefäße geschieht besser mit dem *Swan-Ganz*-Katheter nach der Methode Marberger [29].

Die *Nierenautotransplantation mit oder ohne extrakorporaler Chirurgie*, später noch von Herrn Röhl ausführlich behandelt, hat in den letzten Jahren vermehrtes Interesse gefunden. Während sich mit zunehmendem Enthusiasmus die Indikation immer mehr erweiterte, mehren sich in den letzten Monaten kritische Stimmen, so Kaufman, Los Angeles [20], und Stewart, Cleveland [52]. Vor allem bei Gefäßveränderungen im Nierenhilus wurde nach Stewart die Autotransplantation zu häufig berücksichtigt. Als angemessene Indikation sieht er schwere progressive renovaskuläre Veränderungen, die sich nicht durch konventionelle Technik beheben lassen. Weitere Indikationen für die Autotransplantation sind Vorbereitung von Spendernieren mit Gefäßanomalien, ausgedehnte Ureterläsionen. Als Vorbedingung wurden verantwortbares Operationsrisiko, normale aorto-iliacale Gefäße und fehlende entzündliche Veränderungen am Gefäßstiel der Niere genannt. Als fragliche Indikation wird die Nierenteilresektion bei Tumoren in Einzelnieren angesehen. Hier empfiehlt sich nach Stewart die In-situ-Technik bei Blutleere und Hypothermie [14]. Sehr fraglich ist die Autotransplantation und Work-Bench-Surgery bei zertrümmerten Nieren nach Trauma und vor allem bei der Nephrolithiasis.

Probleme der Harnableitung

Während 4 Dekaden hat sich die Harnleiter-Darm-Implantation als befriedigende Methode der Harnableitung erwiesen, bis dann in den 50er Jahren auf die erheblichen Spätkomplikationen hingewiesen wurde [30]. Vor einer ähnlichen Situation stehen wir heute mit dem Ileal Conduit. Spätresultate (Tabelle 1) nach 10 und 15 Jahren zeigen vor allem bei Kindern ein recht ungünstiges Bild und eine erhebliche Komplikationsquote [32,49]. Besonders gravierend ist die zunehmende Verschlechterung der Nierenmorphologie und die progrediente Abnahme der Nierenfunktion. Gemäß Schwarz und Jeffs [46] verschlechtert sich das Urogramm nach 5 Jahren in 19%, nach 10 Jahren aber bereits in 49% der Patienten. Die Zunahme der Schäden ist eindeutig eine Funktion der Zeit.

Tabelle 1. Ileal conduit bei Kindern: Spätresultate

Komplikationen	Hendren 1975	Shapiro 1975
Stoma-Stenosen	42%	38%
Pyelonephritis	20%	
Ureter-Darm-Anastomose-		
Stenosen	10%	22%
Pyozystitis	3%	18%
Urolithiasis	4%	16%
Azidose		10%
Verschlechterung eines vorher normalen Urogramms	68%	30%

Während der Ileal-Conduit zunehmender Kritik begegnet, bevorzugen bereits zahlreiche Operateure die Harnableitung mit einem Colon-Conduit. Das ausgeschaltete Dickdarmsegment erlaubt eine problemlose Adaptation an die Haut und zudem eine refluxsichere Anastomose mit den Harnleitern [43]. Über gute klinische Resultate berichten unter anderem Mogg [33,34,35]. Hohenfellner [17], Lindenauer [77]; auch Hendren [32] zieht heute zur Harnableitung beim Kind den Colon-Conduit dem Ileal-Conduit vor.

Verschiedene Bestrebungen sind im Gange, die Nachteile des inkontinenten Darm-Conduits zu beheben und ein kontinentes Harnreservoir bei refluxgesicherter Ureter-Darm-Anastomose zu konstruieren (Ashken [4], Leisinger [26], Tscholl [60]). Das Prinzip besteht darin, durch eine Intussuszeption von Darm einen Ventilmechanismus zu erzeugen, der den Austritt von Urin aus dem Reservoir verhindert, andererseits den Katheterismus durch den Patienten selbst zuläßt. Die ersten Resultate sind vielversprechend. Allerdings kann eine Methode der Harnableitung erst nach 10 bis 15 Jahren definitiv beurteilt werden.

Onkologie

Die Strategie der Karzinombehandlung hat in den letzten Jahren einen Wandel erfahren. Der Kliniker sieht sich heute in Theorie und Praxis mit der Möglichkeit konfrontiert, mittels kombinierter Chemotherapie die Prognose der Malignome zu verbessern. Erfolg und Mißerfolg der Tumorbehandlung ist nicht allein von der Therapie am Primärtumor abhängig [47]. Mit radikaler Tumorchirurgie oder Radiotherapie läßt sich die sichtbare Tumormasse entfernen. Multiple Mikrometastasen können bereits zur Zeit des Primärtumors aber über den Körper verstreut sein. Am Tiermodell kann man mittels wachstumskinetischer Untersuchungen zeigen, daß die Zahl der Tumorzellen in Teilung, also chemotherapeutisch beeinflußbar, umgekehrt proportional der Gesamtzellzahl und damit der Tumorgröße ist. Daraus läßt sich die Schlußfolgerung ziehen, die Chemotherapie als Kombinationstherapie und bereits als primäre adjuvante Behandlung neben Chirurgie und Radiotherapie einzusetzen und, wenn immer möglich, die Tumormasse chirurgisch zu verkleinern.

Mit Ausnahme des Wilms-Tumors wurde bis vor kurzem dieses Konzept nicht befolgt [3]. In den letzten Jahren mehren sich aber überraschende Resultate mit einer primären Kombinationstherapie, z. B. beim osteogenen Sarkom, beim Rabdo-Myosarkom, Melanom und Morbus Hodgkin. Zur Illustration einige Zahlen. Während man beim osteogenen Sarkom früher mit Chirurgie und Radiotherapie eine 5-Jahres-Überlebenszeit von 16–23% erreichte und die ersten Metastasen im Schnitt 8–10 Monate nach der chirurgischen Behandlung auftraten, beobachtete Jaffe mit der kombinierten Chemotherapie in 80% der Fälle keine Metastasierung.

Wie verhält sich die Situation einer kombinierten Therapie bei den urogenitalen Neoplasmen?

Blasenkarzinom

Die unbefriedigenden Resultate mit alleiniger chirurgischer Therapie beim Blasenkarzinom Stadium T2 und T3 sind bestens bekannt. Die Vorbestrahlung dieser Tumoren mit Dosen bis zu 4000 rad und die anschließende Zystektomie und Harnableitung scheint die Prognose zu verbessern, wie erste Resultate von Whitmore [56], Prout [40], van der Werf-Messing [59] zeigen. Frau van der Werf-Messing erreichte mit einer 4wöchigen Hochvoltbestrahlung von 4000 rad und sofort angeschlossener Zystektomie ohne Lymphadenektomie bei Blasenkarzinomen der Stadien T3 NX MO eine 5-Jahres-Überlebenszeit von 50%.

Die primäre Chemotherapie beim Blasenkarzinom hat noch nicht Eingang in das Therapieschema gefunden. Die bisherigen Resultate sind nicht überzeugend (Tabelle 2). Allerdings fehlen größere prospektive randomisierte Studien unter Berücksichtigung der TNM-Stadien [6].

Tabelle 2. Wirkung von Adriamycin beim Blasenkarzinom

Untersucher	Zahl der Patienten	partielle Remission
Bonadonna et al., 1972	43	16 (37%)
Tan et al., 1973	5	0 (0%)
O'Bryan et al., 1973	39	14 (35%)

Prostatakarzinom

Die Chemotherapie beim Prostatakarzinom steckt in den Anfängen. Vor kurzem veröffentlichte Ergebnisse der National Prostatic Cancer Project-Gruppe zeigt, daß im fortgeschrittenen Stadium D mit Resistenz gegen Hormontherapie mit 5 FU oder Zytoxan eine vorübergehende Stabilisierung oder gar partielle Regression erreicht werden kann.

Hodentumoren

Die aktuelle Problematik bei den Hodentumoren (ausgenommen Seminom) liegt in der noch immer umstrittenen histologischen Einteilung, in der Erweiterung der Operationsindikation und der primären Kombinationsbehandlung.

Nach der von Tavel 1962 veröffentlichten Studie werden bei der retroperitonealen Lymphknotenausräumung etwa 25% der regionären Lymphknoten zurückbelassen. Nach Kaswik [19] kann die Radikalität wesentlich erweitert werden, falls unter Ligatur und Durchtrennung der entsprechenden Lumbalgefäße die retroaortalen und retrocavalen Lymphknoten reseziert werden.

Über die Wirkung einer zusätzlichen *Adjuvanten-Chemotherapie* nach kurativer Behandlung des Hodenkarzinoms bestehen praktisch noch keine kontrollierten Studien mit signifikanten Ergebnissen.

Die Entwicklung der Chemotherapie der *metastasierenden Hodenkarzinome* ist gekennzeichnet durch eine stets zunehmende Zahl von Zytostatika mit verschiedenem Wirkungsmechanismus. Mit der Kombinationsbehandlung von Bleomycin-Infusionen, Cis-Platinum, Actinomycin C und Adriblastin erzielt man heute in 20–40% der Fälle vollständige und in 30–60% partielle Remissionen (Tabelle 3).

Tabelle 3. Kombinationstherapie bei Hodentumoren (ohne Seminome). Bleomycinkombination mit Actinomycin D, Adriblastin, Cis-Platinum (nach K. Brunner)

Kombination	Zahl der Patienten	voll-ständige Remission	partielle Remission	total: partielle und totale Remission
Bleomycin + Actinomycin D + Velbe	16	37%	44%	81%
Bleomycin + Actinomycin D + Vincristin	34	23%	42%	65%
Bleomycin + Adriblastin + Vincristin	41	23%		
Bleomycin-Infusion + Cis-Platinum	14	?	86%	
Bleomycin-Infusion + Cis-Platinum + Actinomycin D	24	29%	50%	59%

Besonders ungünstig ist die Prognose bei Patienten mit ausgedehnten, retroperitonealen Lymphknotenmetastasen, primär oder nach Lymphadenektomie, resp. Chemotherapie. Um auch hier die Tumormasse zu verkleinern und damit eine bessere Chance für die Chemotherapie zu erreichen, empfehlen Comisarow [10] und Murphy [31] die möglichst weitgehende chirurgische Entfernung der Metastasen. In der Serie von Murphy überlebten 9 von 11 Patienten 6 Monate bis 4 Jahre, und 7 Patienten zeigten keine Zeichen von Tumoren.

Nach Brunner [6] lassen sich heute für die Chemotherapie der metastasierenden Hodenkarzinome folgende Grundsätze aufstellen: Mit der zytostatischen Behandlung sollte möglichst rasch nach Entdeckung der ersten Metastasen die vollständige Remission angestrebt werden, auch wenn diese mit einer erheblichen Toxizität erkauft werden muß. Remissionsdauer und Überlebenszeit scheinen sich mit zunehmender Zahl der vollständigen Remissionen signifikant zu verbessern. Bei der ausgedehnten retroperitonealen Metastasierung nach Lymphadenektomie oder Chemotherapie sollte die Tumormasse chirurgisch verkleinert und eine erneute Chemotherapie angeschlossen werden. Die besten Chemotherapieresultate werden bei reinen Lungenmetastasen erreicht, insbesondere, wenn die Metastasierung erst nach mehrmonatigem Intervall aufgetreten ist. Bei residualen unilateralen Lungenmetastasen ist die chirurgische Entfernung zu erwägen. Beste Resultate erzielt man heute mit einer Kombinationsbehandlung von Bleomycin, Velbe, Actinomycin C, Cis-Platinum, Adriblastin [3,6,51].

Tumorimmunologie

In der Tumorimmunologie zeigen sich keine wesentlichen Fortschritte. Zahlreiche Arbeiten befassen sich mit der Messung der Immunabwehrlage des Organismus in Beziehung zum Tumorstadium [4,9,14,15,39,45]. Die Hautreaktion gegen intradermale Antigene, wie z. B. DNCB, stimmt bei Hoden- und Prostatakarzinomen nicht mit der Tumorausdehnung überein, dagegen findet man beim Blasenkarzinom eine Abnahme der Reaktion mit zunehmendem Tumorstadium. Der Mikrozytotoxizitätstest als spezifische Lymphozytenreaktion gegen die Tumorantigene ergab eine gewisse Relation zwischen Immunlage des Wirtes und Tumorstadium, vor allem beim Nierenkarzinom und beim papillären Blasenkarzinom. Heute allerdings bezweifeln kompetente Immunologen die Spezifität dieses Testes und fragen sich, was mit ihm überhaupt gemessen wird [8,37].

Eine ähnliche Situation besteht in der Immunotherapie.

Meine sehr verehrten Damen und Herren, damit wäre ich am Ende meiner Übersicht angelangt. Ich danke Ihnen für Ihre Aufmerksamkeit.

Literatur

1. Alexander, P.: Brit. Med. J. **4**, 484 (1970) – 2. Almgard, L. E., et al.: Brit. J. Urol. **45**, 474 (1973) – 3. d'Angio, G. J., et al.: Cancer **38**, 633 (1976) – 4. Ashken, M. H.: Brit. J. Urol. **46**, 631 (1974) – 5. Brower, P. A., et al.: J. Urol. **115**, 243 (1976) – 6. Brunner, K.: Persönliche Mitteilung – 7. Carter, St. K., et al.: Cancer Suppl. **36**, 729 (1975) – 8. Catalona, W. J.: J. Urol. **115**, 242 (1976) – 9. Cole, A. T., et al.: J. Urol. **115**, 234 (1976) – 10. Comisarow, R. H.: J. Urol. **115**, 569 (1976) – 11. Currie, G. A.: Brit. J. Cancer **26**, 141 (1972) – 12. Eisenberger, F., et al.: aktuelle urologie (im Druck) – 13. Führer, K., et al.: Electromedica **2–5** (1975) – 14. Gibbons, R. P., et al.: J. Urol. **115**, 12 (1976) – 15. Hakala, T. R., et al.: J. Urol. **115**, 268 (1976) – 16. Herr, H. W., et al.: J. Urol. **115**, 264 (1976) – 17. Hohenfellner, R., et al.: aktuelle urologie **1**, 18 (1970) – 18. Hohenfellner, R.: Vortrag. European Ass. Urol. Congress Prague 1976 – 19. Kaswik, J. A., et al.: J. Urol. **115**, 70 (1976) – 20. Kaufman, J.: Persönliche Mitteilung – 21. Kaufman, St. L., et al.: J. Urol. **115**, 203 (1976) – 22. Kreel, L.: Aktuelle Probleme der Diagnostischen Radiologie. Bern: H. Huber (im Druck) – 23. Küss, R., et al.: J. d'Urol. Nephrol. **80**, 845 (1974) – 24. Lancet **II**, 959 (1975) – 25. Laragh, J. H.: New Engl. J. Med. **294**, 695 (1975) – 26. Leisinger, H. J.: European Urology **2**, 8 (1976) – 27. Lindenauer, S. M., et al.: Surgery **75**, 705 (1974) – 28. Luessenhop, A. J., et al.: Arch. Neurol. Psychiat. **7**, 264 (1962) – 29. Marberger, M., et al.: J. Urol. **114**, 360 (1975) – 30. McDonnell, J. B.: Brit. J. Urol. **47**, 607 (1975) – 31. Mervin, C., et al.: Cancer **37**, 20 (1976) – 32. Middleton, A. W., et al.: J. Urol. **115**, 591 (1976) – 33. Mogg, R. A.: Brit. J. Urol. **39**, 687 (1967) – 34. Mogg, R. A.: Urol. internat. **23**, 53 (1968) – 35. Mogg, R. A.: Brit. J. Urol. **41**, 434 (1969) – 36. McLaughlin, I. S.: Brit. J. Urol. **47**, 51 (1975) – 37. Montie, J. E., et al.: J. Urol. **115**, 239 (1976) – 38. Morales, A., et al.: J. Urol. **115**, 510 (1976) – 39. Morales, A., et al.: J. Urol. **115**, 377 (1976) – 40. Prout, G. R., et al.: 7th National Cancer Conference Proceedings. Philadelphia: J. B. Lippincott 1973 – 41. Cancer Suppl. **37**, 2093 (1976) – 42. Richie, J. P.: Brit. J. Urol. **47**, 269 (1975) – 43. Ribiero, A. B., et al.: New Engl. J. Med. **295**, 148 (1976) – 44. Samuels, M. L.: Proc. Am. Assoc. Cancer Res. **16**, 112 (1975) – 45. Schellhammer, P. F., et al.: Cancer **38**, 149 (1976) – 46. Schwarz, G. R., et al.: J. Urol. **114**, 285 (1975) – 47. Scott, W. W., et al.: J. Urol. **114**, 909 (1975) – 48. Scott, W. W., et al.: J. Urol. **116**, 211 (1975) – 49. Shapiro, St. R., et al.: J. Urol. **114**, 289 (1975) – 50. Skinner,

D. G.. et al.: J. Urol. **115**, 246 (1976) – 51. Sonntag, R. W., et al.: Cancer Chemother. Rep. **59**, 429 (1975) – 52. Stewart, B. H.: aktuelle urologie (im Druck) – 53. Streeten et al.: New Engl. J. Med. **29** (1975) – 54. Terasaki, P. I.: Transpl. Proc. **VIII**, 139 (1976) – 55. White, R. I.: J. Urol. **115**, 121 (1976) – 56. Whitmore, W. F.: Frouliers of Radiation Therapy and Oncology, Vo. V. Basel: Karger 1970 – 57. Wittes, R. E., et al.: Cancer **37**, 637 (1976) – 58. Woglom, W. H.: Cancer Rev. **4**, 129 (1929) – 59. van der Werf-Messing: Cancer **36**, 718 (1975) – 60. Zingg, E., Tscholl, R. (in Vorbereitung)

Prof. Dr. E. Zingg
Urologische Universitätsklinik
Inselspital
CH-3010 Bern

H. Melchior: **Bericht über das III. Symposion für experimentelle Urologie in Würzburg 1976**

Das III. Symposion für experimentelle Urologie fand vom 1. bis 3. April 1976 in Würzburg statt. Für die Organisation waren Herr Kelâmi (Berlin), Herr Schröder (Würzburg) und ich verantwortlich.

Unabhängig von der Frage, ob die vielfältigen Reize der alten Barockstadt Würzburg oder die zunehmende Bedeutung der experimentellen Forschung in der Urologie den entscheidenden Anstoß gaben, war das Interesse an diesem Symposion groß. Fast 90 Vortragsanmeldungen waren eingegangen, nicht nur aus dem deutschsprachigen Raum, sondern auch aus dem westeuropäischen Ausland, den USA und Japan. Leider mußte die Zahl der Referate auf 66 limitiert werden, um ausreichend Zeit für die Diskussion zu haben.

Von den 25 Urologischen Universitätskliniken Deutschlands waren in Würzburg 17 aktiv vertreten. Darüber hinaus berichteten Kollegen aus 7 Schwerpunktkrankenhäusern ohne Hochschulbindung über interessante experimentelle Untersuchungen.

Charakteristisch für die Entwicklung der experimentellen Forschung ist der Trend zur Teamarbeit: An den 66 präsentierten Studien waren 190 Mitarbeiter beteiligt, durchschnittlich 3,5 pro Studie. Die Ursache für diese Entwicklungstendenz ist in der zunehmenden Differenzierung der Fragestellungen und in der fortschreitenden Spezialisierung der Untersuchungsmethoden zu suchen.

So konzentriert sich die Tumorforschung immer mehr auf immunbiologische und biochemische Prozesse im zellulären und subzellulären Bereich. Für solche Untersuchungen ist die extrakorporale Zellzüchtung in vitro eine wesentliche Voraussetzung, der Kontakt zu den medizintheoretischen und naturwissenschaftlichen Disziplinen eine Conditio sine qua non.

Auch die experimentellen Untersuchungen zur Harnsteingenese, speziell von Oxalatsteinen, erfordern die Beherrschung moderner physiologischer Untersuchungsmethoden. Die Erkenntnis, daß die Ursache für die Oxalatsteinbildung wahrscheinlich in der Tubuluszelle selbst zu suchen ist, macht eine schrittweise Analyse des gesamten Tubulusapparates sowohl morphologisch als auch funktionell unumgänglich.

Die Pathophysiologie der Nierenfunktion rückt nicht nur durch den Problemkreis der Nephrolithiasis wieder zunehmend in den Interessensbereich der Urologie, sondern auch durch die speziellen Fragestellungen der Nierenkonservierung für Nierentransplantation und extrakorporale Nierenchirurgie.

Im Rahmen der biomedizinischen Technik konnten durch enge Kooperation von Medizinern, Naturwissenschaftlern und Ingenieuren große Fortschritte erzielt werden. Von der Entwicklung neuer elektronischer Untersuchungsmethoden sowie von der intraoperativen Anwendung moderner Energieübertragungsformen, wie Ultraschall, Infrarot und Laser, sind für die Urologie neue Impulse zu erwarten. Das Spektrum reicht von der berührungsfreien Steinzertrümmerung durch perkutane Stoßwellen bis zur mathematischen Miktionsanalyse.

Aber auch die klassische Form der experimentellen Urologie, die eigentliche experimentelle Urochirurgie, behauptet sich nach wie vor neben diesen Spezialdisziplinen. Die Suche nach den Grenzen organerhaltender Operationstechniken zugunsten einer erweiterten Indikationsstellung steht seit jeher im Vordergrund des Interesses. Die Möglichkeiten der Cavaligatur und -resektion beim rechtsseitigen Nierentumor wurden ebenso diskutiert wie die präliminare arterielle Nierenembolisation sowie Fragen der Rekonstruktion der abführenden Harnwege.

Insgesamt können die 66 Referate in zehn Gruppen zusammengefaßt werden:

Autoplastik – Alloplastik,
Technische Neuentwicklungen,
Tumorgenese,
Urodynamik,
Andrologie,
Prostataadenom und -karzinom,
Nierenchirurgie – Nephrolithiasis,
Nephrologie,
Lymphdrainage und Kollateralkreislauf,
Extrakorporale Nierenchirurgie
Transplantation.

Inwieweit die experimentellen Untersuchungen ihren Niederschlag in der Klinik finden werden, wird erst die Zukunft zeigen.

Das IV. Symposion für Experimentelle Urologie wird im Frühjahr 1978 in Kassel stattfinden. Als Organisatoren wurden gewählt D. Hauri, Zürich, H. Melchior, Aachen und F. Schröder, Würzburg.

Prof. Dr. H. Melchior
Urologische Klinik
Terrasse 30
D-3500 Kassel

F. H. Schröder: **Onkologie – Aktuelle Information**

Der Vortrag informierte über 3 Entwicklungen auf dem Gebiet der urologischen Onkologie, die im folgenden kurz abgehandelt werden.

1. Diagnostik und Verlaufskontrolle bei nicht seminomatösen Hodentumoren mit kombinierter Bestimmung von Alpha-Foetoprotein und Choriongonadotropin im Serum

Von beiden Substanzen ist seit längerer Zeit bekannt, daß sie zur Diagnostik und Verlaufskontrolle bei Hodentumoren Anwendung finden können. In letzter Zeit haben hochempfindliche und spezifischere Radioimmunoassays diese Diagnostik erheblich verfeinert. Es zeigte sich, daß Alpha-Foetoprotein in verschiedenen großen Serien von Hodentumorpatienten in 60–75%, β-HCG in 33–68% erhöht gefunden wurde. Der Radioimmunoassay für β-HCG ist jetzt spezifisch für das vom Tumor produzierte Hormon, es wird erstmals das aus der Hypophyse stammende luteotrope Hormon (LH) nicht miterfaßt. Mit dieser Technik zeigte sich, daß nicht nur, wie seit langem bekannt, Chorion-

Karzinome, sondern auch Terato-Karzinome und embryonalzellige Karzinome des Hodens häufig HCG produzieren. Patienten mit Seminomen haben sehr selten ein erhöhtes β-HCG und offenbar nie ein meßbares AFP.

Scardino und Javadpour wandten beide Techniken in *Kombination* bei einer Serie von 111 Patienten mit Hodentumoren an und berichteten beim diesjährigen Amerikanischen Urologenkongreß über ihre Ergebnisse. Wie aus Tabelle 1 zu ersehen ist, bestätigten die Meßwerte die Diagnose in 94% und das Vorhandensein auch sonst nicht erkennbarer Metastasen in 100% der Fälle. Ein Rezidiv wurde mit einer Präzision von 70% vorausgesagt. Darüber hinaus erwiesen sich die beiden Parameter als nützlich zur Verlaufskontrolle unter der Chemotherapie und zur Kontrolle der Vollständigkeit von Lymphadenektomien.

Tabelle 1. AFP und β-HCG in Diagnostik und Verlaufsbeobachtung bei 111 Patienten mit Hodentumoren (Scardino und Javadpour, 1976)

	diagnostische Sicherheit
Diagnose	94%
falsch positiv	0%
Diagnose von Metastasen nach Orchiektomie (T_2)	100%
falsch positiv	0%
Voraussage eines Rezidivs	70%
falsch positiv	7%

Es kann als sicher gelten, daß die Kombination der Bestimmung von AFP und β-HCG Eingang in die Routine der Behandlung von Hodentumoren finden wird.

2. Die präoperative Bestrahlung beim Blasen-Karzinom im Stadium B_2 und C

Trotz jahrzehntelanger Suche nach einer geeigneten Behandlung bleibt das invasiv wachsende Blasen-Karzinom eines der schwersten noch offenen Probleme in der Urologie. Aus Tabelle 2, einer Zusammenstellung von Behandlungsergebnissen älterer Serien von Patienten, die nur mit Bestrahlung oder nur mit Zystektomie behandelt wurden, ist zu erkennen, daß beide Verfahren schlechte Ergebnisse liefern. Dabei liegt die 5-Jahres-

Tabelle 2. 5-Jahres-Überlebensraten nach Bestrahlung und Zystektomie beim Blasen-Karzinom im Stadium B_2 und C (aus W. L. Caldwell, 1976)

Bestrahlung		Operation	
Miller and Johnson	37%	Cordonnier	33%
Goffinet	30%	Whitmore and Marshall	14%
Sandeman	25%	Jewett, King and Shelly	13%
Finney	22%	Stone and Hodges	8%
Jack and Buschke	14%	Riches	8%

Überlebensrate nach Bestrahlung im Schnitt noch günstiger als nach Zystektomie. Eine ähnliche Zusammenstellung ließe sich aus älteren Serien anfertigen, in denen eine Vorbestrahlung mit 4500 rad und mehr mit verschiedenen Arten der Zystektomie gekoppelt wurde. Der hauptsächliche Effekt der Vorbestrahlung in diesen Serien scheint eine enorme Steigerung der Operationsmortalität und Morbidität zu sein.

Inzwischen wurde nun von verschiedenen Zentren über neue Serien von Patienten berichtet, die meist über 4 Felder mit Dosen zwischen 2000–4500 rad vorbestrahlt wurden. Einige Ergebnisse sind in Tabelle 3 zusammengefaßt und sind besser als je zuvor berichtet. Eine kritische Analyse ist jedoch notwendig.

Tabelle 3. 5-Jahres-Überlebensraten beim Blasen-Karzinom im Stadium B_2 und C nach Vorbestrahlung und Zystektomie

Whitmore et al., 1968	38% (nur Stad. C)
De Weerd et al., 1973	54% (3 Jahre)
Miller and Johnson, 1973	51%
Van der Werf-Messing, 1973	40% (Stad. B_2 + C)
Prout et al., 1976	57% (Stad. B_2)

Es ist denkbar, daß die besseren Ergebnisse durch größere Genauigkeit in der Bestimmung der Tumorausdehnung bedingt, also auf eine andere und bessere Selektion der Patienten zurückzuführen sind. Auf diese Möglichkeit hat Hodges nachdrücklich aufmerksam gemacht. Auf der anderen Seite enthalten die zitierten Serien Daten, die klar die Wirksamkeit der Bestrahlung zumindest bei einigen Blasenkarzinomen dokumentieren. So zeigen die von Prout veröffentlichten Ergebnisse einer großen prospektiven Untersuchung, daß nach Bestrahlung bei Tumoren im Stadium B_2 und C erheblich häufiger, nämlich bei 35% kein Tumor in der Blase gefunden wurde als nach TUR allein. Denselben Erfolg erzielte die Arbeitsgruppe von der Mayo Klinik mit einer erheblich niedrigeren Dosis bei Schlagbestrahlung (Tabelle 4).

Tabelle 4. Kein Tumor im Cystektomiepräparat nach Bestrahlung und TUR

	Bestrahlung	TUR
Prout et al., 1973		
(4000–4500 rad in 4 Wochen)	35%	8%
De Weerd et al., 1973		
(800–2400 rad in 3 Tagen)	29%	—

In der Analyse ihrer Daten kommen Prout und van der Werf-Messing übereinstimmend zu dem Ergebnis, daß eine verbesserte Prognose nach Vorbestrahlung nur dann zu erwarten ist, wenn bei der Zystektomie kein Tumor mehr in Blase oder Lymphknoten gefunden wird oder wenn wenigstens die Infiltrationstiefe des Tumors im Vergleich zur bioptischen Voruntersuchung reduziert ist (stage reduction).

Größere, randomisierte Serien sind notwendig, um diese günstigen Beobachtungen zu bestätigen oder zu widerlegen.

3. Die operative Behandlung des Prostata-Karzinoms im Stadium C bzw. T₃

Unter dem Prostata-Karzinom im frühen Stadium C bzw. T_3 werden diejenigen Tumoren verstanden, die palpatorisch und histologisch über die Prostatakapsel hinausgehen, ohne jedoch benachbarte Strukturen infiltriert zu haben.

Das Prostata-Karzinom im frühen Stadium C war bisher eine Domäne der gegengeschlechtlichen Hormonbehandlung. Ergebnisse aus den Serien von Flocks und Belt zeigen jedoch, daß sich mit der radikalen Prostatektomie bei diesen Tumoren 5-Jahres-Überlebensraten von 64–74% erzielen lassen. Leider gibt es keine ähnlich selektierte Vergleichsserie mit konservativer Behandlung. Die operativen Ergebnisse liegen jedoch 15–25% über denen, die für das Stadium C in den meisten Serien mit konservativer Behandlung erzielt wurden (Tabelle 5). Die große Zahl von Patienten, die im Krankengut von Belt nach 15 und 20 Jahren tumorfrei leben, dokumentiert eindrücklich die Möglichkeit einer Heilung dieser Tumoren.

Die Indikation zur radikalen Prostatektomie läßt sich durch eine vorausgehende diagnostische Lymphadenektomie noch präzisieren. Dies zeigt das hervorragende, von Flocks bei einer Gruppe von 69 Patienten mit negativen Lymphknoten im Stadium C, erzielte Ergebnis (Tabelle 5).

Tabelle 5. Überlebensraten nach radikaler Prostatektomie beim Prostata-Karzinom im Stadium C_1 (T_3)

	Zahl	Überlebensrate	
		5 Jahre	10 Jahre
Flocks, 1973	69	74,0%	66,7%
	224	64,5%	37,7%
Schröder und Belt, 1975	213	64,0%	35,9%

Man wird die radikale Prostatektomie in Zukunft in den Therapieplan des Prostata-Karzinoms im Stadium C aufnehmen müssen.

Literatur beim Verfasser.

Prof. Dr. F. H. Schröder
Direktor Abteilung Urologie
Erasmus Universität
Rotterdam, Holland

L. Röhl: **Extrakorporale Nierenchirurgie. Bericht über die Tagung in Kopenhagen 1976**

Vom 26. bis 29. April dieses Jahres trafen sich in Kopenhagen einige Interessenten auf dem Gebiet der intra-renalen Chirurgie. Die Initiative zu diesem recht informellen Zusammenkommen ging von Mr. Wickham, St. Bartolomews Hospital, London, Mr. Graves, Stratford, England, und Dr. Petersen, Dänemark, aus. Man entschloß sich eine Arbeitsgemeinschaft zu gründen, vorläufig unter der m. E. etwas überheblichen Benennung European Intra-renal Surgery Society.

Ziel dieser Tagung war es, in kleinem Kreise über die Indikation, Technik und Komplikationen der intra-renalen Chirurgie erste Erfahrungen auszutauschen. Es gab insgesamt 21 Teilnehmer aus Dänemark, England, Frankreich, Italien, Schweden, den USA, Holland, Österreich und aus der Bundesrepublik – repräsentiert durch die Herren Eisenberger, München, Marberger jun., Mainz, Rathert, Aachen, Wagenknecht, Hamburg, und Herrn Dreikorn und ich aus Heidelberg.

Es wurde sehr sachlich informiert und sehr lebhaft und – ich würde sagen – sehr kreativ diskutiert über eine Reihe Teilthemata, auf deren Inhalt ich hier keineswegs eingehen, sondern nur aufzeichnen kann: die Gefäßanatomie; der operative Zugang bei intra-renalen Eingriffen; die intra-renalen Gefäßrekonstruktionen; die hypotherme Konservierung; die Einschätzung des Ischämieschadens; die Chirurgie der Ausgußsteine – und nicht zuletzt die extrakorporale Nierenchirurgie, über die der Präsident mich gebeten hat, gesondert zu berichten.

Mich persönlich hat es ganz besonders gefreut, daß sich der deutsche urologische Nachwuchs in den Vorträgen und Diskussionen so ausgezeichnet profiliert hat.

Die extrakorporale Nierenchirurgie gehört noch zu den exklusiven Operationsverfahren. Wie Herr Rathert mitteilte, waren bis Frühjahr dieses Jahres 74 solcher Eingriffe in der Welt bekannt. Fast alle sind in den Transplantationszentren vorgenommen worden. Über die größte Erfahrung verfügt Gelin und seine Mitarbeiter aus Göteborg, Schweden, mit damals 43 extrakorporalen Operationen. Meine kurzen allgemeinen Kommentare hier gründen sich auf dieses Material, das von Gelin in Kopenhagen präsentiert wurde, und auf unsere eigene bescheidene Serie von 12 extrakorporal operierten Tumorfällen aus der Heidelberger Urologie.

Zur Nomenklatur

Die bis jetzt gebrauchte Terminologie ist etwas verwirrend, Begriffe wie Autotransplantation, Ex situ renal surgery, ex vivo surgery, work-bench surgery und extrakorporale Chirurgie tauchen in der Literatur auf, ohne strikte Definition. Gelin hat neulich folgende Begriffe vorgeschlagen – meines Erachtens sehr richtig:

1. *Autotransplantation* beinhaltet ein Verfahren, wobei die Niere von der orthotopen Lokalisation zur heterotopen versetzt wird – ohne daß operative Eingriffe an dem Organ während der non-Perfusionsperiode vorgenommen werden. Die Korrektur von einer Abgangsstenose der Arteria renalis durch Autotransplantation ist also keine extrakorporale Nierenchirurgie.
2. *Ex situ-renale Chirurgie* bezeichnet operative Eingriffe an der von ihrer Gefäßverbindung abgeschnittenen und herausgenommenen Niere – wobei der Harnleiter intakt bleibt.
   Der Begriff *„ex vivo"-Chirurgie* soll vermieden werden, da er irreführend ist, weil das Organ keineswegs „tot" ist während der operativen Maßnahmen.
3. Die echte *„extrakorporale Chirurgie"* beinhaltet dann die vollständige Trennung der Niere vom Körper mit Plazierung des Organs auf einen speziellen Operationstisch – für rekonstruktive Maßnahmen.

Der Begriff „work-bench-surgery" (eingeführt von Scott, 1967) sollte – wenn überhaupt verwendet – die speziellen operativen Maßnahmen an dem Organ während seiner „ex situ" oder „extrakorporalen" Zeitperiode bezeichnen.

Zu den Vorteilen der extrakorporalen Operationstechnik

Auf einer Arbeitsbank können im absolut blutleeren Operationsfeld im Rahmen mikrochirurgischer Operationstechnik parenchymschonende Eingriffe mit intrarenalen Rekonstruktionen durchgeführt werden, die in situ unmöglich wären.

Die hypotherme Konservierung verlängert die von der Niere ohne Vitalitätsverlust tolerierte Ischämiezeit und schafft damit die Voraussetzung für langdauernde, intrarenale Freipräparationen und Rekonstruktionen. Bei der Exstirpation von Tumoren kann durch laufende histologische Schnellschnittuntersuchungen aus den Resektionsrändern die Entfernung des Tumors im Gesunden gesichert werden. Ausscheidungsurogramm, selektive Renovasographie und präoperative regionale nuklearmedizinische Funktionsuntersuchungen der tumorbefallenen und zu erhaltenden Parenchymanteile bestimmen das operationstaktische Vorgehen.

Die Operation verläuft in 4 Phasen (Abb. 1):
Nach der Nephrektomie (a), die mit oder ohne Durchtrennung des Harnleiters durchgeführt werden kann, wird die Niere mit einer 4°C kalten Perfusionslösung blutleer gespült und abgekühlt. Während der extrakorporalen Operation (b) wird die Niere laufend mit eiskalter Kochsalzlösung gekühlt, die Retransplantation (c) kann entweder orthotop oder

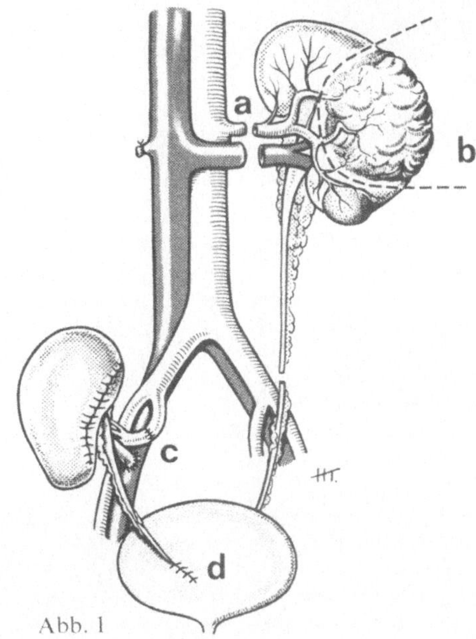

Abb. 1

heterotop, wie bei einer Nierentransplantation, in die Fossa iliaca erfolgen. Wurde der Harnleiter bei der Entnahme der Niere durchtrennt, wird im Anschluß an die Anastomosierung der Gefäße die Uretero-Neozystostomie durchgeführt (d).

Die *Indikation* zur extrakorporalen Operation ist streng zu stellen. Vor einer kritiklosen Anwendung ist wegen der möglichen Komplikationen, d. h. arterielle und venöse Thrombosen, Gefäßrupturen, Urinfisteln und Harnleiterstenosen, zu warnen. Die Anwendung der extrakorporalen Operationstechnik sollte auf alle Fälle beschränkt bleiben, bei denen eine Operation in situ unmöglich ist. Neben zentralen Tumoren in Solitärnieren und bilateralen Nierentumoren liegt die Hauptindikation bei intrarenalen Gefäßstenosen und Aneurysmen. In *Ausnahmefällen* kann die extrakorporale Operationstechnik bei Ausgußsteinen und schweren traumatischen Nierenverletzungen indiziert sein.

Die operationstechnischen Möglichkeiten bei dem extrakorporalen Verfahren wurden anhand einiger Fälle aus der Heidelberger Serie demonstriert: ein zentrales Hypernephrom, ein intrarenal wachsendes Nierenbeckenkarzinom – beide in Einzelnieren – und multiple Hypernephrome in einer Hufeisenniere.

Zusammenfassend ging aus dieser Tagung hervor, daß die Möglichkeit, in Blutleere auf der aus dem Körper herausgenommenen Niere zu operieren, neue Dimensionen in der Nierenchirurgie eröffnet. Das extrakorporale Operationsverfahren bietet in bestimmten operativen Situationen, sei es z. B. bei intrarenal wachsenden Tumoren oder intrarenalen Gefäßveränderungen – viele technische Vorteile, die in situ nur schwierig oder unmöglich zu erreichen sind.

Prof. Dr. L. Röhl
Urologische Abteilung
Chirurgisches Zentrum
der Universität
D-6900 Heidelberg

Freie Vorträge

I. Teil

K. M. SCHROTT und A. SIGEL: **Diagnostik neurogener Blasenentleerungsstörungen unter simultaner Zystourethrographie, Zystosphinkteromanometrie und Pharmakotestung**

Zurückgreifend auf die Klassifizierung der neurogenen Blase nach Voris, Landes [1] und Giertz, Lindblom [2] in einen oberen, supranukleären und in einen unteren, nukleären oder infranukleären Läsionstyp der parasympathischen und somatischen Innervation, versuchen wir durch Miteinbeziehen des modulierenden Sympathikus die Einteilung so zu erweitern, daß Rückschlüsse auf den urologischen Reaktionstyp möglich werden (Tabelle 1). Der Grad der Urge-Inkontinenz und das Ausmaß der Retention sollen erklärbar werden.

Tabelle 1. Einteilung nach Neuronläsionen: komplett – inkomplett

---

I. *Sensorische NL* = deafferenzierte Blase

II. *Motorische NL* = deefferenzierte Blase

III. *Sensorisch-motorische NL*

    1. Obere (supranukleäre) parasymp. + somat. NL = automatische Reflexblase

a) mit oberer sympathischer NL (hoher thorak. oder zervik. Querschnitt)	autonome Dysreflexie, Blasenhalskontraktur, Tendenz zur Retention;
b) mit unterer symp. NL (tiefer thorak. Querschnitt)	geringer Auslaßwiderstand, ausgeprägte reflektorische Inkontinenz, totaler Ejakulationsverlust;
c) mit intakter spinaler Koordination	Detrusor-Sphinkter-Synergie;
d) mit defekter spinaler Koordination	Sphinkter-Ext.-Spastik.

    2. Gemischte Läsionstypen:
       a) obere parasymp. + untere symp. + untere somat. NL = Durchlaufblase
          (kontrakte Blase bei „non resistance");
       b) untere parasymp. + untere symp. + obere somat. NL = Retentionsblase
          (mit Reflux bei trigon. + detrusor. Insuffizienz).

    3. Untere (nukleäre) parasymp. + somat. NL = autonome Blase

a) mit intaktem Sympathikus (Konusdefekt unter L_3)	mit restlicher Auslaßresistenz, vu Reflux selten, „dribbling ejaculation" möglich;
b) mit unterer symp. NL (Konusnekrose bis T 10 relativ häufig)	„non resistance" mit klaffendem Hals, schlaffe Blase, vu Reflux häufig, totaler Ejakulationsverlust.

    4. Untere infranukleäre parasymp. NL = denervierte Blase
       (Somat. und sympath. Innervation selten infranukleär betroffen).

Der sympathische Einfluß oder Ausfall in den verschiedenen Kombinationen kann nur durch Nachweis der Partialfunktionen des jeweiligen Defektbildes erkannt werden. Der Sympathikus relaxiert den Detrusor über β-Rezeptoren, dämpft dessen reflektorische Aktivität über inhibierende Brücken zu den vesikalen Ganglien und tonisiert über α-Rezeptoren Trigonum, Blasenhals und hintere Harnröhre (Abb. 1).

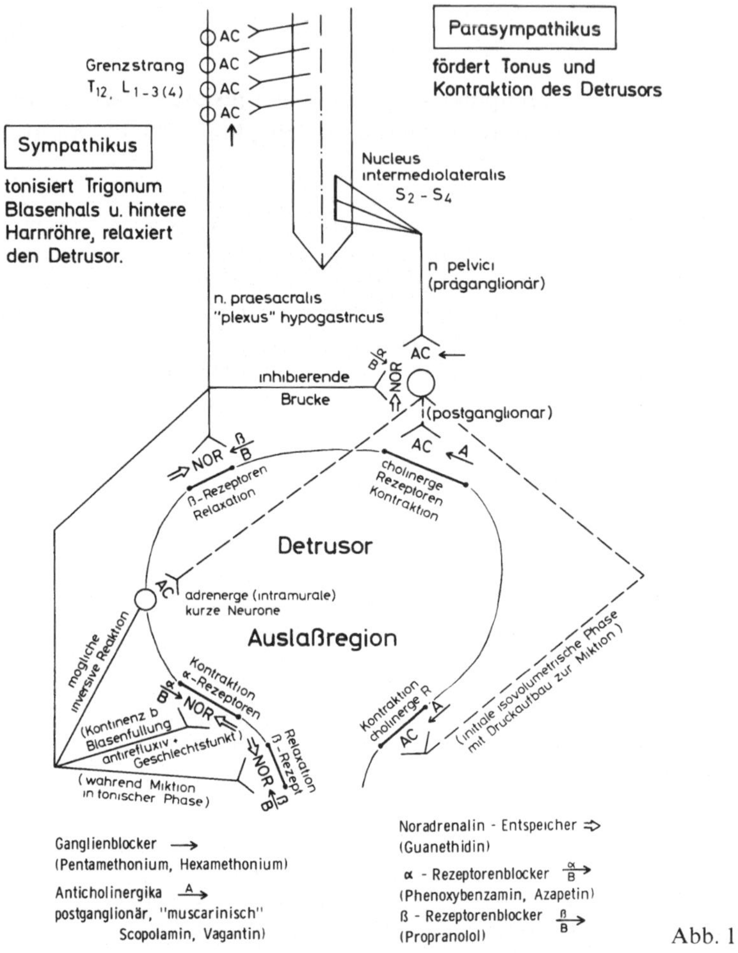

Abb. 1

Zystographie und Manometrie mit urethralen Druckprofilen liefern dazu Hinweise, die mittels Pharmakotestung unter α-Adrenolytika oder Sympathomimetika signifikant verändert und damit bewiesen werden. Mit der Diagnose wird gleichzeitig die Therapie gefunden.

Die folgenden Beispiele der vergleichenden Zystosphinkteromanometrie unter Pharmakotestung wurden mit Tip-Kathetern von Charr. 7 ausgeführt, die zwei druckempfindliche Halbleiter in der Spitze tragen. Sie besitzen einen Kanal für Kontrastmittel. Die simultane Zystographie unter Bildwandlerkontrolle läßt die genaue Lage des Meßkopfes und die Umformung der Blase erkennen.

Das folgende dreiteilige Schema über die Diagnostik der somatischen, parasympathischen und sympathischen Neuronläsionen dient als Wegweiser zum Erkennen intakter oder defekter Blaseninnervation (Tabelle 2). Der bisherige theoretische Abschnitt sei durch Beispiele illustriert.

Tabelle 2. Diagnostik der somat. + parasymp. + symp. Neuronläsionen

Somatische Innervation

1. Afferenz: Reithosenanästhesie.

2. Efferenz:
   Obere NL: keine willk. Sphinkter-ext.-Kontraktion; hohes urethrales Druckprofil 50–110
   mm Hg; Bulbokav. R., Anokutan-R. positiv.
   (Bei inkompl. NL: gestörte spinale Koordination zur Miktionseinleitung →
   abdomino-pelvischer R. negativ.)

   Mit Synergie: Vesikale Distension relaxiert den externen Sphinkter
   (Barringtons 5. Reflex).

   Mit Dyssynergie: ohne spinale Koordination zwischen Detrusor und spasti-
   schem Sphinkter.

   Pharmakotest diagn. + therap.: spinales Antispastikum Lioresal.

   Untere NL: urethraler + analer ext. Sphinkter schlaff, sog. „non resistance" < 15 mm Hg;
   fehlende somat. Reflexe.

Parasympathische Innervation

1. Afferenz: Weitgehender Ausfall der Viszeroästhesie (Gefühl für vesikale Distension; taktile Reize, Schmerz, Temperatur).

2. Efferenz:
   Obere NL: Beobachtung von Blasenautomatismen, reflekt. Harninkontinenz; spontan
   propriozeptiv oder nach Triggern *reflekt. Detrusorkontraktionen* (ohne Inhibition über bulb. Vesikorelax.-Zentren bzw. Tractus reticulospinalis ventralis).

   Pharmakotest diagn. + therap.: Anticholinergika (Scopolamin, Vagantin) relaxieren, setzen Druckniveau bei Kontraktion herab;

   Sympathomimetika (Ephedrin) inhibieren vesikale Ganglien, relaxieren über
   β-Rezept. den Detrusor (und tonisieren über α-Rezept. die Auslaßregion).

   Untere NL: Ausfall reflektor. Detrusorkontraktionen.

   Zystometrie: subkontraktil, hypokinetisch bis asystolisch.

   Zystographie unter Bildwandlerkontrolle: „starre" Blase ohne Kontraktibilität
   (Haubenform bis Christbaumkonfiguration abhängig von Resistenz).

   Pharmakolog. Prüfung: Bethanechol-Supersensitivitätstest
   (0.035 mg/kg s.c., innerhalb 30' △ p 15 cm Wassersäule).

Sympathische Innervation

Intakt: Blasenhals geschlossen, oberflächl. Trigonum tonisiert, keine lateral. klaffenden Ostien; seminale Emission bei ♂

   Pharmakotest diagn. + therap.: α-Sympathikolyse (Azapetin, Phenoxybenzamin) verringert Auslaßwiderstand bzw. Restharn.

Defekte Afferenz: Völliger Ausfall der Viszeroästhesie (Intakte symp. Fasern
   überbrücken partiell Konusdefekt bei unt. parasymp. NL).

Defekte Efferenz:
Obere NL: überschießende symp. Reflektorik erzeugt → primäre Blasenhalskontraktur
   (Diff.: sekundär bei infravesikaler Obstruktion mit Hypertrophie der detrusorialen Endschleife, auch bei Sphinkt.-ext.-Spastik); intermitt. vasomotor. Spas-
   mus des Splanchnikus-Gebietes mit Hypertonie, Schweißausbruch etc. – autonome Dysreflexie!

   α-Sympatholyse setzt Auslaßwiderstand und Hypertonie herab. Ganglienblok-
   ker (Penta-, Hexamethonium) wirken bei autonomer Dysreflexie universeller,
   hemmen symp. + parasymp. Ganglien).

Untere NL: Blasenhals leicht geöffnet bis klaffend (abhängig auch von detrusorialer Funktion);
trigonale Insuffizienz, vu Reflux möglich;
retrograde Ejakulation bis Verlust der seminalen Emission.

Pharmakotest: Sympathomimetika (l-Ephedrin 1 mg/kg oral) zur Kontinenztherapie – manometrisch belegbare erhöhte Resistenz (zystographisch ev. Sistieren von vu Reflux demonstrierbar).

Abb. 2: 46jährige Frau mit unterer parasympathischer und somatischer Neuronläsion; vor 2 Jahrzehnten Faszienringplastik mit folglichem malignen Auslaßwiderstand, seither unzulänglicher intermittierender Katheterismus. Trotz des unteren Läsionstyps ist der Blasenhals kragenartig geschlossen. Unter α-Sympathikolyse sehen wir deutlich von 70 auf 50 mm Hg abgesenkte urethrale Druckprofile. Dies beweist einen vorhandenen Sympathikotonus, der gerade bei unterer parasympathischer Neuronläsion deutlicher ausgeprägt ist [3]. Bemerkenswert ist noch folgendes: Die Zystosphinkteromanometrie zeigt keine Umformung der Auslaßregion bei unterschiedlicher Blasenfüllung von 0 und 200 ml, erkenntlich an fast gleichen Druckwerten von 65 bis 75 mm Hg.

F. G.   ♀ 46 J. (op. MMC, untere paras. + somat. NL, symp. intakt.
maligner Auslaßwiderstand durch Faszienring-Plastik)

Vergleichende urethrale Druckprofile

Ohne Azapetin, 0 ml Blasenfüllung (70 mmHg)

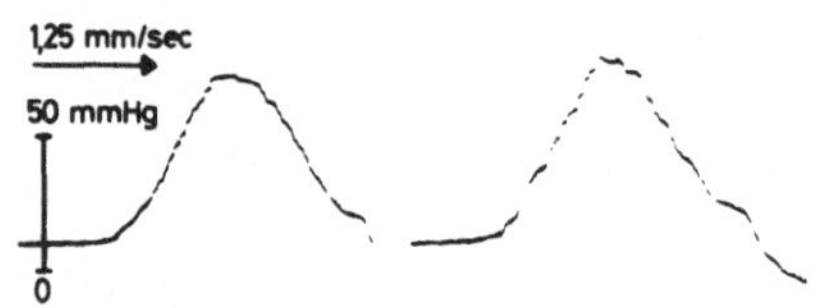

Azapetin 3x50 mg/d, 0 ml F. (<50 mmHg)

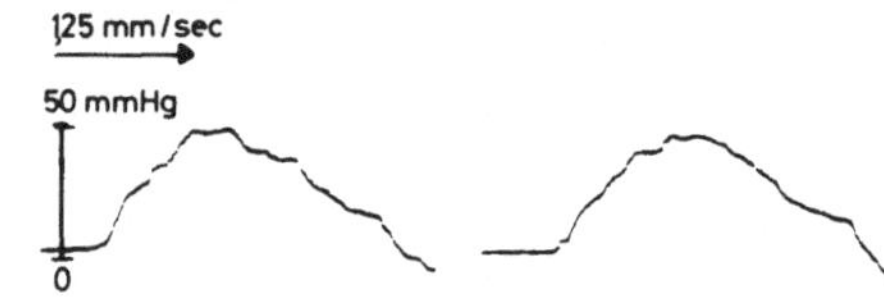

Ohne Azapetin, 200 ml F. (70 mmHg Basis schmäler)

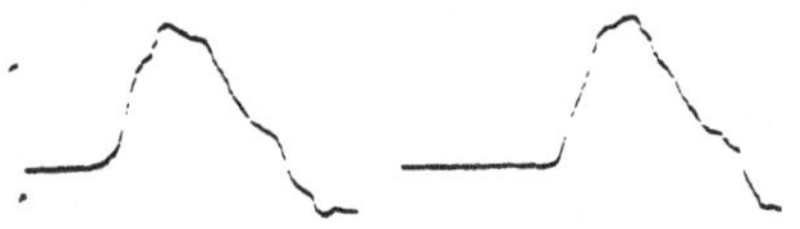

Azapetin 3x50 mg/d, 200 ml F. (<50 mmHg)

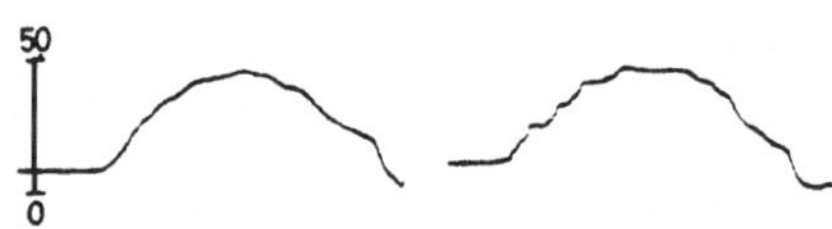

Abb. 2

Eine Fibrotisierung und Starre der detrusorialen Endschleife im Halsbereich ist daraus zu folgern. Lediglich die Basis des urethralen Druckprofils wird bei Füllung um einen Zentimeter schmäler, interpretierbar als bloßes Zusammendrücken der Auslaßregion im Sinne einer Knautschzone. Normalerweise ist eine füllungsabhängige Resistenzzunahme nachweisbar. Deshalb können Druckprofile nur bei derselben vesikalen Distension verglichen werden!

Abb. 3: Bei diesem 10jährigen Mädchen mit operativer Plexus-Pelvicus-Schädigung wurde zur Verringerung des nur relativ erhöhten Auslaßwiderstandes gegenüber dem subkontraktilen Detrusor Azapetin 3×25 mg/die gegeben. Die Restharnmengen von 70 bis 120 ml verschwanden rasch. Die vergleichende Sphinkteromanometrie unter α-Sympathikolyse zeigt klar einen höheren Auslaßwiderstand mit 75 mm Hg bei einer Blasenfüllung von 200 ml, deutlich verschieden zur Messung bei leerer Blase mit 40 mm Hg. Die füllungsabhängige Resistenz der Auslaßregion wird damit nicht sympathikoton induziert, sondern wahrscheinlich durch strukturelle Umformung des Blasenhalses (nebst

318

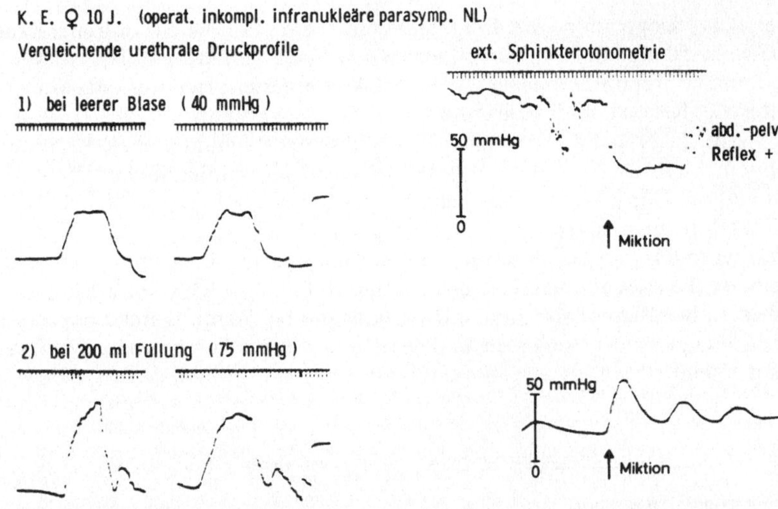

Abb. 3   Zystometrie

erhöhter reflektorischer Bereitschaft des quergestreiften äußeren Schließmuskels). Tulloch [4] erklärte die füllungsabhängige Resistenzzunahme als gesteigerten Sympathikotonus. Anhand dieser Messungen wird diese Hypothese bezweifelt. Die somatische Innervation ist übrigens geordnet, erkenntlich an der ungestörten Miktionseinleitung über den abdominopelvischen Reflex: Bei Betätigung der Bauchpresse relaxiert der externe Sphinkter; die intraabdominale und damit vesikale Druckerhöhung löst über Propriozeptoren die Detrusorkontraktion aus.

Abb. 4: Nachweis für eine wirkungsvolle sympathomimetische Ruhigstellung bei reflektorischer Harninkontinenz. 19jährige mit operierter MMC; obere parasympathische und somatische NL. Spontan oder nach Husten und suprapubischem Klopfen auftretende Detrusorkontraktionen werden mit 100 mg l-Ephedrin deutlich unterdrückt. Günstig hat sich zur Inhibition und Relaxation von Reflexblasen die Kombination von Anticholin-

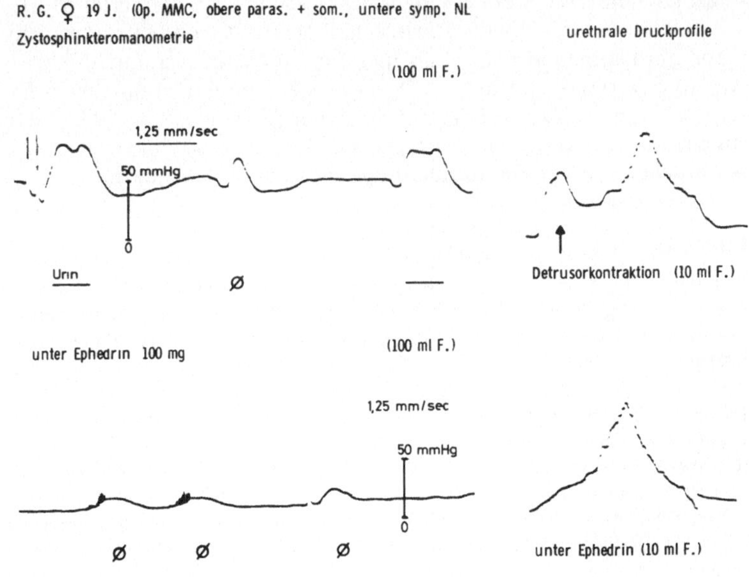

Abb. 4

319

ergika (Scopolamin 3×1 mg/die) mit dem indirekten Adrenergikum l-Ephedrin (3×25–50 mg/die) erwiesen. Letzteres setzt an den sympathischen Nervenenden Noradrenalin frei mit folglicher α-sympathikoton gesteigerter Auslaßresistenz und β-sympathischer Relaxation des Detrusors.

Abb. 5: Nun folgt das Beispiel einer sympathomimetischen Kontinenztherapie bei einem 14jährigen mit unterer parasympathischer, sympathischer und somatischer Neuronläsion. Der minimale manuelle Expressionsdruck liegt um 30 mm Hg. Unter 75 mg l-Ephedrin müssen jedoch 45 mm Hg aufgebracht werden. Dieser Wert stimmt bei der vorliegenden unteren somatischen Neuronläsion mit dem urethralen Druckprofil überein, da die störende katheterreizbedingte Reflektorik fehlt. Im Zystogramm ohne Ephedrin ist der Blasenhals offen, mit Urinabgang bei 70 ml. Unter Ephedrin ist der Blasenhals weitgehend geschlossen und die Kapazität bis zur einsetzenden Urge-Inkontinenz auf 150 ml erhöht.

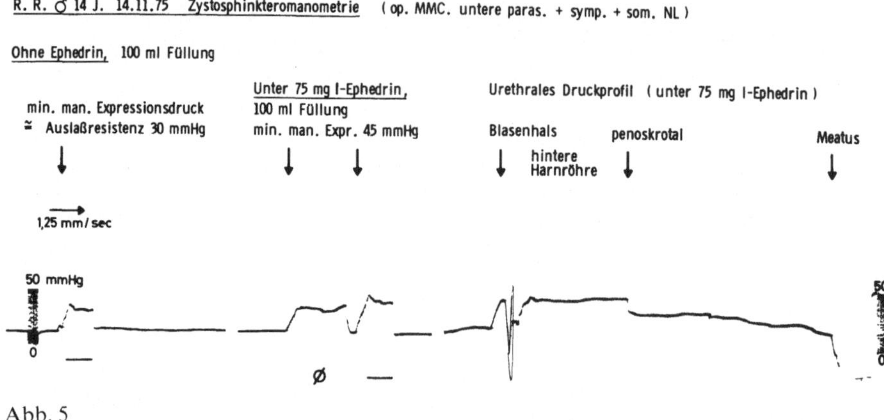

Abb. 5

Der letzte Fall der Pharmakotestung zeigt eine alleinige Sphinkter-externus-Resistenz. Es handelt sich um ein 9jähriges Mädchen mit operierter MMC bei unterer parasympathischer und oberer somatischer Neuronläsion. Der sympathische Ausfall war schon am klaffenden Blasenhals und der frustranen α-Sympathikolyse erkenntlich. Der Auslaßwiderstand, ermittelt als Druckwert bei minimaler manueller Expression, lag über 50 mm Hg, bei schwankenden Restharnmengen von 150 bis 190 ml. Unter dem Antispastikum Lioresal verringerte sich die reflektorische Sphinkter-externus-Resistenz (gegen Ausdrücken) auf die Hälfte, allerdings auch die Blasenkapazität.

Literatur

1. Voris, H. C., Landes, H. E.: Arch. Neurol. Psychiat. **44**, 118–139 (1940) – 2. Giertz, G., Lindblom, K.: Acta Radiol. **36**, 205–216 (1951) – 3. Sundin, T., Dahlström, A.: Scand. J. Urol. Nephrol. **7**, 131–149 (1973) – 4. Tulloch, A. G. S.: Urology (Ridgewood, N.J.) **5**, 353–355 (1975)

Dr. med. habil. K. M. Schrott
Urologische Univ.-Klinik
Krankenhausstraße 12
D-8520 Erlangen

P. Carl, K. Wanner, W. Wieland und D. Beer: **Beeinflussung des Harnröhrendruckprofils und des Beckenboden-EMG durch Muskelrelaxation mit
Succinylbischolinchlorid**

Obstruktionen der Harnröhre sind häufig die Ursache rezidivierender Harninfektionen
und dysurischer Beschwerden bei der Frau. Über das Ausmaß und die Lokalisation einer Enge kann das *Harnröhrendruckprofil* Aufschluß geben [2,5]. Es stellt sich jedoch gerade bei Kranken mit Infekten, distalen Stenosen der Urethra sowie beim chronischen
Urethralsyndrom die Frage, ob die *mechanische Reizung* während der Harnröhrendruck-
messung nicht zu einer funktionellen Hyperaktivität der quergestreiften Beckenbodenmuskulatur [12] und damit zu einem *falschen Untersuchungsergebnis* führt.

Das Harnröhrendruckprofil unbehandelter Patientinnen wurde daher mit dem Befund während einer Muskelrelaxation in Allgemeinnarkose verglichen.

Bei einer Blasenfüllung von 100 ml wird ein Foley-Katheter von 14 Charr. mit einer
konstanten Geschwindigkeit von 0,8 cm/min durch die Harnröhre zurückgezogen und
gleichzeitig mit 5 ml Flüssigkeit pro Minute durchströmt. Synchron mit den intralumina-
len Drücken wird das *Beckenboden-EMG* über eine konzentrische Nadelelektrode abgeleitet.

Bei der unmittelbar anschließenden *Kontrolluntersuchung in Narkose* wurde das syn-
thetische kurzwirkende depolarisierende Muskelrelaxans *Succinylbischolinchlorid* in der
Dosierung von 1 mg/kg Körpergewicht verwendet.

Bei 11 Patientinnen zwischen 15 und 70 Jahren lag der maximale *Harnröhrenverschlußdruck ohne Medikation* zwischen 60 und 120 mm Hg, der Mittelwert betrug
83,3 mm Hg. Aufgrund des Urethralprofils während der Muskelrelaxation lassen sich

Tabelle 1. Maximaler Harnröhrenverschluß und funktionelle Profillänge bei 11 Frauen ohne
und mit Muskelrelaxation durch Succinylbischolinchlorid

Fall	Alter	Diagnose	max. Harnröhrenverschluß-drucke (mm Hg) ohne (o) und mit (m) Muskelrelaxation	funktion. Profillänge (cm) ohne (o) und mit (m) Muskelrelaxation
1	70	Dysurie n. Scheiden-plastik, RH = 250 ml	o = 60 mm Hg; m = 34 mm Hg	o = 2,1 cm; m = 2,7 cm
2	50	rez. Harninfektionen	o = 80 mm Hg; m = 35 mm Hg	o = 3,3 cm; m = 2,5 cm
3	21	rez. Harninfektionen	o = 92 mm Hg; m = 48 mm Hg	o = 2,6 cm; m = 2,8 cm
4	21	rez. Harninfektionen RH = 25 ml	o = 60 mm Hg; m = 24 mm Hg	o = 1,2 cm; m = 1,2 cm
5	31	rez. Harninfektionen RH = 30 ml	o = 60 mm Hg; m = 32 mm Hg	o = 3,1 cm; m = 3,1 cm
6	22	rez. Harninfektionen	o = 90 mm Hg; m = 56 mm Hg	o = 5,0 cm; m = 4,0 cm
7	52	Dysurie, nicht infiz.	o = 74 mm Hg; m = 35 mm Hg	o = 2,4 cm; m = 3,3 cm
8	15	rez. Harninfektionen	o = 60 mm Hg; m = 35 mm Hg	o = 3,0 cm; m = 3,0 cm
9	57	HR-Enge nach Op. e. Urethralpolyp.	o = > 100 mm Hg; m = > 100 mm Hg	o = 3,9 cm; m = 3,2 cm
10	45	Dysurie, nicht infiz.	o = 120 mm Hg; m = 100 mm Hg	o = 3,0 cm; m = 3,0 cm
11	28	rez. Harninfektionen	o = 120 mm Hg; m = 120 mm Hg	o = 2,8 cm; m = 3,1 cm

zwei Patientengruppen unterscheiden: Bei *8* Frauen, bei welchen der Ausgangswert unter 100 mm Hg lag, verringerte sich der maximale Harnröhrenverschlußdruck nach Succinylbischolinchlorid um *38–60%.* Bei *3* Patientinnen mit einem Ausgangswert von 100 mm Hg oder höher zeigte sich in Muskelrelaxation keine oder nur eine geringfügige Verminderung des Urethraldrucks.

Der Eintritt der Relaxation ist im EMG stets eindeutig zu erkennen (Abb. 1).

Für die in Relaxation unverändert hohen Drucke bei 3 Patientinnen ergeben die klinischen Befunde nur in einem Fall eine ausreichende Erklärung (Abb. 2): eine nach auswärts erfolgter Polyabtragung entstandene Striktur im distalen Harnröhrendrittel.

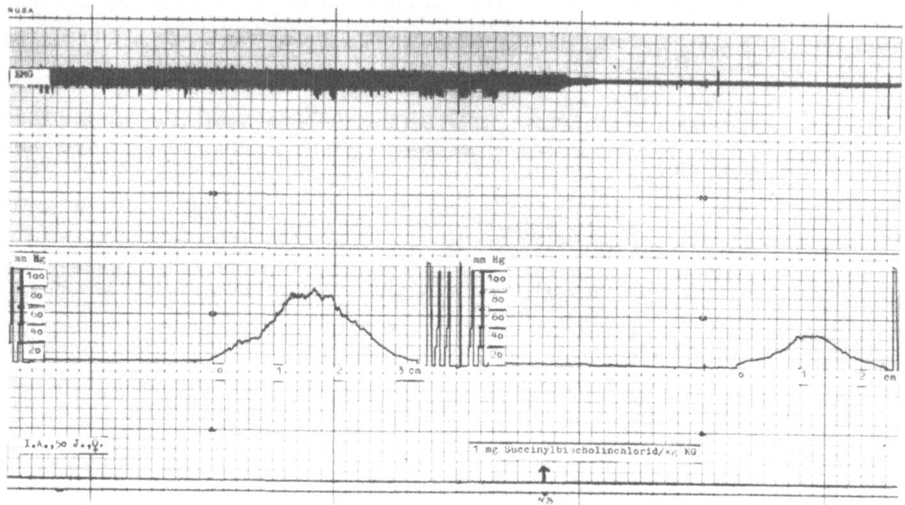

Abb. 1. Beckenboden-EMG und Harnröhrendruckprofil vor und während Muskelrelaxation bei einer 50jährigen Frau mit rezidivierenden Harninfektionen

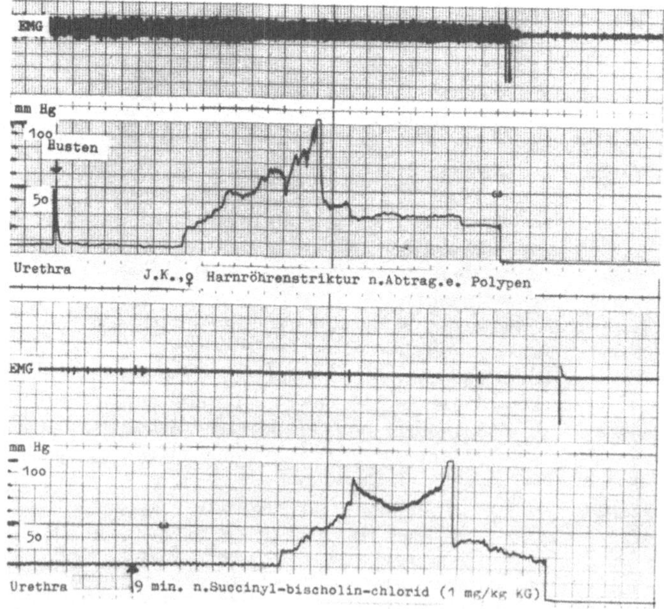

Abb. 2. Unverändert hoher Urethraldruck auch während der Muskelrelaxation bei 57jähriger Frau mit einer Harnröhrenenge nach Polypenabtragung

Die funktionelle Profillänge (Abb. 3) lag zwischen 1,2 und 5,0 cm und wurde durch die Relaxation der quergestreiften Muskulatur nicht eindeutig beeinflußt.

Bisherige Untersuchungen an *männlichen* Harnröhren stimmen mit der Mehrzahl der Befunde bei Frauen überein: Auch hier beträgt der Anteil der quergestreiften Sphinktermuskulatur etwa die Hälfte des gesamten Urethralverschlusses.

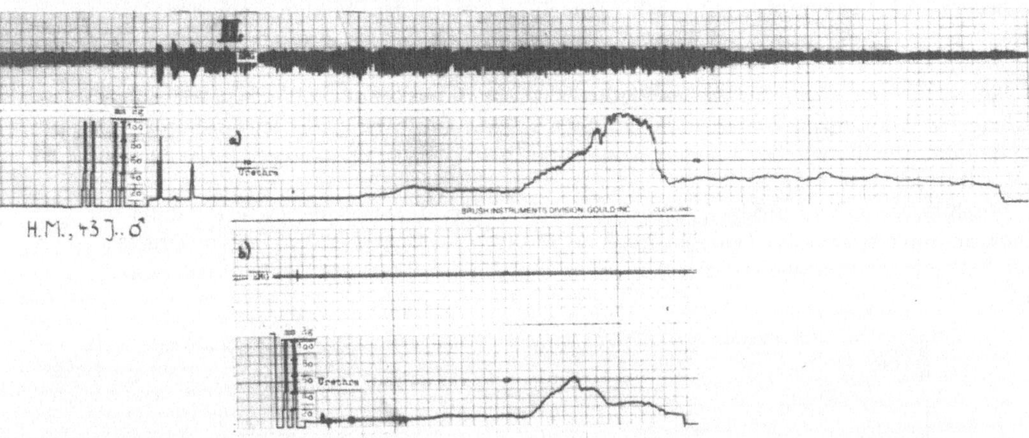

Abb. 3. Harnröhrendruckprofil ohne (a) und mit (b) Muskelrelaxation bei einem 43jährigen Mann ohne Harnentleerungsstörungen

Trotz der noch geringen Fallzahlen läßt sich *folgendes* feststellen: Der Anteil der quergestreiften Muskulatur am Harnröhrenverschlußdruck liegt in der Mehrzahl der Fälle bei ungefähr 50%. Dieser Befund bestätigt Untersuchungen von Tanagho u. Mitarb. [11] nach Relaxation mit Curare. Bei den Patientinnen mit den höchsten Harnröhrenverschlußdrücken von über 100 mm Hg muß eine *mechanische Obstruktion der Harnröhre* angenommen werden, da auch in Muskelrelaxation der gleiche Befund erhoben wurde. Verlaufskontrollen werden zeigen, ob die unterschiedlichen Befunde therapeutische Konsequenzen, z. B. bezüglich der Indikation zur Urethrotomia interna, erfordern.

Literatur

1. Brown, M., Wickham, J. E.: Brit. J. Urol. **41**, 211 (1969) – 2. Carl, P., Wanner, K., Marx, F. J.: Indikation zur Urethrotomia interna nach Otis bei der Frau unter Berücksichtigung des Harnröhrendruckprofils. Verh. Dtsch. Ges. Urol., 27. Tag., 1975, Düsseldorf. Berlin-Heidelberg-New York: Springer 1976 – 3. Enhörning, G.: Acta Chir. Scand. Suppl. **296** (1961) – 4. Frimodt-Möller, C., Hald, T.: Scand. J. Urol. Nephrol. **6**, Suppl. **15**, 143 (1972) – 5. Lipsky, H.: Urologe A **15** (1976) (im Druck) – 6. Mayo, M. E., Hinman, F.: J. Urol. **109**, 268 (1973) – 7. Miller, E. R.: Combined monitoring for the study of continence and voiding. In: Hydrodynamics of Micturition (edited by F. Hinman, Springfield, Illinois), pp. 5–17. Charles C. Thomas (Publisher) 1971 – 8. Susset, J. G., Rougemont, M., Dutartre, D.: Comparative Analysis of Surgical Techniques for the correction of urethral Stenosis in female. Vortr. IVth Annual Meeting of the International Continence Society, Mainz 1974 – 9. Tanagho, E. A., Meyers, F. H.: Invest. Urol. **7**, 79 (1969) – 10. Tanagho, E. A., Meyers, F. H., Smith, D. R.: Invest. Urol. **7**, 136 (1969) – 11. Tanagho, E. A., Meyers, F. H., Smith, D. R.: Invest. Urol. **7**, 195 (1969) – 12. Tanagho, E. A., Miller, E. R.: J. Urol. **109**, 273 (1973)

Dr. P. Carl
Urologische Klinik und
Poliklinik der Universität
Thalkirchner Straße 48
D-8000 München 2

H.-E. Knüpfer, F. Schreiter, L. Beyer und M. Bressel: **Urodynamische Befunde nach totaler Prostatektomie**

Seit die totale Prostatektomie zur Routineoperation wurde, ist die postoperative Inkontinenz selten und stellt kein wesentliches Problem mehr dar.

Bei unseren Nachuntersuchungen fiel jedoch ein verändertes Miktionsverhalten der Patienten auf. Häufig wurde die Blase in sitzender Position entleert, die Miktion erfolgte unter starker Mitwirkung der Bauchpresse als „Stakkatomiktion".

Flow-Untersuchungen zeigten ein niedriges maximales Sekundenvolumen sowie eine verlängerte Miktionszeit. Da keine Strikturen im Anastomosenbereich nachweisbar waren, lag die Annahme nahe, daß eine Kontraktionsschwäche des Detrusors Ursache der Blasenentleerungsstörung sei.

Wir führten deshalb urodynamische Untersuchungen als simultane Zysto-Rektomanometrie durch, wobei der Detrusordruck als Differenz zwischen intravesikalem Druck und Rektaldruck gemessen wurde. Außerdem wurden Urethradruckprofile aufgezeichnet.

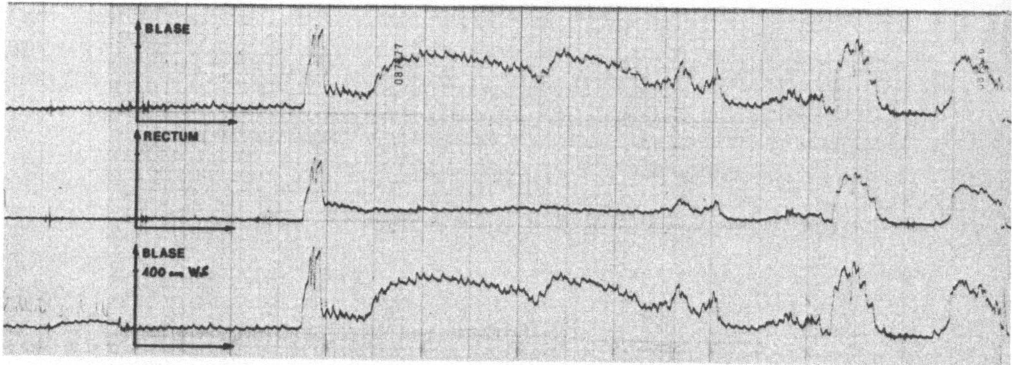

Abb. 1. Miktionsbild vor totaler Prostatektomie

Präoperatives Miktionsbild als Ausschnitt einer Blasendruckkurve eines 61jährigen Mannes mit einem Prostata-Karzinom. Bei einer Blasenfüllung von 350 ml findet sich ein normales Miktionsverhalten mit einem Detrusordruck bis 106 cm WS.

Postoperativ dagegen wird der intravesikale Druck fast ausschließlich durch die Bauchpresse erzeugt. Die Druckkurven in Blase und Rektum sind identisch. Eigen-

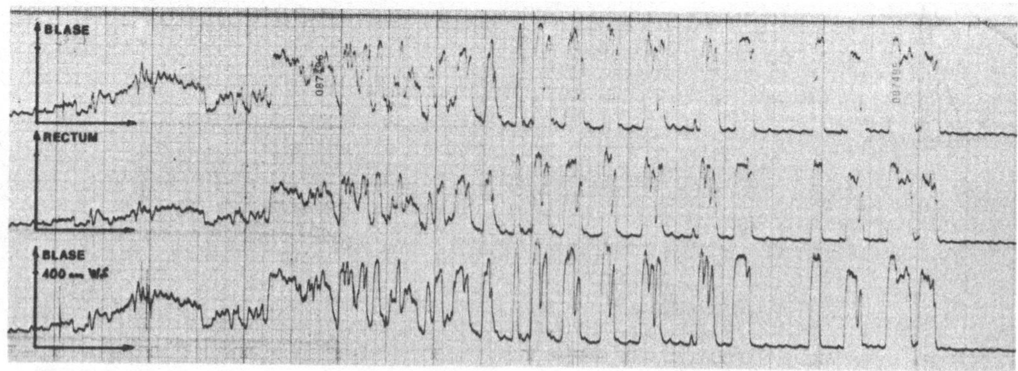

Abb. 2. Miktionsbild nach totaler Prostatektomie

aktionen des Detrusors sind kaum noch nachweisbar, der Patient entleert die Blase jedoch restharnfrei in einer „Stakkatomiktion" durch die Bauchpresse.

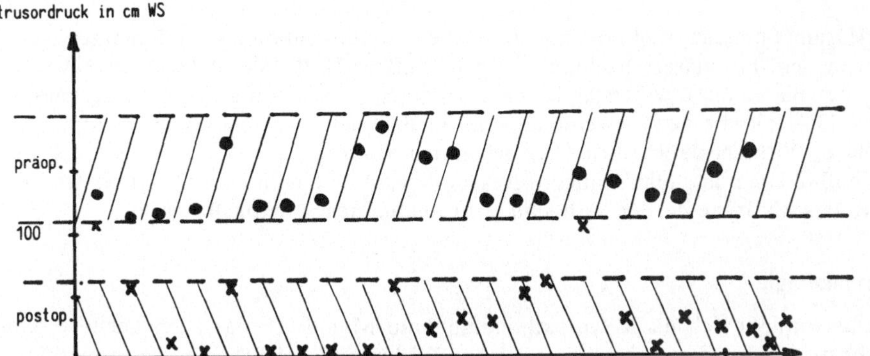

Abb. 3. Detrusordrucke vor und nach totaler Prostatektomie

Vergleicht man die prä- und postoperativ gemessenen Detrusordrücke von 23 total prostatektomierten Patienten, so zeigt sich, daß präoperativ die Detrusordrucke zwischen 105 und 175 cm WS liegen. Die postoperativen Detrusordrucke liegen in einem wesentlich niedrigeren Bereich, nämlich zwischen 0 und 55 cm WS.

Diese Befunde sprechen für eine hypoaktive Blasenentleerungsstörung.

Als mögliche Ursache dieser Blasenentleerungsstörung ist eine Läsion der vesiko-ureteralen und vesiko-urethralen Ganglien denkbar, wie aus dem Schema von El-Badaw und Schenck hervorgeht. Gerade dieser Bereich liegt im Operationsgebiet und kann geschädigt werden.

Bei vollständig intaktem Sphinkterorgan wäre eine restharnfreie Entleerung der Blase bei Vorliegen einer neurogenen hypoaktiven Blasenstörung nicht möglich.

Die Aufzeichnung der Urethradruckprofile zeigt jedoch bei total prostatektomierten Patienten eine Reduzierung der sogenannten „Hochdruckzone", also des Colliculus-musculus sphincter ext.-Bereichs, als Folge der Teilentfernung des Sphinkterorgans.

Beim Urethraruheprofil, in diesem Fall eines 63jährigen Patienten vor totaler Prostatektomie, findet sich ein erhöhter Druck im prostatischen Anteil, dem sich die Hochdruckzone, also der Colliculus musculus sphincter ext.-Bereich anschließt.

Nach totaler Prostatektomie ist die Hochdruckzone verkürzt, der prostatische Anteil ist nicht mehr nachweisbar. Die operativ bedingte Schwächung des Sphinkterorgans ist die Voraussetzung für die restharnfreie Entleerung der postoperativ hypoaktiven Blase.

Wir fassen zusammen

Von bisher insgesamt 106 total prostatektomierten Patienten im Allgemeinen Krankenhaus Hamburg-Harburg wurden 23 urodynamisch nachuntersucht.

Von diesen hatten 21 eine hypo- bis inaktive Blasenentleerungsstörung, entsprechend über 90%.

Alle 23 Patienten entleerten die Blase restharnfrei und waren kontinent.

Voraussetzung für die vollständige Entleerung der hypoaktiven Blase nach totaler Prostatektomie ist die gleichzeitige operativ bedingte Schwächung des Sphincterorgans.

Dr. H.-E. Knüpfer
Urologische Abteilung
des Allgemeinen Krankenhauses
Hamburg-Harburg
Eißendorfer Pferdeweg 52
D-2100 Hamburg 90

D. Jonas, D. Macavei, F. Wiesner und W. Weber: **Beeinflussung der Harninkontinenz durch Midodrin-präliminare Ergebnisse**

Die Harninkontinenz ist pharmakologisch über die Stimulation der α-adrenergen Rezeptoren in der Harnblasenverschlußzone beeinflußbar [1,2]. Die dadurch erzielte Erhöhung des Blasenauslaßwiderstandes kann zu einer Verbesserung der Kontinenzleistung führen [3,4]. Der breiten Anwendung einer medikamentösen Inkontinenztherapie stand die kurze Wirkungsdauer der bisher bekannten Pharmaka im Wege. Im folgenden soll der Einfluß einer langanhaltenden α-Rezeptorenstimulation auf die Dynamik der Harnblasenverschlußzone bei der weiblichen Harninkontinenz überprüft werden.

Pharmakologie

Hierfür empfahl sich als α-Sympathomimetikum Midodrin[1], das auch nach peroraler Applikation gegenüber Substanzen gleichen Wirkungstyps den Vorteil des protrahierten Wirkungseintritts und der längeren Wirkungsdauer besitzt. Pittner [5] konnte nachweisen, daß nach intraduodenaler Applikation von 10 mg/kg Substanz 4 verschiedener α-Sympathomimetica (Midodrin, Ephedrin, Synephrin und Norphenylephrin) bei narkotisierten Ratten für Midodrin ein maximaler Blutdruckanstieg von 64 mm Hg nach 38 Minuten bei einer Wirkungsdauer von 210 Minuten auftrat. Die vergleichbaren Werte für Ephedrin lagen um ca. 65% niedriger. Synephrin und Norphenylephrin waren in dieser Versuchsanordnung bei gleicher Dosierung wirkungslos (Tabelle 1).

Tabelle 1. Blutdruckanstieg in der A. carotis bei narkotisierten Ratten nach intraduodenaler Applikation von 10 mg/kg KG Substanz (Pittner)

Substanz	Blutdruck-anstieg	Zeitpunkt des Blutdruck-maximums	Wirkungsdauer
Midodrin	64 mm Hg	nach 38 min	210 min
Ephedrin	18 mm Hg	nach 12 min	80 min
Synephrin	0	—	—
Norphenylephrin	0	—	—

Kasuistik

Einem Vergleichskollektiv von 4 kontinenten weiblichen Patienten stellten wir 21 inkontinente Patientinnen (klinische Einteilung nach [6]) gegenüber, davon 6 im Stadium I, 11 im Stadium II und 4 im Stadium III.

Das Durchschnittsalter sämtlicher Patientinnen lag zwischen 52 und 57 Jahren. 8 der 21 inkontinenten Patientinnen waren gynäkologisch bereits voroperiert, bei einem kleineren Teil bestand ein Deszensus, eine Rekto- oder Zystozele.

Therapie und Methodik

Sämtliche Patientinnen erhielten 10 Tage lang 3×5 mg peroral Midodrin. Vor und nach dieser Behandlung wurden die neuropharmakologischen Auswirkungen auf die unteren Harnwege durch Zysto- und Urethrometrie unter Kontrolle der Puls- und Blutdruckwerte objektiviert.

---

[1] Gutron, Chemie Linz AG, A-4021 Linz/Austria

Ergebnisse

Zystometrie

Sämtliche Patientinnen waren vor und nach Midodrin-Therapie restharnfrei. Vor Midodrin war die Blasenkapazität bei der kontinenten Frau am größten (465 ml) und nahm bis zur Inkontinenz III° allmählich ab (275 ml). Der maximale Detrusordruck bei der kontinenten und inkontinenten Frau lag – mit Ausnahme von 13 cm H_2O bei der Inkontinenz I° – zwischen 16 und 18 cm H_2O. Nach Midodrin war die Blasenkapazität bei der kontinenten Frau unverändert, während bei allen 3 Inkontinenzgraden eine leichte Zunahme der Blasenkapazität von 2 bis 10% auffiel. Die maximale Druckamplitude nahm nach Midodrin in allen 4 Gruppen um jeweils 22 bis 35% zu. Für die Compliance ergab sich daraus bereits vor der Midodrinbehandlung ein deutlicher Rückgang mit dem Minimum der Blasendehnbarkeit bei der Inkontinenz III°. Nach Midodrin nahm die Compliance in den einzelnen Gruppen um jeweils 19 bis 23% ab.

Urethrometrie

Im Urethraprofil konnte nach Midodrinapplikation eine Erhöhung des Harnröhrenverschlußdruckes (HVD) bei der kontinenten Frau um über 10%, bei der Inkontinenz im Stadium I und II von 29 bzw. 25% festgestellt werden. Der Druckkurvenanstiegswinkel (DAW) lag bei der Kontinenz und bei der Inkontinenz I° um 8%, bei der Inkontinenz II° um 6% über dem Ausgangswert. Im Stadium III war die prozentuale Veränderung beider Parameter unbedeutend (Tabelle 2). Die Mittelwerte des HVD der in 5 Abschnit-

Tabelle 2. Mittelwerte von Harnröhrenverschlußdruck (HVD) und Druckkurvenanstiegswinkel (DAW)

	Kontinenz			Inkontinenz								
				I°			II°			III°		
	vor	nach	%	vor	nach	%	vor	nach	%	vor	nach	%
HVD (cm H_2O)	47	52	11	33	42	29	24	30	25	34	36	6
DAW (°)	47	51	8	38	41	8	31	33	6	40	39	−2,5

te unterteilten funktionellen Urethra lassen, vor und nach Midodrinbehandlung, den maximalen Druckanstieg im 3. Fünftel distal des Blasenausganges erkennen, mit Ausnahme der Inkontinenz I° nach Therapie im 2. Fünftel. Wie zu erwarten, liegt das gesamte Druckkurvenniveau über der Ausgangskurve, was besonders bei der Kontinenz sowie im Stadium der Inkontinenz II° deutlich ist, während im Stadium III kein wesentlicher Druckgewinn auffällt (Abb. 1).

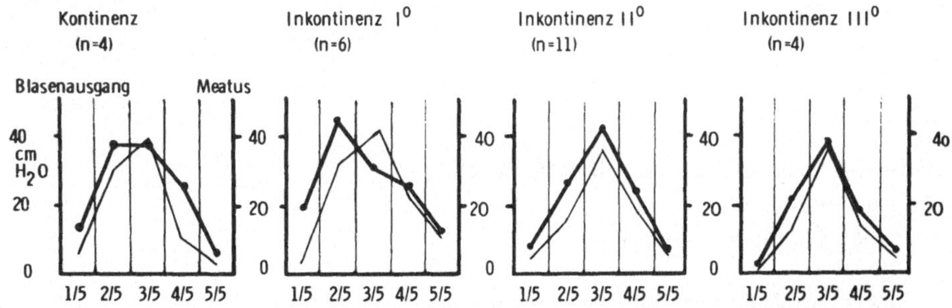

Abb. 1. Urethraprofil vor (————) und nach (—·—·—) α-adrenerger Kontinenztherapie mit 3×5 mg/d Midodrin bei 4 kontinenten und 21 inkontinenten weiblichen Patientinnen

Puls- und Blutdruckmessung

Der Rückgang der Pulsfrequenz um 8% und die Zunahme des systolischen bzw. diastolischen Blutdruckes um 9 bzw. 10% ist als Kreislaufwirkung bei den zumeist hypotonen Patientinnen erwünscht, stellt jedoch bei den hypertonen Patientinnen eine Kontraindikation dar.

Zusammenfassung

Bei 21 weiblichen inkontinenten Patienten wurden nach einer 10tägigen Kontinenzbehandlung mit Midodrin (3×5 mg/d) folgende Ergebnisse erzielt: Im Stadium I wurden 83%, im Stadium II 63% der Patientinnen kontinent. Im Stadium II trat bei 18% eine Besserung ein, im Stadium III war kein entscheidender Therapiegewinn zu verzeichnen. Midodrin empfiehlt sich somit für die Behandlung der Inkontinenz I° und II° (Tabelle 3).

Tabelle 3. Ergebnisse der 10tägigen Inkontinenztherapie mit 3×5 mg/d Midodrin bei 21 weiblichen Patientinnen

Anzahl	Inkontinenz-grad	Behandlungsergebnis		
		trocken	gebessert	unverändert
6	I°	5/6 (83%)	—	1/6 (17%)
11	II°	7/11 (63%)	2/11 (18%)	2/11 (18%)
4	III°	0/4 (0%)	1/4 (25%)	3/4 (75%)

Literatur

1. El-Badawi, A., Schenk, E. A.: J. Urol. **99**, 585 (1968); **105**, 368 (1971); **105**, 372 (1971); **111**, 613 (1974) – 2. Donker, P. J., Ivanovici, F., Noach, E. L.: British Journal of Urology **44**, 180 (1972) – 3. Stockamp, K.: J. Urol. **113**, 128 (1975) – 4. Schrott, K. M., Sigel, A.: Verhandlungsbericht der Deutschen Gesellschaft für Urologie, S. 142. 27. Tagung. Berlin-Heidelberg-New York: Springer 1976 – 5. Pittner, H.: Vergleichende Untersuchung zur Kreislaufwirksamkeit von Alpha-Sympathomimetica. Persönl. Mitteilung 1976 – 6. Ingelman-Sundberg, A.: Gynäkologische Urologie. In: Käser, O., Friedberg, V., Ober, K. G., Thomsen, K., Zander, J.: Gynäkologie und Geburtshilfe, Band III. Spezielle Gynäkologie. Stuttgart: G. Thieme 1972

Dr. D. Jonas
Abteilung für Urologie (ZChir)
Klinikum der
Johann-Wolfgang-Goethe-Universität
Theodor-Stern-Kai 7
D-6000 Frankfurt am Main

Diskussion zu den Vorträgen Seite 315 bis 328
Freie Vorträge, I. Teil
Moderator: A. Sigel, Erlangen

Moderator: Zum ersten Vortrag von Schrott und Sigel haben wir keine Diskussionsbemerkung. Offenbar ist die neurologische Sprache für uns alle noch etwas zu mühsam. Ich bitte dann zur Diskussion zum zweiten Vortrag von Herrn Carl und Mitarbeitern aus München.

H.-J. Melchior, Aachen: Ich hätte eine Frage an Herrn Carl. Sie haben aufgrund Ihrer Untersuchungen im letzten Abschnitt geschlossen, daß man evtl. eine Striktur mit Hilfe des Urethradruckprofils diagnostizieren könnte. Haben Sie einmal Vergleichsversuche bei diesen Patienten mit etwas dünneren Kathetern gemacht?

P. Carl, München: Nein, wir haben keine Vergleichsuntersuchungen mit dünneren Kathetern gemacht.

Moderator: Bitte jetzt Diskussion zum Vortrag von Knüpfer und Mitarbeitern aus Hamburg.

K. M. Schrott, Erlangen: Ich hätte eine Bemerkung zu diesem Vortrag. Der niedrigere Detrusordruck während der Miktion könnte auch so erklärt werden, daß es durch die fehlende Umformung des Blasenhalses nicht mehr in der initialen isometrischen Phase der Miktion zu einem entsprechenden Druckaufbau kommt. Die Miktion erfolgt bei kleinem Detrusordruck auf niedrigerem Druckniveau.

E. Knüpfer, Hamburg: Das ist durchaus möglich. Wir haben bei etwa der Hälfte dieser 23 nachuntersuchten Patienten Detrusordrücke zwischen 40 und 55 cm Wassersäule gefunden, und etwa 10 dieser Patienten hatten völlig inaktive Blasen, wo wir überhaupt keinen Detrusordruck mehr nachweisen konnten.

Moderator: Gut, wir haben Aktivität am Vorstandstisch. Herr Zoedler hat sich zur Diskussion gemeldet.

D. Zoedler, Düsseldorf: Wir haben ja alle radikale Prostatektomien gemacht, und mir ist es nicht aufgefallen, daß die Miktion bei den total Prostatektomierten gestört ist. Liegt es evtl. an der Art Ihres Zuganges? Daß Sie, wie es ja andere Operateure auch tun, die Blase evtl. extraperitonealisieren, um von hinten an die Blase heranzukommen. Dabei kann ich mir diese nervale Schädigung vorstellen. Bei der retrograden, also von der Prostata her entwickelten totalen Prostatektomie ist mir eine derartige Schädigung nicht aufgefallen.

F. Schreiter, Hamburg: Darf ich gerade dazu antworten? Wir haben ja in den Abbildungen gezeigt, daß die Hauptmasse der motorischen Innervation im urethrovesikalen Winkel einstrahlt. Dort sind die meisten Ganglien, und dieses Gebiet ist es, das geschädigt wird. Wir machen keine Extraperitonealisation der Blase, und wir wissen ja auch aus der Rektumchirurgie oder aus dr gynäkologischen Chirurgie, daß die Entfernung des Plexus paravesicalis, der also seitlich der Blasenwand anliegt, keine bleibenden Entleerungsstörungen macht. Aber offenbar macht die Schädigung dieses subtrigonalen Gebietes eine bleibende Blasenstörung im Sinne einer hypoaktiven bzw. inaktiven Blasenstörung.

Moderator: Danke, Herr Schreiter. Weitere Diskussionsanmeldungen liegen nichtvor. Die Redner der freien Vorträge und der Moderator bedanken sich für Ihre freundliche Aufmerksamkeit.

II. Teil

D. Völter und H. Feneis: **Ursachen und Therapie der Rezidivvarikozele**

In den letzten drei Jahren suchten fünf Patienten wegen eines nach der hohen Ligatur
der Vena testicularis aufgetretenen Varikozelenrezidivs unsere Ambulanz auf. Vier von
diesen fünf Patienten gaben an, daß es nach der Operation zunächst zu einem vorüber-
gehenden Rückgang der Varikozele gekommen sei. Bei der klinischen Untersuchung
fand sich bei allen vier Patienten auf der linken Seite im Stehen eine Stauung des Plexus
pampiniformis, die im Liegen verschwand. Aufgrund der Phlebographie von einer Vene
des Plexus pampiniformis aus konnten wir bei allen vier Patienten einen nicht ligierten
Ast der Vena testicularis nachweisen (Abb. 1). Nach der Ligatur dieses Venenastes bildete sich die Varikozele zurück.

Bei einem weiteren, fünften Patienten blieb die Varikozele nach der Ligatur der in
diesem Fall nicht erweiterten Vena testicularis in unverändertem Ausmaß bestehen. Die
daraufhin durchgeführte Phlebographie von einer Vene des Plexus pampiniformis aus
zeigte, daß bei diesem Patienten das Blut aus dem Plexus pampiniformis nicht über die

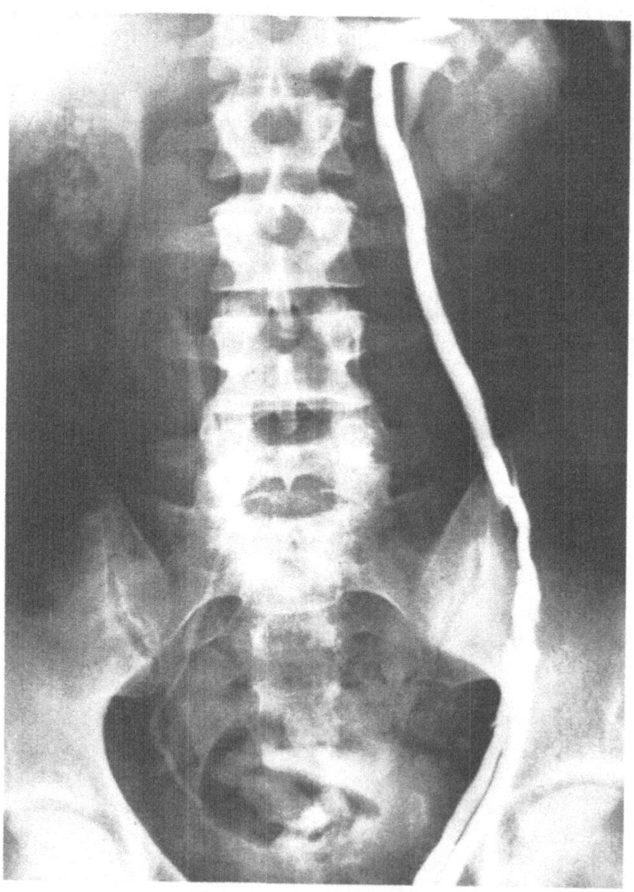

Abb. 1. Phlebographie von einer Vene des Plexus pampiniformis aus. Der Abfluß des Kontrastmittels erfolgt über einen nicht ligierten Ast der Vena testicularis in die Vena renalis

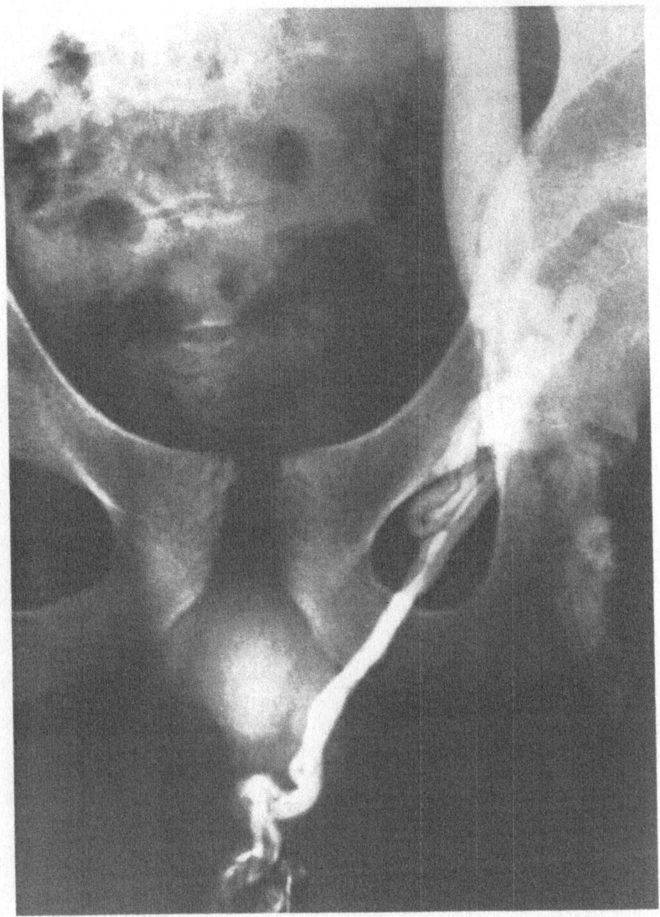

Abb. 2. Phlebographie von einer Vene des Plexus pampiniformis aus. Der Abfluß des Kontrastmittels erfolgt ausschließlich über die Vena iliaca externa

Vena testicularis, sondern in die Vena iliaca externa, vermutlich über die Vena epigastrica inferior, abfloß (Abb. 2).

Eine Verlagerung des Samenstrangs um den Musculus rectus abdominis nach Giuliani führte hier zum Rückgang der Varikozele [2]. Bei der Varikozele handelt es sich um eine Phlebektasie einzelner oder sämtlicher Abschnitte des Plexus pampiniformis. Der Plexus pampiniformis besteht aus 10–12 Venen, von denen die meisten vor dem Ductus deferens liegen (Abb. 3) und die die Arteria testicularis umgeben. Die Pars posterior des Plexus pampiniformis geht hauptsächlich vom Nebenhoden aus. Bei der Varikozele ist in der Regel die zur Vena testicularis fließende vordere Gruppe von Venen des Plexus pampiniformis zuerst und am stärksten betroffen.

Hanley und Harrison [1] konnten jedoch zeigen, daß bei einem Teil der Varikozelenträger nicht die Vena testicularis erweitert ist, sondern die in die Vena epigastrica inferior mündende Vena spermatica externa eine variköse Schlängelung und Erweiterung zeigt. Eine hohe Ligatur der Vena testicularis führt bei diesen Patienten zu keiner Rückbildung der Varikozele. Bildet sich eine idiopathische Varikozele nach der hohen Ligatur der

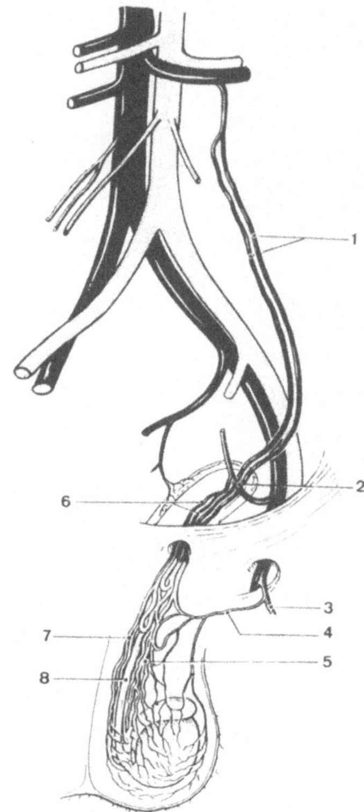

Abb. 3. Der venöse Abfluß des Hodens. 1. V. testicularis, 2. V. epigastrica inferior. 3. V. saphena magna, 4. V. pudenda externa. 5. Pars anterior des Plexus pampiniformis, 6. V. spermatica externa. 7. Pars posterior des Plexus pampiniformis. 8. Ductus deferens

Vena testicularis nicht zurück, oder tritt sie nach kurzer Zeit wieder auf, so gibt es zwei Möglichkeiten:

1. Nicht alle Äste der Vena testicularis sind unterbunden oder
2. der Hauptabfluß aus dem Plexus pampiniformis, und damit die Möglichkeit des stärksten retrograden Blutstroms erfolgt nicht über die Vena testicularis. Er erfolgt in die Vena iliaca externa, vermutlich über die in die Vena epigastrica inferior mündende Vena spermatica externa.

Für die Wahl des Zweiteingriffs ist die Kenntnis, welche der beiden Möglichkeiten vorliegt, von entscheidender Bedeutung. Vor jeder wegen einer Varikozele durchzuführenden erneuten operativen Intervention müssen deshalb die Abflußverhältnisse aus dem Plexus pampiniformis phlebographisch abgeklärt werden. Beruht das Varikozelenrezidiv auf einem nicht ligierten Ast der Vena testicularis, so ist dieser Ast noch zu unterbinden. Liegt dagegen die beschriebene Gefäßanomalie vor, so bevorzugen wir als Zweiteingriff die Verlagerung des Samenstrangs um den Musculus rectus abdominis nach Giuliani.

Für die Überlassung der Röntgenbilder danken wir Herrn Prof. Dr. med. W. Frommhold, Direktor des Medizinischen Strahleninstitutes der Universität Tübingen.

Literatur

1. Hanley, H. G., Harrison, R. G.: Brit. J. Surg. **50**, 64–67 (1962) – 2. Völter, D., Knoth, W., Lüders, G.: Dtsch. med. Wschr. **96**, 641–644 (1971)

Prof. Dr. D. Völter
Urologische Abteilung der Universität
Calwer Straße 7
D-7400 Tübingen

U. Jonas, R. Krebs, J. E. Altwein und R. Hohenfellner: **Spätergebnisse nach Colon conduit und Ureterosigmoidostomie im Kindesalter**

Die folgende Studie basiert auf den Nachuntersuchungsergebnissen von 64 Kindern mit einer Harnableitung über Colon conduit und 39 Kindern, die eine Ureterosigmoidostomie zur Harnumleitung erhielten.

Wie aus Tabelle 1 zu entnehmen ist, war die Hauptindikation zum Colon conduit (CC) die neuropathische Harnblase bei 51 Kindern, die Ureterosigmoidostomie (U) wurde 25mal bei Blasenekstrophie durchgeführt.

Tabelle 1

Colon conduit	n	Ureterosigmoidostomie	n
Knaben	30	Knaben	28
Mädchen	34	Mädchen	11
total	64	total	39
Neurogene Blase	51	Blasenekstrophie	25
Blasenekstrophie	3	Epispadie	7
Epispadie	1	Inkontinenz	3
Blasenkontraktion	2	Blasensarkom	2
Megaureter	2	Interstitielle Zystitis	1
Trauma	2	Trauma	1

Die postoperative Beobachtungszeit betrug 1 bis 15 Jahre, durchschnittlich 4,6 (CC) bzw. 5,6 (U) Jahre.

Über die Technik beider Operationsverfahren wurde bereits berichtet [1,3]. Es soll nur nochmals festgestellt werden, daß die Harnleiterdarmimplantation unter Verwendung eines submukösen Tunnels zur Refluxprophylaxe durchgeführt wurde, dabei bleibt der Harnleiter auf seiner gesamten Strecke retroperitoneal gelagert.

Spätergebnisse

Die Spätkomplikationen, die zur Notwendigkeit einer Reoperation führten, sind Tabelle 2 zu entnehmen.

Tabelle 2. Spätkomplikationen nach Colon conduit (CC) und Ureterosigmoidostomie (U)

	Colon Conduit	Ureterosigmoidostomie
Urolithiasis	2	2
Uretero-Intestinale Stenose	3	3
Stoma-Stenose	2	—
Summe	7	5

Die Beurteilung der Spätresultate basierte auf 2 Parametern

1. Der Harnleiterdilatation, entsprechend der Klassifikation nach Emmett [2]: Zum Vergleich wurden 30-Minuten-Aufnahmen p.i. präoperativ und in den postoperativen Kontrollen herangezogen.
2. Der pyelonephritischen Veränderungen, wiederum im Vergleich der prä- und postoperativen Urogramme.

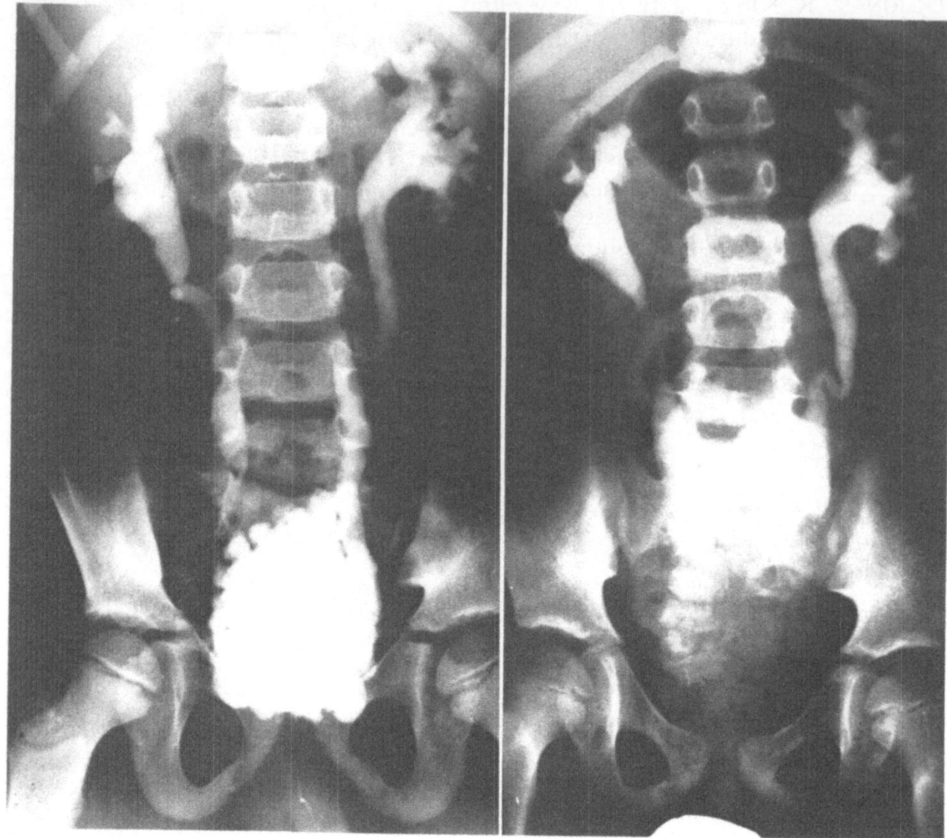

Abb. 1 a

Abb. 1 b

Colon conduit (n = 64)

1. Dilatation:
   Es wurden 79 Nieren-Harnleiter-Einheiten ausgewertet, bei denen sowohl prä- wie
   auch postoperative 30-Minuten-Aufnahmen existierten: 46 Nieren-Harnleiter-Einheiten waren präoperativ nicht dilatiert (Emmett 0–1), dagegen fanden sich in 33 Fällen Stauungserscheinungen. Nach der Harnableitung mit Colon conduit normalisier-
   ten sich 72 Einheiten, während bei 7 eine Dilatation bestehen blieb.

Tabelle 3. Dilatation und Colon conduit (n = 79 Nieren)

Emmett	präoperativ	postoperativ
0	30	58
1	16	14
2	13	5
3	8	2
4	12	—

2. Pyelonephritis:
   Pyelonephritische Veränderungen wurden an 97 Nieren-Harnleiter-Einheiten prä-
   und postoperativ ausgewertet und miteinander verglichen. Dabei zeigte sich, wie in

334

Abb. 1. 10jähriger Knabe (F. K.) mit
neurogener Blasenentleerungsstörung bei
Meningo-Myelozele: Präoperativ (a) finden sich auf der 30-Minuten-Aufnahme
p.i. Stauungszeichen, die nach Emmett [2]
mit Grad 2 klassifiziert wurden. 4 Wochen nach Harnableitung mit Colon conduit (b) zeigt sich schon ein deutlicher
Rückgang der Dilatation. 3 Jahre nach
Operation (c) finden sich normale obere
Harnwege (re.: Emmett 1. li.: Emmett 0)

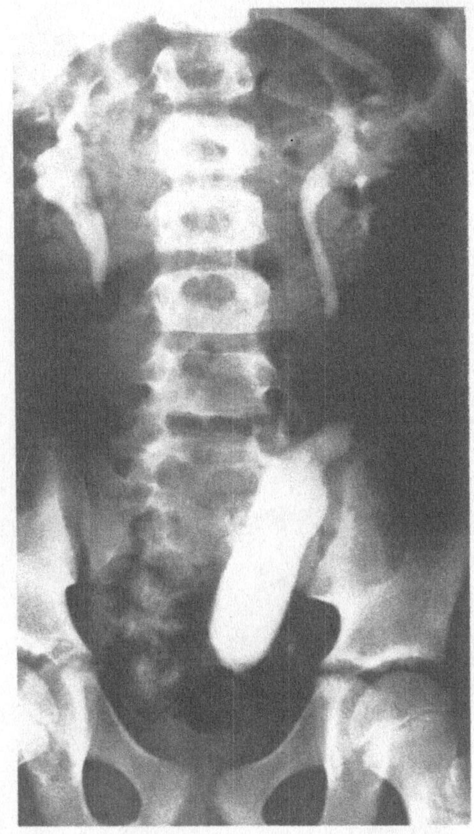

Abb. 1c

Tabelle 4 ersichtlich, daß alle 66 präoperativ pyelonephritisch nicht veränderte Nieren auch postoperativ keine Entzündungszeichen aufwiesen, dagegen zeigten von den
31 präoperativ pyelonephritisch veränderten Einheiten postoperativ immerhin noch 8
Zeichen einer Progredienz.

Tabelle 4. Pyelonephritis und Colon conduit (n = 97 Nieren)

P N	präoperativ	postoperativ	
		gleich	progredient
pos.	31	23	8
neg.	66	66	

Als Beispiel ein 10jähriger Knabe mit einer neurogenen Harnblasenentleerungsstörung (Abb. 1): Auf der präoperativen 30-Minuten-Aufnahme fanden sich
Stauungszeichen, die mit Emmett II klassifiziert wurden. 3 Jahre postoperativ hatte sich
die Stauung weitgehend zurückgebildet, es fanden sich praktisch normale obere Harnwege (Emmett 0–1).

Ureterosigmoidostomie (n = 39)

1. Dilatation:
   An 42 Nieren-Harnleiter-Einheiten wurde der prä- und postoperative Vergleich der
   Dilatation entsprechend der Emmettschen Klassifikation durchgeführt. Dabei zeigte

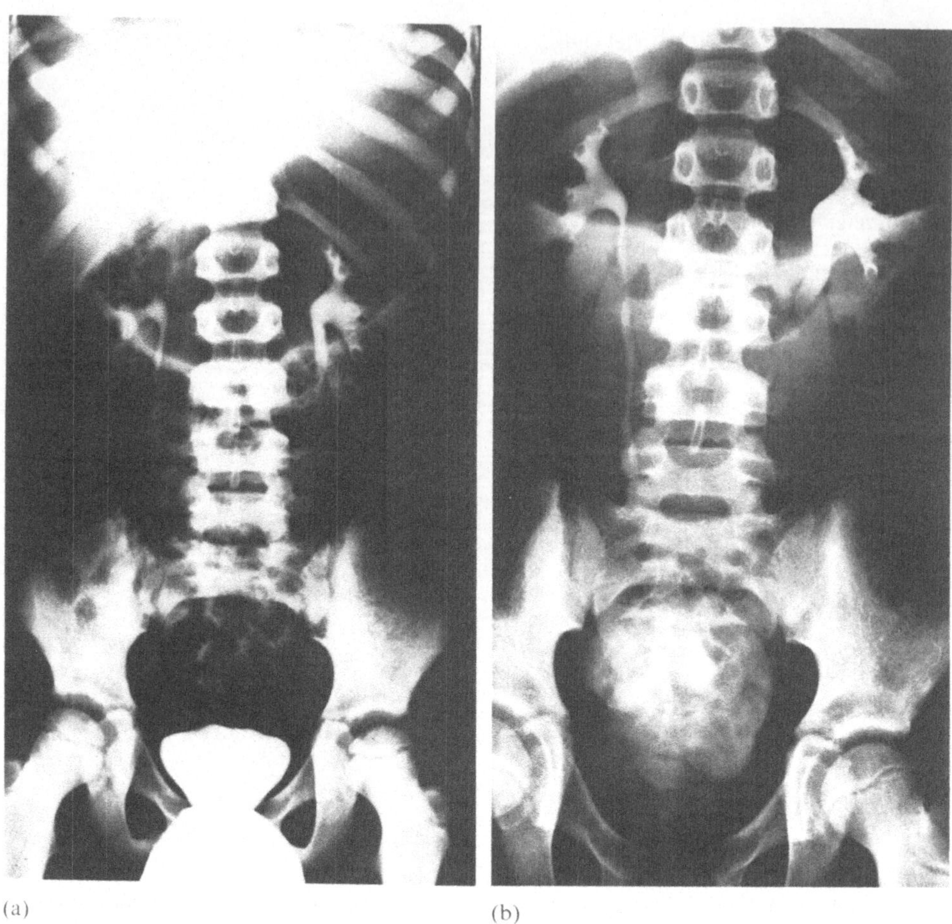

Abb. 2. 6jähriger Knabe mit Blasenekstrophıe (T. B.): Sowohl präoperativ (a) wie auch auf der Vergleichsaufnahme (30 Minuten p.i.) 6 Jahre postoperativ (b) finden sich normale obere Harnwege ohne Zeichen von Dilatation (Emmett 0) bzw. Pyelonephritis

Tabelle 5. Dilatation und Ureterosigmoidostomie (n = 42 Nieren)

Emmett	präoperativ	postoperativ
0	30	31
1	9	9
2	2	2
3	1	—
4	—	—

sich, daß praktisch Übereinstimmung zwischen der prä- und postoperativen Situation bestehen blieb, jedoch konnte von den 3 präoperativ gestauten Nieren nur einmal eine Normalisierung beobachtet werden.

2. Pyelonephritis:
Bei 48 Nieren-Harnleiter-Einheiten wurden die pyelonephritischen Veränderungen prä- und postoperativ ausgewertet: Tabelle 6 zeigt, daß von den 4 präoperativ entzündlich veränderten Nieren postoperativ 2 eine Progredienz zeigten.

Tabelle 6. Pyelonephritis und Ureterosigmoidostomie (n = 48 Nieren)

P N	präoperativ	postoperativ	
		gleich	progredient
pos.	4	2	2
neg.	44	44	

Als Beispiel ein 6jähriger Knabe mit Blasenekstrophie: Abb. 2 zeigt die präoperative 30-Minuten-Aufnahme und im Vergleich dazu die Aufnahme 6 Jahre nach Ureterosigmoidostomie. Sowohl prä- wie auch postoperativ fanden sich völlig unauffällige obere Harnwege ohne Zeichen einer Dilatation bzw. pyelonephritischer Veränderungen.

Die *Spätergebnisse* nach Colon conduit und Ureterosigmoidostomie beim Kinde zeigten, daß beide Operationstechniken in einer Beobachtungszeit bis zu 15 Jahren nach Operation ausgezeichnete Resultate garantieren. Immerhin jedoch wurde deutlich, daß postoperativ in etwa 9% (CC) und 5% (U) die Dilatation bestehen blieb und die pyelonephritischen Veränderungen progredient waren. Daraus ergibt sich die Notwendigkeit nach kurzfristigen Überwachungen und frühzeitiger Ableitung bei Anzeichen von Stauung und Pyelonephritis. Die Harnableitung bzw. -umleitung sollte durchgeführt werden, bevor es zu gravierenden Veränderungen der oberen Harnwege gekommen ist. So sollte auch die Ureterosigmoidostomie bei Auftreten von Stauungserscheinungen sofort in einen Colon conduit umgewandelt werden, das Anlegen einer Colostomie bzw. einer temporären Nephrostomie erscheint nicht ausreichend, Stauung und progrediente Pyelonephritis zu verhindern.

Die Harnableitung bzw. -umleitung jedoch verspricht ausgezeichnete Spätergebnisse, wenn die Operation vor dem Auftreten schwerer Veränderungen des oberen Harntraktes durchgeführt wird.

Literatur

1. Altwein, J. E., Hohenfellner, R.: Surg. Gyne. & Obst. **140**, 33 (1975) – 2. Emmett, J. L.: Clinical Urography, 2nd Ed., p. 309. Philadelphia: W. B. Saunders Co., 1964 – 3. Hohenfellner, R., Planz, C., Wulff, H. D., Moormann, G., Romahn, A., Kunkel, R., Oberhausen, E., Burmeister, W., Straub, E.: Urologe **6**, 276 (1967)

Dr. U. Jonas
Urologische Universitätsklinik
Langenbeckstraße 1
D-6500 Mainz

F. TETTAMANTI und R. TSCHOLL: **Reflux- und infektsichere Ureterersatzplastik mittels Dünndarmschlingen**

Der Ureterersatz durch ein isoliertes Darmsegment ist seit 25 Jahren bekannt. Die mitgeteilten Resultate sind widersprechend, der Verlauf des Einzelfalles ist nicht voraussehbar, da der unvermeidliche vesikoileorenale Reflux die Voraussetzung für zahlreiche Komplikationen schafft. In einer früheren Mitteilung schlugen wir eine Operation vor, mit der im Tierexperiment der Reflux in das Darmsegment zuverlässig verhindert werden kann.

Beim Schwein wurde eine isolierte Ileumschlinge zwischen Nierenbecken und Blase geschaltet. Das distale Ende der Schlinge wurde zu einem Nippel umgeformt, nach der von Perl vorgeschlagenen und von Kock zur Erzielung einer kontinenten terminalen Ileostomie angewandten Technik. Die Serosa der hierzu verwendeten distalen 6 cm des Darmsegmentes wurde koaguliert, um spätere Adhäsionen im Invaginat zu fördern, der distale freie Rand der Schlinge wurde zu einer 3 cm langen Manschette umgestülpt, die dann mit durchgreifenden, nicht resorbierbaren Fäden stabilisiert wurde. Der Nippel wurde in die Blase vorgeschoben und seine Basis an der Blasenwand verankert.

Das Zystogramm zeigte einen sicheren Refluxschutz, das Urogramm einen ungehinderten Urinabfluß in die Blase. Ziel der jetzigen Untersuchung ist, die Frage zu beantworten, ob unsere Technik auch gegen einen aufsteigenden Infekt Schutz bietet.

Bei 3 Hausschweinen wird der linke Harnleiter mit Hilfe der beschriebenen Technik vollständig ersetzt, indem der Ureter am Abgang des völlig intrarenal liegenden Nierenbeckens durchtrennt und das längs gespaltene Nierenbecken mit dem schräg angeschnittenen Dünndarmende anastomosiert wird. Auf der rechten Seite wird die gleiche Operation durchgeführt, nur daß am aboralen Ende der Dünndarmschlinge kein Nippel gebildet wird. Zusätzlich wird ein 3 cm langes Katheterstück an die Blasenschleimhaut genäht. 5 Tage später wird die einen Fremdkörper enthaltende Harnblase transurethral mit einer Coli-Ausschwemmung infiziert. Nach 8 Wochen werden die Tiere wieder laparotomiert, Urin wird unter sterilen Kautelen aus der Blase und aus beiden intrarenalen Hohlsystemen entnommen.

Resultate

In 2 von 3 Fällen konnten wir sterilen Urin aus der mit der Antirefluxplastik geschützten linken Niere gewinnen. Beim dritten Fall handelte es sich um einen Mischinfekt, wobei aber keine E. coli nachgewiesen werden konnten. Bereits bei der makroskopischen Betrachtung der Präparate konnte die Wirksamkeit der Plastik geahnt werden. Das in die Blasenschleimhaut genähte Katheterstück wurde vom Reflux einmal sogar in die obere Kelchgruppe geschleudert.

Obschon diese kleine Serie keine statistisch signifikante Aussage gestattet, glauben wir, durch unsere Operationstechnik einen wirksamen Schutz der Niere gegen Reflux und gegen aufsteigenden Infekt vorschlagen zu können, in jedem Fall, wo ein Ureterersatz durch eine isolierte Ileumschlinge indiziert ist. Die im Tierexperiment so ermutigenden Resultate veranlaßten uns, diese Operation bereits klinisch anzuwenden.

Dr. F. Tettamanti
Urologische Klinik
Inselspital
CH-3000 Bern

E. Nygaard, B. Nyström und L. Wahlqvist: **Zur Therapie von Bauchwandmetastasen**

Große Bauchwandmetastasen sind selten. Sie treten speziell nach Operation von Primärtumoren in Kolon und Blase auf, oft nach mehreren Jahren.

Die zytologische Diagnose geht der operativen Therapie voraus. Die Voraussetzung für eine Radikaloperation ist eine Solitärmetastase. Obstruktion von einem Stroma oder rasche Vergrößerung bei einem psychisch beeinträchtigten Patienten zwingt zu einer Operation.

Faszien und Muskeln der Bauchwand sind von Bedeutung für die auxiliäre Atmung, und die deckende Haut schützt gegen Infektion. Nach großer Bauchwandresektion haben Patienten mit Zwerchfellähmungen Bedürfnis von Ersatz von Faszien und Muskeln, Patienten mit Stoma dagegen von Bauchhautersatz.

Eine große Resektion von Muskeln und Faszien in der Bauchwand verursacht keinen Bruch, da die Voraussetzung für einen Bruch eine Bruchpforte in der musculofaszialen Komponente ist.

Der Patient mit einem Stoma braucht Haut ohne Narbe für den Klebeverband. Es ist leicht möglich, daß ein solcher Patient einen Verschluß mit Haut von der Hautlücke braucht. Damit bekommt man einen besseren Schutz gegen Wundinfektionen als mit einem Verband, den man an die Wundränder annäht.

Der Verschluß einer Hautlücke in der Bauchwand kann man mit Hilfe von

1. Verschiebung von der benachbarten Haut,
2. Nahlappenplastik,
3. freier Transplantation,
4. Entspannungsschnitten
   a) große,
   b) viele kleine Schnitte,
5. Kombination von 1 bis 4

ausführen.

Patienten ohne Stoma können leicht operiert werden, wenn man einen Verband an die Hautränder annäht. Wir haben sieben Patienten mit großen Bauchwandmetastasen operiert. 250–500 cm² von Bauchwand wurden reseziert. Fünf hatten Solitärmetastasen. Ein Patient hat fünf Jahre überlebt. Ein Mann hatte einen Anus praeternaturalis und ein anderer Mann einen Ileal conduit.

Man muß bei der Operation erst die benachbarte Haut lösen. Dann kann man mit vielen kleinen Entspannungsschnitten die Hautränder nähern. Nach unserer Erfahrung kann man damit einen Verschluß ohne Spannung auch von großen Hautlücken bekommen. Wir haben keine Wundinfektion und keinen Bruch gesehen.

Prof. Dr. L. Wahlqvist
University of Umeå
Department of Urology
S-90185 Umeå

Diskussion zu den Vorträgen Seite 330 bis 339
Freie Vorträge, II. Teil

Moderator: F. Truss, Göttingen

M. Bergmann, Linz: Herr Völter, Sie berichten über 5 Fälle von Rezidiven. Es würde mich interessieren, wie groß die Rezidivquote in bezug auf die Gesamtzahl ist.

D. Völter, Tübingen: Wir haben sicher mehr Rezidive. Es gibt aber nur 5 Patienten, die sich spermatologisch nachuntersuchen ließen und die Wert darauf legten, daß man sie noch einmal operiert. Bei diesen 5 haben wir dann ein Phlebogramm durchführen lassen.

D. Weißbach, Bonn: Herr Völter, die 4 Rezidive, die auf einer Insuffizienz der Vena testicularis beruht haben, legen nach einem von Ihnen gezeigten Phlebogramm den Verdacht nahe, daß nicht ganz hoch genug abgebunden wurde. Ist diese Vermutung richtig?

D. Völter, Tübingen: Nein, diese Rezidive beruhten darauf, daß ein Ast der Vena testicularis nicht ligiert war.

H. Marberger, Innsbruck: Ich möchte Herrn Völter fragen, ob er wirklich glaubt, daß man mit der Phlebographie alle Äste darstellen kann? Welchen Prozentsatz an Fehlern muß man bei der Phlebographie annehmen?

D. Völter, Tübingen: Nein, ich glaube nicht, daß man alle Äste darstellen kann. Man stellt mit der Phlebographie nur den Hauptabfluß dar. Es gibt ja bei den Varikozelen sehr viele Abflüsse. Es gibt Abflüsse über die tiefen Venen, dann einen über den oberflächlichen Venenplexus. Es stellt sich – wie gesagt – immer nur der Hauptabfluß dar.

H. Marberger, Innsbruck: Sehen Sie beim Rezidiv dann plötzlich einen Ast, der sich vorher nicht dargestellt hat?

D. Völter, Tübingen: Nein, das glaube ich nicht. Beim Rezidiv stellt sich eben auch nur das Gefäßsystem dar, über das das Blut hauptsächlich abfließt.

H. Marberger, Innsbruck: Also ich könnte einen Fall zeigen oder zwei, bei denen man in der Phlebographie ein schön erweitertes Gefäß gesehen hat und dann beim Rezidiv ein ganz anderes, das sich halt eben vorher nicht dargestellt hat. Ich glaube, daß die Phlebographie keine sichere Auskunft über die Venenverhältnisse gibt.

D. Völter, Tübingen: Ja, Sie mögen recht haben, aber ich glaube, daß man sie trotzdem durchführen sollte, da sie doch eine große Hilfe gibt.

H. Marberger, Innsbruck: Das glaube ich auch.

B. von Rütte, Bern: Die Phlebographie leistet einen sehr wichtigen Beitrag für die Operation. Bei 98 Fällen, die wir operiert haben, sahen wir nur zwei ...

Moderator: Entschuldigung, Sie meinen bei der Primäroperation, nicht bei der Rezidivoperation?

B. von Rütte, Bern: Ja, nicht bei der Rezidivoperation. Wir sahen, daß auch kleinste Begleitäste sich mit der Venographie füllen lassen. Wir haben 54 Fälle venographiert, und ich glaube, daß die kleine Zahl von Rezidiven auf die Phlebographie zurückzuführen ist. Ich möchte glauben, daß man nicht von einem Rezidiv sprechen sollte, sondern von einem Weiterbestehen der Varikozele.

Fröhlich, Oldenburg: Mir fällt bei dieser sehr großen Zahl von Ureterosigmoidostomien im Kindesalter auf, daß zwar gute Ergebnisse bezüglich des Abflusses und auch der Infektionsrate erzielt wurden, wie hoch ist aber der Prozentsatz von Elektrolytstörungen bei den Kindern? Denn das ist doch bisher immer eines der Argumente gegen die Ureterosigmoidostomie gewesen und damit auch *das* Argument für den Ileum conduit.

U. Jonas, Mainz: Wir konnten in der kurzen Redezeit nicht den kompletten Nachuntersuchungsablauf darlegen. Natürlich haben wir die Elektrolyte und auch die Nierenfunktion kontrolliert. Fast sämtliche der Kinder – etwa 80% – brauchen eine Dauertherapie, um die Elektrolytstörungen auszugleichen. Es gelingt in diesen Fällen aber sehr schön, eine Normalisierung der Elektrolyte zu erreichen.

Moderator: Bitte noch weitere Fragen?
Ich persönlich muß sagen, daß mir dieser Vortrag etwas von meinem schlechten Gewissen genommen hat. Ich habe bei der Blasenekstrophie öfter die Operation nach Boyce-Vest gemacht, trotz aller Kassandrarufe. Ich überschaue etwa 12 Fälle, die mehr als 5 Jahre zurückliegen. Und ich muß sagen, die Ergebnisse sind gar nicht so schlecht. In all den gezeigten Fällen wird man um den Harnwegsinfekt nicht herumkommen, aber ich glaube, das ist das kleinere Übel. Wenn der Abfluß gewährleistet ist, dann überstehen das die Nieren doch erstaunlich gut. Mich wird dieser Vortrag in meiner bisherigen Auffassung zur Behandlung der Blasenekstrophie nur bestärken.
Nun aber schnell zu Herrn Tettamanti mit seinem tierexperimentellen Beitrag.

D. Weißbach, Bonn: Herr Tettamanti, der letzte Satz Ihres Vortrages lautete, daß Sie das Verfahren bereits erfolgreich in die Klinik übernommen haben. Darf ich fragen, in wieviel Fällen und mit welchem Erfolg?

F. Tettamanti, Bern: Wir haben die Technik einmal bei einer Patientin angewandt. Das liegt ungefähr 1 Jahr zurück. Bis jetzt haben wir nur ein Kontrollurogramm gemacht mit sehr gutem Erfolg.

H. Marberger, Innsbruck: Herr Tettamanti, eine Frage zur Technik. Ist der Muff, den Sie bilden, abgesteppt? Die beiden Schichten sind also unbeweglich?

F. Tettamanti, Bern: Wenn ich richtig verstanden habe, fragen Sie wegen der Koagulation des terminalen Endes der Schlinge. Wir koagulieren mit dem Elektrokauter die Serosa und die Muscularis. Wir versuchen dabei, die Mukosa nicht zu verletzen. Dann wird alles umgestülpt und mit durchgreifenden Nähten wieder fixiert. Beim Tier haben wir drei Längsreihen von je 4 Stichen gemacht.

H. Marberger, Innsbruck: Wie sind die Stiche angeordnet? Stülpen Sie den Muff um?

F. Tettamanti, Bern: Beim Umstülpen stechen wir durchgreifend bis zur Mukosa durch, bis der ganze Muff gebildet ist.

Moderator: Ich möchte selbst noch etwas dazu sagen: Die Beobachtungszeit erscheint mir noch sehr kurz. Mir ist bei dem Gedanken, eine solche Antirefluxplastik beim Menschen durchzuführen, ein bißchen ungut. Wir alle machen ja gelegentlich Antirefluxplastiken am Harnleiter. Wenn man nach 14 Tagen in die Blase schaut, dann ist die Schleimhaut des Nippels weiß, und man weiß nicht genau, wie weit da irgend etwas nekrotisch ist. Wenn man nach einem Vierteljahr oder nach einem halben Jahr oder noch etwas später ein Refluxcystogramm macht, dann ist der Reflux wieder vorhanden. Die Frage ist nun, kommt es bei Ihnen auch zu ähnlichen Abstoßungserscheinungen? Wie groß ist die Gefahr des Refluxes und wie groß ist die Gefahr der Narbenschrumpfungen in diesem Bereich über längere Sicht?

E. Zingg, Bern: Ich kann Ihnen die Sorge nehmen. Das Prinzip ist schon sehr alt, und die Umstülpung des Harnleiters oder Umstülpung des Darmes wurde schon 1948 beschrieben. Es wurde jetzt erst wieder neu erfunden bei der terminalen Ileostomie. Dort bestehen bereits sehr große Serien, und es kommt bei dieser Technik weder zu Nekrosen noch zu einer Schrumpfung. Die Überlebenszeiten oder Nachbeobachtungszeiten betragen inzwischen mehrere Jahre. Im Gegensatz zum Ureter ist der Darm doch wesentlich besser beweglich. Man muß selbstverständlich beim Anlegen der Nähte darauf achten, daß das Mesenterium nicht verletzt wird.

H. Marberger, Innsbruck: Wir haben Erfahrung mit ein paar hundert Ureterimplantationen nach Marshall-Paquin. Die Muffbildung geht ausgezeichnet, und die Ergebnisse sind sehr gut.

Moderator: Waren da keine Refluxrezidive dabei?

H. Marberger, Innsbruck: Ich glaube, wir haben in 93% eine Heilung des Refluxes.

Moderator: Wie dick ist der Harnleiter primär?

H. Marberger, Innsbruck: Wir machen es bei dicken und bei den dünnen Harnleitern.

Moderator: Und Ihr habt auch gute Erfolge?

H. Marberger, Innsbruck: Wir haben gute Erfolge.

Moderator: Danke sehr, wir sind am Ende unserer Zeit.

III. Teil

K. G. Hofbauer, K. Bauereiss und F. Gross: **Wirkung eines Antagonisten von Angiotensin II im experimentellen akuten Nierenversagen der Ratte**

Einleitung

Eine Beteiligung des Renin-Angiotensin-Systems (RAS) an der Pathogenese des akuten Nierenversagens (ANV) wird seit langem diskutiert [2]. Versuche, mit Antikörpern gegen Angiotensin II (A II) den Verlauf des ANV zu beeinflussen, erbrachten jedoch widersprüchliche Resultate.

Während große Volumina von A II-Antiserum zu einer Besserung des ANV führten [10,12], bewirkten gereinigte Antikörperpräparate, in kleinen Volumina gegeben, keine Änderung des Verlaufs des ANV [7,8]. Gleiche negative Resultate wurden mit A II-Antagonisten erhalten [1,11].

In unseren Experimenten untersuchten wir die Wirkung von Saralasin, einem kompetitiven Antagonisten von A II [9], an zwei experimentellen Modellen. Zunächst wurde an der isoliert perfundierten Rattenniere die Hemmwirkung von Saralasin auf die durch A II ausgelöste renale Vasokonstriktion geprüft. Am Ganztier wurde dann der Einfluß von Saralasin auf die Ausscheidungsfähigkeit der Niere im akuten Nierenversagen nach Glyzerininjektion untersucht. Dabei wurde insbesondere geprüft, ob eine gleichzeitige Volumensubstitution mit Serum die Wirkung von Saralasin beeinflußt.

Material und Methoden

Isoliert perfundierte Rattenniere. Männliche Sprague-Dawley-Ratten mit einem Körpergewicht von 180 bis 240 g wurden mit Pentobarbital (Nembutal, 50 mg/kg, i.p.) anästhesiert; die rechte Niere wurde präpariert und an das Perfusionssystem angeschlossen [3]. Die Nieren wurden bei einem konstanten Druck von 90 mm Hg in einem offenen System bei 37° C mit einer modifizierten Krebs-Henseleit-Lösung, die Haemaccel (Behringwerke) enthielt, durchströmt. Der Perfusionsdruck wurde über einen Druckaufnehmer, die Nierendurchströmung mit einem Tropfenzähler kontinuierlich gemessen.

Akutes Nierenversagen. An männlichen Sprague-Dawley-Ratten mit einem Körpergewicht von 180 bis 225 g wurde ein Katheter in die V. jugularis gelegt und am Nacken nach außen geführt. Nach 4 bis 5 Tagen wurden die Ratten einzeln in Stoffwechselkäfige gesetzt und erhielten für 24 Stunden kein Wasser und Futter. Danach wurden in leichter Äthernarkose 10 ml/kg einer 50%igen wäßrigen Glyzerinlösung in die Muskulatur beider Hinterbeine injiziert. Während der nächsten 8 Stunden erhielten die Tiere weiterhin kein Futter und Wasser, konnten aber während der folgenden 16 Stunden Wasser trinken.

Der Urin wurde in graduierten Röhrchen gesammelt, und das Urinvolumen wurde 2, 4, 8 und 24 Stunden nach Glyzerininjektion abgelesen. 8 oder 24 Stunden nach Auslösung des ANV wurden nach Eröffnung der Bauchhöhle in leichter Äthernarkose Blutproben aus der V. cava entnommen. In den Plasmaproben wurde die Harnstoffkonzentration (Merckotest), in den Urinproben die Osmolalität gemessen (Knauer Osmometer).

Substanzen. 1-Asp-5-Ileu A II (Division of Biological Standards, Medical Research Council, London); 1-Sar-8-Ala A II (Saralasin – Norwich Pharmacal Company, Norwich, N.J.).

Statistik. Alle Werte im Text und in den Abbildungen sind Mittelwerte ± SE; die statistische Signifikanz von Differenzen wurde mit dem t-Test nach Student ermittelt.

Experimente

Isoliert perfundierte Rattenniere. Nach einer Kontrollperiode von mindestens 50 min nach Perfusionsbeginn wurde A II (0,1–0,3 ng/ml) für 5 min infundiert. 10 oder 15 min später wurde Saralasin in verschiedenen Dosen (0,8 bis 1,2, 10 bis 12 und 96 bis 177 ng/

ml) für 5 min allein und für weitere 5 min zusammen mit A II infundiert. Die Hemmwirkung von Saralasin wurde durch den Vergleich der Wirkung von A II vor und während der Gabe des Antagonisten ermittelt.

Akutes Nierenversagen. In einer ersten Serie von Experimenten wurde eine Infusion von Saralasin (10 µg/kg min, 0,5 ml/kg h) in die V. jugularis 30 min vor der Injektion von Glyzerin begonnen und für 8 Stunden danach fortgeführt. Kontrollratten erhielten ein entsprechendes Volumen isotoner Kochsalzlösung (0,5 ml/kg h). Alle Tiere wurden 24 Stunden nach der Injektion von Glyzerin getötet.

In einer zweiten Versuchsserie wurde Saralasin genauso verabreicht wie oben beschrieben, aber zusätzlich wurde Rattenserum (4,5 ml/kg h) während 4 Stunden nach der Gabe von Glyzerin infundiert. Die entsprechenden Kontrollratten erhielten nur Serum und kein Saralasin. Die Tiere wurden 8 oder 24 Stunden nach der Auslösung des ANV getötet.

Ergebnisse

Isoliert perfundierte Rattenniere. In den beiden niedrigen Dosen (1 und 11 ng/ml) hatte Saralasin keinen Einfluß auf die Nierendurchströmung, verminderte aber die Flußrate in der höchsten Konzentration (130 ng/ml). Die durch A II ausgelöste renale Vasokonstriktion wurde durch Saralasin dosisabhängig gehemmt. Die mittlere Dosis von Saralasin (11 ng/ml), die allein noch keinen Einfluß auf die Nierendurchströmung hatte, verminderte die durch A II verursachte Vasokonstriktion um 66%. Während der Infusion der höchsten Dosis Saralasin (130 ng/ml) war kein vasokonstriktorischer Effekt von A II mehr zu beobachten (Abb. 1). Da während der Infusion von A II zusammen mit dieser Dosis Saralasin sogar eine leichte Vasodilatation auftrat, ergab sich eine errechnete Inhibitionsrate von mehr als 100%.

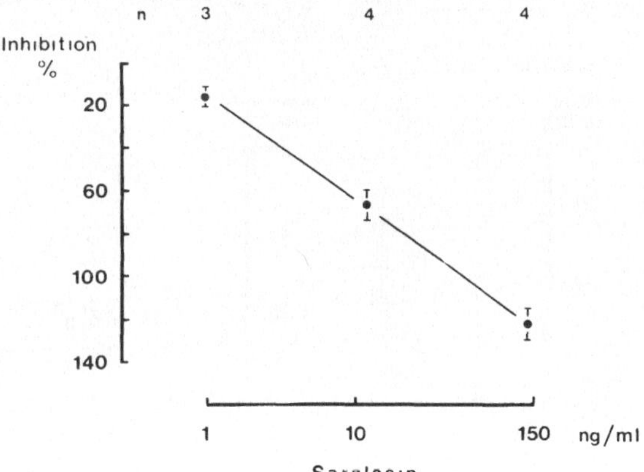

Abb. 1. Prozentuale Hemmung (% Inhibition) der durch Angiotensin II (0.1–0,3 ng/ml) an der isoliert perfundierten Rattenniere ausgelösten Vasokonstriktion mit verschiedenen Dosen von Saralasin. Mittelwerte ± SE

Akutes Nierenversagen. Das Urinvolumen von Ratten, die Saralasin erhalten hatten, war im Vergleich zu Kontrollratten unverändert (Abb. 2). 24 Stunden nach der Injektion von Glyzerin waren die Plasmakonzentrationen von Harnstoff bei saralasinbehandelten Ratten etwas niedriger als bei Kontrolltieren, aber der Unterschied war statistisch nicht signifikant (22,5 ± 3,5 gegenüber 26,8 ± 2,3 mmol/l, 0,05 < p < 0,1, n = 10 bzw. 11).

Bei Ratten, die während der ersten 4 Stunden nach Auslösung des ANV Serum erhielten, steigerte Saralasin den Urinfluß im Vergleich zu den entsprechenden Kontrolltieren (Abb. 2). Da nicht nur das Volumen, sondern auch die Osmolalität des Urins anstieg, war die gesamte Ausscheidung gelöster Teilchen bei saralasinbehandelten Ratten größer als bei Ratten, die nur Serum erhielten (Abb. 3). 8 und 24 Stunden nach der Injektion von Glyzerin war die Harnstoffkonzentration von Ratten, die Saralasin erhalten hatten, weniger angestiegen als bei Kontrollratten (Abb. 3).

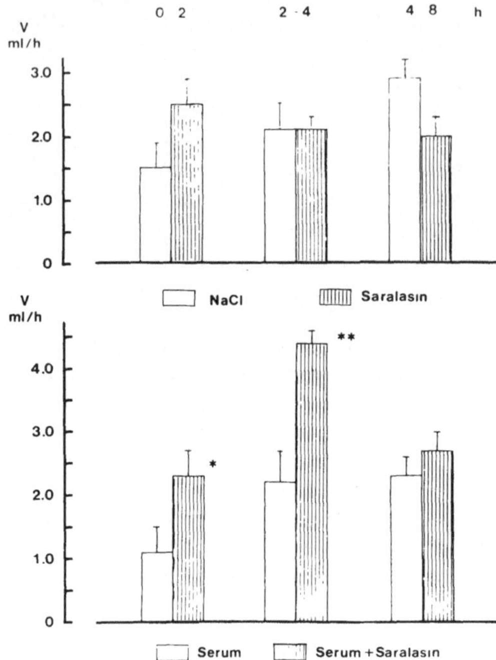

Abb. 2. Urinvolumen (V) 0–2, 2–4 und 4–8 Stunden nach Glyzerininjektion bei Ratten, die 0,9% NaCl-Lösung (0,5 ml/kg h, n = 10) oder Saralasin (10 µg/kg min, 0,5 ml/kg h, n = 11) erhielten (obere Hälfte), und bei Ratten, die Serum (4,5 ml/kg h, n = 13) oder Serum (4,5 ml/kg h) zusammen mit Saralasin (10 µg/kg min, 0,5 ml/kg h, n = 13) erhielten. Mittelwerte ± SE; x: p < 0,05, xx: p < 0,001 im Vergleich zu den entsprechenden Kontrollen

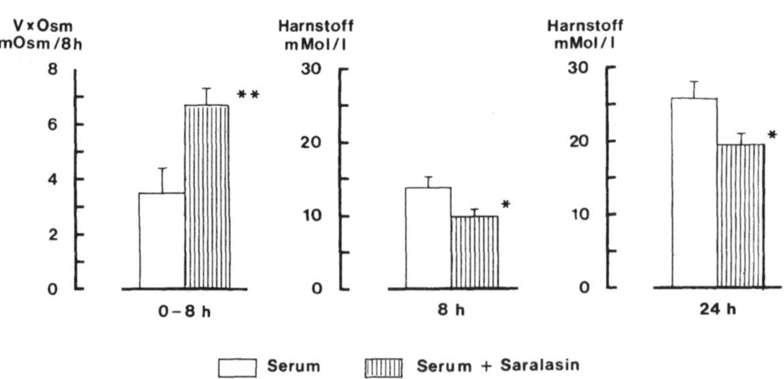

Abb. 3. Produkt aus Urinvolumen (V) und Urinosmolalität (Osm) während 0–8 Stunden sowie Harnstoffkonzentration im Plasma 8 und 24 Stunden nach Glyzerininjektion bei Ratten, die Serum (4,5 ml/kg h) oder Serum (4,5 ml/kg h) und Saralasin (10 µg/kg min, 0,5 ml/kg h) erhielten. Mittelwerte ± SE; 8 Stunden Werte: n = 13; 24 Stunden Werte: n = 15 in beiden Gruppen; x: p < 0,05, xx: p < 0,001 im Vergleich zu den entsprechenden Kontrollen

Diskussion

Aus unseren Ergebnissen an der isoliert perfundierten Rattenniere geht hervor, daß Saralasin in niedrigen Konzentrationen keinen Einfluß auf den renalen Gefäßwiderstand hat, aber die Wirkung von infundiertem A II signifikant hemmt. Zu einer vollständigen

344

Aufhebung der A II-Wirkung sind aber Konzentrationen von Saralasin notwendig, die selbst einen agonistischen Effekt haben, d. h. eine leichte Erhöhung des renalen Gefäßwiderstandes bewirken [4,5].

Im glyzerininduzierten ANV der Ratte führt die Infusion von Saralasin in niedrigen Volumina zu keiner wesentlichen Erhöhung des Urinflusses im Vergleich zu Kontrolltieren. Diese Befunde stehen im Einklang mit den negativen Ergebnissen anderer Autoren, die A II-Antagonisten [1,11] oder gereinigte Antikörperpräparationen [7,8] verwendeten.

An Ratten, die gleichzeitig Serum erhielten, bewirkte Saralasin eine verbesserte Urinausscheidung, die sich in einem geringeren Anstieg der Harnstoffkonzentration im Plasma widerspiegelte. Diese Befunde lassen annehmen, daß die Wirksamkeit von A II-Antagonisten im ANV nach Glyzerininjektion von einer gleichzeitigen Volumensubstitution abhängig ist. Daher könnten die widersprüchlichen Ergebnisse anderer Autoren, die Antiserum [10,12] oder gereinigte Antikörper [7,8] infundierten, zumindest zum Teil auf den unterschiedlichen Volumina, die mit der Infusion zugeführt wurden, beruhen.

Unsere Befunde lassen keine Schlußfolgerungen auf den Mechanismus zu, durch den die Volumensubstitution die Wirkung von Saralasin verbessert. Einerseits wäre es möglich, daß im ANV A II intrarenal in so hohen Konzentrationen gebildet wird, daß Saralasin wirkungslos bleibt. Die Serumgabe könnte die Aktivität des RAS bereits so weit unterdrückt haben, daß nun ein kompetitiver Antagonist wirksam werden kann. Andererseits könnten durch die Volumensubstitution andere vasokonstriktorische Systeme [6], die für die Einschränkung der Nierendurchblutung und die dadurch bedingte Verminderung der Urinausscheidung verantwortlich sind, unterdrückt werden; nach Ausschaltung dieser Faktoren könnte die Hemmung von A II die Urinausscheidung der Niere steigern [6].

Auch bei gleichzeitiger Volumensubstitution führte Saralasin nur zu einer Verbesserung, aber nicht zu einer Normalisierung der Urinausscheidung. Dieser Befund könnte darauf hinweisen, daß das RAS nur einer von mehreren Faktoren ist, die an der Pathogenese des ANV beteiligt sind. Allerdings ist es nicht möglich, aus unseren Daten Aussagen über das Ausmaß der Beteiligung des RAS zu machen, da Antagonisten von A II gegen intrarenal gebildetes A II weniger wirksam als gegen zirkulierendes A II sein könnten [4,5].

Zusammenfassung

An der isoliert perfundierten Niere bewirkte Saralasin, ein kompetitiver Angiotensin-II-Antagonist, eine dosisabhängige Hemmung des vasokonstriktorischen Effekts von Angiotensin II. Im akuten Nierenversagen der Ratte nach Glyzerininjektion steigerte Saralasin nur dann die Urinausscheidung, wenn zugleich eine Volumensubstitution erfolgte.

Literatur

1. Baranowski, R. L., O'Connor, G. J., Kurtzman, N. A.: Arch. int. Pharmacodyn. **217**, 322–331 (1975) – 2. Brown, J. J., Gleadle, R. I., Lawson, D. H., Lever, A. F., Linton, A. L., MacAdam, R. F., Prentice, E., Robertson, J. I. S., Tree, M.: Brit. Med. J. **1**, 253–258 (1970) – 3. Hofbauer, K. G., Zschiedrich, H., Rauh, W., Gross, F.: Clin. Sci. **44**, 447–456 (1973) – 4. Hofbauer, K. G., Zschiedrich, H., Gross, F.: Clin. exp. Pharm. Phys. **3**, 73–93 (1973) – 5. Hofbauer, K. G., Bauereiß, K., Zschiedrich, H., Gross, F.: Effects of saralasin on renal function in the rat. In: Progress Biochemical Pharmacology (Ed. G. Stokes – in press) – 6. Hofbauer, K. G., Bauereiß, K., Konrads, A., Hackenthal, E., Möhring, B., Möhring, J., Gross, F.: Pflügers Arch. Suppl. to Vol. **362**, R 12 (1976) – 7. Matthews, P. G., Morgan, T. O., Johnston, C. I.: Clin. Sci. Mol. Med. **47**, 79–88 (1974) – 8. Oken, D. E., Cotes, S. C., Flamenbaum, W., Powell-Jackson, J. D., Lever, A. F.: Kidney Int. **7**, 12–18 (1975) – 9. Pals, D. T., Masucci, F. D., Denning, G. S., Jr., Sipos, F., Fessler, D. C.: Circ. Res. **29**, 673–681 (1971) – 10. Powell-Jackson, J. D., MacGregor, J., Brown, J. J., Lever, A. F., Robertson, I. S.: The effect of angiotensin II antisera and synthetic inhibitors of the renin-angiotensin system on glycerol-induced acute renal failure in the rat (Eds.: Friedman and Eliahu, Proc. Conf. on Acute Renal Failure), pp. 281–289. DHEW Publi-

cation (NIH) 74–608 (1973) – 11. Powell-Jackson, J. D., Brown, J. J., Lever, A. F., MacGregor, J., MacAdam, R. F., Titterington, D. M., Robertson, J. I. S., Waite, M. A.: Lancet **I,** 774–776 (1972) – 12. Rauh, W., Oster, P., Dietz, R., Gross, F.: Clin. Sci. Mol. Med. **48,** 467–473 (1975)

Dr. K. G. Hofbauer
Pharmakologisches Institut
der Universität
Im Neuenheimer Feld 366
D-6900 Heidelberg

G. J. MAST und R. DIETZ: **Elektrolyt- und Flüssigkeitsverlust als pathogenetischer Faktor der malignen renalen Hypertonie**

In tierexperimentellen Untersuchungen an der Ratte wurde die Auswirkung einer unilateralen Nierenarterienstenose auf den Elektrolyt- und Wasserhaushalt sowie auf die Aktivität des Renin-Angiotensin-Aldosteron-Systems untersucht.

Methodik

Nach einer Adaptationszeit von einigen Tagen wurde bei männlichen Sprague-Dawley-Ratten die linke Nierenarterie mit einem Silber-Clip von 0,2 mm Innendurchmesser stenosiert. Um den Grad der Stenosierung zu standardisieren, wurde die Clipweite unter dem Mikroskop ausgemessen und die Tiere bei einem konstanten Körpergewicht von 150 ± 2 g operiert.

Alle Tiere wurden in Einzelkäfige gesetzt und in einem Raum mit konstanter Temperatur und Luftfeuchtigkeit gehalten. Da wir aufgrund von Voruntersuchungen wußten, daß bei einem Teil dieser Tiere ein Salzverlustsyndrom auftreten wird, teilten wir die Tiere randomisiert 2 Versuchsgruppen zu [2, 3]. Die erste Versuchsgruppe erhielt als Trinkflüssigkeit nur demineralisiertes Wasser. Die zweite Versuchsgruppe erhielt zusätzlich zum demineralisierten Wasser eine 2%ige Kochsalz-Lösung, wobei die Tiere frei zwischen Wasser und Kochsalz-Lösung wählen konnten. In beiden Versuchsgruppen wurde eine scheinoperierte Kontrollgruppe mitgeführt. Alle Tiere erhielten als Futter eine Standarddiät, die 100 mval/kg Natrium enthielt. Körpergewicht, Flüssigkeitsaufnahme und Futteraufnahme der Tiere wurden täglich gemessen. Der Blutdruck der Tiere wurde vor der Operation und danach in 5tägigen Intervallen mit dem Schwanzplethysmographen in leichter Äthernarkose registriert.

Am 25. Versuchstag wurden die Tiere aus einem Carotiskatheter entblutet und der Hämatokrit, die Serum-Natrium-Konzentration und der Harnstoff bestimmt. Die Plasma-Angiotensin-Konzentration [5], die Plasma-Aldosteron-Konzentration [6] und die Plasma-Corticosteron-Konzentration [7] wurden im Radioimmunoassay gemessen.

Ergebnisse und Diskussion

Innerhalb von 3 Wochen entwickeln alle Tiere mit unilateraler Nierenarterienstenose eine Hypertonie. Im Verlaufe dieser Hochdruckentwicklung tritt bei 70% der Tiere akut ein Natrium- und Wasser-Verlustsyndrom auf, welches sich klinisch in einem Körpergewichtsverlust, einer reduzierten Futteraufnahme und einer gesteigerten Flüssigkeitsaufnahme äußert (Abb. 1). Während die hypertensiven Tiere vor Auftreten dieser Natrium-Verlustphase täglich durchschnittlich 5 g an Körpergewicht zunehmen und sich von normotensiven Kontrolltieren nicht unterscheiden, nehmen sie mit Auftreten dieses Syndroms täglich ebensoviel ab. Gleichzeitig ist die Futteraufnahme auf etwa die Hälfte reduziert. Aufgrund des enormen Wasserverlustes ist die Flüssigkeitsaufnahme auf etwa das Doppelte erhöht.

Wird den Tieren als Trinkflüssigkeit wahlweise demineralisiertes Wasser und eine 2%ige NaCl-Lösung angeboten, wodurch sie ihren Natriumverlust kompensieren kön-

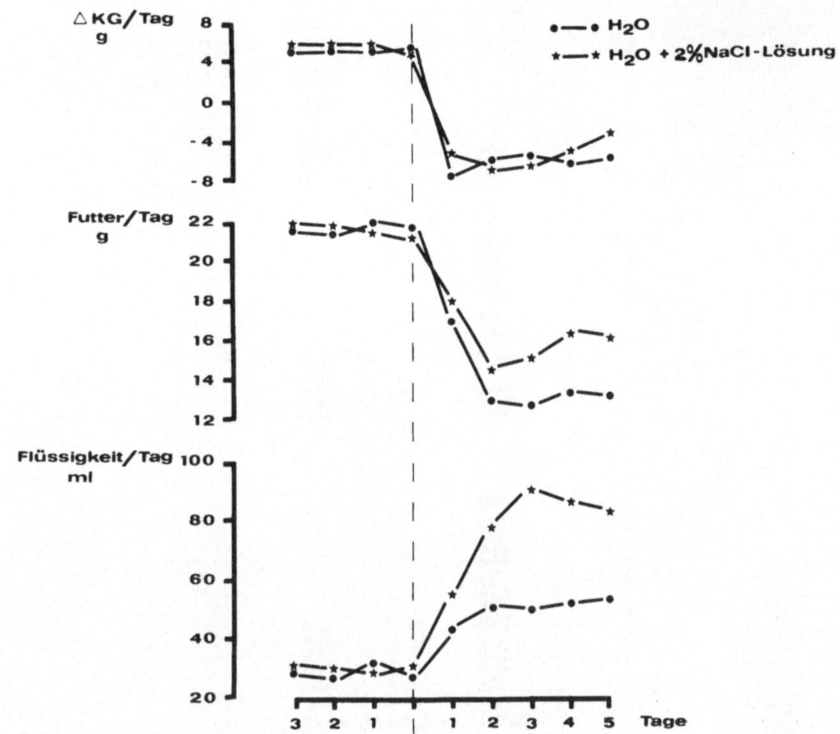

Abb. 1

nen, tritt nur bei etwa 30% der Tiere ein derartiges Natrium- und Wasserverlustsyndrom auf.

Die Flüssigkeitsaufnahme, die zu zwei Drittel in Form der 2%igen NaCl-Lösung aufgenommen wird, liegt noch wesentlich höher als bei den Tieren, die nur demineralisiertes Wasser erhalten (Abb. 1). Einzelne Tiere trinken bis zu 180 ml/die, was beinahe ihrem Körpergewicht entspricht.

Retrospektiv betrachtet verläuft die Hochdruckentwicklung bei den Tieren mit Salzverlust-Syndrom (maligne Hypertonie) steiler als bei hypertensiven Tieren ohne Salzverlust (benigne Hypertonie). Darüber hinaus liegt das Druckplateau bei den salzverlierenden Tieren mit 186 mm Hg im Mittel signifikant höher als bei Tieren mit ausgeglichener Elektrolyt-Bilanz (166 mm Hg).

Diese beiden Faktoren, der schnelle Druckanstieg und die absolut höheren Blutdruckwerte, sind wahrscheinlich die Ursache für das Auftreten des Salzverlustsyndroms.

Durch den schnellen Druckanstieg ist die Zeit zur Adaptation der Gefäße der nicht stenosierten Niere zu kurz, so daß bei Überschreiten einer kritischen Blutdruckschwelle die autoregulative Kapazität der Nierengefäße erschöpft ist. Infolgedessen kommt es zu einer druckbedingten Natriurese und sekundär auch zu einer Wasserdiurese.

Als Ausdruck des Natriumverlustes ist bei den malignen Hochdrucktieren, die nur demineralisiertes Wasser erhalten, die Serum-Na$^+$-Konzentration stark erniedrigt. Infolge des gleichzeitigen Wasserverlustes tritt bei diesen Tieren eine starke Hämokonzentration ein. Die starke Erhöhung des Serumharnstoffes zeigt eine deutliche Einschränkung der Nierenfunktion bei diesen Tieren an (Abb. 2).

Erhalten die Tiere als Trinkflüssigkeit wahlweise auch eine 2%ige NaCl-Lösung, so sind die Serum-Natriumwerte trotz des enormen Natriumverlustes nur geringfügig gegenüber der Kontrollgruppe verändert. Aufgrund der gesteigerten Flüssigkeitsaufnahme ist der Hämatokrit unter diesen Bedingungen eher erniedrigt.

Wie die nur geringe Erhöhung des Serumharnstoffwertes zeigt, ist die Nierenfunktion bei diesen Tieren nur geringgradig beeinträchtigt (Abb. 2).

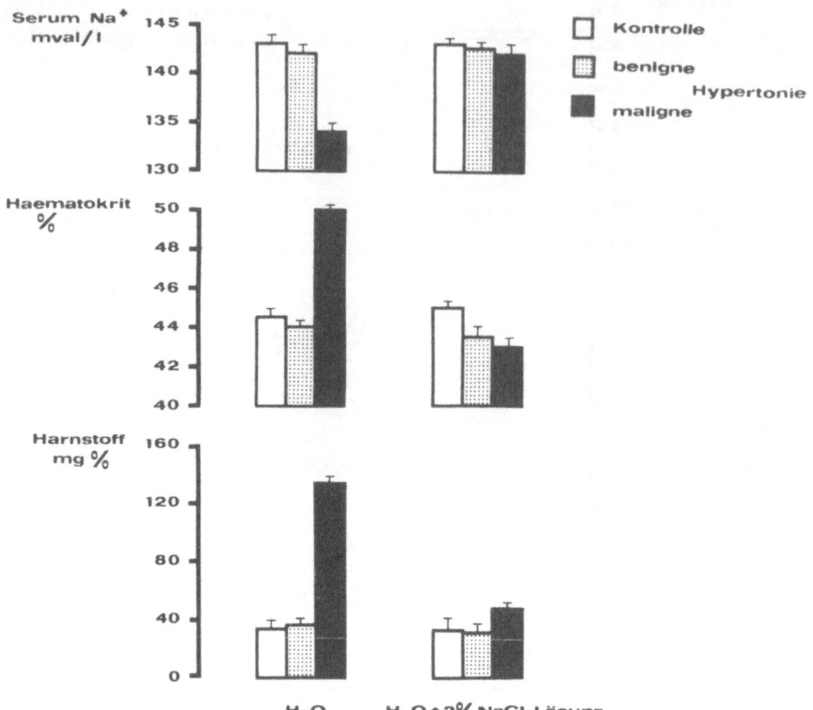

Die Tiere mit benignem Hochdruckverlauf unterscheiden sich in keiner der beiden Gruppen von normotensiven Kontrollen (Abb. 2).

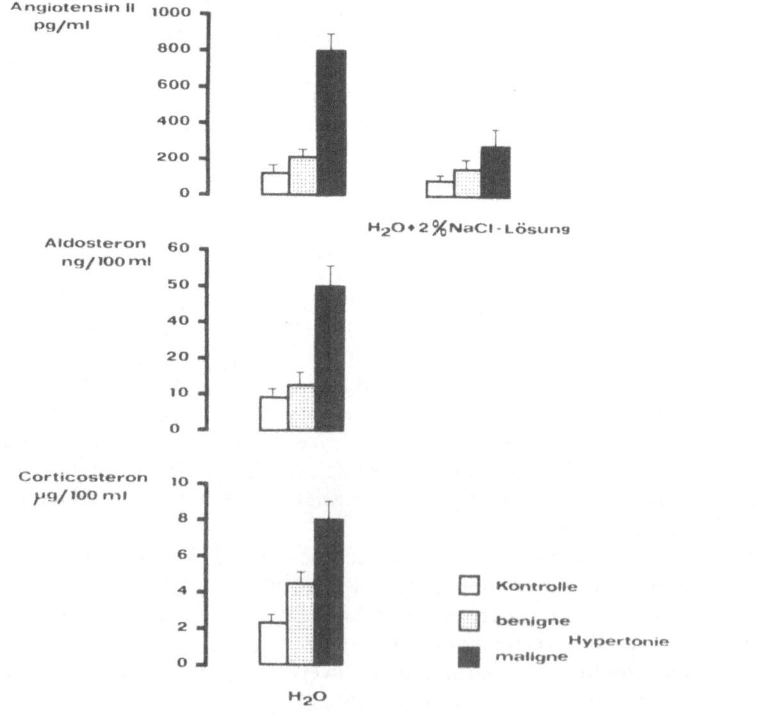

Infolge des Natrium- und Wasserverlustes ist die Angiotensin-II-Konzentration im peripheren Blut auf extreme Werte erhöht (Abb. 3).

Der hohe Angiotensin-II-Spiegel führt über eine Stimulation der Nebennierenrinde zu einem sekundären Hyperaldosteronismus (Abb. 3). Trotz der hohen Aldosteron-Aktivität kann jedoch der Natriumverlust nicht verhindert werden, da bei derartig hohen Aldosteronwerten das bekannte „Mineralocorticoid-Escape-Phänomen" in Erscheinung tritt [1,4]. Ebenso ist unter diesen Bedingungen wohl über eine Stimulation des Hypothalamus und der Hypophyse das Corticosteron, das Glucocorticoid der Ratte, signifikant erhöht (Abb. 3).

Zusammenfassung

Innerhalb von 3 Wochen entwickelt sich bei allen Tieren eine Hypertonie. Im Verlauf der Hochdruckentwicklung tritt bei etwa 70% der Tiere bei einer kritischen Blutdruckhöhe akut ein Elektrolyt- und Wasserverlustsyndrom auf, welches sich klinisch in einer gesteigerten Flüssigkeitsaufnahme, einer reduzierten Futteraufnahme und einem Körpergewichtsverlust äußert. Während dieser Salzverlustphase steigt die bereits erhöhte Aktivität des Renin-Angiotensin-Aldosteron-Systems auf extreme Werte an. Dies führt zu einer weiteren Blutdruckerhöhung, die über eine Druckdiurese den Elektrolyt- und Flüssigkeitsverlust noch verstärkt. Auf diese Weise etabliert sich ein Circulus vitiosus, der nicht selten zum Tod der Tiere führt. Der Hämatokrit als Folge des Flüssigkeitsverlustes und der Serum-Harnstoff sind deutlich erhöht.

Während dieser Salzverlustphase manifestieren sich an den Arteriolen und Glomerula der nicht gedrosselten Niere maligne Veränderungen.

Erhalten die Tiere als Trinkflüssigkeit neben demineralisiertem Wasser wahlweise auch 2%ige NaCl-Lösung, versuchen die Tiere durch gesteigerte Kochsalzaufnahme den Salzverlust zu kompensieren. Unter diesen Versuchsbedingungen zeigen nur 30% der Tiere ein derartiges Salzverlust-Syndrom. Die Aktivität des Renin-Angiotensin-Aldosteron-Systems ist nur mäßig erhöht; ebenso ist der Schweregrad des klinischen Verlaufsbildes abgeschwächt.

Diese Untersuchungen weisen darauf hin, daß bei der Ratte ein Elektrolyt- und Flüssigkeitsverlust als Trigger-Mechanismus für die Malignität der renalen Hypertonie von entscheidender Bedeutung ist.

Literatur

1. August, J.T., Nelson, D.H., Thorn, G.W.: J. Clin. Invest. **37**, 1549 (1958) – 2. Dauda, G., Möhrig, J., Hofbauer, K. G., Homsy, E., Miksche, U., Orth, H., Gross, F.: Clin. Sci. Mol. Med. **45**, Suppl. 1, 251 (1973) – 3. Dietz, R., Mast, G. J., Möhrig, J., Vecsei, P., Gless, K. H., Oster, P., Gross, F.: Acta Endocrinologica **79**, 317–328 (1975) – 4. Krück, F.: Das Escape-Phänomen. In: Die therapeutische Anwendung von Mineralocorticoiden (Hrsg. K. Schwarz). Stuttgart-New York: F. K. Schattauer 1971 – 5. Oster, P., Hackenthal, E., Hepp, R.: Experientia **29**, 353–354 (1973) – 6. Vecsei, P., Gless, K. H.: Aldosteron-Radioimmunoassay. Stuttgart: F. Enke 1975 – 7. Vecsei, P.: Glucocorticoids: Cortisol, Corticosterone and Compound S (Ed. Jaffe, B. M., Behrmann, H. R.). Methods of hormone radioimmunoassay. New York-London: Academic Press 1974

Dr. G.J. Mast
Urologische Universitätsklinik
D-6650 Homburg/Saar

V. E. Hesse, H. van Tonder und C. Abrahams: **Die endoskopischen und histologischen Befunde der Blase bei Analgetikaabusus**

In enger Zusammenarbeit mit unseren Nephrologen habe ich seit 1964 häufig Gelegenheit gehabt, Patienten mit Analgetikaabusus zystoskopisch zu untersuchen.

Es fiel mir auf, daß in diesem Krankengut häufig eine braune Verfärbung der Mukosa, maximal im Bereich der Ureterostien, vorkam. In einigen Fällen war der Fundus der Blase normal, im deutlichen Kontrast zu der Verfärbung um die Ostien herum. Dieser Befund erschien mir ungewöhnlich, denn nach Absetzen der Analgetika konnte ich diese Verfärbung nicht mehr bei der Kontrollzystoskopie feststellen.

In allen diesen Fällen wurde die Diagnose einer Analgetika-Nephritis röntgenologisch und histologisch bestätigt bzw. durch histologische Untersuchung ausgeschiedener Nierenpapillen. In Fällen, bei denen der Verdacht auf Analgetikaabusus bestand, konnte ich mit Unterstützung meiner Kollegen Abrahams und van Tonder einen typischen histologischen Befund erheben aufgrund von Biopsiematerial, das aus dem Bezirk der Ureterostien genommen wurde. Die Biopsien aus dem Fundus der Blase waren normal.

Die Abb. 1a und 1b zeigen ganz deutlich die charakteristischen Merkmale der histologischen Befunde, nämlich eine Verdickung der Basalmembran der Kapillaren, Abspaltung der Basalmembran von den äußeren Muskelschichten, so daß ein doppeltes Lumen entsteht, Obliteration des Lumens, Verlust der Endothelzellen und als Begleitbefund eine Abschorfung des Urothels gegenüber den Gefäßen.

Färbung auf Amyloid, Lipofuscin und Kalzium waren negativ.

Diese hyalinisierten Gefäße in der Blasensubmukosa sind abnormal. An anderen Stellen des Körpers sieht man ähnliche Veränderungen bei hohem Blutdruck, Diabetes mellitus, Amyloidose und in Altersdegeneration der Gefäße. Keine der Erkrankungen lag bei unseren Patienten vor.

Nicht in allen Fällen des Analgetikaabusus ist dieser histologische Effekt nachzuweisen; wenn lediglich eine braune Verfärbung ohne Gefäßveränderungen vorliegt, dürfte der Abusus bezüglich seiner Einwirkungszeit oder Konzentration zu kurz sein. Wir sind der Meinung, daß es sich um einen Kontakteffekt der Abbauprodukte der verwendeten Analgetika auf die Mukosa handelt.

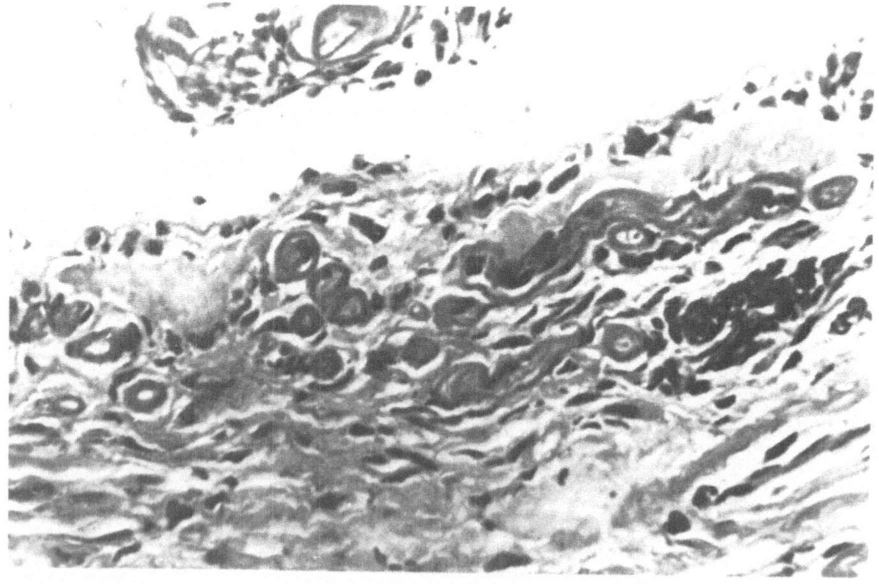

Abb. 1a

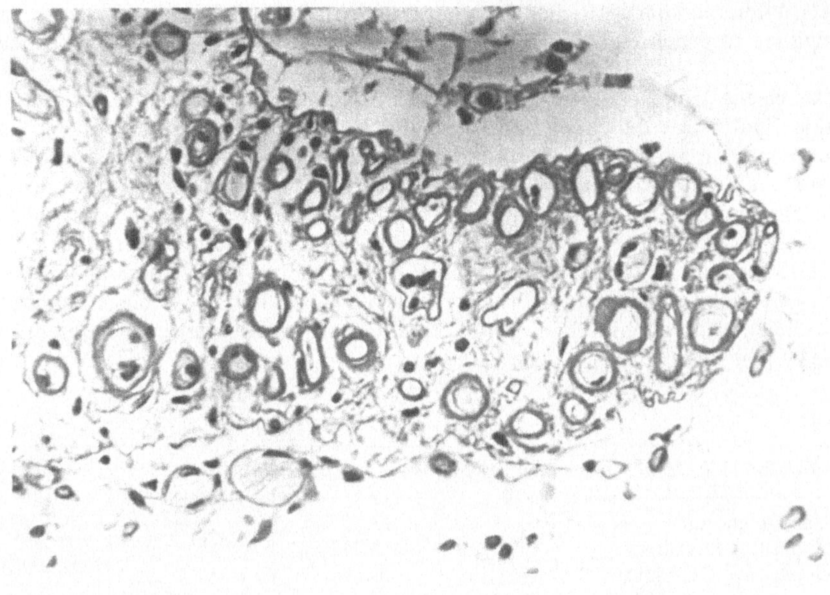

Abb. 1. (a) Blasenbiopsie. (b) Ureterbiopsie. Kapillargefäße der Submukosa, die eindeutige Veränderungen durch Analgetikaabusus zeigen: 1. Verdickung der Basalmembrane – 2. Obliteration des Kapillarlumens – 3. Verlust der Endothelzellen – 4. Duplikation des Lumens – 5. Abschorfung des Urothels gegenüber den Gefäßveränderungen

Diesen Befund einer Gefäßhyalinisation konnten wir auch in der Submukosa des Ureters, des Nierenbeckens und in den Papillen der Niere feststellen.

Diese Untersuchungen erklären zum erstenmal die Pathogenese der Papillennekrose in der Niere und haben möglicherweise weitreichende Implikationen hinsichtlich der Karzinogenese im Urothelbereich und schließlich sogar auf die Mikroangiopathie bei Magenulzerationen.

Bei keinem der Patienten mit Nierenschädigung anderer Genese wurde diese spezifische Hyalinisation in der Submukosa gefunden.

Dr. V. E. Hesse
702 Nedpark, Trevenna St.
Sunnyside
Pretoria 0002 S.A.

G. KUNIT, HJ. SCHMOLLER und J. FRICK: Sonographie des Nierenhohlsystemes als differentialdiagnostische Hilfe

Seit Holmes 1954 und Donald 1958 die ersten Schritte in der urologischen Sonographie getan hatten, gewinnt die Ultraschalldiagnostik in der Urologie immer breiteren Boden, was neben der großen Leistungsbreite auch der völligen Gefahrlosigkeit dieser Methode zuzuschreiben ist. Während über die Tumor- und Zystendiagnostik im Nierenparenchym schon reichlich Literatur vorliegt, fanden wir kaum Arbeiten über Untersuchungen bei pathologischen Veränderungen im Nierenhohlsystem.

Als differentialdiagnostisches Problem ergeben sich im Nierenhohlsystem der vom Uroepithel ausgehende Tumor, die peripelvine Zyste und der nicht schattengebende Stein.

Das eigene Untersuchungsmaterial, unklare Befunde im Urogramm, umfaßt 15 Patienten. 7mal wurde der sonographische Befund durch die Operation verifiziert, in drei Fällen angiographisch kontrolliert, und in den restlichen fünf Fällen beschränkten wir uns auf eine Verlaufskontrolle.

In unserem Untersuchungsgut fanden sich in vier Fällen eine Zyste, 4mal ein Tumor und 2mal Konkremente. In einem Fall wurde ein Pseudotumor festgestellt, und 2mal war der sonographische Befund unauffällig. In zwei Fällen, eine Zyste und ein unauffälliges Nierenhohlsystem, wurde ein falsch positiver Befund im Sinne eines Tumors erhoben (13,2%), während ein falsch negativer Befund nie erstellt wurde. Die Gesamttrefferquote beträgt somit 86,8% (Tabelle 1).

Tabelle 1

Gesamtzahl: 15 Patienten (8 Frauen, 7 Männer)	
Richtige Diagnosen	13 (87%)
Falsch positive Diagnosen	2 (13%)
Falsch negative Diagnosen	0
Operation	7
Angiogramm	3
Verlauf	5

Die normale Niere stellt sich sonographisch im Längsschnitt als Ellipse dar, wobei die echostarke Randzone von der Nierenkapsel gebildet wird. Das Nierenparenchym selbst ist relativ echoarm, lediglich intrarenale Gefäße geben einzelne Echos. Nierenbecken

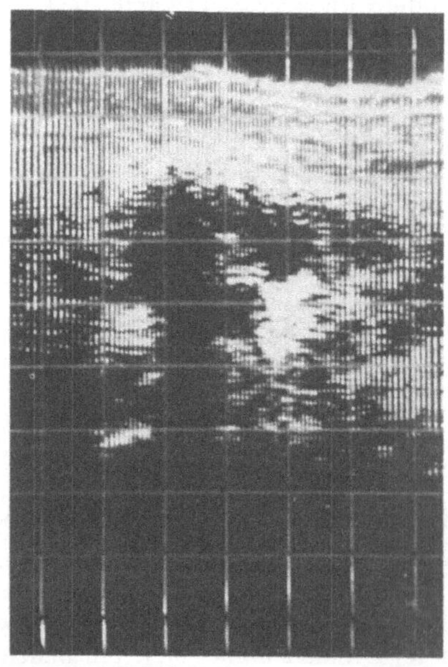
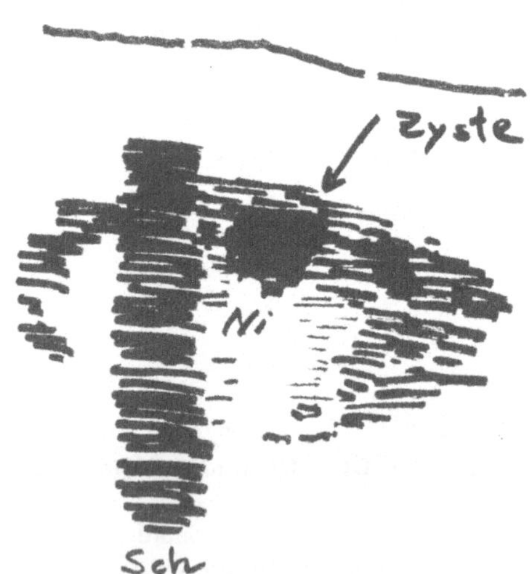

Abb. 1. Ungefähr 20:20 mm großes, rundes, völlig reflexloses Areal im mittleren Nierendrittel, an der Grenze vom Nierenmark zum Nierenhohlsystem, mit sehr kräftigen Reflexen an der Rückseite, entsprechend einer Nierenzyste. Ni = Niere, Sch = Schallschatten von der 12. Rippe

und Nierenhilus jedoch ergeben ein kräftiges Reflexmuster. Beim Nierenquerschnitt liegen die gleichen Verhältnisse vor, nur daß die Form rund bis oval ist.

Prinzipiell stellt sich eine Zyste als völlig reflexloses, scharf begrenztes Areal dar, wobei an der Rückseite infolge des starken Schallwellenwiderstandes verstärkte Echos auftreten. Experimentell, im Phantom (mäßig geschäumtes Ultraschallgel) konnten wir Zysten ab einer Größe von 18 mm nachweisen. Die kleinste Zyste im eigenen Material im Nierenbeckenbereich an der Parenchymgrenze (Abb. 1) war 20 mm groß. Urographisch war die Unterscheidung von einem kleinen Tumor nicht möglich. Mit Hilfe der Sonographie wurde einwandfrei die Diagnose gestellt. Differentialdiagnostisch muß sonographisch an eine beginnende Aufstauung des Nierenhohlsystemes gedacht werden, besonders wenn die Zyste sehr zentral gelegen ist. Wenn ein Urogramm vorliegt, fällt diese differentialdiagnostische Erwägung weg.

Die Angiographie konnte dadurch ebenso wie eine operative Kontrolle dem Patienten erspart werden.

Der solide Knoten präsentiert sich als rundliches, mit diskreten Binnenechos ausgestattetes Areal. In der sehr reflexreichen Zone des Nierenbeckens können solide Tumore ab einer Größe von 2 cm nachgewiesen werden. Experimentell konnten wir Tumorknoten schon in der Größenordnung von 16 mm einwandfrei erkennen. Abb. 2 zeigt einen soliden Knoten im Nierenbecken von 2,5:2,5 cm. Die Operation bestätigte den sonographischen Befund, es war ein Nierenbeckenkarzinom. Eine Angiographie mußte auch hier nicht durchgeführt werden.

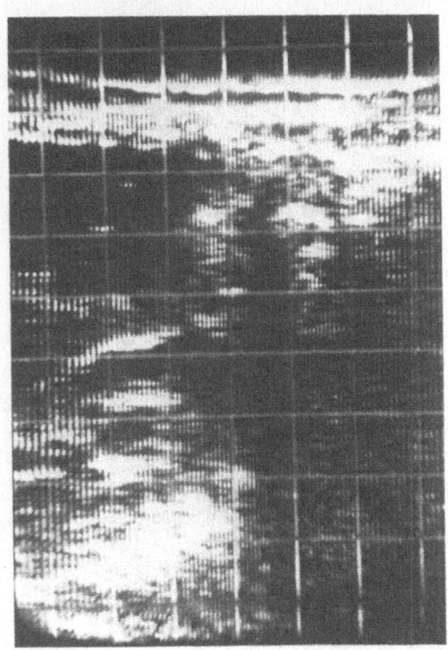
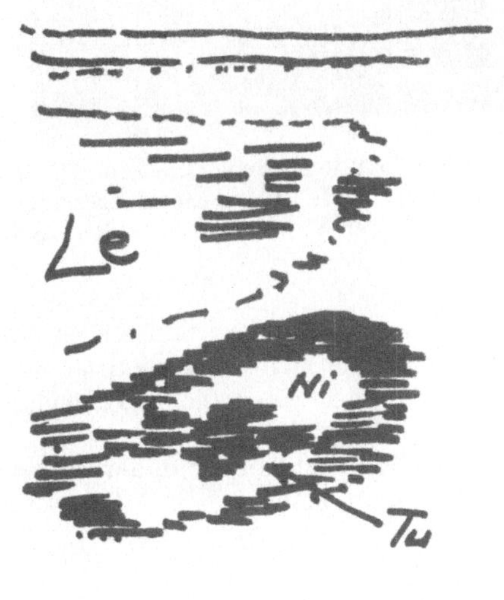

Abb. 2. Knapp 20:20 mm messendes, reflexarmes, rundliches Gebilde innerhalb der reflexreichen Nierenbeckenzone. Solides Nierenbeckenkarzinom (operativ bestätigt). Le = Leber, Ni = Niere, Tu = Tumor

Ist das Nierenhohlsystem mehr oder minder von festen Bestandteilen ausgefüllt, so wird der Nierenbeckenbereich diffus reflexärmer. Einen derartigen Befund fanden wir in einem Fall einer Nierenbeckenpapillomatose.

Schwieriger als z. B. in der Gallenblase sind Konkremente nachzuweisen, da der Steinreflex vor allem bei kleineren Konkrementen verlorengeht, und dieser nicht in einem klar abgegrenzten und gut beurteilbaren Hohlorgan, wie es etwa die Gallenblase darstellt, gelegen ist. Als indirekter Hinweis gilt jedoch der Schallschatten: Da der Stein den größten Teil des Ultraschalles absorbiert und den Rest reflektiert, findet sich hinter dem Konkrement eine weitgehend reflexarme bandförmige Zone. Aufgrund dieses indirekten Hinweises sind experimentell Konkremente ab 6 mm auffindbar. In vivo liegt die Erkennbarkeit für Konkremente aber über 10 mm. Abb. 3 läßt Nierenbeckenkonkremente erkennen. die sich aufgrund ihres Schallschattens verraten.

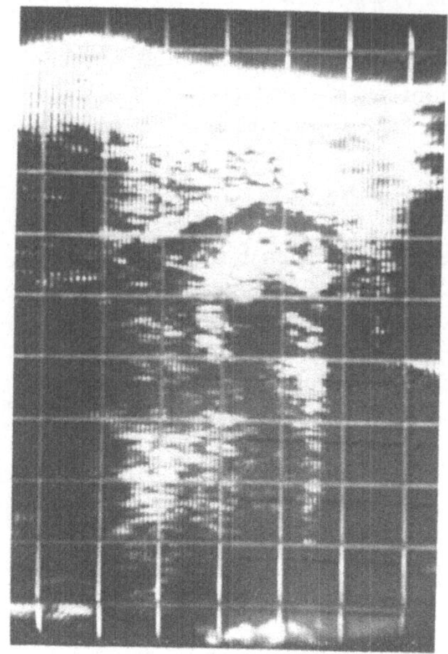
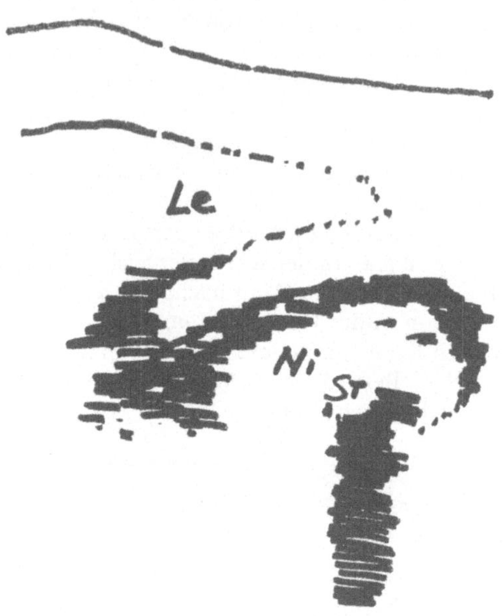

Abb. 3. Kräftiger Schallschatten, der im Anschluß an einen intensiven Reflex im Nierenbekken erkennbar ist und einen indirekten Hinweis für ein Nierenbeckenkonkrement darstellt. Le = Leber. Ni = Niere. St = Stein. Sch = Schallschatten

Diese Ergebnisse ermutigen uns. die Untersuchungen weiterzuführen. Wir sehen die Sonographie nicht als konkurrierende Maßnahme. sondern verstehen sie als wertvolle Zusatzuntersuchung. die bei verdächtigem urographischen Befund vor der Angiographie eingesetzt werden soll.

Gelegentlich können dadurch dem Patienten die Angiographie oder auch die Operation erspart bleiben.

Literatur

1. Davidts, H. H., Kaulen, H., Albrecht, K. F.: Urologe A **12**, 283 (1973) – 2. Donald, I., MacVicar, J., Brown, T. G.: Lancet **2**, 1. 188 (1958) – 3. Fiegler, W., Friedrich, M., Sörensen, R.: Fortschr. Röntgenstr. **122**, 99 (1975) – 4. Hately, W., Whitaker, R. H.: Brit. J. of Urol. **45**, 468 (1973) – 5. Holmes. J. H., Howy, D. H., Pasakony, G. S., Cushman, C. R.: Trans. Amer. Clin. Climat. Assoc. **66**, 208 (1954) – 6. Holm, H. H., Rasmussen, St. N., Kristensen, J. K.: Brit. J. of Radiol. **45**, 835 (1972) – 7. King, D. L.: Radiology **105**, 633 (1972) – 8. Kratochwil, A., Gasser, G., Mayr, H. G.: Wien. Klin. Wschr. **82**, 795 (1970) – 9. Pollack, H. M., Goldberg, B. B., Morales, J. O., et al.: Radiology **113**, 653 (1974) – 10. Sanders, R. C.: J. of Urol. **144**, 813 (1975)

Dr. G. Kunit
Urologische Abteilung
Landeskrankenanstalten Salzburg
Müllnerhauptstraße 48
A-5020 Salzburg

F. Truss und A. Zimmermann: **Automatisierte Tumordiagnostik in der Urologie**

In Teilung begriffene Zellen besitzen während der prämitotischen Phase einen doppelten Chromosomensatz und damit auch die doppelte Menge an DNS. Unterzieht man diese Aminosäureketten einer Fluoreszenzfärbung und bestrahlt sie mit ultraviolettem Licht, so entspricht die Menge des von jeder Zelle ausgehenden Fluoreszenzlichtes ihrem DNS-Gehalt. Mit diesem Trick kann man in einem Gemisch aus ruhenden und sich teilenden Zellen, wie es z. B. in malignem Gewebe anzutreffen ist, den Anteil der sich tei-

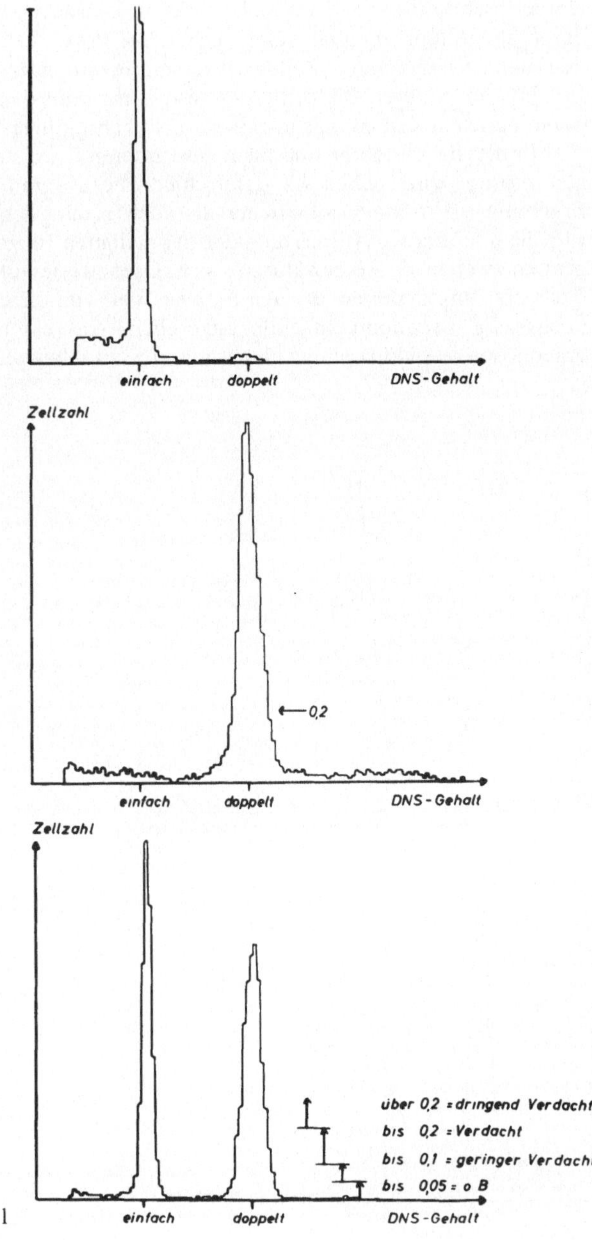

Abb. 1

lenden Zellen messen. Dieses Verfahren, das mit elektronischen Hilfsmitteln automatisiert wurde und mit dem in kürzester Zeit durchschnittlich 8000 Zellen ausgewertet werden, haben wir unter der Fragestellung überprüft, ob es mit Aussicht auf Erfolg bei der Diagnostik urologischer Tumoren eingesetzt werden kann.

Das Meßgerät schreibt automatisch eine Kurve, auf deren Ordinate die Anzahl der Fluoreszenzimpulse, d. h. die Zahl der getesteten Zellen, und auf deren Abszisse die Lichtintensität, d. h. die ermittelte DNS-Menge, aufgetragen ist (Abb. 1). Ruhende Zellen zeigen den im oberen Bildanteil skizzierten, links liegenden Gipfel, der Ausdruck eines normalen Chromosomensatzes ist. Ein derartiges Bild erhält man regelmäßig bei der Untersuchung von Normalurin, Harn von Papillomträgern sowie am aufgearbeiteten Gewebe von Prostataadenomen bzw. normalen Prostatae. Mißt man ausschließlich Zellen der prämitotischen Phase, so liegt der ausgedruckte und hier im mittleren Drittel wiedergegebene Kurvengipfel weiter rechts. Die Praxis liefert jedoch Gemische aus ruhenden und sich teilenden Zellen. Ihre impulszytophotometrische Untersuchung, deren Ergebnis im unteren Bilddrittel dargestellt ist, muß dann zweigipflige Kurven und bei pathologischen Zellteilungsprozessen auch mehrgipflige Graphiken ergeben.

Mit diesem Verfahren, das auch von anderen Untersuchern, vor allem von Gynäkologen, erprobt wird, haben wir unterschiedliche Diagramme erhalten und diese mit den Ergebnissen sowohl histologischer als auch zytologischer Untersuchungen verglichen. Für die quantitative Auswertung der bei malignen Prozessen zu erwartenden, rechts liegenden zweiten Zacke bewährte es sich, Grenzwerte auf der Ordinate einzuführen. Danach sind Impulszahlen, die den fiktiven Wert von 0,2 erreichen oder überschreiten, als hochgradig karzinomverdächtig anzusehen. Aus einer Vielzahl von Untersuchungsergebnissen seien kurz einige klinisch interessante Beispiele herausgegriffen (Abb. 2).

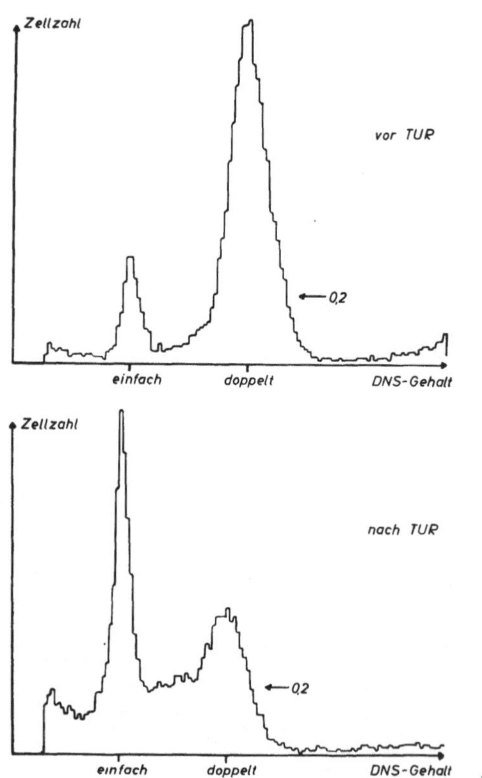

Abb. 2

So zeigt dieses Bild in seiner oberen Hälfte die durch Untersuchung des Urins erhaltene typische Kurve eines Blasenkarzinoms. Die Graphik der unteren Bildhälfte wurde 24 Stunden nach der Elektroresektion der Geschwulst, ebenfalls durch Messung am Urin, geschrieben. Sie läßt an der Höhe der rechts gelegenen Zacke deutlich erkennen, daß der Eingriff nicht radikal durchgeführt wurde.

In dem in dieser Graphik dargestellten Fall (Abb. 3) hatte die histologische Untersuchung einer Probeexzision ein invertiertes Blasenpapillom ohne histologischen Anhalt für Malignität ergeben. Die impulszytophotometrische Untersuchung der gleichen Gewebsprobe deutet jedoch, wie das Bild zeigt, die Möglichkeit eines malignen Geschehens an. Dieser Verdacht ließ sich durch histologische Untersuchung der später teilresezierten Blasenwand bestätigen.

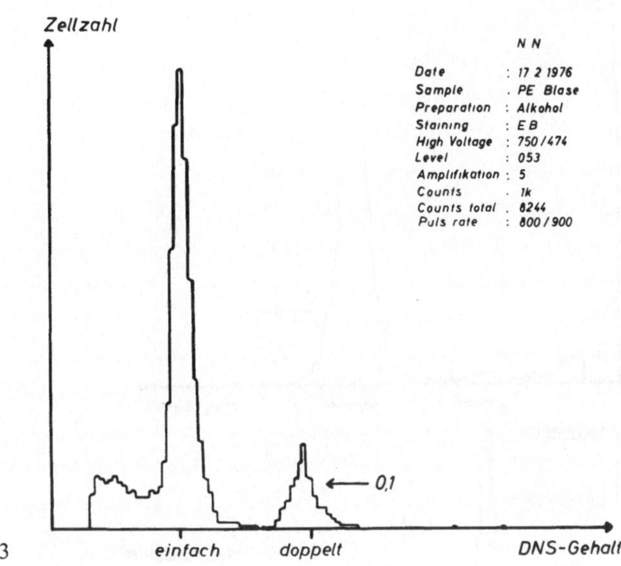

Abb. 3

Das zerkleinerte und impulszytophotometrisch untersuchte Gewebe eines weiteren Blasentumors ergab die hier gezeigte Kurve (Abb. 4). Sie demonstriert nicht nur eine Verdoppelung, sondern eine darüber hinausgehende Vermehrung des DNS-Gehaltes. Histologisch handelte es sich um ein durch hochgradige Kernpolymorphie und großen Mitosenreichtum ausgezeichnetes Karzinom. Damit stellt sich die Frage, ob mit der neuen Methode in geeigneten Fällen auch Hinweise auf besondere histologische Charakteristika eines Tumors zu erhalten sind.

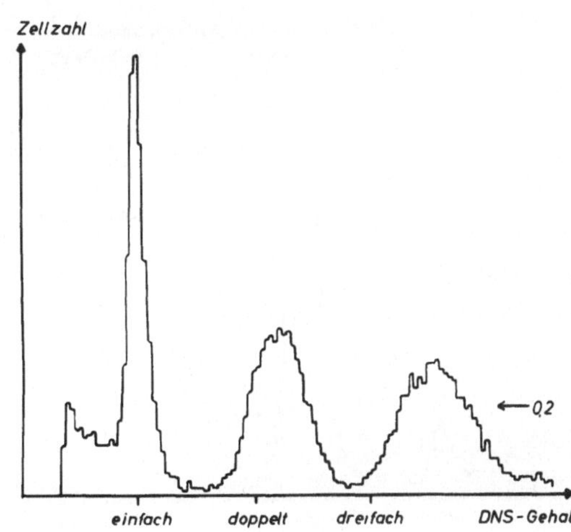

Abb. 4

Ähnlich interessante Aspekte wie beim Blasenkarzinom ergaben sich bei der Untersuchung von pathologisch veränderten Prostatae (Abb. 5). Die hier wiedergegebenen Meßergebnisse sind einem kleinen derben Bezirk einer Prostata zuzuordnen. Es wurden zwei Saugbiopsien und eine Stanzbiopsie entnommen. Zytologisch fand sich ein niederdifferenziertes Karzinom und histologisch wurde ein papilläres, teilweise anaplastisches Karzinom beschrieben. Wie die beiden oberen Kurven zeigen, ergab die Impulszytophotometrie der Saugbiopsien Graphiken, die, in Abhängigkeit von der Entnahmestelle, auf pathologisch vermehrten DNS-Gehalt hinweisen. Auch die Messung an dem Stanzzylinder führte zu einer im unteren Bilddrittel aufgetragenen, stark karzinomverdächtigen Kurve.

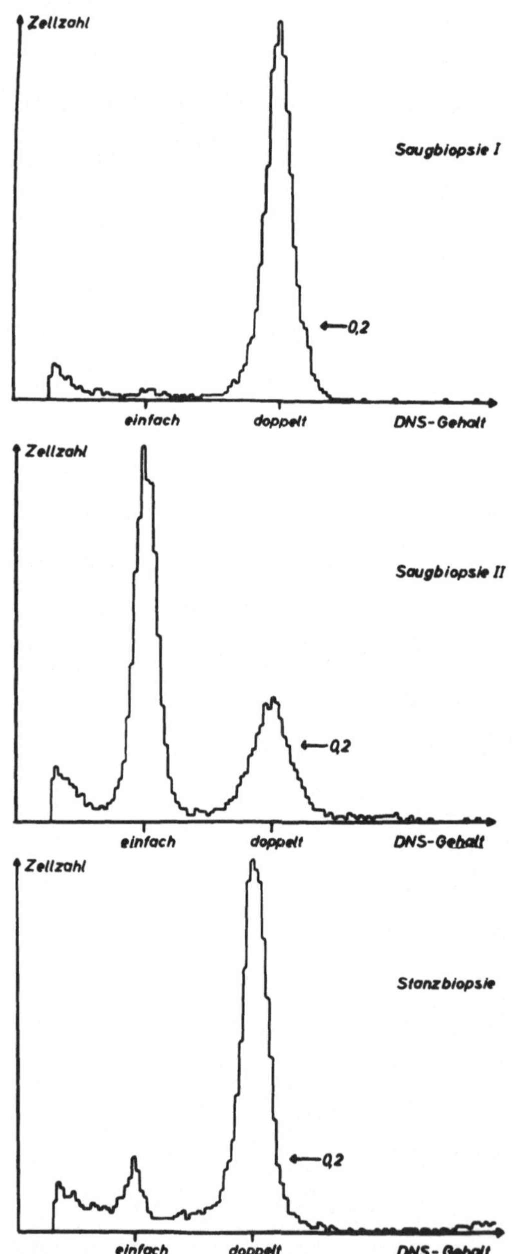

Abb. 5

Die statistische Auswertung aller Untersuchungsergebnisse unserer Pilotstudie fiel so gut aus, daß wir auf eine Wiedergabe verzichten möchten. Sicherlich haftet ihr noch der Fehler der kleinen Zahl an.

Meine Damen und Herren! Die eingangs gestellte Frage, ob sich die Impulszytophotometrie auch bei der Diagnostik von Harnwegstumoren mit Aussicht auf Erfolg einsetzen läßt, kann wohl für den unteren Urogenitaltrakt mit „Ja" beantwortet werden. Demgegenüber führten Untersuchungen an Nierentumoren zu weniger eindrucksvollen Ergebnissen. Es wird die Aufgabe einer größeren prospektiven Studie sein, die Grenzen und Fehlerquellen dieses Verfahrens klar herauszuarbeiten.

Prof. Dr. F. Truss
Klinik und Poliklinik
für Urologie
Goßlerstraße 10
D-3400 Göttingen

Diskussion zu den Vorträgen Seite 342 bis 359
Freie Vorträge, III. Teil
Moderator: G. Rodeck, Marburg/L.

Moderator: Eine längere Diskussion können wir nicht mehr durchführen. Ich möchte kurz zusammenfassen. Die beiden ersten Beiträge eröffnen uns gewisse Möglichkeiten, in die Pathogenese des akuten Nierenversagens und der renalen Hypertonie neues Licht zu bringen.

Der klinische Beitrag von Herrn Hesse aus Pretoria über die Veränderungen bei Phenacetinabusus in der Blase erklärt die häufigen Beobachtungen, die wir bei Zystoskopien und auch gelegentlich bei Operationen machen. Wir selbst hatten einen derartigen Fall bei einem Megaureter gesehen, bei dem die ganze Schleimhaut diese Pigmentierungen aufwies.

Es besteht heute wohl kein Zweifel mehr, daß die Sonographie bereits einen wichtigen Stellenwert in der urologischen Diagnostik hat, und welche Möglichkeiten uns das Impulszytophotometer von Herrn Truss noch geben wird, wird die Zukunft zeigen.

IV. Teil

W. Tschöpe, H. Schmidt-Gayk, E. Ritz und K. Dreikorn: **Unterscheidung von primärem Hyperparathyreoidismus und idiopathischer Hyperkalziurie bei Kalzium-Steinträgern**

Bei Rezidiv-Steinträgern wird in ca. 50% eine Hyperkalziurie (HC) angetroffen, die eine wesentliche Teilursache der Steinentstehung darstellt. Wegen der unterschiedlichen Therapie ist es unumgänglich, die zwei wichtigsten Differentialdiagnosen bei Hyperkalziurie – nämlich die sogenannte idiopathische Hyperkalziurie und den primären Hyperparathyreoidismus (HPT) sicher unterscheiden zu können. Es war das Ziel der folgenden Untersuchung, an zwei definierten Kollektiven von Kalzium-Steinträgern mit Hyperkalziurie (30 Patienten mit primärem Hyperparathyreoidismus und 30 Patienten mit idiopathischer Hyperkalziurie) zu prüfen, welche der in der Literatur angegebenen vielfältigen Parameter die sicherste Diskriminanz erlauben.

Beim HPT stammt das im Urin nachgewiesene Kalzium zum großen Teil aus dem Skelett, aus dem es unter der Wirkung von Parathormon (PTH) zusammen mit PO_4 mobilisiert wird. Nach den Untersuchungen von Pak und anderen Autoren ist die idiopathische Hyperkalziurie dagegen meist durch eine intestinale Hyperabsorption von Kalzium bedingt, eine Erfassung dieser absorptiven Form der Hyperkalziurie ist durch orale Kalzium-Belastung möglich. Bei der absorptiven Hyperkalziurie entstammt das Urin-Kalzium zum größten Teil der Nahrung.

Bei HPT sollte der Serum-PTH-Spiegel erhöht sein, desgleichen die Urinausscheidung von cAMP, des second messenger von PTH. Bei idiopathischer (absorptiver) Hyperkalziurie dagegen muß bei intestinal hoher Kalziumaufnahme der Serum-Kalzium-Spiegel bzw. das ionisierte Serum-Kalzium intermittierend ansteigen. Aus diesem Grunde verhalten sich in einem großen Teil der idiopathischen Hyperkalziuriker die Serum-PTH-Werte und die Urin-cAMP-Werte supprimiert (eigene Untersuchungen).

Untersucht wurden insgesamt 34 gemessene und abgeleitete Parameter, unter anderem das Gesamtserum-Kalzium, das proteinkorrigierte Serum-Kalzium, das Serum-PO_4, das Serum-PTH und das Urin-cAMP. Alle Parameter wurden mit üblichen statistischen Methoden verglichen, zusätzlich bei insgesamt 15 Parametern das sogenannte Rotationsverfahren nach Jacobi angewandt. Bei diesen Verfahren wird durch Kombination von zwei Variablen der 95%ige Erwartungsbereich erstellt, erkennbar durch die sogenannten Wahrscheinlichkeitsellipsen für jedes Kollektiv. Der Vorteil dieses Verfahrens liegt darin, eine statistische Aussage über die Möglichkeit zu erhalten, ob durch Verwendung mehrerer Parameter (in diesem Fall zwei) eine bessere Diskriminanz erfolgen kann.

Ergebnisse

1. Für die beiden bevorzugten Kriterien der Diagnose eines primären HPT (des Serum-Kalziums, das erhöht sein sollte, und des Serum-PO_4, das erniedrigt sein sollte) besteht ein großer Überlappungsbereich für beide Kollektive. Eine sichere Aussage kann also, wie bereits aus anderen Untersuchungen bekannt, durch diese beiden Parameter allein nicht getroffen werden. Die entsprechenden Wahrscheinlichkeitsellipsen zeigen für den 5%-Bereich eine Überschneidung, d. h., eine Trennung von HC und HPT kann auch durch eine Kombination beider Parameter auf der 5%-Ebene nicht erzielt werden.
2. Unter Verwendung der gleichen Methodik wurden die Wahrscheinlichkeitsellipsen für die Parameter proteinkorrigiertes Kalzium/Gesamt-Serum-Kalzium erstellt. Wie Sie sehen, ergibt die Kombination dieser beiden Parameter eine gute Trennung der beiden Kollektive. Dies bedeutet, daß für jeden gegebenen Wert des Serum-Proteins

Kalzium/Phosphat-Haushalt – Nierenfunktion – Kochsalzausscheidung

Serum vom:		Nach Ausfüllen
Urin vom:		der Punkte 1–13
Verdachtsdiagnose:		dies Blatt zur Ausrechnung
Hauptsymptom:		bitte an
1. Symptom:	vor J.:	Dr. H. Schmidt-Gayk
Diät:	seit:	
Rö.:		
Hände:		
Schädel:		
Niere:		
Alk. P'ase:	n 60–200 mU	

	Pat.-Nr. (wird im labor eingetragen)		
1.	kg	Gewicht	
2.	cm	Größe	
3.	mval/l	S-kalzium	n 4,5–5,1
4.	mg%	S-phosphat	2,5–4,5
5.	mg%	S-kreatinin	0,6–1,4
6.	mval/l	S-chlorid	97–110
7.	g/100 ml	S-protein	6,0–8,0
8.	ml/24 h	Urinmenge	
9.	mval/l	U-kalzium	
10.	mg%	U-phosphat	
11.	mg%	U-kreatinin	
12.	mval/l	U-natrium	
13.	mg%	U-harnsäure	

Ergebnisse:

14.	qm	Körperoberfläche im Mittel	1,73
15.	kg	Übergewicht	
16.	mval/l	S-kalzium, korrigiert auf 7,76 g% Protein	
17.		Kalziumphosphatprodukt im Serum	n 25 – 70
18.		Chlorid/Phosphat-Verhältnis im Serum, Grenze	33
19.	mval/24 h	U-kalzium	n 4 – 15
20.	mval/24 h	U-kalzium/kg	n bis 0,2
21.	mval/24 h	U-kalzium, obere Norm bei Käse-Milch-freier Diät	
22.	mval/24 h	U-kalzium, obere Norm bei normaler Diät	
23.	mval/l GF	U-kalzium, siehe Abbildung von Nordin	
24.	%	U-kalzium tubulär reabsorbiert, Grenze	95
25.	g/24 h	U-kreatinin	n 0,8 – 2,5
26.	mg/24 h/kg	U-kreatinin (Frauen 15–20, Männer 20–25)	
27.	ml/min	Kreatininclearance	n 90 – 130
28.	ml/min	Kreatininclearance 1,73 qm	n 100 – 140
29.	g/24 h	U-phosphat	n 0,6 – 1,0
30.	ml/min	Phosphatclearance	n 6 – 16
31.	%	Phosphat tubulär reabsorbiert	n 82 – 90
32.		Index für Phosphatausscheidung	n – 0,09 – + 0,09
33.	mval/24 h	Natriumausscheidung	
34.	g/24 h	Kochsalzausscheidung	n 5 – 10
35.	g/24 h	Harnsäureausscheidung	n 0,4 – 0,8

Beurteilung:

H. Schmidt-Gayk
Med. Univ.-Klinik,
Bergheimerstraße 58
6900 Heidelberg

das Gesamtkalzium bei HPT höher ist, es handelt sich also um eine Erhöhung des ionisierten Kalziums, wie in jüngster Zeit durch mehrere Direktmessungen bei Verwendung von ionenselektiven Elektroden, z. B. von Muldowney, nachgewiesen wurde.

3. Die Messung der Serum-PTH-Spiegel mit einem C-terminalen Antikörper ergab wegen der Suppression der PTH-Spiegel bei HC eine gute Abgrenzung der absorptiven von der resorptiven Hyperkalziurie (p unter 0,001). Eine sichere Abgrenzung gegenüber Normalpersonen kann jedoch wahrscheinlich nur durch gleichzeitige Messung von Serum-PTH und Urin-cAMP erfolgen.

4. Die Erstellung der Wahrscheinlichkeitsellipsen nach dem Jacobschen Rotationsverfahren ergab bei der Kombination von jeweils zweien der restlichen 14 Parameter keine Signifikanz im 95%-Erwartungsbereich.

Meine Damen, meine Herren, ich darf die vorliegenden Ergebnisse zusammenfassen:

1. Eine Vielzahl von abgeleiteten Parathyreoideafunktionen erlaubt bei Hyperkalziurie keine sichere Unterscheidung zwischen absorptiver und resorptiver Form der Hyperkalziurie.

2. Absorptive und resorptive Hyperkalziurie können jedoch sicher (p unter 0,05) diskriminiert werden durch
   – Messung des ionisierten Kalziums im Serum (Direktmessung mit ionensensitiven Elektroden oder durch Proteinkorrektur)
   oder durch
   – Messung des Serum-PTHs und Urin-cAMPs.

Dr. W. Tschöpe
Chirurg. Univ.-Klinik
Abt. Urologie
D-6900 Heidelberg

E. Matouschek und R. Huber: **Über die Bildung von Kalziumoxalat-Niederschlägen im Urin in Abhängigkeit von Elektrolyt-Konzentrationen und Harnvolumina**

Das Verhalten der Löslichkeit des Kalziumoxalat-Monohydrats in wäßrigen Lösungen und in künstlichem Harn in Abhängigkeit von Fremdionen (z. B. Alkali-, Zitrat- und Magnesiumionen) – also nicht den Kalziumoxalat-Stein bildenden Ionen – wurde schon früher von anderen Autoren, wie auch von uns hinreichend untersucht.

Alkaliionen beeinflussen die Löslichkeit des Kalziumoxalats über interionische Wechselwirkungen, Magnesium- und Zitrationen wirken hierbei über Komplexbildungen mit dem Oxalat- bzw. Kalziumion, wobei sich bei gleichzeitiger Anwesenheit von Zitrat- und Magnesiumionen bis zu bestimmten molaren Verhältnissen durch die Bildung eines Magnesium-Zitrat-Komplexes das antagonistische Verhalten dieser beiden Ionen auf die Löslichkeit des Kalziumoxalat-Monohydrats auswirkt.

Wir stellten uns deshalb die Aufgabe, die Löslichkeitsverhältnisse des Kalziumoxalat-Monohydrats in natürlichem Harn bei den darin herrschenden Ionenkonzentrationsverhältnissen bei Kalziumoxalat-Steinträgern und nichtsteintragenden Patienten in Abhängigkeit von der Verdünnung zu untersuchen. Wir haben hierzu die 24 h-Harne thermostatiert bei 37° C gesammelt und die Löslichkeit des Kalziumoxalat-Monohydrats bei 37° C in diesen Harnen einmal bei verschiedenen Verdünnungen der 24 h-Harnvolumina gemessen – also ein größeres 24 h-Volumen bei gleicher 24 h-Ausscheidung der Ionen simuliert – und wir haben in einigen Fällen die Verdünnung gewissermaßen „physiologisch" zu erreichen versucht, indem durch verschiedene Flüssigkeitsaufnahme bei demselben Patienten unterschiedliche 24 h-Harnvolumina erreicht wurden.

In Abb. 1 ist das Verhalten der Löslichkeit des Kalziumoxalat-Monohydrats in Abhängigkeit von verschiedenen Verdünnungsgraden dargestellt. Hierzu wurde der Quotient aus der Löslichkeit/l bei Verdünnung und der Löslichkeit/l in unverdünntem 24 h-Harn gegen die Verdünnung aufgetragen. Das bedeutet, daß ein Quotient von 1,0 unveränderte Löslichkeit angibt. Bei einem Einfluß von Fremdkomponenten wie der nichtsteinbildenden Ionen wird der Quotient bei steigender Verdünnung von 1,0 abweichen.

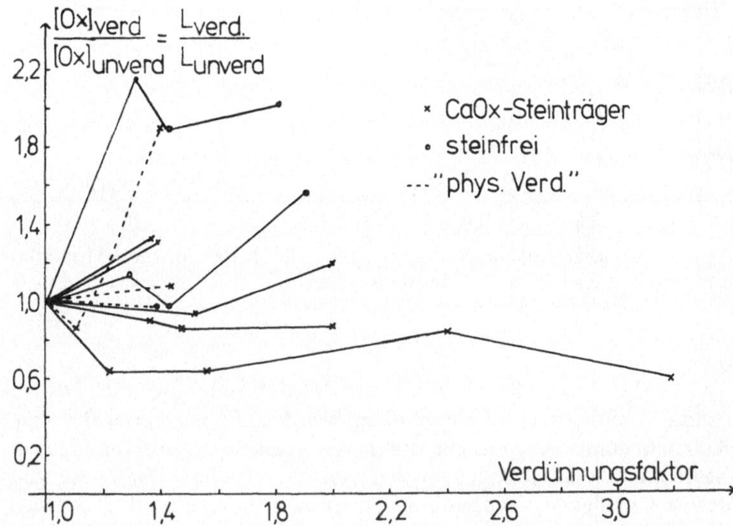

Abb. 1. Verhalten der Löslichkeit des Kalziumoxalat-Monohydrats in Abhängigkeit von der Verdünnung bei den einzelnen Verdünnungsreihen

Das Diagramm zeigt, daß sich die Literlöslichkeit mit zunehmender Verdünnung bei den meisten Harnen nicht wesentlich ändert, auf jeden Fall jedoch nicht deutlich abnimmt. Betrachtet man die sog. physiologische Verdünnung durch erhöhte Flüssigkeitszufuhr – dargestellt durch gestrichelte Linienzüge –, so zeigt sich bei Steigerung des Urinvolumens ebenfalls keine Abnahme der Literlöslichkeit, sondern in einem Fall sogar eine deutliche Zunahme. Beide Meßergebnisse zusammengenommen, also die der In vitro-Verdünnung natürlicher Harne wie die Ergebnisse bei sog. physiologischen Verdünnungen, würden bedeuten, daß die Änderung der Fremdionenkonzentration durch die Verdünnung innerhalb der physiologischen Grenzen keinen wesentlichen löslichkeitsvermindernden Einfluß hat.

Abb. 2 zeigt die Sättigungsverhältnisse bezüglich Kalziumoxalat-Monohydrat in den 24 h-Harnen innerhalb der verschiedenen Verdünnungsreihen. Der Quotient aus den Ionenaktivitätsprodukten jeweils vor und nach Sättigung mit Kalziumoxalat-Monohydrat gibt den Sättigungsgrad an, der in Abhängigkeit vom Verdünnungsfaktor dargestellt ist. Es wird deutlich, daß mit zunehmender Verdünnung der Sättigungsgrad überwiegend zu abnehmenderen Werten tendiert und durch die Verdünnung in einigen Fällen der untersättigte Bereich erreicht wird.

Wir möchten zusammenfassend feststellen, daß die in unseren Verdünnungsreihen – sei es durch „physiologische" Verdünnung oder durch Wasserzusatz – erreichten verminderten Konzentrationen der Fremdionen die Löslichkeit des Kalzium-Oxalat-Monohydrats nicht nennenswert negativ beeinflussen.

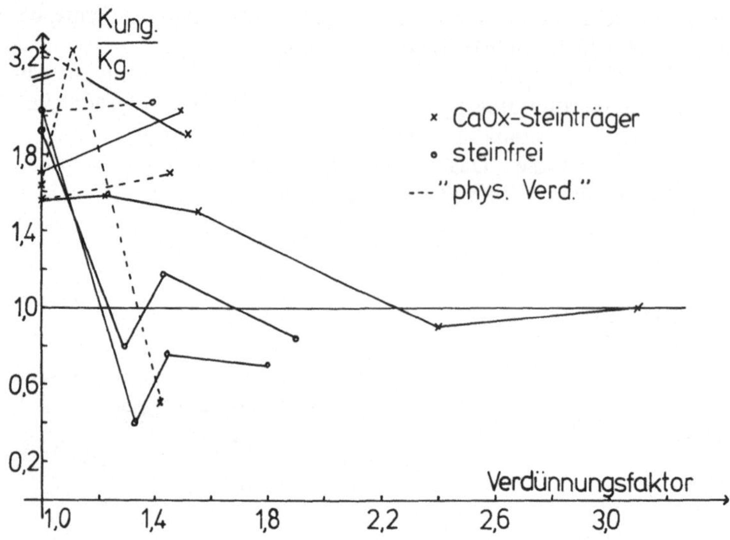

Abb. 2. Abhängigkeit des Sättigungsgrades für Kalziumoxalat-Monohydrat von der Verdünnung bei den einzelnen Verdünnungsreihen

In Abb. 3 soll der Einfluß der Verdünnung auf die Löslichkeit des Kalziumoxalat-Monohydrats veranschaulicht werden. Es ist hierzu die sich lösende Menge an Kalziumoxalat, ausgedrückt durch die gemessene Oxalatmenge, in Abhängigkeit von Harnvolumen aufgetragen, wobei von der gleichen Oxalat-Ausgangsmenge innerhalb der verschiedenen Verdünnungsreihen ausgegangen wird. Das Diagramm sagt aus, daß durch die Herabsetzung der Oxalatkonzentration durch Verdünnung insgesamt nicht ein linearer, sondern parabelähnlicher Effekt erzielt werden kann. Somit erscheint aufgrund

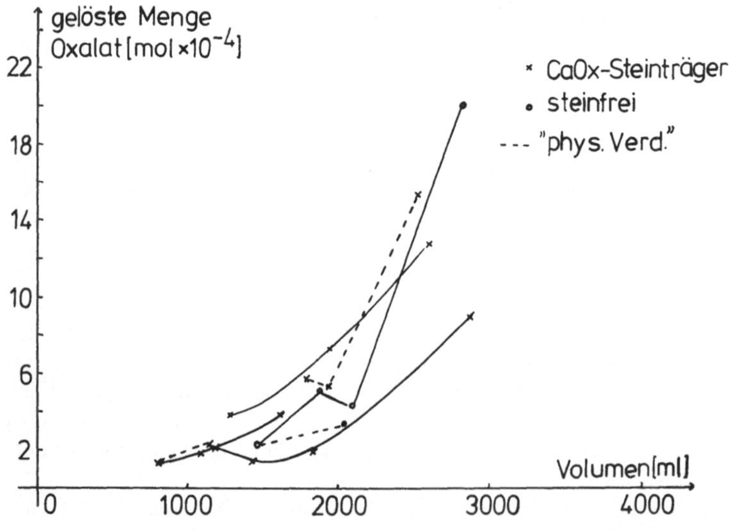

Abb. 3. Abhängigkeit der sich lösenden Menge an Kalziumoxalat-Monohydrat (ausgedrückt durch die Oxalatmenge) von verschiedenen, durch Verdünnung erreichten Harnvolumina bei gleichbleibender Oxalatmenge (Oxalatausscheidung) innerhalb einer Verdünnungsreihe

dieser sicherlich noch anfänglichen Untersuchungen eine Substitution der löslichkeitsbeeinflussenden Ionen aus „Löslichkeitsgründen" allein wohl nicht zwingend; die Senkung der Konzentration der steinbildenden Ionen, sofern sie durch größere Harnvolumina bei vermehrter Flüssigkeitsaufnahme erreicht werden kann, scheint von entscheidenderem Einfluß zu sein.

Aufgrund der noch geringen Anzahl der durchgeführten Versuche und des doch teilweise unterschiedlichen Verhaltens der Harne innerhalb unserer Verdünnungsreihen möchten wir die hier dargestellten Ergebnisse als erste Information verstanden wissen, die wir einer umfangreicheren weiteren Prüfung unterziehen, um eine für die Therapie eindeutigere Aussage machen zu können.

Literatur

Hammersten, G.: C. R. Lab. Carlsberg **17** (suppl. 11) (1929) – Knappwost, A., Matouschek, E.: Urol. Int. **28**, 9–20 (1973)

Prof. Dr. Dr. E. Matouschek
und Dr. R. Huber
Urologische Klinik der
Städt. Krankenanstalten
Moltkestraße 14
D-7500 Karlsruhe

P. Rathert, U. Stumpff, R. Pohlman und W. Lutzeyer: Ultraschall-Lithotripsie von Ureter- und Nierensteinen: experimentelle und erste klinische Untersuchungen

Die erfolgreiche Entwicklung eines Ultraschall-Lithotriptors zur Behandlung von Blasensteinen veranlaßte uns, nach Möglichkeiten zu suchen, den Ultraschall auch in der Behandlung von Ureter- und Nierensteinen zu nutzen.

Vorversuche ergaben, daß es mit Hilfe extrem schlanker Wellenleiter möglich ist, alle Arten von Uretersteinen zu zerstören.

In Zusammenarbeit mit dem Laboratorium für Ultraschall (Prof. Pohlman, Dipl.-Ing. U. Stumpff, A. Erichsen) wurden Ultraschallsonden von 0,8 mm Durchmesser entwickelt. Die Sonde wird in einem Schutzschlauch aus Teflon von 2,2 mm Durchmesser geführt (Abb. 1).

Die Entfernung von Harnleitersteinen durch Ultraschallsonden kann auf zwei grundsätzlich verschiedene Weisen erfolgen. Der Stein wird entweder durch den in den Harnleiter eingeführten Wellenleiter in möglichst kleine Fragmente zerschlagen, ausgespült und abgesaugt, oder er wird an der Spitze des Instruments so fest verankert, daß er mit

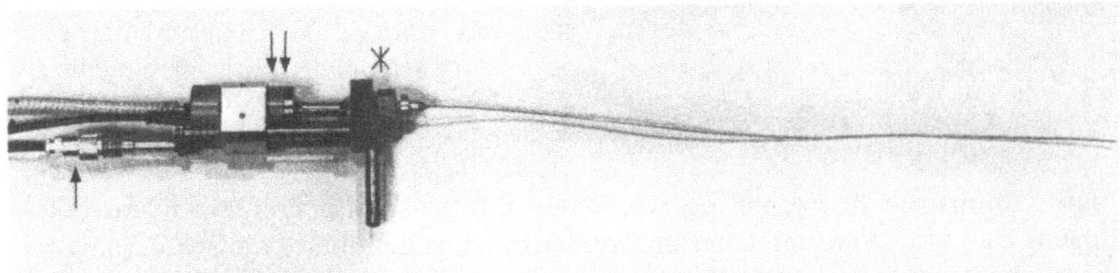

Abb. 1. Prototyp eines Ultraschall-Lithotriptors zur Behandlung von Uretersteinen. Der Pfeil markiert die Millimeterschraube zum Vorschub der Sondenspitze gegenüber dem Schutzschlauch. Doppelpfeil: Ultraschallwandler, an dem die US-Sonde verschraubt wird. Stern: Fixierung des Schutzschlauches und Zufluß der Kühlflüssigkeit

der Sonde aus dem Harnleiter gezogen werden kann. Bei dem zweiten Verfahren wird
die Zugkraft gegenüber dem Schlingenverfahren geringer sein, da die zusätzliche Dehnung durch die um den Stein gelegte Schlinge entfällt. Es wurde zunächst der erste Weg
beschritten. Die hierzu entwickelte Sonde kann über ein normales Zystoskop wie ein
Ureterkatheter eingeführt werden. Der Durchmesser des Systems sollte 8 Charr nicht
überschreiten und so flexibel sein, daß es sich dem Verlauf des Harnleiters, speziell an
seiner blasenseitigen Einmündung, anpassen kann. Weiter dürfen durch den schwingen-
den Wellenleiter keine Gewebeschädigungen hervorgerufen werden. Die Realisierung
erfolgte durch den in Abb. 1 wiedergegebenen Prototyp. Die Sondenlänge beträgt hierbei bis zu 93 cm. Durch den Schutzschlauch werden Biegeschwingungen unterdrückt,
die Auslenkung der Sonde erfolgt in achsenparalleler Richtung. Die Amplitude beträgt
maximal 25 μm, die Frequenz 26,5 kHz.

Bei einer maximalen Anpreßkraft an den Stein von 4 p ist mit einem Ausweichen des
Harnleiters in Richtung Niere nicht zu rechnen. Die Tierexperimente wurden unter ständigem Flüssigkeitstransport zwischen Sonde und Schutzschlauch durchgeführt. Es fließen im Mittel 0,5 ml/min zur Sondenspitze. Durch diese Maßnahme werden Ermü-
dungsbrüche der Sonde und auch Schädigungen des Harnleiters durch Überhitzungen
verhindert (Abb. 2). Die Temperaturerhöhungen an den Thermoelementen am Harnleiter an der Sondenspitze betragen hierbei maximal 3,5° C und sind damit unbedenklich.

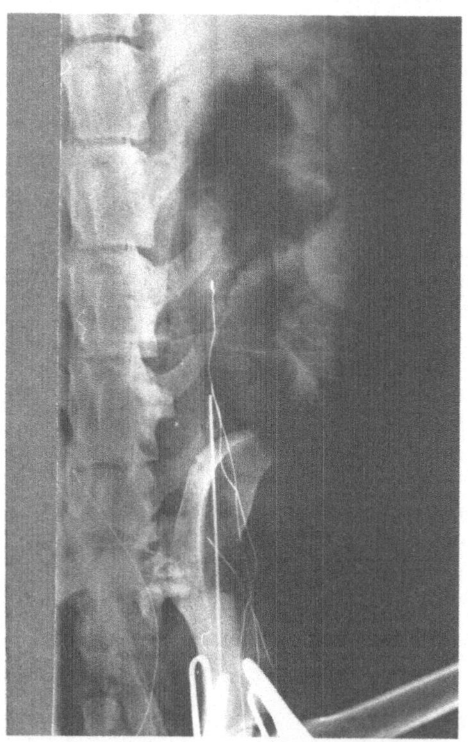

Abb. 2. Ultraschallsonde im Harnleiter eines Hundes. Thermoelemente in der Ureterwand im Bereich der Sondenspitze sowie distal und proximal. Kontrollelemente
am kontralateralen Ureter

Die Lithotripsie des Steines im Harnleiter muß zur Zeit noch unter Röntgenkontrolle
erfolgen. Der Vorschub der scharfen Sondenspitze gegenüber dem Schutzschlauch über
die Millimeterschraube (Abb. 1) ist bei der derzeitigen Technik noch mit einer Gefähr-
dung des Ureters verbunden. Die Versuche zeigten, daß prinzipiell die Zerstörung und
Entfernung von Ureterkonkrementen mit Ultraschallsonden möglich ist. Technische
Verbesserungen sind erforderlich, bevor dieses Verfahren am Menschen eingesetzt werden kann.

Die beschriebenen Wellenleiter können prinzipiell auch in das Nierenbecken eingeführt werden. Der geringe Durchmesser würde hier aber zu extrem langen Lithotripsiezeiten führen. Für den besonderen Fall des Vorliegens einer Nephrostomie haben wir daher gebogene Ultraschallsonden mit einem Durchmesser von 10–16 Charr entwickelt, die über einen Luer-Katheter als Schutzschlauch unter Röntgenkontrolle an das Konkrement herangeführt werden können (Abb. 3). Hiermit gelang es, bei einer 18jährigen Patientin Restkonkremente nach Nephrolithotomie zu entfernen.

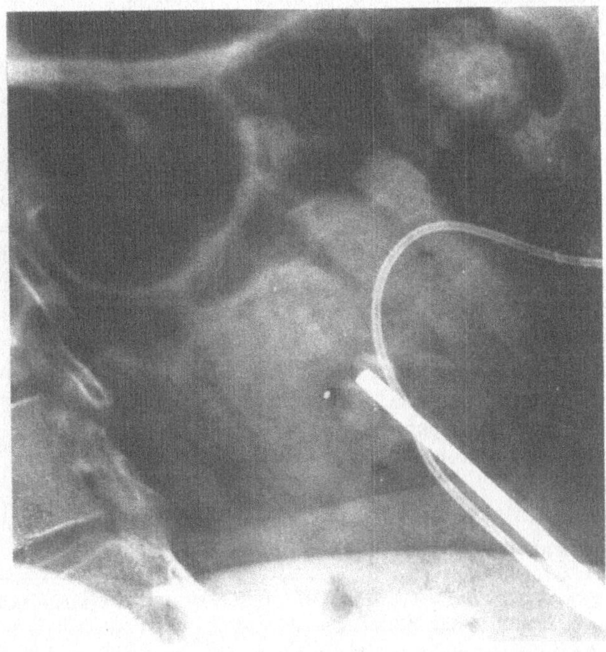

Abb. 3. Pat. B. M., 18 Jahre, Durchzugsnephrostomie, Restkonkremente. Ultraschallsonde über Nephrostomie im Nierenbecken. Zerstören und Entfernen der Steine unter Röntgenkontrolle

In extremen Situationen ist es auch möglich, den Ultraschall-Lithotriptor zur Behandlung von Nierensteinen unter Sicht mittels der bestehenden Nephrostomie in das Nierenbecken einzuführen.

Am 24. 3. 1976 konnten wir auf diese Art bei einem Patienten mit funktionsloser rechter Niere und Nephrostomie der linken Niere nach 6 vorangegangenen Nephrolithotomien ein Nierenbeckenverschlußkonkrement entfernen.

Durch weitere tierexperimentelle Untersuchungen und technische Verbesserungen werden sich die Indikationen zur Anwendung von Ultraschall bei der Behandlung der Urolithiasis erweitern.

Priv.-Doz. Dr. P. Rathert
Abteilung Urologie der
Med. Fakultät der RWTH
Goethestraße 27/29
D-5100 Aachen

Ch. Chaussy, F. Eisenberger und P. Reidl: **Langzeitfunktionsuntersuchungen nach hypothermer Perfusion und Oberflächenunterkühlung der Niere bei schwierigen Eingriffen am Nierenparenchym**

Die Methode der intravasalen Perfusionskühlung der Niere bei komplizierten Eingriffen am Nierenparenchym wird inzwischen mit Modifikationen in mehreren Kliniken angewandt. Demgegenüber wird in angelsächsischen Ländern bei Nierenstielabklemmung der Oberflächenkühlung der Vorzug gegeben. Wie sich erst kürzlich auf einem Symposium in Kopenhagen über dieses Thema zeigte, fehlten jedoch bis jetzt quantitative Langzeitnachuntersuchungen, die zu zwei Fragen eine Antwort geben könnten:

1. Inwieweit ist das Auftreten hypothermiebedingter Spätschäden auszuschließen und
2. bestehen Unterschiede im postoperativen Funktionsverhalten perfusions- und oberflächenunterkühlter Nieren.

Aufgabe dieser Arbeit soll es sein, eine zumindest teilweise Beantwortung dieser Frage unter Auswertung unseres bisherigen Patientengutes zu geben.

Über die angewandte Methode der intravasalen Perfusionskühlung wurde bereits im Detail berichtet [1]. Ein Seldingerkatheter wird transfemoral in die Arteria renalis eingeführt. Nach Fixation des Katheters mit einem Tourniquet wird die Niere mit einem auf 4° C gekühlten Rheomacrodex-Kochsalzgemisch perfundiert, wobei innerhalb von 10 Minuten eine Abkühlung auf ca. 15–20° C erreicht wird.

Tabelle 1 zeigt eine Aufschlüsselung der bisher in Hypothermie operierten Patienten. Von diesen insgesamt 40 Patienten konnten bisher 26 Kranke 6–24 Monate nach Operation nachuntersucht werden, wobei an 18 Patienten eine Perfusion und an 8 eine Oberflächenunterkühlung der Niere durchgeführt wurde.

Tabelle 1. Aufschlüsselung der bisher (1972–1976) in Perfusions-Hypothermie operierten Patienten

Diagnose	Perfusionskühlung	Oberflächenkühlung
Ausgußstein, multiple Konkremente	25	11
Maligne Tumoren in funktionellen Restnieren	3	1
Benigne Tumoren	1	—
davon nachuntersucht	18	8

Zur quantitativen Bestimmung der Nierenfunktion wurde die seitengetrennte Jod^{131}-Hippuran-Clearance herangezogen. In Abb. 1 sind die Clearance-Werte unmittelbar postoperativ und nach 6–24 Monaten aufgeführt.

Zwei Wochen nach dem Eingriff betrug die Funktionseinbuße der operierten Nieren im Mittel 27 ± 2,8% bei der Perfusions-Hypothermie, während bei der Oberflächenunterkühlung eine Funktionseinschränkung auf 63,3 ± 1,7% in Kauf genommen werden mußte. 6–24 Monate später steigen die Werte bei der Oberflächen-Hypothermie auf 65,3 ± 5,2% an, wobei hier keine signifikante Besserung festzustellen war. Im Gegensatz dazu war bei der Perfusions-Hypothermie nach diesem Zeitraum wieder 90,6 ± 3,7% der präoperativen Funktion erreicht. In allen Fällen konnte durch die postoperativen Urogramme eine vollständige Entsteinung der operierten Nieren dokumentiert werden. Auch bei den späteren Kontrollen war bei keinem Patienten ein Steinrezidiv aufgetreten.

Trotz kürzerer Ischämiezeiten bei der in Oberflächenunterkühlung operierten Fälle konnten die nach Perfusions-Hypothermie erzielten Langzeitfunktions-Ergebnisse nicht erreicht werden. Diese Diskrepanz der Befunde dürfte durch die bei der Oberflächenunterkühlung im Gefäßsystem verbleibenden Blutelemente und die daraus resultierenden

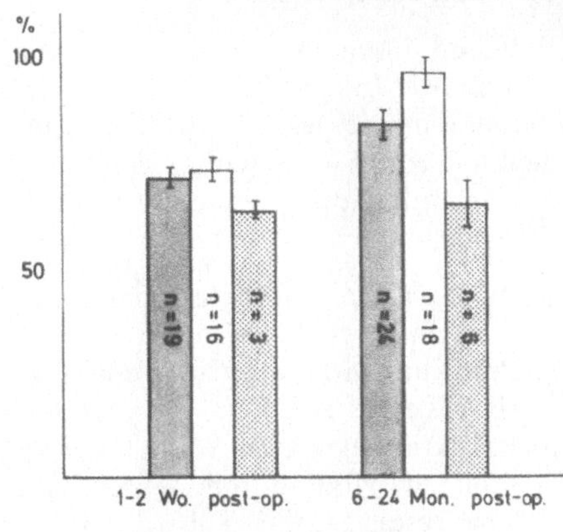

Abb. 1. J¹³¹-Hippuran-Clearance im postoperativen Kreislauf nach Eingriffen unter selektiver Hypothermie. Angabe der Werte in % des präoperativen Wertes

thrombotischen Gefäßverschlüsse und durch Rindennekrosen, die bei direktem Kontakt mit gefrorenem Kochsalz entstehen können, zu erklären sein.

Aufgrund unserer Erfahrungen sind Eingriffe am Nierenparenchym, die Ischämiezeiten über 30 Minuten erfordern, ohne selektive Kühlung der Nieren nicht vertretbar. Bei gegebener Indikation ist die Perfusions-Hypothermie der Oberflächenunterkühlung überlegen, wie sich anhand der berichteten Funktionsergebnisse erkennen läßt.

Zusammenfassend läßt sich sagen, aufgrund der ermutigenden Langzeitergebnisse nach Operationen in Perfusionsunterkühlung kommt der Methode, abgesehen von den erheblichen operationstechnischen Vorteilen, besondere Bedeutung in der organerhaltenden Nierenchirurgie zu.

Literatur

1. Eisenberger, F., Chaussy, Ch., Klein, U., Pfeifer, K. J., Rothe, R., Schellong, H.: In-situ-Perfusion und Unterkühlung der Niere. Verh. dtsch. Ges. Urol. Berlin-Heidelberg-New York: Springer 1973

Dr. Ch. Chaussy
Transplantationszentrum München
Nußbaumstraße 20
D-8000 München 2

J. E. ALTWEIN, K. SINTERHAUF und G. HUTSCHENREITER: **Antiprolaktine und Prostataadenom: Untersuchung eines neuen therapeutischen Prinzips**

Die meisten Steroidhormone zur Behandlung des obstruktiven Prostataadenoms erwiesen sich bei kritischer Prüfung als nicht ausreichend wirksam. Kürzlich veröffentlichte Doppelblindstudien belegten dies für Östrogene, das Antiandrogen Flutamide, verschiedene Depotgestagene, beispielsweise Niagestin und auch Spironolakton.

Prolaktin und Prostata

Während durch das gonadotrope Hypophysenvorderlappenhormon LH Wachstum und funktionelle Integrität der Prostata indirekt über die Regulation der testikulären Testosteron-Synthese gesteuert werden, gibt es inzwischen zahlreiche tierexperimentelle Studien, die eine Einflußnahme des Non-Gonadotropins Prolaktin, ebenfalls einem Hypophysenvorderlappenhormon, auf die Prostata belegen. Dieses Proteohormon übt seine Wirkung offenbar in vierfacher Hinsicht aus:

1. Prolaktin fördert synergistisch mit LH die Testosteronsynthese und Sekretion der Hoden (Hafiez et al., 1972).
2. Prolaktin wirkt als Co-Hormon zum ACTH auf die adrenale Androgenbildung (Boyns et al., 1972).
3. Prolaktin steigert die Affinität der Prostata für Androgene (Farnsworth, 1972).
4. Prolaktin wirkt androminetisch, indem es die Enzymkonzentration zur Umwandlung von Testosteron in Dihydrotestosteron und Androstandiol unter Vermittlung des cAMP reguliert (Farnsworth, 1972).

Unter den zahlreichen experimentellen Arbeiten zum Thema Prolaktin und Prostatawachstum ist besonders die Studie von Asano et al. (1971) zu erwähnen. Diese Autoren konnten zeigen, daß eine aktive oder passive Immunisierung im Tierexperiment zu einer vollständigen Atrophie der Prostata führt. Allerdings ist es beim Mann nicht gelungen, eine positive Korrelation zwischen Prostataadenom-Größe und Serum-Prolaktinspiegel nachzuweisen (Birkhoff et al., 1974). In der vorliegenden Arbeit wurde das zentralangreifende Antiprolaktin, Bromocriptin[1], ein Mutterkornalkaloid, bei Patienten mit obstruktivem Prostataadenom endokrinologisch geprüft.

Material und Methode

25 Männer im Alter von 60–73 Jahren mit obstruktivem Prostataadenom wurden über 5 Tage mit 7.5 bzw. 15 mg Bromocriptin (pro Tag 3 bzw. 6 Tabl.) behandelt. Untersucht wurde bei diesen Patienten das Plasmatestosteron und das LH, FSH und Prolaktin im Serum mit Hilfe eines Radioimmunoassays. Außerdem wurde die Pharmakokinetik von H^3-Dihydrotestosteron nach dem 2-Kompartmentmodell von Tait et al. (1961) gemessen. Folgende Parameter wurden mit Hilfe eines Computerprogramms berechnet: α = Steigung des steilen Anfangsteils der Eliminationskurve für H^3-Dihydrotestosteron; β = Steigung des flachen Teils der Eliminationskurve für H^3-Dihydrotestosteron (entspricht dem Ausmaß des peripheren Stoffwechsels unter Mitwirkung der Leber); K 1 = Transferrate vom inneren zum äußeren Pool; K 2 = Stoffwechselrate im inneren Pool (entspricht in etwa dem Ausmaß des Leberstoffwechsels); V 1 = Volumen des inneren Pools, V 2 = Volumen des äußeren Pools; MCR = metabolische Clearancerate (entspricht dem Plasmavolumen, das pro 24 Stunden von H^3-Dihydrotestosteron befreit wurde) und T ½ = biologische Halbwertszeit.

Aufnahme und Stoffwechsel von H^3-Dihydrotestosteron in das Adenomgewebe, das durch TUR gewonnen wurde, wurde nach der Methode von Orestano et al. (1975) bestimmt. Bei allen Patienten handelte es sich um histologisch nachgewiesene Adenomyofibromatosen der Prostata.

Ergebnisse und Diskussion

Bei 3 Patienten mußte die Bromocriptinbehandlung wegen Nausea und Erbrechen abgesetzt werden.

Eine Änderung des Plasmatestosterons und der Serumkonzentration von LH und FSH wurde mit der Bromocriptinbehandlung nicht gefunden. Die Wirkung auf den Pro-

---

[1] Sandoz AG, Basel

370

laktinspiegel zeigt Abb. 1. Vor allem bei Gabe von 15 mg Bromocriptin pro Tag kam es zu einem signifikanten Absinken des prätherapeutisch normalen Bromocriptinspiegels. Dies entspricht den Prolaktinbestimmungen beim Adenomkranken, wie sie von Birkhoff et al. (1974) mitgeteilt wurden. Die Korrelation zwischen Prolaktin und Testosteron, die bei 5 von 6 Patienten bei einer Untersuchung von Boyns et al. (1975) gefunden worden waren, konnten wir nicht bestätigen.

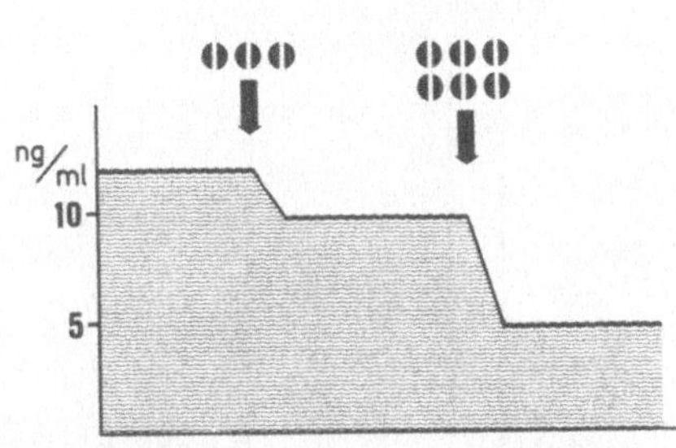

Abb. 1. Prolaktinspiegel

Eine Analyse der pharmakokinetischen Parameter zeigte keine signifikante Abweichung von der Kontrollgruppe bei beiden getesteten Bromocriptindosen für α, V 1, V 2 und K 1. Demgegenüber wurde vor allem bei der 15 mg Bromocriptintherapie eine beschleunigte Elimination von H^3-Dihydrotestosteron aus dem Plasma gefunden. Dem entsprach eine signifikante Abnahme der biologischen Halbwertszeit dieses Testosteronabkömmlings. Besonders bemerkenswert war ein statistisch signifikanter Anstieg des Umsatzes von H^3-Dihydrotestosteron in der Leber (Abb. 2). Dies findet auch seinen Ausdruck in seiner Zunahme der metabolischen Clearance-Rate für H^3-Dihydrotestosteron, vor allem in der niedrigen Bromocriptindosierung. Die MCR ist das beste Maß des Steroidmetabolismus und der Anstieg unter der Antiprolaktintherapie darf als Ausdruck eines beschleunigenden Abbaus und einer beschleunigten Ausscheidung von H^3-Dihydrotestosteron gedeutet werden.

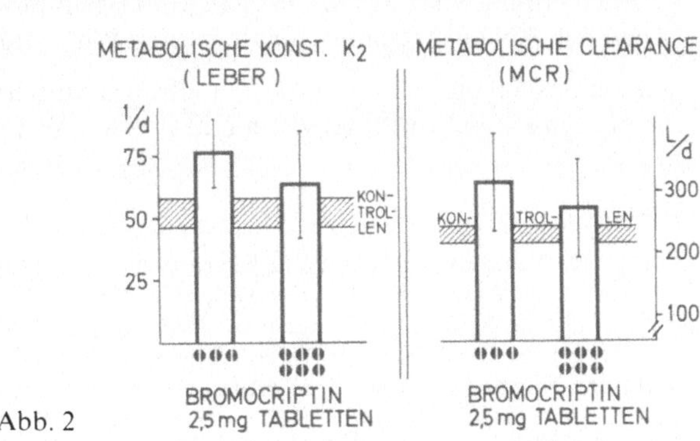

Abb. 2

Die Aufnahme in das Prostataadenom, ausgedrückt als Gesamtaktivität aller in der Prostata gebildeten H^3-Androstane, nahm nach 7,5 mg Bromocriptin statistisch signifikant im Vergleich zur Kontrollgruppe zu, fiel jedoch in der höheren Dosierung auf weniger als 50% der Kontrollgruppe. Somit scheint dieses Antiprolaktin nicht nur einen dosisabhängigen paradoxen Effekt auf die Radioaktivitätsaufnahme in das Adenomgewebe auszuüben, sondern auch eine Suppression der Androgenaufnahme in das Adenomgewebe zu bewirken.

Mißt man die Konzentration der für die Entstehung des Prostataadenoms ätiologisch
bedeutungsvollen Androgene Dihydrotestosteron und Androstandiol, dann zeigt sich,
daß nach einer Bromocriptindosierung von 15 mg pro Tag vor allem beim Androstandiol
eine nahezu vollständige Suppression der Enzymaktivität im Prostata-Adenom, die zur
Bildung von Androstandiol führt, eingetreten ist (Abb. 3).

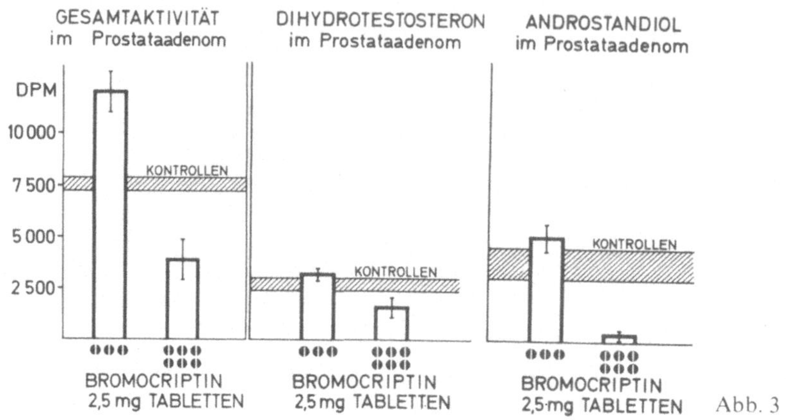

Abb. 3

Schlußfolgerung

1. Bromocriptin senkt beim Mann dosisabhängig den Prolaktinspiegel.
2. Eine Erniedrigung des Plasmatestosterons und eine damit möglicherweise verbundene LH-Erhöhung tritt nicht ein.
3. Die Androgen-Elimination wird unter Bromocriptin, insbesondere unter Mitwirkung der Leber, gesteigert. Es steht also weniger Androgen für die Prostata zur Verfügung.
4. Bromocriptin wirkt auf die Prostata androgen-inhibitorisch, indem es die Aufnahme und den Abbau zu den intraprostatischen Wirkhormonen unterdrückt.

Eine Bestätigung dieser extra- und intraprostatischen Androgenblockierung wurde in einer ersten klinischen Prüfung von Farrar et al. (1976) gegeben.

Literatur

Asano, M., Kanzaki, S., Sekiguchi, E., Tasaka, T.: J. Urol. **106**, 248 (1971) – Birkhoff, J. D.,
Lattimer, J. K., Frantz, A. G.: Urology **4**, 557 (1974) – Boyns, A. R., Cole, E. N., Golder, M. P.,
et al., in: Prolactin and Carcinogenesis (Hrsg. Boyns, A. R., Griffiths, K.), p. 207. Cardiff: Alpha Omega Alpha Publishing 1972 – Boyns, A. R., Griffiths, K., Pierrepoint, C. G., Peeling,
W. B., in: Normal and abnormal growth of the prostate (Hrsg. Goland, M.), p. 431. Springfield, USA: Charles C. Thomas 1975 – Farnsworth, W. E., in: Prolactin and Carcinogenesis
(Hrsg. Boyns, A. R., Griffiths, K.), p. 217. Cardiff: Alpha Omega Alpha Publishing 1972 – Farrar, D. J., Pryor, J. S.: Brit. J. Urol. **48**, 73 (1976) – Hafiez, A. A., Bartke, A., Lloyd, C. W.: J.
Endocr. **53**, 223 (1972) – Orestano, F., Altwein, J. E., Knapstein, P., Bandhauer, K.: J. Steroid.
Biochem. **6**, 845 (1975) – Tait, J. F., Tait, S. A. S., Little, B., Laumas, K. R.: J. Clin. Invest. **40**,
72 (1961)

Prof. Dr. J. E. Altwein
Urologische Universitätsklinik
Langenbeckstraße 1
D-6500 Mainz

G. Bartsch, J. Frick und H. P. Rohr: **Quantitative morphologische Untersuchungen bei der normalen menschlichen Prostata und der Prostatahyperplasie**

Es gibt derzeit in der Literatur weder deskriptive noch quantitative elektronenmikroskopische Mitteilungen über normales menschliches Prostatagewebe. Während beispielsweise zahlreiche quantitative biochemische Untersuchungen über die Prostatahyperplasie vorliegen, fehlt eine quantitative ultrastrukturelle Darstellung der menschlichen Prostatahyperplasie.

In den vergangenen Jahren kamen in zunehmendem Maße Methoden zur Anwendung, welche eine Quantifizierung morphologisch faßbarer Strukturelemente erlauben. Die Einführung stereologischer Grundprinzipien zur Erfassung von Volumina und Oberflächen eröffnet neue Aspekte und Möglichkeiten, morphologischen Resultaten einen interdisziplinären Stellenwert beizumessen (Weibel, 1969; Weibel, 1974; Rohr et al., 1976).

Stereologische Methoden erlauben eine Bestimmung von relativen und absoluten Werten von Volumina, Oberflächen und Zahl von Gewebs- bzw. Zellkomponenten innerhalb der Prostatadrüse (Bartsch et al., 1975). Die Methoden der Stereologie beruhen grundsätzlich auf den Prinzipien geometrischer Wahrscheinlichkeit. Praktisch gesehen werden bei der Analyse von Gewebs- und Zellstrukturen Meßvorgänge auf einfache Zählvorgänge reduziert. So kann beispielsweise aus der Anzahl von Punkten eines standardisierten Rasters, also aus der Anzahl der Treffer, über einem Gewebsanteil auf seinen Volumenanteil geschlossen werden.

Zur stereologischen Auswertung der Prostatahyperplasie wurden Gewebsproben von Prostata-Adenomen, die bei suprapubischer Prostatektomie gewonnen wurden, verwendet. Das Gewicht der Adenome betrug zwischen 70 und 95 g. Die lichtmikroskopische Analyse der Prostatahyperplasie zeigt einen sehr hohen Volumenanteil für das interstitielle fibromuskuläre Gewebe. 60% der sogenannten Adenomknoten der Prostatahyperplasie werden vom fibromuskulären Gewebe eingenommen, hingegen macht das Drüsenparenchym, also die Summe der Drüsenzellen, nur 17,5% der gesamten Prostatahyperplasie aus (Abb. 1).

Wie Weibel und Rohr und Mitarbeiter an der menschlichen Leber zeigen konnten, ist es unter Zuhilfenahme spezieller Samplierungsverfahren möglich, eine stereologische Analyse auch mittels Nadelbiopsie-Material zu erzielen (Weibel et al., 1973; Rohr et al., 1976). Die stereologische Analyse der normalen menschlichen Prostata (Volumenanteile für zytoplasmatische Kompartimente der Drüsenzelle und der glatten Muskelzelle, bezogen auf das Einheitsvolumen Zytoplasma) wurde an Nadelbiopsiematerial von 5 freiwilligen Männern in einem Alter von 21 bis 29 Jahren ermittelt. Ein Vergleich der ultrastrukturellen stereologischen Daten der Drüsenzelle bei der Prostatahypertrophie mit jener der normalen menschlichen Prostata zeigt eine signifikante Abnahme der Volumendichte jener Zellorganellen, die für die Sekretsynthese und den Sekrettransport der Drüsenzelle verantwortlich sind, wie des rauhen endoplasmatischen Retikulums, des Golgi-Apparates, vor allem aber der Sekrettröpfchen (Abb. 2a, b). Diese Befunde deuten auf eine verminderte sekretorische Aktivität der Drüsenzelle bei der Prostatahyperplasie hin.

Bis jetzt gibt es in der Literatur keine Information über qualitative und quantitative morphologische Daten des interstitiellen fibromuskulären Gewebsanteiles der normalen menschlichen Prostata und der Prostatahyperplasie. Wie in glatten Muskelzellen anderer Organe findet sich in der glatten Muskelzelle der normalen menschlichen Prostata das Zytoplasma, eingenommen von zahlreichen Myofilamenten (MF) mit einer Anzahl von „dense-bodies". Meist in Kernnähe finden sich geringe Anteile von Zellorganellen, wie Mitochondrien, Golgi-Apparat (GF) und rauhes endoplasmatisches Retikulum. Gegensätzlich zeigen sich bei der Prostatahyperplasie glatte Muskelzellen mit einem hohen Anteil an rauhem endoplasmatischen Retikulum, Golgi-Apparat und Mitochondrien.

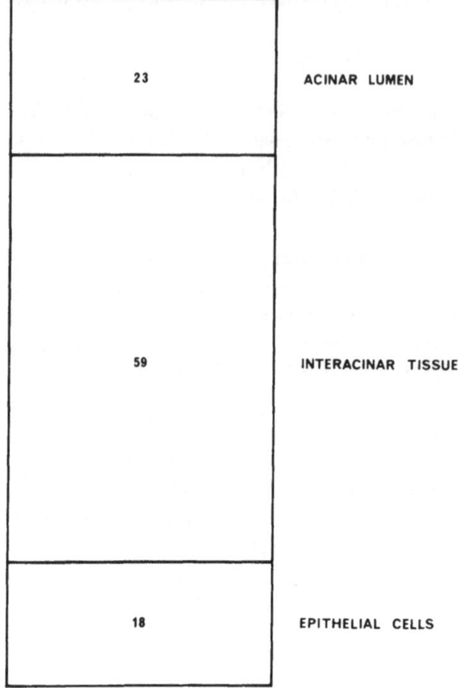

Abb. 1. Volumenanteile der Prostatahyperplasie, bezogen auf das Einheitsvolumen cm³ Prostatahyperplasie-Gewebe

Die Vermutung einer Aktivation dieser glatten Muskelzelle bei der Prostatahyperplasie wird durch die stereologischen Daten erhärtet. Bezogen auf das Einheitsvolumen Zytoplasma findet sich eine signifikante Zunahme der Zellorganellen in der glatten Muskelzelle bei der Prostatahyperplasie (Tabelle 1).

Diese quantitativen licht- und elektronenmikroskopischen Daten zeigen bei der Prostatahyperplasie einen hohen Volumenanteil für das interstitielle fibromuskuläre Gewebe mit Aktivation der glatten Muskelzelle im Vergleich zu normalem menschlichen Prostatagewebe. Auf der anderen Seite kann eine Abnahme der sekretorischen Aktivität der Drüsenzelle bei Prostatahyperplasie aufgezeigt werden. Es bedarf weiterer Untersuchungen, um das Verhalten bzw. eine hormonelle Abhängigkeit des fibromuskulären Gewebsanteiles bei der Prostatahyperplasie aufzuzeigen.

Tabelle 1. Volumenanteile der glatten Muskelzelle der normalen menschlichen Prostata und der Prostatahyperplasie, bezogen auf das Einheitsvolumen cm³ Zytoplasma der glatten Muskelzelle

	V_{VGF}	V_{Vorg}	V_{VMF}
Normale Prostata	$\overline{m}$ 0,002	0,048	0,950
(n = 75)	s.e. 0,001	0,005	0,026
5 Biopsien			
B.P.H.	$\overline{m}$ 0,013	0,134	0,853
(n = 118)	s.e. 0,001	0,006	0,032
5 Biopsien			

Abb. 2 (a)–(b). Volumenanteile der Drüsenzelle der normalen menschlichen Prostata und der Prostatahyperplasie. bezogen auf das Einheitsvolumen cm³ Zytoplasma der Drüsenzelle

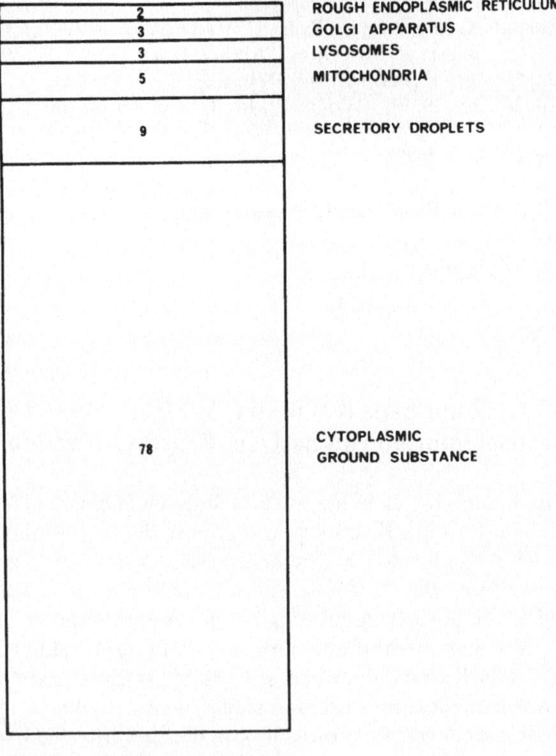

Literatur

Bartsch. G., Fischer. E.. Rohr. H. P.: Urological Research **3**, 1–11 (1975) – Hess, F. A., Weibel, E. R.. Preisig. R.: Virchows Archiv B **12**, 303–317 (1973) – Rohr, H. P., Oberholzer, M., Bartsch. G.. Keller. M.: Int. Rev. Exp. Path. **54**, 233–325 (1976) – Weibel, E. R.: Int. Rev. Cytol. **26**, 235 (1969) – Weibel. E. R.: J. Microscopy **100**, 261–269 (1974)

Dr. G. Bartsch
Prof. J. Frick
Urologische Klinik der Universität
Anichstraße 35
A-6020 Innsbruck

Prof. Dr. H. P. Rohr
Patholog. Institut
der Univ. Basel
Schönbeinstraße 40

F. H. Schröder. K. Okada, W. Jellinghaus und H. K. Wullstein: Heterotransplantation von nativem Prostata-Karzinomgewebe auf „nude" mice

Bis heute gibt es keine zuverlässige Möglichkeit. Untersuchungen am vitalen menschlichen Prostata-Karzinom außerhalb des menschlichen Körpers durchzuführen. Eine solche Möglichkeit erscheint dringend wünschenswert, um z. B. die hormonale Abhängigkeit und die Strahlenempfindlichkeit einzelner Tumoren bestimmen zu können. Dies wäre von größter Bedeutung bei der Auswahl der zu empfehlenden Behandlung.

Wir berichten über Erfahrungen mit der direkten Transplantation von menschlichem Prostata-Karzinomgewebe auf „nude" mice. Diese haarlosen Mäuse haben von Geburt an keinen Thymus und infolgedessen eine inkompetente immunologische Abwehr.

Unser Versuchsprotokoll sah die subfasciale Transplantation von Gewebestücken unterschiedlicher Größe vor. Die Tiere wurden 24–48 Stunden vor der Heterotransplantation kastriert und dann zur Hälfte mit Testosteron substituiert. Die erste Tabelle (Tabelle 1) faßt die bisherigen Ergebnisse zusammen. 19 verschiedene Tumoren wurden auf 84 „nude" mice transplantiert. Transplantate von 17 Tumoren gingen bei 62 Mäusen an, d. h., es wurde histologisch bei 73,8% der Mäuse Prostatagewebe gefunden. Die Zeit bis zur Gewebeentnahme variierte von 10 bis 149 Tage mit einem Durchschnitt von 38,1 Tagen.

Tabelle 1. Übersicht über das Gesamtergebnis nach Transplantation von 19 Prostata-Karzinomen auf 84 „nude" mice (angegangen = histologischer Nachweis von vitalem Prostatagewebe)

	gesamt		angegangen		nicht angegangen	
	Zahl	%	Zahl	%	Zahl	%
Zahl der Tumoren	19	100	17	89,5	2	10,5
Zahl der Mäuse	84	100	62	73,8	22	26,2

Bei insgesamt 13 Tieren konnte histologisch Karzinomgewebe identifiziert werden. Einer dieser Tumoren soll nun als Beispiel demonstriert werden (Abb. 1a–c).

Abb. 1a zeigt den ursprünglichen Tumor, ein mäßig differenziertes Adeno-Carcinom. In Abb. 1b ist ein Ausschnitt des histologischen Präparates eines transplantierten Tumors nach 60 Tagen zu sehen. Die Maus war vor Transplantation kastriert worden und wurde mit täglichen Dosen von Testosteron (1,0 μg/g) substituiert. In Abb. 1c sind kribriforme Anteile zu sehen, die nach 79 Tagen ebenfalls aus einer männlichen Maus mit Testosteron-Substitution entnommen wurden. Trotz eifrigen Suchens konnten im ursprünglichen Tumor keine kribriformen Anteile gefunden werden.

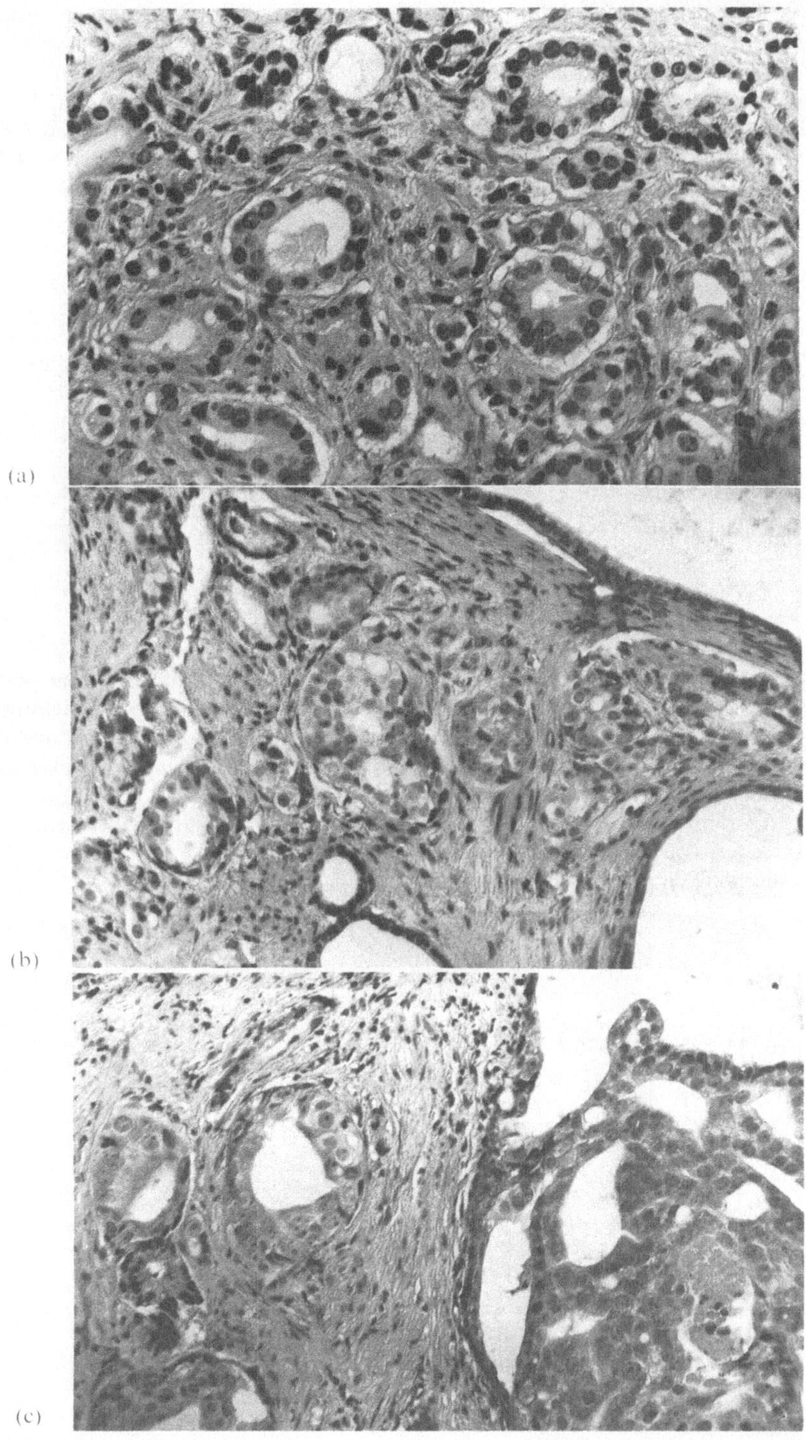

Abb. 1. (a) Histologie des ursprünglichen Tumorgewebes EB 54 (× 16). (b) Histologie (× 16) 60 Tage nach Transplantation in eine männliche kastrierte „nude" mouse mit Testosteron-Substitution. (c) Histologie eines Transplantates (× 16) nach 79 Tagen in einer männlichen „nude" mouse mit Testosteron-Substitution

Es wurde an diesem noch relativ kleinen Material der Versuch unternommen, den Einfluß der Kastration bzw. der Kastration mit Testosteron-Substitution auf die Angehrate und auf das histologische Bild der Transplantate zu untersuchen. Die Ergebnisse sind in Tabelle 2 dargestellt. Intakte Acini wurden mit Testosteron in 67% und ohne Testosteron in 31% der transplantierten Tumoren gefunden. Karzinomgewebe fanden wir ohne Testosteron nur bei 2 von 13 Tieren, während mit Testosteron bei 61% von 18 angegangenen Tumoren Karzinomgewebe vorhanden war. Die statistische Analyse gab wegen der Kleinheit des Materials keine Signifikanz.

Tabelle 2. Histologische Befunde, bezogen auf die hormonale Manipulation der „nude" mice

| | | Testosteron + | | Testosteron − | |
		Zahl	%	Zahl	%
Acini	+	12	67	4	31
	−	6	33	9	69
Squamose	+	9	50	9	69
Metaplasie	−	9	50	4	31
Carcinomgewebe	+	11	61	2	15
	−	7	39	11	85
gesamt		18	—	13	—

Es wird in Zukunft nötig sein, die Technik der Transplantation zu perfektionieren und die Ergebnisse so zu standardisieren, daß vergleichende Untersuchungen möglich werden. Außer den bisher berücksichtigten histologischen Parametern und dem Naßgewicht werden Untersuchungen des Steroidstoffwechsels in den Transplantaten und mikromorphologische Untersuchungen ausgeführt.

Es steht zu hoffen, daß es mit diesen Techniken einmal möglich sein wird, das Ansprechen von Patienten mit Prostata-Karzinomen auf die verschiedenen Formen der konservativen Behandlung vorauszusagen.

Teile dieses Materials wurden bereits publiziert.

Literatur

Okada, K., Schroeder, F. H., Jellinghaus, W., Wullstein, H. K., Heinemeyer, H. M.: Invest. Urol. **13**, 395–403 (1976)

Prof. Dr. F. H. Schröder
Direktor Abteilung Urologie
Erasmus Universität
Rotterdam/Holland

R. Harzmann, K.-H. Bichler, W. Heller und K.-H. Schmidt: **Hydroxyprolin-Ausscheidung im Urin, Beckenkammbiopsie, Sternalmark- und Beckenkamm-Mark-Aspiration beim Prostatakarzinom**

Im Rahmen der Stadienzuordnung des Prostatakarzinoms spielt die Diagnostik von Skelettmetastasen die entscheidende Rolle. Bekannt ist der Stellenwert der sauren Gesamtphosphatase, der alkalischen und der tartrathemmbaren Phosphatase sowie der röntgenologischen und szintigraphischen Untersuchung des Skelettsystems. Zusätzlich zu die-

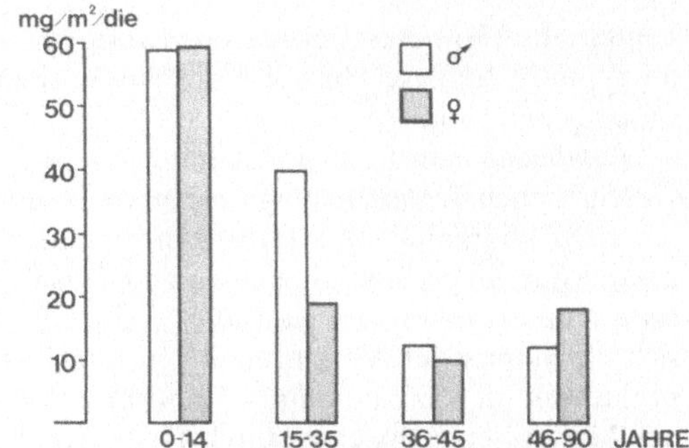

Abb. 1. Alters- und Geschlechts-abhängigkeit der Urin-Hydroxyprolin-Ausscheidung (n = 70)

sen Verfahren führen wir bei jedem Prostatakarzinom-Patienten eine Sternalmark- und Beckenkamm-Mark-Aspiration sowie eine dorsale Beckenkamm-Biopsie mit Hilfe der Jamshidi-Nadel durch [3,4]. Darüber hinaus bestimmen wir die Hydroxyprolin-Ausscheidung im Urin.

Das Serum- und Gewebe-Hydroxyprolin ist das Hauptabbauprodukt des körpereigenen Kollagens, das im wesentlichen vom Skelettsystem und der Haut gestellt wird. 75 bis 80% davon werden zu H_2O, CO_2 und Harnstoff metabolisiert. Die restlichen 20 bis 25% erscheinen – überwiegend peptidgebunden – im Urin und können dort nach thermischer Hydrolyse mittels quantitativer Spektrophotometrie bestimmt werden. Die Hydroxyprolin-Ausscheidung im 24-Stunden-Urin ist somit ein Maß des Kollagenumsatzes [1,2]. Das Skelettsystem ist der größte und gleichzeitig stoffwechselaktivste Kollagenträger des Organismus. Wachstumsbedingte, traumatische, entzündliche und maligne Veränderungen des Knochens führen daher zu einer erhöhten Hydroxyprolin-Ausscheidung [1,2]. Dabei ist zu berücksichtigen, daß Akromegalie, Hyperthyreose, der Morbus Cushing sowie großflächige Hautveränderungen und alimentär zugeführtes Kollagen die Werte erhöhen bzw. verfälschen können.

Wir haben zunächst bei 70 Normalpersonen die Urin-Hydroxyprolin-Ausscheidung bestimmt und die in Abb. 1 dargestellte Alters- und Geschlechtsabhängigkeit der Werte gefunden. Aufgrund des intensiven Kollagenstoffwechsels dieser Altersgruppen haben Knaben und Mädchen ebenso wie erwachsene Männer bis hin zum 35. Lebensjahr deutlich erhöhte Hydroxyprolinwerte. Bei Frauen *vor* der Menopause werden signifikant niedrigere, *jenseits davon* signifikant höhere Werte als bei gleichaltrigen Männern beobachtet (Abb. 1). Es liegt auf der Hand, daß diesem Phänomen eine Östrogenbeeinflussung des Knochenstoffwechsels zugrunde liegt.

Einen weiteren Hinweis für die Hormonabhängigkeit der Hydroxyprolinwerte liefert der Vergleich östrogenbehandelter Prostatakarzinom-Patienten mit ihren gesunden Alterskollegen, die signifikant höhere Werte haben (Abb. 2). Mit 31,1 mg/m²/die liegen die Hydroxyprolinwerte des ossär metastasierenden Prostatakarzinoms im Mittel hoch signifikant über denen des Normalkollektivs (11,8 mg/m²/die) und der Prostatakarzinom-Pa-

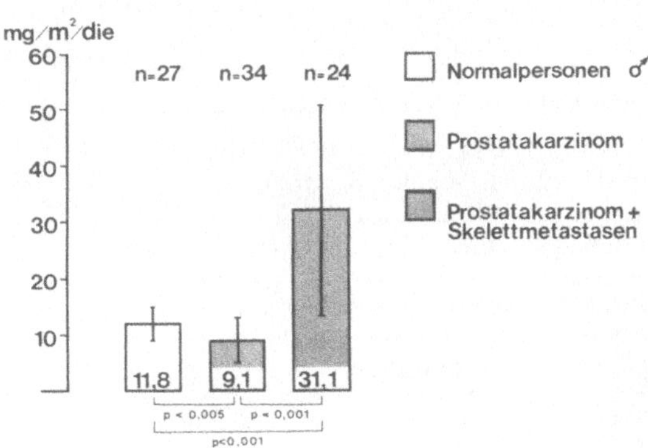

Abb. 2. Urin-Hydroxyprolin-Ausscheidung bei Normalpersonen (n = 27) und Patienten mit Prostatakarzinom (n = 58)

tienten ohne Knochenmetastasen (9,1 mg/m²/die). Daraus ergibt sich, daß die Urin-Hydroxyprolin-Analyse Hinweise auf das Vorhandensein oder Fehlen von Knochenmetastasen geben kann.

Vergleicht man in einer Gruppe von 24 Metastasenpatienten die Trefferquoten der verschiedenen Untersuchungsverfahren, so ergibt sich eine gute Übereinstimmung zwischen Szintigraphie und Hydroxyprolinausscheidung. Den Phosphatasen kommt insgesamt nur ein geringer Stellenwert zu. Auch die herkömmliche röntgenologische Abklärung muß als relativ grobes Filter angesehen werden. Von wesentlichem Wert erwiesen sich die bioptischen Verfahren, die in Einzelfällen trotz normaler Befunde des Hydroxyprolins und des Szintigramms Tumormaterial ergaben. Umgekehrt zeigten alle Fälle eines Metastasennachweises durch Hydroxyprolin und Szintigramm wenigstens bei einer der drei bioptischen Untersuchungen Tumorzellen (Abb. 3).

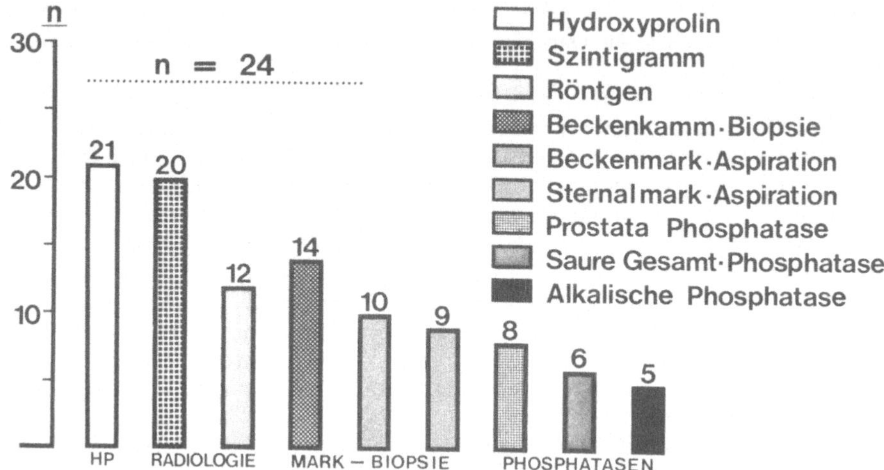

Abb. 3. Vergleich der Urin-Hydroxyprolin-Analyse mit anderen diagnostischen Verfahren bei Knochenmetastasen des Prostatakarzinoms (n = 24)

Die hier vorgestellten Ergebnisse weisen die Urin-Hydroxyprolin-Bestimmung als eine zuverlässige und für die Diagnose von Knochenmetastasen geeignete Methode aus. Die Befunde der Hydroxyprolin-Analyse und des Szintigramms können durch die Kombination mit den bioptischen Verfahren [3] kontrolliert bzw. korrigiert werden.

Aufgrund der hohen Empfindlichkeit der Hydroxyprolin-Analyse und des Szintigramms führt eine kurz zuvor durchgeführte Knochenbiopsie zu falsch positiven Befunden. Es ist daher notwendig, die bioptischen Untersuchungen an den Schluß des Untersuchungsprogrammes zu stellen, d. h. sie erst nach Durchführung der Hydroxyprolin-Analyse und des Szintigrammes vorzunehmen.

Literatur

1. Burkhardt, H., Wepler, R., Burkhardt, F., Rommel, K.: Med. Welt **26**, 1411–1415 (1975) – 2. Burkhardt, H., Wepler, R., Rommel, K.: Dtsch. Med. Wschr. **101**, 1394–1397 (1976) – 3. Harzmann, R., Chiari, R., Hässler, R.: Akt. Urol. **7**, 17–23 (1976) – 4. Jamshidi, Kh., Swaim, W. R.: J. Lab. Clin. Med. **77**, 335–342 (1971)

Dr. R. Harzmann
Lehrstuhl und Abteilung für Urologie
der Universitätskliniken
Calwer Straße 7
D-7400 Tübingen

N. Pfitzenmaier, W. Schmid, L. Röhl und K. Klinga: **Blockierung von Steroidhormonrezeptoren bei Prostatakarzinomen durch verschiedene, das Karzinomwachstum nicht stimulierende Substanzen**

Die Stimulation des Prostatakarzinoms durch Testosteron bzw. DHT ist an spezifische Eiweißkörper, sogenannte Steroidhormonrezeptoren, gebunden.

Als Arbeitshypothese aufgrund umfangreicher Untersuchungen zahlreicher Biochemiker wird derzeit folgende Vorstellung zur Erklärung der Hormoneinwirkung an der Prostatazelle vertreten.

Testosteron wird im Blut zum Zielorgan der Prostatazelle transportiert, dort durch die 5α-Reduktase zu Dihydrotestosteron reduziert und unmittelbar danach an einen spezifischen Rezeptor angelagert. Bisher sind keine genauen Einzelheiten über diesen initialen Schritt bekannt, obwohl vermutet wurde, daß die Reduktase und ein „Rezeptor-Depot" eng mit der Mikrosomen-Fraktion der Zelle verbunden sind (Abb. 1) [1].

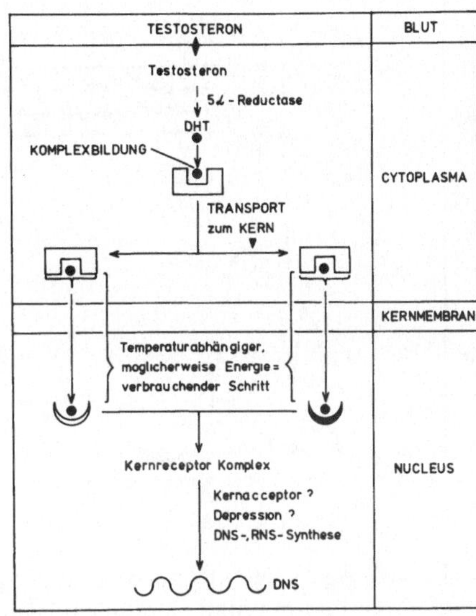

Abb. 1. Schematische Darstellung möglicher Steroid-Rezeptor-Interaktionen in einer Target-Zelle (hier in der Prostatazelle)

Der Steroidrezeptorkomplex wandert nun zum Zellkern, wobei 2 Alternativen denkbar sind (Abb. 1), nämlich:

Der gesamte Steroidrezeptorkomplex wird in den Zellkern transportiert, hier ist der Proteinanteil einem gestaltlichen Wandel unterworfen, möglicherweise durch Verlust einer Peptid-Kette wird er zum charakteristischen Kernrezeptor (Abb. 1 links).

Bei der zweiten Möglichkeit gelangt das Steroid allein in den Zellkern, um dort an den bereits vorhandenen Kernrezeptor gebunden zu werden (Abb. 1 rechts). Bisher ist noch nicht ganz klar, ob das Steroid allein oder der Steroidrezeptorkomplex die spezifische Zellantwort, nämlich die Eiweißsynthese, auslöst.

Beiden aufgezeichneten Möglichkeiten liegt die Idee zugrunde, daß ein Hormon einen Rezeptor, d. h. ein Protein umformt, so daß er zur Gen-Depression befähigt wird, in deren Gefolge es zum RNS-Anstieg mit nachfolgender Protein- und DNS-Synthese kommt [1].

Um die Wirksamkeit verschiedener, teils bei der endokrinen Therapie des Prostatakarzinoms eingesetzter Steroide zu evaluieren, wurden mit Prostatakarzinom-Cytosolen Kompetitionsreihen angesetzt.

Die Auftrennung des Rezeptors von unspezifischen Testosteron-Oestrogen-Bindungsproteinen im Serum erfolgte mit Hilfe der Agargelelektrophorese [3]. Die Fähigkeit, tritiummarkiertes Dihydrotestosteron (*DHT) vom spezifischen Rezeptor zu verdrängen, wurde für folgende Steroide untersucht:

1. Oestradiol (E).
2. Methyltrienolon (M). ein synthetisches Androgen[1].
3. Cyproteronacetat (Cypro.-Ac.). ein potentes Antiandrogen.
4. Estramustinphosphat.

Als Kontrolle wurde die Verdrängung von *DHT durch einen 50fachen Überschuß von kaltem DHT herangezogen (Abb. 2).

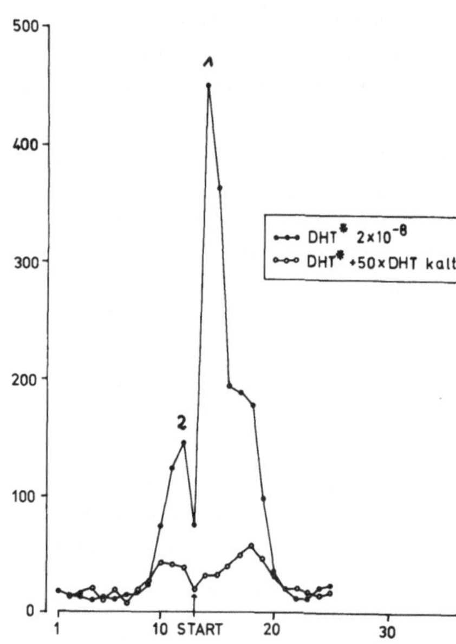

Abb. 2. In-vitro-Bindung von 2×10^{-8} M ^{3}H-markiertem Dihydrotestosteron (*DHT) im Prostatakarzinom-Cytosol (●——●). Abszisse: Anzahl der Fraktionen in der Agargelelektrophorese. Ordinate: Countrate. Start: Auftragspunkt des inkubierten Prostatakarzinom-Cytosols. Im Verdrängungsversuch wurde Prostatakarzinom-Cytosol mit einem 50fachen Überschuß von nichtmarkiertem 5α-DHT inkubiert (○——○).

Bei der Agargelelektrophorese findet eine Auftrennung der verschiedenen Stoffe anhand ihrer Ladung statt. Der spezifische DHT-Rezeptor (Peak 2, Abb. 2) wandert im elektrischen Feld anodisch. Das unspezifische Testosteron-Oestrogen-Bindungsglobulin (TeBG – Peak 1) wandert in der Agargelelektrophorese kathodisch.

Wie in Abb. 2 zu erkennen ist, findet bei Zusatz von einem 50fachen Überschuß vom kaltem DHT eine Verdrängung des *DHT an seinen Bindungsstellen statt.

Ähnliche Verhältnisse ergeben sich bei der Inkubation des Prostatakarzinom-Cytosols mit *DHT und einem 50fachen Überschuß von kaltem Oestradiol (E). Auch hier kommt es zu einer Abflachung der Rezeptorpeaks in der Agargelelektrophorese durch Verdrängung des *DHT durch E (Abb. 3).

Wird Prostatakarzinom-Cytosol mit *DHT und Cyproteronacetat im 50fachen Überschuß bzw. Methyltrienolon (M) im 50fachen Überschuß inkubiert, so findet ebenfalls eine Verdrängung des *DHT von seinen Bindungsstellen statt (Abflachung von Peak 1 und 2).

Die Kompetition am DHT-Rezeptor durch Estramustinphosphat konnte bereits früher im Charcoal-assay nachgewiesen werden [2].

Die endokrine Therapie des Prostatakarzinoms liegt rational in einer Hemmung der Proteinsynthese begründet. Durch Einsatz verschiedener Steroide läßt sich eine Verdrän-

---

[1] Wir danken Dr. Renaud, Centre de Recherches Roussel Uclaf, Paris, für die freundliche Überlassung von Methyltrienolon (R 1881).

382

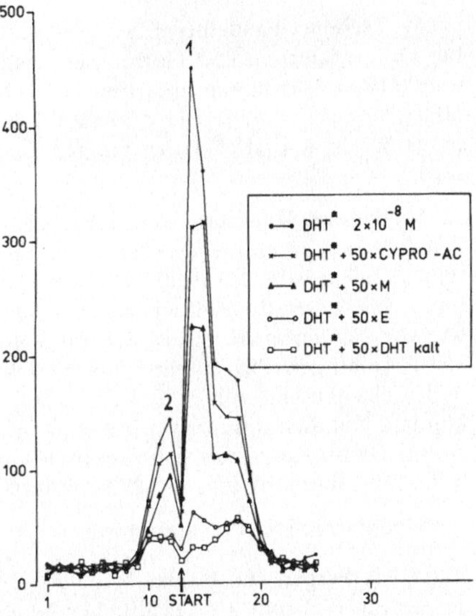

Abb. 3. In-vitro-Bindung von 2×10^{-8} M ^{3}H-markiertem Dihydrotestosteron (*DHT) im Prostatakarzinom-Cytosol (●——●). Abszisse: Anzahl der Fraktionen in der Agargelelektrophorese. Ordinate: Countrate. Start: Auftragungspunkt des inkubierten Prostatakarzinom-Cytosols. Im Verdrängungsversuch wurde Prostatakarzinom-Cytosol mit einem 50fachen Überschuß von nichtmarkiertem 5α-DHT (□——□) – 17β-Oestradiol (○——○) – Methyltrienolon (△——△) – Cyproteronacetat (X——X) inkubiert.

gung des DHT am Rezeptor erzielen. In der hier gewählten Anordnung zeigt das bereits in die Therapie eingeführte Oestradiol die stärkste Verdrängung des DHT am Rezeptor, gefolgt von Methyltrienolon und Cyproteronacetat.

Der von uns entwickelte Test erlaubt antiandrogene Stoffe hinsichtlich ihrer Wirkung am Rezeptor beim Prostatakarzinom zu testen und wirksame Substanzen vor Einführung in die Therapie zu selektionieren. Des weiteren bietet er die Möglichkeit die Hormonsensibilität eines Prostatakrebses prätherapeutisch zu evaluieren.

Literatur

1. Liao. S.. Fang. S.: Vitam. and Horm. **27**, 17–90 (1969) – 2. Pfitzenmaier, N., Röhl, L., Schmid. W.: Steroidhormone als Trägersubstanz bei der Therapie des Prostatakarzinoms. Vortrag: Deutscher Krebskongreß (Hamburg. 19. 2. bis 21. 2. 1976) – '. Wagner, R. K.: Hoppe Seyler's Z. Physiol. Chem. **353**, 1235 (1972)

Dr. N. Pfitzenmaier
Urologische Univ.-Klinik
Neuenheimerfeld 110
D-6900 Heidelberg

Diskussion zu den Vorträgen Seite 360 bis 383
Freie Vorträge, IV. Teil
Moderator: W. Vahlensieck, Bonn

Moderator: Bitte schön zum Vortrag von Herrn Tschöpe.

J. Frick, Salzburg: Ich möchte Herrn Tschöpe folgendes fragen: Ist Ihre Methode zur Bestimmung des Parathormons im Serum wirklich so spezifisch. daß Sie diese Aussagen machen können? Auf dem heurigen Endokrinologiekongreß in Hamburg waren nämlich die Ansichten über die Spezifität dieser Methode sehr geteilt. Die meisten Leute haben dem Radioimmunoassay für das Parathormon nicht sehr viel Bedeutung zugemessen.

W. Tschöpe, Heidelberg: Sie haben in der Tat recht. Wir sahen auch große Diskrepanzen bei Differenzierung von Normalpersonen und Patienten mit primärem Hyperparathyreoidismus (HPT). Wir haben aber hier keine Vergleiche zwischen Normalpersonen und primärem HPT. sondern zwischen Hyperkalziuriepatienten. die primär eine Suppression des Parathormons haben. und HPT-Patienten gezogen. Bei diesem Vergleich ist die Diskrepanz etwas besser.

M. Bressel, Hamburg: Wir haben bis jetzt 65 Fälle von HPT operiert, und ich kann eigentlich Ihre Untersuchungsergebnisse an unseren Fällen nicht so interpretieren. cAMP ist bei uns sehr unzuverlässig. Ich weiß nicht. ob es an unserer Bestimmungsmethode liegt. PTH liegt bei uns etwas besser. da muß ich sagen, sind wir eigentlich sehr zufrieden. Das Wichtigste ist nach wie vor das Serum-Kalzium. Ich muß Ihnen danken, daß Sie noch einmal auf die bekannte Tatsache hingewiesen haben. daß man Protein korrigieren muß. Vielleicht darf ich noch einmal feststellen. daß mit relativ einfachen Methoden fast die gleichen Resultate erzielt werden können. Nämlich durch zwei Messungen: Messung des Proteins und Messung des Gesamtkalziums. Damit kann man sich praktisch kompliziertere und aufwendigere Verfahren wie Parathormonbestimmung und cAMP ersparen.

Moderator: Der Präsident bitte.

H. Marberger, Innsbruck: Wir haben 100 Fälle operiert. und es hat sich bei uns lediglich das Serum-Kalzium als verläßlicher Nachweis, als *der* diagnostische Hinweis erwiesen. Man darf die Kalziumbestimmung nicht nur einmal machen. sondern sehr oft. Man muß den Patienten dazu kennen. Man muß wissen, wie er lebt, was er tut usw.

B. Terhorst, Bad Mergentheim: Herr Tschöpe. Sie haben die negativen Parameter nicht wörtlich zitiert. Ich möchte fragen, welche Erfahrungen Sie mit der Beckenkamm- oder Knochenbiopsie haben. Wir haben bei allen unseren Fällen eine Beckenkammbiopsie durchgeführt und hatten sowohl in Aachen wie auch jetzt in Bad Mergentheim etwa 90% positive Resultate. Ich meine. das ist ein Verfahren, das sich mir persönlich bewährt hat neben den laufenden Serum-Kalzium-Bestimmungen unter Berücksichtigung des Proteins.

W. Tschöpe, Heidelberg: Sie haben vollkommen recht. wir haben etwa die gleichen Erfahrungen gemacht. Sie brauchen dazu natürlich einen erfahrenen Knochenhistologen, und der ist nicht überall verfügbar.

Moderator: Herr Zechner bitte.

O. Zechner, Wien: Ich möchte doch eine Lanze für den Immunoassay von Parathormon brechen.

H. Marberger, Innsbruck: Wenn ich noch etwas sagen darf? Die Treffsicherheit einer Untersuchungsmethode ergibt sich aus den Treffern. Herr Zechner, wieviel haben Sie gefunden. wie war der Immunoassay? 8 von 200 Patienten?

O. Zechner, Wien: Ja. 8 von 200.

H. Marberger, Innsbruck: Aber wir haben 100 Fälle.

O. Zechner, Wien: Ich möchte nur sagen, daß diese 200 Fälle ein völlig unselektiertes Krankengut sind. Ich glaube. die großen Diskrepanzen, die zwischen Statistiken in Amerika und gewissen Zentren auch hier in Europa bestehen, kommen daher, daß diese Zentren Patienten zugewiesen bekommen, wo bereits der Verdacht auf einen Hyperparathyreoidismus besteht. Wir haben alle Patienten genommen, die uns von außen her zugewiesen wurden.

H. Marberger, Innsbruck: Nun. wir haben das gleiche Krankengut. Und uns hat man immer gesagt: Wieso finden andere so viele Hyperparathyreoidismen, und wir finden keine. Wir haben dann immer und immer wieder das Kalzium bestimmt in einem guten Laboratorium. Und man muß den Patienten gründlich ausfragen und untersuchen und darauf achten, ob er eine Gallenblasenentzündung hat oder ein Magengeschwür oder so etwas. Und man muß auch bei den Patienten suchen. die keine faustdicken Steine haben, denn die renale ist nicht die häufigste Form. Und dann findet man diese Kranken heraus. Wenn man sich nur auf eine Untersuchungsmethode verläßt, dann findet man sie nicht.

G. Bartsch, Innsbruck: Ich möchte davor warnen, den primären Hyperparathyreoidismus zum Laborproblem zu machen. Parathormon-Immunoassays sind derzeit nur indiziert bei physiologischen Untersuchungen des Kalziummetabolismus, aber sicherlich nicht bei der klinischen Abklärung eines Patienten mit einem primären Hyperparathyreoidismus.

Ulzhöfer, Marburg: Mich würde interessieren, wie Sie zur Phosphatclearance stehen? Das ist eine einfache Methode, die jedem Krankenhaus zur Verfügung steht.

Moderator: War das eine Frage an Herrn Tschöpe?

Ulzhöfer, Marburg: Ja, ganz allgemein. Ich meine, weil die Phosphatclearance praktisch nicht mehr erwähnt worden ist.

W. Tschöpe, Heidelberg: Ja, die Phosphatclearance hat auch zu unserem Untersuchungsprogramm gehört, sie war dabei. Aber es ist leider so, daß Sie die Bestimmung nur unter genau definierten diätetischen Bedingungen machen können, wenn man der Phosphatclearance irgendeine Bedeutung zumessen will.

Moderator: Ja, vielen Dank. Ich glaube, für die Praxis können wir mitnehmen, daß im Vordergrund nach wie vor die wiederholten Kalziumuntersuchungen stehen. Bezüglich der Wertigkeit weitergehender Spezialuntersuchungen wird man abwarten müssen, ob wir hier noch einen Wundertest finden, der uns in jedem Fall 100%ige Sicherheit gibt. Man sollte mitnehmen, daß wir weiter nach den Hyperparathyreoidismusfällen suchen müssen. Diese Fälle können wir ja durch eine Operation kurieren.

Ich glaube dann, wir sollten weitergehen. Möchte jemand zum Vortrag Matouschek etwas fragen? – Das ist offensichtlich nicht der Fall. Ich glaube, die Dinge waren auch sehr klar dargelegt.

Dann gehen wir zum nächsten Vortrag von Herrn Rathert und Mitarbeitern aus Aachen weiter über die Ultraschall-Lithotripsie von Harnleiter- und Nierensteinen. Gibt es dazu eine Frage? Es wurde uns eine Entwicklung vorgestellt, und man kann zu dieser Initiative nur gratulieren und hoffen und wünschen, daß sich die Erfolge einstellen werden. Man wird sicherlich noch etwas skeptisch sein müssen, aber vergessen Sie bitte nie, neue Entwicklungen machen uns oft am Anfang skeptisch. Wenn aber nicht irgend jemand solche Dinge weitertreibt und weiterentwickelt, dann haben wir keinen Fortschritt mehr in der Urologie.

Offensichtlich liegen keine weiteren Fragen und Bemerkungen mehr vor. Wir kommen dann zur Diskussion des Vortrages Chaussy und Mitarbeiter.

Ich möchte Herrn Chaussy danken für die instruktive und präzise Darstellung seiner Ergebnisse. Aus zeitlichen Gründen konnte leider die Technik nicht genauer gezeigt werden. Sie müssen sie im Original nachlesen. Ich persönlich denke auch, daß es sich hier um eine sehr wichtige Bereicherung unserer Operationsmöglichkeiten handelt. Sie alle kennen solche Fälle, wo man Schwierigkeiten mit langfristiger Ischämie hat. Und ich denke, daß es auch – das sollte man klar sagen – nicht nur ein Verfahren für große Kliniken ist. Bei entsprechender Perfektionierung der Technik kann die Methode praktisch in jeder urologischen operativen Abteilung exerziert werden. Haben wir hierzu Fragen oder Bemerkungen aus dem Auditorium?

J. E. Altwein, Mainz: Ich wollte Herrn Chaussy fragen, was Sie tun, wenn Sie mehrere Nierenarterien haben oder obere Polgefäße oder einen großen venösen Backflow? Dann können Sie doch praktisch nicht in einer Ischämie operieren.

Ch. Chaussy, München: Unsere Methode ist natürlich limitiert auf Fälle mit nur einer Arteria renalis. Bei mehreren Nierenarterien kann man auf eine Oberflächenkühlung ausweichen, die zwar nicht so gute Ergebnisse zeigt, sie ist aber trotzdem anzuraten, da die Diskrepanz zur normothermen Ischämie auch in diesen Fällen noch groß genug ist, um dieses Vorgehen zu rechtfertigen.

Moderator: Vielen Dank. Noch Fragen oder Bemerkungen dazu? Das ist nicht der Fall. Möchte jetzt jemand zum Vortrag von Altwein und Mitarbeitern etwas fragen? Bitte schön, Herr Schröder, und dann Herr Frick.

F. H. Schröder, Würzburg: Ich möchte Herrn Altwein etwas fragen. Das erste Dia, das die mögliche Wirkung von Prolaktin auf die Prostata zeigt, demonstriert Zusammenhänge, die doch eigentlich bisher nur für die ventrale Prostata der Ratte bekannt sind. Für den Menschen gibt es meines Wissens keine experimentellen Daten, die nachweisen, daß Prolaktin auf das Adenom oder auf die normale Prostata einen Einfluß haben kann. Demnach wäre das der erste Beweis für einen solchen Zusammenhang. Was mich nur stört, ist die gleichzeitige Wirkung auf den Testosteronstoffwechsel im Adenom. Ich möchte Sie fragen, wie Sie das erklären können?

J. E. Altwein, Mainz: Man hat bereits 1975 bei dem großen Adenomsymposion zu diesem Thema Patientenbeispiele gebracht. Dabei hat sich gezeigt, daß in der Tat der Einfluß auf das Testosteron reproduzierbar ist. Nur weiß man noch nicht ganz genau, warum das so ist. Wir konnten das auch mit unseren Untersuchungen bestätigen. Tatsächlich findet man eine Abnahme des Testosteronspiegels, was ja auch vom Experiment her zu fordern gewesen wäre.

Nun zum Einfluß auf die Prostata selbst: Es sind dies auch die ersten Untersuchungen, die ich kenne zu dem Problem des In-vivo-Androgenmetabolismus im Prostataadenom. Ich konnte die Ergebnisse, die wir bei 25 Patienten gefunden haben, jetzt erstmals vorstellen.

J. Frick, Salzburg: Herr Altwein, wir wissen eigentlich über das Prolaktin noch recht wenig. Das ist auch auf dem internationalen Endokrinologiekongreß in Hamburg herausgekommen. Man weiß heute, daß das Prolaktin hoch sein soll, wenn das Testosteron niedrig ist. Und man weiß umgekehrt, daß das Prolaktin hoch sein soll, wenn das Oestrogen hoch ist. Wissen Sie etwas über die Prolaktinspiegel beim Menschen in verschiedenen Lebensaltern? Haben Sie darüber Untersuchungen gemacht?

Wie verhalten sich Patienten, die orchiektomiert sind? Nach unseren Erfahrungen sind bei orchiektomierten Patienten die Prolaktinspiegel im Blut bis zu 6mal so hoch als bei einem jungen normalen Mann.

Dann haben Sie in einem Ihrer Dias gezeigt, daß der Prolaktinspiegel relativ niedrig wird nach Gabe Ihres Antiprolaktins, daß sich aber das Testosteron kaum ändert. Nach dem, was man bisher weiß, müßte das Testosteron eher hinauf gehen, oder es müßte sich einiges tun im Testosteronmetabolismus.

Dann noch eine letzte Frage: Sie haben ja voll entwickelte Prostataadenome untersucht, haben Sie die histologisch angeschaut? Hat sich da unter der Antiprolaktinbehandlung etwas getan?

J. E. Altwein, Mainz: Zunächst zum Prolaktinspiegel in den verschiedenen Lebensaltern. Beim Mann gibt es sehr wenige Untersuchungen, bei denen wie bei uns der Prolaktinspiegel bestimmt wurde. Die wichtigste Untersuchung stammt von Herrn Boyns. Er hat bei 6 Patienten den Prolaktinzyklus untersucht. Prolaktin wird ja im Laufe des Tages mit 3 Gipfeln ausgeschüttet. Wir haben deswegen unsere Prolaktinbestimmungen morgens um 8 Uhr gemacht. Das wäre die Zeit, zu der der erste Gipfel zu erwarten wäre.

Zur Prolaktinmessung in verschiedenen Lebensaltern gibt es eine Arbeit von Herrn Birkhoff aus dem New York Hospital. Er hat festgestellt, daß es keine direkte Korrelation zwischen Adenomgröße und Prolaktinspiegel gibt. Diese Arbeit ist aber von verschiedenen anderen Autoren angefeindet worden. Schlüssiges kann man dazu auch noch nichts sagen. Dazu ist die Materie noch zu sehr im Fluß.

Zum Testosteronspiegel unter Bromocriptin: Bromocriptin ist eine Substanz, deren zentrale Wirkung noch nicht im Detail bekannt ist. Man weiß, daß es offenbar im Hypothalamus angreift, aber man weiß natürlich nicht, wie es in der Peripherie wirkt. Es handelt sich beim Bromocriptin um ein Mutterkornalkaloid, das man bei der Frau zur Behandlung der pathologischen Galaktorrhoe anwendet. Unsere Beobachtungen ergaben eine zwar nicht statistisch signifikante, aber immerhin relative Abnahme des Testosteronspiegels. Diese Untersuchungen bedürfen aber weiterer Überprüfung.

G. Bartsch, Innsbruck: Ich glaube, man weiß seit 1½ Jahren, wie Prolaktin wirkt. Es gibt eine Arbeit von Herrn Flickinger in Basel, der selber diese Substanz entwickelt hat. Bromoergokryptin wirkt in der Weise, daß die Prolaktingranula nicht mehr aus der Zelle austreten können. Sie werden in der Zelle zurückgehalten.

Moderator: Wir haben gesehen, daß noch eine Reihe von Fragen für den nächsten Kongreß offen sind. Fragen oder Bemerkungen zum Vortrag von Herrn Bartsch?

J. Kaufmann, Hamburg: Es gibt ja kaum Probleme bei diesen klaren Ausführungen. Ich möchte aber doch noch eine Frage an Sie stellen. Ist es nicht die exakte Bestätigung der These, daß das Wesen der Prostatahypertrophie primär in einer Zunahme des fibromuskulären Stromas besteht?

G. Bartsch, Innsbruck: Wenn Sie Pathologiebücher durchlesen, so finden Sie, daß es bei der Prostatahypertrophie mehrere Typen gibt. Sie können 6 oder 7 Typen unterscheiden. Was wir gemacht haben, ist, daß wir einfach einen Raster darübergelegt haben. Für uns gibt es einen Typ mit einem Volumenanteil von fibromuskulärem Gewebe und Drüsenparenchym. Und ich glaube, es gibt weder einen fibromuskulären Typ noch einen adenomatösen Typ. Es hängt ganz von Ihrem Pathologen ab, in welchen Ebenen er die Schnitte legt.

Moderator: Vielen Dank. Noch eine dringende Frage? Das ist nicht der Fall. Dann kommen wir zur Diskussion der letzten Vorträge. Bitte, Herr Frick.

J. Frick, Salzburg: Ich habe eine Frage an Herrn Pfitzenmaier. Glauben Sie wirklich, daß das ein Rezeptor ist, den Sie da gemessen haben? Ich glaube, daß das normales Bindungsglobulin ist, das wir in diesen Seren herumschwimmen haben, so wie wir es früher schon gesehen haben. Ich glaube nicht, daß das der Rezeptor ist.

N. Pfitzenmaier, Heidelberg: Das muß ich aber entschieden bestreiten. Darf ich noch einmal um das dritte Diapositiv bitten? Die Agargelelektrophorese erlaubt, wie Wagner bereits 1972 nachweisen konnte, eine saubere Auftrennung von unspezifischem Testosteron-Oestrogen-Bindungsglobulin, mit dem jedes Prostatacarcinom kontaminiert ist, von dem spezifischen Rezeptorprotein.

In dem dritten Dia sehen Sie eine saubere Auftrennung. Bei Fraktion 13 ist der Standpunkt, wo die Substanz aufgetragen wird. Dann wird eine Spannung angelegt. Der spezifische Rezeptor wandert anodisch, das unspezifische Testosteron-Oestrogen-Bindungsglobulin wandert kathodisch. Damit erreichen wir eine saubere Auftrennung. Diese Untersuchungen sind mehrfach nachgewiesen, nachgeprüft und auch reproduzierbar.

F. H. Schröder, Würzburg: Mich stören an Herrn Pfitzenmaiers Untersuchungen die 50fach höheren Mengen der zur Verdrängung benutzten Substanzen. Es ist ja bekannt, daß die Affinität von Rezeptor und Testosteron sehr hoch ist, aber ich möchte bei diesen nichtpharmakologischen Untersuchungen die pharmakologische Signifikanz der Beobachtung anzweifeln.

Moderator: Herr Pfitzenmaier, noch einmal bitte zum Mikrofon.

N. Pfitzenmaier, Heidelberg: Wenn ich darauf antworten darf? Es ist natürlich so, daß es sich hier um In-vitro-Untersuchungen handelt. Allerdings muß man sagen, daß der Rezeptor, da es sich um ein Protein handelt, sehr thermolabil ist. Insofern erreichten wir in vivo sicher ähnliche Verhältnisse mit niedrigeren Konzentrationen von DHT.

Moderator: Vielen Dank, noch eine unbedingt zu klärende Sachlage?
Dann sind wir am Ende der letzten wissenschaftlichen Sitzung dieses Kongresses.

Fortbildungsseminar über Andrologie

I. Diagnostik

J. Frick: **Einleitung**

Anläßlich dieses Seminars werden wir versuchen, ein paar wichtige Kapitel aus dem schon recht großen Feld der Andrologie zur Diskussion zu stellen.

Die moderne Andrologie befaßt sich nicht mehr ausschließlich nur mit den Fertilitätsproblemen. Erkrankungen und Funktionsstörungen von Prostata, der Samenblasen und des Nebenhodens gehören ebenso in dieses Fach, wie das Studium über den Einfluß von Umweltfaktoren und Drogen auf den männlichen Reproduktionstrakt und die Entwicklung von neuen Möglichkeiten der Fertilitätsregulierung.

Die Andrologie muß sich weiters beschäftigen mit der Physiologie und Pathologie des männlichen Reproduktionstraktes sowie der übergeordneten Schaltstellen, wie etwa des Hypothalamus, der Hypophyse und der Nebennieren.

Andrologie oder, besser gesagt, die Endokrinologie des männlichen Reproduktionstraktes mag in gewisser Hinsicht der Konterpart zur Gynäkologie sein. Wie wir alle wissen, war diese Wissenschaft über lange Zeit auf die Probleme der männlichen Infertilität limitiert. Das war in der Vergangenheit so, jedoch mit der enorm raschen Entwicklung, die dieses Fach jetzt durchmacht, wird – und muß sich – diese Situation ändern und man wird viele neue Gesichtspunkte in die andrologische Problemstellung miteinbeziehen müssen.

Zum Beispiel war die Samenanalyse durch lange Zeit die ausschließliche und einzige Untersuchung im andrologischen Abklärungsplan, und die Begutachtung war beschränkt auf die Zahl, Motilität und Morphologie der Spermien. Diese Einschränkungen haben aber in den meisten Fällen eine eher ungenaue und auch wenig aufschlußreiche Information ergeben. Die Samenanalyse kann jedoch bei richtiger Bewertung und bei Ausschöpfung aller Parameter über unzählige Dinge eine exakte Auskunft geben, etwa über Umweltschäden, über die Ausscheidung verschiedener Drogen in die Samenflüssigkeit und möglicher Effekte auf die Bildung und Funktion der Spermatozoen, weiteres über die funktionelle Kapazität der Anhangsdrüsen des männlichen Genitalapparates.

Informationen über die Wirkung verschiedener Stoffe auf den männlichen Genitaltrakt, wie die von antibakteriellen Substanzen oder Zytostatika, stammen bis heute fast ausschließlich von Untersuchungen, die im Samen und der Prostataflüssigkeit von Hunden durchgeführt worden sind. Dabei muß aber bedacht werden, daß die Anhangsdrüsen des Genitaltraktes beim Hund vollkommen verschieden von denen des Menschen sind.

Eine unserer wichtigsten Aufgaben wird es sein, bessere diagnostische und therapeutische Methoden hinsichtlich der andrologischen Aspekte, der Endokrinologie, der Physiologie und einiger anderer Disziplinen zu entwickeln. Ein besseres Verständnis der Physiologie und Pathologie des männlichen Reproduktionstraktes und verbesserte diagnostische Möglichkeiten werden zweifellos dazu führen, daß auch adäquate Behandlungsmöglichkeiten für Männer mit Infertilität, mit endokrinen Störungen, die die Hypothalamus-Hypophysen-Gonadenachse betreffen oder, mit sexuellen Problemen entwickelt werden.

Prof. Dr. J. Frick
Urologische Abteilung
Landeskrankenanstalten
A-5020 Salzburg

J. Molnár: **Klinische Aspekte andrologischer Störungen**

Wenn ein Ehepaar wegen Kinderlosigkeit den Gynäkologen aufsucht, gilt es heute als erster und unerläßlicher Schritt, die andrologische Untersuchung zur Ermittlung der Fertilität des Ehemannes zu veranlassen. Wichtigstes Kriterium der Fertilitätsdiagnostik ist zweifelsohne das zeit-, sach- und fachgerechte Spermiogramm unter Einhaltung der üblichen Bedingungen, wie 5 Tage sexuelle Karenz, Meidung eines Gummikondoms und Analyse nach Verflüssigung (max. 30 Minuten). Aber das Spermiogramm kann nicht *einziger* Bestandteil der andrologischen Diagnostik sein! Das muß mit Nachdruck betont werden, auch wenn der Spermiogrammbefund den Gynäkologen momentan zufriedenstellt. Wenn nämlich ein pathologisches Spermiogramm vorliegt, haben Schritte zu erfolgen, die die Ursachen des anormalen Ejakulats aufdecken und möglichst überwinden.

An erster Stelle steht die *klinische Untersuchung.* Es lassen sich dabei bereits einige Merkmale somatischer Fertilitätsstörungen erkennen, die im weiteren spezielle diagnostische Verfahren beanspruchen. Darauf wird in den weiteren Vorträgen eingegangen.

Unsere erste Aufmerksamkeit soll verständlicherweise den *Hoden* gelten. Wenn das Skrotum leer ist, steht die Frage, ob die Hoden überhaupt existieren oder nicht, ob also ein *Kryptorchismus* mit abdominalen Hoden oder ob eine *Agenesie* besteht. In jedem Falle liegt bei leerem Skrotum eine unkorrigierbare Infertilität vor. Bei *einseitigem Deszensus* testis besteht zumeist eine Hypo-Oligozoospermie evtl. schweren Grades. Der eine, obzwar dem Wärmeeinfluß entzogene Hoden verhält sich dabei ganz anders, als ein Hoden nach Semikastration infolge Unfall oder Tumor; hier ist der verbliebene funktionstüchtige Hoden zu einer völligen Kompensation und zur Normospermie fähig. Bei einseitigem Kryptorchismus liegt die defektive Spermiogenese im deszendierten Hoden, also nicht durch Wärmeschädigung, sondern entwicklungsbedingt vor.

Weiterhin interessiert bei der klinischen Untersuchung die *Größe* und die *Konsistenz* der Hoden. Klinisch kann man nicht sicher zwischen Hypoplasie und Atrophie bzw. Degeneration unterscheiden; letztere zeigen ebenfalls Dimensionen bis zur Größe einer Kirsche oder Bohne. Einen Aufschluß könnte die Konsistenzprüfung geben: Hypoplastische Hoden haben eine normale, beinahe prallelastische Konsistenz, wogegen atrophische Testikel häufig schlaff und weicher sind. Hypoplastische Hoden sprechen gut auf Gonadotropinstimulation an. Hodenbioptische Bilder können schließlich für die Differenzierung entscheidend sein. Die Größenabnahme geht übrigens mit der Spermiogenesestörung parallel, wie wir 1968 bei der Auswertung des Hamburger Krankengutes mit Prof. Schirren ermittelt haben [1].

Falls sich eine Skrotumhälfte vergrößert, kann dies nicht ohne Auswirkung auf das Spermiogramm bleiben. Die *Hydrozele* schädigt das Keimepithel durch Kompression und durch Wärmestauung, diese Spermiogenesehemmung kann durch den nichtbetroffenen Hoden allerdings kompensiert werden. *Spermatozelen* – öfters einen zweiten Hoden nachahmend – pflegen das Spermabild kaum zu beeinflussen. Dasselbe gilt für die *skrotale Hernie.* Bei *Hodentumor* stammen die Samenzellen überwiegend vom gesunden Hoden. Nach Semikastration bleibt die Spermiogenese unverändert oder sie verbessert sich eher noch ein wenig.

Eine beiderseitige Hemmung der Spermiogenese besteht bei der weit öfters nachweisbaren *Varikozele,* die sich bei etwa 90% der Fälle linksseitig entwickelt. Diese Erkrankung ist durch Palpation und Inspektion vom Geübten leicht zu erkennen; immerhin wird seltenst darauf geachtet, daß die Varikozele zu schweren Störungen in der Spermiogenese führen kann. Bis heute ist nicht erwiesen, warum auch der kontralaterale Hoden in Mitleidenschaft gezogen wird. Nach unseren Erfahrungen, die sich mit denen anderer Autoren decken, besitzen die Pathospermata bei Varikozele nach der Operation eine bessere Tendenz zur Restitution als andere Hodenschäden; die Methode der Wahl ist die Durchführung der sog. hohen Venenligatur.

Wenn eine Azoospermie besteht, kann deren Ursache auch im Bereich des *Nebenhodens oder des Samenleiters* liegen. Relativ selten ist die Agenesie dieser Organe; dies kann bereits beim Abtasten auffallen, mit Sicherheit läßt sich dies jedoch erst bei der Freilegung feststellen. Außer dem D. deferens fehlt zumeist auch die Kauda des Nebenhodens – das erste Réservoir der Samenzellen – und nicht selten sogar die Bläschendrüse; dies konnten wir in unserem Material von ca. 12000 Fällen bei 24 annehmen [2]. Das liegt an der gemeinsamen Entwicklung aus dem Wolffschen Gang. Das Fehlen der Bläschendrüsen ist bei kleinem Spermavolumen: um 1,0 ml, saurer pH-Reaktion: um 6,0–6,4 und fehlender Spermafruktose wahrscheinlich. Das bei diesen Kranken gewonnene Ejakulat bietet jedenfalls eine einzigartige Möglichkeit zum Studium des Prostatasekretes, da ja diese Semina sozusagen nur diesen Komponenten enthalten.

Negative Spermiogramme, also Azoospermie, liefert auch die beiderseitige *Vernarbung des Nebenhodenganges oder Samenleiters* nach bakterieller Entzündung. In der „Vor-Penicillin-Ära" war die Epididymitis eine sehr gefürchtete Komplikation der Gonorrhoe. Meistens pflegt die intrakanalikuläre aszendierende Infektion im Kaudateil des Nebenhodens – nach Abklingen des akuten Stadiums – einen narbigen Knoten zu entwickeln, wo der Transport der Samenzellen dann blockiert wird. Der Übergang zwischen Korpus und Kauda kann also eine Praedilektionsstelle für das Ansetzen der aszendierenden Bakterien betrachtet werden, da das Duktuslumen im Korpus enger ist als jenes im Schwanzteil und die Bakterien an und vor solchen Verengungen anzuhaften pflegen [3].

Die Untersuchung der *Prostata* darf auch nicht unterlassen werden. Knotenbildungen, Resistenzen, Randerscheinungen und Schmerzempfindlichkeit sind die klinischen Symptome der Prostatitis, die in ihrer chronischen Form aufgrund des (Eiterzellen- und) Bakteriengehaltes ihres Sekretes nicht nur als ein Fokus betrachtet werden muß, sondern auch als relative Infertilitätsursache dienen kann. Dasselbe gilt auch für die chronische Vesiculitis.

Nun zum *Penis* und der *Harnröhre.* Bei Phimose denkt man höchstens an Störungen des Sexualaktes, wobei Fertilitätsstörungen gar nicht selten vorliegen, annehmbar aufgrund der funktionellen Einheit. Wir berufen uns wieder auf das andrologische Krankengut von Prof. Schirren [1].

Induratio penis plastica ist wohl eine Erkrankung der 40- bis 50jährigen. Da jedoch die Zahl solchartiger Ehemänner mit Kinderwunsch im Anwachsen ist, läßt sie sich gleichfalls öfters antreffen. Das Spermabild ist nicht beeinflußt. Dasselbe gilt auch bei der *Striktur* der Harnröhre, die die Intensität des Samenausstosses vermindern vermag und dadurch die zervikale Insemination unvollkommen gestaltet. Dasselbe kann auch bei einer Hypospadia glandis erfolgen.

Meine Damen und Herren, entschuldigen Sie bitte, daß ich die klinischen Aspekte der andrologischen Störungen zu oberflächlich darstellen konnte. Die folgenden Vorträge werden die richtige Ergänzung bringen.

Zusammenfassung

Falls ein zeit- und fachgerechtes Spermiogramm (unter genauer Einhaltung der Untersuchungsvorbedingungen) pathologische Abweichungen erweist, soll als erster Schritt zwecks Aufdeckung der Ursache die somatische, klinische Untersuchung erfolgen. Hodenhochstand, Verkleinerungen der Testikel, Spermatozelen, skrotale Hernien, Hodentumoren, insbesonders jedoch die Varikozele sind leicht erkennbare fertilitätstörende Krankheitsbilder. Beiderseitiger Samenwegsverschluß oder Agenesie halten Azoospermie aufrecht, jedoch chronische Entzündungen im Transportsystem, gleichwie in der Prostata, Bläsendrüse beeinflussen auch das Fertilitätsvermögen. Penis und Urethra sollen gleichfalls untersucht werden.

Literatur

1. Molnár. J.. Schirren. C.: Andrologie **2**, 3 (1970) – 2. Molnár. J., Biró. J., Berényi, M.: Fertiland Steril. (New York) **22**, 462 (1971) – 3. Schirren. C.. Molnár. J.: Andrologie **1**, 101 (1969)

Prof. Dr. J. Molnár
Urológiai Klinika
Üllöi-ut 78/B
H-1082 Budapest

O. Steeno: **Kritische Bemerkungen zur Beurteilung von Spermiogrammen**

Bei der Spermauntersuchung sind sowohl technische als auch Milieu-Faktoren zu berücksichtigen. die einer kritischen Betrachtung bedürfen, da sie zu einer falschen Beurteilung und selbst zu einer falschen Diagnose führen können. Diese Faktoren sind:

1. die Beschaffenheit des Sammelgefäßes,
2. die Methode der Spermakollektion (Abnahmeverfahren),
3. die Abstinenzdauer.
4. das Volumen.
5. die Farbe.
6. Liquefaktion und Viskosität.
7. Agglutination.
8. Motilität.
9. Rundzellen.
10. Dichte oder Konzentration.
11. Fruktose.
12. Morphologie.

Wir wollen diese verschiedenen Stadien der Spermauntersuchung näher betrachten:

1. Die Beschaffenheit des Sammelgefäßes

Die Art des Sammelgefäßes muß zu allererst standardisiert werden, und der Patient muß die nötigen Anweisungen erhalten. Jedes Laboratorium und jeder Androloge muß stets mit dem gleichen Material arbeiten, das er vorher gründlich überprüft hat, am besten im Vergleich mit reinem Glasmaterial. Manche Plastikfläschchen sind geeignet, doch andere enthalten wiederum zuviel Phenol. Die Öffnung des Flaschenhalses muß breit genug sein; andernfalls muß man mit der uneingeschränkten Phantasie mancher Patienten rechnen! Gummiverschlüsse müssen vermieden werden, da diese Schwefelbestandteile enthalten. die auf die Motilität und die Lebensdauer einen Einfluß haben. Auf keinen Fall darf man dem Patienten die Initiative überlassen; Medikamentenfläschchen, Senfgläser und Salami-Dosen sind keine Seltenheit! Manche Patienten reinigen die Fläschchen unaufgefordert mit Antiseptika. Abkühlung oder Aufwärmung des Materials sind ebenfalls zu vermeiden.

Bezüglich des Sammelgefäßes gilt also die Regel: Standardisierung, Uniformisierung und präzise Instruktionen.

2. Methode der Spermakollektion (Abnahmeverfahren)

Gummi-Kondome und das spermatozide Puder, welches diese enthalten, töten die Spermatozoen sofort, was häufig zur Fehldiagnose von Nekrozoospermie führt. In den Vereinigten Staaten verkauft man nicht spermatotoxische Polyäthylen-Kondome für katholische Ehepaare. Hierzulande sieht man diesbezüglich keine moralischen Probleme mehr. Die Masturbation ist die bestgeeignete Methode, da beim Koitus interruptus Hemmungen auftreten können und ein unvollständiges Ejakulat ausgestoßen werden kann. Beim Reflux-Sperma kann man nur feststellen, ob Spermatozoen vorhanden sind, und mehr nicht.

3. Die Abstinenzdauer

Auch hier ist Standardisierung erwünscht. Am besten eignet sich eine Abstinenzdauer von 3 bis 5 Tagen und womöglich stets die gleiche Abstinenzdauer. Bei kurzer Abstinenzdauer sinkt die Spermatozoenkonzentration; bei einer Abstinenzdauer von mehr als 5 Tagen nimmt die Motilität prozentual ab. Bei einer niedrigen Spermatozoenkonzentration und dennoch normaler Motilität und Morphologie muß man insbesondere die Methode der Spermakollektion und die Abstinenzdauer überprüfen; ferner muß man einen eventuellen Verlust eines Teils des Ejakulats und möglicherweise eine Pollution in der Abstinenzperiode kurz vor der Untersuchung ausschließen.

4. Das Volumen

Das Volumen des Ejakulats ist abhängig von der Abstinenzdauer, der Ejakulation und der Funktion der Samenblasen. Ein Ejakulat besteht normalerweise aus mindestens 3 Fraktionen: zuerst die Prostata-Fraktion (ca. 0,2 bis 0,8 ml), dann die Ampullen-Fraktion mit den Spermatozoen (ca. 0,5 ml) und letzten Endes die Samenblasen-Fraktion (normalerweise 1–3 ml). Eine unvollständige Ejakulation beeinflußt die Dichte, die Motilität und den Fruktosegehalt. Bei erhöhtem Ejakulatvolumen findet man eine relative Oligozoospermie, d. h. eine schwache Konzentration, aber normale Motilität und Morphologie. Die fraktionierte Untersuchung des Ejakulats wird ergeben, daß die erste Fraktion sehr reich an Spermatozoen ist, daß die Spermatozoen in dieser Fraktion beweglicher sind als in der zweiten, während der Fruktosegehalt geringer ist.

5. Die Farbe

Milchiges Material, bei gleichzeitiger Polyzoospermie, entstammt meistens ausschließlich der Ampullen-Fraktion, sei es als Folge einer unvollständigen Ausstoßung, sei es als Folge einer Inkoordination des Ejakulationsreflexes wie beim Diabetes, nach Operationen für ein Leriche-Syndrom oder bei verschiedenen neurologischen Erkrankungen. Ein milchiges Ejakulat findet man auch bei Personen mit Hyperlipidämie. Sehr weißes Sperma deutet auf eine unvollständige Ejakulation, nämlich von ausschließlich oder hauptsächlich der Prostatafraktion, hin.

6. Die Viskosität

Hier ist zu unterscheiden zwischen Liquefaktion, die durch Einwirkung der Prostata-Enzyme entsteht, und Viskosität. Bei inhomogenem Sperma, z. B. Beimengung von Mukus, kann die Auszählung falsch sein.

7. Agglutination

Pseudo-Agglutination tritt auf, wenn die Untersuchung länger als 1 Stunde nach der Abnahme erfolgt. Die toten Spermatozoen liegen dann rund um die zellulären Elemente, wie Leukozyten und Spermavorstadien. Die beweglichen Spermatozoen treiben die toten förmlich zusammen. Echte Agglutination kann man nur bei frischem Sperma feststellen. Agglutination wird übrigens nur bei Spermatozoen mit heftigen Schwanzbewegungen gesehen.

8. Die Motilität

Durch Fruktolyse und Milchsäureakkumulation nimmt die Beweglichkeit in Ejakulaten mit hoher Spermatozoenkonzentration schneller ab. Bei einer Oligozoospermie und weiter normalen Spermakennzeichen bleibt die Beweglichkeit also länger erhalten. Es besteht also die Gefahr, einem normalen Ejakulat schlechte Beweglichkeit zuzuschreiben, wenn die Untersuchung nach einer gewissen Zeitspanne erfolgt, selbst schon nach 2 Stunden nach der Abnahme. Die Motilität wird von Prostata- und Samenblaseninfektionen beeinträchtigt, wogegen Antibiotika, wie z. B. Tetrazykline und Sulfonamide die Motilität stimulieren, wenn auch der Verlust an Beweglichkeit schneller ist.

9. Rundzellen

Rundzellen können sowohl Leukozyten als auch Vorstadien von Spermatozoen sein, die nur anhand spezieller Färbungen zu unterscheiden sind. Bei Rundzellen handelt es sich also nicht notwendigerweise um Pyospermie.

10. Die Dichte oder Spermatozoenkonzentration

Bei Polyzoospermie in Ejakulaten von geringem Volumen und mit niedrigem Fruktosegehalt sollte man nicht sofort auf eine postpubertale Leydigzellinsuffizienz schließen, sondern erst eine Ejakulation von Ampulla-Fraktion in Betracht ziehen. Beim Diabetes, nach Operationen für ein Leriche-Syndrom und bei manchen neurologischen Erkrankungen werden häufig nur erste Fraktionen ejakuliert. Die Spermatozoenkonzentration wird ebenfalls durch interkurrierende Erkrankungen und Einnahme von Medikamenten bis zu 3 Monaten vor der Untersuchung beeinflußt. Selbstverständlich muß jedes Ejakulat vor der Auszählung gründlich gemischt werden, um technisch bedingte falsch hohe oder falsch niedrige Konzentrationswerte zu vermeiden.

11. Fruktose

Niedriger Fruktosegehalt bei normaler oder hoher Spermatozoenkonzentration weist eher auf eine starke Fruktolyse als auf eine Samenblasendefizienz. Niedriges Ejakulatvolumen, hohe Spermatozoenkonzentration und niedriger Fruktosegehalt weisen auf eine unvollständige Ejakulation oder eine unvollständige Kollektion hin.

12. Morphologie

Bei der Beurteilung der Morphologie spielt die Färbetechnik die wichtigste Rolle.

Die verschiedenen Faktoren, die das Spermiogramm beeinflussen, finden wir in der Übersichtstabelle.

Tabelle 1. Faktoren, die das Spermiogramm beeinflussen

	durchgemachte Krankheit	Spermatogenese	Funktion der Epididymis	Transport	Funktion der Samenblasen	Funktion der Prostata	Ampulla	Ejakulation	postejakulatorische Phase
Menge					×	×	×	×	×
Konzentration	×	×	?	×			×	×	×
Mobilität		×	×	?	×	×	?	×	×
Morphologie			×						
Reife			×						
Sauberkeit des Materials (Leukozyten)			×		×	×			
Viskosität					×	×		×	

Tabelle 2. Phasen des Spermiogramms, wobei technische oder Milieufaktoren eine Rolle spielen

---

1. Sammelgefäß
2. Abnahmeverfahren
3. Dauer der Abstinenz
4. Volumen
5. pH
6. Farbe
7. Viskosität
8. Agglutination
9. Mobilität
10. Runde Zellen
11. Dichte (Spermatozoenkonzentration)
12. Fruktose
13. Morphologie

Schlußfolgerung

Schlußfolgernd können wir sagen, daß der Facharzt eine Reihe von technischen Faktoren kennen muß, bevor er ein Spermiogramm beurteilen kann. Manche Fehlerquellen können durch die wiederholte Untersuchung ausgeschaltet werden; die anderen Faktoren müssen korrigiert werden. Eine gründliche Anamnese bezüglich des Sammelgefäßes, der Spermakollektion, der Abstinenzdauer usw. ist also stets angebracht. Standardisierung und Uniformisierung sind unentbehrlich.

Aus all diesem können wir schließen, daß das Spermiogramm alleine die Diagnose einer Infertilität nicht ermöglicht. Anstelle Fertilitätsprognosen ausschließlich anhand von Spermiogrammen zu stellen, ist es besser, die verschiedenen Charakteristiken eines Spermiogramms zu beschreiben, und da, wo technische oder Milieufaktoren eine Rolle spielen, eine gezieltere Anamnese oder Untersuchung durchzuführen. Der Laborarzt kann die Merkmale eines Ejakulats beschreiben, aber nur der Androloge kann die Ergebnisse interpretieren.

Prof. Dr. O. Steeno
Academisch Ziekenhuis
Sint Rafael
Kapucijnenvoer 33
B-3000 Leuven

G. MIKUZ: **Spermien-DNS und Fertilität des Mannes**

Veränderungen des DNS-Gehaltes der Spermien werden schon lange von den Andrologen als Ursache einer Fertilitätsstörung diskutiert. So ist nach den Untersuchungen von Leuchtenberger u. Mitarb. (1955) und Bosse u. Meyhöfer (1970) der feulgenzytophotometrisch bestimmte DNS-Gehalt der ejakulierten Spermien subfertiler Männer vermindert. Parez u. Mitarb. (1960) wiederum konnten in ihren Untersuchungen von Spermien eines infertilen Bullen zeigen, daß der feulgenzytophotometrisch ermittelte DNS-Gehalt der Spermien sogar erhöht war, während der biochemisch bestimmte keine fertilitätsabhängigen Unterschiede zeigte (Kramer, 1968). Gledhill u. Mitarb. (1966) stellten daher eine derartige fertilitätsabhängige Ab- bzw. Zunahme der DNS-Menge des Spermienkopfes in Frage. Es scheinen nach Ansicht dieser Autoren vielmehr nur Störungen im Aufbau des Nukleoproteinkomplexes vorzuliegen. Unter Berücksichtigung dieser bekannten Tatsachen wurden Spermien vier fertiler und zwölf subfertiler Männer zunächst 2, 3½ und 5 Stunden lang in 0,75 N HCl bei 39,5° C inkubiert. Nach dieser milden Hydrolyse wurden die Präparate analog der Feulgenschen Färbung mit Schiffschem Reagens gefärbt. Der Farbstoffgehalt der Spermienköpfe, welcher der Menge der von der DNS abgespaltenen Purinbasen proportional sein sollte, wurde mit einem integrierenden Mikrodensitometer quantitativ erfaßt. Es wurden nur normal aussehende elongierte Spermien und keine abnormen Formen gemessen.

Die Tabelle 1 zeigt, daß die Anfärbbarkeit der Spermienköpfe subfertiler Männer schon zu Beginn der Hydrolyse wesentlich stärker ist, und auch die maximale Farbstoffanlagerung wesentlich früher zu beobachten ist, als dies bei den Spermien fertiler Männer der Fall ist. Auch die Streuung einzelner Meßwerte zu den verschiedenen Hydrolysezeitpunkten bei den Spermien subfertiler Männer ist signifikant größer als die bei den fertilen Kontrollen.

Tabelle 1. DNS-Gehalt der Spermienköpfe in relativen Arbeitseinheiten

Hydrolysezeit	2 h	3½ h	5 h
fertile Männer	$5,0 \pm 2,7$	$9,4 \pm 0,8$	$14,1 < 1,9$
infertile Männer	$12,6 \pm 3,9$	$19,7 \pm 3,1$	$21,6 \pm 3,9$
t-Test	3.5341	10.5081	5,0913
Signifikanz	$0,05 > p > 0,001$	$p < 0,001$	$p < 0,001$

Diese Tatsachen beweisen, daß bisherige Wege, mittels der Feulgenphotometrie DNS-Mengenunterschiede von Spermien zu erfassen, nur mit Vorbehalt gegangen werden können. Die widersprechenden Untersuchungsergebnisse früherer Autoren sind wahrscheinlich nur Folge verschiedener Hydrolysebedingungen.

Die größere Bereitschaft der Spermien subfertiler Männer, nach hydrolytischer Abspaltung der Purinbasen von der DNS Aldehydgruppen freizusetzen, kann mit einem veränderten Aufbau des Nukleoproteid-Komplexes („Packung des Chromatins") erklärt werden. Spermien mit gestörter Packung des Chromatins werden wahrscheinlich im Intervall zwischen Ejakulation und Fertilisation leichter geschädigt. Es wäre auch denkbar, daß das „väterliche" Protein so atypisch ist, daß das Ei sofort nach der Befruchtung abstirbt – was als frühembryonale Mortalität bezeichnet werden sollte (Gledhill, 1970).

Die vorgeschlagene Untersuchungsmethode sollte in der Praxis bei allen Patienten angewendet werden, bei denen der andrologische Status keine Abweichung von der Norm zeigt und bei denen eine Ursache für die Sterilität auch bei der Frau ausgeschlossen wird. Noch größere theoretische und praktische Bedeutung hätte jedoch die Bestimmung der Spermien-DNS bei Ehemännern, deren Frauen aus klinisch unerklärbaren Gründen zu Frühaborten neigen.

Literatur

Bosse, H. G., Meyhöfer, W.: Andrologie **2**, 23 (1970) – Gledhill, B. L., Gledhill, M. P., Rigler, R., Ringertz, N. R.: Exp. Cell Res. **41**, 652 (1966) – Gledhill, B. L., in: Johnson, A. D., Gomes, W. R., Vandermark, N. L.: The testis, Vol. II, p. 344–362. New York–London: Academic Press 1970 – Kramer, M. F.: Ann. Biol. anim. **8**, 217 (1968) – Leuchtenberger, C., Weir, D. R., Schrader, F., Murmanis, L.: J. Lab. Clin. Med. **45**, 851 (1955) – Parez, M., Petel, J. P., Vendrely, C.: Compt. Rand. **251**, 2581 (1960)

Dr. G. Mikuz
Pathologisches Institut
der Universität
Müllerstraße 44
A-6020 Innsbruck

J. FRICK: **Hormonstatus**

Die Endokrinologie des männlichen Reproduktionstraktes war durch Jahrzehnte ein eher stiefmütterlich behandeltes Kapitel der Medizin. Die Untersuchung des Samens war durch lange Zeit die einzige diagnostische Maßnahme im andrologischen Abklärungsplan.

Wenn man über die hormonelle Situation bei Fertilitätsstörungen etwas aussagen soll, so heißt das, daß vorerst die Hypothalamus-Hypophysen-Gonadenachse und deren Funktion einer genaueren Betrachtung unterzogen wird und daß weiter in diese Überlegungen die Nebenniere miteingeschlossen wird.

Vor der Diskussion pathologisch veränderter Serumhormonwerte sollen die Normalwerte der wichtigsten Hormone von Hypophyse – Hoden – und Nebenniere dargelegt werden.

Alle Hormonuntersuchungen im Plasma wurden mittels radioimmunologischer Methoden durchgeführt. Die dazu notwendigen Antiseren waren Geschenke verschiedener Institutionen, wie etwa des Population Council der Rockefeller-Universität in New York, des National Institute of Health in Bethesda, der Gynäkologischen Klinik in Uppsala, Schweden, oder wurden uns von Firmen, wie Roussell in Romainville, Frankreich, Endocrine Sciences, Tarzana, Kalifornien, oder CIS in Belgien zur Verfügung gestellt.

Ebenso wurden Methoden zur Bestimmung des Plasmagehaltes solcher Hormone ausgearbeitet, die den Patienten z. B. aus therapeutischen Gründen entweder oral oder i.m. verabreicht werden können, um einen besseren Einblick in den Wirkungsmechanismus und in das hormonale Wechselspiel zu bekommen. Dabei handelt es sich hauptsächlich um Gestagene, wie Megestrolacetat, Depo-Provera, Äthinylnorgestrienon, D-Norgestrel und Östron, einem natürlichen Östrogen.

Aus Abb. 1 sind die Plasmatestosteronquellen ersichtlich. In der Leber kann Δ 4-Androstendion und Dehydroepiandrosteron in Testosteron und Testosteronglukuronid umgewandelt werden. Von der Nebennierenrinde werden Androstendion und Dehydroepiandrosteron in die Blutbahn abgegeben und erhöhen den Testosteronspiegel im Plasma aufgrund der peripheren Testosteronsynthese. T = Testosteron, D = Dehydroepiandrosteron. Δ = Androstendion, TG = Testosteronglukuronid.

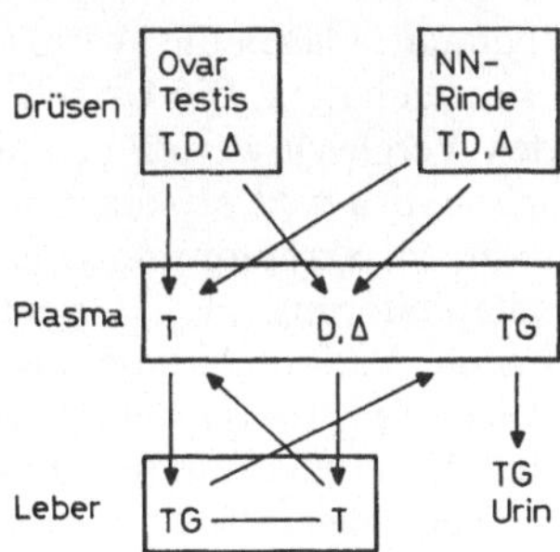

Abb. 1

Die Plasmawerte der wichtigsten Hormone aus der Hypophysen-Gonadenachse bei normalen jungen Männern zeigt die folgende Zusammenstellung:

T	5.2 ± 1.1 (SD) ng/ml
LH	6–12 mU/ml
FSH	10–19 mU/ml
DHT	1.3 ± 0.8 (SD) ng/ml
E_2	9–25 pg/ml
PRL	3.9 ± 1.5 (SD) ng/ml
Δ	0.8–1.5 ng/ml

T = Testosteron, LH = luteinisierendes Hormon, FSH = follikelstimulierendes Hormon, DHT = Dihydrotestosteron, E_2 = 17-β-Östradiol, PRL = Prolactin, Δ = Δ 4-Androstendion.

Aus der graphischen Darstellung (Abb. 2) ersieht man die natürlichen Schwankungen von Testosteronen und LH im Plasma von 2 normalen jungen Männern während eines Zeitraumes von 24 Stunden. Für die Blutabnahme zu Hormonbestimmungen soll jeweils eine Standardzeit gewählt werden, um vergleichbare Werte zu erhalten.

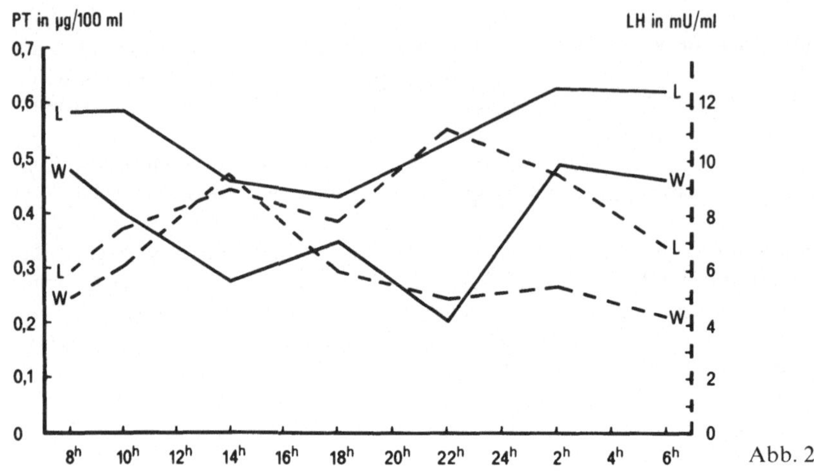

Abb. 2

Im nun folgenden Teil seien Plasmahormonbefunde bei Krankheitsbildern, mit denen man in der Andrologie häufig konfrontiert wird, kurz zusammengefaßt:

1. Plasmatestosteron (PT) bei Pat. mit Varikozele: n = 20 (16–432)

Vena spermatica: 10,23 ± 3,5 (SD) ng/ml
peripher: 4,2 ± 1,6 (SD) ng/ml

Bei Patienten mit Varikozele wurden im Durchschnitt niedrigere, periphere PT-Werte gefunden als bei normalen jungen Männern derselben Altersgruppe. In der Vena spermatica lagen die Werte zwar wesentlich höher, aber nie so hoch, wie wir es eigentlich erwartet hätten. Die Ursache dafür mag in der Abnahmetechnik liegen. Im Gegensatz zu den Vergleichswerten aus der Literatur entnahmen wir das Blut immer aus der Vena spermatica weit proximal des inneren Leistenringes, mindestens 20 cm vom Hoden entfernt. Im Skrotum und Leistenkanal bestehen zahlreiche Anastomosen zwischen Plexus pampiniformis, Plexus cremastericus und Vena deferentialis. Diese Anastomosen sind bei der Varikozele besonders stark ausgebildet. Wir haben den PT-Spiegel daher nur in einem Teilstromgebiet des venösen Hodenabflusses bestimmt. Dadurch ist es erklärbar, daß der Verdünnungseffekt so stark sein kann, daß 20 cm proximal des Hodens PT-Spiegel gemessen werden, die um eine Zehnerpotenz und mehr niedriger als die Werte direkt am Hoden sind.

2. Plasmahormonwerte bei Patienten mit Subfertilität
(Oligospermie < 20 Mill./ml, Hypomotilität < 30%) n = 25 (24–40a)

PT   4,83 ± 2,09 ng/ml
LH   9,952 ± 5,275 mU/ml
FSH   6,671 ± 3,924 mU/ml
E₂   25,368 ± 10,81 pg/ml

Bei dieser Patienten-Gruppe lagen vor allem Plasma-FSH-Werte an der unteren Normgrenze oder darunter, während die übrigen Hormonwerte keine signifikanten Abweichungen gegenüber einem normalen Patienten-Kollektiv derselben Altersgruppe zeigten.

398

3. Auf Abb. 3 sind PT- und LH-Werte bei Pat. mit hypergonadotropem Hypogonadismus zusammengefaßt.

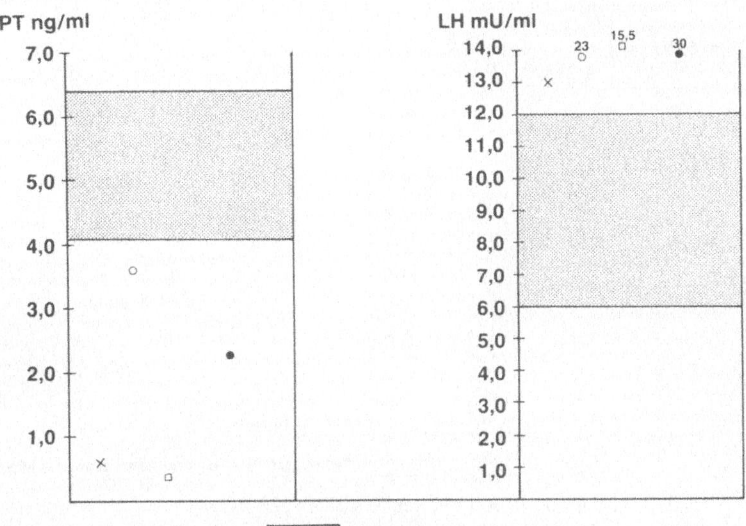

Abb. 3. Hypergonadotroper Hypogonadismus (4 Pat.: 23–51 a)

4. Hypogonadotroper Hypogonadismus
LH- und PT-Spiegel bei 5 Patienten mit diesem Syndrom zeigt Abb. 4.

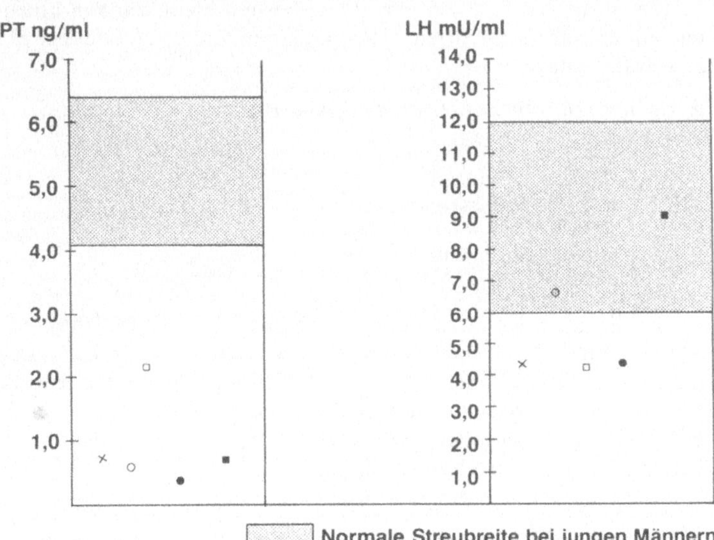

Abb. 4. Hypogonadotroper Hypogonadismus (5 Pat.: 16–19 a)

5. Klinefelter-Syndrom
Die Plasma-LH-Werte sind bei Patienten mit Klinefelter-Syndrom stark erhöht, die Werte für 17-β-Östradiol etwa in 70% der Fälle, während die PT-Spiegel eine große Variationsbreite aufweisen (Abb. 5).

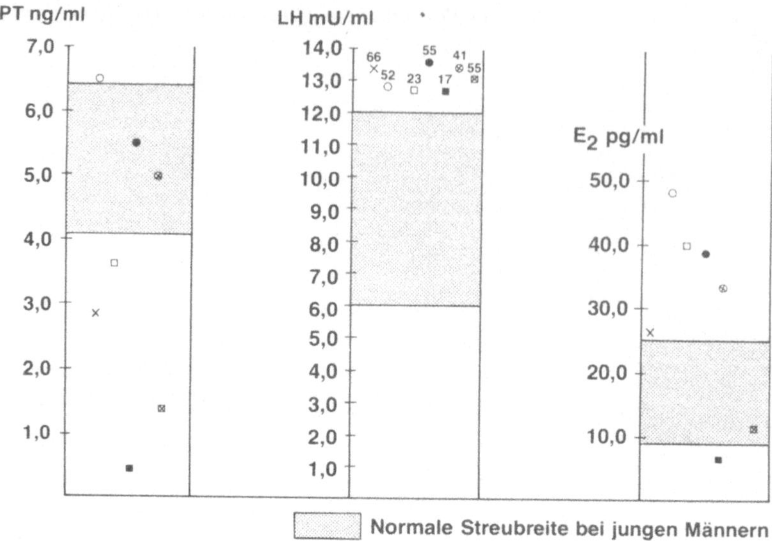

Abb. 5. 7 Patienten mit Klinefelter-Syndrom (22–60a)

Das Krankheitsbild ist charakterisiert durch die XXY-Trisomie, kleine Hoden, Tubulussklerose, verminderte Ansprechbarkeit der Leydigzellen auf LH-Stimulation, Gynäkomastie und Veränderung der sekundären Geschlechtsmerkmale, die alle Stufen zwischen schwerstem Eunuchoidismus und vollkommen normalem virilem Aussehen einnehmen können, entsprechend der vorhin erwähnten Unterschiede im PT-Gehalt.

Ein Block der Testosteronsynthese besteht nicht, die abnormen Leydigzellen bedürfen jedoch einer vermehrten LH-Stimulation, um einen annähernd normalen PT-Spiegel zu gewährleisten.

6. *Serumwerte von T, LH, FSH, E_2 und Prolactin bei Pat. mit Sertoli-cell-only-Syndrom: n = 10*

PT   5,17 ±   1,0 ng/ml
LH   18,5 ±   9,49 mU/ml
FSH   27,38 ± 13,22 mU/ml
E₂   31,6 ± 14,3 ng/ml
PRL   4,07 ± 2,13 ng/ml

Bei dieser Patienten-Gruppe wurden bei 80% bereits erhöhte basale LH- und FSH-Werte gefunden, während das Plasmatestosteron und Prolactin bei allen Fällen im normalen Streubereich lagen. Die 17-β-Östradiolspiegel zeigten eine Tendenz nach oben.

Die Diagnose Sertoli-cell-only-Syndrom basiert auf folgenden Kriterien: normale Libido und Sexualverhalten, Azoospermie, typisches histologisches Erscheinungsbild und Chromatin-negativer Mundausstrich.

Die Frage, welchen Stellenwert die Plasmahormonbestimmungen im andrologischen Abklärungsplan schlußendlich einnehmen werden, ist sicher noch nicht voll ausdiskutiert. Es gibt jedoch gewisse Krankheitsbilder, bei denen man heute bereits ohne gültige Hormonuntersuchungen über einen bestimmten Punkt der Abklärung und richtigen Einschätzung der therapeutischen Maßnahmen nicht mehr hinauskommt.

Literatur

Bartke, A., Steele, R. E., Musto, N., Caldwell, B. V.: Endocrinology **92**, 1223 (1973) – Coyotupa, J., Parlow, A. F., Abraham, G. E.: Anal Lett. **5 (6)**, 329 (1972) – Crosignani, P. G., Naka mura, R. M., Hovland, D. N., Mishell, D. R., Jr.: J. Clin. Endocrinol. Metab. **30**, 1531 (1970) – Hotchkiss, J., Atkinson, L. E., Knobil, E.: Endocrinology **89**, 177 (1971) – Frick, J.: Investigative Urology, Vol. **12**, No. **1**, 27–29 (1974) – Edquist, L. E., Johansson, E. D.: Acta endocr. **71**, 716–731 (1972) – Viinikka, L., Johansson Elof, D. B., Jänne, O., Viktor, A.: The release of a synthetic progestin, R 2323, from polysilastic vaginal rings. In press. – Frick, J., Bartsch, G.: Endocrinological study in Sertoli-cell-only-syndrome with special attention to the pituitary gonadal system. In press. – Labhart, A.: Klinik der inneren Sekretion. Berlin-Heidelberg-New York: Springer 1971 – Marberger, M., Frick, J.: Urol. int. **28**, 377–384 (1973) – Glezerman, M., Lunenfeld, B.: Akt. dermatol. **1**, 96–104 (1975)

Prof. Dr. J. Frick
Urologische Abteilung
Landeskrankenanstalten
A-5020 Salzburg

G. BARTSCH und ST. FRANK: **Differentialdiagnose des hyper- und hypogonadotropen Hypogonadismus (gestörte Virilität)**

Klinik und Anamnese sind immer noch Grundsteine für die Diagnose des endokrinen Hypogonadismus. Für eine genauere Lokalisation der Ursache des endokrinen Hypogonadismus im Bereich der männlichen Hypothalamus-Hypophysen-Gonadenachse stehen uns heute eine Reihe von Untersuchungsmöglichkeiten zur Verfügung.

In den letzten Jahren haben sich unsere Kenntnisse bezüglich der Physiologie der Hypothalamus-Hypophysen-Gonadenachse stark vermehrt. Wie Schally und Mitarbeiter zeigen konnten, bewirkt LH-RH, ein im Hypothalamus sezerniertes Dekapeptid, die Stimulation der gonadotropen Zellen der Hypophyse (Schally et al., 1967). Durch Einwirken von LH wird wiederum die periphere Testosteronbiosynthese gesteuert. Die Rückkoppelung von Testosteron erfolgt auf 2 Ebenen, am Niveau der Hypophyse und des Hypothalamus. Während die Rückkoppelung an der Hypophyse durch die 5-α-reduzierte Form des Testosterons, 5-α-Dihydrotestosterons erfolgt, wirken hypothalamisch vorwiegend Metaboliten von 5-α-Dihydrotestosteron bzw. aromatisiertes Östradiol (Massa et al., 1972).

Welche endokrinologischen Untersuchungsmethoden und Teste stehen uns zur Verfügung? Gleichsam als Basisparameter die Bestimmung von Testosteron und LH im Blut. Die Funktionsfähigkeit der Leydigzellen kann durch den HCG-Test, jene der Gonadotropine der Hypophyse durch einen LH-RH-Stimulationstest beurteilt werden. Schließlich kann die Funktionsfähigkeit des hypothalamischen Systems durch einen Antiöstrogen-Test, sei es durch Clomiphen oder durch Tamoxifen, bewertet werden (Tabelle 1).

Beim HCG-Test werden nach intramuskulärer Applikation von 1500 oder 5000 IE HCG Testosteron-Serumwerte durch 4–5 Tage bestimmt. Der LH-RH (Gn-RH)-Test wird in der Weise durchgeführt, daß 100 bis 150 µg LH-RH intravenös verabreicht wer-

Tabelle 1. Endokrinologische Laboruntersuchungen beim Hypogonadismus (gestörte Virilität)

---

1. Basisparameter: Testosteron
                        Gonadotropine (LH, FSH)

---

2. Teste:
Reaktionsfähigkeit der Leydig-Zelle: HCG-Test
Reaktionsfähigkeit der Hypophyse: LH-RH-Test
Reaktionsfähigkeit des Hypothalamus: Antiöstrogen-Test

---

den und hernach LH bzw. FSH-Werte im Plasma nach 10, 20, 30, 60 und 120 Minuten bestimmt werden. Nach 20 bis 30 Minuten kann bei normaler Hypophysenfunktion ein deutlicher LH-Anstieg aufgezeigt werden. Konsekutiv können auch Testosteron-Werte dabei bestimmt werden, dabei findet sich ein Testosteron-Peak meist zwischen 180 und 240 Minuten nach intravenöser Applikation von LH-RH. Für den Antiöstrogen-Test wird Clomiphen in einer Dosierung von 100 bis 200 mg täglich durch 5 Tage oder Tamoxifen 20 mg täglich durch 7 Tage verwendet. Bei normaler Funktion des Hypothalamus nehmen die Gonadotropinspiegel im Plasma deutlich zu.

Eine unzureichende Androgensekretion ist durch ein Fehlen oder eine Störung der Leydigzellen bedingt. In diesem Fall haben wir es mit allen Krankheitsbildern des testikulären oder des sogenannten hypergonadotropen Hypogonadismus zu tun (Tabelle 2). Führen wir bei diesen Patienten die Bestimmung der Basisparameter Testosteron und LH durch, so finden wir einen deutlich erniedrigten Testosteronwert, durch den feedback-Mechanismus im Niveau des hypothalamo-hypophysären Systems einen erhöhten LH-Spiegel.

Tabelle 2. Hypergonadotroper Hypogonadismus (primär testikuläre Insuffizienz)

	Laborteste
Klinefelter Syndrom	*Basisparameter:*
Reifenstein Syndrom	Testosteron: niedrig
Anorchie	Gonadotropine: erhöht
Dystrophia myotonica Steinert	*Pregnyl-Test:*
männliches Klimakterium	vermindertes Sekretionsvermögen der Leydig-Zellen
Androgen Biosynthesestörung	Zellen

Niedrige bis niedrig-normale Plasmatestosteronspiegel bei erhöhten LH-Spiegeln finden sich beim Patienten mit Klinefelter-Syndrom und weisen auf eine beschränkte Testosteronbiosynthesestörung hin. Führt man bei diesen Patienten einen HCG-Test durch, läßt sich ein beschränktes Sekretionsvermögen der Leydigzellen nachweisen. Die beschränkte funktionelle Reserve der Leydigschen Zwischenzelle beim alternden Mann (= testikulärer Hypogonadismus) kann in derselben Weise durch einen HCG-Test aufgezeigt werden.

Klinisch wichtig ist die Differentialdiagnose zwischen bilateralem abdominellen Kryptorchismus und Anorchie. Bereits während der präpuberalen Periode sind die Gonadotropinspiegel LH und FSH bei der kongenitalen Anorchie erhöht, das Plasmatestosteron hingegen zeigt Kastratenwerte. Der HCG-Test kann gut zwischen Anorchie und bilateralem abdominellen Kryptorchismus unterscheiden. Bei der Anorchie führt die Gabe von 1500 HCG zu keiner vermehrten Testosteronproduktion (Abb. 1a), hingegen zeigt sich beim beidseitigen abdominellen Kryptorchismus eine Zunahme der Plasmatestosteronwerte nach HCG (Abb. 1b).

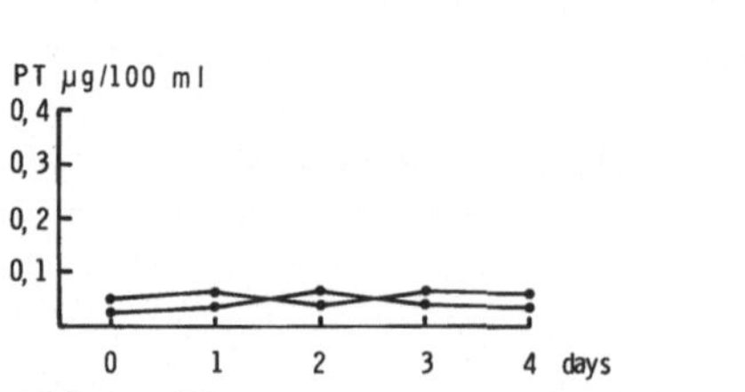

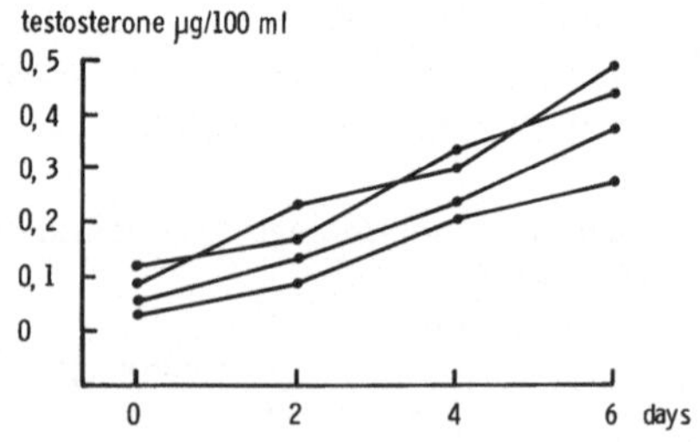

Abb. 1a. Plasma testosterone levels in two boys with congenital anorchia after injection of 1500 U hcg

Abb. 1b. Plasma testosterone levels in 4 boys with bilateral cryptorchidism (Tanner P₁, P₂) after administration of 1500 U hcg

Die Formen des hypogonadotropen Hypogonadismus gehen nach Definition mit niedrigen Testosteron- und niedrigen Gonadotropinspiegeln einher (Tabelle 3). Mit Hilfe des LH-RH-Stimulationstestes lassen sich die Patienten des hypogonadotropen Hypogonadismus weiter dahingehend differenzieren, ob die mangelnden Gonadotropine auf

Tabelle 3. Hypogonadotroper Hypogonadismus (primär hypothalamo-hypophysäre Insuffizienz)

	Laborteste
Präpuberal:	*Basisparameter:*
präpuberale Hypophysenunterfunktion	Testosteron: niedrig
hypogonadotroper Eunuchoidismus	Gonadotropine: niedrig
Pubertas tarda	
Laurence-Moon-Biedl-Syndrom	*LH-RH-Test:*
Prader-Fröhlich-Syndrom	beschränktes Sekretionsvermögen der Hypophyse
Kallmann-Syndrom	se
Postpuberal:	*Antiöstrogen-Test:*
Panhypopituitarismus	beschränktes Sekretionsvermögen des Hypothalamus
Androgen oder Östrogen produzierende Tumoren	lamus
Iatrogen (Östrogen. Gestagen)	

einer hypophysären oder hypothalamischen Insuffizienz beruhen. Eine LH-RH-Stimulation bei hypophysärem Hypogonadismus, wie beim chromophoben Hypophysenadenom, führt zu keiner Zunahme der Gonadotropinsekretion; handelt es sich hingegen um eine hypothalamische Ursache des hypogonadotropen Hypogonadismus, findet sich eine Zunahme von LH nach der Stimulation mit LH-RH (Abb. 2).

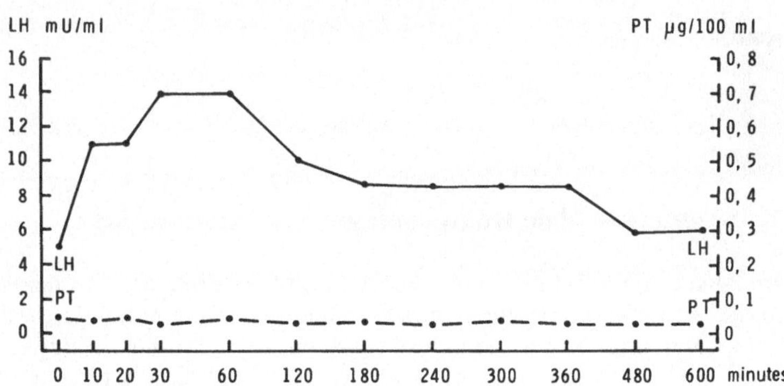

Abb. 2. Plasma LH and PT levels after administration of LH-RH (200 µg) in a patient with Kallmann-syndrome (22 years)

Lediglich der Antiöstrogentest kann die Diagnose eines idiopathischen hypothalamischen Hypogonadismus bestätigen. Dieser Test beruht darauf, daß durch die Verabreichung eines Antiöstrogens, wie etwa Clomiphen oder heute besser Tamoxifen, das selbst keine östrogenen Eigenschaften mehr besitzt, die Rezeptoren von Östradiol im Hypothalamus blockiert werden und damit eine Aktivierung des gesamten Hypothalamus-Hypophysen-Systems erfolgt. Die Gabe von Antiöstrogen führt beim Gesunden zu einer Aktivierung des Hypothalamus-Hypophysensystems, damit zu einer Zunahme von LH-FSH und Testosteron; hingegen bleiben die Werte bei geschädigtem Hypothalamus von LH und FSH beim hypothalamischen Hypogonadismus unverändert (Abb. 3).

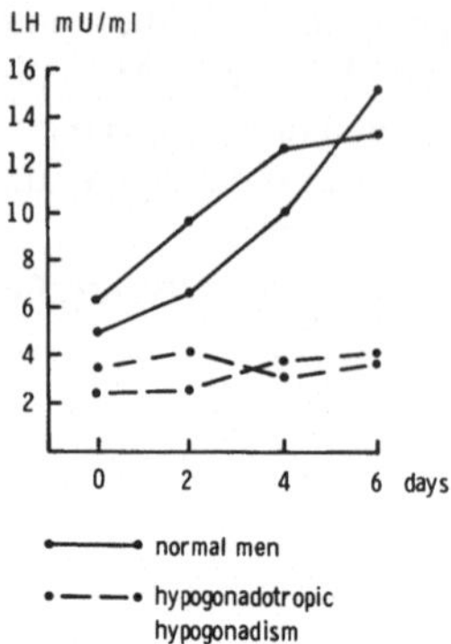

Abb. 3. Plasma LH levels in normal men and patients with hypogonadotropic hypogonadism after administration of tamoxifen (40 mg daily through 6 days)

Dank der Entwicklung äußerst empfindlicher Methoden und einer Reihe von Testmöglichkeiten lassen sich heute die verschiedenen Zustandsbilder der männlichen Hypothalamus-Hypophysen-Gonadenachse differenzieren. Damit ist heute von endokrinologischer Seite weitgehend eine Differentialdiagnose des endokrinen Hypogonadismus (gestörte Virilität) möglich.

Literatur

Massa. R.. Sturmicka. E.. Kniewald. Z.: J. Steroid Bioch. **3**, 385 (1972) – Schally, A. V., Kastin, A. J.. Locke. W.. Bewers. C. Y.: Hormones in Blood. Ed. 2. Vol. **1**, 491 (1967)

Dr. G. Bartsch
Dr. St. Frank
Urologische Klinik
der Universität
Anichstraße 35
A-6020 Innsbruck

K. Bandhauer: **Die Röntgenologie des Genitaltrakts**

Im Abklärungsprogramm männlicher Fertilitätsstörungen, und darauf möchte ich mich in diesem Referat weitgehend beschränken, nimmt die radiologische Darstellung der kanalikulären Organe des Genitaltrakts absolut keine Spitzenstellung ein.

Für die radiologische Untersuchung des Genitaltrakts bestehen grundsätzlich zwei Indikationen:

1. Prüfung der Durchgängigkeit der samenableitenden Wege, die Vasographie, die Epididymographie und die Urethrographie.
2. Morphologische Darstellung und Beurteilung der drüsigen Organe des männlichen Reproduktionsapparates (Samenblasen, Prostata, Cowpersche Drüsen etc.) bei klinischem oder biochemischem Hinweis auf entzündliche, kongenitale oder neoplastische Veränderungen in diesen Organen.

Die Vaso-Vesikulographie, die Darstellung des Samenleiters und der Samenblasen, drängt sich bei der Azoospermie, d. h. dem Fehlen von Spermatozoen und von Spermiogenesezellen sowie bei der Aspermie, dem fehlenden Ejakulat, auf, vorausgesetzt, daß im Hoden mikroskopisch eine erhaltende Spermiogenese nachweisbar ist, also der dringende Verdacht auf einen mechanischen Verschluß der samenableitenden Wege vorliegt.

Die Indikation zu dieser diagnostischen Maßnahme als Voraussetzung für eine Umgehungsoperation im Sinne einer Vaso-Vaso-Anastomose oder einer Vaso-Epididymo-Anastomose ist unbestritten. Prinzipiell sollte auch über den Zeitpunkt der Vasovesikulographie bzw. auch der Epididymographie keine Diskussion mehr bestehen. Die radiologische Darstellung des Vas deferens und des Ductus epididymidis sollte bei der Sterilitätsabklärung nur dann vorgenommen werden, wenn die erhaltene Spermiogenese bereits nachgewiesen ist und zum gleichen Zeitpunkt eine der genannten Umgehungsoperationen (Vaso-Vaso-Anastomose, Vaso-Epididymo-Anastomose) geplant ist.

Die diagnostische und therapeutische Reihenfolge bei der Abklärung und evtl. operativen Behandlung einer Azoospermie oder einer Aspermie sollte folgendermaßen eingehalten werden:

1. Beidseitige Hodenbiopsie zur Beurteilung der Spermiogenese.
2. Bei erhaltener Spermiogenese operative Freilegung des mikroskopisch besseren Hodens, des Nebenhodens und des Vas deferens.
3. Radiologische Darstellung des Vas deferens bzw. des Ductus epididymidis.
4. Durchführung einer Umgehungsoperation bei nachweisbarer Stenose in den peripheren Anteilen des Vas deferens oder des Nebenhodens.

Die Durchführung einer Vaso-Epididymo- bzw. einer Vaso-Vaso-Anastomose ohne vorherige exakte histologische Beurteilung des Hodengewebes und ohne Durchgängigkeitsprüfung der Samenwege erscheint uns dagegen als unnötiger Eingriff.

Außerhalb der Sterilitätsabklärung besteht die Indikation zu einer Vasovesikulographie nur sehr selten. Chronisch entzündliche Veränderungen im Bereich der Samenblasen, Verdacht auf kongenitale Veränderungen und Verdacht auf neoplastische Veränderungen sowie die erweiterte Abklärung des Prostata-Karzinoms können der Anlaß für eine Vasovesikulographie sein, wobei die Indikation vor allem im jugendlichen Alter wegen der möglicherweise auftretenden Komplikationen, wie Narbenbildung an der Punktionsstelle etc., sehr streng gestellt werden sollte.

Die Technik der Vaso-Vesikulographie ist einfach. Die Darstellung des Vas deferens soll aber ebenso wie die Punktion des Samenleiters möglichst schonend vorgenommen werden, um eine unnötige Traumatisierung und damit eine nachfolgende Fibrosierung zu vermeiden. Man muß sich im klaren sein, daß der Samenleiter von einem Muskelmantel, der Tunica muscularis, umgeben ist und daß eine Traumatisierung, welche zu einer starken Fibrosierung der Wand führt, nicht nur von einer morphologisch nachweisbaren Verengung gefolgt sein kann, sondern daß auch die Kontraktilität des Vas und damit der Samentransport gestört wird.

Es sollte deshalb bei der Freilegung des Vas deferens eine zu exakte Präparation wegen der damit verbundenen Durchblutungsstörung vermieden werden. Die Punktion des Vas deferens erfolgt mit einer dünnen, scharfen Nadel, die möglichst exakt in das Lumen eingeführt wird. Die richtige Lage der Nadel wird durch eine Kochsalzspülung geprüft, bevor etwa 2–3 ml eines wasserlöslichen, körperwarmen Kontrastmittels injiziert werden. Die Röntgenaufnahme erfolgt rasch nach der Injektion, bevor das Kontrastmittel in die Harnröhre abgelaufen ist.

Die retrograde Darstellung der Samenblasen bzw. der Ampulle des Vas deferens hat nur mehr historisches Interesse.

Bei der Beurteilung der Vaso-Vesikulographie sind folgende Kriterien zu beachten:

1. Durchgängigkeit des Vas deferens.
2. Morphologische Beurteilung der Samenblasen.
3. Morphologische Beurteilung der Ampulla des Vas deferens.
4. Durchgängigkeit der Ductus ejaculatorii.

Mit derselben Technik ist es möglich, den Ductus epididymidis darzustellen. Diese Untersuchung wird bei uns aber in allen Fällen nur bei der operativen Exploration des Nebenhodens im Rahmen der Abklärung einer Verschluß-Aspermie bzw. Verschluß-

Azoospermie vorgenommen. Dabei ist zu berücksichtigen, daß das Rete testis und die Ductuli efferentes testis nicht zur Darstellung kommen, so daß über diesen Teil der samenableitenden Wege, in dessen Bereich nicht selten ein angeborener oder erworbener Verschluß ist, keine Aussage gemacht werden kann.

Prinzipiell soll die Indikation zur Vasovesikulographie und zur Epididymographie sehr streng gestellt werden und bei Sterilitätsabklärung nur im Rahmen geplanter Rekanalisierungsabklärungen vorgenommen werden.

Wesentlich großzügiger, weil gefahrloser, kann die Indikation zur Urethrographie gestellt werden. Die Notwendigkeit dieser Untersuchung wird vielfach unterschätzt, obwohl die Morphologie und die Funktion der Harnröhre und der ihr anhängenden drüsigen Organe für die biochemische Zusammensetzung des Samenplasmas und für die Ejakulation von großer Bedeutung sind.

Die Indikation zur Kontrastdarstellung der Harnröhre besteht im Rahmen von Sterilitätsabklärungen bei folgender klinischer Symptomatik bzw. bei folgenden anamnestischen Angaben:

1. Obstruktive Miktionssymptome mit verzögertem bzw. verlangsamten Samenerguß.
2. Anamnestisch faßbare Harnwegsinfekte bzw. entzündliche Miktionssymptome.
3. Zustand nach Harnröhrenverletzungen.
4. Zustand nach spezifischen Harnröhrenentzündungen (Go und Tbc).
5. Hämospermien sowie initiale und terminale Hämaturien.

Bei Anerkennung dieser Indikationsstellung ist die Notwendigkeit zur radiologischen Abklärung der Harnröhre im Sinne des Fertilitätsstatus des Mannes bei etwa 10–15% gegeben.

Die detaillierte Technik der Urethrographie kann im Rahmen dieses Referats übergangen werden. Wichtig erscheint aber der Hinweis, daß zur funktionellen Abklärung der Harnröhre ein Miktionsbild notwendig ist.

Harnröhrenveränderungen, welche als Ursache einer Sub- oder Infertilität angesehen werden können, sind in etwa 2–3% erfaßbar.

Der Häufigkeit entsprechend, können folgende Harnröhrenveränderungen die Fertilität beeinflussen:

Harnröhrenstriktur mit verlangsamtem Samenerguß bzw. vorzeitigem Auslaufen des Samens aus der Vagina.

Stenose des Meatus urethrae externus mit derselben Symptomatik.

Prostatitis mit Kavernenbildung und biochemischen Samenveränderungen.

Cowperitis mit massiver Leukozytenbeimengung zum Sperma mit Motilitätseinschränkung.

Zusammenfassung

Die radiologische Abklärung des Genitaltraktes im Rahmen des Fertilitätsstatus des Mannes stellt keine diagnostische Maßnahme der ersten Wahl dar. Bei Beachtung einer gezielten Indikationsstellung kann sie aber in Einzelfällen zur Abklärung kausaler Faktoren von Sub- oder Infertilität beitragen und den Therapieplan entscheidend mit beeinflussen.

Prof. Dr. K. Bandhauer
Kantonsspital
Urologische Abteilung
CH-9006 St. Gallen

J. ALTORFER und CHR. HEDINGER: **Diagnostische Probleme der Hodenbiopsie**

Indikationen der Hodenbiopsie

Mit der Frage nach den diagnostischen Problemen der Hodenbiopsie ist zugleich auch die Frage nach der Indikation der Hodenbiopsie verknüpft. Die Indikation der Hodenbiopsie ist heute weitgehend auf testikuläre und posttestikuläre Störungen beschränkt. Dabei stehen weniger eigentliche diagnostische Fragen im Vordergrund, sondern vielmehr prognostische. Der Kliniker will wissen, ob aufgrund der Hodenveränderung eine Fertilitätstherapie einen gewissen Erfolg verspricht oder ob diese von vorneherein aussichtslos sei.

Tabelle 1 gibt einen Überblick über die wichtigsten Gruppen von Hodenfunktionsstörungen und die Indikationen zur Hodenbiopsie. Die Gruppe der *prätestikulären Störungen* umfaßt vor allem Funktionsstörungen des Hypothalamus und der Hypophyse (angeborene Unterfunktionen mit vermindertem FSH und LH oder nur selektiv vermindertem LH, erworbene Funktionsstörungen, bedingt durch Tumoren etc.). In diese Gruppe gehören aber auch zahlreiche andere Erkrankungen, die sich entweder direkt auf die Hodenfunktion auswirken oder indirekt via Hypothalamus und Hypophyse (Hypothy-

Tabelle 1. Einteilung der Fertilitätsstörungen. Die testiculären und posttesticulären Erkrankungen stellen typische Indikationen für die Hodenbiopsie dar. Bei den übrigen Erkrankungen ist nur selten einmal aus diagnostischen oder prognostischen Gründen eine Hodenbiopsie notwendig

Ursache	Hodengröße	Spermiogramm
Prätestikuläre		
– Hypopituitarismus		
– angeboren		
– erworben		
– Hypothyreose		
– Diabetes mellitus	verkleinert	Oligospermie
– Oestrogene ↓		Azoospermie
– Androgene ↓ endogen/exogen		
– Kortikosteroide ↓		
Testikuläre		
– Dysplasien/Hypoplasien		
– Atrophien		(Normospermie)
– Reifungsstörungen	verkleinert	Oligospermie
– diffuse tubuläre		Azoospermie
– herdförmige tubuläre		
Posttestikuläre ·		
– Verschluß der ableitenden Samenwege	normal	Azoospermie
– Anomalie der ableitenden Samenwege		

reose, Diabetes mellitus, erhöhte Serumspiegel von Oestrogen, Androgen und Kortison, bedingt durch exogene Zufuhr oder endogen vor allem durch Tumoren etc.). Die Erkrankungen der prätestikulären Gruppe können praktisch immer anhand der klinischen Symptomatik und der Laborbefunde diagnostiziert werden. Eine Hodenbiopsie ist nur ausnahmsweise einmal notwendig bei gewissen Formen des Hypopituitarismus, um die Erfolgschancen einer Fertilitätstherapie abzuschätzen.

Typische Indikationen für die Hodenbiopsie stellen die *testikulären Störungen* dar, und zwar vor allem die große Gruppe der tubulären Atrophien (Reifungsstörungen des Keimepithels, diffuse und herdförmige tubuläre Atrophien). Die Hodendysplasien und Hypoplasien (Kryptorchismus, XXY-, XYY-Trisomien etc.) machen selten eine Hodenbiopsie notwendig. Die Hodentumoren stellen eine Kontraindikation dar. Nach Labhart (1974) ist allerdings bei deutlich verkleinerten Hoden mit Oligo- oder Azoospermie bei sonst unauffälliger klinischer Symptomatologie eine Hodenbiopsie überflüssig, da eine Therapie der Fertilitätsstörung sowieso aussichtslos sei.

Bei den *posttestikulären Störungen* ist die Kombination normal große Hoden mit Azoospermie, die praktisch ausschließlich beim Verschluß der ableitenden Samenwege vorkommt, wieder eine klassische Indikation für die Hodenbiopsie. Hier will sich der Chirurg beim operativen Eingriff vergewissern, ob das Hodengewebe tatsächlich funktionstüchtig sei oder nicht.

Auf die spezielle Problematik der Hodenbiopsie bei Jugendlichen können wir im Rahmen dieses Vortrages nicht eingehen, wir verweisen deshalb auf die Arbeiten von Salle et al. (1968), Hedinger (1971) und Städtler (1971). Im folgenden möchten wir auf einige spezielle diagnostische Probleme bei tubulären Atrophien hinweisen.

Spezielle Befunde bei tubulären Atrophien

Die tubulären Atrophien stellen gut 70% des gesamten Hodenbiopsiematerials dar (Clavadetscher und Hedinger, 1970; Hedinger, 1972). Gerade diese Hodenveränderungen bieten aber für die histologische Diagnose die größten Schwierigkeiten. Diese sicher uneinheitliche Gruppe zeigt histologisch ein mehr oder weniger uniformes Bild verschiedener Grade von Atrophien, von der Reifungsstörung des Keimepithels bis zur vollständigen Hyalinisierung der Tubuli serminiferi. Um diese große Gruppe von Fertilitätsstörungen weiter aufzuschlüsseln, haben wir seit einiger Zeit Hodenbiopsien systematisch elektronenmikroskopisch untersucht.

Wir fanden dabei bisher unbekannte *desmosomenähnliche Zellverbindungen* zwischen Keimzellen und Sertolizellen und zwischen den Keimzellen selbst (Altorfer et al., 1974; Altorfer und Hedinger, 1975). Solche Zellverbindungen fanden wir im gesunden wie auch im pathologischen Hodengewebe. In einigen Hodenbiopsien mit Fertilitätsstörungen waren sie jedoch besonders häufig anzutreffen, in einer ähnlichen Zahl wie im fötalen Hodengewebe (Abb. 1). Es könnte sich somit um eine besondere Form einer zellulären Reifungsstörung handeln.

Bei der elektronenmikroskopischen Untersuchung der Tunica propria der Samenkanälchen fanden wir eine gewisse Korrelation zwischen Serumspiegel der Gonadotropine und Anordnung und Verteilung der verschiedenen Schichten (kollagenes Material, mikrofibrilläres Material, kontraktile Zellen, Basalmembran) der Tunica propria. Hier möchten wir lediglich auf das Vorkommen von *Ablagerungen basalmembranähnlicher Substanzen* in der Tunica propria hinweisen (Abb. 2). Solche Veränderungen fanden wir bisher nur in Hodenbiopsien mit dem sogenannten Sertoli cell only-Syndrom. Da sich ähnliche homogene basalmembranähnliche Depots auch in anderen Organen vorwiegend bei immunologischen Erkrankungen finden, könnte es sich hier ebenfalls um eine Erkrankung aus diesem Formenkreis handeln. Ob es sich bei diesen Depots in der Tunica propria tatsächlich um Immunkomplexe handelt, können wir zur Zeit noch nicht beweisen, die entsprechenden immunhistochemischen Untersuchungen sind erst in Vorbereitung.

Eine weitere Gruppe von Veränderungen bei tubulären Atrophien stellen *Blutgefäßveränderungen* dar, die außerhalb des Diabetes mellitus und der Arteriosklerose vorkommen. Es sind dies PAS-positive subendotheliale Einlagerungen in den kleinen Arterien. Elektronenmikroskopisch handelt es sich dabei um Substanzen aus der Gruppe der Lipoproteine. Das Endothel wird durch diese Einlagerungen in Richtung Gefäßlumen abgedrängt und engt dieses oft bis zum vollständigen Verschluß ein. Infolge einer Mangel-

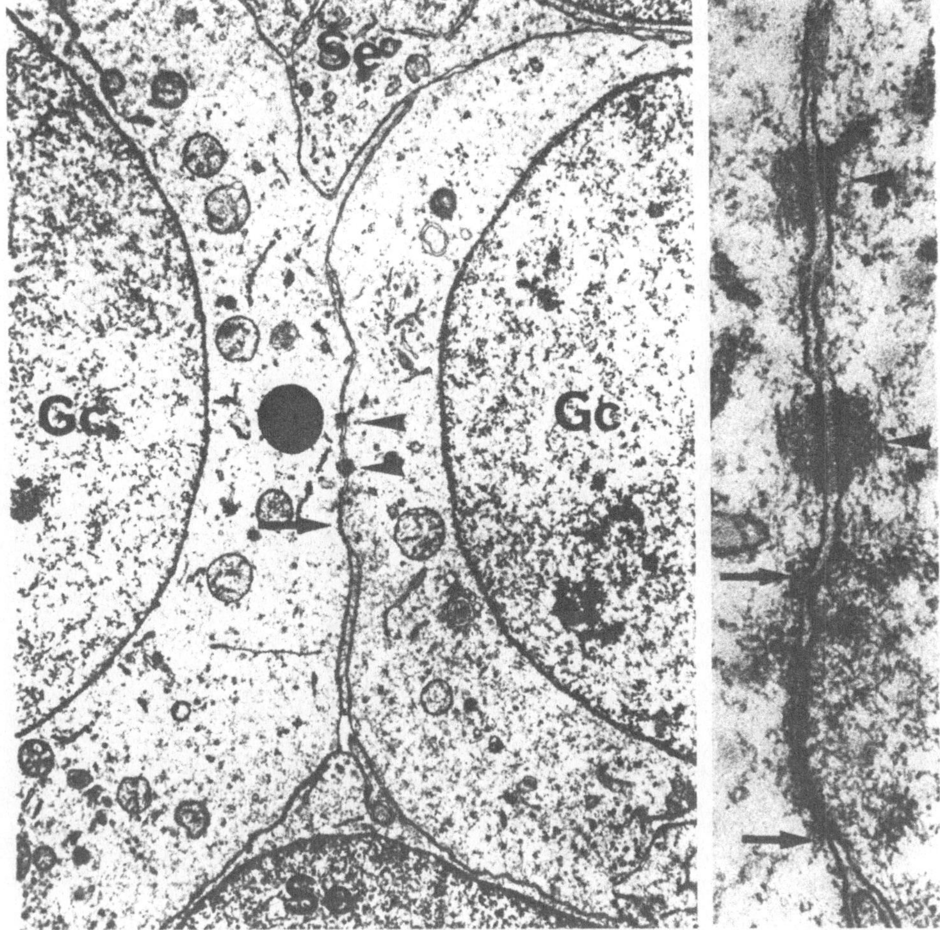

Abb. 1. Zwei Gonozyten (Gc), die durch Zellverbindungen miteinander in Kontakt stehen (Pfeile). Die Vergrößerung zeigt, daß es sich dabei um zwei typische Desmosomen (Pfeilspitzen) handelt, zusätzlich kommt ein nicht genau definierter junctional complex (große Pfeile) zur Darstellung. Se: Sertoli-Zellen. Fötales Hodengewebe. Vergr. X 9600, X 51000

durchblutung kommt es offenbar im entsprechenden Versorgungsgebiet zu herdförmigen tubulären Atrophien.

Schließlich möchten wir noch auf das Vorkommen *atypischer Spermatogonien* in Hodenbiopsien von Patienten mit Fertilitätsstörungen hinweisen. Bei der Durchsicht unseres Biopsiematerials fanden wir in 7 Biopsien atypische Spermatogonien. Nachforschungen ergaben, daß später 3 Patienten ein Seminom entwickelt haben, einer einen Kombinationstumor Seminom-Teratom, einer ein Teratom, ein Patient konnte nicht mehr erfaßt werden (Nüesch und Hedinger, 1977). Die gleiche Feststellung machte auch Skakkebaek (1972 a, b), der zudem atypische Spermatogonien auch außerhalb der Tubuli seminiferi fand. Atypische Spermatogonien können somit als Frühstadium – Carcinoma in situ – von Hodentumoren bezeichnet werden. Zur Zeit sind die Zahlen allerdings noch zu klein, um Aussagen machen zu können, in welchen Fällen von Fertilitätsstörungen Hodenbiopsien zum Ausschluß eines Carcinoma in situ angezeigt sind. Da atypische Spermatogonien jedoch auch als Vorstufe der Teratome vorkommen, wäre eine Früherfassung sicher von großem Interesse.

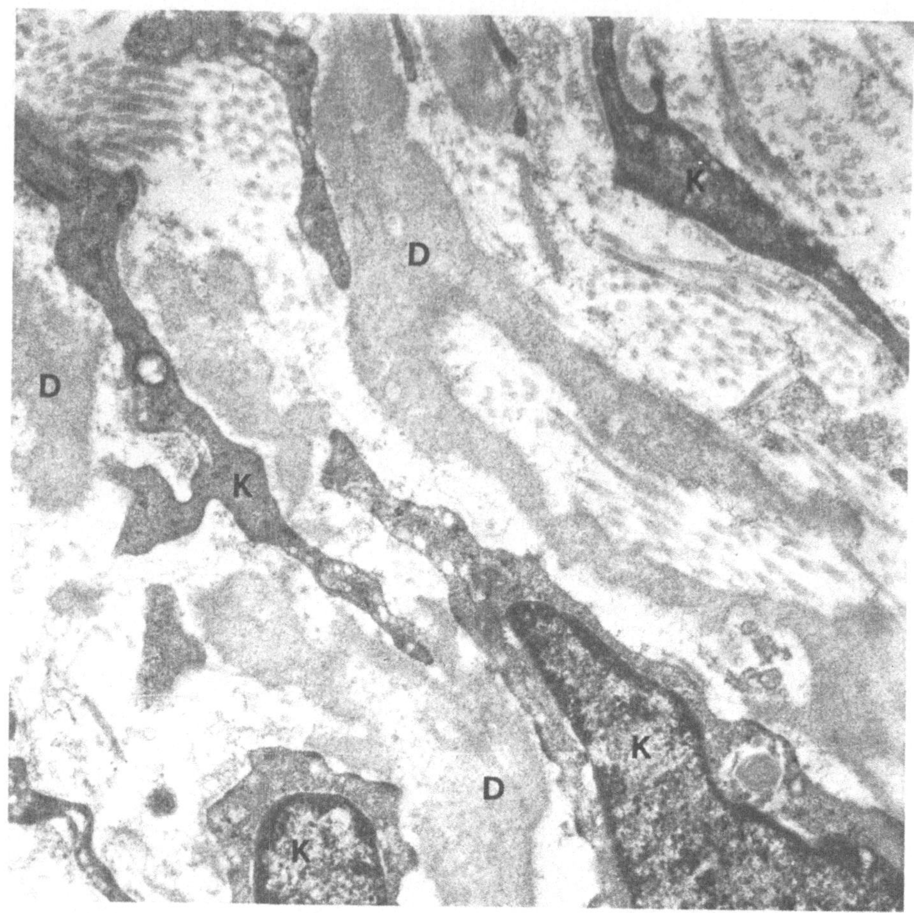

Abb. 2. Ausschnitt aus der Tunica propria bei Sertoli cell only-Syndrom. Zwischen den kontraktilen Zellen (K) liegen homogene Depots basalmembranähnlicher Substanzen (D). Vergr. X 13400

Literatur

Altorfer, J., Fukuda, T., Hedinger, Chr.: Virch. Arch. B Cell Path. **16**, 181–194 (1974) – Altorfer, J., Hedinger, Chr.: Experientia **31**, 105–107 (1975) – Clavadetscher, P., Hedinger, Chr.: Schweiz. med. Wschr. **100**, 732–739 (1970) – Hedinger, Chr.: Verh. Dtsch. Ges. Path. **55**, 172–175 (1971) – Hedinger, Chr.: Urologe A **11**, 201–204 (1972) – Labhart, A.: Klinik der inneren Sekretion. 2. Aufl. Berlin, Heidelberg, New York: Springer 1971 – Nüesch, I., Hedinger, Chr.: Atypische Spermatogonien als Frühstadien von Hodentumoren in Hodenbiopsien bei Fertilitätsstörungen. In Vorbereitung (1977) – Salle, B., Hedinger, Chr., Nicole, R.: Acta endocr. (Kbh.) **58**, 67–76 (1968) – Skakkebaek, N. E.: Acta path. microbiol. scand. Sect. A **80**, 374–378 (1972a) – Skakkebaek, N. E.: Possible carcinoma-in-situ of the testis. Lancet **II**, 516–517 (1972b) – Städtler, F.: Die normale und gestörte praepuberale Hodenentwicklung des Menschen. Homburg: Inaugural Med. Habil. 1971

Dr. J. Altorfer
Institut für Pathologie
Kantonsspital
CH-8091 Zürich

L. WEISSBACH und B. IBACH: **Morphometrie bei der Fertilitätsuntersuchung**[1]

Der funktionelle Zustand der Leydig-Zellen kann durch eine quantitative Hormonbestimmung im Serum objektiviert werden [2.3]. Demgegenüber läßt sich die Funktion des Keimepithels nur bedingt durch das Spermiozytogramm erfassen. Seine Aussagekraft wird durch verschiedene Faktoren eingeschränkt:

1. Erforderlich ist die Kooperation des Patienten, u. a. die Einhaltung der sexuellen Karenz.
2. Die Untersuchung ist frühestens nach der Pubertät möglich.
3. Spermaqualität und Fertilität korrelieren nur bedingt. (Als Normgrenze wird eine Spermatozoendichte von 40 Mill./ml angegeben. Schwangerschaften sind aber bei 10 Mill./ml durchaus bekannt.)
4. Bei Unwegsamkeit der ableitenden Samenwege ist eine Aussage über die Spermatogenese nicht möglich.
5. Die Ejakulatgewinnung ist im Experiment oft erschwert.

Somit hat die mikroskopische Untersuchung der Hodentubuli – bei strenger Indikationsstellung – einen festen Platz in der andrologischen Diagnostik.

Gegenwärtig wird die mikroskopische Untersuchung der samenbildenden Hodentubuli vorwiegend durch qualitative Aspekte bestimmt. Diese Art der Auswertung bietet die Möglichkeit subjektiver Einflußnahme.

Zur objektiven Analyse haben wir Messungen und Zählungen an den Samenkanälchen vorgenommen. Für die Einführung quantitativer Parameter sind folgende Vorbedingungen erforderlich:

1. Technisch einwandfreie Schnitte
Keine Traumatisierung bei der Entnahme, schonende Fixierung in Bouin-Lösung, langsame Entwässerung. Anfertigung dünner Schnitte in mehreren Färbungen.
2. Vergleichsmöglichkeit mit Normalwerten
Zur Ermittlung von Normalwerten standen uns 53 Hodenpaare plötzlich verstorbener präpuberaler Knaben zur Verfügung.[2] Außerdem verfügen wir über die Schnitte von 16 freiwilligen normalen Erwachsenen.
3. Korrelation mit dem Spermiogramm
4. Kenntnis der Spermatogenese
Aus verschiedenen Gründen ist es nicht ganz einfach. das Samenepithel der Mammalia qualitativ zu beurteilen. Im Längsschnitt zeigt der Hodentubulus periodisch wiederkehrende Zellgefüge. die sich aus etwa 18 verschiedenen Zellgenerationen oder Zellformen zusammensetzen.

Aufgrund der anatomischen Verhältnisse liegen im histologischen Präparat Anschnitte verschiedener Tubuli nebeneinander; in radialer Richtung sind also unterschiedliche Zellassoziationen getroffen. Dies führt zu histologischen Bildern. die qualitativ schwer zu beurteilen sind.

Wir sind der Meinung, daß Veränderungen des komplexen Zellgefüges in den Hodentubuli am besten quantitativ erfaßt werden können. 4 Parameter erlauben je nach Fragestellung eine differenzierte Aussage:

1. Tubulusdurchmesser.
2. Tubulusfläche.
3. Kernzahl,
4. Kernfläche der an der Spermatogenese beteiligten Zellen.

---

[1] Mit Unterstützung der Deutschen Forschungsgemeinschaft

[2] Für die Überlassung danken wir Herrn Prof. Städtler (Pathologisches Institut der Universität des Saarlandes. Homburg/Saar)

Tubulusdurchmesser

Der Tubulusdurchmesser kann mittels Schraubenokularmikrometer oder mit einem Netz-okular leicht bestimmt werden.

a) Wir haben bei 80 Beagle-Rüden während der Zeitdauer des allgemeinen Körper-wachstums den Tubulusdurchmesser mit dem Alter der Tiere korreliert. Es besteht eine kontinuierliche Zunahme (Abb. 1).

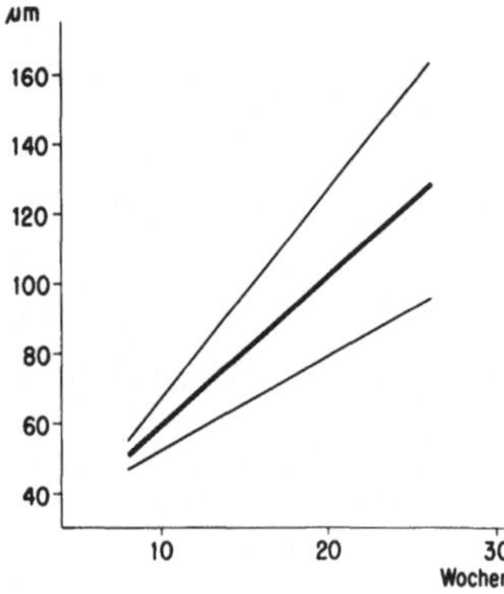

Abb. 1. Linearer Anstieg des mittleren Tubulusdurch-messers mit dem physiologischen Streubereich bei nor-malen Beagle-Rüden

b) Unter den Bedingungen des experimentellen, einseitigen Kryptorchismus konnten wir zeigen, daß der Tubulusdurchmesser des orthotopen und dystopen Hodens im Ver-gleich zu Kontrolltieren im Wachstum zurückbleibt.
c) Das folgende Beispiel veranschaulicht die Anwendungsmöglichkeit der Histomorpho-metrie in unserer täglichen klinischen Praxis. Einer unserer Patienten aus der andro-logischen Sprechstunde hatte keine Spermatozoen im Ejakulat. Frage: Handelt es sich um einen primären bzw. sekundären Hodenschaden oder um normales Hoden-parenchym bei Verschluß der ableitenden Samenwege? Nach der quantitativen Aus-wertung findet sich der Tubulusdurchmesser im Normbereich. Es besteht kein Ho-denschaden. Ein Verschluß ist wahrscheinlich, die Operation indiziert.

Tubulusfläche

Zur Flächenbestimmung des Tubulus oder der Zellkerne wird das integrative Meßver-fahren mit einem Gitter oder einem halbautomatischen Bild-Analysen-System ange-wandt. Das Gerät ist in der Anschaffung teuer, die technische Bedienung ist kompliziert, jedoch sind Auswertegeschwindigkeit und Genauigkeit groß. Das System besteht aus einer elektronischen Zähl- und Speichereinheit, einer Gitterplatte und einem Optostift. Das mikroskopische Bild wird auf die Gitterplatte projiziert und die zu untersuchenden Strukturelemente fahren wir mit dem Optostift ab. Je nach Fragestellung werden An-zahl, Fläche oder Volumen der untersuchten Strukturen elektronisch ermittelt.

a) 24 Knaben mit beidseitigem Maldeszensus testis unterzogen wir anläßlich der Orchi-dopexie einer beidseitigen Hodenbiopsie. Im Vergleich zu gleichaltrigen Knaben mit ungestörtem Deszensus ist die mittlere Tubulusfläche in vielen Fällen deutlich redu-ziert (Abb. 2).
b) Mit dieser Methode untersuchten wir auch den Effekt anderer einseitiger Hoden-erkrankungen auf beide Keimdrüsen. Patienten mit Varikozele und Oligozoospermie weisen im Vergleich zu Normalpersonen eine Reduzierung der mittleren Tubulusflä-che in beiden Hoden auf: ein Hinweis auf Einschränkung der reproduktiven Kapa-zität.

412

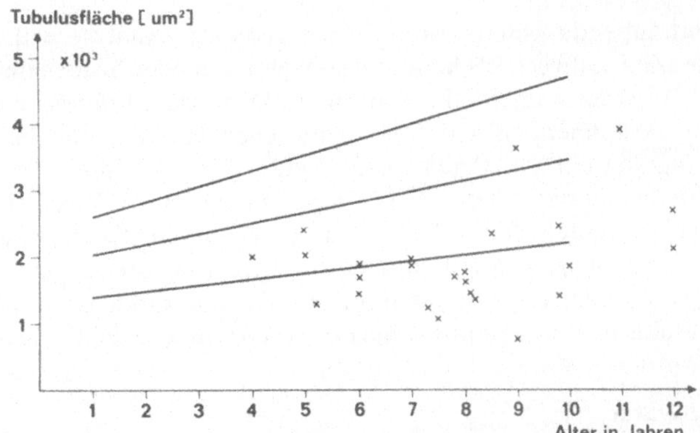

Abb. 2. Mittlere Tubulusfläche bei 24 Knaben mit beidseitigem Maldescensus testis im Vergleich zu Normalwerten

Zellzahl

Zur detaillierten Beurteilung des Keimepithels zählen wir eine bestimmte Zellgeneration pro Tubulusquerschnitt aus oder bestimmen den gesamten Zellgehalt.

a) Städtler [5] ermittelte bei Knaben im Alter von 1 bis 10 Jahren die Spermatogonienzahl pro Tubulusquerschnitt. Die Spermatogonien sind histologisch leicht erkennbar. Es zeigte sich eine kontinuierliche, altersabhängige Zellzunahme. Die bisherige Vorstellung von einer phasenhaften Hodenentwicklung muß demnach revidiert werden [4].

b) Bei unbehandelten Patienten mit einem Hodentumor zeigt die kontralaterale, meist als „gesund" angesehene Keimdrüse, in einigen Fällen eine Reduzierung der durchschnittlichen Zahl pachytäner Primärspermatozyten. Diese Zellen sind die Tochterzellen der Spermatogonien und somit ein gutes Maß für die *spermatogenetische Aktivität*. Aufgrund ihrer charakteristischen Kernfigur lassen sie sich leicht identifizieren. Nach der zytostatischen Behandlung, wie sie von uns bei retroperitonealer Metastasierung erfolgt, hat die Zahl pachytäner Primärspermatozyten erheblich abgenommen; die spermatogenetische Aktivität ist herabgesetzt. Die Zahl der Sertoli-Zellen bleibt im Vergleich zu Normalpersonen unverändert (Abb. 3).

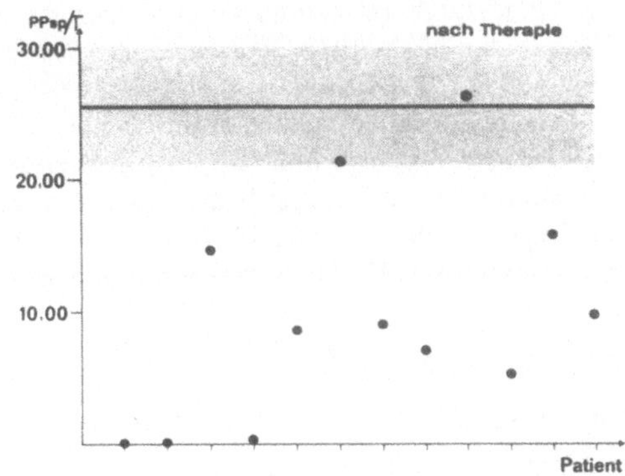

Abb. 3. Anzahl pachytäner Primärspermatozyten pro Tubulusquerschnitt bei 12 zytostatisch behandelten Patienten mit germinalen Hodentumoren im Vergleich zu Kontrollwerten

Kernfläche

Die Bestimmung der Einzelkernfläche der verschiedenen an der Spermatogenese beteiligten Zellen ist im histologischen Bild der einzige Parameter, der Hinweise auf Veränderungen des Zellstoffwechsels gibt. Es handelt sich um eine technisch aufwendige und zeitraubende Untersuchung. Eine genauere Analyse evtl. bestehender Veränderungen des Zellstoffwechsels kann nur biochemisch oder histochemisch erfolgen.

Wir bestimmten die Einzelkernfläche der differenzierenden Spermatogenesezellen bei postpuberalen. einseitig kryptorchen Hunden und bei Kontrolltieren. Beim Übergang von der zygotänen zur pachytänen Phase nimmt die mittlere Einzelkernfläche der Primärspermatozyten im orthotopen Hoden der Versuchstiere zu, um im Pachytän deutlich abzufallen. Dieses Verhalten deutet auf eine Störung des Zellmetabolismus hin.

Diese Beispiele mit ganz bestimmten Fragestellungen zeigen, daß die Histomorphometrie in der Lage ist. Änderungen der reproduktiven Kapazität im Bereich des Hodentubulus bzw. des Keimepithels zu erfassen und objektiv nachzuweisen.

Literatur

1. Hilscher. W.: Beitr. Pathol. Anat. **130,** 69 (1964) – 2. Knorr. D.: Acta Endocrinol. (Kbh) **54,** 125 (1971) – 3. Nieschlag. E.. Rohn. M.. Wombacher. H.. Overzier. C.: Klin. Wschr. **49,** 91 (1971) – 4. Robinson. J. N.. Engle. E. T.: J. Urol. **71,** 726 (1954) – 5. Städtler. F., Hartmann, R.: Dtsch. med. Wschr. **97,** 104 (1972)

Doz. Dr. D. Weißbach
Urologische Universitätsklinik
Venusberg
D-5300 Bonn

CH. HOHBACH. E. MÄUSLE. K. HAUBENSAK und H.-B. KASTERT: **Ultrastrukturelle Untersuchungen der Leydigzelle des Menschen im Alter**

Es besteht weitgehende Übereinstimmung, daß beim alternden Mann etwa ab der 6. und 7. Dekade eine Abnahme der Gesamtkonzentration des Testosteron eintritt. Sie betrifft insbesondere das biologisch aktive, d. h. nicht an Plasmaeiweiß gebundene Testosteron. Daneben entwickelt sich eine Zunahme der Bindungskapazität spezifischer Plasmaeiweiße für Testosteron. Verbunden hiermit sind ferner ein Anstieg des Gonadotropins LH und möglicherweise FSH sowie eine deutlich verminderte Stimulierbarkeit der Leydigzellen durch HCG und eine verringerte metabolische Clearancerate für Testosteron (Vermeulen et al., 1972; Rubens et al., 1974; Stearns et al., 1974; Baier et al., 1974; Nieschlag et al., 1973; Kley et al., 1974). Diese Befunde deuten auf eine primäre testikuläre, in den Leydigzellen zu suchende Ursache der altersspezifischen Verschiebungen im Testosteronstoffwechsel hin. Ein entsprechendes morphologisches Substrat für diese funktionellen Unterschiede ist bisher nicht eindeutig dokumentiert (Tillinger, 1957; Bürgi u. Hedinger, 1959; Harbitz, 1973; Kothari u. Gupta, 1974). Wir verglichen deshalb ultramorphometrisch Hodenbiopsien von je 5 Erwachsenen unter 40 Jahre und über 70 Jahre.

Material und Methode

In Lokalanästhesie wurden je 5 Hodenbiopsien von Erwachsenen unter 40 Jahren und über 70 Jahre entnommen. Fixation in 3%igem, phosphatgepufferten Glutaraldehyd pH 7,4. Nachfixation mit OS O$_4$ 1%. Araldteinbettung, Kontrastierung mit Uranylacetat und Bleicitrat, Zeiss Em 9 S2. Von 3 Blöckchen jeder Biopsie wurden bei 1700- und 19000facher Vergrößerung durch random sampling 10 Aufnahmen je Vergrößerungsstufe gewonnen und nach der Punkt-Treffer-Methode mit einem 50-Punkte-Mehrzweckraster ausgewertet. Erfassung folgender Kompartimente: Zellkern, Mitochondrien, glattes endoplasmatisches Retikulum (SER), Liposomen, Lysosomen, Reinkesche Kristalle und Restzytoplasma sowie Nicht-Leydigzellanteile. Angleichung beider Vergrößerungsstufen durch Korrekturfaktoren zur Bestimmung der prozentualen Verteilung der Zellkompartimente der Leydigzellen (Volumendichten). Bestimmung von 100 Kerndurchmesser je Biopsie mit einem Meßokular bei 2000-facher Vergrößerung am Semidünnschnittpräparat. Statistische Berechnung umfaßt Mittelwert, Standardabweichung, Standardfehler sowie Student-t-Test.

Ergebnisse

Elektronenmikroskopisch zeigen die Leydigzellen einen exzentrisch gelegenen Kern, der häufig einen prominenten Nukleolus aufweist (Abb. 1a). Das Zytoplasma besitzt die für steroidhormonbildende Zellen charakteristischen Organellen: ein stark entwickeltes, glattes endoplasmatisches Retikulum, einen gut entfalteten Golgi-Apparat und oft polymorphe Mitochondrien mit tubulären Innenstrukturen, die bisweilen elektronendichte Einschlüsse aufweisen. Ferner enthalten die Leydigzellen unterschiedlich große Fetttropfen, die seit langem bekannten Reinkeschen Kristalle mit bienenwabenartiger Binnenstruktur und häufig fibrilläre Faserbündel im Zytoplasma, die zum Teil als Vorläufer der Reinkeschen Kristalle angesehen werden (Fawcett u. Burgos, 1960; Yamada, 1965; Nagano u. Ohtsuki, 1971; de Kretser, 1967; Sohval et al., 1973).

Im Verlauf autophager, lysosomaler Abbauprozesse bilden sich oft zahlreiche sekundäre Lysosomen mit heterogenem, elektronendichten Inhalt (Abb. 1b). Dabei bestehen auch lysosomale Restkörper oder Telolysosomen, die sich in der Zelle ansammeln und Alterspigment oder Lipofuszin darstellen (Gedigk u. Totovic, 1976). Mitunter erscheinen Liposomen, Reinkesche Kristalle und Alterspigment in den Leydigzellen der Hoden alter Männer deutlich vermehrt unter Reduktion des glatten endoplasmatischen Retikulums (vgl. Abb. 1a und 1b). Es lassen sich jedoch in den Hoden beider von uns untersuchten Altersgruppen die gleichen Zellorganellen und paraplasmatischen Einschlüsse,

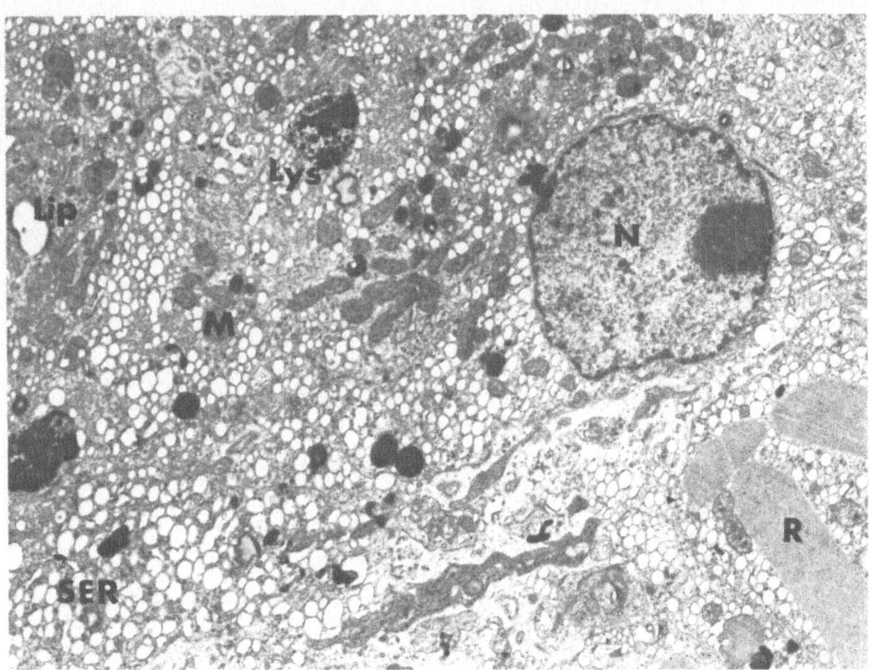

Abb. 1a. Leydigzelle Erwachsener unter 40 Jahren, exzentrisch gelegener Kern (N) mit prominentem Nukleolus, kräftig entwickeltes, glattes, endoplasmatisches Retikulum (SER), zahlreiche Mitochondrien mit tubulären Innenstrukturen (M), einzelne Fetttropfen (Lip), sekundäre Lysosomen (Lys) und Reinkesche Kristalle (R) – (Vergrößerung 4800fach)

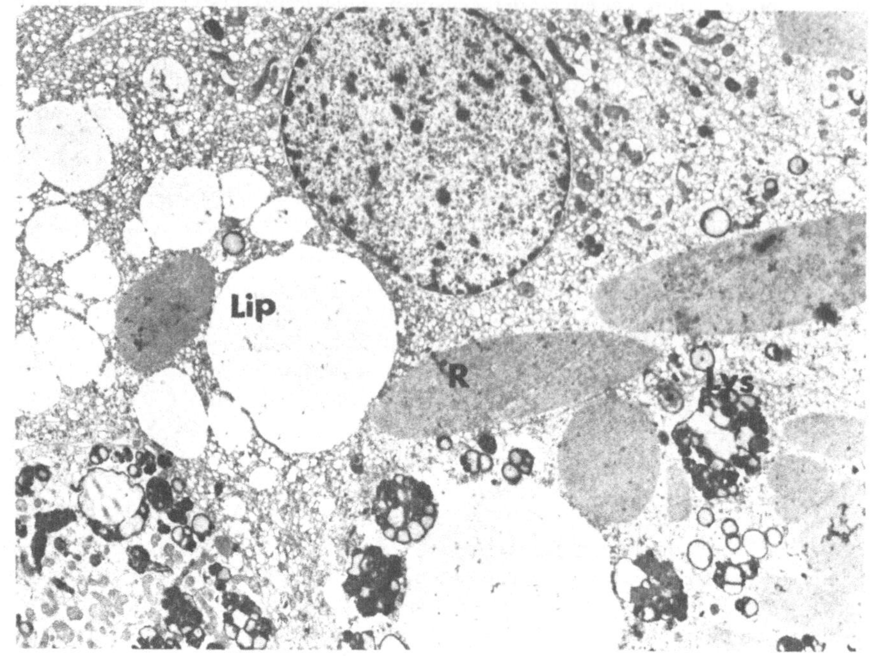

Abb. 1 b. Leydigzelle Erwachsener über 70 Jahre. Anhäufung von Alterspigment (Lys), Fetttropfen (Lip), Reinkeschen Kristallen (R) – (Vergrößerung 4800fach)

zum Teil auch in großer Anhäufung bei jungen Menschen, nachweisen, so daß sie bei einer ausschließlich qualitativen Betrachtungsweise keine eindeutigen Unterschiede erkennen lassen. Diese ergeben sich aber aus der ultramorphometrischen Auswertung des Biopsiematerials unter Bestimmung der Relation der Flächendichten von Kern (N), Mitochondrien (M), glattem, endoplasmatischen Retikulum (SER), Lysosomen (Lys), Liposomen (LIP), Reinkeschen Kristallen (R) und Restzytoplasma (C-) (vgl. Abb. 2a). Die

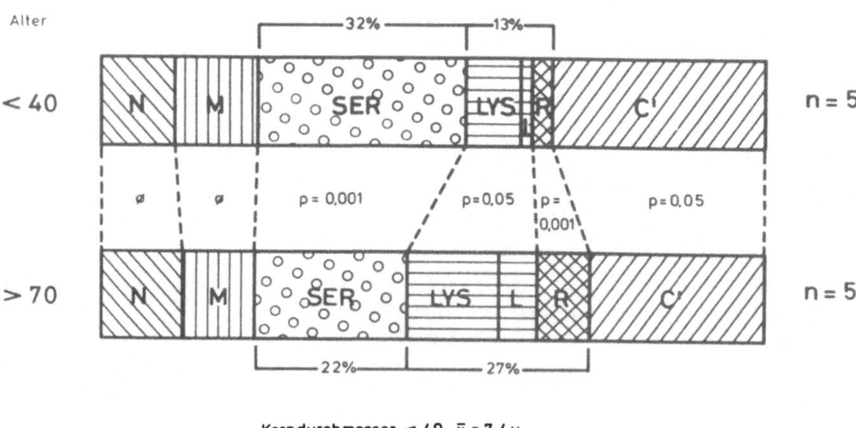

Abb. 2a. Ultramorphometrischer Flächendichtenvergleich an menschlichen Leydigzellen zwischen jugendlichen Erwachsenen und Greisen

Kern-Plasma-Relation beträgt in beiden Altersgruppen etwa 1:9. Bei den Erwachsenen unter 40 Jahren liegt der prozentuale Anteil des glatten endoplasmatischen Retikulums bei 32%, der von Lysosomen, Lipoiden und Reinkeschen Kristallen bei 13%. Im Alter kommt es zu einer signifikanten Reduktion des glatten endoplasmatischen Retikulums auf 22% und zu einer Zunahme der Lysosomen, Lipoide und Reinkeschen Kristalle auf 27%, jeweils verbunden mit entsprechenden Verschiebungen des Hyaloplasmas. Von diesen Flächendichten ist kein Rückschluß auf die Einzelzelle möglich, da hierzu der prozentuale Anteil der Leydigzellen am ganzen Hoden und die Kernzahl pro Volumen benötigt wird. Diese Werte lassen sich jedoch am Biopsiematerial nicht zuverlässig erfassen.

Die Bestimmung der Kerndurchmesser, die in beiden Altersgruppen keine statistischen Unterschiede zeigen und bei 7,4 bzw. 7,6 μ liegen, sowie die Kenntnis der Kern-Plasma-Relation erlaubt dennoch eine nach den morphometrischen Daten berechnete, schematische Darstellung der durchschnittlichen Leydigzelle in beiden Altersgruppen (vgl. Abb. 2b) und folgende Aussagen: Trotz der Zunahme der Lysosomen-Lipoid-Fraktion und Reinkeschen Kristalle vergrößert sich die Leydigzelle im Alter nicht. Sie neigt eher zur Abnahme. Dies beruht vor allem auf einem erheblichen Schwund des für die

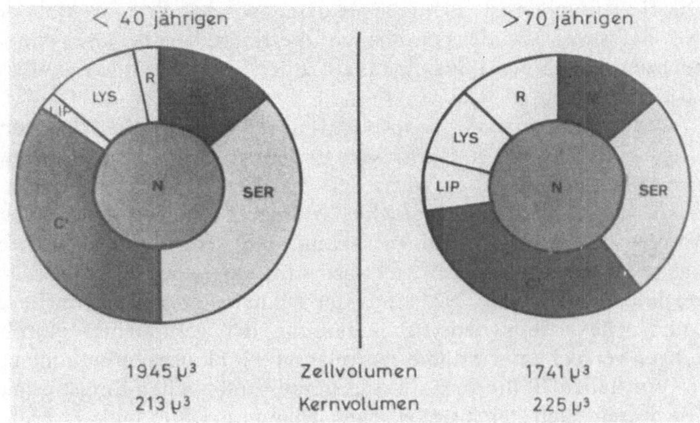

Abb. 2b. Schema der menschlichen Leydigzellen nach morphometrischen Daten bei 40- und 70jährigen

Testosteronsynthese wesentlichen glatten, endoplasmatischen Retikulums und des Restzytoplasmas, während die Mitochondrien-Fraktion weitgehend gleich bleibt. Auf die Einzelzelle bezogen paßt diese Abnahme des glatten, endoplasmatischen Retikulums und die Zunahme von Schlackenstoffen gut zu der biochemisch nachweisbaren Abnahme der sekretorischen Aktivität der Leydigzelle im Alter.

Literatur

Baier, H., Biro, G., Weinges, K. F.: Horm. Metab. Res. **6**, 514–516 (1974) – Bürgi, H., Hedinger, Chr.: Schweiz. Med. Wschr. **89**, 1236–1239 (1959) – De Kretser, D. M.: Z. Zellforsch. **83**, 344–358 (1967) – Fawcett, D. W., Burgos, M. H.: Am. J. Anat. **107**, 245–269 (1960) – Gedigk, P., Totovic: Lysosomen und Pigmente. Verh. d. Dtsch. Ges. f. Path. **66**, 64–94 (1976) – Harbitz, Th. B.: Acta Path. Microbiol. Scand. **81**, 301 (1973) – Kley, H. K., Nieschlag, E., Bidlingmaier, F., Krüskemper, H. L.: Horm. Metab. Res. **6**, 213–215 (1974) – Kothari, L. K., Gupta, A. S.: Int. J. Fertil **19**, 140–146 (1974) – Nagano, T., Ohtsuki, J.: J. Cell. Biol. **51**, 148–161 (1971) – Nieschlag, E., Kley, H. K., Wiegelmann, W., Solbach, H. G., Krüskemper, H. L.:

Dtsch. med. Wschr. **26,** 1281–1284 (1973) – Rubens. R.. Dhont. M., Vermeulen, A.: J. Clin. Endocrinol. Metab. **39,** 40–45 (1974) – Sohval. A. R., Gabrilove, J. L., Churg, J.: Z. Zellforsch. **142,** 13–26 (1973) – Stearns. E. L., McDonnel. J. A., Kaufmann, B. J., Padura, R., Lucman, T. S.. Winter. J. S. D.. Faiman. C.: Am. J. Med. **57,** 761–766 (1974) – Tillinger, K. G.: Acta Endocrinol.. Suppl. **30** (1957) – Vermeulen. A.. Rubens. R.. Verdouck, L.: J. Clin. Endocrinol. Metab. **34,** 730–735 (1972) – Yamada. E.: Gymna Symposion on Endocrinology **2,** 1–17 (1965)

Dr. Ch. Hohbach
Pathologisches Institut der
Universität des Saarlandes
D-6650 Homburg/Saar

F. Hofstädter. J. Frick, G. Mikuz und G. Bartsch: **Histometrie von Hodenbiopsien: Vergleichende quantitativ morphologische Befunde mit dem Hormonstatus bei primärem testikulären Hypogonadismus**

Die Hodenbiopsie ist ein wichtiges diagnostisches Verfahren bei der Abklärung des Hypogonadismus bzw. der männlichen Infertilität. Wie bei allen endokrinen Organen, so ist auch im Hoden nicht nur die Qualität der Veränderungen, sondern auch deren Quantität wichtig.

Wir haben versucht. retrospektiv unser Biopsiematerial histometrisch auszuwerten. Bestärkt durch Voruntersuchungen und eingeschränkt durch die Notwendigkeit, auf eine Ermittlung der absoluten Werte der einzelnen Gewebsbestandteile zu verzichten – stand uns doch die dafür erforderliche Grundgröße des exakten Hodengesamtvolumens bei unserem Material nicht zur Verfügung –, konzentrierten wir unsere Untersuchungen auf das relative Verhältnis der wichtigsten histologischen Bestandteile zueinander. Besonderes Interesse fand das Verhältnis der relativen Volumina von Leydigzelle und Tubuluswand. Die pathogenetische Bedeutung der gefundenen morphologischen Veränderungen versuchten wir durch Korrelation mit klinischen Befunden zu erhellen.

Wir haben 79 Biopsien aus unserem histologischen Eingangsmaterial untersucht. Davon waren nach der histologischen Diagnose 12 normal, 35 Fälle von Spermiogenesehemmung, 9 Fälle von Spermiogenesestop. 11 Klinefeltersyndrome und 12 Sertoli-cell-only-Syndrome.

Es handelte sich also ausschließlich um Fälle primären oder testikulären Hypogonadismus.

Aus der Fülle sich anbietender Methoden haben wir das Punktezählverfahren nach Henning (1967) gewählt. Diese Methode wurde an Hodenbiopsien von Diabetikern von Federlin (1965) und Mitarbeitern und von Dykes (1969) an Hodenbiopsien bei primärem Hypogonadismus angewandt.

Wir haben folgende histologische Strukturen bestimmt: tubulusauskleidendes Epithel (im folgenden kurz Samenepithel genannt), Lichtung, Tubuluswand, Interstitium, Leydigsche Zwischenzellen und Dehiszenz.

Wie Sie sehen, haben wir auf eine detaillierte Aufgliederung des Samenepithels verzichtet, da wir vor allem das Verhältnis Zwischenzellen/Tubuluswand bestimmen wollten.

In der Abb. 1 ist zu sehen, daß zwischen dem prozentuellen Volumen der Tubuluswand und dem prozentualen Volumen der Leydigschen Zwischenzellen eine mathematisch faßbare und hochsignifikante positive Korrelation besteht, d. h. einem erhöhten Volumen der Zwischenzellen entspricht ein erhöhter Volumenanteil der Tubuluswand. Auch in einer vorangegangenen Untersuchung konnten wir diesen Befund erheben (Mikuz u. Hofstädter, 1973). Nach Tonutti (1955) üben die Zwischenzellen neben ihrer ge-

418

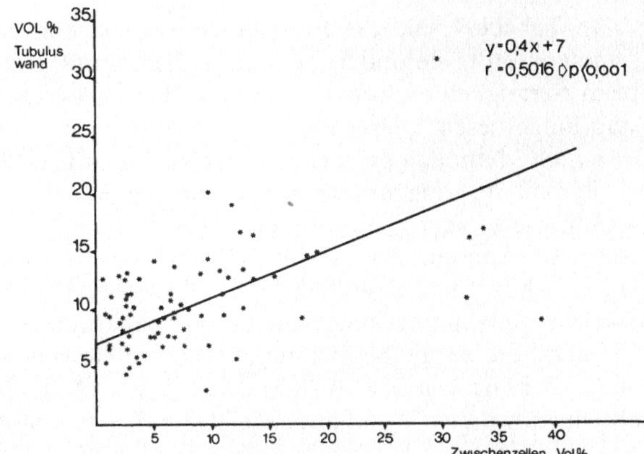

Abb. 1. Verhältnis zwischen dem prozentualen Volumen der Tubuluswand und dem prozentualen Volumen der Leydigschen Zwischenzellen:. Hoch signifikante positive Korrelation

neralisierten Funktion auch eine lokale Kontaktwirkung auf die Basalmembran aus. Durch diese Testosteronwirkung soll die Basalmembran durchlässiger werden. Da das Samenepithel keine Blutgefäße besitzt, kann nur eine dünne Basalmembran eine optimale Ernährung gewährleisten. Eine fibrosierte oder hyalinisierte Basalmembran ist dagegen ein schweres Hindernis für den Stoffaustausch.

Nun stellt sich die Frage, welche Ursache hat die Verdickung der Basalmembran?

Johnsen (1967) hat dazu eine sehr interessante Theorie entwickelt, mit der sämtliche Formen des primären Hypogonadismus erklärt werden könnten. Eine einmalige Schädigung des Samenepithels führt über einen Rückkoppelungsmechanismus zu einer erhöhten Gonadotropinausscheidung, wobei das Verhältnis FSH zu ICSH pathologisch verändert ist. Das Ergebnis ist eine Hyperplasie der Zwischenzellen, die aber nicht mehr richtig funktionieren. Als Folge dieser Dysfunktion hyalinisiert die Basalmembran, dadurch wird wiederum das Samenepithel mangelhaft ernährt. Es entsteht somit ein sich selbst erhaltender pathogenetischer Mechanismus.

Wir haben versucht, zwischen dem Zwischenzell-Volumen einerseits, den Plasmatestosteron- und Sperma-Fruktosewerten andererseits eine Beziehung herzustellen. Das Plasmatestosteron wurde nach der Competitive-protein-binding-Methode nach Frick gemessen. Wie erwartet, ergab sich – wie in Abb. 2 zu sehen – keine positive Korrelation. Aus zahlreichen früheren Untersuchungen geht hervor, daß Aussehen, Volumen und Zahl der Zwischenzellen keine direkten Rückschlüsse auf ihre Funktion zulassen. Jedoch ist die Theorie Johnsens durch dieses Ergebnis noch nicht widerlegt, eine gestörte Kontaktfunktion der Zwischenzellen auf die Basalmembran muß ja nicht unbedingt im peripheren Plasmatestosteronspiegel ihren Niederschlag finden.

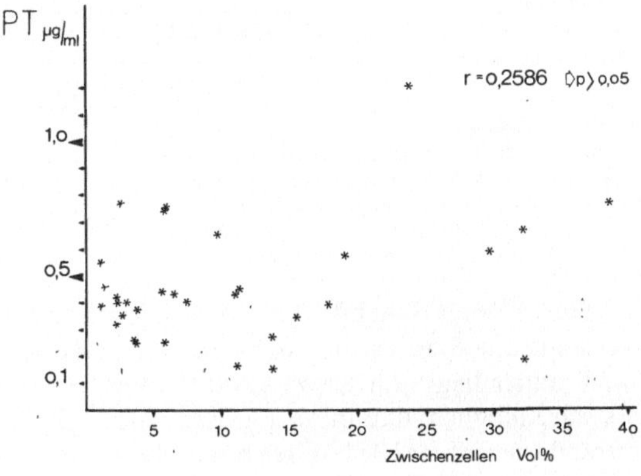

Abb. 2. Verhältnis zwischen dem prozentualen Volumen der Leydigschen Zwischenzellen und dem Plasmatestosteronspiegel: Keine Korrelation

419

In Tabelle 1 sind die Einzelergebnisse bei den untersuchten Krankheitsformen zusammengefaßt. Besonders wird auf die signifikante Vergrößerung des Wandanteiles beim Sertoli-cell-only-Syndrom, beim Klinefelter Syndrom und beim Spermiogenesestop hingewiesen. Dieser Befund steht im Gegensatz zu den mit normalen histomorphologischen Methoden erarbeiteten Ergebnissen (Ting-Wa Wong, Straus u. Warner, 1973).

Besonderes Augenmerk haben wir den Fällen von Spermiogenesehemmung zugewandt, wie es auch schon in der relativ großen Anzahl von untersuchten Biopsien zum Ausdruck kommt. Zu unserer Überraschung fanden wir in der morphometrischen Untersuchung eine Unterteilung in drei Gruppen, die sich recht klar durch ihr relatives Zwischenzellvolumen unterscheiden: annähernd normal, bezeichnet als A (10 Fälle von 35), stark erniedrigt, bezeichnet als B (20 Fälle von 35) und deutlich erhöht, bezeichnet als C (5 Fälle von 35). Während die Typen A und B sich in den anderen Volumenanteilen etwa gleich verhalten, zeigt der Typ C eine gesteigerte Reduktion des Samenepithelvolumens.

Tabelle 1. Einzelergebnisse bei den gemessenen Krankheitsformen (relative Verteilung der Volumina). Punktezählverfahren nach Henning

	n	Samen-epithel	Lich-tung	Wand	Inter-stitium	Zwischen-zellen	Dehiszenz
normal	6	62,3 ± 3,6	8,6 ± 4,3	8,5 ± 0,9	9,5 ± 0,9	6,9 ± 0,5	4,2 ± 1,7
normal mit erniedrigtem Zwischenzellvolumen	6	67,5 ± 2,3	6,5 ± 3,1	7,3 ± 1,7	10,2 ± 2,1	2,4 ± 2,1	6,1 ± 2,1
Sertoli-cell-only-Syndrom	12	37,2 ± 12,9	13,0 ± 6,9	13,7 ± 2,9	20,2 ± 11,8	11,6 ± 5,7	4,3 ± 4,4
Spermiogenesestop	9	32,9 ± 13,9	21,8 ± 10,9	12,0 ± 1,3	20,7 ± 10,4	10,4 ± 5,0	2,2 ± 9,0
Klinefelter Syndrom	11	19,8 ± 13,7	8,3 ± 9,4	14,7 ± 6,1	33,2 ± 9,3	22,4 ± 11,3	1,6 ± 2,3
Spermiogenesehemmung Typ A (Zwischenzellvolumen normal)	10	47,2 ± 6,3	17,6 ± 2,5	9,9 ± 1,9	14,2 ± 6,2	6,5 ± 0,9	4,7 ± 3,8
Spermiogenesehemmung Typ B (Zwischenzellvolumen erniedrigt)	20	52,8 ± 6,5	17,6 ± 6,5	8,8 ± 2,6	14,9 ± 6,1	2,6 ± 1,2	3,3 ± 3,1
Spermiogenesehemmung Typ C (Zwischenzellvolumen erhöht)	5	32,7 ± 15,8	24,2 ± 12,0	8,1 ± 4,2	19,5 ± 4,2	11,4 ± 1,4	4,0 ± 3,5

Dieser überraschende Befund ist schwer zu deuten: Entweder handelt es sich hier um verschiedene Stadien oder Schweregrade einer einheitlichen Erkrankung oder aber, was wohl näher liegt, um teilweise oder völlig verschiedene pathogenetische Mechanismen. Es wäre möglich, daß diese 3 Typen entsprechend der Theorie Johnsens Ausdruck eines veränderten FSH:ICSH-Gleichgewichtes sind.

Eine weitere Abklärung ist wohl nur möglich durch eine zusätzliche Differenzierung der verschiedenen Stadien der Spermiogenese und durch Bestimmung der Absolutwerte nach Ermittlung des exakten Hodenvolumens nach Ahmad, Lennox u. Mack (1969) und der Verwendung der Germ-cell/Sertoli-cell-ratio nach Rowley u. Heller (1971). Wir werden mit diesen Methoden versuchen, die drei Typen der Spermiogenesehemmung weiter zu differenzieren.

Unter den histologisch als normal bewerteten Biopsien findet sich eine Gruppe von 6 (Tabelle 1), deren Zusammensetzung völlig normal ist, bis auf ein stark reduziertes Zwischenzellvolumen. Auch eine nach der morphometrischen Objektivierung durchgeführte histologische Nachkontrolle ergab ein normales Bild. Klinisch waren in dieser Gruppe zwei Fälle von Potenzstörung, ein Zustand nach Hodentorsion, ein Fall chronischer Prostatitis, eine Vas deferens-Agenesie und ein erworbener Verschluß der ableitenden Samenwege. Auch dieser Befund sollte für uns Ausgangspunkt weiterer Untersuchungen sein.

Zusammenfassend ist zu sagen, daß auch unsere relativ einfache Methode der Histometrie von Hodenbiopsien imstande ist, fruchtbare Resultate zu liefern. Unsere Befunde weisen einerseits deutlich auf morphologisch faßbare, bei allen Formen des primären Hypogonadismus vorkommende pathogenetische Mechanismen hin, andererseits sind noch keineswegs alle sehr komplexen Mechanismen des Regelkreises Hypophyse–Hoden geklärt. Vor allem die Spermiogenesehemmung erweist sich als inhomogener als erwartet. Schließlich, das zeigen gerade die letzterwähnten Fälle von Reduktion des Zwischenzellvolumens bei sonst normalem morphologischen Befund, ist die Morphometrie nicht nur von wissenschaftlichem Interesse, sondern vertieft und erweitert auch in der Praxis die Wertigkeit des histologischen Befundes.

Literatur

Ahmad, K. N., Lennox, B., Mack, W.S.: Lancet II, 461–464 (1969) – Dykes, J. R. W.: J. Path. **97**, 429 (1969) – Federlin, K., Schöfling, K., Neubronner, P., Pfeiffer, E. F.: Diabetologia **1**, 85–90 (1965) – Henning, A., in: Quantitative Methoden in der Morphologie (E. R. Weibel u. H. Elias ed.). Berlin-Heidelberg-New York: Springer 1967 – Johnsen, S. G.: Acta Endocrin. Suppl. **124**, 17–40 (1967) – Mikuz, G., Hofstädter, F.: Histometrie von Hodenbiopsien. Treffen der Bayrischen Pathologischen Institute. München 1973 – Rowley, M. J., Heller, C. G.: Z. Zellforsch. **115**, 461–472 (1971) – Tonutti, E.: Über die Strukturelemente des Hodens und ihr Verhalten unter experimentellen Bedingungen. In: Zentrale Steuerung der Sexualfunktionen. Die Keimdrüse des Mannes (H. Nowakowski, ed.). Berlin-Heidelberg-New York: Springer 1955 – Wong, T. W., Straus, F. H., Warner, E. N.: Arch. Path. **95**, 151–159 (1973)

Dr. F. Hofstädter
Pathologisches Institut
der Universität
Müllerstraße 44
A-6020 Innsbruck

II. Therapie

H. Klosterhalfen: **Operative Therapie der Verschluß-Azoospermie**

Die Frage zeugungsunfähiger Männer nach der Möglichkeit und den Chancen einer Refertilisierung wird in Unkenntnis der tatsächlichen Gegebenheiten vielfach falsch beantwortet. Die Gründe liegen darin, daß die wissenschaftliche Forschung sich nur zögernd mit der Fertilität des Mannes befaßte. Wo man den Gründen der Kinderlosigkeit nachging, war in erster Linie oder sogar ausschließlich die Frau Gegenstand der Untersuchung. Die diagnostischen und therapeutischen Irrwege waren noch in der jüngsten Vergangenheit zahllos und beispiellos. Ganze Kurorte wurden von immer schon fruchtbaren aber angeblich infertilen Frauen überflutet, von unsinnigen Hormonkuren, Tubendurchblasungen und Fertilitätsoperationen am falschen Objekt ganz zu schweigen. Inzwischen weiß man, daß in etwa 50% der sterilen Ehen die Ursache der Sterilität beim Mann liegt. Eine einfache Spermauntersuchung kann die Situation klären und die Patienten auf einen entsprechenden und eventuell erfolgversprechenden Weg weisen.

Daß die Chancen der operativen Behandlung infertiler Männer im deutschsprachigen Raum allgemein ungünstig beurteilt werden, liegt auch daran, daß – wenn überhaupt – fast ausnahmslos die Ergebnisse von einzelnen Fällen publiziert und dann verallgemeinert wurden. Lediglich Staehler legte 1964 eine größere Statistik über 57 Fälle mit 5,3% postoperativer Durchgängigkeit vor, wobei der Tenor seiner Schlußfolgerung begreiflicherweise pessimistisch war.

Nach dem derzeitigen Stand unserer Kenntnisse kommen folgende Krankheitsbilder für eine operative Behandlung in Frage:

1. die entzündlich bedingte und als Rarität die anlagebedingte Verschlußazoospermie,
2. die beabsichtigte bzw. unbemerkte Sterilisation.

1. Verschlußazoospermie

Die Verschlußazoospermie ist Folge einer Obturation der abführenden Samenwege ohne Schädigung des Hodens.

Als Ursachen einer Verschlußazoospermie kommen in Frage:

unspezifische und spezifische *Entzündungen*,
unbemerkte Unterbindung oder Durchtrennungen der Ductus deferentes bei Herniotomien oder Hydrozelen.

Wie später aus den Ergebnissen der operativen Behandlung zu ersehen ist, kann man aus der Kenntnis der Anamnese bereits eine gewisse Vorhersage über die Indikationsstellung und auch über einen etwaigen Behandlungserfolg machen. Patienten mit Aspermie und völlig „leerer" Anamnese haben hinsichtlich der therapeutischen Möglichkeiten a priori kaum Chancen.

Bekanntlich kann man aus der Palpation des Hodens keinen Rückschluß auf dessen inkretorische und exkretorische Funktion ziehen. Im methodischen Ablauf der diagnostischen Maßnahmen muß in jedem Fall eine Hodenbiopsie gemacht werden, um eine Aussage über die effektive Leistung des Keimepithels machen zu können: *Nur bei normalem histologischen Hodenbild ist der Versuch einer operativen Korrektur der Verschluß-aspermie indiziert.*

Der Verschluß nach einer Entzündung liegt im allgemeinen im Gebiet des Nebenhodenschwanzes, während der Nebenhodenkopf in der Regel durchgängig bleibt. Diese topographische Situation erlaubt es, durch Ausschaltung des vernarbten Nebenhodenschwanzes, also durch eine Umgehungsanastomose, die Voraussetzung zur Refertilisierung zu schaffen.

Technik

Nach Scrotalschnitt Präparation und Anschlingen des Ductus deferens in der Nähe des Nebenhodenschwanzes. Dann erfolgt als erste Maßnahme eine gut 1 cm lange Längsinzision über dem Körper des Nebenhodens.

Das mit dem Skalpell abstreichbare Material aus dem Nebenhoden wird von einem Assistenten unter dem Mikroskop nach dem Vorhandensein und der Zahl der Spermatozoen pro Blickfeld untersucht. Meistens kann man vor der Inzision schon an den gut sichtbar gestauten Nebenhodenkanälchen äußerlich erkennen, ob lebende Spermatozoen im Nebenhoden vorhanden sind.

Beim Nachweis von Spermatozoen wird der Ductus deferens am Nebenhodenschwanz abgesetzt und mit einer Vesikulographie auf seine Durchgängigkeit geprüft (Mammographie-Kanüle und 5 ml eines wasserlöslichen Kontrastmittels). Danach Aufschlitzen des Ductus auf etwa 1 cm Länge und Seit-zu-Seit-Anastomose des aufgeschlitzten Ductus mit dem inzidierten Nebenhoden. Diese Anastomose wird mit atraumatischem Chromcat 5×0 genäht, wobei die Naht am Ductus deferens nur die äußere und die Muskelschicht mitfaßt, jedoch die innere Zylinderepithelschicht nicht mitfaßt. Voraussetzung für eine derartig exakte Naht ist der Gebrauch einer Lupenbrille.

Ergibt sich bei der Operation, daß die Samenleiter zu den Samenblasen hin nicht durchgängig sind und als Ursache der Obturation eine vorangegangene Herniotomie auszuschließen ist, dann wird der Eingriff abgebrochen. Der Eingriff wird ebenfalls abgebrochen, wenn im Nebenhoden keine Spermien nachzuweisen sind.

Aufgrund schlechter Erfahrungen kann man nur davor warnen, die Vesikulographie als besondere diagnostische Maßnahme vor der Operation durchzuführen, weil die Manipulation mit der Nadel am Ductus deferens schon für sich allein zu einem sekundären, d. h. zu einem zweiten Verschluß führen kann, wie wir das des öfteren bei außerhalb durchgeführten Vesikulographien gesehen haben.

In seltenen Fällen ist die Indikation zu einer „gekreuzten Plastik" gegeben.

Ähnliche Situationen gibt es bei einseitigen Aplasien, also z. B. wenn der Ductus deferens oder der Nebenhoden einseitig fehlt oder nur partiell angelegt ist.

Das Neueste auf dem Gebiet der operativen Korrekturmöglichkeit, bei der man sich auch eine Chance bei bisher als aussichtslos angesehenen Fällen versprach, war die Bildung einer *künstlichen Spermatozele* aus einem ausgeschalteten Stück der Vena saphena magna (Operation nach Schoysman).

Die Samenfäden sollen aus dem Nebenhoden in die künstliche Spermatozele wandern, dort abpunktiert und zum Konzeptionsoptimum inseminiert werden. Als Indikationsstellung wurde angegeben: Agenesie beider Samenleiter oder langstreckige Obturation der Samenleiter bei lebende Spermatozoen enthaltenden Nebenhoden.

Wir haben diesen operativen Korrekturversuch bei 11 Patienten gemacht, konnten jedoch in keinem Fall ein punktierbares Substrat gewinnen. Histologische Untersuchungen von später entfernten Venentransplantaten zeigten eine komplette Verödung des Venenlumens. Diese Operationsmethode muß also als gescheitert angesehen werden, was uns im übrigen auch der Autor bestätigte.

Ergebnisse der Epididymovasostomie

Wir haben bisher unter der Diagnose „Verschlußazoospermie" 375 Patienten operiert. Die postoperativen Verläufe waren alle komplikationslos. Beide Gruppen, also einseitige und doppelseitige Korrekturen, gemeinsam betrachtet, ist bei 36%, bei den beidseitigen in 42% der Nachuntersuchten durch die Operation eine Durchgängigkeit der ableitenden Samenwege erzielt worden. Damit liegen die Resultate zum Teil unter denen anderer Autoren mit vergleichbarer Erfahrung (Hanley, Bayle). Hierzu ist jedoch zu bemerken, daß sich die Erfolgsmitteilungen dieser Autoren auf Operationen beziehen, die unter günstigsten Voraussetzungen gemacht worden sind, d. h., sie basieren auf einer gereinigten Statistik.

Optimale Bedingungen bedeuten für eine beiderseitige Epididymovasostomie:

1. entzündliche Genese der Obliteration,
2. lebende Spermien in beiden Nebenhoden,
3. freie Durchgängigkeit beider Samenleiter bis in die hintere Harnröhre.

In unserem Krankengut erfüllten über ein Drittel der Patienten mit beiderseitiger Epididymovasostomie die Voraussetzungen nicht.

Die postoperativen Spermiogrammbefunde zeigen, daß die Normospermie eine Ausnahme ist und daß die meisten Fälle mit postoperativer Durchgängigkeit eine ausgeprägte Oligospermie mit herabgesetzter Motilität der Spermien aufweisen. Woran das im einzelnen liegt, kann man heute noch nicht mit Sicherheit sagen. Es ist durchaus möglich, daß den postoperativ nachweisbaren Spermien die Reifungsphase im Nebenhoden, von dem ein Teil bei der Operation ausgeschaltet wird, fehlt. Um alle Chancen auszunutzen, kann man diesen Patienten die Anwendung der Portiokappe zum Konzeptionsoptimum empfehlen.

Unter dem üblichen Vorbehalt ist zu vermerken, daß wir von 20 unserer operierten Patienten bisher die Nachricht erhielten, daß sie nach Wiederherstellung ihrer Zeugungsfähigkeit Vater geworden sind.

Aus den bisherigen Erfahrungen kann man für die Gruppe „Verschlußazoospermie" folgende *Schlußfolgerung* ziehen:

1. Eine Verschlußazoospermie ist für die operative Behandlung im allgemeinen dann geeignet, wenn aus der Anamnese eine vorausgegangene Epididymitis hervorgeht.
2. In sehr seltenen Fällen kann man eine Verschlußazoospermie aufgrund einer kongenitalen Fehlbildung operativ korrigieren.
   Wir selbst verfügen über 4 Fälle mit „leerer" Anamnese, die operativ korrigierbar war. Auch Marberger teilte einen solchen Fall mit (partielle Aplasie des Nebenhodenschwanzes).
3. Die Tatsache, daß bei 2 Patienten erst ein Jahr nach der Operation erstmalig Spermien im Ejakulat gefunden wurden, veranlaßt uns zu der Empfehlung, definitive Aussagen über Erfolg oder Mißerfolg des operativen Eingriffs keinesfalls vor Ablauf eines Jahres zu machen.
4. In den meisten Fällen operierter Verschlußazoospermien ist bei nachgewiesener postoperativer Durchgängigkeit eine Oligospermie zu erwarten. Diesen Patienten ist die Anwendung der Portiokappe zum Termin des Konzeptionsoptimums zu empfehlen.

2. Sterilisation

In Zukunft wird sich häufiger die Notwendigkeit ergeben, sich mit der Refertilisierung solcher Männer zu befassen, die sich aus antikonzeptionellen Gründen freiwillig sterilisieren ließen, später jedoch, z. B. beim Eingehen einer neuen Ehe, wieder zeugungsfähig werden wollen.

Eine andere, weitgehend unbekannte Ursache für die Infertilität eines zeugungswilligen Mannes ist eine unbemerkt gebliebene ein- oder doppelseitige Unterbindung oder Durchtrennung der Ductus deferentes anläßlich einer Leistenbruchoperation. Das gilt vor allem für Herniotomien im Säuglings- und Kleinkindesalter. Wir beobachteten allein 16 solcher Fälle, und ich bin sicher, daß es hier eine ansehnliche Dunkelziffer gibt.

Technik

Nach Freilegung des früheren Vasektomiebereiches werden die beiden verschlossenen Stümpfe des Ductus aufgesucht, angefrischt und die nun wieder offenen Segmente End-zu-End vereinigt. Dabei kommt es darauf an, daß die Naht peinlich exakt angelegt wird. Es genügen 3 oder 4 Nähte (Prolene 6 × 0), die bewußt durch das Lumen geführt werden. Auch hier ist eine Lupenbrille oder ein Operationsmikroskop unentbehrlich.

Wir haben bisher bei 19 Patienten nach freiwilliger bzw. unbemerkter Sterilisation eine Reanastomose gemacht. Von 14 Nachuntersuchten konnte bei 9 Patienten die postoperative Durchgängigkeit nachgewiesen werden. In dieser Gruppe sind auch die Verschlüsse nach Herniotomie enthalten, deren Korrektur wesentlich schwieriger als nach Vasoresektionen ist.

Prof. Dr. H. Klosterhalfen   Martinistraße 52
Urologische Univ.-Klinik   D-2000 Hamburg 20

L. V. Wagenknecht, K. F. Weitze, D. Krause, L. P. Hoppe, A. F. Holstein
und C. Schirren: **Alloplastische Spermatozele**

Von 380 in der Urologischen Universitätsklinik Hamburg wegen Verschlußazoospermie
in den letzten 10 Jahren operierten Patienten war eine Epididymo-Vasostomie bei 77 von
ihnen nicht möglich aufgrund einer langstreckigen Stenose oder Agenesie des Ductus deferens.

Die von Schoysman beschriebene Methode, Sperma aus einem künstlichen Spermatozoenreservoir zu gewinnen und bei der Ehefrau zu inseminieren, wäre eine denkbare
Möglichkeit, den Wunsch dieser Patienten nach eigenen Kindern zu erfüllen [1,2].

Die Bildung einer Spermatozele unter Verwendung von Venentransplantaten führte
bei 16 von uns operierten Patienten ausnahmslos zur Obliteration und Fibrosierung. Es
sollte daher im Tierexperiment eine brauchbare Methode entwickelt werden, eine
Kunststoffprothese als Spermatozoenreservoir zu verwenden [3,4].

In 2 Gruppen von jeweils 15 Ratten wurde eine Silikon-Pelotte von 1 cm Länge und
0.12 ml Fassungsvermögen mit ihrem Dakronsaum (Abb. 1) auf den Kopf- bzw.
Schwanzbereich des Nebenhodens implantiert (Abb. 2). Die perkutane Aspiration ergab
bis zu 4 Monate postoperativ lebende Spermatozoen, obwohl deren Anzahl und Motilität sich zunehmend verringerte.

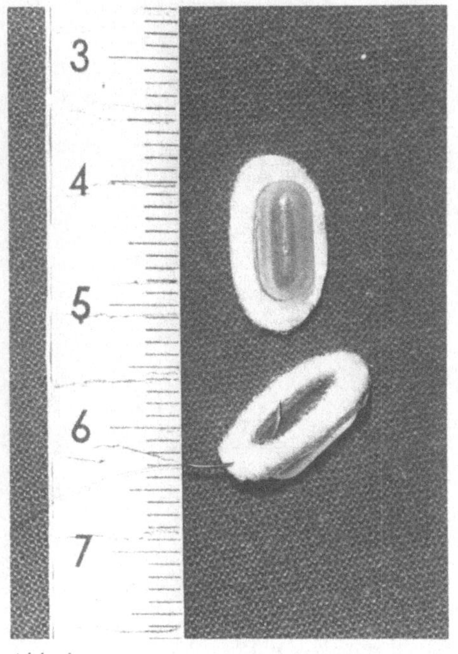

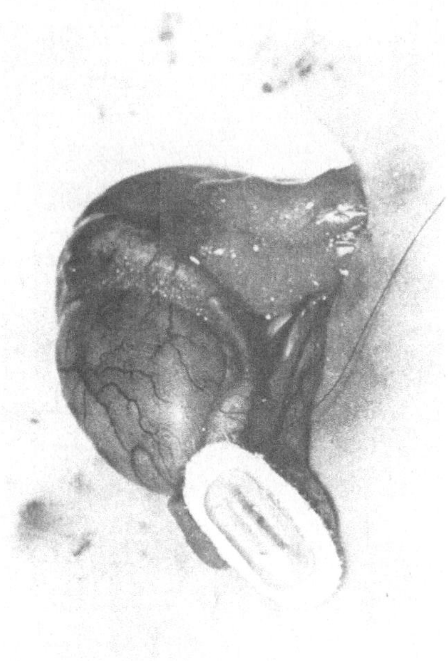

Abb. 1   Abb. 2

Die Gewebsreaktion um die Silikonprothese war gering. Der Dakronsaum enthielt
dichtes Granulationsgewebe und Lymphkapillaren. Die aus diesen Prothesen zu unterschiedlichen Zeiten nach der Operation abpunktierten Spermatozoen zeigten um so bessere Morphologie und Motilität:

1. je früher sie postoperativ gewonnen wurden und
2. je weiter distal die Prothese am Nebenhoden angebracht war.

Anzahl der Tiere
Punktionen NH - Schwanz Prothesen
15
10
5
1
OP
n = 15
3. - 4. Tag
n = 15
6. - 7. Tag
n = 14
8. - 11. Tag
n = 13
12. - 17. Tag
n = 13
21. - 30. Tag
n = 11
6 Wochen
n = 11
2 Monate
n = 8
4 Monate
n = 4
Anzahl der Tiere
Punktionen NH - Kopf Prothesen
15
10
5
1
OP
n = 15
3. - 4. Tag
n = 15
6. - 7. Tag
n = 12
8. - 11. Tag
n = 12
12. - 17. Tag
n = 12
21. - 30. Tag
n = 10
6 Wochen
n = 10
2 Monate
n = 10
4 Monate
n = 5
Spermatozoen / Gesichtsfeld
> 70
30 - 70
5 - 30
1 - 5

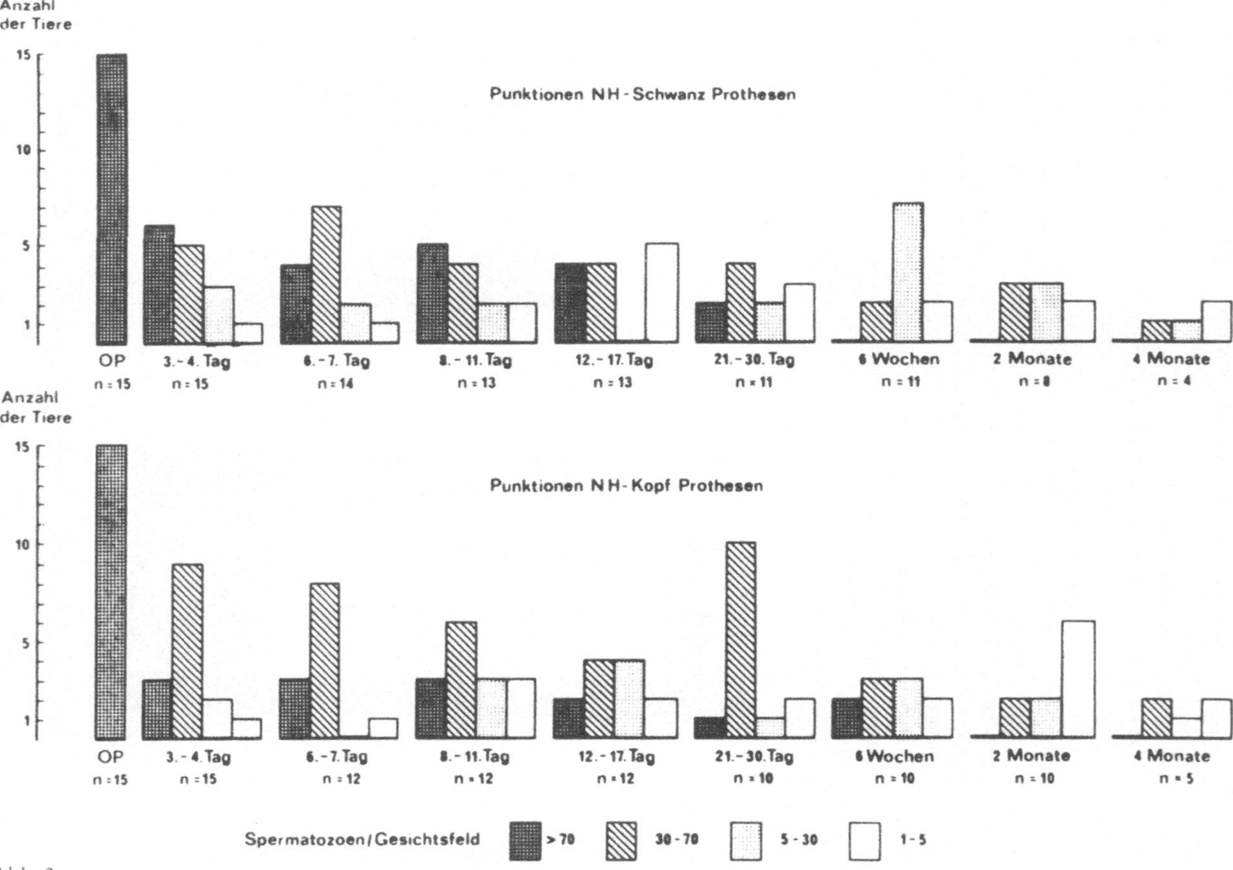

Abb. 3

Bei 4 geschlechtsreifen Bullen wurde in Halothannarkose eine gleichartige Silikonpelotte mit einem Fassungsvermögen von 1 ml beidseits auf den Nebenhodenschwanz implantiert.

In 2tägigen Abständen bis zu 14 Tagen postoperativ wurden 0,2 bis 0,8 ml aus der Prothese perkutan abpunktiert und zwischen 10 und 60% vorwärtsbewegliche und morphologisch überwiegend intakte Spermatozoen gewonnen. Nach Tiefgefrierung und 6wöchiger Lagerung bei −196° C wurden 8 Rinder mit dem aufgetauten Punktatsperma inseminiert. 4 dieser Tiere erwiesen sich als tragend.

Die klinische Anwendung erscheint gerechtfertigt.

Literatur

1. Schoysman. R.: Bull. Soc. belge Gynec. Obstet. **38**, 307–317 (1968) – 2. Schoysman, R., Drouart. J. N.: Acta chir. belg. **71**, 261–280 (1972) – 3. Wagenknecht, L. V., Holstein, A. F., Schirren. C.: Verschlußazoospermie – Tierexperimentelle Untersuchungen an Ratten. Andrologische Workshop Konferenz. Hamburg. Sept. 1974 – 4. Wagenknecht, L. V., Holstein, A. F., Schirren. C.: Andrologie **7**, 273–286 (1975)

Priv.-Doz. Dr. L. V. Wagenknecht
Urologische Universitätsklinik
Martinistraße 52
D-2000 Hamburg 20

B. LEIBUNDGUT: **Mikrochirurgie in der Behandlung der Verschlußazoospermie**

Die operative Therapie der Verschlußazoospermie erstrebt die Herstellung einer freien Durchgängigkeit der ableitenden Samenwege bei primär selten angeborener oder sekundär postinfektiöser Obstruktion. Eine zusätzliche Indikation ist der Refertilisierungswunsch nach Vasektomie.

Der Einsatz der Mikrochirurgie zur Behebung der Verschlußazoospermie ist ein Versuch zur Verbesserung der Chancen solcher Eingriffe. Welche Vorteile bietet die Mikrochirurgie. und wie gerechtfertigt sich der doch recht erhebliche apparative und instrumentelle Aufwand?

Unser Ziel ist ein möglichst gewebeschonendes Operieren an kleinen Strukturen. Eine gute zentrale Beleuchtung mit einem uneingeschränkten Blickfeld gestatten die scharfe Differenzierung der einzelnen Gewebeschichten und ermöglichen die präzise Anwendung von feinstem Nahtmaterial (Yaşargil. 1969). Das binokulare Operationsmikroskop Nr. 1 der Firma Zeiss genügt den Anforderungen zum Einsatz in der Fertilitätschirurgie vollauf.

Die mikrochirurgischen Instrumente haben in der Regel einen bajonettförmigen Griff. Dadurch liegt die Hand des Operateurs außerhalb des Operationsfeldes. Gut bewährt haben sich die feinen Uhrmacherpinzetten. sie sind billig in der Anschaffung und erlauben präzises Arbeiten.

Monofiler Nylonfaden in den Stärken 7-0 bis 8-0 verwenden wir als Nahtmaterial. Er ist genügend reißfest. recht elastisch und leicht mit dem Nadelhalter zu knüpfen. Sein Vorzug liegt in der sehr geringen Reaktion des genähten Gewebes.

Nach experimentellen Untersuchungen von Shelor und Witherington (1975) soll der resorbierbare Faden aus Polyglycolsäure für Vasovasostomien dem monofilen, nicht resorbierbaren Polypropylen überlegen sein. Beim resorbierbaren Nahtmaterial wurden geringere Einlagerung von Kollagen in der Muskularis des Vas deferens beobachtet. Wir selber haben damit keine eigenen Erfahrungen gesammelt.

Die Diagnose einer Verschlußazoospermie erfolgt aufgrund einer ambulant durchgeführten beidseitigen Hodenbiopsie, die eine normale Spermiogenese oder höchstens eine geringgradige tubuläre Atrophie aufweisen. Eine Vasagenesie wurde in einem Viertel der von uns revidierten Verschlußazoospermien gefunden. Wegen der schlechten Ergebnisse des Autors haben wir verzichtet, eine künstliche Spermatozele nach Schoysman anzulegen.

Für die Revision der Samenwege bevorzugen wir die Allgemeinnarkose, sie gewährleistet ein ungestörtes, ruhiges Arbeiten.

Beide Skrotalfächer werden durch einen Hautschnitt in der Raphe scrotalis eröffnet. Nach einer topographischen Orientierung, insbesondere der Identifikation der Vasa deferentia, wird bei einer entzündlichen Verschlußazoospermie der Nebenhoden der einen Seite zur Darstellung gebracht. Er wird im mittleren Drittel gegen das kaudale Ende zu tief inzidiert. Der Nachweis von mindestens 10 lebenden Spermatozoen ist die Grenze, jenseits welcher die Epididymo-Vasostomie sinnvoll erscheint. Gelegentlich muß die Inzisionsstelle noch vertieft werden, um die verlangte Spermatozoenzahl zu fördern. Bei Fehlen von Spermatozoen verzichten wir auf die Anastomose.

Seit längerer Zeit führen wir die Vaso-Vesikulographie nicht mehr aus. Die Gefahr der von einzelnen Autoren (Kaufmann, 1974; Schirren, 1975) befürchteten Schädigung des Zylinderepithels durch das hyperosmolare Kontrastmittel wird durch die Röntgendarstellung der Abflußwege nicht aufgewogen. Wir konnten in den Samenblasen nach 4 bis 5 Tagen 30%iges Urografin noch zur Darstellung bringen. Offenbar sind die Resorptionsvorgänge in diesem Organ sehr träge. Die Durchgängigkeit des Lumens wird mit physiologischer Kochsalzlösung geprüft. Ein 000 monofiler Nylonfaden läßt sich mühelos distalwärts vorschieben. Das gleiche Fadenmaterial dient uns zur Schienung der Anastomose. Das proximale Ende wird durch den Nebenhodenkopf nach außen abgeleitet und an der Skrotalhaut fixiert. Nach sieben Tagen wird er entfernt.

Der Verschluß der ableitenden Samenwege wird meist im Nebenhodenschwanz lokalisiert. Der obliterierte Abschnitt wird durch eine *Seit-zu-Seit-Epididymo-Vasostomie* überbrückt. Bei der Nahttechnik bemühen wir uns, die Einstichstellen exakt in der Muskularis des Vas deferens zu plazieren, ohne dabei das Lumen mitzufassen. Der Inzisionsrand des Nebenhodens wird nur sparsam gefaßt. Die Anastomose soll spannungsfrei liegen und selbstverständlich die Gefäße schonen. Seit einem Jahr verwenden wir auf Vorschlag von Klosterhalfen die fortlaufende Naht. Die Anastomose wird dadurch möglichst abgedichtet und verhindert das Austreten von Spermatozoen. Möglicherweise läßt sich die Entstehung von Spermagranulomen vermeiden.

Die Rekonstruktion des Samenleiters nach Vasektomie wird in analoger Weise durchgeführt. Die *End-zu-End-Vaso-Vasostomie* wird einschichtig in Einzelknopfnähten angelegt, wobei auch hier nur die Muskularis gefaßt wird. Die Anastomose ist gelegentlich nicht ausführbar, da die seinerzeitige Vasektomie den Bereich des Nebenhodenschwanzes miteinbezog. Auf den angefrischten Schnittflächen sollen nebenhodenwärts Spermien im Nativpräparat nachweisbar sein. Das zur Urethra führende Segment des Vas deferens wird mittels einer Lymphographienadel kanüliert und die Durchgängigkeit mit physiologischer Kochsalzlösung geprüft. Auch hier wird die Anastomose mit einem 000 Nylonfaden geschient. Wir sind der Auffassung, daß bei einer Anastomose ohne Flow an der Nahtstelle eine Thrombosierungsbereitschaft besteht. Der Splint wird ca. 5 cm weiter urethrawärts durch die Samenleiterwand herausgeführt und auf der Skrotalhaut fixiert.

Resultate

Wegen Verschlußazoospermie wurden 9 Patienten revidiert (Tabelle 1). Die Situation während des Eingriffs erlaubte eine doppelseitige *Epididymo-Vasostomie* bei 5 Patienten. Bei 4 weiteren Patienten war die Anastomose nur einseitig möglich. Bei den Kontrollen

Tabelle 1. Epididymovasostomie

9 Patienten		5 Anastomosen doppelseitig 4 Anastomosen einseitig

Operationsresultat

1 Normospermie
1 Normospermie + 1 Kind

zeigten 2 Patienten Normospermie, einer davon ist inzwischen glücklicher Vater. Bei diesen beiden Patienten hatte die Anastomose doppelseitig ausgeführt werden können.

Eine *Vaso-Vasostomie* zur Refertilisierung (Tabelle 2) erfolgte bei 5 Patienten. Das Intervall zwischen Durchtrennung und Wiederherstellung der Kontinuität des Samenleiters betrug 4–7 Jahre. Vier Anastomosen konnten doppelseitig angelegt werden. Bei einem Patienten war diese wegen einer nebenhodenwärts zu ausgedehnten Vasresektion nur einseitig möglich. Bei 2 Patienten erwiesen sich die Anastomosen als durchgängig, und das Spermiogramm war normal. Einer davon hatte nur einseitig operiert werden können. Er wurde Vater, bedauerlicherweise kam das Kind tot zur Welt.

Tabelle 2. Vaso-Vasostomie

5 Patienten		4 Anastomosen doppelseitig 1 Anastomose einseitig

Operationsresultat

1 Normospermie
1 Normospermie + 1 Totgeburt

Zusammenfassung

Der Einsatz der Mikrochirurgie soll als Versuch gelten, die Chancen einer operativen Therapie bei einer Verschlußazoospermie zu verbessern. Bei einem Viertel der revidierten Verschlußsyndrome fand sich eine Vasagenesie, hier mußte auf eine weitere chirurgische Rekonstruktion verzichtet werden. Eine Obstruktion im Bereich des Nebenhodenschwanzes wurde durch eine Seit-zu-Seit-Epididymo-Vasostomie in mikrochirurgischer Technik überbrückt. Von 9 Anastomosen sind 2 durchgängig, ein Patient wurde glücklicher Vater. In analoger Weise wird bei der Refertilisierung nach Vasektomie vorgegangen, die Kontinuität wird durch eine End-zu-End-Vaso-Vasostomie wiederhergestellt. Von 5 Anastomosen sind 2 durchgängig, einmal wurde ein Kind geboren.

Literatur

Yaşargil, M. G.: Microsurgery. Stuttgart-New York-London: Georg Thieme 1969 – Shelor, W. C., Witherington, Roy: Invest. Urol. **13**, 223 (1975) – Kaufmann, J., Klosterhalfen, H., Schirren, C.: Urol. int. **29**, 23 (1974) – Schirren, C., Scholz-Jordan, D.: Urologe A **14**, 154 (1975)

Dr. B. Leibundgut
Urologische Universitätsklinik
Kantonsspital
CH-4031 Basel

G. Lunglmayr: **Therapie der Subfertilität**

Einleitung

Die Therapie der Subfertilität ist eine bedeutende und zugleich schwierige Aufgabe für den andrologisch tätigen Arzt. Die Bedeutung der therapeutischen Probleme ergibt sich aus der Häufigkeit subfertiler Männer in einem andrologischen Krankengut; so z. B. konnten bei 1243 Patienten, die von 1962 bis 1976 in der andrologischen Beratungsstelle der Urologischen Universitätsklinik Wien behandelt wurden, 823 Patienten mit Subfertilität gefunden werden.

Die Subfertilität unterscheidet sich von der Infertilität durch die prinzipiell vorhandene Zeugungsfähigkeit, d. h. motile Spermien sind im Ejakulat immer nachweisbar. Die Fertilität dieser Ejakulate ist jedoch mäßig bis hochgradig eingeschränkt, wobei Störungen sowohl an den Spermien als auch der Zusammensetzung des Spermaplasmas verantwortlich sein können. Am häufigsten ist eine Reduktion der Motilität der Spermien und eine Zunahme der Sekretion pathologischer Formen zu finden. Die Herabsetzung der Spermiendichte kann nur sehr bedingt als fertilitätsmindernd betrachtet werden (Eliason). Weitere Ursachen für die Subfertilität sind eine Verminderung der Spermaplasmafruktose, das Auftreten von Spermagglutinationen sowie Veränderungen des DNS-Gehaltes der Spermien.

Die Schwierigkeit der Therapie der Subfertilität liegt im wesentlichen darin, daß nur in etwa 30% der Patienten eine Ursache, wie etwa eine Varikozele, Entzündungen des Hodens oder der Adnexe, Intoxikationen und Dysfunktionen im endokrinen System nachweisbar ist. Nur derartige Störungen sind einer kausalen Therapie zugänglich. Die pathogenetischen Mechanismen der sogenannten idiopathischen Oligozoospermie sind jedoch weitgehend unbekannt. Es handelt sich um ein Symptom, welches sich in einer Verringerung der Spermiendichte, der Motilität und einer Erhöhung pathologischer Spermienformen im Ejakulat äußert. Die Störung ist im Tubulus lokalisiert. Die hormonale Regulation der Hypophysen-Leydigzellachse ist vollkommen intakt (Lunglmayr et al.). Dementsprechend ist kein Androgenmangel nachweisbar und die Potentia coeundi sowie die maskuline Entwicklung ungestört. Ziel der vorliegenden retrospektiven Analyse ist eine Aussage über die Möglichkeiten und Grenzen der therapeutischen Beeinflußbarkeit der idiopathischen Oligozoospermie.

Beurteilungskriterien der Therapie

Der Darstellung therapeutischer Verfahren sollen einige Bemerkungen über die Beurteilung des Therapieerfolges vorangestellt werden. Dabei ist der Effekt der therapeutischen Maßnahme auf die Ejakulatparameter sowie der Eintritt einer Konzeption zu berücksichtigen.

Veränderungen der Spermiendichte, Motilität und des Differentialspermiogramms unter Therapieeinfluß sind immer kritisch zu bewerten, da diese Parameter einer erheblichen physiologischen Variationsbreite zwischen einzelnen Untersuchungszeitpunkten unterliegen. So z. B. zeigte Horvath kürzlich, daß sich rhythmische Veränderungen der Spermatogenese in Änderungen der Spermiendichte in 14- bis 16tägigen Intervallen äußern. Schwankungen der Ejakulatparameter über 100–200% ohne Therapieeinfluß zwischen Untersuchungszeitpunkten von 2 bis 6 Wochen sind keine Seltenheit.

Bei der Beurteilung der Konzeptionsrate ist zu berücksichtigen, daß der subfertile Patient an sich zeugungsfähig ist und Zufallsschwangerschaften zu Fehlinterpretationen eines Therapieerfolges Anlaß geben können.

Bei der Beurteilung von Therapieerfolgen müssen derartige Faktoren prinzipiell in Erwägung gezogen werden.

Therapie

a) Allgemeine Maßnahmen

Im Vordergrund steht die exakte Abklärung des Fertilitätsstatus der Frau mit genauer Erfassung des Zyklus und der Ovulation. Die Abstimmung der Koitusfrequenz muß dahingehend erfolgen. daß eine Kohabitation zum Zeitpunkt des Eisprunges stattfinden soll. Die Kohabitation ist jedoch keinesfalls auf diesen Zeitpunkt zu beschränken, da bei längerer Karenz des Mannes die Motilität der Spermien abnimmt und die Sekretion pathologischer und unreifer Formen zunimmt. Die intrauterine Insemination mit Nativsperma zum Zeitpunkt der Ovulation ist bei Ehepartnern zu empfehlen, bei denen eine Kohabitation zum Konzeptionsoptimum der Frau nicht gewährleistet ist.

Die Verwendung von Split-Ejakulaten für die Insemination brachte keine überzeugenden Ergebnisse (Arata et al.).

Zu den allgemeinen Maßnahmen gehört auch die Elimination schädigender Noxen. wie Nikotin (Schirren) und Alkohol. Dadurch werden günstigere Voraussetzungen für eine Konzeption geschaffen.

b) Hormonbehandlung

Gonadotropine können sowohl als Monotherapie mit Human Menopausal Gonadotropin (HMG). Human Chorion Gonadotropin (HCG) als auch in Form einer Kombinationstherapie mit HMG und HCG verwendet werden (Reich u. Günther, Molnár, Misurale et al.. Polishuk et al.. Lunenfeld et al., Joel).

Der statistische Vergleich der Ejakulatbefunde nach alleiniger HMG- oder HCG-Behandlung ergab keine relevanten Veränderungen der Dichte, Motilität oder des Differentialspermiogramms. Die Kombinationstherapie führte lediglich zu einer Erhöhung der Spermiendichte (Tabelle 1). In Tabelle 2 wurde die Anzahl der Konzeptionen mit den Veränderungen der Ejakulate verglichen. Die Analyse ergab eine Konzeptionsrate von 18%. ohne daß jedoch eine signifikante Beziehung zur Besserung der Ejakulatbefunde bestand.

Tabelle 1

	Anzahl der Patienten	Spermiogramm		
		Ausgangswerte		nach Behandlung
HMG	37	Dichte (Mio/ml)	16,6 ± 4,8	18,2 ± 8,6
(225 IE/Woche		Motilität (%)	18,6 ± 5,8	23,5 ± 4,6
über 12 Wochen)		Normalformen (%)	33,4 ± 10,4	36,8 ± 4,6
HCG	26	Dichte (Mio/ml)	16,4 ± 5,4	20,8 ± 11,6
(5000 IE/Woche		Motilität (%)	23,4 ± 6,9	20,6 ± 5,6
über 12 Wochen)		Normalformen (%)	31,4 ± 3,8	30,7 ± 6,8
HMG + HCG	38	Dichte (Mio/ml)	16,8 ± 7,3	38,0 ± 4,6
(12 Wochen)		Motilität (%)	23,8 ± 4,3	20,7 ± 5,6
		Normalformen (%)	28,6 ± 5,8	32,4 ± 8,2

Androgene wurden in Form der sogenannten „Rebound Therapie" verwendet. Die hochdosierte Applikation von Testosteron führt infolge der hypophysären Hemmung der Lh- und FSH-Freisetzung zur Azoospermie. Nach Absetzen der Testosteronmedikation kann eine überschießende Spermienproduktion beobachtet werden. Dieser Effekt wird als „Rebound" bezeichnet und zur Verbesserung der Ejakulatbefunde herangezogen (Heller et al.. Heckel et al., Lamensdorf et al., Rowley u. Heller, Joel).

Tabelle 2

Therapie mit HMG (n = 37)

Spermiogramm		Konzeption
gebessert	n = 8	n = 1
gleichbleibend	n = 18	n = 1
verschlechtert	n = 11	n = 3

Therapie mit HCG (n = 26)

gebessert	n = 6	n = 1
gleichbleibend	n = 15	n = 7
verschlechtert	n = 5	n = 0

Therapie mit HMG + HCG (n = 38)

gebessert	n = 11	n = 0
gleichbleibend	n = 20	n = 3
verschlechtert	n = 7	n = 2

gleichbleibendes Spermiogramm = innerhalb von ± 20% der Ausgangswerte

Anhand der eigenen Untersuchungsergebnisse ist ersichtlich, daß bei 40% der Patienten mit Oligozoospermie eine anhaltende Verschlechterung nach der Rebound-Therapie bis zur persistenten Azoospermie in 10 Patienten eintrat. Aufgrund der vorliegenden Erfahrungen kann diese Behandlungsmethode nicht mehr empfohlen werden.

Als Fortschritt in der Androgentherapie der idiopathischen Oligozoospermie wurde die Entwicklung des Mesterolons angesehen. Das 1α-Methyl-androstan-17-β-ol-on verursacht in einer Dosierung von 75 mg oral/Tag keine Hemmung der hypophysären Gonadotropinsekretion und damit Androgenproduktion (Laschet et al., Petry et al., Lunglmayr u. Spona). Darauf wurde das Konzept einer peripher wirksamen Androgentherapie ohne Hemmung der endogenen Androgenproduktion aufgebaut.

Die Ergebnisse mit oralem Mesterolon in der angegebenen Dosierung sind allerdings enttäuschend (Tabelle 3). Veränderungen der Ejakulatbefunde waren nicht zu verzeichnen. Konzeptionen konnten auch unter Reduktion der Spermiendichte während der Therapie vermerkt werden. Bemerkenswert ist, daß Konzeptionen auch schon nach 3- bis 4wöchiger Therapie eintraten.

Tabelle 3. Behandlungsergebnisse mit Mesterolon (n = 68), 75 mg/die über 12 Wochen

	Ausgangswert		nach Therapie	Konzeption
Asthenozoospermie n = 22	Motilität in %	23 ± 4,6	21 ± 3,4	2
Oligozoospermie n = 46	Dichte in Mio/ml	32 ± 10,8	38 ± 10,8	
	Motilität in %	40 ± 8,4	48 ± 6,2	5
	Normalformen in %	43 ± 7,6	41 ± 6,4	

Schlußfolgerungen

Überblickt man die Ergebnisse der Therapie der idiopathischen Oligozoospermie im
Schrifttum und die Ergebnisse des eigenen Krankengutes kritisch, so läßt sich weder eine
gezielte Indikationsstellung zu einer der erwähnten Therapieformen noch eine signifikante Beeinflussung dieses Krankheitsbildes ableiten. Es bleibt natürlich zu erwähnen,
daß die Ausgangswerte der Patienten von der hochgradigen Oligozoospermie bis zur
leichten Asthenozoospermie schwankten. Es ist gesichert, daß eine leichte Fertilitätsstörung, die sich in einer mäßiggradigen Verminderung der Spermiendichte oder Motilität
äußert, eher auf die Hormonbehandlung anspricht als eine hochgradige Oligozoospermie. Die Grundlage für eine gezielte Indikationsstellung zu therapeutischen Maßnahmen sowie pharmakokinetische Aspekte bleibt jedoch einer weiteren experimentellen
und klinischen Basisforschung vorbehalten.

Literatur

Arrata, W. S. M., Arronet, G. H., Dery, J. P.: Fertil. Steril. **20**, 460 (1969) – Eliason, R.: Diagnosis and Therapy of Male Infertility. Proc. 1ˢᵗ International Congress on Andrology, Barcelo-
na 1976 – Heckel, N. J., Rosso, W. A., Kestel, L.: J. Clin. Endocrinol. **11**, 235 (1951) – Heller,
C. G., Nelson, W. O., Hill, I. B., Henderson, E., Maddock, W. O., Jungck, E. C., Paulson, C. A.,
Mortimore, G. E.: Fertil. Steril. **1**, 415 (1950) – Horvath, L.: Rhythm of Spermatogenesis.
Proc. 1ˢᵗ International Congress of Andrology, Barcelona 1976 – Joel, C. A.: Treatment of As-
permia, Azoospermia, Oligozoospermia with Human Chorionic Gonadotropin. In: Fertility
Disturbances in Men and Women (Hrsg. Joel, C. A.), p. 217. Basel: Karger 1971 – Joel, C. A.:
Fertil. Steril. **11**, 384 (1960) – Lamensdorf, H., Compere, D., Begley, G. B.: Fertil. Steril. **26**,
469 (1975) – Laschet, U., Niermann, H., Laschet, H.: Acta endocrinol. Suppl. **119**, 55 (1967) –
Lunenfeld, B., Mor, A., Mani, M.: Fertil. Steril. **18**, 581 (1967) – Lunglmayr, G., Spona, J.:
Fortr. Fertil. Forsch. **3**, 89 (1967) – Lunglmayr, G., Holzner, H. J., Breitenecker, G., Spona, J.:
Urol., Nephrol., im Druck – Misurale, F., Cagnazzo, G., Storace, A.: Fertil. Steril. **20**, 650
(1969) – Molnár, J.: Andrologie **3**, 71 (1971) – Petry, R., Rausch-Stroomann, J. G., Hienz,
H. A., Senge, Th., Mauss, J.: Acta endocrinol. **59**, 497 (1968) – Polishuk, W. Z., Palti, Z., Lau-
fer, A.: Fertil. Steril. **18**, 127 (1967) – Reich, P., Günther, E.: Andrologie **5**, 339 (1973) – Row-
ley, M. J., Heller, C. G.: Fertil. Steril. **23**, 498 (1972) – Schirren, C.: Praktische Andrologie.
Hartmann 1971

Dr. G. Lunglmayr
Urologische Universitätsklinik
Alserstraße 4
A-1090 Wien

M. GLEZERMAN und B. LUNENFELD: **Therapie des männlichen Hypo-gonadismus**[*]

Von alters her wird unter dem Begriff des Hypogonadismus die augenfällige Manifestation der Unterfunktion der Hoden verstanden, d. h. die androgenetische Hodenunter-
funktion. Mithin wurde Hypogonadismus und Hypoandrogenämie oftmals gleichgesetzt.
Wenn eine Fertilitätsstörung beim Manne letztlich auf einer Hodenfehlfunktion beruht,
letztere aber vorzüglich als im Androgenmangel resultierend antizipiert wird, liegt die oft
schicksalschwere Verwechslung zwischen geschlechtlicher Manneskraft und Fertilität
nicht fern. So mag es uns gestattet sein, im Sinne der Maxime der Götter, welche die
Diagnose bekanntlich vor die Therapie gestellt haben, den Begriff des Hypogonadismus

[*] Diese Arbeit wurde ermöglicht durch die Unterstützung der Ford Foundation Grant 67–470
und der Weltgesundheitsbehörde.

in Erinnerung zu rufen. Wir verstehen unter dem Begriff des Hypogonadismus die Unterfunktion entweder der spermatogenetischen oder der steroidogenetischen Hodenfunktion, oder aber beide Bereiche simultan.

Die Therapie des Hypogonadismus wird Substitutionscharakter haben im Falle des klinischen Androgenmangels bei fehlenden oder nicht stimulierbaren Hoden und Induktionscharakter haben bei ansprechbaren Leydigzellen. Im Falle der Dysspermatogenese wird die Therapie ebenfalls induktiv sein. Die Interaktion der steroidogenetischen und spermatogenetischen Hodenfunktion erfordert in der Regel das therapeutische Angehen beider Sektoren bei Fertilitätsstörungen. Bei endokrin bedingter Störung der Potenz kann die spermatogenetische Komponente vernachlässigt werden. Die Auswahl eines Therapieweges erfordert daher zum einen die exakte diagnostische Abklärung [17] und zum anderen die Definierung der maximalen Forderung, welche bei einem gegebenen Patientenkollektiv an ein Therapieschema gestellt werden kann.

Der hypergonadotrope Hypogonadismus, gekennzeichnet durch hohe Gonadotropin-Werte bei gestörter oder fehlender Spermatogenese, ist hinsichtlich der Fertilitätstherapie infaust. Lediglich die Androgensubstitutionstherapie in Fällen, bei denen auch die Testosteronproduktion vermindert ist, kann angeboten werden, und die Ausprägung sekundärer Geschlechtsmerkmale und geschlechtlicher Potenz induziert werden.

Die Hodenagenesie oder das Post-Kastrationssyndrom mögen hierzu als Beispiel dienen. Ebenso sind chromosomale Aberrationen mit primärer Tubulusschädigung wie das Klinefeltersyndrom keiner kausalen Therapie zugänglich, und lediglich die exogene Androgensubstitutionstherapie oder die leydigzellenstimulierende Therapie mit humanem Choriongonadotropin (HCG) kann angeboten werden. Schließlich entziehen sich das sogenannte Sertolizell-Syndrom ebenso wie iatrogene irreversible Germinalzellschädigungen oder post-entzündliche Tubulischädigungen der kausalen Fertilitätstherapie, und lediglich bei zusätzlich bestehendem Androgenmangel kann symptomatisch substitutionell (Testosteron) oder induktiv (HCG) eingeschritten werden.

Die Gonadotropinbestimmung bei Azoospermie wird demnach dem in der Fertilitätssprechstunde ratsuchenden Patienten den oft langen und schmerzlichen diagnostischen Weg abkürzen helfen. Es scheint aber notwendig, in diesem Zusammenhang eine Patientengruppe zu erwähnen, bei welcher zwar normale Gonadotropinwerte bei Azoo- oder extremer Oligozoospermie gefunden werden, die aber von uns als hypergonadotrop eingestuft und daher therapeutisch nicht angegangen wird. Es handelt sich hierbei um Männer, die im Gonadotropin-Releasing-Hormon-Test (GnRH-Test) [6], d. h. nach Verabfolgung von 100 µg synthetischem GnRH i.m. oder i.v. mit einer überschießenden Reaktion der FSH-Spiegel reagiert haben [8] (Abb. 1).

Diese Reaktion deutet auf eine Störung im Rückkoppelungsmechanismus hin, wahrscheinlich im Sinne eines Inhibinmangels, welcher seinerseits auf eine primäre Störung

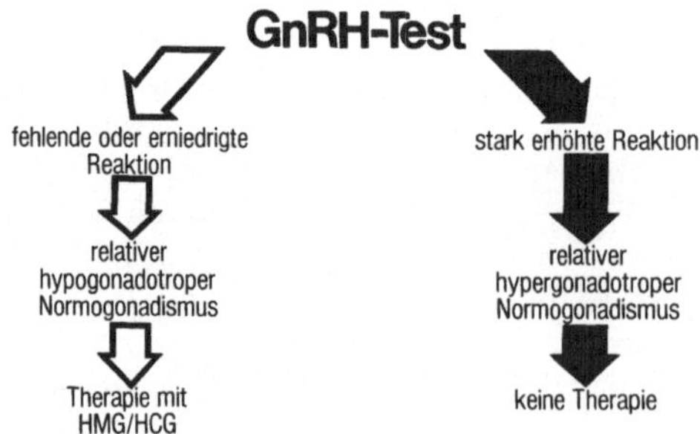

Abb. 1. Die Reaktion auf GnRH läßt den relativen hypergonadotropen vom relativ hypogonadotropen Normogonadismus abgrenzen

im Spermatogenese-Sertolizellsystem zurückzuführen sein mag. Werte aus einem GnRH-Test beim Sertolizellsyndrom mögen zur Illustration dienen (Tabelle 1).

Tabelle 1. Hypergonadotroper Hypogonadismus (Sertolizell-Syndrom, GnRH-Test)

FSH mIE/ml	LH mIE/ml	Test. ng/ml	E_2 pg/ml	min
22	3.9			–20
23	**4,2**	**9,6**	**20**	**0**
48				15
65	8.8			30
56				60
96	9.9			90
158				150
62	5.5	12,8		180

Die Therapie des hypogonadotropen Hypogonadismus, d. h. der Unterfunktion des Hodens aufgrund Gonadotropinmangels, erfordert zunächst die Lokalisation [7] der Störung (Abb. 2).

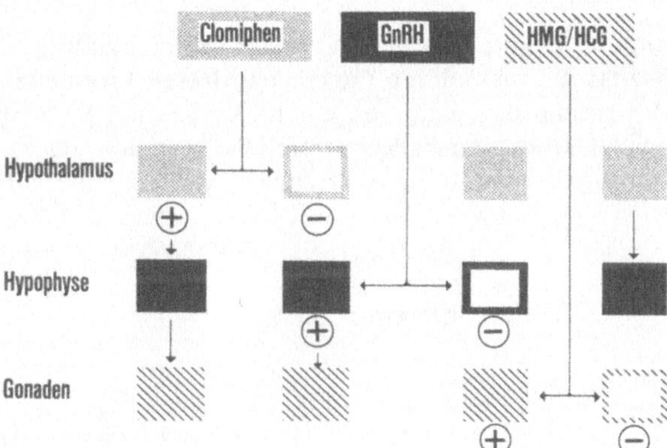

Abb. 2. Die Verwendung von Clomiphen, GnRH und HMG/HCG in dynamischen Tests gestattet die Differentialdiagnose zwischen hypothalamischen, hypophysären und gonadalen Störungen

Die hypothalamische Kapazität, gonadotropes Releasing Hormon freizusetzen, kann mit Hilfe des Clomiphenzitrates [25,26] abgeschätzt werden. Diese, den synthetischen Östrogenen verwandte Substanz bewirkt beim Gesunden die Ausschüttung von GnRH [14,15,16,21], welches bei potenter Hypophyse zu einem Anstieg der Gonadotropine führt. Da die Bestimmung von GnRH im peripheren Blut heute noch auf wenige Speziallabors beschränkt ist und auch noch nicht die erforderlichen Genauigkeitsgrade erreicht hat, wird man sich daher auf die Gonadotropinbestimmungen beschränken müssen. Die Hypophysenfunktion kann dann mit dem früher erwähnten GnRH-Test untersucht werden. Fehlendes Ansteigen der Gonadotropine nach GnRH-Gabe läßt auf eine Hypophysenstörung schließen (Abb. 2). Schließlich kann die Leydigzellfunktion mit Hilfe des HCG-Testes erfaßt werden [16]. Injektionen von 5000 IE HCG alle 5 Tage während 3 Wochen führen bei intakter steroidogenetischer Leydigzellfunktion (Abb. 3) zu einem Anstieg der Plasmatestosteron-Werte. Hierzu parallel ansteigende Fruktose, Car-

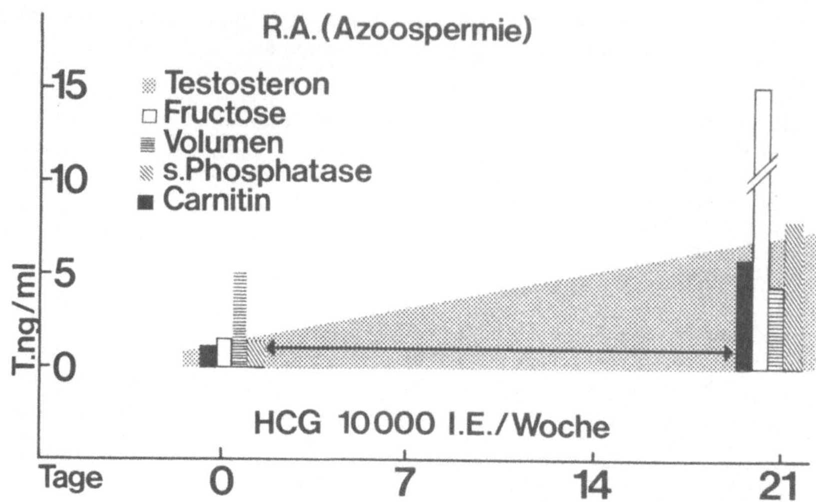

Abb. 3. Primäre hypophysäre Störungen – R. A. (Azoospermie). Während der Administrationsperiode von HCG lassen ansteigende Werte der Samenplasmamarker (17) im ansteigenden Plasmatestosteronfeld auf die Funktionstüchtigkeit der sekundären Geschlechtsdrüsen schließen

nitin und saure Phosphatase-Werte im Ejakulat weisen überdies auf die funktionelle Kapazität der sekundären Geschlechtsdrüsen hin. Beim Patienten aus Abb. 4 war der Testosteronanstieg nicht von einem Anstieg der Samenplasmavolumen und der Fruktose gefolgt. In diesem Falle war die Diagnose normogonadotrope Azoospermie bei intakter Leydigzellfunktion bei vermutlicher Agenese der Samenblasen.

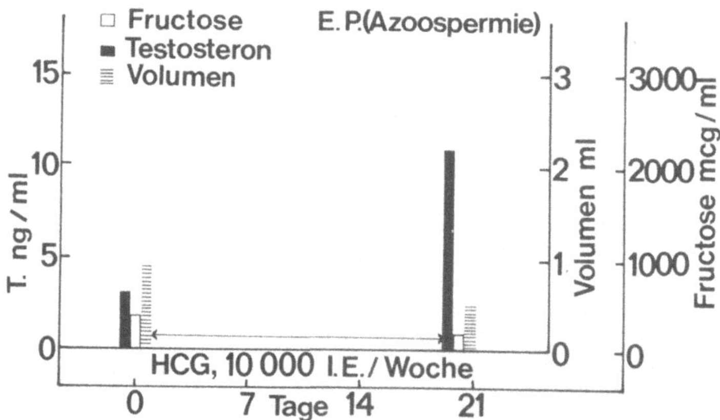

Abb. 4. Normogonadotroper Normogonadismus – E. P. (Azoospermie). Während der Administrationsperiode von HCG weist fehlender Anstieg der Fruktosewerte bei ansteigenden Testosterontitern im Blut auf eine Funktionsstörung oder Agenese der Samenbläschen hin.

Hat es sich gezeigt. daß bei unseren hypogonadotropen Patienten die Clomiphenmedikation ein Ansteigen der Gonadotropine bewirkt, eine Situation, die wir als Rückkoppelungsstörung definieren würden, böte sich die Therapie mit diesem Präparat an. Leider hat die Erfahrung gezeigt, daß offenbar der zusätzliche direkte negative Effekt des Clomiphen auf die Spermatogenese diesen Therapieweg in vielen Fällen nicht allzu optimistisch beurteilen läßt. Logischer wäre demnach die Behandlung mit GnRH. Einige zum Teil optimistisch stimmende Berichte über diesen Therapieweg liegen bereits vor [1]. Allerdings stehen bis heute einheitliche Therapieschemata aus. Zudem erfordert die kurze biologische Halbwertzeit des synthetischen GnRH, heute kommerziell erhältlich (4–9 Minuten). mehrmals täglich die Applikation [12]. Die Entwicklung länger wirksamer analoger Präparate mit höherer Potenz wird möglicherweise neue Perspektiven eröffnen.

Obzwar anzunehmen ist. daß die Therapie mit GnRH-Analogen in absehbarer Zukunft das Mittel der Wahl bei hypothalamischen Störungen werden dürfte, sind wir bis heute nach wie vor auf die Therapie mit Humangonadotropinen angewiesen.

Wir geben während 90 Tagen täglich 1 Ampulle HMG (75 IE FSH und 75 IE LH) und applizieren zusätzlich HCG unter Kontrolle der Plasmatestosteronwerte, welche zwischen 8 und 12 ng/ml gehalten werden sollten. Bei Nichtansprechen erhöhen wir für weitere 90 Tage auf 2 Ampullen HMG täglich und geben schließlich bis zu 3 Ampullen HMG pro Tag.

Wurde ein hypophysärer hypogonadotroper Hypogonadismus diagnostiziert, d. h., fiel der GnRH-Test negativ aus, ist die Therapie der Wahl die Domäne der Humangonadotropine. Therapieerfolge liegen bei 80% (Tabelle 2). Noch höher liegen die Therapieerfolge in Fällen von Hypophysektomie.

Tabelle 2. Primäre hypophysäre Störungen (Eunuchoidismus)

Autor	Patienten	vollständige Spermatogenese
Davies (1965)	1	1
Heller (1965)	1	1
Paulsen (1968. 1970)	7	5
Johnsen (1966)	2	2
Martin (1967)	1	1
Crooke et al. (1968)	5	3
Lunenfeld (1976 unpublished)	7	6
	24	19

Bei vor der Operation intakter Spermatogenese beginnen wir mit HCG-Injektionen vor dem Eingriff und erhalten die Spermatogenese in den meisten Fällen nach der Operation mit HCG allein aufrecht. Bei gestörter Spermatogenese vor der Operation oder Therapiebeginn nach der Operation beginnen wir mit HCG-Injektionen und gehen dann auf HCG/HMG. wie vorher beschrieben, über. Nach Einsetzen der Spermatogenese kann diese mit HCG in den meisten Fällen unbegrenzt aufrechterhalten werden. Therapieerfolge bei vorher fertilen Patienten liegen bei 100% (Tabelle 3).

Tabelle 3. Status nach Hypophysektomie

Autor	Patienten	vollständige Spermatogenese
McLeod (1970)	2	2
Gemzell & Kjessler (1964)	1	1
Mancini (1970)	15	15
Lunenfeld (1976 unpublished)	2	2
	20	20

Es hat sich gezeigt, daß die Therapie mit Humangonadotropinen beim sogenannten relativen hypogonadotropen Hypogonadismus (Abb. 1), d. h. bei azoo- oder oligozoospermen Patienten mit normalen Gonadotropin-Basalwerten und normaler Reaktion auf GnRH überraschend gute Erfolge zeigt.

Aus der Literatur finden wir Therapieerfolge in dieser Gruppe bei etwa 50%. Bei schwerer Oligozoospermie liegen die Therapieergebnisse mit etwa 25% etwas niedriger.

Dieser kurze Überblick sollte nicht abgeschlossen werden, ohne einen kritischen Blick auf das therapeutische Armamentarium in der Therapie des sogenannten normagonadotropen Hypogonadismus zu werfen, d. h. der Dysspermatogenese bei normalen Testosteron- und Gonadotropinwerten:

Die Erkenntnis, daß bei hypophysektomierten Ratten mit Testosteron die Spermatogenese aufrechterhalten werden kann [27,30], kann nicht auf den Menschen übertragen werden. Es scheint, daß eine sehr hohe intratestikuläre Testosteron-Konzentration erforderlich ist, um spermatogenetisch zu wirken. Die erforderlichen hohen peripheren Testosteron-Spiegel andererseits würden einen hypothalamisch-hypophysären Block bewirken. Das Problem, die hohen intratestikulären Testosteronspiegel zu erreichen, ohne durch die damit verbundenen hohen peripheren Testosteronwerte die negative Rückkoppelung und mithin den Gonadotropinabfall auszulösen, konnte bisher nicht überwunden werden [28]. Wir sind daher endgültig davon abgegangen, Testosteron bei spermatogenetischen Problemen zu verschreiben. Auch hat sich die sogenannte Testosteron-Rebound-Therapie [10] leider nur in den Fällen erfolgreich gezeigt, welche eigentlich keiner Therapie bedürfen. Das heißt, bei Normozoospermie fanden wir die eintretende Depression der Spermatogenese nach Testosteronmedikation oft von einem signifikanten Anstieg der Spermatozoenzahl nach Absetzen der Therapie gefolgt. Bei oligozoospermen Patienten andererseits konnten selbst die prätherapeutischen Werte nicht mehr erreicht werden. Somit scheint die Reboundtherapie ebenfalls obsolet zu sein, was mithin dazu führen sollte, die Testosteronpräparate völlig aus der Arzneimittelliste bei Fertilitätsstörungen zu streichen. Allerdings hat Mesterolon, ein Androgenabkömmling, die bemerkenswerte Eigenschaft, obgleich androgen wirksam zu sein, dennoch in der üblichen Dosis die Gonadotropin-Ausschüttung nicht zu unterdrücken. Die Therapie mit Mesterolon scheint in Fällen von relativem Androgenmangel angezeigt, so etwa bei der sogenannten Post-Puberal-Leydig-Cell-Insufficiency, der androgenabhängigen Asthenozoospermie und in gewissen Fällen von Oligozoospermie. Die Therapie mit Clomiphenzitrat kann, empirisch angewandt, bei schwerem OTA-Syndrom (Oligo-Terato-Azoospermie) in gewissen Fällen weiterhelfen [24]. Leider kann aber keine bestimmte Gruppe von Patienten definiert werden, die auf diese Therapie anspricht, die Behandlung muß daher empirisch bleiben.

Kürzlich wurde von einem neuen Medikament berichtet, Namoxifen, welches offenbar die Rezeptoren für Testosteron im Hypothalamus blockiert und damit hohe endogene Testosteron-Spiegel erzeugt. Obgleich ein vielversprechender Bericht über dieses Präparat vorliegt [2], bleiben Ergebnisse größerer klinischer Untersuchungen abzuwarten.

Die erste Ejakulationsportion enthält bekanntlich die größte Konzentration von Samenzellen in geringer Flüssigkeitsmenge. Die technische Unterlaufung der Oligozoospermie, d. h. die Einbringung dieser ersten Ejakulationsportion in die Vagina, der sogenannte Split-Geschlechtsverkehr, hat sich als relativ erfolgreich erwiesen [7]. Über die außerordentlich günstige Prognose (Tabelle 4) des operativen Angehens einer bestehenden Varikozele beim OTA-Syndrom [9] sei auf das Referat von Prof. Gasser verwiesen (Seite 442).

Schließlich bleibt noch auf einige jener Präparate hinzuweisen, die aus dem Armamentarium des Andrologen endgültig gestrichen werden sollten:

Die Extrapolation der Erkenntnis auf den Menschen, daß Vitamin E z. B. essentiell für die Spermatogenese der Ratte ist, hat zu mannigfaltigen Therapieschemata beim

Tabelle 4. Varikozele*

Investigators	No. of patients	Seminal improvement in %	Pregnancy rate in %
Tulloch (1952)	30	66	30
Charny and Baum (1968)	104	61	24
Charny (1962)	36	64	39
Dubin. Hotchkiss (1963)	88	68	26
Hanley. Harrison (1962)	60	70	30
Scott. Young (1962)	166	39	31
Brown et al. (1968)	185	55	43
Dubin. Amelar (1970)	111	81	48
Glezerman et al. (1976)	51	42–53	26

* Für Literaturangaben siehe Glezerman et al., 1976 (20)

Manne geführt. Ergebnisse zeigen [29], daß die Vitamintherapie nicht mehr ernsthaft erwogen werden sollte.

Auch die Therapie mit Arginin hat in keiner Weise überzeugt und sollte ins historische Schubfach verbannt werden. Die Therapie mit Kortikoiden oder Thyreoideapräparaten spielt selbstverständlich nur dann eine Rolle, wenn die kausale Indikation gegeben ist. Dies trifft auch auf die Therapie mit Antibiotika zu.

Literatur

1. Aparicio, N. J., Schwarzstein, L., Turner, E. A., Turner, D., Mancini, R., Schally, A. V.: I. International Congress of Andrology Barcelona, July 1976 (Abstract) – 2. Comhaire, F., Vermeulen, A.: I. International Congress of Andrology. Barcelona, July 1976 (Abstract) – 3. Crooke. A. C., Davis, A. G., Morris, R.: J. Endocr. **42**, 441 (1968) – 4. Davies, A. G.: Proc. Roy. Soc. Med. **58**, 580 (1965) – 5. Gemzell, C., Kjessler, B.: Lancet **1**, 644 (1964) – 6. Glezerman, M., Birnboim, N., Lunenfeld, B., Kosary, I. A., Shaked, R.: Isr. J. Med. Sci. **10**, 797 (1974) – 7. Glezerman. M., Lunenfeld, B.: Akt. Derm. **1**, 95 (1975) – 8. Glezerman, M., Lunenfeld, B., in: Fortschritte der Fertilitätsforschung III (Hrsg. Kaden, R., Lübke, F., Schirren, C.), p. 17. Berlin: Grosse 1976 – 9. Glezerman, M., Rakowszczyk, M., Lunenfeld, B., Beer, R., Goldmann, B.: J. Urol. **115**, 562 (1976) – 10. Heckel, N. J., Rosso, W. A., Kestel, L.: J. Clin. Metab. **11**, 235 (1951) – 11. Heller, C. J.: Estrogen Assays in Clinical Medicine. In: Estrogen Workshop Conference (Paulsen, C. A., ed.), p. 276. Univ. of Washington. Seattle: Press 1965 – 12. Homburg, R., Potaschnik, G., Glezerman, M., Bernstein, D., Lunenfeld, B., Insler, V.: Isr. J. Med. Sci. **12**, 1508 (1976) – 13. Johnsen, S. G.: Acta Endocr. (Kbh.) **53**, 315 (1966) – 14. Kastin, A. J., Schally, A. V., Gual, C., Midgley, A. R., jr., Miller, M. C., III, Flores, F.: J. Clin. Endocrin. Metab. **31**, 389 (1970) – 15. Keller, P. J., Naville, A. H., Weiss, H. J.: Gynäkologia (Basel) **162**, 402 (1966) – 16. Lunenfeld, B., Kohen, F., Eshkol, A., Beer, R., Zuckermann, Z., Birnboim, N., Glezerman, M., in: Endocrine Function of Human Testis (Hrsg. James, V. H. T., Serio, M.), p. 561. Academic Press (1973) – 17. Lunenfeld, B., Glezerman, M.: Stuttgart: Thieme 1976 (im Druck) – 18. MacLeod, J.: The Effects of Urinary Gonadotrophins following Hypophysectomy and Hypogonadotrophic Eunuchoidism. In: The Human Testis (Rosemberg, E., Paulsen, C. A., eds.), p. 577. New York: Plenum Press 1970 – 19. Mancini, R. E.: Acta Europ. Fertil. **1**, 401 (1969) – 20. Martin, F. I. R.: J. Endocr. **38**, 431 (1967) – 21. Paulsen, C. A., Herrman, W. L.: Clin. Res. **11**, 85 (1963) – 22. Paulsen, C. A.: The Effect of Human Menopausal Gonadotrophin on Spermatogenesis in Hypogonadotrophic Hypogonadism, p. 388. Proceedings of Med. VI th PAN-American Congress of Endocrinology. Mexico City 1965 – 23. Paulsen, C. A., Espeland, D. H., Michals, E. L.: Effects of HCG. HMG, HLH and HGH Administration on Testicular Function. In: The Human Testis (Rosemberg. E., Paulsen, C. A., eds.), p. 547. New York: Plenum Press 1970 – 24. Paulson, D. F., Wachsman, J., Hammond, C. B., Wiebe, H. R.: Fertil. Steril. **26**, 982 (1975) – 25. Schally, A. V., Kastin, A. J., Arimura, A.: Vitamins and Hor-

mones, p. 83, 1972 – 26. Schally, A. V., Kastin, A. J., Arimura, A.: Am. J. Obst. Gyn. **114,** 423 (1972) – 27. Steinberger, E.: Physiol. Rev. **51,** 1 (1971) – 28. Steinberger, E.: Andrologia Suppl. **18,** 77 (1976) – 29. Sillo-Seidl, G.: Int. J. Fertil. **8,** 517 (1963) – 30. Walsh, E. L., Cuyler, W. K., McCullagh, D. R.: Am. J. Physiol. **107,** 508 (1934)

Dr. M. Glezerman
Institute of Endocrinology
The Chaim Sheba Medical Center
Tel Hashomer/Israel

W.-H. Weiske und J. Frick: **Testosteronsubstitution mittels subkutaner Implantate**

Kincl und Mitarbeiter untersuchten 1968 die Diffusion von Steroiden durch polymere Membranen und erprobten subkutane Steroidimplantate in Tierversuchen. Die Arbeitsgruppen um Coutinho und Croxatto verwendeten mit Steroiden gefüllte Kunststoffkapseln zur Kontrazeption bei der Frau in größeren Untersuchungsgruppen. 1974 berichteten Frick und Mitarbeiter über subkutan implantierbare Kunststoffkapseln (Polydimethylsiloxan), die mit steroiden Hormonen, Testosteron und Äthinylöstradiol gefüllt waren und mit einfachen Mitteln relativ leicht herstellbar sind. Damit hatte man eine vom Patienten unabhängige Möglichkeit einer Langzeittherapie mit Steroiden bei nachgewiesener konstanter täglicher Freisetzungsrate gefunden. Die mit Testosteronproprionat (TP) gefüllten Kapseln enthielten etwa 27 mg des Steroids bei einer Freisetzungsrate von 200 µg/die. Die täglich freigesetzte Hormonmenge konnte durch Implantation mehrerer Kapseln erhöht werden, jedoch war es nicht möglich, die tägliche Produktionsrate – beim normalen jungen Mann etwa 4–6 mg/Tag – an Testosteron zu erreichen. Da die Menge des freigesetzten Hormons direkt proportional der Oberfläche der Kapsel und umgekehrt proportional der Wandstärke der Kapsel ist, lag es nahe, das Verhältnis von Kunststoff zu Steroid zu ändern, um eine höhere Freisetzungsrate des Hormons herbeizuführen. Ziel dieser Untersuchung war, die Verträglichkeit und klinische sowie pharmakologische Wirksamkeit einer völlig neuen Art von Implantaten erstmals zu testen.

Material und Methode

Es handelt sich dabei um ellipsoide Implantate von 2 cm Länge mit einer Oberfläche von 264,8 mm², die 200 mg Testosteronproprionat enthalten. Der Kunststoffanteil besteht in 45 mg eines inerten, atoxischen und immunologisch unwirksamen Elastomers, wie es in der rekonstruktiven und plastischen Chirurgie für Herzklappen und Gelenkprothesen seit Jahren erfolgreich verwendet wird. Die durchschnittliche Freisetzungsrate bei In vitro-Bestimmungen ist mit 800 bis 1000 µg/die angegeben. Bei einer von einem unserer Patienten nach 47 Tagen entfernten Kapsel ergab sich nach Bestimmung des noch vorhandenen Testosteronproprionats eine Freisetzungsrate von 1,4 mg/die.

Die Implantate wurden uns freundlicherweise durch Dr. Gupta vom Population Council der Rockefeller University zur Verfügung gestellt. Die Implantate wurden in Äthylenoxyd gassterilisiert und bakteriologisch auf Keimfreiheit überprüft. Als Implantationsort hatte sich die submammäre Region in den letzten Jahren bestens bewährt.

Das Einbringen der Implantate erfolgte bei der ersten Patientin durch stumpfe Präparation einer subkutanen Tasche. Diese Technik erschien uns jedoch zu traumatisierend und prädestinierte zu entzündlichen Reaktionen mit Sekundärinfektionen. Ein speziell für diese Implantatgröße angefertigter Trokar der Fa. Häberle, Stuttgart, garantiert inzwischen ein Maximum an Gewebsschonung. Nach Stichinzision kann man den Trokar durch leichtes Drehen bequem einführen. Die Inzision wird mit einer Situationsnaht verschlossen.

Wir haben bisher bei insgesamt 9 Patienten ein bzw. zwei Implantate eingebracht. Es handelte sich dabei um zwei Frauen mit Hypernephromen und um 7 Männer (5mal Oligospermie,

1mal sekundärer Hypogonadismus, 1mal Hyperspermie; 2mal Androgensubstitution bei Depot-Provera-Behandlung). Bei 3 Patienten kam es zur Abstoßung der Implantate nach 2 bis 6 Wochen bei auffallend gering ausgeprägter örtlicher Entzündung. Einige Plasmatestosteron (PT)-Verlaufskurven sind in den folgenden Diagrammen dargestellt Abb. 1 und Abb. 2. Wie deutlich zu sehen ist, findet man das PT nach bereits einem Tag verdoppelt und verdreifacht. Steigerungen um eine Zehnerpotenz sind bei Frauen möglich. Auffallend ist ferner der Abfall der PT-Verlaufskurven nach 20–40 Tagen, der viel früher als erwartet eintrat.

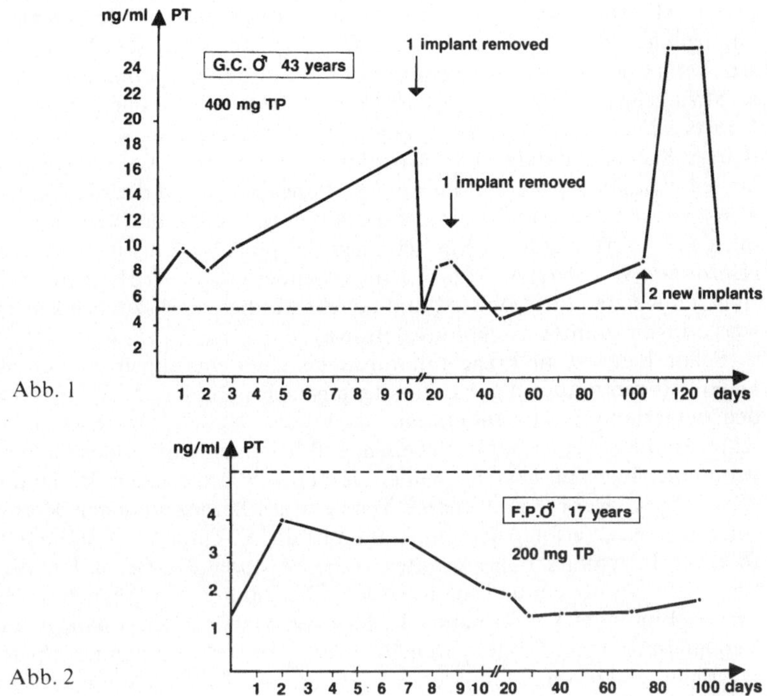

Diskussion

Mit den vorgestellten Implantaten wird sich vielleicht die Möglichkeit einer Testosteronsubstitution herauskristallisieren, die in der Größenordnung der täglichen Testosteronproduktion des Menschen liegt. Unbefriedigend sind derzeit noch die Abstoßungsreaktionen, wie wir sie bei drei unserer Patienten beobachteten, die wir am ehesten einer nicht näher definierbaren lokalen Unverträglichkeit zuschreiben möchten. Möglicherweise kommt es durch das Elastomer zu einer abakteriellen Entzündung, die eine Bindegewebsneubildung um die Kapsel hervorruft und somit die Diffusion des Hormons erschwert, was den vorzeitigen Rückgang der PT-Verlaufskurven erklären könnte. Histologische und immunhistochemische Untersuchungen von explantierten Kapseln mit umgebendem Gewebe dürften hier einige Klärung bringen. In vorangegangenen Tierversuchen sind diese Probleme nicht aufgetreten.

Abschließend seien die Krankheitsbilder genannt, bei denen eine Langzeittherapie mit Testosteron in Frage kommt:

1. Primärer Hypogonadismus mit Androgenmangel.
2. Klinefelter-Patienten mit entsprechendem Androgenmangel.
3. Testosteronsubstitution bei Gestagentherapie aus verschiedenen Indikationen.

Dr. W. H. Weiske
Urologische Abteilung
Landeskrankenanstalten
A-5020 Salzburg

G. Gasser und H. G. Mayr: **Varikozele**

Anhand eines kurzen Überblickes soll die aktuelle Problematik der Varikozele erläutert werden.

Man darf heute wohl aufgrund der röntgenologischen Studien annehmen, daß der entscheidende *pathomechanische Vorgang* der Reflux des venösen Blutes aus der V. spermatica sinistra in die Venen des Plexus pampiniformis und die Kremastervenen ist (Ahlberg u. Mitarb., Fritjofsson u. Mitarb.) und ursächlich zu all den funktionellen und morphologischen Störungen der Varikozele führt. Die wichtigsten Voraussetzungen für diesen Reflux liegen in dem eigenartigen Aufbau der V. spermatica sinistra, zuerst in der rechtwinkeligen Einmündung der linken V. spermatica in die V. renalis, dann in den bei Varicocele gefundenen funktionellen und morphologischen Veränderungen der Klappen (Clegg, Kohler, Ahlberg u. Mitarb., Gösfay, Ludwig u. Mitarb., Völter u. Mitarb.), dem langen geradlinigen Verlauf im Retroperitonealraum und der Möglichkeit der Kompression zwischen Aorta und A. mesenterica. Dieser Reflux führt zu einer venösen Stauung mit den entsprechenden Veränderungen des Gefäßsystems und des Hodenparenchyms (Hornstein, Weissbach u. Mitarb.) mit folgender möglicher Hypoxie und Ernährungsstörung des Keimepithels, obwohl funktionelle Studien diesbezüglich keinen exakten Nachweis bringen konnten (Donohue u. Brown).

Schon hier tritt die Frage auf, warum bei einer einseitigen venösen Stauung auch der andere Hoden mitbeteiligt ist, wie dies aus dem pathologischen Spermiogramm und aus den beiderseitigen Hodenbiopsien hervorgeht. Neben der venösen Stauung konnten schon Hanley u. Harrison nachweisen, daß bei einer Varikozele eine beträchtliche Temperaturerhöhung im entsprechenden Skrotalfach festzustellen ist, die die für eine ungestörte Spermiogenese notwendige Temperaturdifferenz zwischen Körper und Skrotum verändert. Nach erfolgreicher Operation ist diese Temperaturerhöhung nicht mehr registrierbar. In späterer Folge konnten andere Autoren (Tessler u. Krahn) diese Beobachtung nicht bestätigen, und man versuchte bei zahlreichen biochemischen Untersuchungen des Blutes der V. spermatica die Idee von MacLeod zu bestätigen, daß die typischen Veränderungen am Hodenparenchym mit dem entsprechenden Spermiogramm, also verminderter Dichte, verminderter Motilität und Ansteigen abnormer unreifer Zellformen, insbesondere der sogenannten „tapering forms", wie sie auch bei Streß gefunden werden, durch einen Reflux steroidreichen Blutes aus der V. suprarenalis verursacht sein könnten. Alle diese Arbeiten konnten jedoch nicht nachweisen, daß Kortisol, Adrenalin, Noradrenalin, Dehydroepiandrosteron, Androsteron und Renin in der V. spermatica in einem hohen Prozentsatz signifikant erhöht wären (Charny u. Baum, Agger, Mauss, Comhaire u. Cohen, Cohen, Marberger u. Frick, Swerdloff u. Mitarb.). Auch anatomische Studien (Clegg, Völter u. Mitarb., Kohler, Ludwig u. Mitarb.) haben gezeigt, daß die V. suprarenalis nur in den wenigsten Fällen genau gegenüber der V. spermatica in die V. renalis einmündet, so daß auch anatomisch ein Reflux steroidhaltigen Blutes eher unwahrscheinlich ist. In neueren Arbeiten, die vor allem auf Ergebnisse mit den leichter durchzuführenden Temperaturmessungen mit Hilfe der Infrarotkamera und der Plattenthermographie beruhen, nimmt man doch jetzt wieder mehr an, daß die Temperatur wenn schon nicht den entscheidenden, so doch einen ganz gravierenden Faktor im Pathomechanismus der Varikozele darstellt (Kormano u. Mitarb., Comhaire u. Mitarb., Gasser, Strassl u. Pokieser, Sillo-Seidl, Fochem u. Pflanzer, Zorgniotti u. MacLeod, Agger).

Wir selbst haben sowohl mit der Infrarotkamera als auch mit der Plattenthermographie in 80% eine Übereinstimmung zwischen der Varikozele und einer Temperaturerhöhung über dem Skrotum feststellen können (Gasser u. Mitarb.).

Daß eine Temperaturerhöhung nicht nur die Spermiogenese schädigen kann, sondern auch in beträchtlichem Ausmaß die Funktion des Nebenhodens stört, ist aus zahlreichen tierexperimentellen und humanmedizinischen Untersuchungen belegt.

Über die *Häufigkeit der Varikozele* geht aus der internationalen Literatur hervor, daß

442

diese in der männlichen Gesamtbevölkerung in etwa 11,7% vorkommt, bei andrologischen Patienten jedoch in 30%. Bis zu einem Alter von 10 Jahren konnte man keine Varikozele finden, und bei etwa 60% der Varikozelepatienten liegt eine Subfertilität vor. Die idiopathische Varikozele tritt in 80–90% linksseitig auf (Steeno u. Mitarb., Kaufmann u. Mitarb., Dubin u. Amelar, Schirren u. Klosterhalfen).

Einige wichtige Punkte bei der *Diagnostik* der Varikozele sollen hervorgehoben werden, so insbesondere, daß die Untersuchungen diesbezüglich schon im Schulalter durchgeführt werden sollten (Steeno u. Mitarb.) und Größe und Konsistenz des Hodens besonders zu berücksichtigen und zu kontrollieren sind, da beide Parameter für die Prognose von entscheidender Bedeutung sind. Neben Spermiogramm und Hormonstatus scheinen heute auch unbedingt die so ideal durchzuführenden und den Patienten überhaupt nicht belastenden Temperaturmessungen erforderlich, entweder mit Infrarotkamera oder Plattenthermographie, um insbesondere auch dann postoperativ den Erfolg leicht und gut objektivieren zu können.

Zur *Phlebographie* wäre zu sagen: wenn möglich, sollte sie prä- oder intraoperativ durchgeführt werden, weil wir uns damit vor der Möglichkeit von „Rezidiven" durch das Übersehen von Begleitvenen oder sonstigen Anomalien schützen können und so auch der ideale Punkt der Operation festgelegt werden kann (Knöner u. Mitarb., Comhaire u. Kunnen).

Die Bedeutung der prä- und intraoperativ durchgeführten *Hodenbiopsie* ist deswegen sehr schwierig festzulegen, weil man im Hoden bei der Varikozele alle Stadien der Schädigung des Keimepithels und des Interstitiums finden kann. Der typische histologische Befund bei einer Varikozele ist eine germinale Zellhypoplasie mit frühzeitiger Abstoßung unreifer Formen (Charny, Dubin u. Hotchkiss, Weissbach u. Mitarb., Hornstein, Etriby u. Mitarb., Gasser).

Zur Beseitigung der Varikozele wurden die verschiedensten *Operationstechniken* beschrieben. Die skrotalen Eingriffe sind heute praktisch verlassen, und man hat sich allgemein den inguinalen, suprainguinalen oder retroperitonealen Unterbindungen oder Resektionen der V. spermatica, wie sie im Prinzip 1918 von Ivanissevich u. Gregorini angegeben worden sind, zugewendet. Später kam die Modifikation von Palomo mit gleichzeitiger Unterbindung der Arterie dazu. Die Unterbindung der Arterie ist aber zur Erreichung des Operationserfolges nicht erforderlich. Nach Giuliani können die Samenstranggebilde um den M. rectus verlagert und durch Kompression der Reflux verhindert werden. Die von uns bevorzugte Methode ist die hohe retroperitoneale Ligatur oder Resektion – also noch höher als suprainguinal – durch einen kleinen Pararektal- oder Lendenschnitt als Wechselschnitt, um möglichst alle Gefäßvariationen versorgen zu können. Diese Methode ist insbesondere dann zu empfehlen, wenn eine Phlebographie nicht durchgeführt werden kann. Wegen der progressiven Schädigung des Hodenparenchyms durch die Varikozele soll die Operation möglichst frühzeitig, ja sozusagen als prophylaktische Maßnahme, durchgeführt werden (Ivanissevich u. Gregorini, Palomo, Klosterhalfen u. Mitarb., Völter u. Mitarb.).

Welche *Erfolge* können wir nun mit der Operation erreichen? Aus der Zusammenstellung der Literatur ergibt sich eine Normalisierung des Lokalbefundes in 90–95%, Besserung von Dichte, Motilität und Morphologie im Spermiogramm sind in 60–80% beschrieben. Die postoperative Graviditätsrate wird zwischen 20 und 55% angegeben, die Verminderung der Infertilitätszeit von präoperativ etwa 40,7 Monate auf postoperativ durchschnittlich 9,4 Monate berechnet (Dubin u. Amelar, Rost u. Mitarb., Glezerman u. Mitarb., Breitwieser u. Nöske, MacLeod, Mauss u. Mitarb., Klosterhalfen u. Schirren).

Trotzdem bleiben viele Fragen im Problemkreis der Varikozele noch *ungeklärt*. So letztlich die Frage nach der eigentlichen primären Ursache der sekundären Veränderungen. Sicher, Zirkulationsstörungen und Temperaturveränderungen sind zumindest zwei gravierende Faktoren, beide reichen aber noch nicht aus zur Beantwortung der Frage, warum der Schaden im Hodenparenchym beidseitig zu finden ist. Ob hier auch immunologische Reaktionen in Frage kommen könnten, ist noch nicht bekannt. Die fehlende Fertilitätsstörung bei Patienten mit Varikozele, die in etwa 20–30% beobachtet werden kann, wird mit der spezifisch individuellen Resistenz des Hodenparenchyms auf exogene Noxen erklärt. Die Operation der sogenannten subklinischen Varikozele, also einer Varikozele, die erst nach einem Valsalvaversuch und durch die typische Zytologie nachgewiesen werden kann, soll aufgrund der Untersuchungen in neuerer Zeit ebenfalls der hohen Ligatur unterzogen werden, da bei diesen Fällen auch oft eine Temperaturerhöhung und ein Reflux nachweisbar sind (Comhaire u. Kunnen). Warum in einem bestimmten Prozentsatz postoperativ keine Fertilität erreicht werden kann, ist ebenfalls nicht geklärt, da sich gegenüber den postoperativ fertilen Patienten keine Unterschiede im Spermiogramm und in der Hodenbiopsie ergeben haben (Dubin u. Hotchkiss). Die Prognose ist um so besser, je früher die Operation durchgeführt wird. Ein Zusammenhang mit der Größe der Varikozele wird von vielen Autoren abgelehnt.

Der optimale *Zeitpunkt der Besserung* des Spermiogramms postoperativ, und damit auch des Eintrittes einer Gravidität ist etwa 6–9 Monate postoperativ und die meisten Graviditäten werden innerhalb des ersten Jahres beobachtet (Kaufmann u. Mitarb., Breitwieser u. Nöske, Glezerman u. Mitarb., MacLeod, Dubin u. Amelar, Mauss u. Mitarb.).

Wir haben bei 113 auswertbaren Fällen unter 235 operierten Varikozelepatienten eine Graviditätsrate von 31,9% erreicht, und auch bei uns sind die meisten Graviditäten innerhalb des ersten Jahres aufgetreten.

Die meisten postoperativen Kontrollen des Spermiogramms gehen etwa bis maximal 36 Monate, von verschiedenen Autoren, wie Boeminghaus u. Mitarb., Breitwieser u. Mitarb., Lindholmer, Mauss u. Mitarb. wurde auch versucht, eine statistische Signifikanz einzelner Parameter des Spermiogramms zu berechnen.

Zur Beantwortung der Frage nun, wie lange postoperativ und in welcher Qualität die Veränderungen im Spermiogramm anhalten, haben wir Patienten postoperativ bis über 7 Jahre lang nachuntersucht und die Spermiogramme prä- und postoperativ verglichen, sowie deren Signifikanz im EDV-Zentrum der Veterinärmedizinischen Hochschule in Wien (Dipl.-Ing. Kläring) ausgewertet.

Signifikante Veränderungen konnten wir postoperativ bei Dichte und Motilität (Abb. 1) feststellen, jedoch keine Signifikanz bei den normalen Formen und bei der Zahl der Zellen der Spermiogenese. Es wurden die Untersuchungsergebnisse nun auch nach Jahren aufgeschlüsselt, und dabei ergaben sich signifikante Werte im Vergleich zu den präoperativen Werten bei Dichte und Motilität im 1., 2 und im 3. Jahr (Abb. 2). Bezüg-

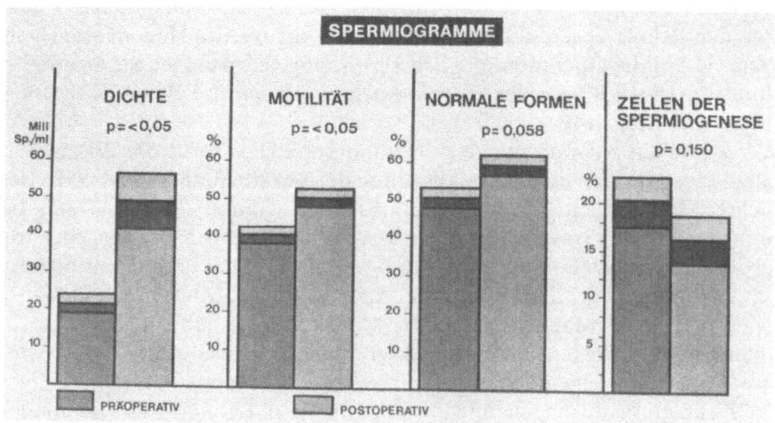

Abb. 1. Spermiogramme prä- und postoperativ von 113 operierten Patienten mit Varikozele. Signifikanz der Besserung bei Dichte und Motilität postoperativ

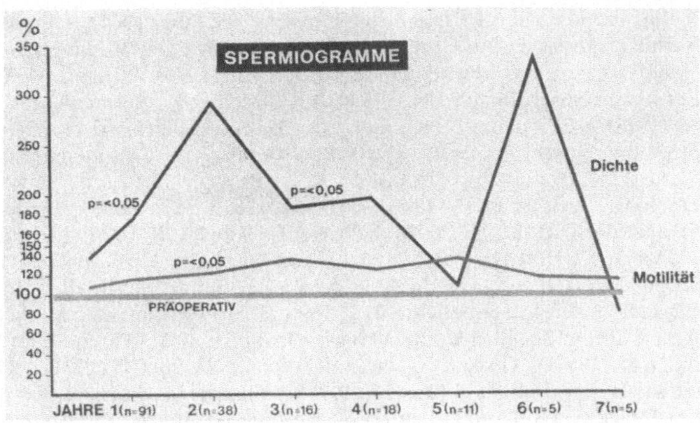

Abb. 2. Spermiogramme von 113 operierten Patienten mit Varikozele prä- und postoperativ in bezug auf Dichte und Motilität mit Vergleich bis zu 7 Jahre postoperativ. Signifikante Veränderungen postoperativ bei Dichte und Motilität im 1., 2. und 3. Jahr

lich der normalen Formen und der Zellen der Spermiogenese (Abb. 3) ergaben sich keinerlei signifikante Veränderungen gegenüber den präoperativen Werten bis zu 7 Jahren postoperativ.

Die rechtzeitige operative Korrektur einer Varikozele ist zu einer erfolgreichen Maßnahme bei der Behandlung der Subfertilität des Mannes geworden.

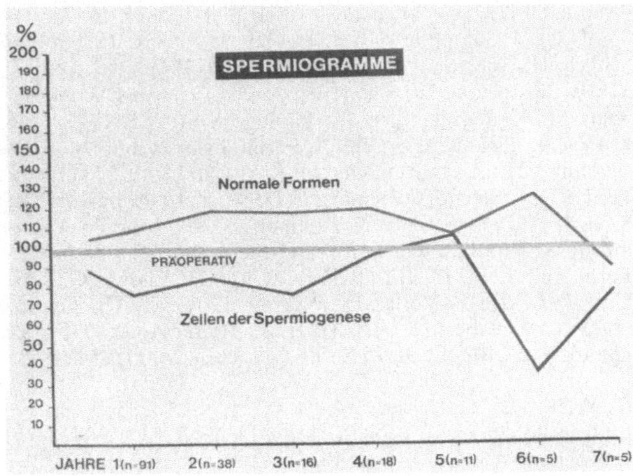

Abb. 3. Spermiogramme prä- und postoperativ von 113 operierten Patienten mit Varikozele. Vergleich der normalen Formen und der Zellen der Spermiogenese prä- und postoperativ, unterteilt in Jahre. Postoperativ keine Signifikanz

Literatur

Agger. P.: Fertil. and Steril. **22,** 4. 270 (1971) – Agger. P.: Fertil. and Steril. **22,** 5, 286 (1971) – Ahlberg. N. E.. Bartley. O.. Chidekel. N.. Fritjofsson. A.: Acta Radiol. **4,** 517 (1966) – Baumgärtel. H.. Riedel. B.. Kaden. R.: Andrologie **3 (4),** 167 (1971) – Boeminghaus, F., Kollias, G., Haensch. R.: Zschr. f. Urol. u. Nephrol. **66,** 6. 443 (1973) – Bothmann. G., Bussche. U. v. d.,

Kubli, F., Seybold. G.: Dtsch. med. Wschr. **99**, 730 (1974) – Breitwieser, P., Nöske, H. D.: Verhdlg. Dtsch. Ges. f. Urol. 254 (1971) – Charny. Ch. W.. Baum. St.: Jama **24**, 204, **13**, 1165 (1968) – Clegg. E. J.: Fertil. and Steril. **21**, 1. 36 (1970) – Cohen. M. S., Plaine, L.. Brown, J. S.: Fertil. and Steril. **26**, 12. 1243 (1975) – Comhaire. F.. Vermeulen, A.: Fertil. and Steril. **25**, 1, 88 (1974) – Comhaire. F.. Kunnen. M.: Andrologie **8 (1)**, 11 (1976) – Comhaire, F.: Prog. re-prod. Biol. Sperm Action **1**, 187 (1976) – Comhaire. F.. Montejne. R.. Kunnen, M.: Fertil. and Steril. **27**, 6. 694 (1976) – Donohue. R. E.. Brown. J. S.: Fertil. and Steril. **20**, 2, 365 (1969) – Dubin. L.. Amelar. R. D.: Fertil. and Steril. **26**, 3. 217 (1975) – Dubin, L., Amelar, R. D.: Fertil. and Steril. **21**, 8. 606 (1970) – Dubin. L.. Amelar, R. D.: Fertil. and Steril. **22**, 8, 469 (1971) – Dubin. L.. Hotchkiss. R. S.: Fertil. and Steril. **20**, 1. 50 (1969) – Etriby, A., Saad, M. Ch., Girgis. M.. Hefnywy. H.. Ibrahim. A. A.: Fertil. and Steril. **18**, 5. 666 (1967) – Fochem, K., Pflanzer. K.: Röntgenberichte **4**, 2. 169 (1975) – Fritjofsson, A., Ahlberg, N. E., Bartley, O.: Acta Chirurg. Scand. **132**, 200 (1966) – Fritjofsson. A.. Ahrens. Ch.: Scand. J. Urol. u. Neph-rol. **1**, 55 (1967) – Gasser. G.: Wien. Kl. Wschr. **83**, 26. 484 (1971) – Gasser, G., Strassl, R., Po-kieser. H.: Andrologie **5 (2)**, 127 (1973) – Gasser. G.. Fochem. K.. Mayr, H. G.. Pflanzer, K. (im Druck) – Giuliani. G.: zitiert nach Völter u. Mitarb. – Glezerman, M., Rakowszczyk, M., Lunenfeld. B.. Beer. R.. Goldman. B.: J. of Urol. **115**, 562 (1976) – Gösfay, S.: Z. Urol. **52**, 105 (1959) – Hanley. H. G.. Harrison. R. G.: Brit. J. of Surg. **64** (1964) – Hanley, H. G.: Proc. Roy. soc. Med. **59**, 767 (1966) – Hornstein. O. P.: Sonderdruck aus dem Verhdlgs.-Bericht der Dtsch. Ges. f. Urol.. 20. Tagung in Wien. S. 291 (1963) – Hornstein. O. P.: Archiv f. klin. u. exp. Dermatologie **218**, 347 (1964) – Hornstein. O. P.: Z. ärztl. Fortbildung **53**, 10 (1964) – Hornstein. O. P.: Andrologie **5 (2)**, 119 (1973) – Ivanissevich. O.. Gregorini, H.: Sem. Med. **61**, 17 (1918) – Ivanissevich. O.: Med. cir. pharm. 646 (1942) – Ivanissevich. O.: J. of Int. Coll. of Surg. **34**, 6. 742 (1960) – Kaufmann. J.. Klosterhalfen. H.. Schirren. C.: Urol. Int. **29**, 23 (1974) – Klosterhalfen. H.. Klein. P.. Schirren. C.: Urologe **4**, 184 (1968) – Klosterhalfen, H., Schir-ren, C.: Chir. Praxis **12**, 425 (1968) – Knöner. M.. Dathe. G., Palm. V.: Verhdlg. Dtsch. Ges. f. Urol. 335 (1973) – Kohler. F. P.: J. of Urol. **97**, 741 (1967) – Kormano, M., Kahanpää, K., Svinhufvud. U.. Tähti. E.: Fertil. and Steril. **21**, 7. 558 (1970) – Kormano, M., Kahanpää, K., Tähti, E.: Andrologie **5 (3)**, 201 (1973) – Lindholmer, Ch., Thulin, L., Eliasson, R.: Scand. J. of Urol. and Nephrol. **9**, 177 (1975) – Ludwig. G., Jentzsch. R., Peters. H. J., Fiene, R.: Aktuelle Urol. **6**, 89 (1975) – Macteod. J.: Fertil. and Steril. **16**, 735 (1965) – MacLeod, J.: Fertil. and Steril. **20**, 4. 545 (1969) – Marberger. M.. Frick. J.: Urol. Int. **28**, 377 (1973) – Mauss, J., Schach, H.. Scheidt. J.: Hautarzt **25**, 394 (1974) – Nöske. H. D.. Krause. W.. Breitwieser, P.: MMW **38**, 1682 (1970) – Palomo. A.: J. of Urol. **61**, 3, 604 (1949) – Rost, A., Richter- Reich-helm, M.. Kaden. R.. Pust. R.: Urologe A **14**, 282 (1975) – Rost. A., Richter-Reichhelm, M., Kaden, R.. Pust, R.: Fortschr. d. Fertilitätsforschung III, 67 (Berlin 1976) – Schirren, C., Klo-sterhalfen, H.: Z. Haut- u. Geschl.-Krkh. **20**, 11. 40. 373 (1966) – Sillo-Seidl, G.: Urologe A **15**, 126 (1976) – Steeno. O.. Knops. J.. Declerck. L.. Adimoelja. A.. van de Voorde, H.: Andrologia **8 (1)**, 47 (1976) – Steeno. O.. Koumans. J.. de Moor. P.: Andrologia **8 (2)**, 101 (1976) – Swerd-loff, R. S.. Walsh. P. C.: Fertil. and Steril. **26**, 10. 1006 (1975) – Tessler, A. N., Krahn, H. P.: Fertil. and Steril. **17**, 201 (1966) – Völter. D., Lüders. G., Oswald, K.: Verhdlg. Dtsch. Ges. f. Urol. 257 (1971) – Völter. D.. Wurster. J.. Aeikens. B.. Schubert, G. E.: Andrologia **7 (2)**, 127 (1975) – Weissbach. L.. Hienz, H. A.. Rodermund, O. E.: Urologe A **14**, 277 (1975) – Zor-gniotti. A. W.. MacLeod. J.: Fertil. and Steril. **24**, 11, 854 (1973)

Univ.-Prof. Dr. G. Gasser
Ludwig-Boltzmann-Institut für Andrologie
Urologische Abt. des Krankenhauses
der Stadt Wien-Lainz
Wolkersbergenstraße 1
A-1130 Wien

A. HOFSTETTER. W.-B. SCHILL. W. HOPPE und R. DAVID: **Einfluß von Myko-plasmen auf die Spermatozoenmotilität und Fruktolyse in vitro**

Einleitung

In der Literatur findet man zunehmend Berichte über Fertilitätsstörungen durch Myko-plasmen. Unsere klinischen Erfahrungen sprechen ebenfalls für die Möglichkeit einer Fertilitätsbeeinträchtigung durch genitale Mykoplasmenstämme. Bis heute herrscht je-doch keine Klarheit darüber. wie Mykoplasmen eine Fertilitätsstörung bewirken kön-nen. Zu diskutieren wäre eine Beeinträchtigung der Fertilität durch entzündliche Adnex-prozesse oder eine direkte Wirkung der Mykoplasmen auf die Spermatozoen. Frick u. Mitarb. konnten zeigen. daß bei genitalem Ureaplasmenbefall in einem vermehrten Maße Motilitätsstörungen der Spermatozoen zu beobachten sind.

Um den Einfluß von Mykoplasmeninfektionen des männlichen Genitaltraktes auf die Spermatozoen zu überprüfen. haben wir experimentell die Spermatozoenmotilität in vi-tro nach Mykoplasmenzusatz getestet. wobei als Parameter für die Stoffwechselaktivität der Spermatozoen der Fruktoseverbrauch (Fruktolyse) gemessen wurde.

Methodik

Nach Verflüssigung der frisch gewonnenen Ejakulate. Volumen- und pH-Wertbestimmungen wurde im Nativpräparat die Qualität des Ejakulates nach den Kriterien des „Andrology Club" beurteilt (Tabelle 1 und 2). Ejakulate. die aufgrund dieser Bewertung nicht in den Normalbe-reich fielen. wurden verworfen. Zur Bestimmung der Spermatozoenmotilität benutzten wir die übliche Schätzmethode mit Hilfe des Phasenkontrastmikroskopes. Für die genaue Bestim-mung des Prozentsatzes der beweglichen Spermatozoen wurde das Verhältnis der beweglichen Spermatozoen zu den unbeweglichen in der Zählkammer nach Neubauer zu Beginn der Unter-suchungen sowie 5 und 24 Stunden später nach Bebrütung mit Mykoplasmen registriert. Die Fruktosebestimmung wurde enzymatisch nach der Methode von Nennstiel durchgeführt. Die Fruktosekonzentrationen im Spermaplasma wurden nach 5 und 24 Stunden Inkubation in ei-nem Gemisch von mykoplasmenfreier Bouillon und Ejakulat sowie in einem Gemisch von mykoplasmenhaltiger Bouillon und Ejakulat gemessen. Wir verwendeten hierbei folgende Mi-

Tabelle 1. Andrologische Nomenklatur nach den Richtlinien des Andrology Club (andrologie 2 [4]. 186. 1970)

Normalwerte		
normales Spermiogramm	= über 40 Mill. Spermatozoen/ml	
	über 60% Motilität	
	über 60% normale Morphologie	
qualitative Motilität	= sehr gut beweglich	> 40%
	mäßig beweglich	20%
	nicht beweglich	< 40%

Verflüssigungszeit des Ejakulates:	20–30 min

pH-Messung = sofort (7.0–7.8)
Initialfruktose > 1200 µg/ml
sexuelle Karenz = 5 Tage

normale Spermatozoenmasse:	Kopf	3–5 µ Länge
		2–3 µ Breite
	Mittelteil	5–7 µ Länge
		1 µ Breite

Empfehlung: Durchführung einer beidseitigen Hodenbiopsie unter 10 Mill. Spermatozoen/ml

Tabelle 2. Andrologische Nomenklatur nach den Richtlinien des Andrology Club (andrologie 2 [4], 186, 1970)

Spermie	= Volumen des Spermas		
	Aspermie	=	kein Sperma
	Hypospermie	=	zu wenig Sperma (unter 2 ml)
	Hyperspermie	=	zu viel Sperma (über 6 ml)
Zoospermie	= Spermatozoen im Samen		
	Azoospermie	=	keine Spermatozoen im Samen
	Oligozoospermie	=	unter 40 Mill. Spermatozoen/ml
	Polyzoospermie	=	über 250 Mill. Spermatozoen/ml
	Asthenozoospermie	=	herabgesetzte Motilität (unter 60% bei normaler Morphologie [> 60%])
	Teratozoospermie	=	über 40% abnormale Spermatozoen (60% normale Motilität)
	Nekrozoospermie	=	alle Spermatozoen sind tot (durch Eosintest gesichert)

schungsverhältnisse: 0,2 ml Ejakulat + 0,2 ml Bouillon im Kontrollansatz, bzw. 0,2 ml Ejakulat und 0,2 ml Mykoplasmenbouillon im Versuchsansatz. Insgesamt wurden 25 Ejakulate mit verschiedenen Mykoplasmenstämmen beimpft. Im einzelnen handelte es sich um folgende Mykoplasmenstämme: Mycoplasma gallisepticum, Mycoplasma orale, Mycoplasma hominis, Mycoplasma fermentans und Ureaplasma urealyticum. Die Keimeinsaat betrug 10^8/ml Bouillon.

Ergebnisse

Abb. 1 zeigt die Motilitätsbestimmung der Spermatozoen in Anwesenheit von Mykoplasmen. Es wird eine hochsignifikante (p < 0,0005) Motilitätshemmung nach einer 5-

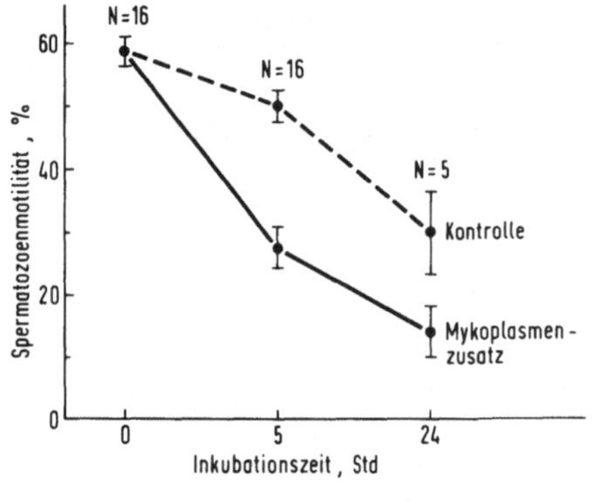

Abb. 1. In-vitro-Hemmung der Spermatozoenmotilität durch Mycoplasmen

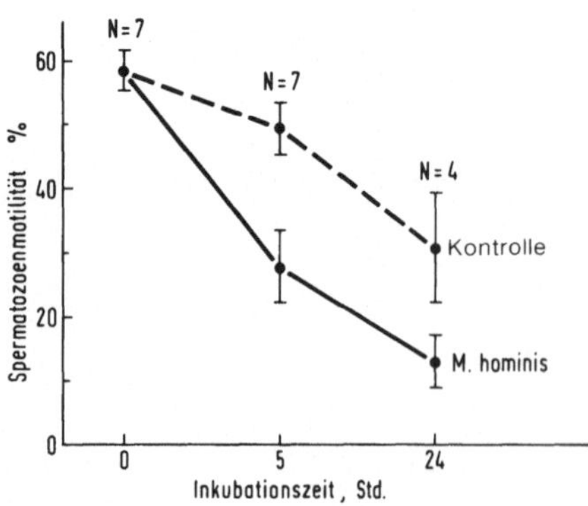

Abb. 2. In-vitro-Hemmung der Spermatozoenmotilität durch Mykoplasma hominis

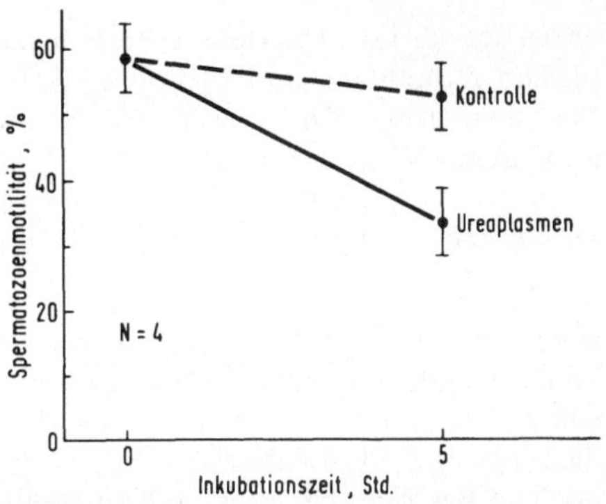

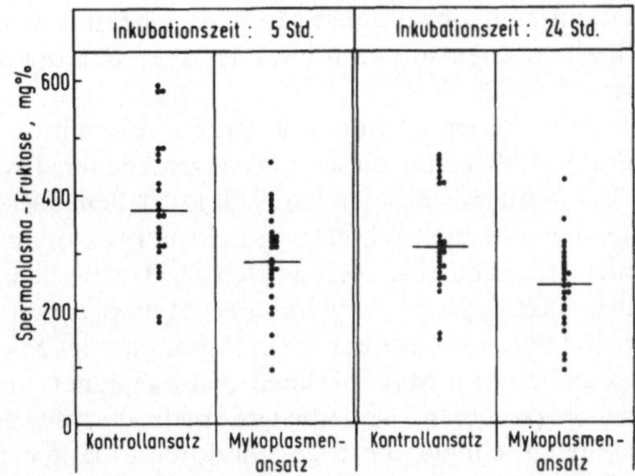

Abb. 3. In-vitro-Hemmung der Spermatozoenmotilität durch Ureaplasmen

Abb. 4. Spermaplasma-Fruktose-Verbrauch durch Mykoplasmen (Anzahl der Ejakulate: 25)

und 24stündigen Inkubationsperiode beobachtet. Der durchschnittliche Motilitätsverlust beträgt 44% nach 5stündiger Inkubationszeit und 53% nach 24stündiger Inkubationszeit. Abb. 2 und 3 zeigen die Hemmung der Spermatozoenmotilität in vitro bei Mycoplasma hominis und Ureaplasmen. Ähnliche Befunde konnten bei Mycoplasma orale, Mycoplasma fermentans und Mycoplasma gallisepticum erhoben werden.

Die Abb. 4 zeigt die Spermaplasmafruktosekonzentrationen nach 5- und 24stündiger Inkubation bei Zimmertemperatur in den Kontrollansätzen und den Versuchsansätzen, die zusammen mit verschiedenen Mykoplasmenstämmen inkubiert wurden. Im Gegensatz zu der Motilitätshemmung der Spermatozoen wird in Anwesenheit von Mykoplasmen signifikant ($p < 0,0005$) mehr Fruktose im Spermaplasma verbraucht als in den entsprechenden Kontrollansätzen. Der durchschnittliche Mehrverbrauch an Fruktose entspricht nach 5stündiger Inkubation 23% und nach 24stündiger Inkubation 22%.

Schlüsselt man die Tabelle nach den einzelnen Mykoplasmenstämmen auf, wie in Tabelle 3 gezeigt wird, so wird in Anwesenheit von Mycoplasma hominis und Mycoplasma

Tabelle 3. Spermaplasmen-Fruktose-verbrauch durch Mykoplasmen (nach 5stündiger Inkubation von Humansperma)

Stamm	Anzahl der Ejakulate	Fruktosekonzentrationen (mg%)		Differenz in %
		Kontrolle	Versuchsansatz	
M. hominis	9	375	264	29,6
M. orale	4	392	289	26,2
M. fermentans	6	346	276	20,3
M. gallisepticum	2	291	239	17,7
Ureaplasmen	4	445	387	12,9

orale der stärkste Fruktoseverbrauch beobachtet, während in Anwesenheit von Mycoplasma fermentans und Mycoplasma gallisepticum deutlich weniger verbraucht wird. Bei Ureaplasmen findet im Vergleich zum Kontrollansatz nur ein relativ geringer Abbau an Fruktose statt.

Diskussion

Die In-vitro-Untersuchungen zeigen eine signifikante Motilitätshemmung der Spermatozoen durch die verschiedenen Mykoplasmenstämme, ein Befund, der sehr gut mit den klinischen Beobachtungen übereinstimmt. Eine Motilitätshemmung der Spermatozoen sollte aber mit einem verminderten Fruktoseverbrauch parallel gehen. Im Gegensatz dazu ist der Fruktoseabbau im Spermaplasma der mykoplasmeninfizierten Ejakulate jedoch größer. Dies bedeutet, daß entweder die Spermatozoen de facto mehr Fruktose metabolisieren, obwohl ihre Motilität gehemmt wird, d. h., es käme zu einer Entgleisung des Spermatozoenstoffwechsels, oder aber, daß die Mykoplasmen selbst zur Fruktolyse fähig sind.

Wir haben daher Inkubationsversuche mit spermatozoenfreiem Spermaplasma durchgeführt und dieses mit verschiedenen Mykoplasmenstämmen beimpft. Aufgrund dieser Untersuchungen läßt sich feststellen, daß Mykoplasmen zur Fruktolyse fähig sind, so daß die beobachtete vermehrte Fruktolyse in mykoplasmeninfizierten Ejakulaten nicht Ursache einer vermehrten Stoffwechselleistung der Spermatozoen ist, sondern auf die fruktolytische Aktivität der Mykoplasmen zu beziehen ist. Die Bestimmung der Fruktolyse als biochemischen Parameter des Spermatozoenstoffwechsels ist daher in Anwesenheit von Mykoplasmen nicht geeignet, die Hemmung der Spermatozoenmotilität zu objektivieren. Andererseits spielt aber der Fruktoseverbrauch durch Mykoplasmen keine entscheidende Rolle, um durch Entzug eines energieliefernden Substrates die Motilitätshemmung der Spermatozoen zu erklären. Welche Mechanismen für die Motilitätshemmung der Spermatozoen durch die Mykoplasmen verantwortlich sind, kann aufgrund der vorliegenden vorläufigen Untersuchungen nicht gesagt werden. Sollten die elektronenmikroskopischen Untersuchungen von Gnarpe und Friberg die tatsächlichen Verhältnisse wiedergeben, so würde dies bedeuten, daß sich die Mykoplasmen im Mittelstückbereich der Spermatozoen anheften, so daß entweder ein hydrodynamischer Effekt oder die Blockierung enzymatischer Stoffwechselvorgänge als Ursache der Motilitätsbehinderung in Betracht zu ziehen wäre.

Zusammenfassend kann festgestellt werden, daß Mycoplasma hominis, Mycoplasma fermentans, Mycoplasma orale, Mycoplasma gallisepticum und Ureaplasmen die Motilität der Spermatozoen beeinträchtigen können. Zum zweiten konnte gezeigt werden, daß Mykoplasmen zur Fruktolyse fähig sind, wobei die einzelnen Stämme einen unterschiedlich starken Fruktoseabbau aufwiesen. Die Bestimmung der Fruktolyse als Stoffwechselparameter der Spermatozoen ist daher in mykoplasmeninfizierten Ejakulaten nicht geeignet, eine Beeinflussung des Spermatozoenstoffwechsels durch Mykoplasmen zu objektivieren.

Literatur

Hofstetter, A., Vogt, H.-J., Graf, R.: Helv. chir. Acta **38**, 471 (1971) – Horne, H., Kundsin, R. B.: Ureaplasma urealyticum and infertility. 1st Meeting of IOM. Glasgow 1976 – Molnár, G., Molnár, A., Szita, J., Stipkovits, L., Molnár, J.: Examination of mycoplasmas in semen of infertile men. 1st Meeting of IOM. Glasgow 1976 – O'Leary, W. M., Frick, J.: Aktuelle Urol. **7**, 121 (1976) – Vogt, H.-J., Hofstetter, A., Graf, R.: Mykoplasmennachweis in der Fertilitätsdiagnostik. 3rd European Congress of Sterility. Athen 1972

Priv.-Doz. Dr. A. Hofstetter
Urologische Universitätsklinik
Thalkirchner Straße 48
D-8000 München 2

A. Hofstetter: **Therapie der Prostato-Vesikulitis**

Die Therapie der Prostato-Vesikulitis ist in erster Linie – wenn man von möglichen autoimmunologischen Prozessen absieht – ein Problem des Erregerspektrums, der pathologisch-anatomischen und pathophysiologischen Situation sowie der Pharmakokinetik der antimikrobiell wirksamen Substanzen. Das Erregerspektrum reicht von grampositiven und gramnegativen Kokken und Stäbchen über Mykoplasmen, Chlamydien, Hefen, Trichomonaden bis möglicherweise zu den Viren, vor allem der Herpes-Gruppe. Anaerobier scheinen dagegen keine nennenswerte pathogenetische Rolle zu spielen.

Nach Stamey, Meares, Winningham [4] stellen die Azini der Prostata das Hauptreservoir für diese Keime dar, so daß eine Therapie nur erfolgversprechend sein kann, wenn die antimikrobiell wirksame Substanz die erforderlichen keimtötenden Konzentrationen dort erreicht. Dies bedeutet, daß diese Substanz vom Plasmawasser und der interstitiellen Flüssigkeit über die Epithelmembranen in die Lumina der Azini ausgeschieden werden muß.

Die Membrandiffusionsfähigkeit bei fehlenden aktiven Transportmechanismen hängt im wesentlichen von folgenden Faktoren ab (Tabelle 1): 1. der Lipoidlöslichkeit,

Tabelle 1. Faktoren, die die Membranpermeabilität eines Pharmakons bestimmen

1. Lipoidlöslichkeit
2. Ionisationsgrad
3. Eiweißbindung
4. Molekülgröße und -gestalt
5. pH-Gefälle (ion trapping)

2. dem Grad der Ionisation, da im allgemeinen nur nichtionisierte Substanzen Zellmembranen im signifikanten Maß überwinden können, d. h. Substanzen mit einem hohen pKa-Wert, 3. der Eiweißbindung, 4. der Molekülgröße und -form sowie 5. den pH-Wertunterschieden zwischen zwei Kompartimenten. Bei bekannten pH- und pKa-Werten läßt sich mit Hilfe der Henderson-Hasselbalchschen Gleichung die Antibiotikakonzentration in den verschiedenen Kompartimenten berechnen (Abb. 1).

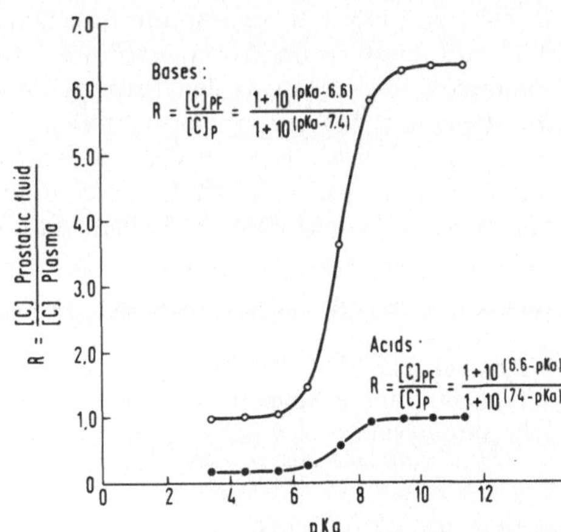

Abb. 1

Aus dem eben Geschilderten folgt, daß zur Konzentration einer antibakteriell wirksamen Substanz in den Lumina der Prostataazini folgende Bedingungen gegeben sein müßten: Lipoidlöslichkeit, nur geringe Dissoziation im Plasmawasser, geringe Eiweißbindung sowie ein Wirkungsoptimum unter der gegebenen pH-Situation (Tabelle 2).

Tabelle 2. Eine in das Prostatsekret ausgeschiedene und dort antibakteriell wirksame Substanz müßte

---

a) lipoidlöslich und
b) nur gering im Plasma dissoziiert sein,
c) eine geringe Eiweißbindung,
d) bei einem pk von 8,6 und mehr haben
   sowie
e) ein Wirkungsoptimum gegen gramnegative Bakterien bei einem pH von 6,6 besitzen

---

Aufgrund dieser pharmakokinetischen Parameter kämen für eine Therapie bakterieller Infektionen der männlichen Adnexe die in vitro im allgemeinen sehr wirksamen β-Lactam-Antibiotika sowie die Aminoglykoside nicht in Frage. Aus der klinischen Erfahrung weiß man jedoch, daß akute bakterielle Entzündungen der männlichen Adnexe mit den eben erwähnten Antibiotika sehr gut behandelt werden können. Dies hängt offensichtlich mit der geänderten Permeabilität von biologischen Membranen sowie den pH-Änderungen bei akuten entzündlichen Prozessen zusammen. Für die Praxis bedeutet dies, daß man bei einer akuten Adnexitis im allgemeinen das in vitro empfindliche Antibiotikum oder, falls der Erreger zunächst unbekannt ist, was in der Mehrzahl der Fälle zutreffen wird, ein sogenanntes Breitband-Antibiotikum geben kann.

Daneben sind natürlich Analgetika, Antiphlogistika, milde Laxantien, reichliche Flüssigkeitszufuhr sowie Bettruhe zu verordnen (Tabelle 3).

Tabelle 3. Therapie der akuten bakteriellen Prostatitis

allgemein	Bettruhe, Antipyretika, Analgetika, reichliche Flüssigkeitszufuhr
speziell	Antibiotikum bzw. Chemotherapeutikum

Eine völlig andere Situation ergibt sich bei den subakut und chronisch verlaufenden Adnexitiden, bei denen die vorher erwähnten pharmakokinetischen Eigenschaften antimikrobiell wirksamer Substanzen sehr wohl zum Tragen kommen. So konnten wir in Übereinstimmung mit verschiedenen Autoren [2,4] in früheren Untersuchungen [1] nachweisen, daß z. B. hydrophile Substanzen wie die β-Lactam-Antibiotika selbst bei Höchstdosierungen im Prostataexprimat kaum angereichert werden, während dies bei lipophilen Substanzen aus der Tetracyclin-Reihe oder beim Erythromycin der Fall ist. Dies bedeutet, daß chronische bakterielle Infektionen der männlichen Adnexe nur mit antibakteriell wirksamen Substanzen behandelt werden sollen, die tatsächlich die geforderten pharmakokinetischen Eigenschaften besitzen, vorausgesetzt natürlich, daß sich eine Wirksamkeit in vitro nachweisen läßt (Tabelle 4). Daneben kommen bei der sub-

Tabelle 4. Chemotherapeutika mit therapeutischem Wirkspiegel im Prostatasekret

---

- Tetrazykline
- Trimethoprim + Sulfamethoxazol
- Erythromycin

---

akuten und chronischen Entzündung der männlichen Adnexe unspezifisch therapeutische Maßnahmen in Frage, wie sie im allgemeinen bei der sogenannten Prostatakongestion angewandt werden (Tabelle 5).

Neben den bakteriellen Infektionen spielen die mehr subakut und chronisch verlaufenden abakteriellen Entzündungen durch Mykoplasmen und Chlamydien eine wichtige Rolle. Hierbei kommen aufgrund der In-vitro-Sensibilität und der pharmakokinetischen

Tabelle 5. Therapie der Prostata-Kongestion

– antiphlogistische und hyperämisierende Suppositorien und Badezusätze (z. B. Icht-Präparate)
– regelmäßige physiologische Sekretentleerung, d. h. geregelte Vita sexualis

Eigenschaften für eine Therapie vor allem Tetrazycline und Erythromycin in Frage. Die folgende Tabelle 6 gibt einen Überblick über die wichtigsten pharmakokinetischen Parameter von Erythromycin und den Tetrazyclinen. Bei Adnexitiden, verursacht durch Mykoplasmen oder Chlamydien, verordnen wir mindestens 14 Tage entweder 2mal 500 mg Tetrazyclin-Hydrochlorid, 2mal 200 mg Minocyclin oder 2mal 100mg Doxycyclin. Bei Ureaplasmeninfektionen, aber auch bei Chlamydien, ist Erythromycin 2mal 500 mg/die wirksam.

Tabelle 6. Pharmakokinetisch wichtige Parameter antimikrobiell wirksamer Substanzen bei Prostatitis

Substanz	MG	LL	EB	pk	pH (Wirkungs- optimum)
Erythromyzin	733,92	sehr gut	40%	8,8	8,0–8,5
Tetrazyklin-HCl	444,40	mäßig	20–45%	3,5–9,2	5,5–6,5
Minozyklin	457,18	gut – sehr gut	75%	7,8–9,5	5,0–5,5
Doxyzyklin	513,00	gut	90%	7,5	5,0–5,5
Trimethoprim	290,32	sehr gut	42–46%	7,3	> 7,0
Sulfamethoxazol	253,29	gut	68%	5,7–6,1	> 7,0

Die Therapie von Adnexitiden bei Hefennachweis ist problematisch, da es außer dem 5-Fluor-Cytosin (Ancotil), das häufig eine sehr schnelle Resistenzentwicklung zeigt, z. Z. kein aus dem Magen-Darm-Trakt resorbierbares Fungistatikum gibt. Die Dosierung von Ancotil bei Patienten mit normaler Nierenfunktion ist 150 mg/kg Körpergewicht/die auf 4 Einzeldosen verteilt. Da wir aber Ancotil in der Therapie vor allem bei generalisierten Hefeinfektionen benötigen, verwenden wir bei entzündlichen Adnexerkrankungen durch Hefen nach wie vor Amphotericin B-Instillationen. Darüber hinaus muß man zur Verminderung des Hefenreservoirs im Darm Nystatin verordnen. Wir geben im allgemeinen 3mal täglich 2 Dragees Moronal. Gleichzeitig ist, wie bei allen sogenannten sexually transmitted diseases, eine Partnerbehandlung erforderlich. Bei Hefepilzinfektionen ist außerdem nach einem Diabetes mellitus, einer längerdauernden vorangegangenen antibakteriellen Therapie sowie nach einer Behandlung mit Zytostatika bzw. Immunsuppressiva zu fragen.

Die Behandlung der Trichomonaden-Adnexitis erfolgt durch Nitroimidazolabkömmlinge, die mit Tinidazol (Simplotan 500) eine Einzeittherapie mit 2 g sowie mit Nimorazol (Acterol) eine Eintagsbehandlung mit 3mal 1 g ermöglichen.

Bei durch Viren verursachte Adnexitiden ist eine antibiotische Therapie natürlich sinnlos. Hier gilt es vor allem durch Lokalbehandlung mit wäßrigem Pyoktanin (0,5%ig) oder Aureomycin-Salbe eine Superinfektion oder eine bakterielle Balanitis/Urethritis zu vermeiden und die Reizerscheinungen zu mildern. Virostatika haben bis jetzt den erhofften Erfolg vermissen lassen. Eine Immunisierung gegen Herpes-Viren mit monovalenten Seren erscheint erfolgversprechend. Auch eine Autovakzination kann versucht werden. Was den Einsatz von Interferon betrifft, so kann man sagen, daß die allgemeine klinische Anwendung noch nicht empfohlen werden kann.

In der Kürze der Zeit konnte ich nur die wichtigsten Probleme im Zusammenhang mit der Therapie der Prostato-Vesikulitis andeuten. Ich bin mir im klaren, daß noch viele Fragen offengeblieben sind und auch noch offenbleiben müssen, da unsere heutigen Erkenntnisse hinsichtlich Pathogenität der Erreger, pathophysiologischer Veränderungen im Bereich der Adnexe während eines entzündlichen Prozesses sowie verschiedene Details der Pharmakokinetik der antimikrobiell wirksamen Substanzen noch ungelöst sind, ganz abgesehen von den Problemen, die durch gleichzeitig ablaufende immunologische Reaktionen aufgeworfen werden. Dazu kommen noch die psychosomatischen Aspekte, die einen entzündlichen Prozeß wesentlich beeinflussen oder überlagern können.

Literatur

1. Hofstetter, A., Marx, F. J.: Ärztl. Praxis **26,** 33 (1974) – 2. Meares, E. M., Stamey, T. A.: Invest. Urol. **5,** 492 (1968) – 3. Schnierstein, J.: Fol. ichthyol. **14** (1974) – 4. Stamey, T. A., Meares, E. M., Winningham, D. G.: J. Urol. **103,** 187 (1970) – 5. Vogt, H.-J., Hofstetter, A.: Fol. ichthyol. **19** (1976)

Priv.-Doz. Dr. A. Hofstetter
Urologische Klinik und
Poliklinik der Universität
Thalkirchner Straße 48
D-8000 München 2

Fortbildungsseminar über neurogene Blasenentleerungsstörungen

I. Teil

H. MADERSBACHER: **Fortbildungsseminar über neurogene Blasenentleerungsstörungen – Einführung**

Ich begrüße Sie recht herzlich beim Fortbildungsseminar über neurogene Blasenentleerungsstörungen: Die erfreulich große Zahl von Teilnehmern zeigt, daß der Urologe in zunehmendem Maße mit den Problemen dieses Spezialfaches konfrontiert wird. Für die immer größer werdende Zahl von Patienten mit neurogenen Blasenstörungen gibt es mehrere Gründe:
1. Die Frühsterblichkeit von Querschnittspatienten ist von ca. 80% noch während des Zweiten Weltkrieges auf unter 10% zurückgegangen.
2. Die Zahl frischer Paraplegiker durch Verkehrs-, Sport- und Arbeitsunfälle nimmt ständig zu.
3. Durch die Frühoperation der Myelomeningozele steigt die Zahl der überlebenden Kinder sprunghaft an.
4. Verbesserte Diagnostik und gesteigertes Interesse haben dazu geführt, daß man bei einem beträchtlichen Prozentsatz von Nerven- und Stoffwechselerkrankungen neurogene Blasenstörungen aufdeckte.

Bradley hat 1971 eine Schätzung über die Häufigkeit von Patienten mit neurogenen Blasenstörungen aufgestellt. Hauptursache sind Nerven- und Stoffwechselerkrankungen. Insgesamt schätzt man, daß etwa 0,6% der Gesamtbevölkerung an einer neurogenen Miktionsstörung leiden (Tabelle 1).

Tabelle 1. Häufigkeit neurogener Blasenentleerungsstörungen in den USA (nach Bradley, 1971)

90% der Patienten mit multipler Sklerose	= ca.	450000
80% der traumatisch Rückenmarksgeschädigten	= ca.	100000
10% der Hirngefäßkranken	= ca.	200000
25% der Parkinsonkranken	= ca.	250000
10% der Diabetiker	= ca.	300000
80% der Patienten mit Myelomeningozele	= ca.	3000
10% der Patienten mit amyotropher Lateralsklerose	= ca.	600

	ca. 1300000
1300000 entsprechen etwa 0,6% der Gesamtbevölkerung	

Diese Fakten haben dazu geführt, daß die früher meist nur am Rande erwähnten neurogenen Blasenentleerungsstörungen in ein neues Licht gerückt sind, und das ist auch der Grund dafür, daß dieses Seminar veranstaltet wird.

Darf ich nun Herrn Graber ersuchen, sein Einführungsreferat über die Pathophysiologie der neurogen gestörten Blase zu halten.

Literatur beim Verfasser

Univ.-Doz. Dr. H. Madersbacher
Urologische Univ.-Klinik
A-6020 Innsbruck und
Rehabilitationszentrum der AUVA
A-6323 Bad Häring

P. Graber: **Pathophysiologie der neurogen gestörten Blase**

Mit der neurogenen Blase steht es ähnlich wie mit dem Recht: Es gibt ein Grundgesetz, das einfach ist, für alle gilt, aber praktisch kaum anwendbar ist. Die täglichen Probleme werden nach Ausführungs- und Ausnahmebestimmungen geregelt, die zwar alle vom Grundgesetz abstammen, ihre Verwandtschaft aber oft verleugnen.

Das Grundgesetz der Blasensteuerung wurde von Bors geschaffen. Es faßt den Miktionsvorgang als Reflex auf, der im Sakralmark geschaltet wird. Diesem übergeordnet sind zerebrale Zentren, welche hemmend oder fördernd in den Reflexablauf eingreifen. Die Konzeption des zentralgehemmten Reflexes überzeugt durch ihre Einfachheit nicht zuletzt auch deshalb, weil alle möglichen auf sie einwirkenden Störungen im Prinzip nur auf zwei Arten sich äußern können: Trifft eine Läsion die spinale Schaltstelle oder peripher davon gelegene Strukturen, so wird der Miktionsreflex unterbrochen. Man spricht von einer Läsion des unteren motorischen Neurons. Das Vollbild der dazu gehörigen Funktionsstörung ist die autonome Blase. Trifft die Läsion hingegen die supranukleären Modulatoren, so wird der Miktionsreflex sekundär verselbständigt. Die entsprechende Störung wird als Läsion des oberen motorischen Neurons bezeichnet mit dem Funktionstyp einer Reflexblase. Die klinische Unterscheidung der beiden Formen erfolgt durch die Zystometrie: ungehemmte Kontraktionen während der Füllphase der Blase sprechen für Läsion des oberen Neurons, fehlende Kontraktionen gelten als Zeichen einer Läsion des unteren Neurons. Die Einordnung eines Krankheitsbildes in eine der beiden Kategorien ist somit unkompliziert. Jeder, der sich mit neurogenen Blasenstörungen zu befassen hat, weiß aber, daß mit dieser Einteilung zwar didaktisch viel, praktisch aber nur wenig gewonnen ist. Viele wichtige Probleme, wie die Reorganisation des Reflexes im Rückenmarksschock oder die Restharnbildung bei der Reflexblase des Paraplegikers, lassen sich im Grundschema nicht oder nur schwer unterbringen. Es erstaunt deshalb nicht, daß die Erkenntnisse der letzten Jahre unsere Konzeption der neurogenen Blase ganz erheblich modifiziert haben.

Drei mir wesentlich scheinende Punkte sollen hier zur Sprache kommen:

- die zentrale Organisation des Miktionsreflexes,
- der peri- und intravesikale Plexus,
- die funktionelle Koordination zwischen Detrusor und Sphinkter.

Der wichtigste Einbruch ins klassische Schema eines oberen und unteren Neurons erfolgte durch den Nachweis, daß die aus der Blase stammenden sensiblen Afferenzen im Sakralmark keine Synapsen haben mit den motorischen Neuronen des Detrusors. Die sensorischen Bahnen führen vielmehr direkt zum Hirnstamm, wo der Reflex in der Formatio reticularis geschaltet wird. Es existiert somit im Sakralmark zwar ein für den Detrusor zuständiger Nukleus, aber kein eigentliches Miktionszentrum (Abb. 1). Dieses neue Element gibt die längst fällige Erklärung dafür, daß der Miktionsvorgang zwar durch den sensorischen Input aus der Blase ausgelöst wird, in seinem weiteren Ablauf aber davon unabhängig weitergeht. Das zeitliche Überdauern der motorischen Antwort, ihre Verstärkung und Ausdehnung auf den Gesamtdetrusor ist in der Tat kaum verständlich als einfacher spinaler Reflex, wohl aber unter der Annahme einer Kette von Zwischenneuronen.

Jede Rückenmarkläsion hat eine definitive Veränderung des Miktionsreflexes zur Folge. Im spinalen Schock wird der Reflex neu organisiert, wobei kurze, unterhalb des Läsionsniveaus liegende Bahnen seine Schaltung übernehmen müssen. Diese Neuorganisation erfolgt in Etappen, die sich über Monate erstrecken können. Das Auftreten von ungehemmten Wellen zeigt die initiale Hyperreflexie des Detrusors an, welche dann im Verlauf der weiteren Rehabilitation zur reflektorischen Entleerung der Blase führt. Diese Miktion ist nicht mit einer Regression auf frühkindliche Stufe zu vergleichen, sondern es handelt sich um einen Ersatzreflex, was seine Unzulänglichkeit in vielen Fällen erklärt.

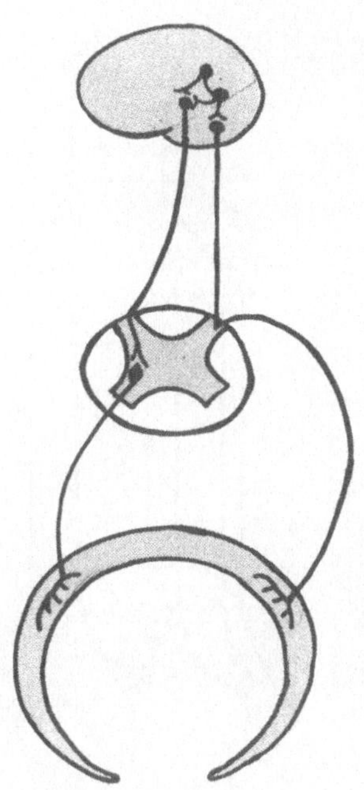

Abb. 1. „Long rooting" des Miktionsreflexes (nach Bradley). Der Reflex wird erst in der Formatio reticularis geschaltet und nicht im spinalen Miktions„zentrum"

Die zweite wichtige Modifikation des Grundschemas bezieht sich auf das untere motorische Neuron. Es war lange Zeit üblich, den Funktionszustand einer autonomen Blase gleichzusetzen mit dem einer atonen oder schlaffen Blase. Angesichts der flachen Zystometriekurven drängte sich die Annahme eines denervierten Organes geradezu auf. Der Blasentonus ist, wie wir heute wissen, nicht neurogenen Ursprungs, sondern durch die physikalischen Eigenschaften der Wand bedingt. Flache Kurven sprechen somit nicht für Denervation, sondern für Dilatation, also für schlechte Rehabilitation. Der Blasenmuskel ist, vor allem am vesikourethralen Übergang, durchsetzt und umgeben von einem System von autonomen Ganglien. Über die Struktur und Funktion des intra- und perivesicalen Plexus liegen zwei gut dokumentierte Hypothesen vor. Anhand histochemischer Untersuchungen gelangt El-Badawi und seine Gruppe zur Auffassung, daß die meisten Ganglien gemischt sind, d. h. von Fasern des Sympathikus wie auch des Parasympathikus versorgt werden. Der postganglionäre Abschnitt wird gebildet durch ein dichtes Netz von kurzen Neuronen, die untereinander, sowie mit den postganglionären sympathischen und parasympathischen Fasern in synaptischem Kontakt stehen. Ihre Impulse beeinflussen sich gegenseitig, sie verstärken sich oder schwächen sich ab. Obwohl dem Sympathikus grundsätzlich kontraktionshemmende, dem Parasympathikus kontraktionsfördernde Funktion zukommt, können sich die beiden autonomen Partner im neuroterminalen Netz bis zu einem gewissen Grad ersetzen. Dies wäre eine mögliche Erklärung für die Atropinresistenz des Detrusors (Abb. 2).

Die Gruppe um Bradley kommt zu einer etwas verschiedenen Auffassung. Bei der Messung und Verfolgung von Aktionspotentialen innerhalb des Plexus vesicalis konnten sie 3 Typen von Ganglien identifizieren: sympathische, parasympathische und gemischte. Der Begriff gemischt bezieht sich dabei lediglich auf die anatomische Struktur und bedeutet nicht, daß diese Ganglien einen gemeinsamen Ausgang benützen. In den Ganglien erfolgt die synaptische Schaltung eines Teils der durchlaufenden Bahnen. Diese Schaltung ist mit einem aktiven Prozeß verbunden, denn die Potentiale werden verstärkt und verlängert. Neben der Verstärkung sind die Ganglien zur Modulation der durchlaufenden Impulse befähigt. Parasympathische Einzelimpulse, die nach kumulativer parasympathischer Stimulation eintreffen, werden erheblich verstärkt. Sympathische Impulse erfahren keine Verstärkung nach entsprechender Bahnung, sie sind aber befähigt,

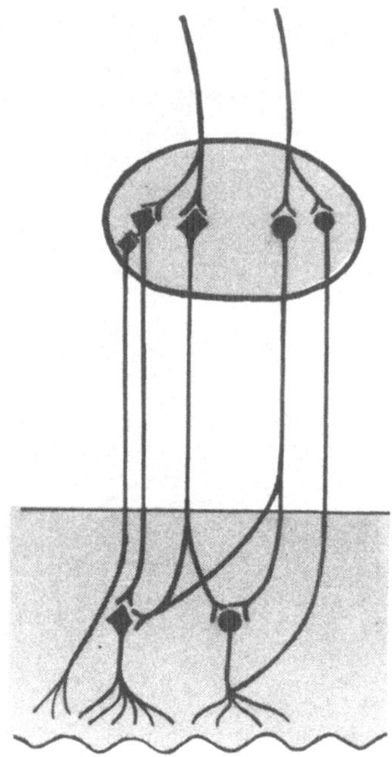

Abb. 2. Konzeption des intra- und perivesikalen Plexus nach El-Badawi.
■ = parasympathische Neuronen
● = sympathische Neuronen

die Übertragung von parasympathischen Impulsen abzuschwächen (Abb. 3). Auch nach Bradley ist der Parasympathikus der wesentliche motorische Nerv des Detrusors, während dem Sympathikus eher hemmenden Einfluß auf die Blasen zukommt.

Obwohl die Akten noch nicht geschlossen sind, verstehen wir die Funktion des intra- und perivesikalen Plexus heute als peripheren Verstärker und Modulator der Detrusorsteuerung. Die ursprünglich geäußerte Hoffnung, darin auch den Schlüssel für den sequentiellen Ablauf des Miktionsvorganges gefunden zu haben, war aber unrealistisch.

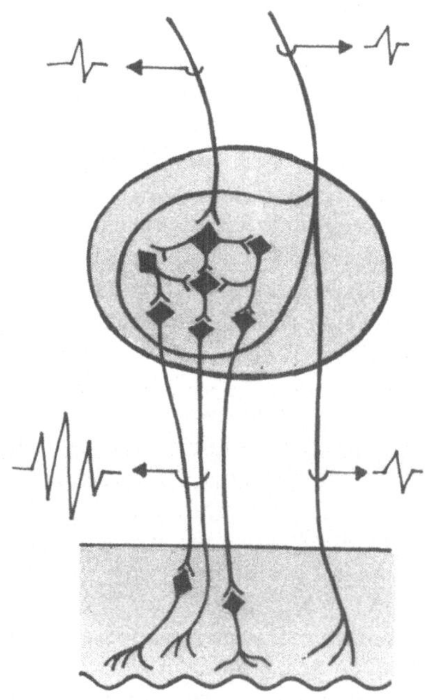

Abb. 3. Aufbau und Schaltung eines gemischten Ganglions des perivesikalen Plexus nach Bradley.
■ = parasympathische Neuronen
● = sympathische Neuronen

Die Koordination zwischen Detrusor und Sphinkter erfolgt nicht in der Peripherie, sondern wahrscheinlich im Sakralmark. Stimulationsversuche haben gezeigt, daß in den Segmenten S2–S4 zwei Nuclei vorliegen, einer für den Detrusor und einer für den Sphinkterapparat. Leider lassen sich die beiden für therapeutische Zwecke nicht trennen. Durch Untersuchung an der zweigeteilten Blase haben Jonas und Tanagho zudem den Beweis erbracht, daß nicht die muskuläre Integrität des Detrusor-sphinkter-Apparates Voraussetzung ist für die Koordination, sondern seine Verbindung zum Sakralmark. Damit sind wir bei der dritten zu besprechenden Modifikation des Grundschemas angelangt: dem Problem der Dyssynergie.

Die Dyssynergie wurde als fehlende Koordination zwischen der Detrusorkontraktion und der Eröffnung des quergestreiften Sphinkters aufgefaßt. Die Erkenntnisse der letzten Jahre, vor allem aber die Analyse der bisherigen Mißerfolge der Elektrostimulation der Blase haben gezeigt, daß es sich um einen wesentlich komplexeren Vorgang handelt. Hinsichtlich des Aufbaus und der Funktion des Sphinkterapparates obliegt dem quergestreiften somatomotorischen Muskelsystem vor allem die Haltefunktion des Beckenbodenkompartimentes. Die reine Sphinkterfunktion des Externus reduziert sich, wie Versuche mit Curare gezeigt haben, auf gewisse phasische, d. h. kurz dauernde Aktionen am Ende der Miktion. Dies entspricht auch der klinischen Erfahrung. Den tonischen Verschluß der Blase übernimmt das glattmuskuläre autonome System. Die mechanische Aktion der beiden Partner ist im wesentlichen so koordiniert, daß jeder die Wirkung des anderen verstärkt. Wir haben es auf anatomisch engstem Raum mit einem dreifach innervierten, doppelt strukturierten Organ zu tun. Neben dem somatomotorischen Anteil spielen die beiden autonomen Partner eine wichtige Rolle. Im Gegensatz zur Blase hat auch das adrenerge System im urethralen Sphinktersegment eine motorische Funktion. Über α- oder β-Rezeptoren werden Kontraktion oder Relaxation der Urethra ausgelöst. Wir wissen nicht, ob es sich dabei, in Analogie zum Detrusor, nur um Modulationen zur Stabilisierung einer sympathischen oder parasympathischen Phase des Gesamtorganismus handelt oder um den Hauptmechanismus, der die Eröffnung und den Schluß der Blase kontrolliert. Es läßt sich aber mit Bestimmtheit sagen, daß dem Dyssynergieproblem eine Koordinationsstörung nicht nur zwischen zwei, sondern mindestens drei Partnern zugrunde liegt.

Die Erkenntnisse der letzten Jahre haben vieles klargestellt. Eine der Hauptaufgaben dieser Tagung wird es sein, dieses neue Wissen in die Therapie unserer Patienten einzubauen.

Prof. Dr. P. Graber
Clinique Universitaire d'Urologie
Hôpital Cantonal
CH-1211 Genève 4

H. Madersbacher: **Zur Diagnostik neurogener Blasenentleerungsstörungen: Anamnese und Klinik**

Viel häufiger als Querschnittslähmung und Myelomeningocele verursachen – wie die Aufstellung von Bradley, 1971, zeigt – Nerven- und Stoffwechselerkrankungen neurogene Miktionsstörungen, die mitunter das erste und lange Zeit das einzige Symptom einer klinisch sonst nicht faßbaren Grundkrankheit sein können. Diese Patienten kommen daher auch nicht in ein spezialisiertes Zentrum, sondern wegen ihrer Miktionsstörung zum praktizierenden Urologen, der zumindest die neurogene Genese erkennen und die weitere Abklärung in die richtigen Bahnen lenken sollte. Dazu braucht es zunächst eine gezielte Anamnese und eine sorgfältige klinische Untersuchung.

Anamnese

Sie sollte bei Verdacht auf neurogene Blasenentleerungsstörungen neben den Miktionsgewohnheiten auch die Stuhlgewohnheiten und die Vita sexualis erfassen. Diese drei Fragenkomplexe bringen häufig sich ergänzende Informationen, da die entsprechenden Bahnen und Zentren für diese Funktionen zwar nicht immer identisch, aber doch eng benachbart sind.

Zunächst zur Miktionsanamnese: Sie sollte klären, ob der Patient Harndrang verspürt, ob das Gefühl für die bevorstehende und die in Gang befindliche Miktion vorhanden ist, wie die Miktion zustande kommt, ob und wie sie unterbrochen werden kann und schließlich, ob der Patient den Harn halten kann (Tabelle 1).

Tabelle 1. Miktionsanamnese

Harndrang
Gefühl für die bevorstehende Miktion
Gefühl für die in Gang befindliche Miktion
Wie kommt die Miktion zustande?
Kann die Miktion unterbrochen werden?
Kontinenz

Harndrang wird nur verspürt, wenn die entsprechenden Nervenbahnen zwischen Blase und kortikalem Miktionszentrum intakt sind. Das Ausbleiben des Harndrangs bei nachgewiesener Blasenfüllung ist ein sicheres Zeichen dafür, daß die Perzeption des Füllungszustandes zentral oder peripher gestört ist. Typische Beispiele: Erkrankungen der Hinterwurzeln und der Hinterstränge, klassisch, aber heute nur noch selten bei der Tabes dorsales, häufig beim Diabetes mellitus sowie bei anderen Formen entzündlicher, toxischer und degenerativer Nervenerkrankungen, die man als Pseudotabes zusammenfaßt.

Solche Leute verspüren anstelle des Harndranges lediglich ein suprapubisches Völlegefühl, das durch peritoneale Dehnungsreize vermittelt wird. Dieses suprapubische Völlegefühl wird für sie zum modifizierten Harndrang. Die Frage „Spüren Sie Harndrang?“ wird von solchen Patienten zunächst mit „Ja“ beantwortet, erst durch gezielte Fragen, wie „Verspüren Sie den Harndrang so wie früher oder hat sich daran etwas geändert?“, gelingt es, zwischen echtem Harndrang und suprapubischem Völlegefühl zu differenzieren und eine Störung afferenter Bahnen zu erfassen.

Eine wichtige Frage ist, wie es zur Blasenentleerung kommt: Imperative Miktion oder Urge bedeutet, volkstümlich ausgedrückt, daß es vor der verschlossenen Toilettentüre in die Hose geht. Ursache dafür sind ungehemmte Detrusorkontraktionen, die bei fehlendem Lokalbefund, wie Stein, Tumor oder Entzündung durch partielle Läsionen jener Zentren und Bahnen im Zentralnervensystem verursacht sind, die normalerweise den Miktionsreflex regulieren und modulieren. Folgerichtig wurde für diese Störungen, bei denen der hemmende Einfluß höherer Zentren auf den Miktionsreflex verlorengeht, der Ausdruck „enthemmte neurogene Blase“ geprägt. Typisches Beispiel und häufigste zerebrale Ursache ist die Zerebralsklerose, seltener der Parkinsonismus, häufigste spinale Ursache bei jüngeren Patienten die multiple Sklerose.

Durch die Beeinträchtigung der zentralen Hemmung kommt es gleichzeitig zu einer verkleinerten funktionellen Blasenkapazität mit vorzeitigem Auftreten des Miktionsreflexes und damit klinisch zum Reizblasensyndrom. Manche Symptome, die der alte Mann, der sog. Prostatiker angibt, wie Pollakisurie, Nykturie und imperative Miktion, sind zumindest teilweise neurogener Genese. So bleibt die imperative Miktion, über die etwa 45% der Prostatiker klagen, bei der Hälfte der Operierten weiter bestehen, ebenso wie manche Pollakisurie und Nykturie. Altersbedingte, degenerative Veränderungen im zentralen und peripheren Nervensystem, an die sicher zu wenig gedacht wird, erklären ohne weiteres die neurogene Ursache solcher Symptome, ohne daß deswegen eine faßbare neurologische Erkrankung vorliegt.

Verspürt der Patient weder die Blasenfüllung noch die Blasenentleerung, so sind alle auf- und absteigenden Rückenmarksbahnen oberhalb des Miktionszentrums unterbrochen; es kommt zu einer reinen Reflexentleerung.

Kommt die Miktion nur durch Betätigung der Bauchpresse zustande, muß man bei Fehlen einer Obstruktion in erster Linie an eine Schädigung der Kerne und Bahnen der Nervi pelvici, also an eine Läsion des zweiten unteren Neurons, denken.

Die Angabe „ich kann den Harn nicht halten", läßt sich nur bis zu einem gewissen Grad klinisch weiter differenzieren, der Nachweis einer aktiven Inkontinenz, etwa bei unstabiler Blase mit ungehemmten Detrusorkontraktionen und Urgeinkontinenz, läßt sich nur durch die Zystomanometrie erbringen (Tabelle 2).

Tabelle 2. Harninkontinenz

Streßinkontinenz	Urgeinkontinenz
primär neurogen	Reflexinkontinenz
primär muskulär	Überlaufinkontinenz
	Psychogene Inkontinenz
(„passive Inkontinenz")	(„aktive Inkontinenz")
Mischformen	
(z. B. sog. Durchlaufblase bei Myelomeningozele)	

In ähnlicher Weise fragen wir nach den Stuhlgewohnheiten. Auch diese Empfindungen sind recht komplex und werden nur verspürt, wenn autonome und somatische Nerven mit ihren jeweiligen übergeordneten Zentren zusammenspielen. Sind diese Empfindungen gestört, muß man auch mit der Möglichkeit einer neurogenen Blasenstörung rechnen (Tabelle 3).

Tabelle 3. Darmanamnese

Frequenz
Stuhlentleerungsbedürfnis
Differenzierung Gas–Fäces
Einleitung der Defäkation
Gefühl für die Passage von Fäces durch den Analkanal

Aus Scheu, in die Intimsphäre einzudringen, Tabus zu berühren, den Patienten in eine peinliche Lage zu bringen, wird nach der Vita sexualis oft oberflächlich, halb oder gar nicht gefragt, obwohl gerade sie wichtige Informationen über das vorliegende Schädigungsmuster liefern kann. Sind Erektionen vorhanden? Wie kommen sie zustande? Psychogen, reflektorisch über taktile Reize oder spontan? Sind Ejakulationen vorhanden? Wird der Samen ausgestoßen oder handelt es sich nur um ein Ausfließen von Samen, auch als „dripping ejaculation" bezeichnet (Tabelle 4).

Tabelle 4. Sexualanamnese

„Erektion"	psychogen
	reflektorisch
	spontan
„Ejakulation"	Samenausstoßung
	Ausfließen von Samen
	(Dripping ejaculation)
	Retrograde Ejakulation
„Orgasmus"	

Klinische Befunde

Für den Urologen ist die Rektaluntersuchung unerläßlich. Dabei sollte man nicht vergessen, gleichzeitig den Sphinktertonus zu prüfen und den Patienten aufzufordern, den After zu kontrahieren und wieder zu erschlaffen (Tabelle 5).

Tabelle 5. Klinisch-neurourologische Untersuchungen

Tonus des Sphincter ani externus
Willkürliche Kontraktion des Analsphinkters
Analreflex
Bulbokavernosusreflex (L_5–S_5)
Hustenreflex (TH_6–L_1)
Residuum-Kapazitätstest

Willkürliche Kontraktion und Erschlaffung des Analsphinkters zeigen, daß intakte sakrale Segmente unter Kontrolle des Großhirns stehen. Oft erkennt man bereits am verstrichenen Anus und der fehlenden Crena ani den herabgesetzten oder fehlenden Sphinktertonus.

Gleichzeitig sollte man die Ampulle und die Höhle des Kreuzbeines auf Veränderungen austasten. Mitunter kann man bereits durch die Rektaluntersuchung Tumorbildungen oder Knochenanomalien, wie eine Sakrumdysplasie, palpatorisch erfassen.

Der Bulbokavernosusreflex ist dann positiv, wenn sich bei Kompression von Glans und Klitoris der Sphincter ani und der M. bulbocavernosus kontrahieren. Da dieser Reflex, durch die Nervi pudendi vermittelt, über die Segmente S_2–S_4 läuft, kann man somit zumindest die somatomotorische Aktivität des Sphinkterkomplexes prüfen.

Der Analreflex wird durch Berührung der Analschleimhaut geprüft. Sein Aussagewert ist bei positivem Ausfall jedoch gering, da er unserer Erfahrung nach nicht unbedingt über sakrale Segmente laufen muß, sondern möglicherweise auch als ein lokales Reflexgeschehen auftreten kann.

Darüber hinaus sollte man die für unser Fachgebiet so wichtigen Segmente S_2–S_4 nicht vergessen, die ja in Steinschnittlage besonders gut zugänglich sind, auf ihre Sensibilität, zumindest auf die Empfindung „spitz–stumpf“ zu prüfen und das Ergebnis in einem einfachen Schema einzutragen.

Abschließend noch ein Wort zum oft zitierten „Residuum-Kapazitätstest“, ein kompliziertes Wort für eine einfache, aber wichtige Untersuchung. Man mißt dabei Spontan- und Restharn und drückt den Restharn in Prozenten der Blasenkapazität aus. Damit will man sagen, daß nicht allein die Restharnmenge, sondern die Relation von Blasenkapazität zu Restharn klinisch relevant ist.

Zusammenfassung

Es ist sicher ein weitverbreiteter Irrtum, daß die Erfassung neurogener Blasenstörungen nur mit Hilfe aufwendiger Apparaturen möglich ist; dies mag für spezielle Fragestellungen zutreffen, für die Diagnose als solche, zumindest aber für die Verdachtsdiagnose sind auch in der Neurourologie die gezielte Anamnese und die exakte Untersuchung Hilfsmittel, die uns allen zur Verfügung stehen, richtungsweisend und die Basis für urodynamische Untersuchungen.

Literatur beim Verfasser.

Univ.-Doz. Dr. H. Madersbacher
Urologische Universitätsklinik
A-6020 Innsbruck

H. Melchior: **Meßmethoden zur Diagnostik neurogener Blasenentleerungs-störungen**

Dysurische Beschwerden sind häufig das erste klinische Zeichen eines beginnenden neurologischen Leidens. Nicht selten führt der Weg eines Patienten mit multipler Sklerose, Tabes dorsalis, diabetischer Neuropathie oder einem Rückenmarkstumor zunächst zum Urologen, bevor der Neurologe die Diagnose stellt.

Harninkontinenz und Restharnbildung sind zwar klinisch manifeste Symptome, doch sagen diese Manifestationen zunächst nichts aus über die funktionelle Genese der Blasenentleerungsstörung, selbst wenn die neurologische Grundkrankheit bekannt ist. So kann eine Detrusor-Sphinkter-Dyskinesie ebenso zur Restharnbildung führen wie eine Detrusoratonie oder -areflexie. Eine Harninkontinenz kann sowohl die Folge einer absoluten Sphinkterinsuffizienz als auch einer pathologischen Detrusor-Hyperreflexie oder einer Schrumpfblasenbildung sein.

Voraussetzung für die Früherkennung neurogener Blasenfunktionsstörungen ist bei okkulten neurologischen Leiden sowie für die differentialdiagnostische Abklärung manifester Erkrankungen eine gezielte Funktionsdiagnostik.

Für die urologische Funktionsdiagnostik des unteren Harntraktes stehen uns heute zur Verfügung:

1. die Uroflowmetrie,
2. die Zystometrie,
3. die Sphinkterometrie bzw. das Urethradruckprofil,
4. die Elektromyographie.

Uroflowmetrie (Abb. 1)

Die Uroflowmetrie, die quantitative Analyse des Harnstrahls, ist eine wertvolle Screening-Untersuchung. Verzögerter Miktionsbeginn, verlängerte Flußanstiegszeit, niedriges Flußmaximum oder intermittierende Miktion sind die wichtigsten Hinweise auf eine pathologische Miktion. Die Fähigkeit, eine normale Miktion auf Kommando unterbrechen und wieder starten zu können, spricht ganz allgemein für eine intakte motorische Blaseninnervation.

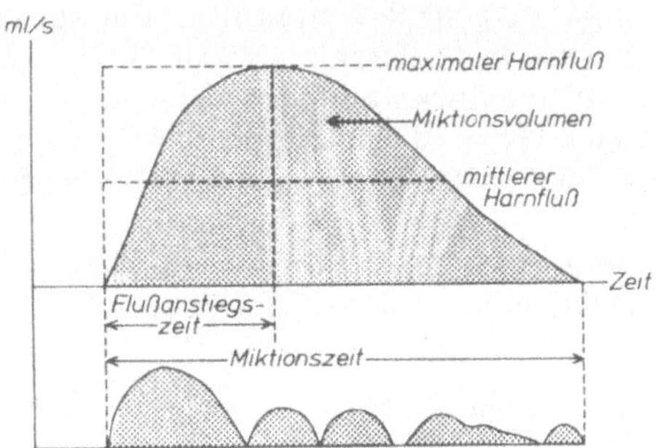

Abb. 1. Uroflowmetrie (Schematische Darstellung)

Insgesamt aber ist die Aussagekraft der Uroflowmetrie zur differentialdiagnostischen Abklärung funktioneller Blasenentleerungsstörungen sehr begrenzt. Die Uroflowmetrie ist eine wertvolle Untersuchung, wenn man sie mit intravesikalen Druckmessungen kombiniert.

Zystometrie (Abb. 2)

Die wichtigste Untersuchung, insbesondere bei Verdacht auf okkulte neurogene Blasenentleerungsstörungen, ist die Zystometrie – die Messung des intravesikalen Druckes in

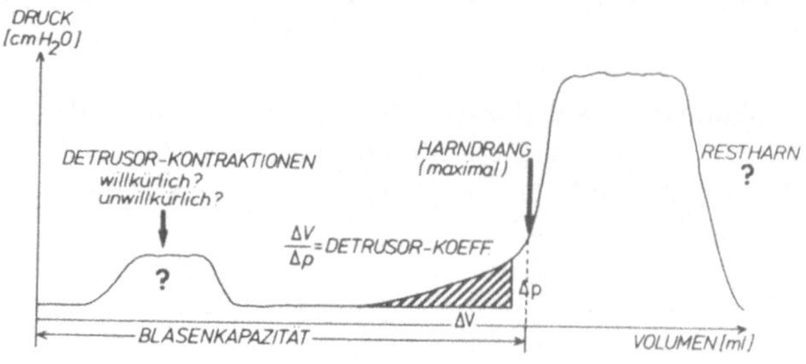

Abb. 2. Zystometrie (Schematische Darstellung)

Abhängigkeit von der Blasenfüllung. Bei langsamer, kontinuierlicher Blasenfüllung mit 20 bis 50 ml/min körperwarmer Flüssigkeit steigt der intravesikale Druck zunächst nur wenig an. Bei einem Blasenvolumen von etwa 180 bis 250 ml verspürt der gesunde Patient ein deutliches Gefühl der zunehmenden Blasenfüllung. Das normale Gefühl für die zunehmende Blasenfüllung ist praktisch der Beweis für eine intakte sensorische Blaseninnervation. Schmerzen im Unterbauch, Hitzewallungen, Kopfschmerzen oder Tachykardien während der Blasenfüllung sind dagegen pathologisch.

Ein wichtiges Kriterium für die motorische Blaseninnervation ist die Kontrolle des Miktionsreflexes. Der neurologisch gesunde Patient ist grundsätzlich in der Lage, ab einem gewissen Füllungsvolumen, d. h. sobald er das Gefühl einer zunehmenden Blasenfüllung empfindet, den Miktionsreflex willkürlich auszulösen. Allerdings ist dabei zu bedenken, daß viele Patienten nicht in der Lage sind, ihre Blase in Gegenwart anderer oder aber im Liegen und erst recht nicht unter Laborbedingungen zu entleeren, ihr Miktionsreflex ist psychogen gehemmt. Daher ist zunächst nur die Fähigkeit, den Miktionsreflex willkürlich auslösen zu können, ein Beweis für eine intakte motorische Blaseninnervation. Die Unfähigkeit, die Blase willkürlich zu entleeren, bedarf dagegen noch weiterer differentialdiagnostischer Abklärung.

Unwillkürliche Detrusorkontraktionen während der Blasenfüllung, die der Patient nicht unterdrücken kann, sind dagegen pathologisch und können sowohl motorisch als auch sensorisch bedingt sein.

Sobald die maximale Blasenkapazität erreicht ist, verspürt der Patient einen starken Harndrang, der intravesikale Druck steigt, da die Dehnungsgrenze der elastischen Detrusorkomponenten erreicht ist. Ein quantitatives Maß für die Detrusorelastizität ist die „Compliance", der intravesikale Druckanstieg in Abhängigkeit von der Blasenfüllung.

Blasendruckmessungen während der Miktion geben ein Maß für den Miktionswiderstand. Dabei ist jedoch zu berücksichtigen, daß der intravesikale Druck stets die Summe aus dem Detrusorkontraktionsdruck und der Bauchpresse ist. Für die Blasenentleerung aber ist in erster Linie der Detrusordruck verantwortlich. Daher ist für quantitative Bestimmungen des Miktionsdruckes die simultane Messung von intravesikalem und intraabdominalem Druck erforderlich.

Spinkterometrie-Urethradruckprofil (Abb. 3)

Die Sphinkterometrie, insbesondere die Messung des Urethradruckprofils, ist eine wichtige Untersuchung zur quantitativen Bestimmung des Sphinktertonus bei Harninkontinenz. Druckanstiegswinkel am Blasenhals, maximaler Harnröhrenverschlußdruck – speziell unter Streßbedingungen – sowie die funktionelle Harnröhrenlänge sind die wichtigsten Kriterien. Die Bedeutung der Sphinkterometrie bei neurogenen Blasenentleerungsstörungen ist jedoch relativ gering.

Die simultane Zystometrie und Sphinkterometrie ist eine wertvolle Untersuchung bei Verdacht auf Detrusor-Sphinkter-Dyskinesie, denn normalerweise fällt der Sphinkterdruck während der Initialphase der Miktion simultan mit dem intravesikalen Druckanstieg. Diese initiale Sphinkterrelaxation fehlt bei Detrusor-Sphinkter-Dyskinesie. Ge-

464

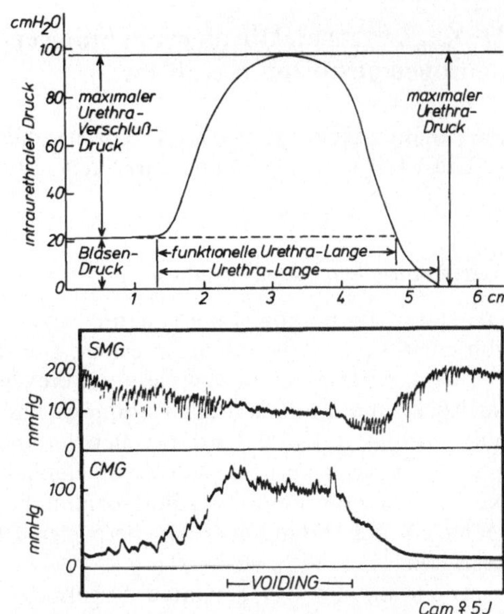

Abb. 3. *Oben:* Urethradruckprofil (Schematische Darstellung). – *Unten:* Simultane Sphinkter (SMG)- und Blasen (CMG)-Druckmessung

rade bei neurogenen Blasenentleerungsstörungen verhindert häufig eine reaktive Sphinkterkontraktion die Blasenentleerung trotz kräftiger Detrusorkontraktion.

Elektromyographie

Sicherer als durch die Sphinkterometrie ist eine Detrusor-Sphinkter-Dyskinesie jedoch durch die Elektromyographie des Sphincter externus zu diagnostizieren. Anstelle der normalen Reduktion der Sphinkteraktivität findet man vermehrte Muskelpotentiale während des Miktionsversuches. Die Elektromyographie des Sphincter externus ist zwar eine äußerst zuverlässige Untersuchungsmethode, stellt jedoch große Anforderungen sowohl an die apparative Ausrüstung als auch an die spezielle Erfahrung des Untersuchers. Aufgrund der hohen Empfindlichkeit und des Auflösungsvermögens moderner Elektromyographen ist häufig die Gefahr der Mitregistrierung von Störpotentialen gegeben, die speziell durch benachbarte elektrische Geräte, wie Fahrstuhl, Röntgengeneratoren oder HF-Chirurgiegeräte, induziert werden.

Zusammenfassung

Für die urodynamische Abklärung neurogener Blasenfunktionsstörungen stehen eine Reihe funktioneller urologischer Untersuchungsmethoden zur Verfügung. Die wichtigste Basisuntersuchung in der Praxis ist jedoch die Zystometrie, d. h. die Messung des intravesikalen Druckes in Abhängigkeit von der Blasenfüllung.

Prof. Dr. H. Melchior
Facharzt für Urologie
Leiter der Urologischen Klinik
Terrasse 30
D-3500 Kassel

H. Kiesswetter: **Die pharmakologische Beeinflussung der normalen und der neurogen gestörten Harnblase**

Im Zeitalter der Kybernetik versucht man alle biologischen Vorgänge als technische Regelkreise [19] aufzufassen und darzustellen. Besonders die Harnblase eignet sich für solch einen Vergleich.

Regelkreisschema der Harnblase

Die Harnblase unterliegt der stufenförmigen Kontrolle mehrerer Regelkreise, man kann von einer Kaskadenregelung sprechen. Die Blasenzentren im Spinalmark S_2–S_4, in der Formatio reticularis und in mehreren Bereichen des Kortex werden durch Blasenbahnen im Rückenmark miteinander verbunden und durch spinale Interneurone (Renshawzellen) koordiniert. Diese Renshawzellen verbinden die polysynaptischen Spinalreflexe miteinander und steuern die korticalen hemmenden und bahnenden Einflüsse. Daß ein Neuron schließlich zur Entladung kommt, hängt von der algebraischen Summe aller Erregungen und Hemmungen ab, die in der Schaltstelle auf das betreffende Neuron konvergieren.

Die Funktion des gesamten Regelkreises hängt von der Integrität der einzelnen Schaltstellen ab. Diese Schaltstellen sind Gangliensynapsen. Die Übertragung von Impulsen in den Synapsen erfolgt durch Freisetzung von Transmittersubstanzen. Diese

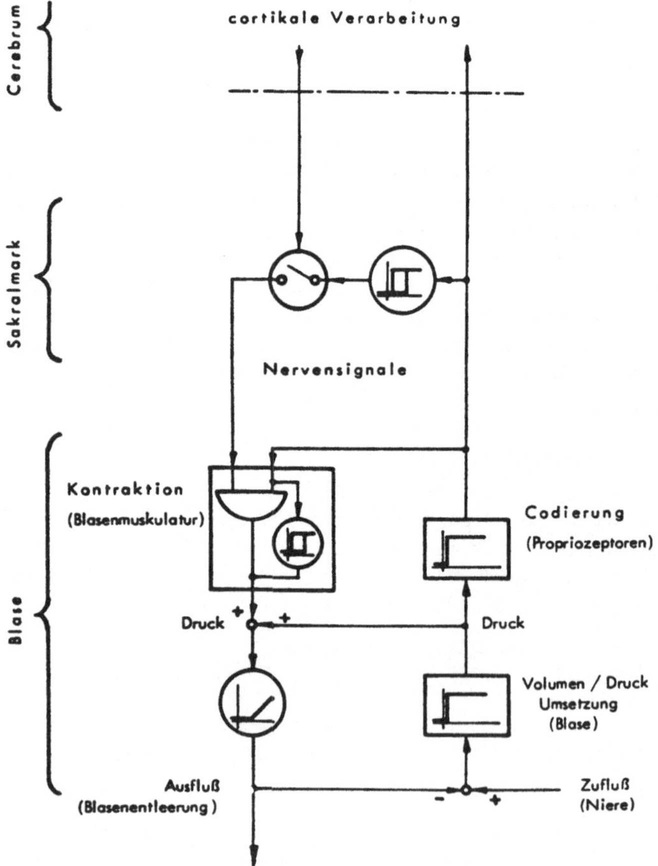

Abb. 1. Versuch einer regeltechnischen Darstellung der Blasenfunktion

kann die Rezeptorzelle depolarisieren – es kommt zu einer Erregung – oder sie kann den Rezeptor hyperpolarisieren –, das entspricht einer Hemmung. Diese Überträgerstoffe sind in der Zelle gelagert. Medikamente, die solche Transmittersubstanzen freisetzen, blockieren oder zerstören, sind daher für das Verständnis der Pharmakologie der Harnblase von eminenter Bedeutung.

Die Neurotransmitter in den Schaltstellen des Regelkreises

1. In den *Stammganglien* finden sich Noradrenalin, Serotonin, Dopamin als Überträgersubstanzen. Diese biogenen Amine erregen den spezifischen Rezeptor und werden nach Reizbeendigung zu 90% wieder von der Zelle aufgenommen – wir sprechen von Re-uptake.
2. Die Überträgersubstanz der *spinalen Interneurone*, für die *präsynaptische Hemmung* sowohl zentraler wie auch peripherer Impulse, ist GABA (γ-Amino-Buttersäure).
3. Die Überträgersubstanz aller *präsynaptischen fördernden* Impulse in den Ganglien 1. bis 4. Ordnung ist Azetylcholin. Postsynaptisch bewirkt Azetylcholin die neuromuskuläre Transmission der parasympathisch innervierten Detrusormuskulatur.
4. Die *postsynaptische neuromuskuläre Transmission* der adrenergen Muskulatur der hinteren Harnröhre und des Trigonums erfolgt durch Noradrenalin.

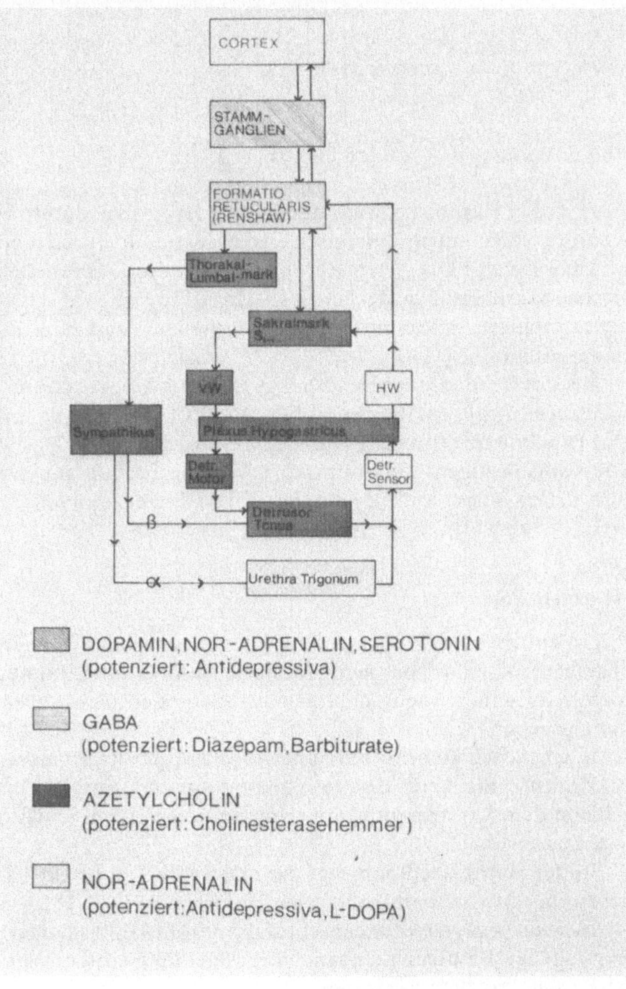

Abb. 2.
Neurotransmitter

Antidepressiva

Die Antidepressiva sind eine einheitliche Gruppe von trizyklischen Substanzen. Sie blokkieren den Re-uptake der biogenen Amine in die Zellen, es kommt zu einer Anreicherung der mangelhaft vorhandenen Funktionsträger im Synapsenspalt [8,20]. Antidepressiva, die die *Noradrenalin-Wirkung potenzieren*, wirken antriebssteigernd und aktivitätssteigernd (Tofranil. Pertofran. Nortrilen. Noveril, Istonil), solche, die die *Serotonin-Wirkung* potenzieren. wirken relaxierend und anxiolytisch (Tryptizol. Saroten, Laroxyl, Limbatril).

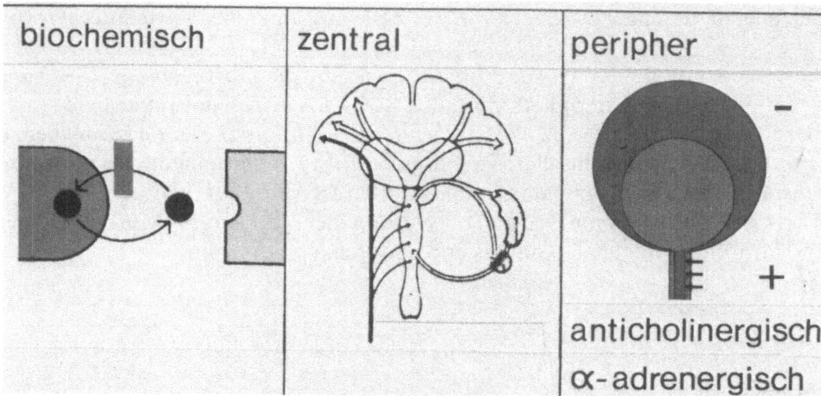

Abb. 3. Wirkung der Antidepressigva

Auf die Harnblase wirken die Antidepressiva durch Hemmung der intraspinalen Neurone stark anticholinergisch. Aber sekundär durch Verstärkung der Noradrenalinwirkung durch blockierten Re-uptake steht der α-adrenerge Effekt mit Kontraktion der glatten Muskulatur in der hinteren Harnröhre im Vordergrund. Der Sphincter internus hypertrophiert. es kommt zu Restharnmengen und schließlich zur Harnverhaltung bei Langzeittherapie [1].

Bei der Behandlung der Enuresis ist dieser Effekt erwünscht.

Nebenwirkungen: Bei Stimulierung des Sympathikus unter antidepressiver Wirkung tritt eine Potenzierung der Katecholaminwirkung auf. Das äußert sich in orthostatischen Kreislaufstörungen. Tachykardie [2,22]. Die Effekte auf cholinerges wie adrenerges System treten sofort auf. psychischer Effekt aber erst nach 3 Tagen. Als Antidot hat sich DHE bewährt [4].

Neuroleptika

Neuroleptika sind Präparate der Phenothiazinreihe und wirken ähnlich wie Reserpin (Taractan, Nozinan. Largactil, Melleril, Haloperidol, Fluphenacin, Fluanxol). Sie werden wegen der sedierenden, schlafanstoßenden oder auch wegen der antipsychotischen Wirkung gegeben [8,20].

Biochemisch kommt es zu einer *Blockade der Rezeptoren.*

Zentral: Blockade des retikulären Systems mit Bewußtseinseinengung. Man verschließt den Angstrezeptor mit dem Neuroleptikum. Es wird als das Aspirin der Neurologen bezeichnet.

In der Harnblase überwiegt der anticholinerge Effekt – Erschlaffung des Detrusors – gegenüber der sympathikolytischen Komponente [14,15].

Nebenwirkungen: Zungenschlundsyndrom bei zu langer Verabreichung infolge Verarmung der Basalganglien an Noradrenalin, Serotonin und Dopamin. Auftreten von parkinsonähnlichen Symptomen.

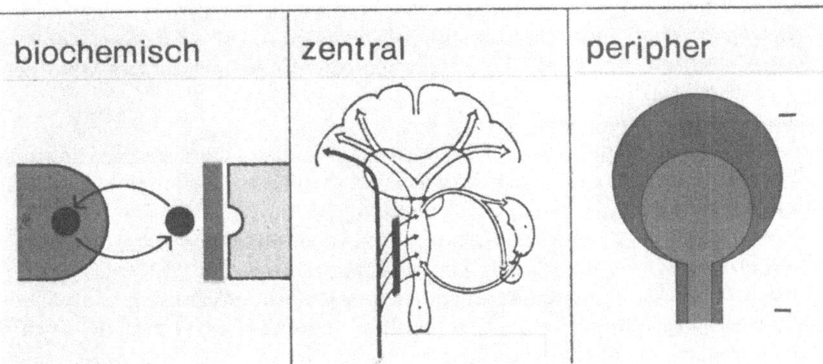

Abb. 4. Wirkung der Neuroleptika

Tranquilizer

Bei den Tranquilizern handelt es sich nicht um eine einheitliche chemische Gruppe [8,20]. Dazu gehören: Nobrium, Librium, Adumbran, Valium, Mogadan.

Durch Hemmung der interneuronalen Übertragung werden polysynaptische Reflexe abgeschirmt, ohne die monosynaptischen Reflexe zu beeinflussen. Zentral wird das limbische System gegen den Reizstrom abgeschirmt.

In der Harnblase tritt keine direkte Wirkung auf das autonome Nervensystem auf. Durch zentrale muskelrelaxierende Wirkung Erschlaffung der Beckenbodenmuskulatur wie auch des Detrusormuskels und damit Ansteigen von Restharnmengen [6,24].

Die präsynaptische Hemmung

Die Transmittersubstanz für die präsynaptische Hemmung spinaler Interneurone ist GABA.

Die Wirkung der präsynaptischen Hemmung möchte ich etwas näher erklären. Sie hat die Aufgabe, die spinalen Interneurone vor einer Überflutung von sensorischen Impulsen zu schützen. Die zentrale Steuerung der präsynaptischen Hemmung erfolgt über vestibulo-spinale Bahnen. Die Begrenzung des sensorischen Inputs erfolgt über Kollaterale von afferenten Fasern, die über synaptische Kontakte andere primärafferente Fasern depolarisieren [3]. GABA ist die Transmittersubstanz, Diazepam und Barbiturate potenzieren diese Hemmung [9].

Die Hemmung kann durch Blockade des Transmitters mit Pikrotoxin erfolgen.

GABA als Präparat „Lioresal" im Handel hemmt die monosynaptischen und polysynaptischen Reflexübertragungen und außerdem reduziert es die Aktivität des efferenten γ-Neurons, wodurch die Erregungsstufe des Muskel-Spindelapparates herabgesetzt wird.

Lioresal wird zur Behandlung der neurogen enthemmten Harnblase und der Detrusor-Sphinkter-Dyssynergie angewendet [11].

Auf die normale Harnblase wie auch auf die Harnblasenspasmen bei cerebralem Herd hat Lioresal keinen Einfluß.

Bei neurogener Enthemmung werden der erste Harndrang und die Blasenkapazität erhöht.

Bei Dyssynergie wird der Beckenboden erschlafft, dadurch die Blasenentleerung verbessert.

Die postsynaptische Hemmung

Der präsynaptischen Hemmung als Eingangsbegrenzer spinaler Interneurone steht die postsynaptische Hemmung als Ausgangsbegrenzer gegenüber. Der motorische Output spinaler Motorneurone, zentral über retikulo-spinale Bahnen gesteuert, wird über drei Varianten kontrolliert [9].

1. *Reziproke (antagonistische) Hemmung* (Sherrington, 1906):
1a-Afferenzen eines Muskels hemmen die antagonistischen Motorneurone des Gegenspielers.
2. *Autogene Hemmung der α-Motorneurone:*
Über Sehnenrezeptoren via 1b-Afferenzen werden synergistische Motorneurone gehemmt und damit eine Muskelüberlastung vermieden. Abnahme der Aktivität der tonischen α-MN.
Transmitter: Glyzinäther (Glykokoll). Blockade: Strychnin.
3. *Rekurrente (Antidrome) Hemmung* (Hoffmann und Keller, 1928):
Rekurrente Axonkollaterale verschiedener Motorneurone unter räumlicher Summationswirkung können auf die spinalen Interneurone konvergieren. Es ist ein Rückkoppelungsmechanismus.
Erstmals wurde 1969 von Bradley [5] nachgewiesen, daß dieser Feedbackmechanismus auch für die Beendigung der Miktion von großer Bedeutung ist.
Transmittersubstanz: Azetylcholin. Blockade der Synapsen der rekurrenten Kollaterale durch DHE.

In den letzten Jahren wurde besonders der Effekt einer Stimulation sympathischer Nerven auf Harnblase und Urethra erforscht. α- und β-Rezeptoren wurden sowohl in der Harnblase wie auch in der hinteren Harnröhre gefunden, wobei die Verteilung der Rezeptoren in unterschiedlicher Dichte auftritt. Der Blasenboden und die hintere Harnröhre sind sehr reich an α-Rezeptoren [13,17]. Die Stimulation der α-Rezeptoren wird mit einer Depolarisation von glatten Muskelzellen und nachfolgender Kontraktion in Verbindung gebracht, während mit Stimulation von β-Rezeptoren eine Hyperpolarisation und Hemmung der Zellmembran mit folgender Erschlaffung der glatten Muskelzellen einhergeht [21].

Tabelle 1. Medikamentöse Beeinflussung der Harnblase

		Stimulation	Blockade
	Wirkung	Kontraktion	Lähmung
Detrusor Parasympathikus		CCC Prostigmin Ubretid Bethanechol (Urecholine)	(Atropin) L-Hyosyiamin Propantheline Etamon Emeproniumbromid (Cetiprin) Papaverin (Mebeverin, Pipoxolan) Valium (Noveril)
	Wirkung	Dilatation	keine
Detrusor β-adrenergisch		[Nor]adrenalin	
	Wirkung	Kontraktion	Lähmung
Blasenauslaß α-adrenergisch		Adrenalin Sympatol Imipramin Amitryptilin Amphetamin L-Dopa	Hydergin (DHE) Phenoxybenzamin Phentolamin Diphenyl-Hydantoin Reserpin

Die cholinerge Innervation der Harnblase wurde seit langem untersucht. An den Motorneuron-Nervenendigungen des Detrusors wird Azetylcholin freigesetzt. Die motorischen Nerven, die aus den Sakralsegmenten S_2–S_4 entspringen, sind Teil des parasympathischen Nervensystems.

Die Harnblase ist aber gegen Atropin resistent [12], während atropinähnliche Substanzen wie Hyoscyamin oder Propantheline sehr wirksam sind. Dieses abwegige Verhalten der Harnblase stellt uns vor ein Rätsel, das noch nicht geklärt werden konnte.

Übersicht der Medikamente, die auf das autonome Nervensystem wirken [10]

Das Medikament mit der stärksten parasympathikolytischen Wirkung ist Propantheline. Dieses ist leider in Österreich nicht im Handel.

Von den Medikamenten, die den Parasympathikus stimulieren, ist der Cholinesterasehemmer Ubretid dem Bethanechol gleichzusetzen. Bei Querschnittsverletzten, bei denen das Gleichgewicht nervöser Versorgung gestört ist, bewirkt Ubretid oder Bethanechol (Urecholine) eine Tonisierung des Detrusors. Außerdem tritt eine Trabekulierung und Divertikelbildung der Harnblase auf, evtl. Auftreten eines Refluxes [25].

β-adrenerge Stimulation hat keinen Einfluß auf die Harnblase.

α-adrenerge Stimulation bewirkt Kontraktion des Blasenauslasses. Dies tritt als Nebenwirkung bei L-Dopa [16], Therapie und Behandlung mit Antidepressiva [7], auf. Als Antidot wirkt Dhe, Phentolamine. Auch Indigocarmin hat eine α-adrenerge Stimulationswirkung [18].

Durch α-Blockade tritt bei vielen blutdrucksenkenden Medikamenten, besonders bei Reserpin, eine Druckverminderung der Blasen-Sphinkter-Muskulatur auf – eine Streßinkontinenz wird manifest.

Literatur

1. Appel, P., Eckel, K., Harrer, G.: Int. Pharmacopsychiatr. **6**, 15–22 (1971) – 2. Barth, N., Manns, M., Muscholl, E.: Arch. Pharmacol. **288**, 215–231 (1975) – 3. Birkmayer, W.: Aspekte der Muskelspastik. Wien: Hans Huber 1972 – 4. Bojanovsky, J., Tölle, R.: Dtsch. med. Wschr. **99**, 1064–1069 (1974) – 5. Bradley, W. E.: J. Urol. **101**, 400 (1969) – 6. Chadduck, W. M., Loar, Ch. R., Denton, I. C.: J. Urol. **109**, 1005–1006 (1973) – 7. Childers, jr., R. T.: Amer. J. Psychiatry **120**, 912 (1964) – 8. Forth, W., Henscher, D., Rummel, W.: Allgemeine und spezielle Pharmakologie und Toxikologie. Mannheim-Wien: Bibliograph. Inst. 1975 – 9. Haase, J., Henatsch, H. D., Jung, R., Strata, P., Thoden, U.: Sensomotorik, Physiologie des Menschen, Bd. 14. München: Urban & Schwarzenberg 1976 – 10. Kiesswetter, H.: Österr. Ärztezeitung **29**, 471 (1974) – 11. Kiesswetter, H., Schober, W.: Urol. int. **30**, 63–71 (1975) – 12. Kiesswetter, H., Popper, L.: Brit. J. Urol. **44**, 31–35 (1972) – 13. Krane, R. J., Olsson, C. A.: J. Urol. **110**, 653–656 (1973) – 14. Merrill, D. C., Markland, C.: J. Urol. **107**, 769–771 (1972) – 15. Merrill, D. D., Markland, C.: Invest. Urol. **7**, 532 (1970) – 16. Murdock, M. D., Olsson, C. A., Sax, D. S., Krane, R. J.: J. Urol. **113**, 803–805 (1975) – 17. Nergardh, A.: J. Urol. **113**, 180–185 (1975) – 18. Ng, Y.Th., Datta, T. D., Kirimli, B. I.: J. Urol. **116**, 132–133 (1976) – 19. Oppelt, W.: Kleines Handbuch technischer Regelvorgänge. Weinheim: Verl. Chemie 1972 – 20. Pöldinger, W.: Monatskurse f. d. ärztl. Fortbildg. **19**, 159 (1969) – 21. Raezer, D. M., Wein, A. J., Jacobowitz, D., Corriere, J. N.: Urology **2**, 211 (1973) – 22. Rohner, Th. J., jr., Sanford, E. J.: J. Urol. **114**, 403–403 (1975) – 23. Sadoughi, N., Razvi, M., Albin, R. J., Bush, J. M.: J. Urol. **113**, 178–179 (1975) – 24. Schmidt, R. F.: Die Wirkung von Diazepam auf synaptische Funktionen des Rückenmarkes. Proc. 6th, int. Congr. Electroencephalography and Clin. Neurophysiol., p. 627. Vienna 1965 – 25. Yalla, S. V., Rossier, A. B., Fam, B.: J. Urol. **115**, 575–579 (1976)

Dr. H. Kiesswetter
Urologische Abteilung
Wilhelminenspital
der Stadt Wien
Montleartstraße 37
A-1171 Wien

Diskussion zu den Vorträgen Seite 455 bis 471
Fortbildungsseminar über neurogene Blasenentleerungsstörungen I

Moderatoren: P. Graber, Genf, H. Madersbacher, Innsbruck, H. Melchior, Aachen

Moderator P. Graber, Genf: Ich eröffne die Diskussion.

Frage aus dem Auditorium: Was versteht man unter der Compliance, und welches sind dafür die Normalwerte?

H. Melchior, Aachen: Die Compliance (Detrusorkoeffizient) setzt Blasendruck und Blasenfüllung miteinander in Beziehung. Sie ist also ein guter Parameter für die Wandeigenschaften der Harnblase. Die Frage nach dem Normalwert ist schwierig zu beantworten; man hat sich darauf geeinigt, die Compliance in dem Bereich vor dem maximalen Harndrang zu messen. Eine Compliance in einer Größenordnung über 20 ist sicherlich als normal anzusehen, praktisch heißt dies, daß eine Drucksteigerung um einige cm Wassersäule bei einer Blasenfüllung von 100 ml als normal anzusehen ist.

Frage aus dem Auditorium: Herr Melchior hat in seinen Ausführungen das EMG des Beckenbodens nicht erwähnt. Wie schätzen Sie den Wert dieser Untersuchung ein?

H. Melchior, Aachen: Das EMG des Beckenbodens ist sicher keine urodynamische Routineuntersuchung, wenn sie jedoch einen Meßplatz in einem Großklinikum einrichten, gehört das EMG selbstverständlich dazu.

H. Madersbacher, Innsbruck: Ergänzend zu den Ausführungen von Herrn Melchior sollte man doch betonen, daß die Zystomanometrie im wesentlichen zwei Fragen klären kann: 1. Hat der Patient Detrusorkontraktionen, und 2. kann er diese Kontraktionen willkürlich unterdrücken.

Die Kombination von Zystomanometrie und Flowmessung erachten wir als das „Urodynamische Minimum", das gemeinsam mit Anamnese, Klinik und Miktionszystourethrographie bereits wertvolle Informationen liefert.

P. Graber, Genf: Bei der Auswertung einer Zystomanometriekurve muß man beachten, daß es sich dabei um eine Summationskurve handelt. Die Blase ist sehr häufig anisotrop, etwa bei Kindern mit Myelomeningozele können sich gewisse Wandanteile kontrahieren, die Druck entwickeln, der von anderen Blasenwandanteilen, die sich nicht kontrahieren, wieder geschluckt wird. Im übrigen ist die Zystomanometrie eine Untersuchung, zu der man sich Zeit nehmen und die man vor allem selbst durchführen muß.

R. Tscholl, Bern: Wie weit beeinflußt die Füllungsgeschwindigkeit die Zystomanometriekurve?

H. Melchior, Aachen: Wichtiger als die Füllungsgeschwindigkeit ist wohl die Wassertemperatur. Mit kaltem Wasser können wir Reaktionen auslösen (siehe Eiswassertest), die dann nicht mehr zerebral gesteuert werden und damit ein pathologisches Bild vortäuschen können.

R. Tscholl, Bern: Darin sehe ich einen wesentlichen Vorteil der Gaszystomanometrie, da hierbei der Temperaturfaktor keine Rolle spielt; darüber hinaus ist die Gaszystomanometrie wesentlich rascher und einfacher durchzuführen; sie hat lediglich den Nachteil, daß man sie nicht mit der Uroflowmetrie kombinieren kann.

H. Madersbacher, Innsbruck: Ein weiterer Nachteil der Gaszystomanometrie ist der, daß sie nicht mit der Miktionscystourethrographie kombiniert werden kann.

K. Haubensak, Homburg: Das angeführte Urethradruckprofil ist unserer Meinung nach gerade bei der Abklärung neurogener Blasenentleerungsstörungen wenig aufschlußreich.

P. Graber, Genf: Ich möchte die Bedenken von Herrn Haubensak voll unterstützen; bei kritischer Analyse des Druckprofils zeigt sich ein ganz wesentlicher Einwand. Die Stelle, wo der Abschluß der Blase tatsächlich stattfindet, ist nicht identisch mit dem Ort des höchsten Druckes. Im Röntgenbild läßt sich leicht erkennen, daß der Blaseninhalt in Ruhe und auch bei erhöhtem Druck beim Pressen nicht über den Blasenhals hinaus in die Urethra eindringt und infolgedessen mit der Hochdruckzone überhaupt nicht in Berührung kommt. Ich glaube, es liegt daher noch völlig in der Luft, ob und inwieweit das Druckprofil überhaupt etwas auszusagen hat oder nicht.

Wir schließen jetzt die Diskussion und kommen nach einer kurzen Pause zu den nächsten Vorträgen.

C. FRIMODT-MØLLER: **Die Blasenentleerungsstörung bei Diabetes mellitus: Diagnostik und Therapie**

Blasenveränderungen bei Diabetikern wurden das erstemal vor über 100 Jahren beschrieben (Jordan u. Crabtree, 1935). Während der letzten 10–15 Jahre wurde eine steigende Anzahl Arbeiten über neurogene Blasenstörungen bei Diabetikern publiziert, wo Inzidenzen von neurogenen Veränderungen von 27 bis 85% gefunden wurden (Larcan et al., 1965; Bartley et al., 1966; Ellenberg u. Weber, 1967; Fagerberg et al., 1967; Faermann et al., 1969; Reed et al., 1973). Da sich diese Arbeiten oft mit ausgewählten Patientengruppen, wenig Patientenmaterial und verschiedenen Untersuchungsmethoden beschäftigen, fand man es notwendig, eine Reihe unselektierter Diabetiker mit Hilfe der modernen Urodynamik zu untersuchen.

Material

124 Diabetiker wurden in der Periode 1970–1972 von diabetologischen Abteilungen zur urodynamischen Evaluierung eingewiesen. Das Alter und Geschlecht der Patienten ist auf Tabelle 1 zu sehen. 95 Patienten (77%) hatten zur Zeit der Untersuchung keine urologischen Symptome. Die Hälfte hatte jedoch früher in einem oder mehreren Fällen urologische Probleme, meistens Harnröhreninfektion. Der durchschnittliche Diabetes dauerte 17 Jahre ± 11 Jahre, 100 Patienten waren in Insulinbehandlung, 17 in Sulfonylureabehandlung und 7 nur auf Diät. Bei allen war der Diabetes zur Zeit der Untersuchung gut eingestellt.

Tabelle 1. Klassifizierung von 124 Diabetikern nach ihrem chronologischen Alter und Dauer nach Feststellung der Diabetes

| | | Chronologic age < 40 yrs. | | Chronologic age > 40 yrs. | |
| | | Duration of diabetes | | Duration of diabetes | |
		< 15 yrs.	> 15 yrs.	< 15 yrs.	> 15 yrs.
	Males	9	9	30	19
	Females	11	13	14	19
	Total	20	22	44	38
	Mean age (range)	25 (13–40)	31 (21–40)	61 (42–80)	57 (41–76)
	Mean duration of diabetes (range)	10 (0–15)	24 (16–39)	8 (0–15)	27 (16–46)
Antidiabetic treatment	Insulin	20	22	22	36
	Oral agents	0	0	15	2
	Diet	0	0	7	0
Urological complaints at time of investigation	none	10	9	12	17
	previously	8	9	17	13
	complaints	2	4	15	8

Methoden

An allen Patienten wurde eine urodynamische Untersuchung durchgeführt, die aus simultaner Registrierung des intravesikalen Drucks durch suprapubische Punktion bestand, aus Abdominaldruck, Urinflow und Elektromyographie des Musculus sphincter externus (Frimodt-Møller, 1976 A). Um die Blasensensibilität studieren zu können, wurde eine Elektrostimulation der Blasenmukosa durchgeführt (Frimodt-Møller, 1972). Damit konnten die Blasen bei intravesikaler Drucksteigerung unter Miktion von ca. 25 bis 30 cm H_2O und Urinflow von 20 bis 25 ml/s als *normal* klassifiziert werden. Die Elektrosensibilität war weniger als 10 mA.

Diabetische Zystopathie zeigte in leichteren Fällen normale intravesikale Drucksteigerung, aber verlängerte Flowkurven mit Maximumflow von 10 bis 15 ml/s. In schwereren Fällen geschah die Blasenentleerung überwiegend mit Hilfe des intraabdominalen Drucks. Der Maximumflow lag unter 10 ml/s. Die Elektrosensibilität überstieg bei allen 15 mA.

Hypoaktive Blasen hatten die gleiche Druck-Flowkonfiguration, wie sie beschrieben wurde unter diabetischer Zystopathie, jedoch war die Blasensensibilität normal.

Infravesikale Obstruktion wurde mit bedeutender intravesikaler Drucksteigung und protrahierter Flowkurve mit Maximumflow von höchstens 10 ml/s charakterisiert.

Nichtneurogene vesicogene Störungen zeigen sich mit erhöhter intravesikaler Drucksteigerung, oft mit bedeutendem Mitwirken von intraabdominalem Druck und intermittierenden Flowkurven als Ausdruck für Descensus vesicae und/oder Trigonozele (Olesen et al., 1975). Die neurologische Bewertung umfaßte Vibrationsschwellenmessungen mit Hilfe von Biothesiometer (Chagrin Falls, Ohio) und Untersuchungen der Sehnenreflexe (Patellar- und Achillesreflexe).

Die Augenuntersuchungen umfaßten Ophthalmoskopie mit Beurteilung der Sehstärke, das Auftreten von Katarakt und das Vorkommen von diabetischer Retinopathie.

Die Urinanalyse bestand aus quantitativer Urinbakterienzüchtung des Mittelstrahlurins sowie Urinmikroskopie.

Die statistische Analyse bestand aus dem nonparametrischen Spearman-Rank-Test, Friedmann-Test, Kruskal-Wallis-Test und dem X^2-Test.

Resultate

In Tabelle 2 werden die verschiedenen Blasenstörungen im Verhältnis zum Alter der Patienten zur Zeit der Untersuchung (weniger oder mehr als 40 Jahre) und im Verhältnis zu Kurz- oder Langzeitdiabetes gezeigt (kürzer oder länger als 15 Jahre). Daraus ist ersichtlich, daß die diabetische Zystopathie bei den Patienten mit Langzeitdiabetes bedeutend überwiegt. Die vesikogenen Störungen (infravesikale Obstruktion und/oder funktionelle Störungen) traten überwiegend bei den älteren Patienten auf.

Tabelle 2. Verteilung der Urinblasenstörungen bei 124 Diabetikern nach Alter und Dauer der Diabetes

Vesical function	Chronologic age < 40 yrs. Duration of diabetes		Chronologic age > 40 yrs. Duration of diabetes		Total
	< 15 yrs.	> 15 yrs.	< 15 yrs.	> 15 yrs.	
Normal	12	10	8	6	36
Vesicogenic dysfunction	0	2	20	10	32
Diabetic cystopathy	8	10	15	21	54
Other	0	0	1	1	2
Total	20	22	44	38	124

Bei 72 von 124 Patienten fand man eine periphere Neuropathie mit signifikanter Korrelation zur Dauer des Diabetes (P = 0.001) und zum Alter der Patienten (P = 0,001). Hingegen war die Korrelation zwischen peripherer Neuropathie und diabetischer Zystopathie statistisch nicht signifikant. Eine Retinopathie kam bei 59 Patienten vor, wovon 16 (14%) proliferative Veränderungen hatten. Obschon Retinopathie in der Gruppe der Patienten mit Langzeitdiabetes dominierte, war die Korrelation nicht signifikant. Nephropathie war definiert als persistierende Proteinurie bei Langzeitdiabetes und trat in 24 Fällen mit 75% der Fälle in der Gruppe der diabetischen Zystopathie auf.

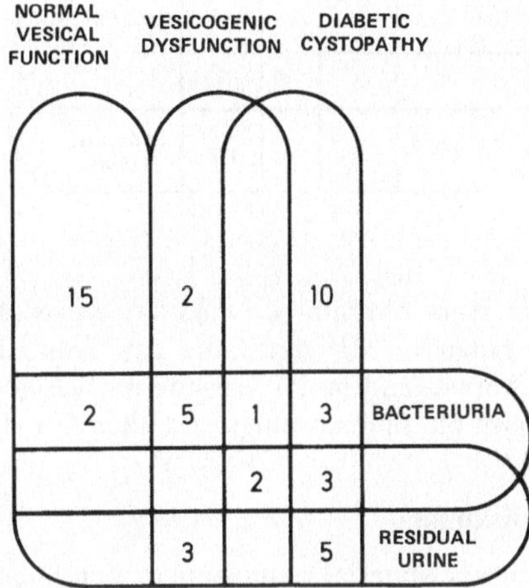

Abb. 1. Dieses Venn-Diagramm illustriert die Verhältnisse zwischen periphaler Neuropathie. diabetischer Retinopathie. diabetischer Nephropathie und diabetischer Cystopathie bei 117 Patienten

Abb. 2 zeigt das Verhältnis zwischen diabetischer Zystopathie, peripherer Neuropathie. diabetischer Retinopathie und diabetischer Nephropathie in einem Venn-Diagramm. Daraus ergibt sich. daß die diabetische Zystopathie oft mit spätdiabetischen Komplikationen verbunden war. Es zeigt sich auch. daß Nephropathie immer mit mindestens 2 und in der Hälfte der Fälle mit 3 spätdiabetischen Komplikationen vorkommt. Erhöhtes Serumkreatinin war immer mit Nephropathie verbunden.

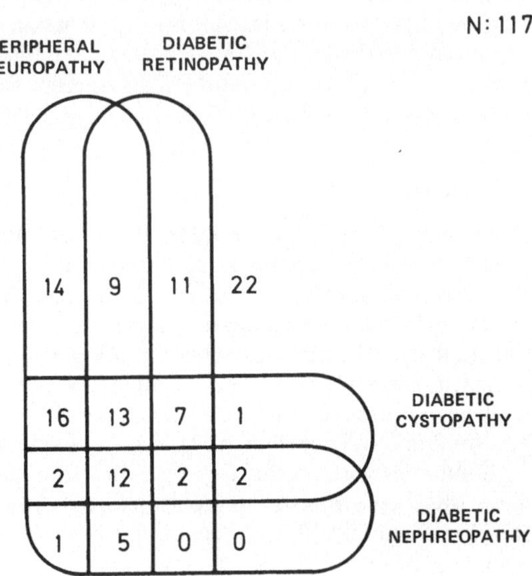

Abb. 2. Das Verhältnis zwischen des Vorhandenseins von Bakteriurie und Residualurin bei Blasenstörungen bei 51 weiblichen Diabetikern

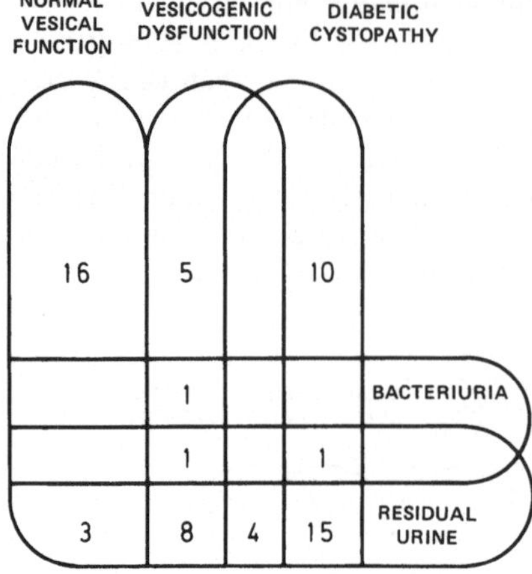

Abb. 3. Das Verhältnis zwischen des Vorhandenseins von Bakteriurie und Residualurin bei Blasenstörungen bei 64 männlichen Diabetikern

Harnröhreninfektionen kamen bei diabetischen Männern in 5% und bei diabetischen Frauen in 31% der Fälle vor. Aus Abb. 3 ist ersichtlich, daß Harnröhreninfektionen überwiegend in der Gruppe mit vesikogenen Blasenstörungen vorkamen und daß Restharn nur in den wenigsten Fällen mit Harnröhreninfektionen verbunden war.

Diskussion

Dieses Material repräsentiert nicht eine normale diabetische Bevölkerung in Dänemark, denn 80% der Patienten waren in Insulinbehandlung, während in der dänischen diabetischen Bevölkerung nur ca. 40% insulinbehandelt sind (Frimodt-Møller, 1976B). Das Vorkommen der diabetischen Zystopathie ist daher vielleicht ein wenig an der oberen Grenze, obschon die Frequenz der diabetischen Zystopathie in der insulinbehandelten als auch in der peroral behandelten Gruppe gleich war. Die hohe Korrelation zwischen diabetischer Zystopathie und spätdiabetischen Manifestationen, wie periphere Neuropathie, Retinopathie und Nephropathie, deuten darauf hin, daß diabetische Zystopathie ein Teil einer generalisierten Neuropathie ist. Dieses wird von Shishito et al. (1964) und Faermann et al. (1973) bekräftigt. Das häufige Vorkommen von Residualurin wegen verringerter Blasensensibilität stimmt mit Motzkin (1968) und Apter et al. (1972) überein. Damit ist das Risiko der Entwicklung einer Bakteriurie gegeben (Lloyd-Davies u. Hinman, 1971). Dieses kann mit der Zeit zu einer Beeinflussung der übrigen Urinwege führen (Ellenberg u. Weber, 1967; Kahan et al., 1970).

Behandlung

Es ist sinnvoll bei der diabetischen Blase, den Residualurin zu beseitigen und damit das Infektionsrisiko und eine aszendierende Pyelonephritis zu reduzieren. Da mangelnde Blasensensibilität eine wesentliche Erklärung für die Restharnentwicklung ist, muß die Behandlung auf eine Kompensation für die mangelnde Sensibilität zielen. In den meisten Fällen reicht pädagogisches Training aus. Der Patient muß alle 3–4 Stunden Wasserlassen; eventuell mit 2- bis 3maligen Wiederholungen, eventuell kombiniert mit manuellem Ausdrücken der Blase. Sollte der Residualurin immer noch 50–100 ml übersteigen, muß mit oral gegebenem Parasympaticomimetica nachgeholfen werden.

Sollte dies wirkungslos sein und die Urodynamik auf ein Abflußproblem hinweisen, dann sollte eine transurethrale Resektion vorgenommen werden. Diese gibt das beste Resultat, wenn der Blasenhals zirkulär reseziert wird. Bei wesentlichem Blasendeszensus oder Trigonozele sollten diese korrigiert werden.

Alpha und Omega in der Behandlung der diabetischen Blase sind eine regelmäßige
Kontrolle des Residualurins und eventuellen Vorkommen von Harnröhreninfektion,
denn diabetische Zystopathie ist irreversibel.

Konklusion

Bei 124 diabetischen Patienten fand man in ca. 40% der Fälle eine diabetische Zystopathie. Am häufigsten kommt das Leiden bei Langzeitdiabetes vor und ist verbunden
mit spätdiabetischen Komplikationen, wie peripherer Neuropathie, Retinopathie und
Nephropathie. Bakteriurie kommt häufig vor, oft wegen funktioneller oder mechanischer
Abflußstörungen. Die Behandlung sollte darauf hinzielen, den Residualurin zu eliminieren, eventuelle Abflußstörungen zu korrigieren und damit das Risiko für die Affektion
der übrigen Urinwege zu reduzieren.

Literatur

Apter, J. T., Mason, P., Lang, G.: Invest. Urol. **9**, 520 (1972) – Bartley, O., Brolin, Inger, Fagerberg, S. E., Wilhelmsen, L.: Acta med. Scand. **180**, 187 (1966) – Ellenberg, M., Weber, H.:
Diabetes **16**, 331 (1967) – Faerman, I., Maler, M., Jadzinsky, K., Fox, D., Alvarez, E., Zilber-
varg, J., Cibeira, J. B., Colinas, R.: Revista Argent. da urol. y nefrol. **38**, 16 (1969) – Faerman,
I., Glocer, L., Celener, D., Jadzinsky, M., Fox, D., Maler, M., Alvarez, E.: Diabetes **22**, 225
(1973) – Fagerberg, S. E., Kock, N. G., Petersén, I., Stener, I.: Scand. J. Urol. Nephrol. **1**, 19
(1967) – Frimodt-Møller, C.: Scand. J. Urol. Nephrol. **6**, suppl. 15, 135 (1972) – Frimodt-Møller, C.: Diabetic cystopathy. I: A clinical study on the frequency of bladder dysfunction in dia-
betics. Dan. Med. Bull. (In press). 1976 (A) – Frimodt-Møller, C.: Diabetic cystopathy. II: Relationship to some late-diabetic manifestations. Dan. Med. Bull. (In press). 1976 (B) – Jordan,
W. R., Crabtree, H. H.: Arch. Intern. Med. **55**, 17 (1935) – Kahan, M., Goldberg, P. D., Mandel, E. E.: N.Y. J. Med. **2**, 2448 (1970) – Larcan, A., Huriet, C., Vaillandet, M., Fauchier, J. P.:
La Presse Med. **73**, 273 (1965) – Lloyd-Davies, R. W., Hinman, F., jr.: Invest. Urol. **9**, 136
(1971) – Motzkin, D.: J. Urol. (Baltimore) **100**, 445 (1968) – Olesen, K. P., Walter, S., Frimodt-Møller, C., Hebjørn, S., Gammelgaard, P. A., Hald, T.: Int. Urol. Nephrol. **7**, 303 (1975)
– Reed, P. I., Buck, A. C., McRae, C. U., Siddig, Y. K., Chisholm, G. D., Fraser, T. R.: Vesico-
urethral dysfunction and neuropathy in diabetes. Proc. VIII. Congress of the Internat. Diab.
Fed., Brussels 1973 – Shishito, S., Kurihara, M., Saito, T., Imabayashi, K.: Tohoku J. Exp.
Med. **82**, 152 (1964)

Dr. C. Frimodt-Møller
Rigshospitalet
Kirurgisk Afdeling D
Blegdamsvej 9
DK-2100 København

K. STOCKAMP: **Die urologische Betreuung von Kindern mit Myelomeningozele**

Die angeborene neurogene Blasenstörung bei Rückenmarksmißbildungen ist sicher die
therapeutisch schwierigste Form, mit der Folge, daß die Radikallösung durch eine
Harnableitungsoperation bislang das dominierende Behandlungsprinzip war. An dieser
Stelle sind inzwischen eine Reihe von medikamentösen und organerhaltenden opera-
tiven Behandlungsmethoden getreten, die wir dem besseren Verständnis der neurogenen
Blasendysfunktion durch die Beschäftigung mit der Urodynamik verdanken. Vorausset-
zung für ihre Anwendung, die individuell sein muß, ist allerdings ein wesentlich höherer
Aufwand an Diagnostik.

Abgesehen von dem sehr unterschiedlichen Typ der Blasenstörung, gerade beim Kind mit Myelomeningozele, spielen auch die außerurologischen Handicaps und der soziale Hintergrund eine große Rolle bei der Verhältnismäßigkeit urologischer Maßnahmen. Bei der Therapieauswahl ist zunächst zu berücksichtigen

– das Geschlecht des Kindes,
– der mentale Zustand,
– der Funktionszustand der unteren Extremitäten,
– die häusliche Versorgung.

Die urologische Überwachung setzt nach der Geburt ein. Sie sollte nicht allein dem Pädiater überlassen werden, auch der Urologe sollte von Anfang an die gesamte Problematik des Kindes kennen, um im Bedarfsfall angemessene therapeutische Konsequenzen ziehen zu können. Zur Routineüberwachung empfiehlt sich ein genormter diagnostischer Rahmen:

– zytologische und kulturelle Harnuntersuchung vierteljährlich,
– Ausscheidungsurogramme – das erste im Alter von 2 bis 3 Monaten – jährlich.

Die Röntgenkontrollen müssen häufiger erfolgen bei Auftreten fieberhafter Harnwegsinfekte, da die Entwicklung schwerster Harntransportstörungen in wenigen Monaten ablaufen kann. Wir führen das Urogramm in Form von Leeraufnahme, 30-Minuten-Aufnahme und nach Blasenentleerung (z. B. manuelle Expression) durch, was zur Restharnbestimmung voll ausreichend ist.

Eine darüber hinausgehende Diagnostik wird erforderlich, wenn eine gezielte Therapie wegen Restharn, Komplikationen der oberen Harnwege und der Inkontinenz erforderlich wird. Sie erfolgt am geeignetsten in Form einer urodynamischen Untersuchung, die besonders beim Kind Erfahrung voraussetzt.

Neben der Zystometrie muß dabei das Miktionszystourethrogramm hervorgehoben werden. Hiermit läßt sich der Hauptstörungsfaktor der neurogenen Blasendysfunktion, die infravesikale Obstruktion, qualitativ nachweisen und lokalisieren.

Die Obstruktion, die funktionell und in unterschiedlichem Ausmaß in der überwiegenden Mehrzahl der Fälle besteht, tritt in zwei Formen auf: Im Bereich des Sphincter externus beruht sie auf einer Beckenbodenspastik und ist gewöhnlich mit einer Detrusorhyperreflexie kombiniert. Klinischer Hinweis ist die Auslösbarkeit des Anal- und Bulbokavernosus-Reflexes. Im Bereich des Blasenhalses liegt sie rein funktionell vor bei Detrusorinaktivität oder sekundär durch Blasenhalshypertrophie bei inkompletter Detrusorinnervationsstörung.

Die Mehrzahl der organerhaltenden Therapieformen sind auf die Beseitigung der infravesikalen Obstruktion ausgerichtet, alle übrigen Möglichkeiten sind bei fortbestehender Obstruktion nicht oder nur unzureichend wirksam.

Bei der Therapie sind zwei Schwerpunkte zu unterscheiden:

– Infektfreiheit, Restharn unter 20% der Blasenkapazität und störungsfreier Abfluß in den oberen Harnwegen,
– Erreichen einer „sozialen" Kontinenz, d. h. trockene Intervalle über 2 Stunden.

Das Infektproblem ist nicht durch ständigen Einsatz hochwirksamer Antibiotika zu bewältigen, diese sollten nur bei bedrohlichen Zuständen angewendet werden. Wir beschränken uns bei häufigen Infektrezidiven auf eine niedrigdosierte Dauertherapie mit Nitrofurantoin (2,5 mg/kg je Körpergewicht). Wesentlich wichtiger ist die Restharnreduktion.

Bei ausreichender Kapazität und fehlender infravesikaler Obstruktion werden die Eltern zur regelmäßigen Durchführung der manuellen Blasenexpression angeleitet, ab dem 3. bis 4. Lebensjahr ist das Kind meist in der Lage, die Bauchpressenentleerung zu erlernen. Eine geregelte Entleerung durch Auslösen einer Reflexmiktion, z. B. durch suprapubische Perkussion, gelingt nur in wenigen Fällen und ist meist nicht von Dauer. In al-

478

len Fällen mit unzureichender Blasenentleerungsfähigkeit muß die infravesikale Obstruktion nicht allein wegen der Infektneigung, sondern auch dem Risiko supravesikaler Abflußstörungen beseitigt werden. Eigene Untersuchungen wie auch die Erfahrungen anderer zeigen einen eindeutigen Zusammenhang zwischen infravesikaler Obstruktion und dem Auftreten von vesikoureteralem Reflux und Dilatation der oberen Harnwege. Die Obstruktion führt je nach Lähmungstyp zu einer Detrusorhypertonie oder -hyperaktivität, die in Abhängigkeit von der Zeitdauer die genannten renalen Komplikationen bewirken. Umgekehrt wird nach Beseitigung der Obstruktion mit großer Zuverlässigkeit eine Herabsetzung des Blaseninnendrucks und der Detrusoraktivität und danach eine Rückbildung von Reflux und Dilatation erreicht.

Bei einer Widerstandserhöhung im Blasenhalsbereich und Detrusorinaktivität hat sich in den letzten Jahren der Einsatz von α-Blockern (Phenoxybenzamin[1] 0,3–0,5 mg/kg Körpergewicht) als Therapie der Wahl erwiesen. Die ausgeprägte Blasenhalshypertrophie erfordert einen transurethralen Eingriff, wobei die Blasenhalsinzision nach Turner-Warwick bei 5 und 7 Uhr der zirkulären Blasenhalsresektion überlegen ist.

Die Sphinkter externus-Obstruktion ist nur in leichten Fällen medikamentös durch Myotonolytika (Diazepam[2]) zu bessern, die Behandlung wird zudem langfristig oft nicht toleriert. Wesentlich bessere Erfolge lassen sich beim Mädchen durch die Otis-Urethrotomie und nachfolgende wiederholte Harnröhrenbougierungen erreichen.

Bei Knaben kommt die Sphinkterotomie in Betracht, die ihre absolute Indikation bei dem Vorliegen supravesikaler Abflußstörungen hat. Wenn möglich bevorzugen wir – notfalls in mehreren Sitzungen – die partielle 12-Uhr-Sphinkterotomie, da hierdurch häufiger eine Kontinenzverbesserung als -verschlechterung eintritt.

Die Harninkontinenz erfordert eine Therapie mit Beginn des Schulalters, da erst hier auf die notwendige Mitarbeit des Kindes gerechnet werden kann. Die weitere Voraussetzung für eine Kontinenzverbesserung ist das Erreichen von Restharnfreiheit durch eine der genannten Methoden. Allein hierdurch wird in einem Drittel der Fälle eine soziale Kontinenz hergestellt. Ist die Inkontinenz überwiegend aktiv, d. h. durch Detrusorhyperaktivität bedingt, werden Anticholinergika (Banthin[3]) oder Antidepressiva (Imipramin[4]) gegeben.

Bei der passiven Inkontinenz durch Urethralinsuffizienz läßt sich fallweise durch Blasenhalstonisierung mit Sympathikomimetika (Ephedrin) über Tagesabschnitte eine Besserung erreichen. Die Elektrostimulation des Beckenbodens gibt weder bei externer Anwendung noch nach operativer Elektrodenimplantation akzeptable Ergebnisse. Für Einzelfälle kommt die Implantation einer Sphinkterprothese (Scott) in Betracht, repräsentative Fallzahlen für das Kindesalter liegen noch nicht vor.

Die Indikation zur definitiven Harnableitungsoperation sollte im Kindesalter nur noch Ausnahmefällen vorbehalten sein: Progrediente, mit konservativen Mitteln unbeeinflußbare Nierenfunktionsschädigung und totale Inkontinenz bei Mädchen im Schulalter; weiterhin Patienten nach der Pubertät aufgrund eigener Entscheidung. Als Form der Harnableitung ist nach den jetzt vorliegenden Langzeitergebnissen der Colon-Conduit dem Ileum-Conduit vorzuziehen. Besonders im Kleinkindesalter muß als Alternative nach wie vor der Verweilkatheter in Betracht gezogen werden.

Literatur beim Autor

Prof. Dr. Karl Stockamp
Urologische Klinik
Städtische Krankenanstalten
D-6700 Ludwigshafen

---

[1] Dibenzyran® [2] Valium® [3] Vagantin® [4] Tofranil®

J. Seiferth: **Aktuelle Therapie der kindlichen neurogenen Blase (Spina bifida-Kinder)**

Nach Stark unterscheiden wir bei der neurogenen Blasenentleerungsstörung von Spina bifida-Kindern die unkoordinierte Reflexblase, die der upper motor neuron lesion der Paraplegikerblasen entspricht, und die funktionslose Blase, die mit der lower motor neuron lesion des Querschnittgelähmten vergleichbar ist. Es ist sicherlich zweckmäßig, aufgrund der ätiologischen Unterschiede für die kongenitalen Formen der neurogenen Blase andere Bezeichnungen als für die erworbenen und meist traumatischen Blasentypen zu wählen, was Stark durch seine exakten, koordinierten neurologischen, manometrischen und röntgenologischen Untersuchungen seines Krankengutes von 104 Fällen belegt hat.

Hinsichtlich der pathophysiologischen undlage ist die unkoordinierte Reflexblase durch folgende Befunde charakterisiert:

Es findet sich bei diesen Kindern aufgrund der Meningomyelozele im thorako-lumbalen Bereich ein funktionsloses Rückenmark, so daß der aus diesen Rückenmarksabschnitten entspringende sympathische Nervus hypogastricus, der das Trigonum und den Blasenhals innerviert, keine funktionelle Bedeutung mehr hat. Das Sakralmark mit seinem für die Miktion verantwortlichen Zentrum von S2–S4 verfügt dabei über eine isolierte, wenn auch unkoordinierte Reflexaktivität. Durch die spastischen Kontraktionen des quergestreiften Musculus sphincter urethrae externus, der von dem aus dem Sakralmark stammenden Nervus pudendus versorgt wird, kommt es zu einem Übergewicht des quergestreiften Musculus sphincter urethrae externus über den aus glatter Muskulatur bestehenden Musculus detrusor. Dieser wird durch den sympathischen und auch aus den Segmenten S2–S4 entspringenden Nervus pelvicus innerviert. Aus dieser Situation resultiert eine subvesikale Harnabflußbehinderung, die eine Erhöhung des intravesikalen Druckes, eine Restharnbildung und Divertikel der Blase zur Folge hat. Darüber hinaus kommt es bei etwa einem Viertel der Fälle zu einem vesiko-uretero-renalen Reflux mit einer Dilatation der oberen Harnwege.

Bei einer Analyse des eigenen Krankengutes von 125 Spina bifida-Kindern haben wir aufgrund klinischer und röntgenologischer Untersuchungen die Diagnosegruppen

Pyelonephritis und Restharn sowie
Pyelonephritis und Restharn und vesiko-ureteraler Reflux

herausgestellt, die der geschilderten neuropathologischen Situation entsprechen (Abb. 1).

Die funktionslose Blase ist durch die Schädigung des Sakralmarkes gekennzeichnet, so daß die aus diesem Bereich entspringenden Nerven pelvicus und pudendus und ihre Erfolgsorgane, wie der Musculus detrusor und der Musculus sphincter urethrae externus,

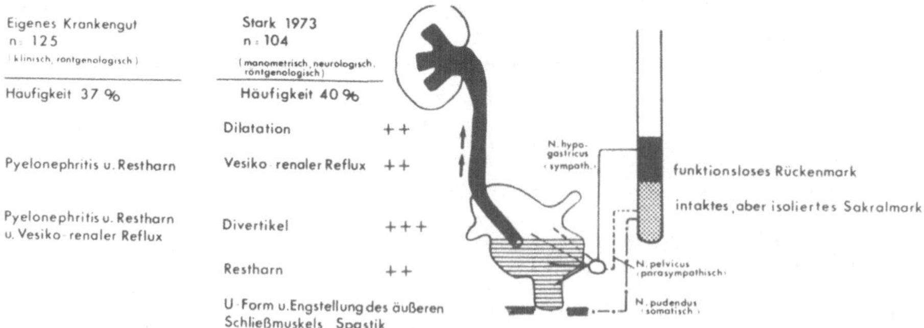

Abb. 1. Unkoordinierte Reflexblase bei Kindern mit Meningo-myelozele (upper motor neuron lesion)

etwa in gleichem Maße betroffen sind. Der aus den Segmenten Th 12–L 1 kommende sympathische Nervus hypogastricus ist bei diesem Blasentyp vielfach intakt, wodurch das von ihm innervierte Trignonum und der Blasenhals funktionell über den geschädigten Detrusor dominiert.

Im Vergleich zur unkoordinierten Reflexblase finden sich bei diesem Blasentyp geringere Restharnmengen und eine weniger ausgeprägte Trabekulierung, während der vesiko-uretero-renale Reflux etwa die gleiche Häufigkeit aufweist. In unserem Krankengut haben wir dem funktionslosen Blasentyp die Diagnosengruppen Pyelonephritis und Pyelonephritis und vesiko-ureteraler Reflux gegenübergestellt (Abb. 2).

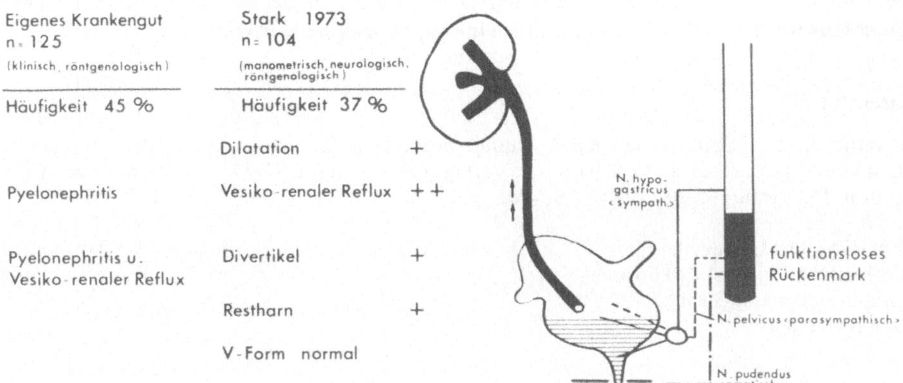

Abb. 2. Funktionslose Blase bei Kindern mit Meningo-myelozele (lower motor neuron lesion)

1973 haben Stockamp und Schreiter den α-Rezeptorenblocker Phenoxybenzamin (Dibenzyran) in die Therapie der neurogenen Blase eingeführt, der von der Firma Röhm Pharma in Darmstadt hergestellt wird und dem folgender Wirkungsmechanismus zugrunde liegt: Danach bewirkt das Dibenzyran durch die Blockade der α-Rezeptoren des Sympathikus eine Herabsetzung des Tonus der glatten Muskulatur von Trigonum und Blasenhals und findet daher seine Anwendung beim Typ der funktionslosen Blase. Dabei wird der vorliegende Auslaßwiderstand reduziert, wodurch pathologische Befunde wie Restharn und vesiko-ureteraler Reflux mit Dilatation der oberen Harnwege und folglich die Pyelonephritis mit Erfolg behandelt werden können. Darüber hinaus kann auch eine positive Beeinflussung der Urininkontinenz festgestellt werden. Die Dosis beträgt 0,3 bis 0,5 mg pro kg Körpergewicht und wird abends verabreicht, beginnend mit der Hälfte der errechneten Enddosis über 3–4 Tage und einer anschließenden Steigerung. Die Einnahme des Phenoxybenzamins (Dibenzyran) ist als eine Dauertherapie anzusehen. Der therapeutische Effekt ist 2–3 Wochen nach Behandlungsbeginn festzustellen und sollte zu diesem Zeitpunkt durch eine Restharnbestimmung oder durch die Durchführung eines Miktionszystourethrogrammes oder durch eine blasenmanometrische Untersuchung überprüft werden. Ist bis zu diesem Termin eine Besserung nicht eingetreten, so ist diese auch in der Folgezeit nicht mehr zu erwarten. Nebenwirkungen sind in den ersten beiden Wochen in Form von Müdigkeit und orthostatischer Hypotonie selten anzutreffen und zwingen nicht zum Absetzen des Medikamentes.

In unserem Krankengut von 125 Spina-bifida-Kindern wurden in den Jahren 1974 bis 1976 17 Kinder mit Dibenzyran behandelt. Von diesen hatten vor der Behandlung 9 Restharn, 7 Restharn und vesiko-ureteralen Reflux und 1 einen vesiko-ureteralen Reflux. 15 dieser 17 Kinder konnten mit diesem Medikament erfolgreich behandelt werden. Bei 2 Kindern konnten die Befunde Restharn und vesiko-ureteraler Reflux nicht gebessert werden. Eine günstige Beeinflussung der Urininkontinenz beobachteten wir lediglich bei 2 Kindern, bei denen unter Dibenzyran Trockenphasen bis zu 2 Stunden festgestellt wurden.

Bei der unkoordinierten Reflexblase kann der Restharn mit oder ohne vesiko-ureteralen Reflux durch Dibenzyran nicht beeinflußt werden, da die subvesikale Harnabflußbehinderung auf einer Spastik des quergestreiften äußeren Blasenschließmuskels beruht. Bei diesem Befund sehen wir weiterhin eine Indikation für eine Sphinkterotomie oder eine supravesikale Harnableitung in Form eines Ileum Conduits.

Durch die Behandlungsmöglichkeiten der neurogenen Blase mit dem α-Rezeptorenblocker Dibenzyran ist die Notwendigkeit zu einer supravesikalen Harnableitung eindeutig zurückgegangen, denn die pathologischen Befunde an Nieren und oberen Harnwegen können therapeutisch sehr günstig beeinflußt werden. Lediglich beim Versagen des Dibenzyrans und zur Behebung der Urininkontinenz bei Mädchen besteht unseres Erachtens weiterhin eine Indikation für eine supravesikale Harnableitung.

Literatur

Seiferth, J.: Das Spina bifida-Kind – unter besonderer Berücksichtigung der urologischen Krankheitsbilder. Stuttgart: Schattauer Verlag 1976 – Stark, G. D.: Develop. Med. Child. Neurol. **15** (Suppl.) 55–68 (1973) – Stockamp, K., Schreiter, F.: actuel. Urol. **4**, 75–83 (1973)

Priv.-Doz. Dr. J. Seiferth
Urologische Universitätsklinik
Joseph-Stelzmann-Straße 9
D-5000 Köln 41

V. Grynderup: **Neurogene Blasenentleerungsstörungen bei multipler Sklerose: Klinik und Therapie**

Seit vielen Jahren haben die Neurologische Klinik in Århus und die Klinik für multiple Sklerose in Ry eine enge Zusammenarbeit gehabt. Auf dem neurourologischen Gebiet interessieren uns besonders der Zusammenhang zwischen Blasenfunktion und allgemeiner Reflexaktivität und der Effekt von verschiedenen therapeutischen Prinzipien auf die Reflexaktivität in der hyperaktiven neurogenen Blase.

Miktion, Blasenfüllung und Reflexaktivität

Um die Bedeutung von Miktion und Blasenfüllung auf die Reflexaktivität zu untersuchen, haben Mai und Pedersen [1] eine Untersuchungsmethode verwendet, bei der ein Sehnenreflex, der Flexorreflex, das EMG des Beckenbodens und der Harnfluß simultan registriert werden können. Während der Miktion wurde sowohl bei normalen, freiwilligen Personen als auch bei Patienten mit multipler Sklerose eine Steigung der Sehnenreflexe gefunden, und zwar: Je höher der Harnfluß, desto höher der Sehnenreflex. Der Flexorreflex ist bei Patienten mit multipler Sklerose erniedrigt, wenn während Miktion der Harnfluß hoch und die Sphinkteraktivität schwach ist oder fehlt. Bei Patienten mit schlechtem Harnfluß und andauernder Aktivität des Beckenbodens wird der Flexorreflex nur ein wenig schwächer.

Wenn man die Reflexaktivität während Blasenfüllung untersucht, kann man feststellen, daß die Patienten in zwei Kategorien fallen. In einer Gruppe steigt der Sehnenreflex während Blasenfüllung; Flexorreflex und Sphinkteraktivität werden schwächer. In der anderen Gruppe wird der Sehnenreflex niedriger, während der Flexorreflex und die Sphinkteraktivität vor der Miktion steigen. Diese zwei Typen von Reflexaktivität sind ganz klar mit dem Miktionstyp korreliert. Die erste Gruppe, in der Flexorreflex und die Sphinkteraktivität vor der Miktion niedrig sind, kommt sehr leicht zu einer kurzen Miktion mit hohem Harnfluß, während die andere Gruppe, in der die Sphinkteraktivität und der Flexorreflex vor der Miktion hoch sind, Schwierigkeiten beim Miktionsbeginn hat – der Harnfluß ist schlechter und unregelmäßiger. Das bedeutet, daß man das Miktionsmuster und auch die Sphinkter-Detrusor-Dyssynergie im Zusammenhang mit der reflektorischen Reaktion auf die Blasenfüllung sehen muß.

Transurethrale Resektion, Inkontinenz und Detrusoraktivität

In der Therapie der Urge-Inkontinenz haben wir in unserer Klinik zwei Hauptprinzipien. Erstens medikamentöse Behandlung, wobei wir Meladrazin oder Flavoxat als erste Wahl benützen, aber bei vielen Patienten auch transurethrale Resektionen des Blasenhals. Hinsichtlich der Indikation solcher Resektionen haben wir seit 14 Jahren eine enge Zusammenarbeit zwischen Urologen und Neurologen gehabt.

Als wir am Anfang die transurethrale Resektion bei multipler Sklerose durchführten, waren es Patienten, die im besonderen Symptome der infravesikalen Obstruktion hatten. Viele von diesen Patienten hatten auch Urge-Inkontinenz, und mit der Besserung der Entleerung kam es in vielen Fällen auch zu einer Besserung der Inkontinenz [2].

Von den ersten 134 Patienten [3], bei denen wir transurethrale Resektionen durchgeführt haben, hatten 99 eine Urge-Inkontinenz. Bei allen Patienten ist ein halbes Jahr nach der Resektion eine Nachkontrolle durchgeführt worden. Bei 35% war die Inkontinenz verschwunden. Der Effekt hinsichtlich Inkontinenz war am besten, wenn die Inkontinenz selten war, aber auch in der Gruppe mit schwererer Inkontinenz war eine Besserung um 50% eingetreten (Tabelle 1).

Tabelle 1. Häufigkeit von Urge-Inkontinenz vor der Operation und bei der Nachkontrolle

Präoperative Urge-Inkontinenz	N	Urge-Inkontinenz bei der Nachkontrolle			
		nicht mehr nachweisbar	verbessert	unveränd.	verschl.
> 1mal täglich	40	8	12	20	0
1- bis 7mal wöchentlich	40	15	11	12	2
< 1mal wöchentlich	19	12	2	3	2
total	99	35	25	35	4

Die meisten Patienten hatten einen hyperaktiven Detrusor mit Detrusorkontraktionen bei niedriger Blasenfüllung; um zu untersuchen, ob die Detrusoraktivität bei der Resektion verändert war, wurde vor der Resektion und bei der Nachkontrolle eine Zystometrie gemacht. Außer der Resektion können aber eine Reihe von anderen Faktoren die Detrusoraktivität verändern. Deshalb konnten bei einer Reihe von Patienten die Nachuntersuchungsergebnisse nicht verwendet werden: erstens alle Patienten mit Harnwegsinfektionen bei einer der zwei Untersuchungen; zweitens alle Patienten, wo die medikamentöse Behandlung verändert war, und drittens alle, wo die Krankheit nicht stationär war. Das Krankengut wurde dadurch auf 22 Patienten verkleinert.

Ein Vergleich der zystometrischen Werte zeigt [4], daß der Harndrang später auftritt und daß die ungehemmten Detrusorkontraktionen bei größerer Blasenfüllung anfangen und erniedrigt sind (Tabelle 2).

Als Ursache dafür, daß die Inkontinenz und die Hyperaktivität des Detrusors bei transurethraler Resektion verbessert werden, gibt es mehrere Möglichkeiten. Eine Stenose am Blasenhals ist vielleicht ein zusätzlicher Stimulus der hyperaktiven Blase. Es besteht auch die Möglichkeit, daß die Resektion wie eine Anästhesie dadurch wirkt, daß man die Rezeptoren am Blasenhals zerstört.

Tabelle 2. Zystometrische Befunde vor der Operation und bei der Nachkontrolle (mittlere Werte)

	N	vor der Operation	bei der Nachkontrolle
Initialer Harndrang (ml)	21	90	150*
Blasenfüllung bei einsetzenden Detrusorkontraktionen (ml)	17	70	120*
Blasendruck bei Detrusorkontraktionen (mm Hg)	17	50	40*
Blasenkapazität (ml)	18	550	570

* Signifikanzniveau 5%

Man sollte daher an eine Stenose am Blasenhals denken, nicht nur, wenn ein Patient mit multipler Sklerose Miktionserschwerungen hat, sondern auch, wenn eine Urge-Inkontinenz nicht mit medikamenteller Behandlung genügend kontrolliert werden kann. In solchen Fällen ist auch bei geringfügigen Veränderungen am Blasenhals eine transurethrale Resektion empfehlenswert.

Literatur

1. Mai, J., Pedersen, E.: J. Neurol., Neurosurg. and Psychiat. **39,** 171–177 (1976) – 2. Jakobsen, B. E., Pedersen, E., Grynderup, V.: Acta neurolog. scand. **42,** suppl. 20, 121–131 (1966) – 3. Jakobsen, B. E., Pedersen, E., Grynderup, V.: Urol. Int. **28,** 109–120 (1973) – 4. Pedersen, E., Grynderup, V., Jakobsen, B. E.: Acta neurolog. scand. **48,** 102–114 (1972)

Dr. V. Grynderup
Neurologisk Afdeling
Århus Kommunehospital
DK-8000 Århus C

C. FRIMODT-MØLLER, S. HEBJØRN, J. T. ANDERSEN und S. WALTER:
Morbus Parkinson und neurogene Blasenentleerungsstörung

Wie schon früher darauf hingewiesen, leiden Parkinsonpatienten an Blasendysfunktion (Langworthy, 1938).

Die urologischen Symptome gleiten oft wegen der verschiedenartigen neurologischen Ausfallssymptome in den Hintergrund. Um die Häufigkeit der Blasendysfunktion zu beurteilen, fanden wir es passend, die Blasenfunktion in einer Gruppe Parkinsonpatienten zu evaluieren.

Material

Während einer knapp 3jährigen Periode wurden 44 Patienten mit Parkinsonismus zu urodynamischen Untersuchungen eingewiesen; davon nur ein Drittel mit urologischen Klagen. Das Material bestand aus 15 Frauen und 29 Männern in den Altersgruppen 39–77 Jahren (Durchschnitt 67 Jahre). Nach Andersen et al. (1967) Klassifikation konnten die Patienten eingeteilt werden, in 27 mit Paralysis Agitans (die Patienten mußten mindestens 2 der Hauptzeichen aufweisen: Akinesie, Tremor oder Rigidität und keine Zeichen von Arteriosklerose), 5 Patienten mit postenzephalitischem Parkinsonismus (Zeichen von Nerveninfektion + Hauptzeichen wie oben), zerebraler Arteriosklerose und Parkinsonismus bei 7 Patienten (ein oder mehrere Zeichen von Arteriosklerose, Blutdruck höher als 180/110 mm Hg und/oder arteriosklerotische Degeneration der Retina-Blutgefäße sowie Zeichen von Paralysis Agitans) und endlich 5 Patienten mit Verdacht auf zerebrale Arteriosklerose und Parkinsonismus, wo nur eines der Zeichen von Arteriosklerose und Paralysis agitans vorhanden war.

Methode

Die Blasenfunktion wurde mit Zystometrie ad modum Lewis (1939), mit langsam einlaufendem körperwarmem Salzwasser bei einer Einlaufgeschwindigkeit von 30 ml/min ausgeführt. Bei Verdacht auf Abflußbehinderung wurde die Untersuchung mit simultaner Registrierung des intravesikalen und abdominalen Drucks, Flow und Elektromyographie des Musculus sphincteri externus ergänzt.

Die Diagnose Blasenhyperreflexie wurde der Feststellung von ungehemmten Blasenkontraktionen auf dem Cystometrogramm (Abb. 1) mit einer Amplitude von mehr als 15 cm H_2O gestellt (Hebjørn et al., 1976). Hypotone Blasen wurden nachgewiesen, bei rechtsverschobenen Zystometrogrammen mit spät einsetzendem erstem Harndrang und einer Blasenkapazität von mehr als 600 ml

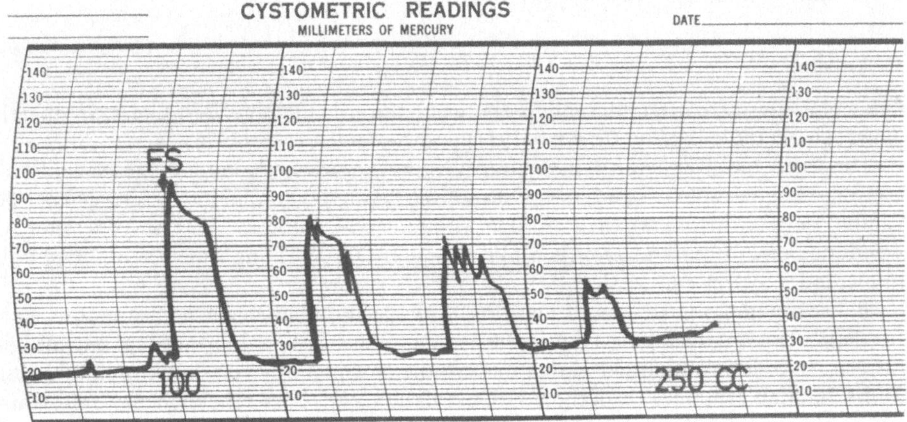

Abb. 1. Cystometrogramm einer Blasenhyperreflexie (FS = first sensation, erste Empfindung)

Resultate

Nach Tabelle 1 fand man 20 Patienten mit ungehemmten Detrusorkontraktionen, während bei 5 Patienten die ungehemmten Blasenkontraktionen nicht 15 cm H_2O überstiegen. 5 Patienten hatten sowohl Zeichen von ungehemmten Blasenkontraktionen als auch nfravesikaler Obstruktion, während man bei 2 Patienten nur infravesikale Obstruktion fand. Hypotone Blasen fand man bei nur 6 Patienten, ohne Rücksicht auf die neurologische Diagnose. Bei 8 von unseren Patienten wurden früher stereotaktische Operationen durchgeführt; 7 von ihnen hatten ungehemmte Blasenkontraktionen. Die Klagen über Harnröhrenbeschwerden waren überwiegend „urge-incontinence" und „urgency", welche die Gruppe mit ungehemmten Blasenkontraktionen dominierten. Signifikante Bakteriurie (10^5 Kolonien/ml Urin) waren bei 6 Patienten zu finden. Zwei von ihnen hatten zur Zeit der Untersuchung Katheter à demeure.

485

Tabelle 1. Urologische Klassifizierung von 44 Patienten, eingewiesen mit klinischen Zeichen von Parkinsonismus

	No. of patients	Bladder-hyper-reflexia	Bladder-hyper-reflexia +obstruc-tion	Bladder-hyper-reflexia?	Obstruc-tion	Hypo-tonic bladder	Normal bladder
Paralysis agitans	27	11	3	4	—	4	3
Postencephalic parkinsonism	5	2	—	1	1	—	1
Cerebral arteriosclerosis and parkinsonism	7	3	2	—	1	1	—
Cerebral arteriosclerosis, suspected, and parkinsonism, suspected	5	4	—	—	—	1	—
total	44	20	5	5	2	6	4

37 der 44 Patienten waren zur Zeit der Untersuchung in Behandlung mit entweder L-Dopa und/oder anticholinergischen Mitteln.

Diskussion

Die hohe Frequenz von Blasenhyperreflexie stimmt mit folgender Literatur überein: Murnaghan (1961), Bors u. Comarr (1971) und Andersen et al. (1976).

Hingegen repräsentieren Patienten in dieser Altersklasse keine geringe Anzahl Fälle von Blasenhyperreflexie (Andersen u. Bradley). Deshalb kann man sich schwer über den Einfluß der Parkinsonkrankheit auf den Miktionsreflex äußern. Trotz ausgedehnter Anwendung von Antiparkinsonmitteln mit atropinartiger Wirkung war Retention kein dominierendes Symptom.

Parasympathikolytika war in unserem Material die überwiegende Behandlungsform für Patienten mit Detrusor Hyperreflexie. Die gleichzeitige Behandlung mit atropinartigen Antiparkinsonmitteln zwang uns oft, die Normaldosis von Parasympathikolytika 2- bis 3mal zu erhöhen. Im Falle von Obstruktion und/oder erheblichem Residualurin wurde eine transurethrale Resektion am Blasenhals durchgeführt. Wir raten von transvesikaler oder retropubischer Prostatektomie ab, denn das Risiko einer Postprostatektomieinkontinenz bei diesen Patienten ist nach unserer Erfahrung erheblich. Bei hypotonen Blasen empfehlen wir eine Kombination von transurethraler Resektion des Blasenhalses mit Parasympathikomimetika. Ältere Patienten respondieren hingegen oft schlecht auf medikamentale Behandlung; daher ist Blasendrainage die einzige Lösung.

Konklusion

Blasenhyperreflexie findet man bei über der Hälfte der Patienten mit jeder Art von Parkinsonismus. Die häufigsten urologischen Symptome sind „urge incontinence" und „urgency", die jedoch oft von kardinalen Parkinsonsymptomen verdeckt sind. Die Anwendung von Antiparkinsonmitteln mit atropinartiger Wirkung kann die Entwicklung von Residualurin, mit Risiko für Harnröhreninfektion und Pyelonephritis fördern. Urodynamische Evaluierung der Blasenfunktion ist deshalb notwendig, um die Blasenhyperreflexie zu bekämpfen, Obstruktionen und Residualurin zu eliminieren und damit die infizierten Harnröhren zu sanieren.

Literatur

Andersen. J.T.. Bradley. W. E.: J. Urol. **116,** 75 (1976) – Andersen, J.T., Hebjørn, S., Frimodt-Møller. C.. Walter. S.. Worm-Petersen. J.: Acta neurol. Scand. **53,** 161–170 (1976) – Bors, E., Comarr. A. E.: Neurological urology. p. 193–194. Basel: S. Karger 1971 – Hebjørn, S., Andersen. J.T.. Walter. S.. Dam. A. M.: Scand. J. Urol. Nephrol. **10,** 103–109 (1976) – Langworthy, O. R.: Arch. Neurol. Psych. (Chic.) **40,** 44–57 (1938) – Lewis. L. G.: J. Urol. (Baltimore) **41,** 1–8 (1939) – Murnaghan. G. F.: Brit. J. Urol. **33,** 415–419 (1961)

Dr. C. Frimodt-Møller
Rigshospitalet
Kirurgisk Afdeling D
Blegdamsvej 9
DK-2100 København

Diskussion zu den Vorträgen Seite 473 bis 487
Fortbildungsseminar über neurogene Blasenentleerungsstörungen I

Moderator P. Graber, Genf: Wir kommen zur Diskussion der letzten fünf Vorträge.

Frage aus dem Auditorium: Herr Frimodt-Møller. Sie empfehlen zur Behandlung der diabetischen Blasenentleerungsstörung die transurethrale Resektion des Blasenhalses. Wie steht es mit den Nebenwirkungen. wie stellen Sie sich den Wirkungsmechanismus vor?

C. Frimodt-Møller, Kopenhagen: Die transurethrale Resektion des Blasenhalses ist nur dann indiziert. wenn die konservativen Maßnahmen versagen. Der Patient muß über das Risiko der retrograden Ejakulation natürlich aufgeklärt sein. Da bei diesen Patienten der äußere Schließmuskel normal arbeitet und auch eine Muskelhypertrophie des Blasenhalses vorliegt, muß man sich den Effekt wohl so vorstellen. daß bei einer nicht idealen Öffnung des Blasenhalses doch ein relativer Widerstand vorhanden ist. den man durch eine den ganzen Umkreis des Blasenhalses fassende Resektion senken kann.

Meinung aus dem Auditorium: Wir führen in solchen Fällen eine „abgestufte Sphinkterotomie" durch.

Moderator: Voraussetzung für die Indikation zu einem operativen Eingriff, sei es die transurethrale Resektion des Blasenhalses oder die Sphinkterotomie, ist eine vernünftige präoperative Funktionsdiagnostik. Man muß sich zuerst darüber informieren, wo die funktionelle Obstruktion liegt.

F. Kiesswetter, Wien: Herr Frimodt-Møller sprach über die neurogenen Blasenentleerungsstörungen beim Morbus Parkinson. Waren diese Patienten bereits mit Anti-Parkinsonmitteln anbehandelt? L-Dopa, das diese Patienten bekommen. ist nichts anderes wie eine Adrenalinsubstanz. die im Stoffwechsel zu etwa 30% in Noradrenalin umgewandelt wird. Es kommt also auch zu einer Anhäufung dieser Substanz am Blasenausgang und damit zu Miktionsbeschwerden. Waren Ihre Patienten sehr lange mit L-Dopa vorbehandelt?

C. Frimodt-Møller, Kopenhagen: Wir haben 5 oder 6 Parkinson-Patienten, die keine Miktionsbeschwerden hatten. vor. während und nach der Therapie mit L-Dopa urodynamisch untersucht und fanden keinen Einfluß des Medikamentes auf die Blasenfunktion.

H. Madersbacher, Innsbruck: In der Literatur wird vielfach angegeben, daß Parkinson-Patienten vom Rigortyp eine Hyperreflexie des Detrusors. solche vom Tremortyp eine Hyporeflexie des Detrusors hätten. können Sie das durch Ihre Untersuchungen bestätigen?

C. Frimodt-Møller, Kopenhagen: Wir konnten in unserem Krankengut keine statistische Korrelation finden.

Moderator: Wenn keine weiteren Fragen zu diesen Vorträgen vorliegen, kommen wir zum Vortrag von Herrn Seiferth.

Ich habe selber zunächst eine Frage an Herrn Seiferth: Wie weit ist es überhaupt angängig, daß man bei Myelomeningozelen von einer oberen und einer unteren Läsion spricht. Ich habe immer gemeint, und vieles spricht dafür, daß wir bei diesen Kindern nicht einen Querschnitt, sondern einen Längsschnitt und in den meisten Fällen sogar ein Mosaik haben.

J. Seiferth, Köln: Sie haben recht, ich habe meiner Systematik die Erfahrungen und die Auswertungen von Stark (1973) zugrunde gelegt. Er konnte aufgrund seiner koordinierten neurologischen, manometrischen und röntgenologischen Befunde in 23% eine normale Blase, in 40% eine unkoordinierte Reflexblase und in 37% eine funktionslose Blase feststellen. Ich bin mir natürlich klar darüber, daß gerade der gemischte Typ bei Kindern mit Myelomeningozele sehr stark vertreten ist und daß auch gerade die Meinungen hinsichtlich der Klassifikation sehr unterschiedlich sind.

K. M. Schrott, Erlangen: Herr Seiferth hat angeführt, daß bei diesen Kindern der Sympathikus meist intakt wäre. Diese Aussage ist sicherlich nicht richtig. Aus größeren Statistiken geht hervor, daß gerade bei solchen Kindern die Rückenmarkläsion über Th 10 nach oben reicht. Auch ich würde meinen, daß man das Schema von Bors und Comarr bei Kindern mit Myelomeningozelen nur schwer anwenden kann.

H. Madersbacher, Innsbruck: Hat Herr Seiferth Erfahrungen mit der transurethralen Elektrostimulation der gelähmten Blasen nach der Methode von Katona?

J. Seiferth, Köln: Wir haben 12 Kinder nach dieser Methode über einen Zeitraum zwischen 4 und 6 Monaten behandelt. Wir sahen, daß wir mit der Stimulation manometrisch Detrusorkontraktionen auslösen können. Bei 6 von 12 Kindern, die vor der Behandlung nur einen tröpfelnden Harnabgang hatten, stellten sich nach der Behandlung trockene Perioden bis zu 2 Stunden ein. Es handelt sich allerdings nur um ein vorläufiges Ergebnis. Katona selbst glaubt, bei 73% eine normale Blasenfunktion erreichen zu können, bei den übrigen Autoren liegt die Erfolgsquote zwischen 25 und 40%.

Moderator: Da keine weiteren Fragen vorliegen, schließe ich die heutige Nachmittagssitzung.

II. Teil

J. Stipicic: **Der Wert der urologischen Betreuung bei der Rehabilitation von Querschnittspatienten**

Ich freue mich aufrichtig, Sie so zahlreich in unserem Hause versammelt zu sehen, und heiße Sie im Namen der Allg. Unfallversicherungsanstalt herzlich willkommen. Wie Sie vielleicht wissen, erfüllt die Allg. Unfallversicherungsanstalt in Österreich die gleiche Aufgabe wie die Berufsgenossenschaften in Deutschland und betreut ca. 2 500 000 Versicherte in Industrie, Gewerbe, Handel, Land- und Forstwirtschaft.

Vor 50 Jahren entstand durch die Initiative von Lorenz Böhler das erste Unfallkrankenhaus Österreichs in der Webergasse in Wien. Die Webergasse ist inzwischen zu einem Begriff geworden, und den Bedürfnissen der Zeit sowie den modernen Erkenntnissen der Unfallheilkunde Rechnung tragend, errichtete die Allg. Unfallversicherungsanstalt im Laufe der Zeit weitere 6 Unfallkrankenhäuser und zahlreiche Unfallabteilungen. Im Jahre 1952 wurde das erste österreichische Rehabilitationszentrum, in dem auch die Rehabilitation der Querschnittsgelähmten durchgeführt werden konnte, in Tobelbad bei Graz errichtet. In den nachfolgenden Jahren zeigte sich die Notwendigkeit, ein zweites solches Zentrum zu errichten, und so wurde unser Haus vor 3 Jahren fertiggestellt.

Bei der Planung dieses Hauses, in dem die Rehabilitation der Unfallverletzten durchgeführt wird, wurden die Bedürfnisse der querschnittsgelähmten Patienten besonders berücksichtigt, wobei besonderer Wert auf die urologischen Einrichtungen und die urologische Betreuung gelegt wurde.

Wie jedes Zentrum, in welchem die Querschnittsgelähmten behandelt werden, sind auch wir bemüht, solche Patienten so schnell wie möglich nach dem Unfallereignis aufzunehmen – d. h. bevor es zum Auftreten von vermeidbaren Komplikationen kommt. Zu vermeidbaren Komplikationen zähle ich in erster Linie die Entstehung von Druckgeschwüren, Kontrakturen und Harnwegsinfekten. Während in manchen Rehabilitationszentren auf die Vermeidung von Dekubitalgeschwüren und Kontrakturen peinlichst und mit Erfolg geachtet wird, ist es, wie die Erfahrung zeigt, um die urologische Betreuung leider nicht so gut bestellt.

Während unserer dreijährigen Tätigkeit hier konnten wir bei Patienten, die bereits als sogenannte Rehabilitierte zu uns kamen, wiederholt schlimmste urologische Komplikationen und Schäden feststellen.

Es ist keine Seltenheit, daß Patienten bei der Aufnahme angeben, daß sie, obwohl sie seit Jahren querschnittsgelähmt sind, nie einen Urologen aufgesucht haben und ahnungslos waren, daß sie einen Nierenstein, Harnröhrendivertikel oder Reflux hatten.

Wenn man sagt, daß das Schicksal des Querschnittsgelähmten weitgehend vom Zustand seines Harntraktes abhängt, dann ist der Urologe auch am Schicksal eines Querschnittsgelähmten maßgebend beteiligt. Deshalb soll die Urologie in einem Rehabilitationszentrum für Querschnittsgelähmte einer der Schwerpunkte sein.

Aus diesem Grunde waren wir bemüht, schon vor der Inbetriebnahme dieses Hauses einen engen Kontakt mit der urologischen Universitätsklinik herzustellen, und dieser Kontakt entwickelte sich im Laufe der Zeit zu einer fruchtbaren Zusammenarbeit.

In unserem Hause steht der Urologe in ständigem Kontakt mit dem zuständigen Abteilungsarzt für die Querschnittsgelähmten. Einmal pro Woche ist er den ganzen Tag hier anwesend und, bei Arbeitsbeginn werden von ihm mit unserem Ärzteteam die urologischen Röntgenbilder und alle anfallenden urologischen Probleme besprochen. Die große wöchentliche Visite wird in seiner sowie auch in Anwesenheit des Neurologen durchgeführt.

Um den Patienten, die aus der stationären Behandlung bereits entlassen sind, die Möglichkeit zu geben, mit dem Urologen in Kontakt zu bleiben, haben wir an diesem

Tag Versehrtensport für ambulante Querschnittsgelähmte eingeführt, so daß jeder von ihnen beim Auftreten von urologischen Störungen sich sofort an ihn wenden kann.

Wir sind auch bemüht, einmal jährlich bei allen Patienten, die schon bei uns behandelt wurden, eine urologische Kontrolluntersuchung durchzuführen. Querschnittsgelähmte, die durch die Allg. Unfallversicherungsanstalt versichert sind, werden im Sommer zur Erholung und zum Wiederholungstraining nach Rovinj (Istrien) geschickt, wo unsere Unfallversicherung im dortigen Krankenhaus über eine größere Anzahl von Betten verfügt. Jeder Querschnittsgelähmte, der dort hingeschickt wird, muß sich vorher einer urologischen Untersuchung unterziehen. Durch diese Maßnahmen ist es möglich, unsere querschnittsgelähmten Patienten ständig unter Kontrolle des Urologen zu halten.

Allerdings müssen wir uns im klaren sein, daß nicht allen Querschnittsgelähmten eine urologische Untersuchung in einem Rehabilitationszentrum oder in einer Klinik ermöglicht werden kann, weil dazu einfach die notwendige Bettenanzahl nicht vorhanden ist, weder in Österreich noch in Deutschland.

Durch eine sinnvolle ambulante urologische Betreuung können aber vielen Querschnittsgelähmten die Komplikationen von seiten der Harnwege sowie manche Wiederaufnahme in ein Zentrum erspart bleiben.

Dr. J. Stipicic
Rehabilitationszentrum Häring
A-6323 Bad Häring

H. Madersbacher, St. Spanudakis und K. Sacherer: **Der Wert des intermittierenden Katheterismus bei der urologischen Betreuung von frischen Querschnittspatienten**

Zur Harnableitung bei Querschnittspatienten im spinalen Schock stehen vier Methoden zur Verfügung: Der Dauerkatheter, die suprapubische Harnableitung, der intermittierende Katheterismus und die manuelle Expression.

Heute gilt der intermittierende Katheterismus in den meisten Zentren als *die* Methode der Wahl. Sie besteht darin, daß die Blase mehrmals täglich, unter sterilen Kautelen – das Genitale wird dazu wie zu einer Operation gewaschen und abgedeckt – mittels Einmalkatheter entleert wird.

Die niedrige Infektrate, Blasentraining von Behandlungsbeginn an, fließender Übergang zum selbständigen Blasenentleeren sowie die Möglichkeit des Selbstkatheterismus sind die wesentlichen Vorteile.

Besonders auffällig ist die niedrige Infekthäufigkeit (Tabelle 1). Bei frischen Querschnittspatienten, die an der Urologischen Univ.-Klinik Innsbruck intermittierend ka-

Tabelle 1. Infektraten beim intermittierenden Katheterismus von 67 frischen Querschnittspatienten (Urologische Univ.-Klinik Innsbruck)

Katheterisierungsdauer	immer steril	1mal positiv	bis zu 3mal positiv	mehr als 3mal positiv	
unter 8 Wochen	22	8	1	0	31
über 8 Wochen	16	8	6	6	36
	38 (57%)	16 (24%)	7 (10%)	6 (9%)	67

theterisiert wurden. blieb der Harn bei 57% während der gesamten Katheterisierungsdauer steril. bei 24% war eine Kultur und nur bei 9% mehr als 3 Kulturen positiv. Zum
Vergleich zeigt die Tabelle 2 die entsprechenden Daten des Rehabilitationszentrums Häring: Hier waren nur 25% der Harne immer steril. bei 9% war die Kultur einmal, bei 27%
bis zu dreimal und bei 39% mehr als dreimal positiv.

Tabelle 2. Infektraten beim intermittierenden Katheterismus bei 33 „frischen" Querschnittspatienten (Rehabilitationszentrum Bad Häring)

Katheterisierungs-dauer	immer steril	1mal positiv	bis zu 3mal positiv	mehr als 3mal positiv	
unter 10 Wochen	6	1	2	2	11
11–20 Wochen	1	2	2	3	8
21–30 Wochen	0	0	2	4	6
30 Wochen	1	0	3	4	8
	8 (25%)	3 (9%)	9 (27%)	13 (39%)	33

Tabelle 3 gibt vielleicht eine Erklärung. warum bei gleicher Methode die Ergebnisse
in Häring doch deutlich schlechter sind als an der Klinik: In Innsbruck betreuen wir
überwiegend Querschnittspatienten. die unmittelbar nach dem Unfall an die Klinik gebracht werden: 88% der Harne sind daher bei der Aufnahme steril und nur 12% infiziert,
im Rehabilitationszentrum Häring ist das Verhältnis umgekehrt: Nur 24% der Patienten
werden mit sterilem. 76% aber mit infiziertem Harn. viele davon erst Wochen nach dem
Unfall. aufgenommen.

Tabelle 3. Harnkeimverhältnisse bei der Aufnahme

	Urologische Univ.-Klinik Innsbruck		Rehabilitations-zentrum Bad Häring	
steril	59	88%	8	24%
Bakteriurie	4	6%	6	18%
Bakteriurie + Pyurie	4	6%	19	58%

Wie schwierig es ist. den einmal infizierten Harn bei diesen Patienten infektfrei zu bekommen bzw. infektfrei zu halten. zeigt Abb. 1. in der die Infektraten primär steriler und
primär infizierter Harne verglichen werden. Nur 16% der primär infizierten Harne blei-

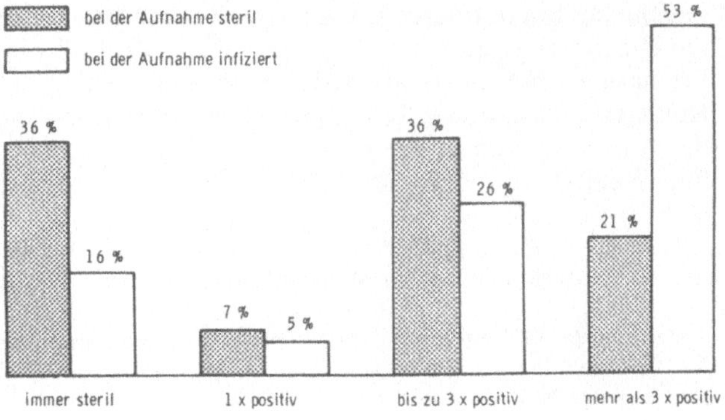

Abb. 1. Infektraten beim intermittierenden Katheterismus in Abhängigkeit vom Harnbefund bei der Aufnahme (Rehabilitationszentrum Bad Häring)

ben während der weiteren Katheterisierungsdauer immer steril, bei den primär sterilen Harnen sind es 36%; andererseits haben 53% der primär infizierten Patienten in der Folge mehr als drei positive Harnkulturen, bei primär steriler Kultur sind es nur 26%.

Die Mehrzahl der Patienten mit primär infiziertem Harn wurden auswärts mit Dauerkatheter behandelt. Der Reflex „Querschnittsläsion = Dauerkatheter" ist leider noch immer im klinischen Denken verankert. Daß diese scheinbar einfachste und problemloseste Art der Harnableitung gerade bei Paraplegikern maximale Risiken mit sich bringt, zwangsläufig zum Infekt, häufig zu Blasensteinen und in 20% zum paraurethralen Abszeß führt, wird kaum bedacht.

Die genaue Technik des intermittierenden Katheterismus, seine Durchführung und die möglichen Gefahren, die jedoch die Vorteile weit überwiegen, wurden bereits in früheren Arbeiten ausführlich dargestellt (Madersbacher, 1972).

Wir möchten bei dieser Gelegenheit jene Kollegen, die als Urologen an einem Krankenhaus mit Unfallabteilung arbeiten oder eine solche consiliariter betreuen, ersuchen, sich bereits der frischen Querschnittspatienten anzunehmen und nicht zu warten, bis Sie der betreuende Unfallchirurg wegen bereits eingetretener urologischer Komplikationen ruft.

Literatur beim Verfasser.

Univ.-Doz. Dr. H. Madersbacher
Urologische Universitätsklinik
A-6020 Innsbruck
und Rehabilitationszentrum der AUVA
A-6323 Bad Häring

A. TERBIZAN und H. LIPSKY: **Selbstkatheterismus als Endlösung der traumatisch bedingten neurogenen Blasenstörung: Erfahrungen mit 62 Fällen**

Das Ziel der Behandlung einer neurogenen Blasenlähmung als Folge einer traumatischen Rückenmarksverletzung ist eine praktikable, den Bedürfnissen des Alltags angepaßte Blasenfunktion zu erreichen, die eine womöglich vollständige restharnfreie Entleerung und eine Kontinenz zwischen den einzelnen Entleerungen gewährleistet. Es bleibt in jedem Krankengut eine Anzahl von Patienten, bei denen es nicht gelingt, trotz Ausschöpfung edukativer und therapeutischer Methoden, den Forderungen ausreichende Entleerung und Kontinenz gerecht zu werden.

Ein Weg zur Behandlung problematischer Blasenentleerungsstörungen ist die Fortsetzung des intermittierenden Katheterismus auch nach der Entlassung aus der stationären Behandlung durch den Versehrten selbst. Zrubecky berichtete 1973 über seine ersten Erfahrungen mit dieser Methode. Weitere Berichte gibt es über den intermittierenden Katheterismus in dieser Richtung auch von Herr, Lapides und Orikasa. Im RZ Tobelbad der AUVA wurden in den letzten fünf Jahren weitere Erfahrungen mit dieser Behandlungsmethode gewonnen, über die hier berichtet werden soll.

Von 53 Männern und 9 Frauen mit traumatischer Querschnittslähmung wird der intermittierende Selbstkatheterismus als Endlösung zur Entleerung ihrer Blase angewendet. In unserem Krankengut von 915 Versehrten, die im gleichen Zeitraum behandelt wurden, macht der Anteil dieser Patienten 6,8% aus. Die längste Beobachtungszeit beträgt bei den Männern 12 Jahre, bei den Frauen 4 Jahre. Der jüngste Mann war 17, der älteste 68 Jahre alt. Die jüngste Frau war 20, die älteste 58 Jahre alt.

Zur Technik des intermittierenden Selbstkatheterismus: Der Versehrte liegt in Seitenlage oder sitzt im Rollstuhl. Die Glans penis wird mit einem Merfentupfer gereinigt. Mittels unsteriler Schere wird die Katheterhülle des Einmalkatheters eröffnet. Gleitmittel auf das Orificium externum urethrae gebracht und der Katheter mit Hilfe der Hülle ohne Pinzette in die Harnröhre eingeführt. Bei den Frauen gelingt diese Art der Blasenentleerung nur in Rückenlage mit leicht angezogenen und gespreizten Beinen. Ein Spiegel wird vor dem Genitale aufgestellt. Nach Reinigung und Spreizen der Labien wird der Katheter wie oben beschrieben in die Harnröhre eingeschoben. Nur wenigen Frauen mit einer Querschnittslähmung gelingt es, sich selbst zu katheterisieren.

Ergebnisse

Bei 27 der 53 Männer wurden ein- bis mehrmals Keime festgestellt (50,9%). Nur 7 Männer hatten eine signifikante Harnwegsinfektion mit einer Keimzahl über 100000 pro ml (13,2%) (Tabelle 1). 13 Versehrte (24,6%) gaben an, zwischen den einzelnen Katheterismen inkontinent zu sein. 12 davon hatten einen Harnwegsinfekt (Tabelle 2). Bei 16 Querschnittsgelähmten entwickelten sich verschiedene pathologische Veränderungen im Harntrakt (Tabelle 3). Tabelle 4 zeigt die bakteriologischen Harnbefunde und das Kontinenzverhalten bei den Frauen.

Tabelle 1. Ergebnisse der bakteriologischen Harnuntersuchung bei 53 Männern mit Selbstkatheterismus

		steril	Keime nachweisbar
obere Läsion	komplett	12 (22,6%)	13 (24,5%)
untere Läsion	komplett	8 (15,1%)	12 (22,6%)
	inkomplett	6 (21,4%)	2 (3,7%)
Gesamt		26 (49,1%)	27 (50,9%)

7 Patienten (13,2%) mit mehr als 100000 Keimen pro ml Harn

Tabelle 2. Kontinenz bei 53 Männern mit Selbstkatheterismus

obere Läsion	komplett	steril	12	kontinent	12
		infiziert	13	kontinent	9
				inkontinent	4
untere Läsion	komplett	steril	8	kontinent	7
		infiziert	12	kontinent	6
				inkontinent	6
	inkomplett	steril	6	kontinent	6
		infiziert	2	inkontinent	2

Insgesamt 13 Versehrte (24,6%) inkontinent

Tabelle 3. Komplikationen bei 16 Patienten mit Selbstkatheterismus

Pyelonephritische Veränderungen und erweiterter oberer Harntrakt	7
Nephrolithiasis	2
Blasensteine	3
Harnröhrenstrikturen	3
Harnröhrendivertikel	1

Tabelle 4. Bakteriologische Harnbefunde und Kontinenz bei 9 Frauen mit Selbstkatheterismus

obere Läsion	komplett	steril	3	kontinent	3
		infiziert	1	inkontinent	1
untere Läsion	komplett	steril	3	kontinent	3
		infiziert	1	inkontinent	1
	inkomplett	infiziert	1	inkontinent	1

Abschließend sei auf eine gewisse Gefahr hingewiesen: Es kann passieren, daß, nachdem der bequeme Selbstkatheterismus erlernt wurde, sowohl von seiten des Personals und von seiten des Versehrten zuwenig Geduld für ein konsequentes und exaktes Blasentraining im herkömmlichen Sinne aufgewendet wird und somit Fälle, die durchaus ohne Instrumentation rehabilitiert werden könnten, dem Selbstkatheterismus zugeführt werden. Wir möchten daher betonen, daß nach unserer Meinung diese Methode nur bei Problemfällen der traumatischen Rückenmarksblase eine Anwendung finden soll.

Zusammenfassung

Mehrjährige Erfahrungen mit Selbstkatheterismus als Endlösung bei 62 Querschnittsgelähmten werden berichtet. Die Indikation zu diesem Verfahren waren Problemfälle der neurogen gestörten Blase, bei denen es nicht gelang, durch die gebräuchlichen edukativen Verfahren eine befriedigende Blasenfunktion zu erreichen.

Ein signifikanter Harnwegsinfekt war in 13,2% der Männer aufgetreten. Bei 24,6% der Männer bestand eine Inkontinenz. Fast alle inkontinenten Männer waren infiziert. Der Selbstkatheterismus ist nach unseren Erfahrungen bei Problemfällen der neurogen gestörten Blase beim Querschnittsgelähmten ein durchaus praktikables und empfehlenswertes Verfahren.

Literatur

Herr, H. W.: J. Urol. **113**, 477 (1975) – Lapides, J., Diokno, A. C., Lowe, B. S.: J. Urol. **107**, 458 (1972) – Lapides, J., Diokno, A. C., Lowe, B. S., Kalish, M. D.: J. Urol. **111**, 184 (1974) – Orikasa, S., Koyanagi, T., Motomura, M., Togaski, M., Tsuji, J.: J. Urol. **115**, 141 (1976) – Zrubecky, G.: Paraplegie **11**, 179 (1973)

Dr. A. Terbizan
RZ-Tobelbad
A-8144 Tobelbad-Graz

H. Sparwasser, W. Dürr und H. D. Lang: **Dreijährige Erfahrung mit α-Rezeptorenblockern zur Behandlung neurogener Blasenentleerungsstörungen bei Querschnittsgelähmten**

Die Medikamentengruppe der α- und β-Rezeptorenblocker und -Stimulatoren hat in letzter Zeit zunehmende Bedeutung zur Behandlung neuropathischer Harnblasen erlangt. Dies beruht auf neuen Erkenntnissen, im besonderen auf der Rezeptorentheorie von Ahlquist, der Innervationstheorie von El-Badawi sowie auf klinisch-experimentellen Berichten von Krane, Ollson, Stockamp und Schreiter.

Hierbei konzentrierte sich das besondere urologische Interesse auf die α-Rezeptoren-blocker, von denen eine intensive Senkung des Blasenauslaßwiderstandes ohne gravie-rende Nebenwirkungen bekannt wurde.

In dem therapeutischen Bemühen, die Harnentleerungsstörungen bei Querschnittsge-lähmten (QG) auf ein tolerables Maß zu regulieren, haben wir seit drei Jahren Phenoxy-benzamin angewandt. Unsere Erfahrungen basieren zur Zeit auf einem Kollektiv von 298 in unserer Sonderstation behandelten Querschnittsgelähmten. Von diesen kamen 190 = 64% allein mit dem üblichen Blasentraining zurecht, bei 108 = 36% mußte medi-kamentös oder operativ weitergeholfen werden.

Als wichtigster klinischer Parameter unserer Untersuchungen diente die simple, re-gelmäßige Restharnprobe. Daneben wurden eingehende chirurgische, neurologische und urodynamische Untersuchungen dem Behandlungsplan zugrunde gelegt. Unsere klini-sche Studie führte bald dazu, eine Abgrenzung zwischen Frischverletzten einerseits und Auffrischlern andererseits vorzunehmen. Während bei den Frischverletzten eine sponta-ne Änderung im Reflexverhalten und damit eine Verbesserung der Entleerungsfunktion der Harnblase möglich ist, boten die lange über zwei Jahre zurückliegenden Quer-schnittslähmungen einen konstanten Ausgangsbefund, der exaktere Beurteilung der Be-handlungsresultate erlaubte.

Der Lähmungstyp der neurogenen Reflexblase des QG, die ja häufig mit einer Spa-stik des quergestreiften Sphincter externus verbunden ist, ließ nicht unbedingt von Di-benzyran eine medikamentös induzierte Restharnreduktion erwarten. Trotzdem konnten wir bei 75 von 108 Verletzten = 69,5% lediglich durch Blasentraining und Gaben von Phenoxybenzamin zufriedenstellende Restharnminderung unter 100 ml erreichen. Die einschleichend verabreichte Dosis betrug im Mittel 30 mg täglich, in einzelnen Fällen 40 und 50 mg über Wochen, Monate und Jahre.

Eine besondere Aussage vermitteln 36 sog. „Auffrischler", bei denen nach 35 Tagen eine medikamentöse Restharnreduzierung von 220 auf 35 ml im Mittel zu registrieren war. Bei all diesen Untersuchten lag die Verletzung mindestens zwei Jahre zurück, der Ausgangsbefund hinsichtlich der Blasendysfunktion konnte somit als konstante Größe angesehen werden.

Bei 33 Verletzten = 30,5% mußte wegen Restharnpersistenz zusätzlich eine Sphincte-rotomia externa erfolgen, die bei einigen älteren Patienten noch mit einer TUR am Bla-senhals kombiniert wurde.

Da schwerwiegende Nebenwirkungen der Phenoxybenzaminbehandlung bei unseren Behandelten nicht zu sehen waren, haben wir anhand unserer Erfahrungen α-Rezepto-renblocker in das Standardprogramm zur Behandlung neurogen gestörter Blasen über-nommen. Die bisherigen Resultate sind so, daß jeder Querschnittsgelähmte mit befriedi-gender Entleerungsfunktion der Harnblase aus stationärer Behandlung entlassen werden konnte.

Wir erreichten dieses Ziel ausschließlich mittels Blasentraining bei 64% aller 298 Be-handelten, mit zusätzlicher Dibenzyran-Therapie bei 25%. Darüber hinaus waren in 11% zusätzliche chirurgische Maßnahmen durch Sphincterotomia externa nötig.

Wir sind uns der Schwierigkeit bewußt, Medikamentenwirkung an einem inhomoge-nen Krankengut abzulesen, namentlich, wenn – wie in unserem Falle – verschiedene Lähmungstypen, Altersklassen, Geschlechter, Infektionen und Obstruktionen mit eine Rolle spielen. Trotzdem glauben wir, daß die vorliegenden Beobachtungen geeignet sind, eine Aussage zu vermitteln und eine Therapie mit α-Rezeptorenblockern zu emp-fehlen.

Dr. H. Sparwasser
Urologische Klinik
Städt. Krankenanstalten
Kemperhof-Koblenz
D-5400 Koblenz

Diskussion zu den Vorträgen Seite 489 bis 495
Fortbildungsseminar über neurogene Blasenentleerungsstörungen – II. Teil

Moderatoren: B. Graber, Genf, J. Stipicic, Bad Häring, H. Stockamp, Ludwigshafen, H. Madersbacher, Innsbruck

Moderator B. Graber, Genf: Wir beginnen mit der Diskussion der ersten vier Vorträge.

Frage aus dem Auditorium: Ist der intermittierende Katheterismus, der nach den gezeigten Statistiken sowie nach den Statistiken anderer Zentren derzeit sicher als die beste Methode zur Harnableitung bei frischen Querschnittspatienten angesehen werden muß, auch für kleinere Krankenhäuser empfehlenswert, in denen mitunter, besonders am Wochenende, die Möglichkeit zum regelmäßigen Katheterismus nicht besteht, und denen mitunter auch das geschulte Pflegepersonal nicht zur Verfügung steht. Sollte man in dieser Situation nicht doch wieder zum Dauerkatheter als brauchbare Alternative zurückgreifen?

H. Madersbacher, Innsbruck: Der intermittierende Katheterismus führt nur dann zu den erwünschten guten Ergebnissen, wenn regelmäßig und richtig katheterisiert wird. Die Gefahr der Blasenüberdehnung ist groß und kann nur dann vermieden werden, wenn der Patient bei der Flüssigkeitszufuhr diszipliniert ist und die festgelegten Katheterisierungszeiten einigermaßen eingehalten werden. Da aber in einem kleinen Krankenhaus wohl selten mehr als ein Querschnittspatient gleichzeitig liegt, müßte die Methode bei entsprechender Zusammenarbeit auch im peripheren Krankenhaus praktisierbar sein.

Lemberg, Bayreuth: Ich stimme dem voll zu. Es hat viele Jahre gebraucht, bis wir die Kollegen überzeugen konnten, daß der Dauerkatheter für den frischen Querschnittspatienten eine schlechte Lösung darstellt. Eine Rückkehr zum Dauerkatheter würde sicher einen Rückschritt bedeuten.

H. Madersbacher, Innsbruck: Nur bei schwerem Schockzustand und Urosepsis führen wir heute noch die Dauerdrainage der Harnblase durch. Wir verwenden dazu den Gibbonkatheter aus Plastik, da er weniger zu Infekten und zu Inkrustationen neigt.
Die suprapubische Harnableitung, in den letzten zwei Jahren von Cook und Mitarbeitern in Form der perkutanen Zystostomie wieder propagiert, ist unserer Meinung nach nur bei Strikturen und Verletzungen der Harnröhre indiziert.

A. Terbizan, Graz: Ergänzend zu meinen Ausführungen möchte ich mitteilen, daß nur bei 6,8% unseres gesamten Krankengutes ein intermittierender Katheterismus als Endlösung der traumatisch bedingten neurogenen Blasenstörung notwendig ist, bei Frauen ist die Technik des Selbstkatheterismus nur möglich, wenn keine Spasmen vorliegen.

H. Madersbacher, Innsbruck: Auch wir empfehlen bei bestimmten Indikationen den intermittierenden Selbstkatheterismus; wichtig ist dabei, daß der Patient den Katheter selbst nicht berührt, sondern aus der Hülle heraus katheterisiert. Richtig praktiziert scheint die Methode ungefährlich zu sein. Einer unserer Patienten katheterisiert sich seit 26 Jahren dreimal täglich und hat nach wie vor urethrographisch eine schöne Harnröhre und einen normalen oberen Harntrakt.

J. Seiferth, Köln: Frage an Herrn Sparwasser. Was verstehen Sie unter einer deutlichen Restharnminderung und welche Nebenwirkungen haben Sie bei der Therapie mit α-Rezeptorenblockern bei Querschnittspatienten gesehen?

H. Sparwasser, Koblenz: Eine deutliche Restharnminderung wurde angenommen, wenn der Restharn auf unter 100 ml absank. Der von uns verwendete α-Rezeptorenblocker Dibenzyran wurde von Querschnittsgelähmten durchwegs gut vertragen.

K. Stockamp, Ludwigshafen: Wir haben zwar keine große Erfahrung mit der Anwendung von α-Rezeptorenblockern bei Querschnittsgelähmten, wir haben jedoch bei Querschnittspatienten mit Reflexblase keine wesentliche Besserung der Blasenentleerung gesehen. Vielleicht könnten vergleichende EMG-Untersuchungen vor und während einer solchen Therapie Aufschlüsse über einen möglichen Wirkungsmechanismus geben. Noch kurz zur Verträglichkeit: Die Dauertherapie – wir haben Patienten, die seit fünf Jahren α-Rezeptorenblocker nehmen – führte bisher zu keinen weiteren Nebenwirkungen; wenn welche auftreten, sind es solche, die wir schon vom Behandlungsbeginn her kennen. α-Rezeptorenblocker können gut mit Cholinergika kombiniert werden, die Kombination mit Anticholinergika führt dagegen zu schweren Kreislaufreaktionen und ist deshalb zu vermeiden.

Rist, Basel: Nach welcher Zeit sehen Sie die ersten Therapieerfolge bei der Therapie mit α-Rezeptorenblockern?

K. Stockamp, Mainz: Man benötigt etwa eine Woche, bis man die ersten Behandlungseffekte sieht.

Moderator: Wenn keine weiteren Diskussionsbemerkungen vorliegen, fahren wir weiter fort mit den Vorträgen. Als nächsten Vortragenden bitte ich Herrn Hetzel, Innsbruck.

H. Hetzel: **Blasenentleerungsstörungen aus der Sicht des Neurologen und Psychiaters**

Ein etwas über 70 Jahre alter Mann kommt zum praktischen Arzt. Er klagt über schlechten Schlaf. Auf Befragen stellt sich heraus, daß er Durchschlafstörungen hat; er muß in der Nacht wiederholt das WC aufsuchen. Er klagt, daß jedesmal nur einige Tropfen Urin kommen. Er könne den Harn nicht mehr im Strahl lassen. Untertags trete zeitweilig Polacisurie auf. Der Praktiker schickt den Patienten zum Urologen und dieser stellt eine mehr oder weniger große Prostata fest. Nun kann folgendes geschehen:

a) Der Patient wird operiert, nach der Operation bleiben aber die Beschwerden dieselben.
b) Der Patient wird nicht operiert, bekommt aber ein Spasmolytikum und Schlafmittel, und die Beschwerden schwinden.

Es hat sich also um eine Harnblasendysfunktion zerebraler oder spinaler Genese gehandelt.

Nach Brocklehurst u. Mitarb. (1971) sowie Milne u. Mitarb. (1972) ist das häufigste Symptom der Harnblasendysfunktion bei alten Männern und Frauen die zunehmende Häufigkeit der nächtlichen Miktion, die mit dem Verlust der kortikalen Hemmung im sakralen Blasenzentrum zusammenhängt. Hinzu kommt Harninkontinenz. Schwere Inkontinenz geht gewöhnlich mit Demenz zusammen. Typisch dafür ist, daß diese Patienten in der Regel überhaupt nichts über Einnässen berichten und erst die Außenanamnese die Blasenstörung diagnostizieren läßt. Plötzliche Miktion wird häufig beobachtet.

Die nervöse Versorgung der Harnblase ist sehr komplex. Im Prinzip ist die Miktion ein spinaler Reflex, der durch höhere zerebrale Zentren durch Vermittlung von Bahnen in den Seitensträngen des Rückenmarks erleichtert bzw. gehemmt wird und somit innerhalb gewisser Grenzen dem Willen untersteht (Mumemthaler, 1976).

Man kann mehrere Funktionskreise unterscheiden, die den Miktionsreflex kontrollieren und koordinieren (Madersbacher, 1976).

Zum kortikalen-subkortikalen Funktionskreis wäre zu vermerken, daß die Bahnen, die das Frontalhirn und die Formatio reticularis verbinden, nicht nur Verbindungen zum Thalamus, zu den Basalganglien und zum Kleinhirn haben, sondern auch zum Limbischen System. Dieses spielt bei emotionellen Vorgängen eine bedeutsame Rolle; es wurde schon mehrmals auf die Bedeutung von emotionellen Vorgängen bei der Miktion hingewiesen, wie z. B. die Unfähigkeit in Anwesenheit einer anderen Person oder im Rahmen einer Versuchssituation zu urinieren (Turner u. Bors, 1963; Bors u. Comarr, 1971).

Ein weiterer Funktionskreis besteht aus kortikospinalen Bahnen, die vom Hirnstamm zu den Motoneuronen der parasympathischen Nervi pelvici und der Pars intermediolateralis der grauen Substanz der sakralen Segmente S2–S4 ziehen, von wo die Impulse zur Blase weitergeleitet werden. Diese Bahnen liegen nach Nathan und Smith (1958) in den Seitensträngen (Abb. 1). Weiter besteht dieser Funktionskreis aus Afferenzen, die den Harndrang und die Schmerzempfindung in der Blase zum Großhirn leiten. Sie tre-

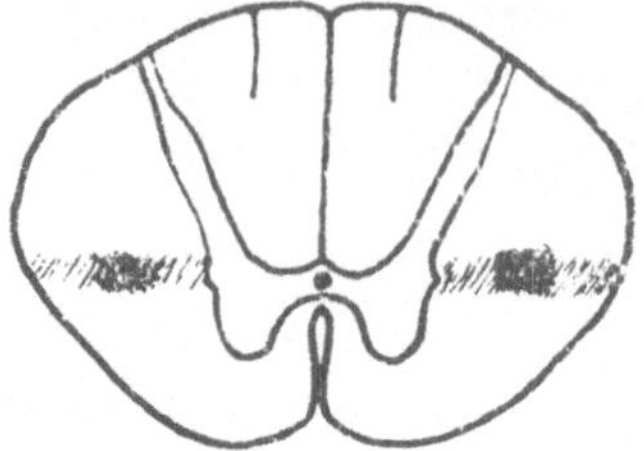

Abb. 1. Lage der kortikospinalen Bahn für die Miktion im Rückenmark (nach Nathan u. Smith, 1958). Ein Großteil dieser Fasern liegt in den dunkel schraffierten Feldern

ten in den Hinterwurzeln ein, ziehen nach der Seite über den Tractus spinothalamicus zum Seitenstrang nach oben (Nathan u. Smith, 1961) – (Abb. 2).

Über den gleichseitigen Hinterstrang ziehen vor allem Fasern für die Berührungsempfindung in der Blase, sowie Fasern für Druck und Spannung an der Urethra. Nach spinothalamischer Traktotomie (White, 1943) bleibt das Gefühl der Dehnung in der Blase vorhanden, der Harndrang erlischt.

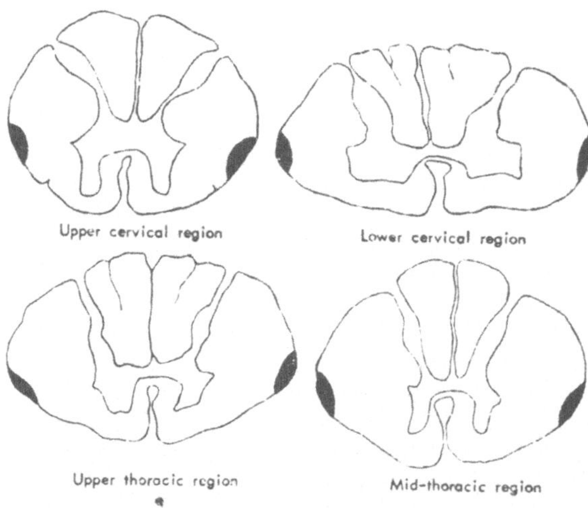

Abb. 2. Afferente Bahnen, die Harndrang und Schmerzempfindung zum Großhirn leiten (nach Nathan u. Smith, 1951)

Bedeutsam ist das Wissen dieser Bahnen bei der neurologischen Untersuchung. So kann etwa bei einer Zerstörung der vorderen zwei Drittel des Rückenmarks oberhalb des Blasenzentrums, wie z. B. nach einem Spinalis-anterior-Verschluß, zwar die Dehnung der Blase gespürt werden, nicht aber das eigentliche Gefühl des Harndranges. Dies verpflichtet zu einer genauen Sensibilitätsprüfung, wobei nicht nur Berührung, sondern auch Schmerz und Temperatur in den sakralen Segmenten S2, S3, S4, S5 geprüft werden sollten.

Sowohl die kortikospinalen wie auch die spinothalamischen Bahnen sind im Rückenmark von innen nach außen so gelagert, daß die sakralen Segmente am oberflächlichsten, die zervikalen am tiefsten im Rückenmark nahe der grauen Substanz zu liegen kommen. Bei Vorliegen eines zentralen Rückenmarksyndroms im Halsmarkbereich nach

Trauma mit vorwiegender Schädigung der grauen Substanz und der ihnen anliegenden Fasern der langen Bahnen kommt es zu keiner wesentlichen Schädigung der sakralen Blasenversorgung.

Die Auslösung. Hemmung. Aufrechterhaltung oder Unterbrechung der Miktion hängt also von einer Unzahl von Reflexmechanismen ab. Es sei weiter an die Bedeutung der Abdominalmuskulatur bei der Miktion erinnert.

So kann die Verzögerung der Miktion, die Retention, Schwäche des Harnstrahls,

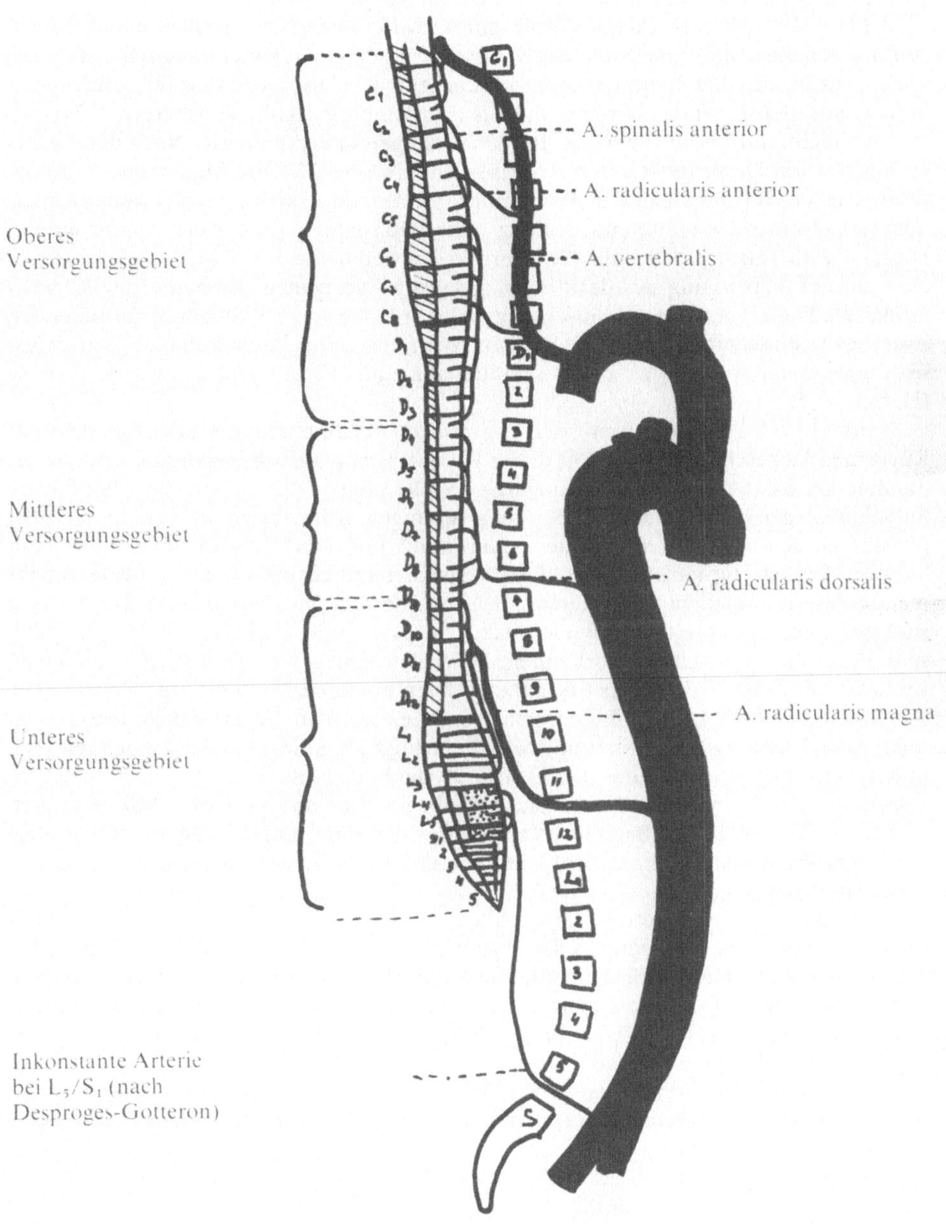

Abb. 3. Gefäßversorgung des Rückenmarkes mit inkon-stanter Arterie bei L 5/S 1 (nach Desproges-Gotteron)

Harnträufeln einerseits die Folge eines reduzierten Tonus des intraabdominellen Drukkes etwa durch Kurarisierung sein, andererseits Folge einer emotionellen Störung, z. B. des Limbischen Systems. Eine für eine bestimmte neurologische Erkrankung charakteristische Blasenentleerungsstörung gibt es nicht. Sie ist im wesentlichen abhängig vom Prozeß, Tempo und vom Sitz der Läsion.

Auf die Bedeutung der Anamnese zur Abklärung neurogener Blasenstörungen wurde bereits in anderen Vorträgen hingewiesen (Madersbacher). Zu ergänzen waren die Fragen noch nach Gangunsicherheit im Sinne einer Ataxie, Schwäche in den unteren Extremitäten, Parästhesien, progredienter oder remittierender Verlauf.

Bei langsam sich entwickelnden Rückenmarksaffektionen ist eine Blasenentleerungsstörung nur ausnahmsweise isoliertes Erstsymptom einer organneurologischen Erkrankung. Nur in 2% aller Fälle der sich langsam entwickelnden Rückenmarksaffektionen besteht eine alarmierende Harnretention als Frühsymptom (Kollmannsberger, 1974).

Ein Gefäßsyndrom dürfte weiter für den Urologen interessant sein. Nach den Untersuchungen von Desproges-Gotteron (1955) zieht etwa bei 25% der Menschen ein größerer arterieller Gefäßast, von der Arteria iliaca kommend in Höhe des 5. Lendenwirbels oder 1. Sakralwirbels eintretend, entlang der Cauda equina zum Rückenmark empor. Dieses Gefäß versorgt nicht nur die Wurzeln der Segmente L5 und S, sondern nimmt auch an der Versorgung der darüber und darunter gelegenen Segmente des Rückenmarks teil. Diese Tatsache ist klinisch wegen der in Höhe von L5/S1 häufig auftretenden Zwischenwirbelscheibenvorfälle bedeutsam. Wir selbst sahen einen Fall eines Verschlusses dieses Gefäßes mit Querschnittssymptomatik und Blasen- und Mastdarmlähmung (Hetzel, 1965).

Neumayer (1976) hat sich mit den chronischen gefäßabhängigen Schädigungen des Rückenmarks beschäftigt. Die Zahl dieser Patienten ist natürlich wesentlich geringer als die Zahl jener Patienten, die gefäßabhängige Schädigungen des Gehirns im Alter haben. Subjektiv klagen diese Patienten über Gangstörungen, Schmerzsensationen an den oberen und an den unteren Extremitäten, gelegentlich berichten sie über Parästhesien. Ein häufiges Begleitsymptom sind Schluckstörungen. Klinisch entwickeln sie eine zunehmende Parese, vor allem der unteren, aber auch der oberen Extremitäten. Die Reflexe sind meist gesteigert, seltener abgeschwächt, die Spastizität überwiegt. In vielen Fällen sind Pyramidenbahnzeichen vorhanden, Muskelatrophien wurden häufiger gefunden. Im Laufe des Fortschreitens der Erkrankung treten bulbäre Symptome auf.

Pathologisch-anatomisch finden sich Veränderungen im Rückenmark, welches in querovaler Richtung abgeplattet und verschmächtigt ist. Sowohl in der grauen als auch in der weißen Substanz finden sich kleinste Zystenbildungen. Topisch liegen diese Störungen an den Grenzzonen der Arteria spinalis anterior und posterior. Mikroskopisch finden sich Zysten an der Basis des Vorderhorns, Schrumpfungsvorgänge i. B. der Nervenzellen, Randentmarkungen des Rückenmarks, zystische Marknekrosen und zentromedulläre Nekrosen.

Nun zu einer Blasenstörung, die vor allem der Psychiater sieht. Seitdem die Psychopharmaca zunehmend Eingang in die allgemeine Praxis gefunden haben, trifft man immer wieder einmal auf Fälle von pharmakogener Blasenentleerungsstörungen. Diese können nicht nur bei Überdosierung, sondern auch bei minimalen oder normalen Dosierungen auftreten. Diese Blasenstörungen können, wenn keine genaue Anamnese vorliegt, zu großen Irrtümern Anlaß geben.

Unter Imipramin kommt es zu vielfältigen Miktionsstörungen, wie Blasenatonie, Harnsperre, Harnverhaltung, Harnretention, Dysurie, Oligurie, Veränderung der Harnexkretion (Harrer, 1961).

Besonders disponiert sind ältere Patienten, insbesondere Männer. Gefährdet sind vor allem Männer mit bestehender Prostatahypertrophie.

Angst (1970) nimmt aufgrund einer Übersicht von 20 Publikationen an, daß in 4,9% von mit Imipramin behandelten Patienten es zu Miktionsstörungen kommt.

Harrer (1961) nimmt einen komplizierten Mechanismus dieser Störung an. Imipra-

min wirke anticholinergisch. (Nach Labay und Boyarsky hat Imipramin eine anticho-
linomimetische, aber keine echte anticholinergische Wirkung.)

Weiter wird eine Tonus- und Motilitätsverminderung als Imipraminwirkung auf den
Musculus detrusor angenommen.

Ein Einfluß auf die quergestreifte Muskulatur ist höchst unwahrscheinlich.

Als weitere Ursache der Miktionsstörung wird eine lokalanästhetische Wirkung von
Imipramin auf die Blasenschleimhaut angenommen.

Dies erklärt die Beobachtung, daß bei urologisch sonst völlig gesunden Kranken die
Blase zuviel Harn enthalten kann, z. B. Mengen über 1000 ccm, ohne daß dies der Kranke merkt.

Wasserbelastungen ohne und mit vorheriger Gabe von Imipramin ergab in 59 von 75
Fällen eine Diuresehemmung, die in 21 Fällen über 20% ausmachte (Harrer, 1961).

Es handelt sich also zusätzlich noch um einen antidiuretischen Effekt, der wahrscheinlich zentral angreift.

Diese Miktionsstörungen werden erfolgreich mit 3 × 10 bis 3 × 20 Tropfen Dihydroer-
gotamin am Tag gemildert oder aufgehoben.

Literatur

Angst, J.: Tofranil (Imipramin). Stumpfli & Cie AG 1970 – Bors, E., Comarr, A. E.: Neurological Urology. Basel, München, Paris, New York: S. Karger 1971 – Brocklehurst, J. C.: Incontinence in old people. Edinburgh: Livingstone 1951 – Brocklehurst, J. C., Fry, J., Griffiths, L.,
Kalton, G.: J. amer. Geriat. Soc. **19**, 588 (1971) – Desperoges-Gotteron, R.: Contribution à l'é-
tude de la sciatique paralysante, p. 165. Paris: Thése 1955 (dactyl.) – Harrer, G.: Med. exp.
(Basel) **5**, 285–290 (1961) – Hetzel, H.: Beitrag zur Klinik und pathologischen Anatomie vas-
culärer Rückenmarksschädigungen. Paracelsus Beihefte, Heft 38. Wien: Brüder Hollinek 1965
– Kollmannsberger, A.: Neurogene Blasenfunktionsstörungen (neurogene Blase). Bodechtel,
G.: Differentialdiagnose neurologischer Krankheitsbilder. 3. Aufl. Stuttgart: G. Thieme 1974
– Labay, P., Boyarsky, S.: Urol. **109**, 385–387 (1973) – Madersbacher, H.: Neurogene Ursache
der sogenannten Reizblase. Verh. dtsch. Ges. Urol. 27. Tagung, 1. bis 4. 10. 1975. Berlin-Hei-
delberg-New York: Springer 1976 – Milne, J. S., Williamson, J., Maute, M. M., Wallace, E. T.:
Mod. Geriat. **2**, 198 (1972) – Mumenthaler, M.: Neurologie. 5. Aufl. Stuttgart: G. Thieme 1976
– Nathan, P. W., Smith, M. C.: J. Neurol. Neurosurg. Psychiatr. **14**, 262–280 (1951) – Nathan,
P. W., Smith, M. C.: J. Neurol. Neurosurg. Psychiat. **21**, 177–189 (1958) – Neumayer, E.: Die
vasculare Myelopathie. Wien: Springer 1967 – Turner, R. D., Bors, E.: Urol. int. **16**, 30–45
(1963) – White, J. C.: Proc. A. Research. Nerv. and Ment. Dis. **23**, 373–390 (1943)

Prof. Dr. H. Hetzel
Landes-Nervenkrankenhaus
Solbad Hall/Tirol
Österreich

K. Haubensak und H. Blümlein: **Ist die Enuresis des Jugendlichen neurogenen Ursprungs?**

Etwa 40% der 1500 Kinder, die 1974 unsere Klinik aufsuchten, kamen wegen Enuresis.
Enuresis ist ein Symptom für vielschichtige Störungen. Wir haben als Urologen nach
Anamnese- und klinischer Befunderhebung die Harnanalyse, ein Urogramm, ein Miktionszystourethrogramm und, wenn möglich, die Harnröhrenkalibrierung zur Prüfung
ihres Lumens vorgenommen.

Besonders Moormann hat darauf hingewiesen, daß man bei Einnässern nach subvesi-
kalen Veränderungen suchen sollte, um diese dann als kausale Behandlung operativ zu

beseitigen. Aufgrund des Miktionszystourethrogramms wurde bei 60% der Untersuchten der Verdacht auf eine abklärungsbedürftige Harnröhrenenge geäußert. Osterhage legte kürzlich aus unserer Klinik die Ergebnisse von Nachuntersuchungen vor, wonach 64% der Kinder 1 Jahr nach der erfolgreichen Urethrotomie keine Enuresis mehr aufwiesen.

Wir sind der Frage des ursächlichen Zusammenhangs zwischen Harnröhrenenge und Enuresis nachgegangen und fanden bei urodynamischen Untersuchungen mit Druck-flußmessungen während der Harnblasenfüllung und der Miktion bei vielen Enuretikern gegenüber gleichaltrigen gesunden Kindern auffällige Veränderungen. Wir möchten die Meßergebnisse mitteilen und unsere Arbeitshypothese zur Diskussion stellen.

Wir untersuchten 100 Kinder und Erwachsene zwischen 6 und 27 Jahren beiderlei Geschlechts. Als Kontrollgruppe dienten 30 asymptomatische Probanden. Wir fanden bei zwei Drittel der Enuretiker eine kleine Blase. Die Patienten berichteten, daß sie auch tagsüber häufig die Harnblase entleeren mußten.

Die Hälfte aller Fälle fiel wegen wellenförmiger Drucksteigerungen bereits bei geringer Blasenfüllung. kombiniert mit einem Kalibersprung in der Harnröhre, auf. Parallel zu diesen Drucksteigerungen klagten die Enuretiker über Harndrang, wie er im täglichen Leben auch auftrete und gelegentlich zu nicht beherrschbarem, tropfenweisen Urin-abgang führe. Diese wellenförmigen Drucksteigerungen bis 100 mHg wurden durch Detrusorkontraktionen verursacht und hielten zum Teil auch noch nach Beendigung der Miktion an.

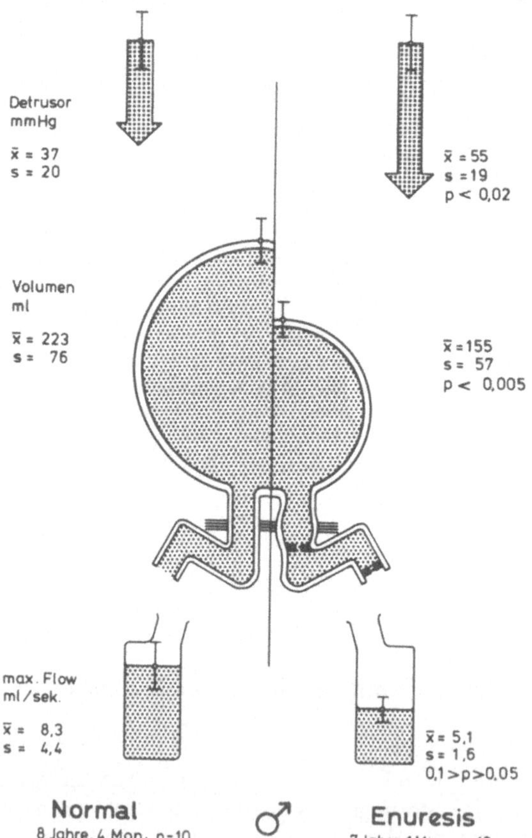

Abb. 1. Bei der urodynamischen Untersuchung fällt bei enuretischen Kindern gegenüber Gesunden eine Erhöhung des durch den Detrusor erzeugten Blaseninnendrucks bei höchstem Harnfluß, eine Verminderung der Blasenkapazität und eine Abschwächung des stärksten Harnstrahls auf

Detrusorkontraktionen haben wir, wenngleich seltener, auch bei Probanden am Ende der Blasenfüllungsphase gesehen. Sie wurden auch als Harndrang empfunden, führten aber nicht zu zwanghaftem Urinieren, sondern konnten willkürlich unterdrückt werden.

502

Die verfrühten und verstärkten Detrusorkontraktionen mit Verminderung der Harnblasenkapazität bei Bettnässern mit segmentalen Engstellungen der Harnröhre erklären die Pollakisurie und den zwanghaften Harndrang tagsüber. Die Frage ist, ob aus einem Kalibersprung in der Harnröhre eine subvesikale Widerstandserhöhung resultiert, die über eine Detrusorhypertrophie eine erhöhte Irritabilität der Harnblase auslösen kann. Für die Detrusorhypertrophie durch subvesikale Harnabflußbehinderung spricht der endoskopische Befund mit Trabekeln der Blasenmuskulatur, die Drucksteigerung in der Harnblase während des höchsten Harnflusses und die gleichzeitige Abschwächung des maximalen Harnstrahls gegenüber einem vergleichbaren Kollektiv. Wir stellen also folgende Arbeitshypothese zur Diskussion:

Für die Enuresis ist häufig eine Übererregbarkeit des Detrusors verantwortlich zu machen. Wir vermuten eine Induktion einer neuralen Störung durch eine mechanische Abflußbehinderung. Es könnte sich um eine Vermehrung sensorischer Impulse oder eine erniedrigte Reizschwelle im sakralen Miktionszentrum handeln.

Da für die überschießende und nicht willkürlich unterdrückbare Motorik die spontane oder durch eine Vordehnung erhöhte Erregungsbildung der einzelnen glatten Muskelzelle nicht in Frage kommt, müßte insofern diese Form der Enuresis von ihrem Mechanismus her als neurogen bezeichnet werden. Während sich diese mechanisch induzierte neurale Hyperaktivität des Detrusors tagsüber in Pollakisurie und zwanghaften Harndrang äußert, wird nachts die funktionelle Blasenkapazität rasch überschritten und der urethrale Sphinkter während der kräftigen Detrusorkontraktionen eröffnet. Infolge einer möglicherweise abnormen Schlaftiefe kann dem Urinaustritt nicht durch Kontraktion des externen Sphinkters vorgebeugt werden.

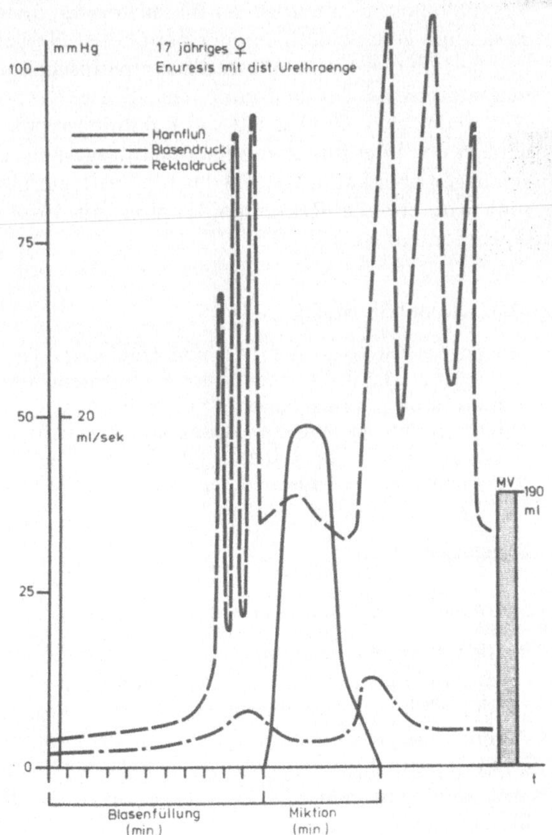

Abb. 2. Bei Bettnässern war häufig das Auftreten von kräftigen, nicht beherrschbaren wellenförmigen Detrusorkontraktionen vor und nach der Entleerung eines verminderten Miktionsvolumens mit Harnröhrenengen kombiniert.

Nach Beseitigung der als auslösender Faktor angeschuldigten Harnröhrenengen beobachteten wir kein abruptes Aufhören der Enuresis, sondern erst ein allmähliches Abklingen der Symptomatik. Wir vermuten ein gewisses Nachhinken der Rückbildung der durch die mechanische Komponente induzierten nervalen Übererregbarkeit im Sinne einer passageren Verselbständigung. Abschließend sei noch angefügt, daß kein proportionaler Zusammenhang zwischen der Ausprägung der Harnröhrenengen und den urodynamischen Auffälligkeiten festzustellen war und daß Jugendliche auch ohne Vagolytika oder operativen Eingriff gelegentlich trocken wurden, indem sich bei ihnen anstelle des nächtlichen Einnässens eine 1- bis 2malige Nykturie einstellte.

Priv.-Doz. Dr. K. Haubensak
Urologische Universitätsklinik
D-6650 Homburg/Saar

H. Palmtag: **Neurogene Blasenstörungen nach großen operativen Eingriffen im kleinen Becken**

Im Rahmen einer radikalen Tumorresektion kommt es sowohl beim gynäkologischen Karzinom nach der Wertheimschen Operation als auch beim Rektumkarzinom nach einer sakroabdominellen Rektumamputation oft unvermeidlich zur postoperativen Komplikation der neurogenen Blasenstörung. Bei diesen neurogenen Störungen handelt es sich um eine Schädigung der peripheren Nerven. Betroffen sind also die parasympathische Innervation der Blase, die sympathische im Bereich des Blasenhalses und die somatomotorische des Beckenbodens. Diese Nerven können unterschiedlich geschädigt sein, so daß sich eine Vielfalt von Lähmungstypen ergibt. Der Schädigungsmechanismus wird in der Literatur unterschiedlich dargestellt, gezielte urodynamische Untersuchungen liegen aber kaum vor [1,3,11–13]. Die Häufigkeit der postoperativen Entleerungsstörung wird für die Rektumamputation mit 10–60% angegeben, für die Wertheimsche Operation mit 7 bis 80% [2].

Material und Methodik

Um präzise Aussagen über Art und Häufigkeit der operationsbedingten Blasenentleerungsstörungen machen zu können, wurden 99 Patienten mit Rektumkarzinom teils prä-, teils postoperativ urodynamisch untersucht, 75 im Rahmen einer systematischen Studie. Ergänzend wurden die urodynamischen Daten von 7 Patientinnen ausgewertet, bei denen eine operationsbedingte neurogene Blasenstörung nach einer Wertheimschen Operation diagnostiziert werden konnte. Die Untersuchungstechnik wurde bereits früher dargestellt [8].

Ergebnisse

Sakroabdominelle Rektumamputation

Bei den 75 systematisch untersuchten Patienten mit einem Rektumkarzinom fand sich in 8% der Fälle postoperativ eine komplette irreversible viszero-motorische Störung und in 2% der Fälle eine inkomplette irreversible viszero-motorische Schädigung, d. h., diese Patienten zeigten einen kompletten oder inkompletten Leistungsverlust des Detrusors. Im Gegensatz dazu zeigten zwei Drittel aller Patienten mechanische operationsbedingte Veränderungen, meist Positionsänderungen der Blase, die mit oder ohne Fixation der Blasenhinterwand einhergehen und ebenfalls als Energievernichter wirksam waren [7,9].

504

20 Patienten boten das Bild einer neurogenen operationsbedingten Blasenentleerungsstörung. Bereits 3 Monate nach der Operation müssen diese Störungen als definitiv angesehen werden. Ebenso wie die mechanischen Störungen, die aber niemals zu
einer Aktivitätsreduzierung des Detrusors führten und auch nicht zu einer infravesikalen
Widerstandserhöhung, verursachen die neurogenen Störungen eine Reduzierung des
Urinflusses, einen mehrphasigen Miktionsablauf und evtl. eine Restharnbildung.

Die Zystometrie zeigte in der Füllungsphase unabhängig vom Ausmaß einer neurogenen Schädigung eine hohe oder auch eine geringe Compliance. Der Begriff „postoperative Blasenatonie" scheint demnach den tatsächlichen Gegebenheiten nicht zu entsprechen, da nur neurogene Störungen in den ersten Wochen, entsprechend dem spinalen Schock, „atonisch" waren.

Die Hälfte der neurogenen Störungen zeigte eine reduzierte Sensibilität im Bereich
der Blase, ein kompletter Sensibilitätsausfall trat jedoch nur in Kombination mit einer
kompletten viszero-motorischen Schädigung auf (Tabelle 1).

50% der neurogenen Blasenstörungen zeigten eine Streß-Inkontinenz, 15% eine sensorische Urge-Inkontinenz. Inkontinenzerscheinungen beim Mann waren nur im Rahmen einer neurogenen Störung zu beobachten, die weibliche Inkontinenz auch im Rahmen einer mechanischen Schädigung.

Tabelle 1. Postoperative Befunde bei neurogenen Blasenstörungen nach Rektumamputation

Neurogene Störungen nach Rektumamputation (n = 20)

Zystometrie	geringe/hohe Compliance (nur im spin. Schock eine „Atonie")
Sensibilität (der Blase)	bei 11 Patienten reduziert 7 Patienten komplett gestört 2 Patienten intakt
Inkontinenz	50% Streß-Inkontinenz 15% sensorische Urge-Inkontinenz

Es bestand keine Korrelation zwischen dem Tumorstadium entsprechend dem TNM-
System und dem postoperativen Auftreten einer neurogenen Blasenstörung.

Die Sexualfunktion kann trotz kompletter irreversibler Detrusorinaktivität voll intakt
sein, wie dies bei einem Patienten zu beobachten war, der postoperativ Kinder gezeugt
hatte.

3 Patienten zeigten lediglich einen Verlust der Ejakulation, allerdings fand sich bei ihnen nur eine inkomplette viszero-motorische Schädigung.

Das von verschiedenen Autoren als typisch deklarierte Zeichen als Hinweis auf eine
neurogene Schädigung, nämlich eine Blasenhalsinsuffizienz (Schrammsches Zeichen –
Abb. 1 a/b) konnte nur bei 4 Patientinnen mit einer kompletten und bei einem Patienten
mit einer inkompletten viszero-motorischen Störung gefunden werden [1,5,12].

Wertheims radikale Hysterektomie

Von den 7 viszero-motorisch komplett geschädigten Patientinnen nach einer Wertheimschen Operation zeigten 4 eine Inkontinenz 2. bis 3. Grades, 3 waren kontinent. Eine Patientin gab eine völlig intakte Sexualfunktion an, eine ein leicht reduziertes Sexual-
empfinden und die restlichen klagten über eine komplette sensible Sexualstörung.

Unabhängig von der motorischen Detrusorstörung fand sich bei 4 Patientinnen eine
völlig intakte Sensibilität im Bereich der Blase, bei 2 Patientinnen war sie reduziert und
bei 4 Patientinnen völlig gestört. Eine Blasenhalsinsuffizienz in Ruhe konnte ebenfalls
nur bei 2 von 7 Patientinnen festgestellt werden.

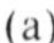

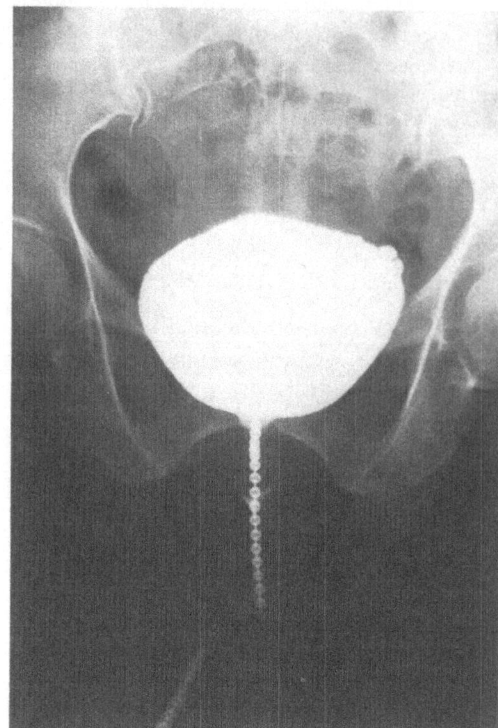
(a)

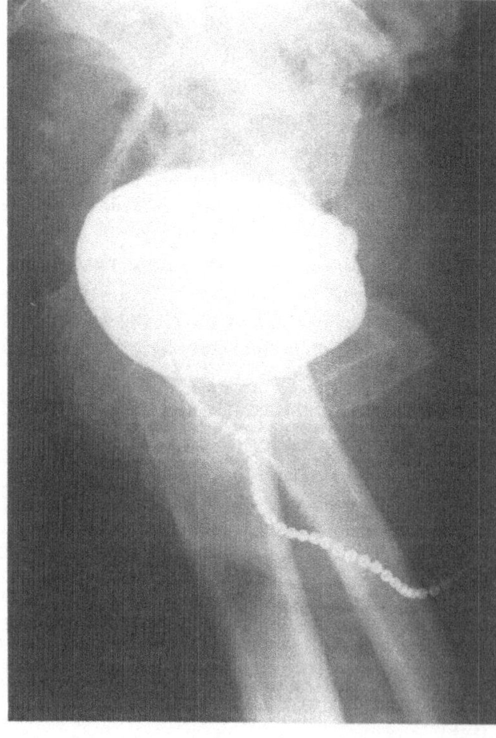
(b)

Abb. 1a–b. Laterale und a.p.-Zystographie bei neurogener Blasenstörung und Blasenhalsinsuffizienz (Schramm-sches Zeichen) nach sakroabdomineller Rektumamputation und operationsbedingter neurogener Blasenstörung

Zusammenfassung

Urodynamische Untersuchungen lassen komplette und inkomplette irreversible neurogene Blasenstörungen nach großen operativen Eingriffen im kleinen Becken eindeutig unterscheiden. wenn prä- und postoperative vergleichende Untersuchungen vorgenommen werden.

Eine fehlende oder eingeschränkte Sensibilität im Bereich der Blase kann Hinweis auf eine neurogene Schädigung sein.

Restharn- und Urinflußmessung sind ebenso wie die röntgenologischen Veränderungen am unteren Harntrakt kein zuverlässiger Indikator auf eine neurogene Schädigung.

3 Monate nach einer großen Operation im kleinen Becken können die Miktionsverhältnisse als definitiv angesehen werden. Eine ausgedehntere Diagnostik und eine evtl. notwendige operative Korrektur zur Verbesserung einer Blasenentleerungsstörung sollten deshalb erst nach diesem Zeitpunkt vorgenommen werden. Die Sexualfunktion kann unabhängig von einer neurogenen Blasenstörung irreversibel geschädigt sein, andererseits schließt eine ungestörte Sexualfunktion eine komplette neurogene Blasenstörung nicht aus. Beim Mann ist eine postoperative Inkontinenz selten, aber stets suspekt auf eine neurogene Schädigung.

Das entscheidende Kriterium als Hinweis für das Vorliegen einer neurogenen operationsbedingten Blasenentleerungsstörung ist nicht die sogenannte „postoperative Atonie". sondern das reduzierte Leistungsvermögen des Detrusors und kann nur durch eine Subtraktion des Abdominaldruckes vom Blasendruck während der Miktion meßtechnisch bestimmt werden.

Literatur

1. Baumrucker. G. O.. Shaw. J. W.: Arch. Surg. **67**, 502–513 (1953) – 2. Bors, E., Comarr, A. E.: Neurological Urology. S. 176–178. Basel-München-Paris-New York: S. Karger AG 1971 – 3. Cook. E. N.. Ten Cate. H. W.. Porter. W. M.: J. Urol. **89**, 255–259 (1963) – 4. Fowler, J. W.: Brit. J. Surg. **60**, 574–576 (1973) – 5. Leadbetter. G. W., jr.. Leadbetter, W. F.: Surg. Gynec. Obstet. **107**, 333–338 (1958) – 6. Linder. F.: Jap. J. Surg. **3**, 9–20 (1973) – 7. Palmtag, H., Schneider. H. J.. Scheider. P.. Zachoval. R.. Drüner. H. U.: Urodynamische Untersuchungen vor und nach sacroabdomineller Rectumexstirpation. Verh. dtsch. Ges. Urol. 26, S. 242–245 (1974) – 8. Palmtag. H.: Electromedica **4**, 139–146 (1975) – 9. Palmtag, H., Bokelmann, D., Drüner. H. U.: Zbl. Chir. **101**, 1374–1380 (1976) – 10. Rankin, J. T.: Brit. J. Urol. **45**, 655–659 (1973) – 11. Schmiedt. E.: Münch. Med. Wschr. **110**, 905–910 (1968) – 12. Watson, P. C., Williams. D. J.: Brit. J. Surg. **40**, 19–28 (1952) – 13. Winkler. R.. Schlosser, G. A.: Urologe B **15**, 142–146 (1975)

Priv.-Doz. Dr. H. Palmtag
Urologische Abteilung
Chirurgisches Zentrum der Universität
Im Neuenheimer Feld. Bau 110
D-6900 Heidelberg

F. SCHREITER: **Neuere chirurgische Behandlungsmethoden bei neurogenen Blasenentleerungsstörungen**

Ohne die Probleme der neurogenen Blasenentleerungsstörungen allzusehr vereinfachen zu wollen. geht es in der Therapie ausschließlich um die Beeinflussung von zwei pathologischen Drücken des unteren Harntraktes. nämlich des Blaseninnendruckes und des Urethraverschlußdruckes. Aus deren Fehlverhalten entwickeln sich die Folgen der neurogenen Blasenentleerungsstörungen mit den bekannten Komplikationen, die schließlich in der Niereninsuffizienz und Urämie enden.

Hoher Blaseninnendruck, verursacht durch hyperaktive Detrusortätigkeit und oft vergesellschaftet mit einem Beckenboden-Sphinkterspasmus, begünstigt Reflux, Restharn und Harninfekt. Harninkontinenz, ob aktiv infolge hyperaktiven Detrusors oder passiv infolge Lähmung des Schließmuskelorgans der Blase verursacht, bedeutet insbesondere für Frauen, für die es keine Urinalversorgung gibt, oft als einzige Alternative die verstümmelnde Harnableitungsoperation.

In den letzten Jahren wurden Operationsverfahren entwickelt, die eine echte Alternative zur Harnableitung darstellen, diese entweder ganz verhindern oder aber um Jahre hinausschieben können.

Die Sakralwurzelresektion

Zur Senkung der für die Prognose der Nierenfunktion so ungünstigen hohen Blaseninnendrücke und der Therapie der bisher konservativ nur unbefriedigend behandelbaren aktiven Harninkontinenz bei der sogenannten ungehemmten Blase, wird in neuerer Zeit vermehrt die selektive Resektion der vorderen Sakralwurzeln propagiert.

Durch perkutane Sondierung der Foramina sacralia in Lokalanästhesie und elektrische Stimulation der zugehörigen Sakralwurzeln können unter fortlaufender Registrierung des Blasendruckes diejenigen Sakralwurzeln ermittelt werden, die die Hauptmasse der motorischen Detrusorinnervation führen. Dieses kann von Patient zu Patient sehr unterschiedlich sein.

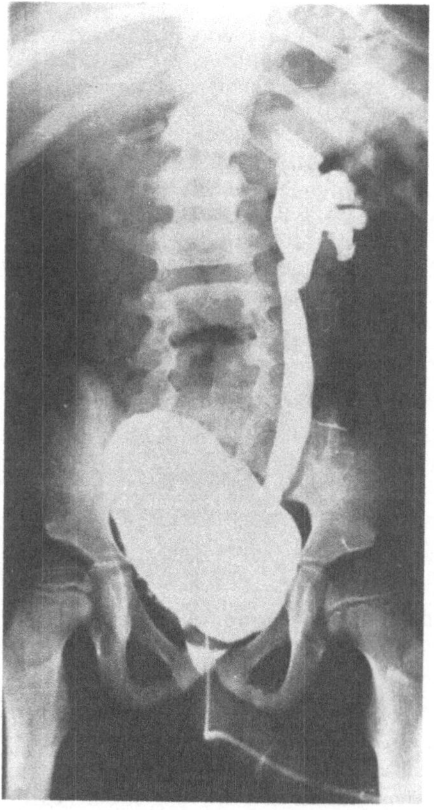

Abb. 1

Durch tetanische Reizung einer Wurzel, die motorische Nervenfasern des Detrusors führt, tritt sofort eine der Masse der Fasern entsprechende Detrusorkontraktion auf. In dem demonstrierten Fall, vorwiegend in S_3 beidseits und S_4 rechts. Diese Wurzeln werden nach Laminektomie des Os sacrum vollständig reseziert. Nach einer Empfehlung von T. Hald kann die Reizung der Sakralwurzeln auch unter Sicht intraoperativ am laminektomierten Patienten erfolgen mit sofortiger anschließender Resektion.

Das Ergebnis einer selektiven Rhizotomie sei am Beispiel einer 29jährigen Patientin mit ungehemmter neurogener Blasenstörung mit totaler aktiver Harninkontinenz demonstriert. Beim Erreichen einer Blasenfüllung von 50–100 ml tritt eine nicht unterdrückbare Miktion auf, so daß sich die Patientin etwa in stündlichen bis zweistündlichen Abständen einnäßte.

Nach Rhizotomie der vorderen Sakralwurzeln S_3 beidseits und S_4 rechts ist die Patientin tagsüber kontinent. Sie hat eine Blasenkapazität von 300 bis 400 ml und entleert die Blase nach der Uhr durch suprasymphysäres Klopfen und unter Mithilfe der Bauchpresse.

Antirefluxplastik und neurogene Blasenentleerungsstörung

Das oft zitierte Dogma, daß eine Antirefluxplastik absolut kontraindiziert sei bei neurogenen Blasenstörungen, gilt u. E. nicht ausschließlich. Politano berichtete auf der diesjährigen Tagung der Amerikanischen Gesellschaft für Urologie über 30% gute Ergebnisse. Der Blasenwandhypertrophie und einem erhöhten Muskeltonus kommt sicherlich ein wesentlicher pathogenetischer Faktor für die bekannten Mißerfolge der Antirefluxplastik zu.

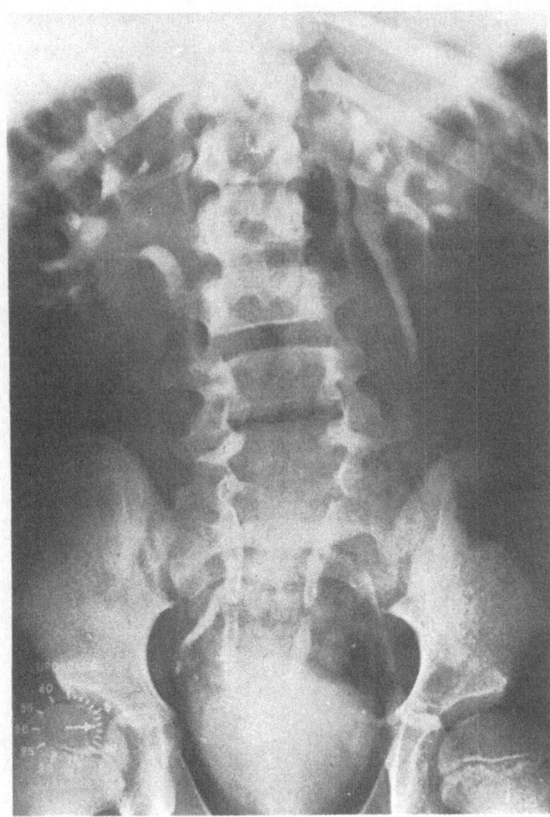

Abb. 2

Daß unter Berücksichtigung dieser Kriterien in ausgesuchten Fällen der Versuch einer möglichst *drucklosen* Antirefluxplastik gemacht werden kann, zeigt Ihnen das Beispiel eines jetzt 9jährigen Jungen mit totaler Harninkontinenz und beidseitigem vesikorenalem Reflux infolge Meningomyelozele.

Vesico-renaler Reflux beidseits bei verschiedenen Untersuchungen, mal auf der rechten Seite, mal auf der linken Seite nachweisbar. Vorschlag einer kinderchirurgischen Abteilung: Harnableitungsoperation. Normale harnpflichtige Substanzen im Serum.

Die Zystometrie zeigte einen hohen Blaseninnendruck bei jedoch inaktiver neurogener Blasenstörung. Nach α-Rezeptoren-Blockade mit Dibenzyran Normalisierung des Blaseninnendruckes, jedoch weiterbestehender Reflux. Rückgang der Dilatation der oberen Harnwege.

Nach Durchführung einer möglichst drucklosen Antirefluxplastik unter Vermeidung des Harnleiterdurchtritts durch eine Blasenwand mit hypertropher Muskulatur und Ausnutzung eines möglichst trigonumnahen, relativ blasenwandgesunden Bezirkes zur Unterschleimhauttunnelung fanden sich p.o. zarte obere Harnwege bei glattem Abfluß. Ein Reflux war nicht mehr nachweisbar.

Drei Monate nach der doppelseitigen Antirefluxplastik zeigt sich eine Zunahme der Dilatation der oberen Harnwege, nachdem der Patient die medikamentöse α-Rezeptoren-Blockade mittels Dibenzyran weggelassen hatte. Die erneute Gabe von Dibenzyran führte wieder zu einer Normalisierung der oberen Harnwege ohne Abflußstörung. Da wir die gleiche Beobachtung auch an anderen Patienten machten, knüpften wir an diese Beobachtung die Hoffnung, mit Hilfe α-rezeptorenblockierender Medikamente die Indikation zur Antirefluxplastik bei neurogenen Blasenentleerungsstörungen weiter stellen zu können.

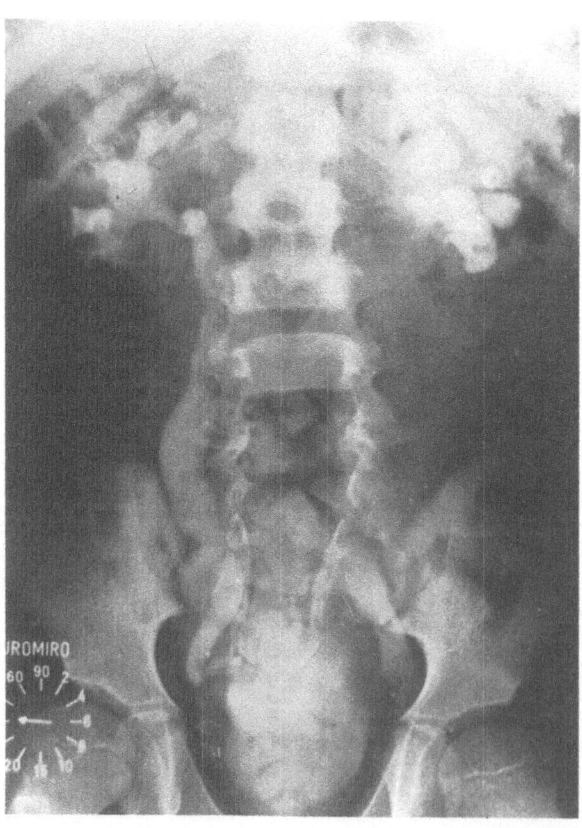

Abb. 3

Der artefizielle Sphinkter

Nachdem alle bisherigen konservativen und operativen therapeutischen Bemühungen der Behandlung der neurogenen Harninkontinenz versagten, stellt die Entwicklung der AMS-Sphinkterprothese erstmals ein brauchbares Prinzip in der Behandlung neurogener Harninkontinenz dar. Eine um den Blasenhals gelegte Kunststoffmanschette wird über ein hydraulisches Pumpsystem gefüllt und entleert und ermöglicht so die Öffnung und Schließung des Blasenausgangs. Dadurch wird dem Patienten eine dem Willen unterworfene Steuerung der Miktion möglich. Da ein hyperaktiver Detrusor durch Wurzelresektion in einen inaktiven Detrusor umgewandelt werden kann, stellt die einzige Kontraindikation der vesiko-renale Reflux dar. Daß diese Kontraindikation nicht ausschließlich gilt, wurde bereits erläutert. Eine infravesikale Obstruktion mit Restharnbildung kann durch Sphinkterotomie beim Mann und durch ausgedehnte, über den Beckenboden hinausgehende Y-V-Plastik vor der Implantation des artefiziellen Sphinkters behandelt werden. Wie im Falle des oben geschilderten 9jährigen Jungen konnte nach erfolgreicher Antirefluxplastik die Implantation eines artefiziellen Sphinkters zur Behandlung der noch bestehenden Harninkontinenz durchgeführt werden. Der Junge ist jetzt vollständig kontinent und entleert die Blase durch Öffnen der Sphinktermanschette mit der Bauchpresse nach der Uhr.

Bisherige Ergebnisse der Behandlung neurogener Harninkontinenz mit dem artefiziellen Sphinkter

In den Jahren zwischen 1973 und 1976 behandelten wir insgesamt 30 Patienten mit einem artefiziellen Sphinkter. Hiervon hatten 13 Patienten eine neurogene Blasenentleerungsstörung. Bei 9 Patienten, entsprechend 70%, war die Operation erfolgreich. Bei 4 Patienten, entsprechend 30%, versagte die Methode. Die Mißerfolge waren nahezu ausschließlich auf eine Infektion des Kunststoffimplantates zurückzuführen. Bei einem Patienten kam es $3\frac{1}{2}$ Jahre nach einwandfreiem Funktionieren zu einer Arrosion in die hintere Harnröhre, was möglicherweise ebenfalls auf eine latente Infektion zurückzuführen ist.

Auffallend hoch waren die Komplikationen von seiten der Mechanik und des Materials des artefiziellen Sphinkters. So traten bei den 13 Patienten mit neurogenen Blasenentleerungsstörungen 2mal Ventildefekte auf, die zum Austausch des Ventils zwangen. 1mal mußte ein defektes Pumpbällchen entfernt und durch ein neues ersetzt werden. 1mal zeigte sich eine Undichtigkeit an den Schlauchverbindungen und 1mal mußte eine Lagekorrektur nach Abknicken der Schläuche durchgeführt werden. Diese Materialdefekte waren insgesamt reparabel und führten nicht zu einem Versagen der Sphinkterfunktion.

An postoperativen Komplikationen trat außer der Infektion der Prothese in drei Fällen, die zur Entfernung der Prothese zwang, 1mal eine Arrosion der hinteren Harnröhre durch die Sphinktermanschette, wahrscheinlich ebenfalls infolge latenter Erosion, auf, nachdem diese Prothese $3\frac{1}{2}$ Jahre einwandfrei funktioniert hatte. Auch in diesem Falle mußte die Prothese entfernt werden. 3mal trat eine Hautnekrose über den Pumpbällchen infolge trophischer Hautstörung auf. Hier war jedoch eine Korrektur durch Hautlappenverschiebeplastik bzw. Verlagerung der Pumpbällchen möglich.

Diese relativ hohe Anzahl der Komplikationen erforderte bei 7 Patienten insgesamt 9mal eine Nachoperation.

Trotz dieser relativ hohen Komplikationsraten glauben wir, daß es sich bei der Behandlung der neurogenen Harninkontinenz mit dem artefiziellen Sphinkter nach Scott bei etwa 70% guten Ergebnissen in jetzt 4jähriger Erfahrung um ein brauchbares, wenn auch noch nicht vollendetes Verfahren handelt. Es stellt außerdem das überzeugendste und z. Z. einzig mögliche Verfahren der operativen Behandlung neurogener Harninkontinenz dar. Darüber hinaus nimmt der Versuch einer Sphinkterimplantation der meist bereits empfohlenen Harnableitungsoperation nichts vorweg. Selbst wenn sie nicht vermieden werden kann, so kann dieser verstümmelnde Eingriff oft um Jahre hinausgezögert werden.

Elektrostimulation der gelähmten Blase

Nach einer Phase der Resignation hat die Elektrostimulation des Detrusors durch Entwicklung einer neuartigen Elektrode der Fa. Mentor und über gute klinische Ergebnisse, die von Merrill und Halverstadt mitgeteilt wurden, eine gewisse Renaissance erfahren.

Die Mentorelektrode besteht in ihrer Standardausführung aus vier bipolaren Einzelelektroden, die jeweils mit einer eigenen Spannungsquelle verbunden sind. Die Elektrode arbeitet auf dem Sender-Empfänger-Prinzip. Die beiden Pole einer Elektrodeneinheit sind in Teflonfilz eingebettet und werden in einer Blasenmuskulaturduplikation eingenäht. Durch diese besondere Bauweise der Elektrode ergeben sich folgende Vorteile: Elektrodenbrüche, früher ein häufiges Übel, werden nicht mehr beobachtet. Das elektrische Feld ist auf engstem Raum begrenzt. Dadurch wird eine Mitstimulation der Beckenboden-Obturatorius-Muskulatur weitgehend vermieden. Schmerzreaktionen durch die Stimulation bei inkompletten Läsionen sind geringer.

Eigenergebnisse der Elektrostimulation

Es wurden in den Jahren zwischen 1970 und 1976 vorwiegend an der Mainzer Universitätsklinik 9 Patienten mit einer Detrusorstimulation behandelt. Es handelte sich bei 7 Patienten um eine neurogene Retentionsblase infolge einer Läsion des unteren motorischen Neurons, und bei zwei Patienten lag eine Läsion des oberen motorischen Neurons vor.

Wie eine kürzlich durchgeführte Befragung der Patienten mittels eines Fragebogens ergab, entleeren von diesen 7 Patienten mit Läsion des unteren motorischen Neurons 3 Patienten ihre Blase infolge Elektrostimulation restharnfrei. Vorher vorhandene Infekte sind nicht mehr vorhanden. Die Patienten nehmen keine Antibiotika. Bei einer 44jährigen Patientin funktionierte der Detrusorstimulator nach kompletter Läsion des unteren motorischen Neurons nach Wertheim-Operation drei Jahre einwandfrei. Im Mai d. J. konnte plötzlich die Blase nicht mehr entleert werden. Die Ursache des plötzlichen Sistierens der Blasenentleerung durch Elektrostimulation fällt zusammen mit der histologischen Sicherung eines ausgedehnten Tumorrezidivs im kleinen Becken. Bei einem Patienten bildete sich ein Jahr nach Stimulation ein eigenständiger Miktionsreflex aus, so daß der Patient jetzt ohne Stimulation seine Blase entleeren kann. Bei einem Fall der 7 Patienten versagte die Methode. Weniger günstigere Ergebnisse sahen wir bei zwei Patienten mit Läsion des oberen motorischen Neurons. Bei einem 29jährigen inkompletten Paraplegiker mußte die Elektrode infolge einer Hautnekrose über dem Kunststoffteil der Elektrode entfernt werden. Zwischenzeitlich hatte sich bei dem Patienten jedoch auch ein eigenständiger Miktionsreflex aufgebaut, so daß eine Blasenentleerung jetzt möglich ist. Bei einem 25jährigen Tetraplegiker funktionierte die Blasenentleerung unter Elektrostimulation zunächst einwandfrei. Dann trat eine Infektion entlang der Elektrode auf, die zur Entfernung der Elektrode zwang.

Zusammenfassung

Das oberste Ziel in der Behandlung neurogener Blasenentleerungsstörungen ist die Erhaltung der Nierenfunktion. Das setzt eine Beeinflussung der pathologischen Blaseninnendrucke und eine Steuerung des Urethraverschlußdruckes voraus. Hieraus entwickelte sich ein Therapiekonzept, das nach Beseitigung der Detrusorhyperaktivität durch selektive Sakralwurzelresektion und Beseitigung der infravesikalen Obstruktion durch Sphinkterotomie und ausgedehnter Y-V-Plastik unter Verwendung des artefiziellen Sphinkters eine dem Willen unterworfene Steuerung der Miktion erlaubt und Folgeschäden der neurogenen Blasenentleerungsstörung verhindert. Der vesiko-ureterale Reflux stellt eine bedingte Kontraindikation des Verfahrens dar, sofern eine Antirefluxplastik in Verbindung mit einer α-Rezeptoren-Blockade nicht durchführbar ist. In besonders ausgesuchten Einzelfällen kann die elektrische Detrusorstimulation erfolgreich sein.

Dr. F. Schreiter
Urologische Abteilung des
Verbands-Krankenhaus Schwelm
Dr.-Möller-Straße 15
D-5830 Schwelm/Westf.

Diskussion zu den Vorträgen Seite 497 bis 513
Fortbildungsseminar über neurogene Blasenentleerungsstörungen – II. Teil

Moderatoren: B. Graber, Genf, J. Stipicic, Bad Häring, H. Stockamp, Ludwigshafen, H. Madersbacher, Innsbruck:

Moderator B. Graber, Genf: Eine Frage an Herrn Hetzel. Bei Querschnittsgelähmten sehen wir immer wieder emotionelle Blasenreaktionen, die nicht über spinale Bahnen laufen können. Wie groß ist Ihrer Meinung nach die Einflußmöglichkeit von sogenannten Neurotransmittern, die auf dem Blutweg direkt die Blase beeinflussen?

H. Hetzel, Innsbruck: Man hat sicherlich dieser Frage bisher zu wenig Aufmerksamkeit zugewandt. Erst seit mich diese Frage intensiv beschäftigt, fällt auf, wie sehr eigentlich das emotionelle Geschehen offensichtlich auch die Blasenfunktion des Querschnittspatienten beeinflussen kann. Konkret kann ich Ihre Frage nicht beantworten.

Moderator: Eine Frage an Herrn Schreiter. Warum empfehlen Sie bei der hyperaktiven Blase die Durchtrennung der vorderen, motorischen Wurzeln und nicht, wie mir logischer erschiene, die der afferenten Bahnen?

F. Schreiter, Hamburg: Die Ergebnisse nach Durchtrennung der Hinterwurzeln sind nach Literaturangaben schlecht, deshalb wurde in den letzten Jahren mehr und mehr die Resektion der motorischen Wurzeln propagiert. Mit der Resektion der Hinterwurzel unterbricht man eigentlich nur den Reflexbogen von den Blasenrezeptoren zum zentralen Nervensystem, während man mit der Resektion der Vorderwurzeln direkt die efferenten Impulse unterbricht.

Moderator: Sie haben in Ihrem Referat auch das Problem der Antirefluxoperation bei neurogener Blasenentleerungsstörung angeschnitten, ich möchte fragen, ob noch jemand im Auditorium diesbezüglich Erfahrungen hat?

H. E. Eckstein, London: Ich habe persönlich keine Erfahrung mit Antirefluxoperationen bei neurogener Blase, ich habe aber reichlich Erfahrung mit Antirefluxplastiken bei neurogenen Blasenentleerungsstörungen, die andere Kollegen gemacht haben. Bei den Kindern, die ich sah, ist immer etwas schiefgegangen. Ich muß aber fairerweise zugeben, daß wohl jene Kinder, bei denen die Operation gutgegangen ist, nicht zu mir kommen. Ich glaube daher, daß eine Antirefluxoperation bei neurogener Blasenentleerungsstörung nur in sehr ausgewählten Fällen indiziert ist. Im übrigen fand ich Herrn Schreiters Referat sehr interessant, aber es hat mir doch ziemlich Angst gemacht. Niemand hat davon gesprochen, was solche Operationen, wie die Implantation eines Blasenstimulators oder die Implantation eines Scott-Sphinkters kosten. Ich glaube, man muß auch diese Seite der Therapie bedenken.

F. Schreiter, Hamburg: Noch kurz eine Antwort zur Antirefluxoperation. Ich halte sie nur dann für indiziert, wenn bereits die Harnableitung im Hintergrund steht. Sicherlich ist die angewandte Behandlung mit Blasenstimulator etc. teuer; wenn man aber damit eine Niereninsuffizienz verhindern kann, kommt sie vielleicht billiger als die chronische Hämodialyse.

Moderator: Wir sind damit am Ende unserer Nachmittagssitzung angekommen. Ich danke allen Vortragenden und Diskussionsrednern.

Filme

1. Hohenfellner, R., Marberger, M., Mainz: **Offene Ureterosigmoideostomie**
2. Hubmer, G., Graz: **Katheterlose transvesikale Prostatektomie**
3. Sigel, A., Erlangen: **Radikale abdominale Tumornephrektomie**
4. Brosig, W., Fiedler, H., Rost, A., Berlin: **Operation eines Harnröhrendivertikels bei der Frau**
5. Kelâmi, A., Fiedler, U., Richter-Reichhelm, M., Berlin: **Blasenwandresektion und Duraplastik bei Blasentumor**
6. Wortberg, K., Strohmenger, P., Osnabrück: **Implantation einer Kaufman-Inkontinenz-Prothese**
7. Brosig, W., Kelâmi, A., Berlin: **Inkontinenzoperation nach Berry-Kaufman**
8. Sparwasser, H., Koblenz, Fa. Wolf, Knittlingen: **Vorstellung eines endovesicalen Winkelresektors**
9. Matouschek, E., Karlsruhe: **Über die transurethrale Schlitzung von Harnröhrenstrikturen unter Sicht**
10. Jonas, U., Hohenfellner, R., Mainz: **Funktionsdiagnostik der unteren Harnwege**
11. Palmtag, H., Heering, H., Heidelberg: **Urodynamische Diagnostik bei neurogenen Blasenstörungen**
12. Havlicek, S., Ljubljana: **CO_2-Gas-Urethro- und Cystoskopie**
13. Melchior, H., Rathert, P., Ammon, I., Aachen: **Therapie des Blasenkarzinoms**
14. Kelâmi, A., Fiedler, H., Rall, E., Pfeuffer, J., Berlin: **Infrapubischer Zugang für die Small-Carrion-Prothese**
15. Porpáczy, P., Wien: **Sozialpsychologische und klinische Aspekte der chronischen Einnahme phenacetinhaltiger Analgetika**
16. Marberger, H., Madersbacher, H., Semenitz, F., Young, B., Innsbruck: **Hydrodynamik und Harnwegsinfekt**
17. Marberger, H., Madersbacher, H., Holl, G., Swoboda, H. P., Innsbruck: **Energievernichter**
18. Marberger, H., Decristoforo, A., Innsbruck: **Einzeitige Harnröhrenplastik bei Stenosen**
19. Hartung, R., Mauermayer, W., Egger, B., München: **Der Steinpunch: Kombinierte Schlagwellen- und Punchlithotripsie unter Sicht**

Wissenschaftliche Ausstellung

Eisenberger, F., Chaussy, Ch., Wanner, K., Forssmann, F., Hepp, W., Schmiedt, E., Brendel, W., München: **Berührungsfreie Harnsteinzertrümmerung**

Hofstetter, A., Staehler, G., Siepe, W., München: **Laser-Endoskopie**

Hofstetter, A., Staehler, G., Mellin, H. E., Knott, E., München: **Infrarot-Kontakt-Koagulator – eine neue Möglichkeit der Blutstillung am Nierenparenchym**

Bartsch, G., Frick, J., Rohr, H. P., Innsbruck/Basel: **Stereologie – eine neue morphologische Methode zur Erfassung der Funktion männlicher akzessorischer Geschlechtsorgane**

Kelâmi, A., Affeld, K., Berlin: **Neue, eigene Prothesen an verschiedenen Organen des Urogenitaltraktes**

Kelâmi, A., Fiedler, U., Richter-Reichhelm, M., Berlin: **Urologisches Lehrfilmprogramm**
  1. Orchidolyse und Orchidopexie
  2. Hodenbiopsie und Epididymo-Vasostomie
  3. Orchiektomie und Hydrocelenoperation
  4. Circumcision
      a) konventionell
      b) mit der Gomco-Klemme
  5. Pyelotomie bei Nierenbeckenstein
  6. Blasenwandresektion und Dura-Plastik bei Blasenwandtumor
  7. Hohe Ligatur der Vena testicularis bei Varicocele
  8. Ureterotomie bei subpelvinem Ureterstein
  9. Ureteronephrektomie bei Uretertumor
  10. Prostataadenom-Enukleation und Vasoresektion

Siemens AG, Erlangen, und Fa. Wolf, Knittlingen: **Audiovisueller Unterricht in der Urologie**

Weißbach, L., Ibach, B., Bonn: **Kryptorchismus**

Dhom, D., Mohr, G., Homburg/Saar: **Urothel-Karzinom in der Prostata**

Dathe, G., Frankfurt a. M.: **Ein neuer Irrigationskatheter**

Sigel, A., Erlangen: **Erfahrungen in der Tumornephrektomie in Abhängigkeit vom Malignitätsgrad und Zugangsweg**

Nöske, H. D., Breitwieser, P., Kraushaar, J., Gießen: **Berührungslose Infrarotkoagulation – eine Methode zur nahtlosen Blutstillung am Nierenparenchym nach Nierenteilresektion**

Rothauge, C.F., Kraushaar, J., Nöske, M. D., Gießen: **Transurethrale Laserstrahlanwendung in Tierexperiment und Klinik**

Wagenknecht, V. L., Holstein, A. F., Weitze, K. F., Frause, D., Hoppe, L. P., Schirren, C., Hamburg, Hannover: **Künstliche Spermatocele im Tierversuch und beim Menschen**

Wagenknecht, V. L., Hardy, J. C., Hamburg, Brüssel: **Retroperitoneale Fibrose.**

Patel, V. J., Langen-Debstedt: **Coagulum-Pyelolithotomie**

Patel, V. J., Langen-Debstedt: **Farbrelief – Röntgenbilder**

Bericht des Präsidenten
des Berufsverbandes der Deutschen Urologen

D. Heck: „Wissenschaft und Vernunft"

Herr Präsident, meine sehr verehrten Damen und Herren, liebe Kolleginnen und Kollegen!
Ich glaube, es war Georg Bernhard Shaw, der einmal gesagt hat: „Es gibt drei Seiten, von denen aus man eine Sache betrachten kann: eine wissenschaftliche, eine politische und – eine vernünftige!"

Die erste Seite unseres Fachgebietes, die wissenschaftliche also, erleben wir in diesen Tagen und auf diesem Kongreß in ihrem neuesten Stand. Wir alle sehen fasziniert die stetige und konsequente Weiterentwicklung und Profilierung unseres Fachs. Von Jahr zu Jahr werden Diagnostik und Therapie verbessert und ergänzt, werden neue Erkenntnisse offenbart und neue Methoden ersonnen, das Bekannte vertieft und das Hergebrachte verfeinert.

Diese kontinuierlich aufwärts gerichtete Entwicklungslinie vermag die zweite, die berufspolitische Seite unseres Fachs, also der Berufsverband der Deutschen Urologen, nur mit zwiespältigen Empfindungen zu beobachten. Einerseits erliegt er eben dieser Faszination, andererseits kann er die Progression unserer wissenschaftlichen Entwicklung nur neidvoll betrachten, da dem in unserer heutigen Situation politisch auch nichts annähernd Gleichwertiges entgegenzusetzen ist. Das berufspolitische Barometer zeigt noch immer auf Sturm, die Tendenz in die Rezession.

Aber noch in anderer Hinsicht divergieren die wissenschaftliche und die berufspolitische Vereinigung der deutschen Urologen. Die viel ältere wissenschaftliche Gesellschaft weist einen, gemessen an der Gesamtzahl der deutschen Urologen, relativ niedrigen Mitgliederstand auf. Trotzdem erfreuen sich die wissenschaftlichen Kongresse unseres Fachs einer hohen Besucherfrequenz. Der viel jüngere Berufsverband dagegen umfaßt heute mit rund 1100 Mitgliedern über 90% der in Deutschland anerkannten Fachärzte für Urologie. Trotzdem scheint das Interesse an der Berufspolitik geringer, wenn man es an der Besuchsfrequenz von berufspolitischen Veranstaltungen, insbesondere der Mitgliederversammlung, mißt.

Eine contradictio in se? Wohl kaum. Bedenken wir doch, daß bis vor gar nicht allzu langer Zeit sich die Medizin in einer Umwelt entwickelte, in der ausschließlich die wissenschaftliche Weiterentwicklung zum Wohle des Patienten von Interesse schien. So waren wir alle eigentlich nur darauf angewiesen, in der täglichen Ausübung des Berufs mit der wissenschaftlichen Entwicklung Schritt zu halten. Das war so selbstverständlich, daß die meisten Kollegen den Beitritt zur Deutschen Gesellschaft für Urologie für ein überflüssiges Lippenbekenntnis hielten.

Erst die zunehmende Politisierung unseres Berufsstandes im Rahmen der allgemeinen sozialpolitischen Auseinandersetzung der letzten Jahre ließ die Berufspolitik mehr und mehr in den Vordergrund rücken. Die rapide steigenden Mitgliederzahlen des Berufsverbandes ließen also nicht nur auf eine zunehmende Anzahl von urologischen Fachärzten schließen, sondern auch auf eine zunehmende Einsicht in die Notwendigkeit berufspolitischer Repräsentanz. Das hat aber nichts daran geändert, daß die Politik dem Mediziner eigentlich fremd geblieben ist und immer nur als eine ungeliebte, weil aufgezwungene Notwendigkeit empfunden wurde.

An dieser Stelle müßte man mit George Bernhard Shaw nun konsequenterweise fragen: „Und wo, Herr Kollege Heck, bleibt nun das Vernünftige?" Nun, meine Damen und Herren, einen Verband für vernünftige Medizin vermag ich Ihnen leider ebensowenig zu präsentieren wie alle anderen Gremien unseres Berufsstandes. Um vernünftige Medizin zu betreiben, bräuchte man außerhalb des ärztlichen Standes vernünftige, sachliche und sachverständige Gesprächspartner. Die aber zu finden bedeutet, sich auf die Suche nach der sprichwörtlichen Stecknadel im Heuhaufen zu begeben, bedeutet einen unvoreingenommenen, unbefangenen, selbstlosen Dialogpartner zu finden, inmitten von Sozialutopisten, dilettantischen Weltverbesserern, ideologischen Traumtänzern und egoistischen Gruppeninteressen.

Lassen Sie mich einige Fragen stellen, die einem tumben deutschen Urologen sicherlich schon oft auf den Lippen gelegen haben dürften, wenn er in einer der wenigen ruhigen Minuten in seinem Sprechzimmer einmal das Kinn in die Hand stützt:

Die Wissenschaft entwickelt sich immer weiter. Um diese Weiterentwicklung aber am Patienten wirksam werden zu lassen, braucht es im Honorarertrag der Ärzte aber auch freie Valenzen für neue Investitionen, denn gerade im urologischen Sektor ist wissenschaftlich Neues kaum praktisch zu realisieren, ohne entsprechenden finanziellen Aufwand. Nun hat man uns ein Honorarbegrenzungsabkommen beschert, dessen jährliche Steigerungsraten noch unter den allgemeinen Teuerungsquoten liegen. Damit wird die Weitergabe wissenschaftlicher Neuerungen über die Praxis an den Patienten blockiert, zumindest jedoch wesentlich erschwert. Kein vernünftiger Mensch wird sich jedenfalls in Schulden stürzen, ohne zu wissen, ob und wie weit zukünftige Veränderungen ihm überhaupt noch die Möglichkeit lassen, sie zu bezahlen. Ist das vernünftig?

Um die finanziellen Voraussetzungen für die Einführung wissenschaftlicher Neuerungen in die Praxis zu ermöglichen, müssen aber auch unsere Gebührenordnungen laufend dem modernsten Stand der Wissenschaft angepaßt werden, also auch alle neugeschaffenen Leistungen aufgenommen und entsprechend bewertet werden. Seitdem allerdings das Stichwort „Finanzen" seinen Einzug in die Diskussion gehalten hat, bringt plötzlich niemand mehr den Mut auf, Neufassungen auf diesem Gebiet zu verabschieden, obwohl sie von uns längst erarbeitet sind. So werden dem Arzt zusätzlich zu seiner Arbeit unnötige Verwaltungsprobleme aufgehalst, in vielen Fällen wird er auch um ein ehrlich erarbeitetes Honorar völlig geprellt. Ist das vernünftig?

Das Gerede um die Lebensqualität hat nicht nur dazu geführt, daß die Menschen in zunehmendem Maße die Gesundheit als ein Konsumgut empfinden, das ihnen zusteht, sondern auch Erleichterungen für den Zeitpunkt des Ruhestands gebracht. So steigen denn die Behandlungsfälle und die Rentnerprozentzahlen, die diagnostischen und die therapeutischen Leistungen, und ausgerechnet wir Mediziner sollen daran schuld sein, als ob wir hoch zu Roß durch die Straßen ritten und unsere Patienten mit dem Lasso einfingen. Ist das vernünftig?

Vor Jahren hat uns gewurmt, daß bestimmte Kreise in der Presse uns immer wieder vorwarfen, die deutsche Medizin sei mit die schlechteste in der Welt. Wir haben diesen Vorwurf nicht auf uns sitzen lassen, sondern überprüft, was jeder einzelne von uns an seinem Platz besser und gründlicher machen könne. Der Gedanke, den Kliniken die Ermächtigung zur sogenannten prästationären Diagnostik und nachstationären Behandlung anzuvertrauen, schien einen erneuten Vorwurf in dieser Richtung zu beinhalten, und wir haben erneut unsere Anstrengungen gesteigert, um durch noch gründlichere Voruntersuchung und Vorbereitung der Patienten die Liegezeiten zu verkürzen. Nun wirft man uns unsere steigenden Kosten vor, nimmt uns den mit hohen Investitionskosten erkauften Rationalisierungsgewinn und kürzt uns viele Honorare auf Beträge, über die der Portier jedes besseren Hotels die Nase rümpfen würde, wenn man sie ihm als Trinkgeld anbieten wollte. Ist das vernünftig?

Die zu hohen Kosten an den Krankenhäusern wurden zunächst den zu langen Liegezeiten angelastet. Als sich jedoch die Liegedauer verkürzte, da mehr Leistungen ambulant vorweggenommen wurden, lamentierten die Krankenhausträger über die nicht mehr ausgelastete Bettenkapazität und forderten höhere Pflegesätze aufgrund des geringeren Pflegesatzaufkommens. War der Ruf nach Verkürzung der Liegezeit also vernünftig?

Allenthalben wird heute über die viel zu hohe Arbeitslosigkeit geklagt. Nur im Gesundheitssektor gab es derartige Erscheinungen bisher nicht. Die niedergelassenen Ärzte haben ja schon 1974 in der Bundesrepublik eine Lohnsumme aufgebracht, die weit jenseits der

520

Milliardengrenze lag. Wenn man die Ertragslage der frei praktizierenden Ärzte weiterhin ungeniert beschneidet, könnte man sich sehr bald einer erneuten Arbeitslosenwelle gegenüber sehen, aber aus einer Ecke, in die bisher noch niemand einen Blick geworfen hat. Ist das vernünftig?

Das Gesetz zur Weiterentwicklung des Kassenarztrechts fordert eine Reglementierung der ärztlichen Versorgung durch übergeordnete Stellen, wenn es den ärztlichen Standesgremien nicht möglich sein sollte, die angeblich in weiten Teilen der Bundesrepublik ungenügende ärztliche Versorgung, insbesondere mit praktischen Ärzten, zu schließen. Gleichzeitig aber fordert man die Beschneidung der Stellenpläne der Krankenhäuser und hält an einem Numerus-clausus-System fest, das durch seine Orientierung an Primus-Noten zwangsläufig den mehr wissenschaftlichen, also den Facharzttyp unter den jungen Kollegen fördert, wogegen der mehr humanitär ausgerichtete und vielmehr zum Praktiker prädestinierte junge Mediziner ausgesperrt wird. Ist das vernünftig?

Von vielen Seiten wird in letzter Zeit zunehmend das hohe Preisniveau im Arzneimittelmarkt aufs Korn genommen. Die Argumente der pharmazeutischen Industrie, daß nämlich die Entwicklung und Herstellung hochwertiger Medikamente auch einen beträchtlichen Aufwand in der Forschung voraussetze, wird einfach als Ausrede abgetan. Der Staat aber erhebt weiter ungeniert von allen humanmedizinischen Präparaten eine Mehrwertsteuer von 11%, während Tiermedikamente nur mit 5,5% Mehrwertsteuer verkauft werden können und die Differenz bei einer einzigen Krankenkasse, nämlich der Barmer, immerhin auf einen Betrag von 40 Mill. DM jährlich ansteigt. Ein Staat, der 40 Mrd. DM Schulden hat, ist vielleicht durch den Betrag von 40 Mio. DM nicht mehr allzusehr zu beeindrucken. Aber trotzdem: ist das vernünftig?

Staatliche Stellen kritisieren in zunehmendem Maße, daß ärztliche und sonstige Gesundheitsleistungen von den Versicherten zu häufig und zu leichtfertig in Anspruch genommen würden. Gleichzeitig aber animiert man den Kurlaub und die „Oma auf Krankenschein“, propagiert man die Einführung von Versichertenscheckkarten an Stelle der bisherigen Krankenscheine, was zwangsläufig die Überweisungen überflüssig und die Kostenverursachung auf seiten der Versicherten unkontrollierbar macht. Ist das vernünftig?

Ein Grundstein ärztlichen Handelns ist das Vertrauensverhältnis zwischen Arzt und Patient. Es ist wichtiger und nützlicher als manches Medikament. Der Patient war stets bereit, dem einmal gewählten Arzt sein volles Vertrauen zu schenken, weil er instinktiv die Bedeutung der zwischenmenschlichen Beziehung in seiner Notsituation erfaßt. Durch eine hemmungslose Hetzkampagne hat man, zumindest bei einem Teil unserer Klientel, dieses Vertrauen schwer erschüttert. Wie groß das Ausmaß dieses immateriellen Schadens wirklich ist, vermag heute noch niemand abzusehen. „Semper aliquid haeret“ sagten schon die alten Lateiner, und so wird auch ein mehr oder weniger großer Teil unserer Patienten den politisch geschürten Kreuzzug der deutschen Massenmedien wider die „Halbgötter in Weiß“ kaum ohne Schaden überstanden haben. War das vernünftig?

Sie sehen, meine Damen und Herren, daß es leider auch in der Urologie bei der wissenschaftlichen und politischen Seite der Sache bleiben muß. Herrn Shaw sollte man vielleicht am besten ein Zitat von Voltaire entgegenhalten, wonach in einer verrückten Zeit vernünftig sein zu wollen, schon wieder eine Verrücktheit für sich sei. Die wissenschaftliche Seite haben wir jedenfalls hier schon zum größten Teil erlebt, die Berufspolitik steht uns in der Mitgliederversammlung heute nachmittag noch bevor. Zugunsten der detaillierten Erörterungen dort habe ich die Probleme hier nur anhand von Fragen angerissen. Einiges muß aber auch an dieser Stelle klar und eindringlich ausgesprochen werden:

Je mehr man die Medizin in die Rezession zu drängen versucht, um so mehr tut Berufspolitik not. Es möge jedoch niemand unter uns glauben, daß sich Berufspolitik für den einzelnen in der Mitgliedschaft im Berufsverband erschöpfe. Wir müssen lernen, zu begreifen, daß die Berufspolitik Sache eines jeden einzelnen ist und schon im Sprechzimmer, im täglichen Umgang mit dem Patienten, beginnt. Ich meine natürlich nicht, daß das Arzt-Patient-Gespräch nun durch langatmige sozialpolitische Erörterungen zweckentfremdet werden sollte. Jeder von uns sollte sich jedoch immer wieder ins Bewußtsein rufen, daß der Patient nicht vordergründig zahllose Manipulationen an chromblitzenden Geräten sucht, sondern in erster Linie die Persönlichkeit des Arztes, die menschliche Begegnung. Wenn wir dieses „Medikament" in der richtigen Form einzusetzen verstehen, dann werden alle übrigen Leistungen automatisch in die richtige Dimension gerückt werden.

Wir müssen begreifen, daß es in der heutigen Situation unseres Berufsstandes keinen Weg mehr gibt, der an der absoluten Solidarität unseres Standes vorbeiführt. Wenn jeder deutsche Arzt dies einsieht, dann wird auch kein Platz mehr sein für kleinliche interdisziplinäre Querelen und Streitigkeiten um die Wahrung des Besitzstandes. Wir müssen begreifen, daß auch in der Medizin die Zeit des kontinuierlichen Wachstums vorüber ist und auch ärztliche Tätigkeit nur noch mit kleinen Zuwachsraten wird rechnen dürfen. Dann werden unsere Forderungen das rechte Maß nie verlieren.

Wir müssen unseren Patienten begreiflich machen können, daß wir die Qualität der Medizin in ihrem, der Patienten, ureigensten Interesse zu wahren versuchen. Wir müssen ihnen ins Bewußtsein rufen, daß sie von einer sozialen Demontage größten Stils bedroht sind, mit der sich der ausgeuferte Sozialstaat an der Pleite vorbeizudrücken versucht. Nur dann nämlich, wenn Ärzte und Patienten gemeinsam nach den wirklichen Hintergründen und den wahren Schuldigen fragen, besteht einige Aussicht, auf diese Frage auch eine Antwort zu bekommen. Damit aber wäre das Wichtigste bereits getan, denn: „Selbsterkenntnis ist der erste Schritt zur Besserung!"

Etwas anderes aber noch sollten wir bedenken: Die Kritik an dem System der ärztlichen Versorgung begann seinerzeit von Anfang an unter dem Aspekt der Konfrontation. Man versuchte, Reformen, deren größten Teil auch wir im Grunde genommen bejahen, nicht *mit* den Kassenärzten zu vollziehen, sondern gegen uns. Diese Methoden und die Tonart, in der die Kritik vorgetragen wurde, hat uns so verschreckt, daß wir bis heute uns noch nicht von einer gewissen Verkrampfung und von einer grundsätzlichen Opposition haben frei machen können. Wir sollten wieder begreifen lernen, daß Medizin nicht denkbar ist ohne ständiges Suchen nach Neuem und Besserem, also auch nicht ohne Veränderung. Nicht jede Bewegung ist zwar notwendigerweise gleichzusetzen mit einem Fortschritt, aber auch medizinisch-wissenschaftliche Entwicklungen sind ja oft in die Irre gegangen und mußten später korrigiert werden. Wenn wir dies beherzigen, dann werden wir uns wieder unbefangener als Dialogpartner für die Weiterentwicklung unseres ärztlichen Versorgungssystems anbieten können, und aus einer notorischen Abwehrhaltung herausfinden, die jede Kritik an den bestehenden von vornherein als destruktiv abtut. Erst dann werden wir auch wieder zu einer echten ärztlichen Beteiligung an der Bewältigung sozialpolitischer Probleme zurückfinden und nicht wie bisher durch übertrieben massive Reaktionen unsererseits diejenigen verschrecken, die guten Willens unsere Unterstützung suchen.

Wenn wir dies alles begreifen und beherzigen, in unserer täglichen Arbeit verwirklichen und unseren Patienten glaubhaft machen wollen, dann werden wir recht bald merken, daß wir mit den zwei ersten Seiten unseres Fachs noch genügend Arbeit haben. Shaws Zitat war ja sicherlich schon von ihm selbst nicht ganz ernst gemeint und ist auch wohl hier von jedermann ganz richtig als spöttischer Seitenhieb verstanden worden, der kleine Mißstände durch überspitzte Formulierungen aufzeigen wollte. Wer wollte wohl wirklich der Wissenschaft Vernunft absprechen? Lassen Sie uns aber auch prüfen, ob aus dem täglichen Bemühen eines jeden einzelnen von uns mehr Vernunft auch dorthin zu tragen ist, wo unser Stand sich mit der Politik zur Standespolitik verbindet, und lassen Sie uns prüfen, ob wir dem Wort „Politik" in diesem Zusammenhang nicht wieder seinen ursprünglichen Sinn zurückgeben können: To politicon – was der Allgemeinheit nützt!

Dies wenigstens wären Dinge, die man mit Sicherheit als vernünftig bezeichnen könnte.

Dr. D. Heck
Tullastraße 3
D-6800 Mannheim

Generalversammlung

Protokoll der Ordentlichen Mitgliederversammlung der Deutschen Gesellschaft für Urologie am 1. 10. 1976 (Kongreßhaus Innsbruck/Österreich)

Der Präsident. Prof. Dr. H. Marberger, begrüßt die anwesenden Mitglieder um 12.45 Uhr. Der 1. Schriftführer, Prof. Dr. R. Nagel, stellt fest, daß die Versammlung ordnungsgemäß eingeladen und daher beschlußfähig ist.

TAGESORDNUNG

1. Wahl des Präsidenten für das Jahr 1978

Der Vorsitzende begründet eingehend den einstimmigen Vorschlag des Gesamtvorstandes. Herrn Prof. Dr. P. Mellin, Essen, zum Präsidenten für das Kongreßjahr 1978 zu wählen.

Bei der Zettelwahl entfallen auf Herrn Mellin 112 Stimmen bei 3 Gegenstimmen und 6 Enthaltungen.

Damit ist Herr Prof. Dr. P. Mellin mit 112 von 121 gültigen Stimmen zum Präsidenten für das Jahr 1978 gewählt.

Herr Prof. Dr. P. Mellin nimmt die Wahl an und dankt den Mitgliedern der Gesellschaft für das ihm entgegengebrachte Vertrauen.

2. Bericht über das Geschäftsjahr 1975/76

Herr Nagel berichtet über die im vergangenen Geschäftsjahr durch den Geschäftsführenden Vorstand der Deutschen Gesellschaft für Urologie geleistete Arbeit, die sich im wesentlichen auf die gleichen Themen erstreckt wie im vorangegangenen Geschäftsjahr.

Bezüglich des „*Radiologenabkommens*" ist bisher noch kein funktionierendes Abkommen mit irgendeiner Gesellschaft zustande gekommen. Im Anschluß an den abgelaufenen Kongreß sind jedoch bereits wieder Kontakte zur Beratung über die anstehenden Fragen aufgenommen worden.

Aktuelle Fragen, die alle wissenschaftlichen Gesellschaften betreffen, werden weiterhin in der Arbeitsgemeinschaft Wissenschaftlich-Medizinischer Fachverbände (AWMF) diskutiert, bzw. es werden in diesem Gremium entsprechende gemeinsame Beschlüsse und Empfehlungen gefaßt. Die Deutsche Gesellschaft für Urologie ist an diesen zweimal im Jahr stattfindenden Sitzungen der AWMF, der jetzt 33 wissenschaftliche Fachverbände angehören, mit einem Mitglied des geschäftsführenden Vorstandes vertreten.

Der Ausschuß der Deutschen Gesellschaft für Urologie hat der AWMF für die BÄK folgende Herren für eine

„Kommission für Ärztliche Fortbildung"

benannt:

R. Hohenfellner,
H. Loebenstein,
R. Nagel,
J. B. Sökeland.

Herr Nagel ist Mitglied des Arbeitskreises „Arzt und Recht" sowie der Kommission „Kurwesen und Rehabilitation".

3. Bericht des Schatzmeisters

Der Schatzmeister berichtet über die Ein- und Ausgaben, die von den Herren Brachmann und Zoedler geprüft und für richtig befunden wurden. Daraufhin erfolgt die Entlastung des ausscheidenden Schatzmeisters, Prof. Dr. F. Arnholdt, durch Akklamation.

4. Neuwahlen

1. Schriftführer: Prof. Dr. R. Nagel, Berlin,
wird einstimmig wiedergewählt.

2. Schriftführer: Prof. Dr. K. F. Albrecht, Wuppertal,
wird einstimmig wiedergewählt.

Schatzmeister: Dr. W. Brachmann, Hamburg,
wird einstimmig zum neuen Schatzmeister gewählt.

5. Wahl eines nichtständigen Ausschußmitgliedes

Satzungsgemäß scheidet Herr Prof. Dr. J. B. Sökeland als nichtständiges Ausschußmitglied aus. An seine Stelle wird Herr Prof. Dr. K. Planz, Fulda, einstimmig als nichtständiges Ausschußmitglied für die nächsten 4 Jahre gewählt.

6. Satzungsanpassung

In § 11.4 der Satzung ist noch vorgesehen – entsprechend des früher nur alle 2 Jahre stattfindenden Kongresses –, daß die nichtständigen Ausschußmitglieder *für 2 Kongreßperioden* (d. h. für 4 Jahre) gewählt werden.

Wegen der jetzt jährlich stattfindenden Kongresse würde sich die Amtszeit der nichtständigen Ausschußmitglieder bei Beibehaltung dieser Formulierung auf 2 Jahre verkürzen. Da diese kurze Zugehörigkeit für die Arbeit des Gesamtvorstandes der Deutschen Gesellschaft für Urologie ungünstig ist, schlägt der Geschäftsführende Vorstand vor, den § 11, Abs. 4, neu zu fassen, damit die nichtständigen Ausschußmitglieder weiterhin für *4 Jahre* (früher „2 Kongreßperioden") gewählt werden.

§ 11, Abs. 4, würde dann wie folgt lauten:
„Die Wahl der *nichtständigen Ausschußmitglieder* erfolgt in der Mitgliederversammlung, wenn notwendig, durch Stimmzettel, *für die Dauer von 4 Jahren*. Eine Wiederwahl ist nicht zulässig."

Die genannte Satzungsanpassung wird mit einer Stimmenthaltung gebilligt.

7. Bericht des Archivars

Seit dem letzten Urologenkongreß konnte das Archiv wieder um einige wertvolle Neuerwerbungen bereichert werden:
Herr Schiller/München stiftete das Skizzenbuch des Münchner Urologen Prof. Kielleuthner mit Zeichnungen zystoskopischer Befunde.
Herr Smoler/Isny, der früher schon mehrere wertvolle alte Instrumente geschickt hat, sandte zwei Werke aus seiner Bibliothek:

1. Volhard/Becher: Die klinischen Methoden der Nierenfunktionsprüfung.
2. Gutierez/New York: The Clinical Management of Horseshoe Kidney, 1934.

Für die *Bibliothek* sandte ferner der Berliner Instrumentenhändler Weber einen alten Heynemann-Instrumentenkatalog von 1940, der dank vieler Abbildungen eine sichere Bestimmung älterer Instrumente erlaubt.

Die *Instrumentensammlung* wurde bereichert durch eine Spende von Herrn Prof. Zorn/Hannover, der die wertvolle Sammlung seines Vorgängers Praetorius schickte: Mehrere Kollmann-Dehner zur Behandlung von Harnröhrenstrikturen sowie Fremdkörperzangen und einen Bottini-Kauterisator zur Prostataoperation.

Das weitaus wertvollste alte Instrument aber kam von Herrn Werner/Elisabeth-Krankenhaus Köln: Ein Lithotriptor von Civiale, der sogenannte Dreispänger – gebaut von Collin – wie er erstmalig 1824 von Civiale verwandt wurde, der damit die intravesikale Blasensteinzertrümmerung einführte und die Ablösung des alten Steinschnittes einleitete.

Die *Biographiensammlung* hat sich um eine Aufstellung der Vorträge und wissenschaftlichen Arbeiten sowie ein Bild des verstorbenen Urologen Prof. Simons/Rheydt erweitert, die von Frau Simons überlassen wurden.

Die *Gesellschaft selbst* konnte für ihr Archiv wertvolle Werke für die *Büchersammlung* erwerben, wie Gustav Simon: Chirurgie der Nieren, I. Teil, 1871, und II. Teil, 1876. Ferner Simon: Die Echinokokkenzysten der Nieren, 1877, herausgegeben nach dem Tode Simons von H. Braun.

An urologischen Zeitschriftenreihen wurden gekauft:

1. Die Monatsberichte der Erkrankungen des Harn- und Sexualapparates, ab 1901 Monatsberichte für Urologie genannt, Gesamtreihe Bd. 1–11 (1896–1906) als Vorgänger der Zeitschrift für Urologie.
2. Die Jahresberichte über die Leistungen und Fortschritte auf dem Gebiet der Erkrankungen des Urogenitalapparates (ab 1911 Urologischer Jahresbericht genannt), 1906–1913 ohne Band 5 (1910).
3. Die Jahresberichte für die gesamte Urologie und ihre Grenzgebiete, Bd. 1–11 (1922–1933).
4. Die Zeitschrift für gynäkologische Urologie, Bd. 2 und 3 (1911–1912).

Weitere Zeitschriftenspenden zur Ergänzung fehlender Jahrgänge sind trotz des Aufrufes im Urologen B nicht eingegangen. Ich möchte daher an dieser Stelle den Spendenaufruf wiederholen und nochmals um Spenden der Zeitschriftenjahrgänge bitten, die im Urologen B veröffentlicht werden.

8. Maximilian-Nitze-Preis

Der Ausschuß der Deutschen Gesellschaft für Urologie hat die Erhöhung des Maximilian-Nitze-Preises auf DM 5000,– beschlossen und veranlaßt, daß der Preis erneut ausgeschrieben wird.

Eingegangene Arbeiten sollen an den Präsidenten gesandt werden. Der Ausschuß der Deutschen Gesellschaft für Urologie hat folgende Herren, neben dem Präsidenten der Deutschen Gesellschaft für Urologie, als Mitglieder des Preisrichterkollegiums benannt:

R. Hohenfellner, W. Lutzeyer, R. Nagel, E. Schmiedt, J. B. Sökeland.

9. Zu- und Abgänge

Es haben 14 Kollegen die Aufnahme in die Deutsche Gesellschaft für Urologie beantragt und entsprechende Bürgen angegeben.

Diesen Anträgen wurde zugestimmt.

6 Mitglieder sind aus der Deutschen Gesellschaft für Urologie ausgetreten.

10. Verschiedenes

Es wurde angeregt, die Ausstellungen bereits am Anreisetag mittags zu eröffnen und das Filmprogramm ebenfalls am Anreisetag mittags beginnen zu lassen.

Bezüglich des Filmprogrammes wurde weiterhin angeregt, die Programme inhaltlich und zeitlich anzugeben.

Nach entsprechender Diskussion durch das Plenum wurde Herr Priv.-Doz. P. Rathert, Aachen, gewählt, die Organisation und Gestaltung des Filmprogrammes auf dem nächsten Kongreß der Deutschen Gesellschaft für Urologie in Stuttgart zu übernehmen.

Der scheidende Präsident, Herr Prof. Dr. H. Marberger, dankt allen Beteiligten für die Mitarbeit bei der Durchführung des Kongresses und verabschiedet in würdiger Form den ausscheidenden Präsidenten, Herrn Dr. D. Zoedler. Gleichzeitig wünscht er dem neuen Präsidenten, Herrn Prof. Dr. F. Arnholdt, für sein Präsidentenjahr sehr herzlich viel Erfolg.

Ende der Sitzung 13.55 Uhr.

Prof. Dr. Reinhard Nagel
1. Schriftführer der
Deutschen Gesellschaft für Urologie
Spandauer Damm 130
D-1000 Berlin 19

SATZUNG

der Deutschen Gesellschaft für Urologie

(Stand Oktober 1976)

§ 1

Die Deutsche Gesellschaft für Urologie ist eine Vereinigung von Urologen und urologisch interessierten Ärzten. Sie dient der Förderung der Wissenschaft, insbesondere auf dem Gebiete der Urologie. Der Zweck wird erreicht durch Gedankenaustausch, wissenschaftliche Anregungen und Arbeiten auf allen Gebieten der Urologie. Wissenschaftliche Arbeiten werden im Auftrag und auf Weisung des Vereins durchgeführt. Die Gesellschaft veranstaltet in regelmäßigen Abständen ihren Kongreß. Sämtliche wissenschaftlichen Vorträge werden veröffentlicht. Die auf dem Gebiete der Urologie tätigen Ärzte sollen in der Berufsausbildung gefördert werden.

Sitz der Gesellschaft ist München im Bezirk des Amtsgerichtes München. Sie ist in das Vereinsregister eingetragen. Sie verfolgt ausschließlich und unmittelbar gemeinnützige Zwecke und erstrebt keinen Gewinn. Etwaige Überschüsse und sonstige Zuwendungen werden ausschließlich dem Gesellschaftszweck zugeführt. Die Mitglieder haben keinen persönlichen Anspruch an das Vermögen, auch nicht bei Auflösung der Gesellschaft. Das Geschäftsjahr ist das Kalenderjahr.

§ 2

Die Gesellschaft besteht aus Mitgliedern, Ehrenmitgliedern und korrespondierenden Mitgliedern.

§ 3

Mitglied kann jeder approbierte Arzt werden, der Interesse für das Fachgebiet der Urologie hat. Dem Aufnahmeantrag ist eine schriftliche Befürwortung durch zwei Mitglieder der Gesellschaft beizufügen. Über die Aufnahme entscheidet der Ausschuß. Die Zustellung der Mitgliedskarte erfolgt nach Einzahlung der Aufnahmegebühr und des Beitrages für das laufende Geschäftsjahr.

§ 4

Jedes Mitglied zahlt eine Aufnahmegebühr sowie jährliche Mitgliedsbeiträge, deren Höhe von der Mitgliederversammlung festgelegt wird. Tritt ein Mitglied in den Ruhestand, so kann es auf Antrag von der Beitragspflicht befreit werden. Der Vorstand kann unter besonderen Umständen auch andere Mitglieder auf Zeit von der Beitragspflicht befreien.

§ 5

Ein Mitglied, welches trotz zweimaliger schriftlicher Mahnung durch den Schatzmeister mit der Beitragszahlung länger als ein Jahr im Rückstand bleibt, gilt als ausgeschieden.

§ 6

Bei einem Mitglied, welches das Ansehen der Vereinigung schädigt, kann auf Antrag des Vorstandes die Mitgliederversammlung auf Ausschluß erkennen.

Hierzu ist Zweidrittelmehrheit der anwesenden Mitglieder erforderlich. Die Abstimmung ist geheim und geschieht durch Stimmzettel. Ein Ausschlußantrag muß allen Mitgliedern mindestens 14 Tage vorher schriftlich mitgeteilt werden.

§ 7

Der freiwillige Austritt eines Mitgliedes erfolgt durch schriftliche Anzeige an den Schriftführer der Gesellschaft.

§ 8

Zu Ehrenmitgliedern können Ärzte oder Gelehrte ernannt werden, welche die urologische Wissenschaft oder die Gesellschaft in hervorragender Weise gefördert haben. Die Ernennung erfolgt auf Antrag des Vorstandes in der Mitgliederversammlung durch widerspruchslose Zustimmung oder durch Stimmzettel. Bei der Zettelwahl bedarf es einer Mehrheit von zwei Dritteln der abgegebenen Stimmen.

Die Ehrenmitglieder haben die Rechte der Mitglieder ohne deren Pflichten.

In gleicher Weise können Ärzte oder Gelehrte des In- und Auslandes zu korrespondierenden Mitgliedern ernannt werden. Korrespondierende Mitglieder haben die Rechte der Mitglieder, jedoch nur beratende Stimme.

§ 9

Der Vorstand besteht aus dem Präsidenten, dem Vizepräsidenten, dem ersten und zweiten Schriftführer und dem Schatzmeister.

Der Präsident vertritt die Gesellschaft gerichtlich und außergerichtlich nach außen. Er beruft die Sitzungen des Vorstandes, des Ausschusses und die Mitgliederversammlung ein und leitet die Verhandlungen. Er ist gehalten, jährlich eine Ausschußsitzung und mindestens alle 2 Jahre eine Mitgliederversammlung einzuberufen. Bei Verhinderung wird er vom Vizepräsidenten vertreten. Die ausgeschiedenen Präsidenten sind ständige Mitglieder des Ausschusses, bis sie in den Ruhestand treten.

Der 1. Schriftführer leitet das Sekretariat der Gesellschaft, besorgt den Schriftverkehr und führt das Sitzungsprotokoll.

Der Schatzmeister verwaltet das Vermögen der Gesellschaft und zieht die Beiträge ein. Er ist, ebenso wie der 1. Schriftführer, zeichnungsberechtigt.

Der Ausschuß besteht aus dem Vorstand, den ständigen, vier nichtständigen Ausschußmitgliedern und dem jeweiligen Vorsitzenden des Berufsverbandes der Deutschen Fachärzte für Urologie e.V. Beschlüsse des Ausschusses werden mit einfacher Stimmenmehrheit der Anwesenden gefaßt. Bei Stimmengleichheit entscheidet die Stimme des Präsidenten.

Über die Einnahmen und Ausgaben ist Buch zu führen. Es darf keine Person durch Verwaltungsaufgaben, die den Zwecken des Vereins fremd sind, oder durch verhältnismäßig hohe Vergütungen begünstigt werden.

Der Archivar ist ein Organ der Gesellschaft.

§ 10

Der Vorstand leitet die Geschäfte der Gesellschaft.

Er kann beliebige Aufgaben seines Geschäftsbereiches weiteren Mitgliedern der Gesellschaft übertragen.

Beschlüsse des Vorstandes werden mit einfacher Stimmenmehrheit der Anwesenden gefaßt. Bei Stimmengleichheit entscheidet die Stimme des Präsidenten.

§ 11

Die Amtsdauer des Präsidenten erstreckt sich über eine Kongreßperiode.

Die Wahl des Präsidenten erfolgt in der Mitgliederversammlung durch Stimmzettel; einfache Mehrheit entscheidet. Wird diese im ersten Wahlgang nicht erzielt, so erfolgt eine Stichwahl zwischen den beiden Mitgliedern, die die meisten Stimmen erhalten haben. Der Präsident der vorausgegangenen Kongreßperiode wird stets Vizepräsident. Der ausscheidende Präsident ist für die nächste Kongreßperiode nicht wählbar.

Die Wahl der Schriftführer und des Schatzmeisters erfolgt in der Mitgliederversammlung, wenn notwendig durch Stimmzettel, mit einfacher Mehrheit. Die Wahl erfolgt für die Dauer von zwei Kongreßperioden. Wiederwahl auch für die nächste Kongreßperiode ist zulässig.

Die Wahl der nicht ständigen Ausschußmitglieder erfolgt in der Mitgliederversammlung, wenn notwendig durch Stimmzettel, für die Dauer von 4 Jahren. Eine Wiederwahl ist nicht zulässig.

Die Wahl des Archivars erfolgt in der Mitgliederversammlung durch Stimmzettel, die einfache Mehrheit entscheidet. Die Wahl erfolgt für einen unbefristeten Zeitraum. Eine Abwahl des Archivars kann auf Antrag des Vorstandes nur in der Mitgliederversammlung erfolgen. Hierzu ist eine $^2/_3$-Mehrheit der anwesenden Mitglieder erforderlich. Die Abstimmung ist geheim und geschieht durch Stimmzettel. Ein Abwahlantrag muß allen Mitgliedern auf der Einladung zur Mitgliederversammlung angekündigt werden.

§ 12

Scheidet ein Mitglied des Vorstandes im Laufe seiner Amtszeit aus, so kann sich der Vorstand bis zur nächsten Mitgliederversammlung durch Zuwahl aus dem Ausschuß ergänzen.

§ 13

Der Vorstand hat mindestens alle 2 Jahre der Mitgliederversammlung einen Geschäftsbericht sowie die Abrechnung vorzulegen. Der Präsident beruft zwei Mitglieder zur Prüfung der Abrechnung. Die Mitgliederversammlung nimmt den Prüfungsbericht entgegen und erteilt dem Vorstand Entlastung.

§ 14

Eine Mitgliederversammlung ist ferner auch dann einzuberufen, wenn das Interesse der Gesellschaft es erfordert oder die Einberufung schriftlich vom zehnten Teil der Mitglieder unter Angabe des Zweckes und der Gründe vom Vorstand verlangt wird.

§ 15

Änderungen der Satzungen können der Mitgliederversammlung nur dann zur Beschlußfassung vorgelegt werden, wenn sie 4 Wochen vorher eingereicht sind und auf der Tagesordnung stehen.

§ 16

Die wissenschaftlichen Tagungen der Deutschen Gesellschaft für Urologie finden in regelmäßigen Abständen statt. Der Tagungsort wird jedesmal durch den Ausschuß bestimmt. Der Präsident legt das Kongreßprogramm dem Ausschuß vor.

§ 17

Vorträge sind dem Präsidenten termingerecht mit Inhaltsangabe anzumelden. Annahme und Sprechzeit werden vom Ausschuß bestimmt.

§ 18

Die Deutsche Gesellschaft für Urologie läßt die wissenschaftlichen Berichte in Form eines Kongreßbandes erscheinen unter Schriftleitung des jeweiligen Präsidenten.

§ 19

Auflösung der Gesellschaft: Der Antrag auf Auflösung der Gesellschaft wird der Tagesordnung nur eingefügt, wenn er von sämtlichen Vorstandsmitgliedern oder mindestens von der Hälfte der Mitglieder überhaupt unterzeichnet ist. Zur Beschlußfassung über diesen Antrag ist die nächste ordentliche Mitgliederversammlung zuständig, wenn dieselbe von mindestens zwei Dritteln der Mitglieder besucht ist.

Im Falle der Beschlußunfähigkeit muß der Vorstand innerhalb von 6 Wochen eine außerordentliche Mitgliederversammlung ordnungsgemäß unter Angabe der Tagesordnung einberufen, die dann unabhängig von der Zahl der erschienenen Mitglieder beschließt. Ein Beschluß, die Gesellschaft aufzulösen, kann in beiden Mitgliederversammlungen nur durch eine Mehrheit von drei Vierteln der anwesenden Mitglieder gefaßt werden. Die Mitgliederversammlung, welche die Auflösung der Gesellschaft beschließt, verfügt zugleich über die Ausführung der Auflösung und über die Verwendung des Vermögens der Gesellschaft.

Für die Auflösung der Gesellschaft gelten die gesetzlichen Vorschriften. Das Gesellschaftsvermögen fällt bei der Auflösung oder Wegfall der bisherigen Zwecke an die Deutsche Forschungsgemeinschaft, die es unmittelbar und ausschließlich für gemeinnützige Zwecke zu verwenden hat. Eine Zuwendung von Vermögen oder Vermögensteilen an Mitglieder der Deutschen Gesellschaft für Urologie ist ausgeschlossen. Beschlüsse über Verwendung des Vermögens der Gesellschaft sowie Beschlüsse über Satzungsänderungen, die die Zwecke der Gesellschaft und die Verwendung ihres Vermögens betreffen, sind auch vor Inkrafttreten dem zuständigen Finanzamt mitzuteilen. Über die Verwendung im einzelnen und die Beachtung der Bestimmungen der vorhergehenden Absätze entscheidet die Mitgliederversammlung.

Verzeichnis der Mitglieder
der Deutschen Gesellschaft für Urologie

(Stand Oktober 1976)

Organe der Gesellschaft

Geschäftsführender Vorstand:

Präsident: Prof. Dr. H. Marberger, A-6020 Innsbruck

Vizepräsident: Dr. D. Zoedler, D-4000 Düsseldorf

1. Schriftführer: Prof. Dr. R. Nagel, D-1000 Berlin

2. Schriftführer: Prof. Dr. K. F. Albrecht, D-5600 Wuppertal

Schatzmeister: Prof. Dr. F. Arnholdt, D-7000 Stuttgart

Ständige Ausschußmitglieder:

Prof. Dr. W. Brosig, D-1000 Berlin

Prof. Dr. H. K. Büscher, D-3000 Hannover

Prof. Dr. H. Dettmar, D-4000 Düsseldorf

Prof. Dr. W. Lutzeyer, D-5100 Aachen

Prof. Dr. E. Schmiedt, D-8000 München

Nichtständige Ausschußmitglieder:

Dr. K. J. Broegger, D-4000 Düsseldorf

Prim. Dr. H. Loebenstein, A-1030 Wien

Prof. Dr. Sachse, D-8500 Nürnberg

Prof. Dr. J. B. Sökeland, D-4600 Dortmund

Dr. D. Heck, D-6800 Mannheim 1

(als Präsident des Berufsverbandes der Deutschen Fachärzte für Urologie)

Dr. W. Knipper, D-2000 Hamburg 22

(Ehrenpräsident des Berufsverbandes der Deutschen Fachärzte für Urologie, als beratendes Mitglied)

Archivar: Dr. F. Schultze-Seemann, D-1000 Berlin

Ehrenmitglieder

Geheimer Sanitätsrat Prof. Dr. Alken, Carl-Erich, Direktor der Urolog. Univ.-Klinik, i. R., D-6650 Homburg a. d. Saar.

Prof. Dr. Babics, Antal, Ulloi 78/B. H-Budapest VIII (Ungarn).

Prof. Dr. Boeminghaus, Hans, Facharzt für Chirurgie u. Urologie, Chefarzt im Ruhestand, Beckbuschstraße 18, D-4000 Düsseldorf.

Prof. Dr. Boshamer, Kurt, Facharzt für Chirurgie u. Urologie, Chefarzt im Ruhestand, Haardter Straße 6, D-6730 Neustadt/Weinstraße 1.

Prof. Culp, David. A., M. D., Professor of Urology, University of Iowa College of Medicine, Iowa-City, Iowa (USA).

Prof. Dr. Dr. h.c. Derra, Ernst, Facharzt für Chirurgie, Himmelgeister Straße 226, D-4000 Düsseldorf.

Prof. Dr. Deuticke, Paul, Facharzt für Urologie, Metternichgasse 7, A-1030 Wien III (Österreich).

Prof. Dr. Forssmann, Werner, Facharzt für Chirurgie u. Urologie, D-7861 Wies-Wambach i. Südbaden.

Prof. Dr. Giertz, Gustav, Facharzt für Urologie, Karolinska Sjukhuset, S-10401 Stockholm 60 (Schweden).

Prof. Dr. De Gironcoli, Franco, 119, Via S. Niccolò, I-Florenz (Italien).

Prof. Dr. Goodwin, W. E., University of California (UCLA), Los Angeles (USA).

Prof. Dr. Heusch, Karl, Facharzt für Urologie und Chirurgie, Chefarzt der Urolog. Klinik, i. R., Kaiser-Friedrich-Allee 39, D-5100 Aachen.

Prof. Dr. Ichikawa, Tokuji, Director of the First National Hospital of Tokyo, Tokyo (Japan) 1, Toyamacho, Shinjuku-ku, Tokyo.

Prof. Dr. Jönsson, Gösta, Urologiska Kliniken, Lasarettet, S-22185 Lund (Schweden).

Prof. Dr. Dr. h.c. Linder, Fritz, Direktor d. Chirurg. Univ.-Klinik, D-6900 Heidelberg.

Prof. Dr. Ljunggren, Einar, Carlanderska Sjukhemmet, S-41255 Göteborg (Schweden).

Prof. Dr. May, Ferdinand, Facharzt für Chirurgie u. Urologie, Chefarzt d. Urolog. Krankenhauses u. Inhaber d. Lehrstuhles f. Urologie der Universität München, i. R., Pienzenauerstr. 125, D-8000 München 81.

Prof. Dr. Mayor, Georges, Facharzt für Chirurgie u. Urologie, Ord. Prof. f. chirurg. Urologie Universität Zürich u. Direktor der Urolog. Univ.-Klinik, Kantonsspital, Rämistraße 100, CH-8000 Zürich (Schweiz).

Prof. Dr. E. Michalowski, Klinika Urologiczna, Krakow, Ulica Grzegórzecka 18, (Polen).

Prof. Dr. Ravasini, Giorgio, Facharzt für Urologie, Chefarzt der Urolog. Univ.-Klinik, Clinica Urologica Monoblocco Ospedaliero, Riviera Mugnai 8, I-35100 Padova (Italien).

Prof. Dr. Rosenstein, Paul, Rua das Acacias 90, Rio de Janeiro (Brasilien).

Prof. Dr. Staehler, Werner, Facharzt für Urologie, Sommerhalde 23, D-7400 Tübingen 6.

Prof. Dr. Takayasu, Hisao, University of Tokyo, Hongo, (Japan).

Univ.-Prof. Übelhör, Richard, Facharzt für Urologie, ehem. Vorstand der Urolog. Univ.-Klinik, i. R., Haspingergasse 8, A-1080 Wien 8 (Österreich).

Prof. Dr. Wildbolz, Egon, Sulgeneckstraße 25, CH-3000 Bern (Schweiz).

Prof. Dr. Dr. h. c. Zenker, Rudolf, ehem. Direktor d. Chirurg. Univ.-Klinik, Hauensteinstraße 14, D-8000 München 90.

Korrespondierende Mitglieder

Prof. Dr. Alwall, Nils, Direktor der Med. Univ.-Klinik (Nierenklinik), S-2205 Lund 5 (Schweden).

Dr. Angeloff, Angel, Abt. Urologie im Zentrum der Chirurgie, Johann-Wolfgang-Goethe-Universität, Theodor-Stern-Kai 7, D-6000 Frankfurt/M.-Süd.

Prof. Dr. Auvert, Jean, 78, Av. de Suffren, 75015, Paris (Frankreich).

Prof. Dr. Bakker, N. J., Landswerf 256, Rotterdam (Holland).

Prof. Dr. Balogh, Ference, Facharzt für Urologie, Direktor der Urolog. Univ.-Klinik, Pecs Munkecsy Mihaly u. 2, (Ungarn).

Dr. Band, David, Edinburgh (Schottland).

Prof. Dr. Bartrina, Josef, Diagonal 419, Barcelona (Spanien).

Prof. Boer, Pieter W., Direktor der Urologischen Abteilung, Reichsuniversität Groningen, Academisch Ziekenhuis, Oostersingel 59, Groningen (Holland).

Doz. Dr. habil. Belonoschkin, Boris Alexander, Facharzt für Frauenheilkunde, Stellvertr. Chefarzt der Frauenklinik, 10064 Soderjukhuset, S-10401 Stockholm (Schweden).

Prof. Dr. Blasucci, Paolo, unbekannt verzogen.

Priv.-Doz. Dr. Biedermann, Günther, Chirurg. Univ.-Klinik, A-6020 Innsbruck (Österreich).

Prof. Dr. Bodechtel, Gustav, Med. Univ.-Klinik, D-8000 München.

Prof. Dr. Bruni, Pasquale, Libero Docente in Urologia, Primario Urologo, Ospedale S. Gennaro, Via Giovenale 9, I-80122 Napoli (Italien).

Prof. Dr. Couvelaire, Roger, 44, Rue Boileau, Paris (Frankreich).

Prof. Dr. Darget, Raymond, Urolog. Klinik der Universität, Rue Casteja 17, F-Bordeaux (Frankreich).

Prof. Dr. Defort, Rene, Belgiëlei 199, Antwerpen (Belgien).

Prof. Dr. Dix, Victor Wilkinson, Kent Tunbridge Wells, 8 Shandon Close (England).

Dr. Duff, Francis Arthur, Lecturer Urology, Vice-President, Royal College of Surgeons, Ireland, 9. Fitzwilliam Place, Dublin (Irland).

Doz. Dr. Enfedjieff, Michael, Facharzt für Chirurgie u. Urologie, Vorstand der Urolog. Klinik, Staatskrankenhaus, Dr. R. Angeloff, Sofia (Bulgarien).

Prof. Dr. Ercole, Ricardo, Br. Oronno 755, Rosario (Argentinien).

Prof. Fritjofsson, Ake, Associate Professor, Chief of the Department of Urology, University Hospital, S-75014 Uppsala 14 (Schweden).

Prof. Dr. Gammelgaard, Peter A., Professor of Surgery, Department of Urology, Gentofte Hospital, DK-2900 Hellerup (Dänemark).

Dr. Garcia, Alberto E., priv., Paraguay 1352, Buenos Aires (Argentinien).

Prof. Dr. Glenn, James, F., Head, Dept. of Urology, Duke University, Durham, North Carolina (USA).

Prof. Dr. Gregoir, W., Université Libre des Bruxelles, Fakulté de Médecine et de Pharmacie, Hopital Universitaire Brugman, Clinique Urologique Place Van Gehuchten, 1020 Bruxelles (Belgien).

Dr. HANLEY, HOWARD, Devonshire Street, Portland Place W 1, London (England).

Dr. HJORT, ERLING, Akershus Fylke, Kirurkisk avdeling, Midstuen, Oslo (Norwegen).

Dr. HOWALD, RUDOLF, Facharzt für Urologie u. Chirurgie, Leimenstraße 57, CH-4000 Basel (Schweiz).

Prof. Dr. KUESS, RENÉ, 63 Avenue Niel, F-75 Paris XVII (Frankreich).

Dr. LEANDER, GÖSTA, Nybrogatan 34, S-10401 Stockholm (Schweden).

Prof. Dr. MADSEN, P. O., Chief of Urologic Service, Veterans Administration Hospital, 2500 Overlook Terrace, Madison, Wisconsin 53705 (USA).

Dr. MANDEL, J. V., 79 Harley Street, London W 1 (England).

Prof. Dr. MINDER, JULIUS, Facharzt für Urologie, o. ö. Prof. d. Urologie an der Universität Budapest, jetzt Facharzt f. Urolog. FMH, Börsenstraße 16, CH-Zürich (Schweiz).

Dr. PATTON, JOHN, Water Reed Army Hospital, Washington 12, D. C., (USA).

Prof. Dr. PEREZ CASTRO, ENRIQUE, Facharzt für Urologie, Abteilungschef der Servicio de Urologia de la Ciudad Sanitaria Provincial Francisco Franco, Calle Doctor Esquerdo, 46, Madrid 2 (Spanien).

Prof. Dr. PETKOVIĆ, SAVA, Facharzt für Chirurgie und Urologie, Uroloska Klinika, Medicinskog Fakulteta Belgrad, General Zdanora 51 (Jugoslawien).

Prof. Dr. PYTEL, ANTON, Member Corr. Akademie Med. Sciences, Scientific Advisor of the Urological Klinik 2, Moskauer Med. Institute, Kotelnitscheskaja naber. I/15, w. 49, Moskau-240 (UdSSR).

Dr. RAPOSO-MONTERO, LUIS, Facharzt für Urologie (Privatklinik), Huerfanas, 15, Santiago de Compostela (Cornua, Spanien).

Dr. med. Univ. RAUCHENWALD, KARL, Facharzt für Urologie und Chirurgie, Vorstand der Urolog. Abt. am Landeskrankenhaus, St.-Veiter-Straße 47, A-9010 Klagenfurt (Österreich).

Prof. Dr. SERAV, KEMAL.

Prof. Dr. SERRALACH, Pelayo 40, Barcelona (Spanien).

Dr. SESTIC, ZLATKO, Facharzt für Urologie, Trg M. Oreskovica 2, Zagreb (Jugoslawien).

Prof. Dr. SORRENTINO, MICHELANGELO, Riviera di Chiaia 207, I-Neapel (Italien).

Doz. Dr. Z. SZENDRÖI, Urolog. Univ.-Klinik, P.O. Box 194, H-1428 Budapest (Ungarn).

Doz. Dr. SCHAFFHAUSER, FRANZ, unbekannt verzogen.

Prof. Dr. TURNER-WARWICK, RICHARD, 51 Harley House, Marylebone Road, London N.W. I. (England).

Prof. Dr. WESOLOWSKI, STEFAN, Facharzt für Urologie, Leiter der Urolog. Univ.-Klinik, Warschau, Oczki 6 (Polen).

Prof. Dr. WEYENETH, RICHARD, unbekannt verzogen.

Ordentliche Mitglieder (Stand vom Oktober 1976: 566 Mitglieder)

Dr. ABERLE, ALBRECHT, Facharzt für Urologie u. Chirurgie, Niedergelassener Urologe, Belegarzt, Kaiserring 24, D-6800 Mannheim.

Dr. ACKERMANN, R., Facharzt für Urologie, Urologische Klinik und Poliklinik der Universität Würzburg, Luitpoldkrankenhaus, D-8700 Würzburg.

Dr. ADAM, OSWALD, Facharzt für Chirurgie u. Urologie, Niedergelassener Chirurg u. Belegarzt im Michaeliskrankenhaus Hamburg, Schlüterstraße 6/III, D-2000 Hamburg 13.

Dr. ALBESCU, ION V., Kreiskrankenhaus, D-8304 Mallersdorf.

Dr. ALBRECHT, DIETER, Facharzt für Urologie, An der Weide 31, 2800 Bremen.

Prof. Dr. ALBRECHT, KARL-FRIEDRICH, Facharzt für Urologie u. Chirurgie, Direktor der Urolog. Klinik der Stadt. Heusnerstraße 40, D-5600 Wuppertal 2.

Dr. ALBRING, HELMUT, Facharzt für Urologie, Leitender Arzt der Urolog. Abt. am Josef-Krankenhaus, D-4690 Herne.

Dr. ALFERMANN, FRIEDHELM, Facharzt für Urologie u. Chirurgie, Leitender Arzt der Urolog. Abt. des Elisabeth-Krankenhauses, Weinbergstraße 7, D-3500 Kassel.

Dr. v. ALLESCH, WILHELM, Facharzt für Urologie, Chefarzt der Urolog. Abt. Krankenhaus Seepark, Bremerhaven, D-2851 Debsted.

Dr. ALMSTEDT, ULRICH, Facharzt für Urologie, Bahnhofstraße 30a, D-3100 Celle (Hann.).

Dr. ALTVATER, GERHARD, Facharzt für Urologie, Chefarzt der Urolog. Abt. des Johanniter-Krankenhauses, D-4200 Oberhausen-Sterkrade.

Dr. ARANYOSSY, SZOLT, Urologische Klinik und Poliklinik der FU Berlin Klinikum Westend, Spandauer Damm 130, D-1000 Berlin 19.

Prof. Dr. ARNHOLDT, FRITZ, Chefarzt der Urolog. Abt. des Katharinenhospitals, D-7000 Stuttgart.

Dr. ARNOLD, UWE-CHRISTIAN, Urologische Klinik und Poliklinik der FU Berlin, Klinikum Westend, Spandauer Damm 130, D-1000 Berlin 19.

Dr. BACHER, KARL, Facharzt für Urologie u. Chirurgie, Donnersbergstraße 9, D-6170 Frankenthal.

Prof. Dr. BANDHAUER, KLAUS, Facharzt für Urologie, Chefarzt der Urolog. Klinik am Kantonspital, CH-9006 St. Gallen (Schweiz).

Dr. BANDTLOW, KLAUS, Facharzt für Urologie, Bahnhofstraße 12, D-8220 Traunstein.

Dr. BARGENDA, BERNHARD, Facharzt für Urologie, Chefarzt der Urologischen Abt. des Städt. Auguste-Viktoria-Krankenhauses, Rubensstraße 125, D-1000 Berlin 41.

Dr. BARON, PAUL, 40 Ave Charles Floquet, Paris 75007.

Dr. BARTELS, HENNING, Chefarzt am Ev. Krankenhaus, Postfach 134, Göttingen-Weende.

Dr. BARTSCH, GEORG, Urologische Universitätsklinik, A-6020 Innsbruck (Österreich).

Dr. BASTIAN, H. P., Urologische Universiäts-Klinik, Venusberg, D-5300 Bonn 1.

Prof. Dr. BAUER, KARL-MICHAEL, Facharzt für Urologie, FA für Chirurgie, Chefarzt der Urolog. Abt. u. Ärztl. Direktor, Städt. Krankenhaus, D-8200 Rosenheim.

Dr. BAUERMEISTER, HERMANN, Hemmingstedter Weg 6, D-2000 Hamburg 52.

Prof. Dr. BAUMBUSCH, FRIEDRICH, Facharzt für Urologie u. Chirurgie, Direktor der Urolog. Klinik der Städt. Krankenanstalten, Lutherplatz 40, D-4150 Krefeld.

Prof. Dr. BAUMGÄRTEL, HERMANN, Chefarzt der Urolog. Klinik im Krankenhaus Siloah, Auestraße 46, D-3000 Hannover.

Dr. BAUMGART, ROLF, Facharzt für Urologie u. Chirurgie, Chefarzt der Urolog. Abt. der Städt. Krankenanstalten, An den Voßbergen 70/99, D-2900 Oldenburg.

Dr. BAUR, ALFONS, Facharzt für Urologie, Laudahnstraße 33, D-5000 Köln-Lindenthal 41.

Dr. BAUR, HANS-HELMUT, Chefarzt der Urolog. Abt. des Kreiskrankenhauses, Paul-Klee-Straße 9, D-7920 Heidenheim (Brenz).

Dr. BECK, MATTHIAS, Facharzt für Urologie, ehem. Chefarzt des St.-Elisabeth-Krankenhauses, Urolog.-Abt., Hohenstaufenring 53/55, D-5000 Köln.

Dr. BECKENDORF, FRITZ, Facharzt für Chirurgie, Chefarzt der chir. Klinik im Krankenhaus Nordstadt, Haltenhoffstraße 41, D-3000 Hannover.

Dr. BECKER, WOLFGANG, Facharzt für Urologie, Eichkamp 27, D-2900 Oldenburg.

Dr. BEHR, JÜRGEN, Facharzt für Urologie, Chefarzt der Urolog. Abt. des Ev. Krankenhauses, Forster Weg 34, D-3450 Holzminden.

Dr. BELLENBERG, HANS-GÜNTHER, Chefarzt der Urolog. Abt. des St.-Elisabeth-Krankenhauses, Ginnheimer Straße 3, D-6000 Frankfurt (Main).

Dr. BERGLIN, THORWALD, Sahlgrenska Krankenhaus, Götabergsgatan 22, S-41134 Göteborg.

Dr. BERGMANN, G., Helmholtzstraße 46, D-5300 Bonn-Duisdorf.

Prof. Dr. BERGMANN, MAX, Leiter der Urolog. Abt. im Allg. Krankenhaus, A-1020 Linz (Donau).

Dr. BERNDT, RUDOLF, Facharzt für Urologie u. Chirurgie, Chefarzt der Urolog. Abt., Städt. Krankenhaus Neukölln, Rudowerstraße 56, D-1000 Berlin 47.

Prof. Dr. BICHLER, KARL-HORST, Facharzt für Urologie, Direktor der Urolog. Univ.-Klinik Tübingen, Calwer Straße 7, D-7400 Tübingen.

Dr. BIEBERBACH, JOACHIM, Facharzt für Urologie, Minister-Stüve-Straße 6, D-3000 Hann.-Linden.

Dr. BIELENBERG, DIETER, Facharzt für Urologie, Schillerstraße 1, D-2900 Oldenburg.

Dr. BIERNAT, WALTER, Facharzt für Erkrankungen der Harnwege, Ringstraße 3, D-3110 Uelzen.

Dr. BLASCHE, PAUL, Facharzt für Urologie u. Chirurgie, Chefarzt d. Urolog. Abt. am Städt. Stiftungskrankenhaus, Ludwigstraße 9, D-6720 Speyer.

Dr. BLEICKEN, HANS GERD, Facharzt für Urologie u. Chirurgie, Chefarzt der Urolog. Abt. der Ev.-luth. Diakonissenanstalt, Knuthstraße 1, D-2390 Flensburg.

Dr. BLESS, KLAUS-DIETHELM, Facharzt für Urologie, Leitender Arzt der Urolog. Abt. am Marienhospital, D-4235 Schermbeck/über Wesel.

Prof. Dr. BLUMENSAAT, CARL, Uferstraße 12, D-8992 Wasserburg (Bay.).

Dr. BLUM, DIETER, Urologische Klinik und Poliklinik der FU Berlin, Klinikum Westend, Spandauer Damm 130, D-1000 Berlin 19.

Dr. BLUMENSTOCK, ULRICH, Facharzt für Urologie, Schulenbergring 128, D-1000 Berlin 42.

Dr. BLUMENTHAL, OTTO: FA für Urologie u. Chirurgie, Chefarzt der Chirurg. Abt. des Allg. Krankenhauses Rissen, Suurheid 20, D-2000 Hamburg-Rissen.

Dr. BODEN, OTTO, Facharzt für Urologie, ehem. Chefarzt der Urolog.-Abt. des St.-Hildegardis-Krankenhauses, Dürener Straße 290, D-5000 Köln-Lindenthal.

Dr. BÖCK, FRITZ, Facharzt für Urologie, Unterländlstraße 52, D-7000 Stuttgart-Zuffenhausen.

Dr. BÖDEKER, JÜRGEN, Oberarzt der Urolog. Klinik u. Poliklinik d. Freien Universität, Berlin Westend, Spandauer Damm 130, D-1000 Berlin 19.

Dr. BÖHMER, WALTER, Facharzt für Urologie, Chefarzt des St.-Marien-Hospitals, Mühlenstraße 5, D-4660 Gelsenkirchen-Buer.

Dr. BÖHRINGER, KONRAD, Facharzt für Urologie u. Chirurgie, Friedrich-Verleger-Straße 5, D-4800 Bielefeld.

Priv.-Doz. Dr. BOEMINGHAUS, FRANK, Wiss. Assistent, Urolog. Univ.-Klinik, Moorenstraße, D-4000 Düsseldorf.

Dr. BÖTTGER, PAUL, Facharzt für Urologie, Kaiserstraße 96, D-6050 Offenbach.

Dr. BOFINGER, GÜNTHER, Facharzt für Urologie, Kimmichstraße 2, D-7000 Stuttgart 31.

Dr. BOGDAN, ROMAN, Landgrafenstraße 3, D-1000 Berlin 30.

Dr. BOLL, KLAUS, Chefarzt der Urologischen Abteilung, Mathias-Spital, D-4440 Rheine.

Dr. BONDARENKO, GEORG, Stadtkrankenhaus, D-2190 Cuxhaven.

Dr. BOPP, GÜNTER, Facharzt für Urologie, Chefarzt d. Urolog. Hauptabteilung am Kreiskrankenhaus, D-7090 Ellwangen/Jagst.

Dr. BRACHMANN, WERNER, Facharzt für Urologie u. Chirurgie, Chefarzt der Urolog. Abt. Allg. Krankenhaus Hamburg-Barmbek, Rübenkamp 148, D-2000 Hamburg 33.

Dr. BRANDENBERG, OTTO WILHELM, Facharzt für Urologie, Niedergelassener Urologe u. Leitender Arzt einer Urolog. Krankenhausabt., Wilhelmitorwall 4, D-3300 Braunschweig.

Dr. BRANDSTÄTER, PETER, Facharzt für Urologie u. Chirurgie, Chefarzt der Urolog. Abt. des Kreiskrankenhauses, Posilipostraße, D-7140 Ludwigsburg.

Dr. BRAUER, ROBERT, Facharzt für Urologie, Hallerstraße 26, D-8500 Nürnberg.

Dr. BRAUN, HANS-PETER, Chefarzt d. Urol. Abt. St. Vinzenzkrankenh., Holzstr. 4a, D-6720 Speyer.

Dr. BRAUN, REINER, Facharzt für Urologie, Oberarzt der Urolog. Klinik des Schwerpunktkrankenhauses Wetzlar, Bachstraße 66, D-6301 Heuchelheim.

Doz. Dr. BRAVETTA, GIOVANNI, Primario Urologo, Ospedale Bassini-Milano, Leguano 32, I-20121 Milano (Italien).

Dr. BREHMER, BERND, Facharzt für Urologie, Oberarzt der Urolog. Universitätsklinik Essen, Universitätsklinikum der Gesamthochschule Essen, Hufelandstraße 55, D-4300 Essen 1.

Dr. BREMICKER, DIETER, Urologische Abteilung des Knappschaftskrankenhauses, D-4600 Dortmund.

Dr. BRENNER, WERNER, Facharzt für Urologie u. Chirurgie. unbek. verz.

Dr. BRESSEL, MAX, Facharzt für Chirurgie u. Urologie, Chefarzt der Urolog. Abt. im Allg. Krankenhaus Hamburg-Harburg, Eißendorfer Pferdeweg 52, D-2100 Hamburg 90.

Prof. Dr. BRINKMANN, WOLF, Facharzt für Chirurgie, Chefarzt, Hohenrodstraße 1, D-4690 Herne (Westf.).

Dr. BRODA, Assistenzarzt d. Urolog. Abt. Friederikenstift Hannover, Humboldtstraße 5, D-3000 Hannover.

Dr. BROEGGER, KARL-JOSEF, Facharzt für Urologie u. Chirurgie, Louise-Dumont-Straße 1, D-4000 Düsseldorf.

Prof. Dr. BROSIG, WILHELM, Facharzt für Chirurgie u. Urologie, Direktor der Urolog. Univ.-Klinik der Freien Universität Berlin im Klinikum Steglitz, Hindenburgdamm 30, D-1000 Berlin 45.

Dr. BROSS, HEINRICH, Facharzt für Chirurgie, Chefarzt der Chirurg. Abt. des Marienhospitals, Sternstraße 91, D-4000 Düsseldorf.

Prof. Dr. BRÜHL, P., FA für Urologie u. Labordiagnostik 1. Oberarzt d. Urolog. Univ.-Klinik, Venusberg, D-5300 Bonn.

Prof. Dr. BRÜTT, HENNING, Facharzt für Chirurgie u. Urologie, bis 1957 Ärztl. Direktor des Hafenkrankenhauses, Kuulsberg 8, D-2000 Hamburg 55.

Dr. BRUNZEMA, FRIEDRICH, Facharzt für Urologie, Marienhospital, Urolog. Abt., Rochusstraße 2, D-4000 Düsseldorf.

Dr. BÜLOW, H., Facharzt für Urologie, Urologische Klinik und Poliklinik der Universität Würzburg, Luitpoldkrankenhaus, D-8700 Würzburg.

Dr. BÜNZ, WERNER, Facharzt für Chirurgie u. Urologie, Michaeliskrankenhaus, Karlstraße 35, D-2000 Hamburg 76.

Prof. Dr. BÜSCHER, HANS-KASPAR, Facharzt für Urologie, Leitender Arzt der Urolog. Abt. Friederikenstift, Humboldtstraße 5, D-3000 Hannover.

Dr. BUSCH, HANS-GERHARD, Facharzt für Urologie u. Lungenkrankheiten, Wolkausweg 4, D-2000 Hamburg 63.

Prof. Dr. VAN CAMP, KOENRAAD, Facharzt für Urologie, Lovelingstraat 70, B-2000 Antwerpen (Belgien).

Dr. CARL, PETER, Facharzt für Urologie, Oberarzt d. Urolog. Univ.-Klinik, Thalkirchner Straße 48, D-8000 München 2.

Dr. CHIARI, REINHARD, Facharzt für Urologie, Oberarzt d. Urolog. Klinik des Akademischen Krankenhauses Fulda, D-6400 Fulda.

Dr. CHRISTIANS, JOCHEN, Leitender Arzt d. Urolog. Abt. d. Evangelischen Krankenhaus, D-4200 Oberhausen.

Dr. CIFUENTES-DELATTE, LUIS, Facharzt für Urologie, Leiter der Urolg. Abt. der Clinica de la Nuestra Señora de la Concepción, Ryes Católicos 2, Madrid (Spanien).

Dr. CLASS, GERHARD, Facharzt für Urologie, Dreiköniggasse 17, D-7900 Ulm (Donau).

Dr. COHAUSZ, JOSEF, Facharzt für Urologie, Leitender Arzt der Urolog. Abt. der Raphaels-Klinik, Fürstenbergstraße 5, D-4400 Münster (Westf.).

Dr. CRONA, HUGO, Lasarettet, S-Uddewilla (Schweden).

Dr. CRONE-MÜNZEBROCK, HELMUT, Facharzt für Urologie, Am Schifferwall 5, D-3140 Lüneburg.

Dr. CRÜSEMANN, Urolog. Univ.-Klinik, D-6650 Homburg a. d. Saar.

Dr. CZAJA, DIETER, Facharzt für Urologie, Ostwall 191, D-4150 Krefeld 1.

Dr. DANGER, WILHELM, Facharzt für Chirurgie u. Urologie, Alter Markt 2, D-4800 Bielefeld.

Dr. DATHE, GÜNTER, Facharzt für Urologie u. Chirurgie, Oberarzt der Urolg. Abt. der Chirurg. Univ.-Klinik, D-6000 Frankfurt (Main).

Dr. DAUT, HANS, Chefarzt des Sanatoriums Reinhardsquelle, D-3590 Wildungen-Reinhardshausen.

Dr. DECRISTOFORO, ANTON, Urologische Universitätsklinik, Anichstraße 35, A-6020 Innsbruck (Österreich).

Doz. Dr. habil. DEGE, HANS-ALBERT, Finkenweg 3, D-7419 Grächingen.

Dr. DEGENHARDT, WOLFGANG, Feldstraße 5, D-5841 Holzen.

Dr. DEILMANN, FRIEDRICH-WILHELM, Facharzt für Chirurgie u. Urologie, Chefarzt des Krankenhauses der Barmherzigen Brüder, Urolog. Abt., i. R., Sickingenstraße 14, D-5500 Trier.

Dr. DEISTING, WERNER-HERMANN, Facharzt für Chirurgie u. Urologie, unbek. verz.

Prof. Dr. DETTMAR, HERMANN, Facharzt für Urologie, Direktor der Urolog. Univ.-Klinik, Moorenstraße 5, D-4000 Düsseldorf.

Dr. DEWES, RUDOLF, Facharzt für Urologie, Schwachhauser Heerstraße 155, D-2800 Bremen.

Dr. DIEMER, Oberarzt d. Krankenhauses Hellersen-Lüdenscheid. D-5880 Lüdenscheid-Hellersen.

Dr. DIENER, WOLFGANG, Facharzt für Urologie u. Chirurgie, Chefarzt der Urolog. Abt. des Ev. Jung-Stilling-Krankenhauses, D-5900 Siegen.

Dr. DIETZ, PAUL, Facharzt für Urologie, Leineweberstraße 55, D-4330 Mülheim (Ruhr).

Dr. DÜHRIG, HERBERT, Facharzt für Urologie u. Chirurgie, Fuhlsbütteler Straße 104, D-2000 Hamburg 33.

Dr. EBBINGHAUS, KLAUS DIETER, Facharzt für Urologie u. Chirurgie, Chefarzt der Urolog. Abt. an den Krankenhäusern des Kreises, D-5880 Lüdenscheid-Hellersen.

Prof. Dr. EBHARDT, KLAUS, Humboldtstraße 51, D-7530 Pforzheim.

Dr. ECKHARDT, GEORG, Facharzt für Chirurgie u. Urologie, Med. Dir. u. Chefarzt i. R., Richard-Kirchner-Straße 22, D-3590 Bad Wildungen.

Dr. EDELHOFF, JULIUS, Facharzt für Chirurgie, Chefarzt der Chirurg. Klinik des Städt. Krankenhauses Süd Lübeck, Kronsfelder Allee 69–73, D-2400 Lübeck.

Doz. Dr. EDSMAN, GUNNAR, Facharzt für Röntgendiagnostik, Oberarzt, Fontinvägen 30, S-44200 Kungälv (Schweden).

Dr. EICHLER, HEINZ, Facharzt für Urologie, Kasinostraße 2a, D-6230 Ff-Höchst.

Dr. EICKENBERG, H.-U., Oberarzt der Urologischen Klinik des Universitätsklinikum der Gesamthochschule Essen, D-4300 Essen.

Priv.-Doz. Dr. EISENBERGER, FERDINAND, Facharzt für Urologie, leitender Oberarzt der Urolog. Klinik der Universität, Thalkirchner Straße 48, D-8000 München 2.

Doz. Dr. EKMANN, HANS, Facharzt für Chirurgie u. Urologie, Sahlgrenska Sjukhuset, Linné-platsen 4, S-Göteborg SV (Schweden).

Priv.-Doz. Dr. ELSÄSSER, ERICH, Facharzt für Chirurgie u. Urologie, Chefarzt der urolog. Abt. des Krankenhauses der Barmherzigen Brüder, D-8000 München 2.

Dr. ENGEHAUSEN, GERHARD, Facharzt für Urologie, Chefarzt d. Urolog. Klinik d. Ev. Krankenhauses „Lutherhaus“, Hellweg 100, D-4300 Essen.

Prof. Dr. ENGELKING, RÜDIGER, Facharzt für Urologie, Direktor der Urolog. Univ.-Klinik, D-5000 Köln-Lindenthal.

Dr. ERKENS, HELMUT, Facharzt für Chirurgie u. Urologie, Chefarzt der Urolog. Abt. St.-Vinzenz-Hospital, Merheimer Straße 217, D-5000 Köln-Nippes (60).

Prof. Dr. Eufinger, Hartwig, Facharzt für Chirurgie u. Urologie, Chefarzt der I. Chirurg. Klinik der Städt. Krankenanstalten, Theodor-Heuss-Straße, D-6600 Saarbrücken.

Dr. Fabian, Peter, Facharzt für Urologie, Utbremerstraße 100, D-2800 Bremen.

Dr. Fanizadeh, Alireza, Assistenzarzt unbekannt verzogen.

Dr. Faris, Faruk, Facharzt für Urologie, Ufergarten 1, D-5650 Solingen.

Priv.-Doz. Dr. Faul, Peter, Facharzt für Urologie, Chefarzt der Urolog. Abt. des Stadtkrankenhauses, D-8940 Memmingen.

Dr. Federschmidt, Klaus, Facharzt für Urologie, Chefarzt der Urolog. Abt. Ev.-Johannes-Krankenhaus, Schildescher Straße 99, D-4800 Bielefeld.

Dr. Feiber, Facharzt für Urologie, Chefarzt der Städt. Kurklinik Bad Wildungen, Richard-Kirchner-Straße 17, D-3590 Bad Wildungen.

Dr. Fiedler, Helmut, Facharzt für Chirurgie u. Urologie, Städt. Auguste-Viktoria-Krankenhaus, Rubensstraße, D-1000 Berlin 41.

Dr. Fiedler, Ulrich, Facharzt für Urologie, Ass. Prof. Klinikum Steglitz d. Freien Universität Berlin, Urolog. Klinik, Hindenburgdamm 30, D-1000 Berlin 45.

Dr. Fischer, Johannes, Facharzt für Urologie, Spielbudenplatz 5, D-2000 Hamburg 4.

Dr. Flick, Hans, Facharzt für Urologie, Leitender Oberarzt d. Urolog. Sanatoriums Peterzell-St. Georgen, Tübinger Straße 6, D-7220 Schwenningen (Neckar).

Dr. Forner, Lother, Facharzt für Urologie u. Chirurgie, Marktstraße 31, D-2940 Wilhelmshaven.

Dr. Frank, Wolfgang, Facharzt für Urologie u. Chirurgie, Urolog. Klinik Dr. Castringius, Germeringer Straße 32, D-8033 Planegg b. München.

Dr. Frei, Albert, Facharzt für Urologie, Chefarzt der Urolog. Klinik, Städt. Krankenhaus, D-7700 Singen (Hohentwiel).

Dr. Fricke, Otto, Facharzt für Urologie, Eickhoffstraße 5, D-4830 Gütersloh.

Dr. Friedrich, Carola, Fachärztin für Urologie, Naumburger Straße 2, D-8500 Nürnberg.

Dr. Friedrich, Hermann, Facharzt für Urologie, Naumburger Straße 2, D-8500 Nürnberg.

Dr. Frieling, Horst, Facharzt für Urologie, Unterm Fröndenberg 18, D-5860 Iserlohn.

Dr. Frink, Peter unbekannt verzogen.

Dr. Fritsch, Fedor, Oberarzt der Urolog. Klinik der Universität, YU-61000 Ljubljana (Jugoslawien).

Prof. Dr. Frohmüller, Hubert, Direktor d. Urolog. Univ.-Klinik u. Poliklinik, Luitpoldkrankenhaus, 8700 Würzburg.

Dr. Frohne, Karl-Heinz, Facharzt für Chirurgie und Urologie, Bismarckstraße 92, D-2870 Delmenhorst.

Dr. Fröhlich, Günther, Chefarzt der Urolog. Abt. St.-Franziskus-Hospital, Franziskusstraße, D-2842 Lohne.

Dr. Funfack, Hans-Joachim, Facharzt für Urologie u. Chirurgie, Marktstraße 53, D-7470 Albstadt 1.

Dr. Funk, Klaus, Facharzt für Urologie, Chefarzt der Urolog. Abt. am Knappschaftskrankenhaus, D-4650 Gelsenkirchen.

Prof. Dr. Gaca, Adalbert, Facharzt für Urologie, Chefurologe, vorm. Deutsche Klinik für Diagnostik, D-6200 Wiesbaden.

Dr. Gallenmüller, Karl, Hafendamm, D-2390 Flensburg.

Garcia, Martinez, J. Polo de Medina 1, Murcia (Spanien).

Prof. Dr. Gasser, Georg, Facharzt für Urologie, Vorstand der Urolog. Abt. des Krankenhauses der Barmherzigen Brüder, Döblinger Hauptstraße 60, A-Wien 2 (Österreich).

Dr. Gasteyer, K. H., Krankenhaus Nordwest der Stiftung Hospital zum Heiligen Geist, Steinbacher Hohl 2–26, D-6000 Frankfurt (Main) 90.

Dr. Geister, Helmut, Facharzt für Urologie u. Chirurgie, Chefarzt der Urolog. Klinik der Städt. Krankenanstalten, D-2160 Stade.

Dr. Gerecht, Wolfgang, Assistenzarzt der Urolog. Univ.-Klinik, D-6650 Homburg (Saar).

Dr. Gieselmann, Heinrich, Chefarzt der Urolog. Abt. Vinzenz-Krankenhaus, D-3000 Hannover-Kirchrode.

Dr. Giesselmann, Walter, Facharzt für Urologie u. Chirurgie, Lange Feldstraße 31, D-3000 Hannover.

Dr. Glavicki, Stevan, Facharzt für Urologie, Assistenzarzt, Urolog. Abt., Krankenhaus Siloah, Auestraße 46, D-3000 Hannover.

Dr. Gleissner, Otto, Masurenallee 9, D-3590 Bad Wildungen-West.

Dr. Gloede, Horst, Facharzt für Urologie u. Chirurgie, Steindamm 14, D-2000 Hamburg 1.

Dr. GOEBELS, RUDOLF, Facharzt für Urologie, Adolf-Flecken-Straße 10, D-4040 Neuss.

Priv.-Doz. Dr. GÖDDE, STEFFEN, Facharzt für Urologie, Chefarzt der Urolog. Klinik des St.-Johannes-Hospitals, An der Abtei 7–11, D-4100 Duisburg-Hamborn.

Dr. GOEDERT, JEAN, Facharzt für Urologie (unbekannt verzogen).

Dr. GÖTZ, HEINRICH, Facharzt für Urologie, Goethestraße 3, D-6400 Fulda.

Dr. GOLDMANN, KONRAD, Facharzt für Urologie, Bertholdstraße 45, D-7800 Freiburg i. Br.

Dr. GONNERMANN, HORST, Facharzt für Urologie, Wandsbeker Marktstr. 24, D-2000 Hamburg 70.

Dr. GRABNER, FRIEDRICH, Facharzt für Urologie, Leiter Urolog. Abt. Nephrolog. Zentrum Niedersachsens, Am Vogelsang 37, D-3510 Hann. Münden.

Dr. GRAF, FRITZ, Facharzt für Urologie, Medizinaldirektor, Romanstraße 22, D-8500 Nürnberg.

Prof. GREGOIR, W., Université Libre de Bruxelles, Fakulté de Médecine et de Pharmacie, Hopital Universitaire Brugmann, Clinique Urologique Place Van Gehuchten, B-1020 Bruxelles (Belgien).

Prof. Dr. GRIESSMANN, H., Facharzt für Chirurgie u. Urologie (unbekannt verzogen).

Dr. GRÖNINGER, KARL-HEINZ, Facharzt für Urologie u. Chirurgie, Rankestraße 72, D-8500 Nürnberg.

Dr. GÜNTHERT, ERNST-ALBRECHT, Facharzt für Urologie, Leopoldstraße 58/IV, D-8000 München 40.

Prof. Dr. GÜTGEMANN, ALFRED, Facharzt für Chirurgie u. Urologie, Direktor der Chirurg. Univ.-Klinik, D-5300 Bonn-Venusberg.

Dr. GUNKEL, HORST, Facharzt für Urologie, Westenfelder Straße 16, D-4640 Wattenscheid.

Dr. GUMBRECHT, HANS, Facharzt für Urologie, Chefarzt der Urolog. Abt., Missionsärztl. Klinik, Salvatorstraße, D-8700 Würzburg.

Dr. GUNST, WERNER, Facharzt für Urologie, Niedergelassener Urologe u. Leitender Arzt der Urolog. Abt. des Kreiskrankenhauses, D-7950 Biberach (Riß).

Dr. GUTWINSKI, ERHARD, Facharzt für Urologie, Neckarstraße 36, D-7000 Stuttgart.

Dr. HABIB, HENRY M., 24th and Cherry Streets, Kansas City, Missouri (USA).

Dr. HAGENMÜLLER, ALBRECHT, Facharzt für Urologie, Leitender Arzt der Urolog. Abt. des Hospitals zum Heiligen Geist, Börsenstraße 19, D-6000 Frankfurt (Main).

Dr. HAIDLEN, WOLFGANG, Chefarzt der Urolog. Abt. des Ev. Diakonissenkrankenhauses, Rosenbergstraße 40, D-7000 Stuttgart.

Dr. HAKIMI, FAKHREDDIN, Khiaban Pasteur, Kutsche, Martin Daftari 12, Teheran (Iran).

Prof. Dr. HALLWACHS, OTTO, Facharzt für Urologie, Dir. d. Städt. Urolog. Klinik, Grafenstraße 9, D-6100 Darmstadt.

Prof. Dr. HAMMEL, HEINER, Facharzt für Chirurgie u. Urologie, Chefarzt der Chirurg. u. Urolog. Abt. des Städt. Krankenhauses, Höhenstraße 17, D-6730 Neustadt (Weinstr.).

Prof. Dr. HANSCHKE, HANNS JÜRGEN, Facharzt für Urologie u. Chirurgie, Chefarzt d. Urolog. Klinik im Stadtkrankenhaus, D-2190 Cuxhaven.

Dr. HANSEN, FRITZ HELLMUTH, Facharzt für Urologie, Leiter der Urolog. Abt. im Stadtkrankenhaus Rendsburg, Bastion 2, D-2370 Rendsburg.

Dr. HARTIG, DIETER, Facharzt für Urologie, Chefarzt der Urolog. Abt., Albert-Schweitzer-Krankenhaus, D-3410 Northeim.

Dr. HARTUNG, FRITZ, Hirschstraße 1, D-7410 Reutlingen.

Dr. HARZMANN, ROLF, Oberarzt der Urol. Universitätsklinik, D-7400 Tübingen.

Prof. Dr. HASCHE-KLÜNDER, RÜTGER, Facharzt für Urologie, Chefarzt der Urolog. Abt. des Robert-Koch-Krankenhauses, D-3011 Gehrden.

Prof. Dr. HASCHEK, HORST, Facharzt für Urologie, Abteilungsvorstand der Urolog. Abt. der Wiener allg. Poliklinik, Mariannengasse 10, A-Wien IX (Österreich).

Dr. Dr. HASSE, ERICH, Facharzt für Urologie, Frankfurter Straße 67, D-6059 Offenbach.

Priv.-Doz. Dr. HAUBENSAK, KLAUS, Urolog. Univ.-Klinik, Schützenstraße 21, D-6650 Homburg a. d. Saar.

Prof. Dr. HAUGE, ALEXANDER, Facharzt für Urologie, Kölnische Straße 169, D-3500 Kassel.

Dr. HAURI, D., Oberarzt der Urologischen Universitätsklinik, Kantonspital Zürich, Rämistraße 100, CH-8006 Zürich (Schweiz).

Dr. HAUTKAPPE, WILHELM, Facharzt für Urologie, Chefarzt der Urolog. Abt., Karolinen-Hospital, D-5760 Neheim-Hüsten.

Dr. HAUTMANN, Abt. Urolog. d. Med. Fakultät an d. Rhein.-Westf. techn. Hochschule, D-5100 Aachen.

Dr. HECK, DIETER, Facharzt für Urologie, Tullastraße 3, D-6800 Mannheim.

Dr. HEGEMANN, Chefarzt der Urologischen Abteilung des Marienhospitals, D-5040 Brühl/Köln.

Dr. HEIM, GÜNTER, Facharzt für Urologie, Hauptstraße 37, D-8998 Lindenberg/Allgäu.

Dr. Heinrich, Werner, Facharzt für Urologie, Chefarzt der Urolog. Abt. am Städt. Krankenhaus Moabit, Turmstraße 21, D-1000 Berlin 21.

Dr. Heinrich, W. D., Facharzt für Urologie, Rüttenscheider Straße 62a, D-4300 Essen.

Dr. Heinzelmann, Karl Gerhard, Obermedizinalrat, Facharzt f. Chirurgie, u. Urologie Versorgungsärztliche Untersuchungsstelle. Heiligenkreuzgasse 15, D-6000 Frankfurt/Main.

Dr. Hellenschmied, Rudolf, ehem. Chefarzt u. Ärztl. Direktor des Krankenhauses Moabit, Pacelliallee 41, D-1000 Berlin 33.

Dr. Henftling, Theo, Facharzt für Urologie, Inhaber u. Leiter einer Privatklinik, Oststraße 24, D-7100 Heilbronn (Neckar).

Prof. Dr. Hennig, Otto, Facharzt für Chirurgie u. Urologie, Burgmairstr. 20, D-8900 Augsburg.

Dr. Heravi, Peter Bagher, Facharzt für Urologie, Pirmasenser Straße 43b, D-6783 Dahn (Pfalz).

Dr. Herrberg, Werner, Facharzt für Urologie, Ebershaldenstr. 22, D-7300 Esslingen (Neckar).

Prof. Dr. Hertel, Engelhard, Görresstraße 16, D-6400 Fulda.

Dr. Hess, Herbert, Chefarzt der Urologischen Abteilung Krankenhaus Salem, Zeppelinstraße 33, D-6900 Heidelberg.

Dr. Heusch, Paul, Facharzt für Urologie, Wagnerstraße 13, D-4000 Düsseldorf.

Dr. Heusterberg, Karl-Heinz, Facharzt für Urologie, Neuhauser Straße 4, D-8000 München 2.

Dr. Hilden, Heinrich, Facharzt für Urologie, Glogauer Str. 15, D-8500 Nürnberg-Langwasser.

Prof. Dr. Hilgenfeldt, Otto, Facharzt für Chirurgie, Parkstraße 17, D-4630 Bochum.

Prof. Dr. Hochberg, Klaus, Facharzt für Urologie, Chefarzt der Urolog. Klinik, Städt. Krankenhaus, Luisenstraße, D-7750 Konstanz.

Prof. Dr. Hoeltzenbein, Josef, Facharzt für Chirurgie, Chefarzt der Chirurg. Abt. St.-Franziskus-Hospital, D-4400 Münster (Westf.).

Dr. Hörenz, Gerhard, Facharzt für Urologie, Rauh Gasse 23, D-3100 Celle (Hann.).

Dr. Hoffmann, Günter, Facharzt für Urologie, Theaterstraße 7, D-3000 Hannover.

Prof. Dr. Hohenfellner, Rudolf, Facharzt f. Urologie, Direktor der Urolog. Univ.-Klinik, Langenbeckstraße 1, D-6500 Mainz.

Prof. Dr. Holder, Erich, Facharzt für Chirurgie u. Urologie, Vorstand der 1. Chirurg. Klinik der Städt. Krankenanstalten, Flurstraße, D-8500 Nürnberg.

Dr. Horn, Arnim, Collonaden 21, D-2000 Hamburg 36.

Dr. Hošek, Milan, Facharzt für Urologie, Ordinarius für Urologie, Qúnz Prostějov-nemocnice, Krankenhaus, Brno-Mendlovo nám 6 (ČSSR).

Prof. Dr. Hubmer, Gerhart, Leiter d. Departement f. Urologie d. Univ.-Klinik f. Chirurgie, Auenbruggerplatz, A-8036 Graz (Östererich).

Priv.-Doz. Dr. Hubmann, Rolf, Chefarzt d. Urol. Abt. Allg. Krankenhaus St. Georg, Lohmühlenstraße 5, D-2000 Hamburg 1.

Prof. Dr. Hüdepohl, Ferdinand, Facharzt für Chirurgie u. Urologie, Branitzer Platz 5, D-1000 Berlin 19.

Dr. Hüsch, Paul, Facharzt für Urologie und Chirurgie, leit. Arzt d. Urolog. Abt. d. Städt. Kliniken, Hasetorwall 20, D-4500 Osnabrück.

Dr. Huhn, K. H., Facharzt für Urologie, Hauptstraße 380, D-6580 Idar-Oberstein.

Dr. Huntgeburth, Wilhelm, Facharzt für Urologie, Ludwigstraße 29, D-4790 Paderborn.

Dr. Huth, Eberhard, Facharzt für Urologie, Ludmillastraße 15a, D-8300 Landshut.

Dr. Huttinger, F., Chefarzt d. Urolog. Abt. Krankenhaus Harlaching, Sanatoriumsplatz 2, D-8000 München 90.

Dr. habil. Ichim, V., Urolog. Univ.-Klinik, Panduri-Hospital, SOS, Pandurilor Nr. 20, Bukarest (Rumänien).

Priv.-Doz. Dr. Ishiyama, Shuji, Facharzt für Urologie, Kawagoeshi Naka-cho 13–11, Saitana (Japan).

Dr. Jäppelt, Manfred, Facharzt für Urologie, Reichsstraße 40, D-5600 Wuppertal-Barmen.

Dr. Jaglicic, Dusan (unbekannt verzogen)

Prof. Dr. Janča, Kosta, Bulevar M. Tita IV, Novi Sad (Jugoslawien).

Dr. Jansen, Facharzt für Urologie, Theaterstraße 54–56, D-5100 Aachen.

Dr. Jonas, D., Urologische Abteilung der Universität Frankfurt, Theodor-Stern-Kai 7, D-6000 Frankfurt.

Dr. Jonas, Udo, Im Münchfeld 9, D-6500 Mainz.

Dr. Jooss, Th., Am Haselnußstrauch 13, D-8000 München 45.

Jüngling, Robert, Güntherstraße 18a, D-8500 Nürnberg.

Dr. Jung, Hans-Peter, Facharzt für Urologie, Leitender Arzt der Urolog. Abt. am Thurgauischen Kantonspital, CH-8596 Münsterlingen (Schweiz).

Dr. JUNKER, HANS (unbekannt verzogen).

Dr. JURKOVIĆ, KURT, Facharzt für Urologie, Chefarzt d. Urolog. Abt. Elisabethinen-Krankenhaus, Fadinger Straße 1, A-4020 Linz (Österreich).

Prof. Dr. KARCHER, GÜNTHER, Facharzt für Urologie, Chefarzt der Urolog. Abt. des Stadtkrankenhauses, D-6050 Offenbach (Main).

Dr. KASTERT, HANS-BERNHARD, Assistent d. Urolog. Univ.-Klinik im Landeskrankenhaus, D-6650 Homburg a. d. Saar.

Prof. Dr. KAUFMANN, JOACHIM, Facharzt für Urologie, Chefarzt der Urolog. Klinik, Hamburg-Altona, D-2000 Hamburg.

Prof. Dr. KELÂMI, ALPAY, Klinikum Steglitz d. Freien Univ. Berlin, Hindenburgdamm 30, D-1000 Berlin 45.

Dr. KELLER, ERWIN, Hauptplatz 19, A-3300 Amstetten (Österreich).

Dr. KELLER, LUTZ, Facharzt für Urologie, Oberarzt d. Urolog. Abt. d. Katharinenhospitals, D-7000 Stuttgart.

Dr. KEMPER, KLAUS, Assistenzarzt der Urolog. Univ.-Klinik, 6650 Homburg (Saar).

Dr. KESSLINGER, H., Facharzt für Chirurgie u. Urologie, Maximilianstraße 10, D-8940 Memmingen.

Prof. Dr. KEUTEL, HANS JÜRGEN, Facharzt für Urologie u. Chirurgie, Universitätsangestellter (Fakultätsmitglied), University of Utah, Medical Center, Department of Surgery, Salt Lake City, Utah 84112 (USA).

Dr. KEUTNER, HEINZ, Facharzt für Urologie u. Chirurgie, Leitender Arzt der Urolog. Abt. der Städt. Kliniken, Schwalbacher Straße 62, D-6200 Wiesbaden.

Dr. KHAFFAF, NECIB, Facharzt für Urologie, Oberarzt d. Urolog. Abt. d. Kreiskrankenhauses, Fuhrberger Straße 4, D-3003 Großburgwedel.

Prof. Dr. KIERFELD, G., Leitender Arzt der Abteilung für Urologie im Zentrum für operative Medizin, Städt. Krankenhaus Dhünnberg 60, D-5090 Leverkusen 1.

Dr. KIERMEIER, KATHARINA, Fachärztin für Urologie und Chirurgie, Oberärztin, Urolog. Klinik der Krankenanstalten Karlsruhe.

Prof. Dr. KIRCHHEIM, DIETER, 3061 Edgewood Drive, Olympia, Washington 98501 (USA).

Dr. KLEIN, ALAN LEWIS, Diplomate American Board of Urology, Truebenerstraße 5, D-6900 Heidelberg.

Dr. KLEINEFENN, OTTO, Facharzt für Urologie, Leitender Arzt der Urolog. Abt. St.-Marien-Hospital, D-4200 Oberhausen-Osterfeld.

Prof. Dr. KLEINSCHMIDT, KARL, Facharzt für Chirurgie, Friedrichstraße 30a, D-4330 Mülheim (Ruhr).

Dr. KLETSCHKE, HANS-GOTTFRIED, Facharzt für Urologie, Chefarzt der Urolog. Abt. des DRK-Krankenhauses Jungernheide, Tegeler Weg 28–33, D-1000 Berlin 10.

Dr. KLINGELHÖFER, KARL-HEINZ, St.-Elisabeth-Hospital, D-4530 Ibbenbühren.

Prof. Dr. KLOSTERHALFEN, HERBERT, Direktor der Urolog. Univ.-Klinik, Martinistraße 52, D-2000 Hamburg 20.

Dr. KNAUTH, HORST, Facharzt für Urologie, Urolog. Klinik, Städt. Krankenanstalten, D-7900 Ulm (Donau).

Dr. KNEISE, GERHARD, Facharzt für Chirurgie, Chefarzt des Kreiskrankenhauses, D-7118 Künzelsau (Württ.).

Dr. KNIPPER, WOLFGANG, Facharzt für Chirurgie u. Urologie, Chefarzt der Urolog. Abt. des Marienkrankenhauses, Alfredstraße 9, D-2000 Hamburg 22.

Dr. KNUTH, OLAF, Facharzt für Urologie, Urologische Klinik, Wagnerstraße 3–5, D-3400 Göttingen.

Prof. Dr. KÖNIG, KARL, Facharzt für Urologie, Chefarzt d. Städt. Krankenanstalten, D-6580 Idar-Oberstein.

Prof. Dr. KÖRNER, FRIEDRICH, Facharzt für Urologie und Chirurgie, Leitender Arzt der Urolog. Abt. des Bundeswehrkrankenhauses, Lesserstraße 180, D-2000 Hamburg 70.

Dr. KÖTZSCHKE GUSTAV-HERMANN, Facharzt für Urologie, Charlottenstraße 4, D-7070 Schwäbisch Gmünd.

Dr. KOLLBERG, STIG WILHELM, Facharzt für Urologie, Chefarzt der Urolog. Klinik, Centrallasarettet, S-46201 Väuersborg (Schweden).

Prof. Dr. KOLLE, PETER, Direktor der Urolog. Univ.-Klinik, D-3000 Hannover.

Prof. Dr. KOLLWITZ, ARNE-ANDREAS, Chefarzt d. Urolog. Abt. d. Franziskus-Krankenhauses, Burggrafenstraße 1, D-1000 Berlin.

Dr. KONJETZNY, KARL-HEINZ, Facharzt für Urologie, Leiter der Urolog. Abt. des Krankenhauses Maria-Hilf in Hamburg 90, Schwarzenbergstraße 12, D-2100 Hamburg 90.
Dr. KORTE, HERMANN, Facharzt für Chirurgie u. Urologie, Chefarzt der Urolog. Abt. im Heilig-Geist-Krankenhaus Köln, Graseggerstraße 105, D-5000 Köln.
Dr. KORTH, KNUT, Oberarzt im Lorettokrankenhaus, Mercystraße 6–14, D-7800 Freiburg.
Dr. KOWOHL, KLAUS, Facharzt für Urologie, Wilhelmstraße 12, D-5210 Troisdorf.
Dr. KRACHT, HEINZ, Facharzt für Urologie, Leitender Arzt der Urolog. Abt. des Marienhospitals Gelsenkirchen, Kirchstraße 36, D-4650 Gelsenkirchen.
Dr. KRAFFT, PETER, Facharzt für Urologie, Ludwigstraße 13, D-8390 Passau.
Dr. KRAFT, KARL, Facharzt für Urologie, Kurarzt, Dr.-Born-Straße 3, D-3590 Bad Wildungen.
Dr. KRAFT, KLAUS, Facharzt für Urologie, Chefarzt des Urolog. Krankenhauses St. Liborius, Liboriusstraße, D-3590 Bad Wildungen.
Dr. KRASSEL, BERTHOLD, Facharzt für Urologie u. Chirurgie, Myliusstraße 6, D-7140 Ludwigsburg.
Dr. KRESS, LOTHAR, Facharzt für Chirurgie u. Urologie, Chefarzt der Urolog. Abt., Städt. Krankenhaus „Hetzelstift", D-6730 Neustadt a. d. Weinstraße.
Dr. KROEMER, CHRISTIAN, Ass. Arzt d. Urolog. Abt. d. Städt. Auguste-Viktoria-Krankenhauses, Rubensstraße, D-1000 Berlin 41.
Dr. KRONSBEIN, HINRICH, Facharzt für Urologie, Hamburger Allee 18, D-3000 Hannover.
Dr. KÜHNEL, GERHARD, Facharzt für Urologie, Karolinenstraße 47, D-8500 Nürnberg.
Dr. KÜHNER, W. H., Facharzt für Urologie, Panoramastraße 129, D-6900 Heidelberg.
Dr. KÜRN, KARL-GÜNTER, Facharzt für Urologie, Karl-Bröger-Straße 27, D-8500 Nürnberg.
Dr. KUHNEN, B., Chefarzt in der Urolog. Abt. des St. Marienhospitals Lünen, D-4628 Lünen.
Dr. KULT, KLAUS, Oberarzt an d. Urolog. Abt. d. Allg. Krankenhaus Hamburg-Altona, D-2000 Hamburg.
Dr. VON KUSSEROW, HANS-JOCHEN, Facharzt für Urologie, Humperdinckstraße 25, D-4000 Düsseldorf-Benrath.
Dr. LAHM, WILHELM, Facharzt für Chirurgie u. Urologie, Treppenstraße 3–7, D-4800 Bielefeld 14.
Dr. LANDMANN, ERIK, Facharzt für Urologie, Oberarzt der Urolog. Abt. Rudolf-Virchow-Krankenhaus, Augustenburger Platz 1, D-1000 Berlin.
Dr. LANG, HEINER, Facharzt für Urologie, Bahnhofstraße 31, D-6680 Neunkirchen.
Dr. LANGE, HELMUT, Facharzt für Urologie, Bahnhofsallee 11, D-3200 Hildesheim.
Dr. LAUSCHKE, WOLFGANG, Facharzt für Urologie, Römerfeld 16, D-5070 Bergisch-Gladbach.
Dr. LAUER, HELMUT, Facharzt für Urologie und Chirurgie, Grüntenstraße 5, D-8972 Sonthofen.
Dr. LECHNIR, JOSEF, Facharzt für Urologie, Bürger 12, D-2850 Bremerhaven-M.
Dr. LEGNER, CHRISTOPH, Facharzt für Urologie, Kaiserstraße 7, D-6660 Zweibrücken.
Dr. LEHMANN, HANS-DIETER, Facharzt für Urologie u. Chirurgie, Chefarzt d. Urolog. Abt., Neufeldstraße 32, D-5000 Köln-Hohlweide.
Dr. LEISTENSCHNEIDER, WOLFGANG, Urolog. Klinik und Poliklinik, Freie Universität Berlin im Klinikum Westend, Spandauer Damm 130, D-1000 Berlin.
Dr. LENT, VOLKMAR, Facharzt für Urologie, Ostmerheimer Straße 200, Chirurg. Klinik, D-5000 Köln-Merheim.
Dr. LENZNER, Leitender Arzt der Urolog. Abteilung des St.-Elisabeth-Krankenhauses, Königsweg 14, D-2300 Kiel.
Priv.-Doz. Dr. LICHTENAUER, PETER, Facharzt für Urologie, Leiter d. Urolog. Abt. d. Medizinischen Akademie, Ratzeburger Allee 160, D-2400 Lübeck.
Dr. LIMMER, HEINZ, Ostwall 100, D-4150 Krefeld.
Dr. LINDE, FRITZ, Facharzt für Chirurgie u. Urologie, Dörfflerstraße 12, D-3550 Marburg (Lahn).
Dr. LINDNER, ARNULF, Ev. Krankenhaus, Urol. Abt., D-5800 Hagen 7 (Westf.).
Dr. LINKE, K. H., Osianderweg 2, D-3220 Alfeld.
Dr. LINGNAU, WIELAND, Facharzt für Urologie, Nymphenburger Straße 160, D-8000 München 2.
Dr. LITOS, MICHAEL, Facharzt für Urologie, Neophyton Deuka 10, Athen (Griechenland).
Dr. LITZ, KARL, Facharzt für Chirurgie u. Urologie, Chefarzt des Städt. Krankenhauses, D-7932 Munderkingen.
Priv.-Doz. Dr. LJUBOVIĆ, ESAD, Facharzt für Chirurgie u. Urologie, F. Midzica 17, J-71000 Sarajevo (Jugolslawien).
Prim. Dr. LOEBENSTEIN, HEINRICH, Facharzt für Urologie, Vorstand der Urolog. Abt. der Krankenanstalt Rudolfstiftung, Boerhavegasse 8, A-1030 Wien (Österreich).
Dr. LÖHE, EDGAR, Facharzt für Urologie, Oberarzt der Klinik Golzheim-Düsseldorf, Urolog. Abt., Friedrich-Lau-Straße 11, D-4000 Düsseldorf.

Dr. Loening, Stefan, M. D., Assistent-Professor, University of Iowa Hospitals and Clinics, Dept. of Urology, Iowa City, Iowa 52242 (USA).

Prof. Dr. habil. Loeweneck, Max, Facharzt für Chirurgie u. Orthopädie, Asamallee 23, D-8110 Murnau.

Dr. Lohmann, Raimund, Facharzt für Urologie, Hofgründchen 23, D-5450 Neuwied (Rhein).

Dr. Lompa, Helmuth, Facharzt für Urologie u. Chirurgie, Weyprechtstraße 5, D-6100 Darmstadt.

Dr. Lord, Heinz, 109 Bell-Street, Braneville, Ohio (USA).

Dr. Lorenz, Günther, Bismarckstraße 18, D-4060 Viersen.

Dr. Luchesi, Joseph Christian, Facharzt für Urologie u. Chirurgie, Frankfurter Straße 50, D-6350 Bad Nauheim.

Dr. Lukosch, Johanna, Fachärztin für Urologie, Assistenzärztin an der Urolog. Abt. des DRK-Krankenhauses Jungfernheide, Tegeler Weg 28/33, D-1000 Berlin.

Dr. Lupp, Werner, Urolog. Klinik d. Städt. Krankenanstalten, D-7750 Konstanz.

Dr. Lurz, Hans, Facharzt für Urologie, Chefarzt der Urolog. Abt. im Diakonissenkrankenhaus, Speyerstraße 96, D-6800 Mannheim.

Prof. Dr. Lurz, Leonhard, Facharzt für Urologie, Mollstraße 51, D-6800 Mannheim 1.

Prof. Dr. Lutzeyer, Hans Wolfgang, Facharzt für Chirurgie u. Urologie, Vorstand der Abt. Urologie der Med. Fakultät, Goethestraße 27/29, D-5100 Aachen.

Prof. Dr. Lymberopoulos, Stavros, Chefarzt d. Urolog. Abt. Knappschaftskrankenhaus, Dr.-Hans-Böckler-Platz, D-5124 Bardenberg.

Univ.-Doz. Dr. Madersbacher, H., Oberarzt der Urologischen Universitätsklinik, Anichstraße 35, A-6020 Innsbruck (Österreich).

Dr. Makrigiannis, Dimitrios, B. Frideriki 19a, Larissa (Griechenland).

Dr. Maksimović, Petar, Urolog. Univ.-Klinik, Rotterdam (Holland).

Dr. Malatinsky, Ervin, Facharzt für Urologie, Kostlivéki, Bratislava (ČSSR).

Dr. Mankabady, Rheinhöhenweg 9, D-5070 Bergisch-Gladbach.

Prof. Dr. Marberger, Hans, Facharzt für Urologie, Vorstand der Urolog. Univ.-Klinik, Anichstraße 35, A-6020 Innsbruck (Österreich).

Prof. Dr. Marberger, Michael, Facharzt für Urologie, Urolog. Univ.-Klinik, Langenbeckstraße 1, D-6500 Mainz.

Dr. Marquardt, Hans-Dieter, Facharzt für Urologie u. Chirurgie, Chefarzt der Urolog. Klinik, Lehrbeauftragter an der Univ. Ulm, Prittwitzstraße 43, D-7900 Ulm (Donau).

Priv.-Doz. Dr. Marquardt, Henning, Facharzt für Urologie, Oberarzt der Urolog. Klinik der FU Berlin im Klinikum Westend, Spandauer Damm 130, D-1000 Berlin 19.

Prof. Dr. Mathisen, Willy, Facharzt für Urologie u. Chirurgie, Rikshospitalet, Oslo 1 (Norwegen).

Prof. Dr. Dr. Matouschek, Erich, Facharzt für Urologie u. Chirurgie, Direktor der Urolog. Klinik, Moltkestraße 14, D-7500 Karlsruhe 1.

Dr. Matz, Joachim, Facharzt für Urologie u. Chirurgie, Bermpohlstraße 19a, D-2820 Bremen 70.

Prof. Dr. Mauermayer, Wolfgang, Facharzt für Urologie, Direktor der Urolog. Klinik u. Poliklinik der Techn. Universität, Klinikum rechts der Isar, Ismaninger Straße 22, D-8000 München 80.

Prof. Dr. May, Peter, Facharzt für Urologie, Chefarzt der Urolog. Klinik des Allg. Krankenhaus, D-8600 Bamberg.

Dr. Meinertz, Otto, Facharzt für Chirurgie u. Urologie, Gärtnergasse 11–15, D-6500 Mainz.

Dr. Meixner, Chefarzt d. Urolog. Abt. d. Städt. Krankenanstalten, D-8510 Fürth.

Prof. Dr. Melchior, Hans-Jörg, Oberarzt der Abt. Urologie der Med. Fakultät der Rhein.-Westf. Techn. Hochschule, Lütticher Straße 181, D-5100 Aachen.

Dr. Meller, Walter, Altwyk 23, D-5172 Linnich (Kr. Jülich).

Prof. Dr. Mellin, Paul, Direktor der Urolog. Univ.-Klinik, D-4300 Essen.

Dr. Mense, Gerhard, Facharzt für Urologie, Niedergelassener Urologe u. Belegarzt am Kurhessischen Diakonissenhaus, Landgraf-Karl-Straße 10, D-3500 Kassel-Wilhelmshöhe.

Dr. Menzel, Elmar, Facharzt für Urologie, Chefarzt d. Urolog. Abt. am Knappschafts-Krankenhaus, Röntgenstraße 1a, D-4250 Bottrop.

Priv.-Doz. Dr. Meridies, Reinhard, Facharzt für Urologie, Leitender Arzt der Urolog. Abteilung, Prosper-Hospital Recklinghausen, Hohenzollernstraße 13, D-4350 Recklinghausen.

Dr. Merten, Hanno, Xantener Straße 21, D-4044 Kaarst.

Dr. Meurer, Otto, Facharzt für Urologie, Weißerstraße 126a, D-5038 Rodenkirchen.

Dr. Meuser, Herbert, Facharzt für Urologie, Blutgasse 5, A-Wien I (Österreich).

542

Dr. Meyer, Karl Oskar, Facharzt für Urologie u. Chirurgie, Niedergelassener Urologe, Klinische Tätigkeit, Klinik für Nieren- u. Blasenkrankheiten, Wagnerstraße 6, D-3400 Göttingen.

Dr. Meyer-Delpho, Walter, Facharzt für Urologie, Terrasse 30, D-3500 Kassel.

Dr. Michel, Hubert, Facharzt für Urologie, D-7988 Wangen (Allgäu).

Dr. Michel, Rainer, Facharzt für Urologie, Gaisbühl, D-7988 Wangen.

Dr. Miller, Fritz, Facharzt für Urologie, Neue Straße 3, D-7900 Ulm (Donau).

Dr. Minovi, Fariborz, Universitätsklinik Teheran, Pahlawi Center, Teheran (Persien).

Dr. Mira-Llinares, Antonio, Facharzt für Urologie u. Chirurgie, C/s. Pascual Perez, Alicante (Spanien).

Dr. Mölhoff, Helmut, Facharzt für Urologie, Chefarzt der Urolog. Abt. des Marien-Hospitals, D-4370 Marl.

Dr. Moeller, Jürgen, Facharzt für Urologie, Wilhelmstraße 57, D-6840 Lampertheim.

Dr. Moissidis, Perikles, Facharzt für Urologie, Kreis- und Stadtkrankenhaus, Landrat-Beushausen-Straße 24, D-3220 Alfeld (Leine).

Dr. Molitor, Walter, Facharzt für Urologie, Chefarzt der Urolog. Abt. des Krankenhauses St. Trudpert, Wolfsbergallee 50, D-7530 Pforzheim.

Dr. Molnar, Stefan, Facharzt für Urologie und Chirurgie, Weinstraße 7, D-8000 München 2.

Dr. Moonen, W. A., Kleine Gent 11, Vught (Holland).

Prof. Dr. Moormann, J. G., Facharzt für Urologie, Krankenhaus d. Barmherzigen Brüder, Nordallee, D-5500 Trier.

Dr. Morkos, Nabil, Angerburger Allee 49, D-1000 Berlin 19.

Dr. Müller, Kurt, Facharzt für Urologie, König-Karl-Straße 38, D-7000 Stuttgart 50-Bad Cannstatt.

Dr. Müller-Beissenhirtz, Peter, Facharzt für Urologie, Chirurgische Klinik, Salzdahluhmerstraße 90, D-3300 Braunschweig.

Dr. Müller-Marienburg, Hatto Wilhelm Ludwig, Facharzt für Urologie (unbekannt verz.).

Dr. Müssiggang, Hartwig, Facharzt für Urologie u. Chirurgie, Leiter der Urologie der Poliklinik Univ. München, Pettenkoferstraße 8a, D-8000 München 2.

Dr. Mukherjee, Kajad Kumar, Facharzt für Chirurgie u. Urologie, Westhellweg 103, D-4600 Dortmund.

Dr. Mund, Erich, Facharzt, leit. Arzt d. Urolog. Abt. d. Ev. Krankenhauses, Bahnhofstraße 63, D-5810 Witten (Ruhr).

Prof. Dr. Naber Kurt, Chefarzt der Urol. Abt. St. Elisabeth-Krankenhaus, Schulgasse 20, D-8440 Straubing.

Dr. Nagel, Heinz, Facharzt für Urologie, Ebertplatz 9, D-5000 Köln 1.

Prof. Dr. Nagel, Reinhard, Facharzt für Urologie, Direktor d. Urolog. Klinik u. Poliklinik, Freie Universität Berlin im Klinikum Westend, Spandauer Damm 130, D-1000 Berlin 19.

Dr. Nagels, Heinz, Facharzt für Urologie, Kettwiger Straße 2–10, D-4300 Essen.

Neide, Ernst-Leo, Agnesstraße 56a, D-8000 München 40.

Dr. Nuri, Mehdi, Facharzt für Urologie, Oberarzt der Urolog. Klinik der Städt. Krankenanstalten, Klinikum der Universität Heidelberg, D-6800 Mannheim.

Dr. Obé, Gerhard, Facharzt für Urologie, Sulzbachstraße 28, D-6600 Saarbrücken 3.

Dr. Obmann, Facharzt für Urologie, Köthener Weg 18, D-6800 Mannheim 42.

Prof. Dr. Obrant, Karl-Olaf, Sahlgrenska Sjukhuset, S-Göteborg (Schweden).

Oderwald, W. H. J., Uroloog, Rederijklann 32, Mierlo (Niederlande).

Dr. Offermann, Heribert, Facharzt für Chirurgie, Chefarzt der Chirurg. Abt. des St.-Willehad-Hospitals, Ansgaristraße 12, D-2940 Wilhelmshaven.

Dr. Ohler, Ernst, Facharzt für Urologie, Roma 82, I-28051 Cannero/Riviera (Italien).

Prof. Dr. Olsson, Olle, Facharzt für Röntgendiagnostik, Med. Direktor der Univ.-Kliniken Röntgendiagnostiska centralavdelningen, Lasarettet, S-22005 Lund 5 (Schweden).

Prof. Dr. Orestano, Fausto, Via Pietro D'Asaro 48, Palermo (Italien).

Dr. Osterhage, Hans-Rainer, Assistenzarzt an der Urolog. Klinik der Universität des Saarlandes, D-6650 Homburg a. d. Saar.

Dr. Oswald, Karl, Facharzt für Urologie, Chefarzt d. Urolog. Abt. des Städt. Krankenhauses St. Elisabeth, D-5440 Mayen (Eifel).

Dr. Otto, Peter (unbekannt verzogen).

Prof. Dr. Pačes, Václar, Facharzt für Urologie, Vorstand der Urolog. Klinik des Institutes für die ärztliche Fortbildung in Prag, Nemocnice Bulorka, Praha 8-Libeu (ČSSR).

Dr. Pagel, Werner, Im Fischgrund 46, D-1000 Berlin 28.

Dr. Palmlöv, Andreas, Facharzt für Urologie, Chefarzt der Urolog. Klinik, Eriks Sjukhus, Box 12600, S-11282 Stockholm (Schweden).

Doz. Dr. Papadimitriou, Demetre, Facharzt für Urologie, Klinik „Timios Stavros", Voukourestiou-Straße 35 b, Athen 136 (Griechenland).

Prim. Dr. Pauer, Leiter d. Urolog. Abt. d. Allg. Krankenhauses (Österreich).

Doz. Dr. Pecherstorfer, Martin, Facharzt für Urologie, Oberarzt der Urolog. Univ.-Klinik, Alserstraße 4, A-1090 Wien (Österreich).

Dr. Peczat, Rolf, Facharzt für Urologie, Im Zingel 5, D-3200 Hildesheim.

Pfaffel, Regina, Steinacher Straße 5, D-1000 Berlin 62.

Dr. Pfeiffer, Hans, Facharzt für Chirurgie, Uhlandstraße 24, D-7120 Bietigheim (Württ.).

Dr. Pilz, Lothar, Facharzt für Urologie, Königswall 6, D-4350 Recklinghausen.

Prof. Dr. Planz, Konrad, Chefarzt d. Urolog. Abt. d. Akadem. Krankenhauses, D-6400 Fulda.

Priv.-Doz. Dr. Pompino, H., Leitender Arzt der Chirurgischen Abteilung, DRK-Kinderklinik, Wellersbergstraße 60, D-5900 Siegen.

Prof. Dr. Potempa, Joachim, Facharzt für Urologie, Direktor der Urolog. Klinik der Städt. Krankenanstalten Mannheim, Klinikum d. Universität Heidelberg, D-6800 Mannheim.

Dr. Prätorius Georg-Michael, Facharzt für Urologie, Irminfriedstraße, D-8032 Gräfelfing.

Dr. Praetorius, Michael, Facharzt für Urologie u. Chirurgie, Agnes-Bernauer-Straße 71, D-8000 München 21.

Prof. Dr. Puigvert Gorro, Antonio, 345 Provenza, Barcelona (Spanien).

Prof. Dr. Raabe, Siegfried, Facharzt für Chirurgie u. Urologie (unbekannt verzogen).

Dr. Range, Rolf, Facharzt für Urologie, Königstraße 15, D-7200 Tuttlingen.

Dr. Rapp, Walter, Facharzt für Chirurgie u. Urologie, Oberarzt d. Stadtkrankenhauses, Ernst-Reuther-Straße 70, D-6090 Rüsselsheim.

Priv.-Doz. Dr. Rathert, Peter, Oberarzt der Abt. Urologie der Med. Fakultät an der Rhein.-Westf. Techn. Hochschule, Goethestraße 27–29, D-5100 Aachen.

Dr. Rave, Bernhard, Facharzt für Urologie und Chirurgie, ehem. Chefarzt der Urolog. Abt. des Prosper-Hospitals, Hohenzollernstraße 30, D-4350 Recklinghausen.

Dr. Redecker, Klaus-Dietrich, Facharzt für Urologie u. Chirurgie, Chefarzt der Urolog. Abt. des Krankenhauses, Goethestraße 13, D-7520 Bruchsal.

Dr. Reh, Norbert, Facharzt für Chirurgie u. Urologie, Mühlenstraße 83, D-4070 Rheydt.

Dr. Reinicke, Rolf, Facharzt für Urologie, Astfelder Straße 1, D-3380 Goslar 1.

Dr. Reuter, Hans-Joachim, Facharzt für Urologie, Paulinenstraße 10, D-7000 Stuttgart-S.

Dr. Reuter, Ulrich-Heinz, Facharzt für Urologie u. Chirurgie, Chefarzt d. Urolog. Klinik, Portastraße 7–9, D-4950 Minden (Westf.).

Richter, Heinrich Claus, Urologische Klinik und Poliklinik der FU Berlin, Klinikum Westend, Spandauer Damm 130, D-1000 Berlin 19.

Dr. Rilling, Johann Georg, Facharzt für Urologie, Niedere Straße 52, D-7730 Villingen.

Dr. Roblick, Facharzt f. Urologie, Ärztl. Leiter d. Urolog. Abt., Vorsitzender d. Krankenhausdirektoriums, Kreis- u. Stadtkrankenhauses Wunsiedel-Marktredwitz, Postfach 540, D-8590 Marktredwitz.

Prof. Dr. Rodeck, G., Direktor der Urolog. Univ.-Klinik, Robert-Koch-Straße 8, D-3550 Marburg (Lahn).

Prof. Dr. Röhl, Lars, Facharzt für Urologie, Direktor der Urolog. Abt. der Chirurg. Univ.-Klinik, D-6900 Heidelberg.

Dr. Roemer, Leo, Facharzt für Urologie, Nordstraße, D-4000 Düsseldorf.

Dr. Rohrbach, Klaus, Facharzt für Urologie, Zingel 17, D-3200 Hildesheim.

Dr. Rossner, Eckhard, Haferacker 14, D-2104 Hamburg 92.

Dr. Rost, Armin, Urolog. Klinik u. Poliklinik im Klinikum Steglitz d. Freien Univ. Berlin, Hindenburgdamm 30, D-1000 Berlin 45.

Prof. Dr. Rothauge, Carl Friedrich, Facharzt für Urologie, Lehrstuhlinhaber u. Leiter der Abt. für Urologie der Justus-Liebig-Universität, Klinikstraße 37, D-6300 Gießen.

Dr. Roxlau, Bernd, Facharzt für Urologie, Hiltropwall 2, D-4600 Dortmund.

Dr. Rudzweski, B., Facharzt für Chirurgie, Chefarzt des Städt. Krankenhauses, Neuenstadter Straße 27, D-7107 Neckarsulm.

Priv.-Doz. Dr. von Rütte, Berhard, Spezialarzt für Chirgie u. Urologie FMH, Effinger Straße 15, CH-3008 Bern (Schweiz).

Dr. Dr. Rugendorf, Erwin Walter, Facharzt für Urologie, Ludwigsplatz 11, D-6300 Gießen 1.

Dr. Ruile, Kurt, Facharzt für Urologie, Chefarzt der Urolog. Klinik der Städt. Krankenanstalten, Villingen-Schwenningen.

Prof. Dr. Rummelhardt, Sepp, Facharzt für Urologie, Urolog. Univ.-Klinik Wien, Alsterstraße 4, A-1130 Wien (Österreich).

Prof. Dr. Rutishauser, Georg, Facharzt für Urologie u. Chirurgie, Leiter der Urolog. Klinik der Chirurg. Abt. der Universität Basel im Bürgerspital, Spitalstraße 21, CH-4000 Basel (Schweiz).

Dr. Sachse, Detlef, An der Farrwiese, D-6650 Homburg.

Prof. Dr. Sachse, Hans, Facharzt für Urologie, Chefarzt der Urolog. Klinik der Krankenanstalten, Flurstraße 17, D-8500 Nürnberg.

Dr. Sadeghi, Esmail, Passage Hafezadeh, Sari (Iran).

Dr. Salim, Semir, Urologische Klinik und Poliklinik der FU Berlin, Klinikum Westend, Spandauer Damm 130, D-1000 Berlin 19.

Dr. Sallinen, Aune Elina, Dagmarinka tu 7 B 40, Helsinki 10 (Finnland).

Dr. von Scanzoni, Curt, Facharzt für Urologie, Jasperallee 19, D-3300 Braunschweig.

Dr. Scultéty, Sándor, Facharzt für Urologie u. Chirurgie, Chefarzt der Urolog. Abt. des Stadtkrankenhauses, Postfach 455, Szeged (Ungarn).

Dr. Sedlaczek, Erik, Facharzt für Urologie, Chirurgie u. Lungenfacharzt, Theatinerstraße 38, D-8000 München 2.

Dr. Seidl, Peter, Facharzt für Urologie, Turfweg 4, D-8400 Regensburg.

Priv.-Doz. Dr. Seiferth, Jürgen, Oberarzt der Urolog. Univ.-Klinik, Josef-Stelzmann-Straße 9, D-5000 Köln 41-Lindenthal.

Dr. Semmelroch, Hermann, Facharzt für Chirurgie, Chefarzt der Chirurg. Abt. u. Direktor des Stadtkrankenhauses, D-8458 Sulzbach-Rosenberg.

Dr. Sichert, Wolfram, Wilhelmstraße 29, D-5100 Aachen.

Dr. Sickinger, Kurt, Harvestehuderstraße 69, D-2000 Hamburg 13.

Prof. Dr. Sigel, Alfred, Facharzt für Chirurgie u. Urologie, Vorstand d. Urolog. Klinik d. Universität Erlangen-Nürnberg, Niendorfstraße 15, D-8520 Erlangen.

Dr. Simmet, Johann, Facharzt für Urologie, Odilienplatz 1, D-6638 Dillingen.

Simon, Jürgen, Urologische Abt. Städt. Krankenhaus Neukölln, Rudower Straße 56, D-1000 Berlin 47.

Prof. Dr. Singer, Heinz, Chefarzt d. Kinderchirurg. Abt. d. Städt. Krankenhauses Schwabing, Kölner Platz 1, D-8000 München 40.

Dr. Smoler, Hans, Facharzt für Urologie, Niedergelassener Urologe u. Belegarzt am Städt. Krankenhaus Isny, Wassertorstraße 51, D-7972 Isny.

Dr. Socha, Paul, Facharzt für Chirurgie u. Urologie, Königswiese 19, D-4650 Gelsenkirchen-Buer.

Dr. Soder, Erich, Facharzt für Chirurgie u. Urologie, Chefarzt der Chirurg. Abt. des Städt. Krankenhauses, D-6740 Landau (Pfalz).

Prof. Dr. Sökeland, Jürgen, Facharzt f. Urologie, Direktor der Urolog. Klinik, Westfalendamm 403–407, D-4600 Dortmund.

Prof. Dr. Sommerkamp, H., Leiter der Urolog. Abt. der Chirug. Univ.-Klinik, D-7800 Freiburg i. Br.

Dr. Sparwasser, Herbert, Facharzt für Urologie u. Chirurgie, Chefarzt der Urolog. Abt. der Städt. Krankenanstalten Kemperhof-Koblenz, Kurfürstenstraße 10, D-5400 Koblenz.

Dr. Speckmann, Friedrich, Facharzt für Urologie, Direktor i. R. der Urolog. Klinik der Städt. Krankenanstalten, Hermann-Löns-Straße 25, D-4600 Dortmund.

Dr. Spranger, Rudolf, Facharzt für Urologie, Oberarzt der Urolog. Klinik und Poliklinik der FU Berlin, Klinikum Charlottenburg, Spandauer Damm 130, D-1000 Berlin 19.

Priv.-Doz. Dr. Schabert, Peter, Facharzt für Urologie, Chefarzt des Elisabeth-Krankenhauses, Hubertusstraße 100, D-4070 Rheydt.

Dr. Schendzielorz, Fritz, Facharzt für Chirurgie u. Urologie, Leitender Arzt der Urolog. Abt. des St.-Josefs-Krankenhauses, Kardinal-Krementz-Straße 1–5, D-5400 Koblenz.

Dr. Schiller, Manfred, Facharzt für Urologie u. Chirurgie, Promenadeplatz 10, D-8000 München 2.

Dr. Schimatzek, Anton, Univ. Facharzt für Urologie, Oberarzt d. Urolog. Poliklinik der Stadt Wien, Reischachstraße 3/7, A-1090 Wien (Österreich).

Dr. Schindler, Eckehard, Assistenzart der Urolog. Univ.-Klinik, D-6650 Homburg (Saar).

Dr. Schindler, Ernst, Facharzt für Urologie u. Chirurgie, Med.-Direktor, Chefarzt der Versorgungskuranstalt (Land Hessen) u. des Sanatoriums Bellevue, Langemarckstraße 9, D-3590 Bad Wildungen.

Prof. Dr. Schmandt, Werner, Urolog. Abt. d. Chirurg. Univ.-Klinik Münster, Jungeblodtplatz 1, D-4400 Münster.

Dr. Schmich, H., Facharzt f. Urolog., Krankenhaus Maria Hilf, D-5483 Bad Neuenahr-Ahrweiler.

Dr. SCHMIDT, ALBRECHT C., Chefarzt der Urologischen Abteilung, Diakoniekrankenhaus Schwäbisch Hall, D-7170 Schwäbisch Hall.

Dr. SCHMIDT, JOACHIM, Facharzt für Chirurgie u. Urologie, Oberarzt der Urolog. Klinik Stadtkrankenhaus, Ob den Reben 3, D-7700 Singen.

Dr. SCHMIDT, KARL-HEINZ, Leiter d. Urolog. Abt. am Kreiskrankenhaus Diepholz, Hindenburgstraße 17, D-2840 Diepholz (Niedersachsen).

Dr. SCHMIDT, Oberarzt d. Chirurgie Univ.-Klinik Abt. u. Lehrstuhl f. Urolog. Erlangen.

Dr. SCHMIDT, PETER, Untermarkt 13, D-6460 Gelnhausen.

Prof. Dr. SCHMIDT-MENDE, MANFRED, Facharzt für Urologie u. Chirurgie, Reiberstraße 9, D-3200 Hildesheim.

Prof. Dr. SCHMIEDT, EGBERT, Facharzt für Chirurgie u. Urologie, Direktor der Urolog. Klinik u. Poliklinik der Universität München im Städt. Krankenhaus, Thalkirchner Straße 40, D-8000 München 2.

Prof. Dr. SCHMITZ, WERNER, Chefarzt der Urolog. Abt. d. Dr.-Bodo-Thyssen-Klinik, D-8210 Prien a. Chiemsee.

Dr. SCHMUTTE, E., Facharzt für Urologie, Gutzkowstraße 9, D-6000 Frankfurt/M.

Dr. SCHÖNGART, KLAUS, Facharzt für Chirurgie u. Urologie, Chefarzt der Urolog. Abt. des Kreiskrankenhauses Burgdorf, Fuhrbergerstraße, D-3006 Großburgwedel.

Dr. SCHREINER, HELLMUTH, Facharzt für Urologie u. Chirurgie, Bahnhofsplatz 6, D-6930 Eberbach.

Dr. SCHREITER, F., Urologische Abteilung des Allg. Krankenhauses Hamburg-Harburg, Eißendorfer Pferdeweg 52, D-2100 Hamburg 90.

Priv.-Doz. Dr. SCHRÖDER, FRITZ HEINRICH, Facharzt für Urologie, Oberarzt der Urolog. Abt. der Chirurg. Univ.-Klinik, D-8700 Würzburg.

Dr. SCHROETER, HEINZ, Facharzt für Urologie, Nowackanlage 15/17, D-7500 Karlsruhe 1.

Dr. SCHÜLER, H., Abt. Urolog. Chirurg. Univ.-Klinik, D-6900 Heidelberg.

Dr. SCHÜTZE, RICHARD, Facharzt für Urologie, Neckarstraße 36, D-7000 Stuttgart 1.

Prof. Dr. SCHULTHEIS, THEODOR, Facharzt für Urologie, Brunnenallee 52, D-3590 Bad Wildungen.

Dr. SCHULTZE-SEEMANN, FRITZ, Facharzt für Urologie u. Chirurgie, Alt Moabit 62, D-1000 Berlin 21.

Dr. SCHULZE, WALTER, Facharzt für Urologie, Marktstraße 26–28, D-3040 Soltau.

Dr. SCHUSTER, DETLEV, Facharzt für Urologie u. Chirurgie, Oberarzt d. Urolog. Abt. d. Stadtkrankenhauses Hof, D-8670 Hof.

Dr. SCHWANDER, GOTTFRIED, Facharzt für Urologie, Falkstr. 35, D-6000 Frankfurt/Main.

Dr. SCHWARTZ, LOTHAR, Facharzt für Urologie, Chefarzt der Urolog. Abt., Krankenhaus, D-5940 Lennestadt-Altenhundem.

Dr. STAEHLER, G., Oberarzt der Urologischen Klinik der Universität im Städt. Krankenhaus Thalkirchner Straße, Thalkirchner Str. 48, D-8000 München 2.

Dr. STÄHLER, HARTMUT, Facharzt für Urologie u. Chirurgie, Chefarzt der Urolog. Klinik der Städt. Krankenanstalten, Krankenhausstraße 1, D-8900 Augsburg.

Prof. Dr. STAEHLER, WERNER, Facharzt für Urologie u. Chirurgie, Sommerhalde 23, D-7400 Tübingen 6.

Dr. STAGGE, FRITZ, Facharzt für Urologie u. Chirurgie, Möserstraße 38, D-4500 Osnabrück.

Dr. STAMMEL, ULRICH, Facharzt für Urologie, Kaiserring 23, D-4230 Wesel.

Dr. STANGEL, TADEUSZ, Facharzt für Urologie, Alte Freiheit 3, D-5600 Wuppertal 1.

Dr. STEFFENS, LUDWIG, Facharzt für Urologie, Chefarzt der Urolog. Abt. des St.-Antonius-Krankenhauses, D-5180 Eschweiler.

Dr. STEFFENS-KREBS, DIETER, Facharzt für Urologie u. Chirurgie, Chefarzt des Stadtkrankenhauses, D-3590 Bad Wildungen.

Dr. STIEHLER, GÜNTER, Facharzt für Urologie, Warendorfer Straße 97, D-4400 Münster (Westf.),

Prof. Dr. STOCKAMP, KARL, Direktor der Urolog. Klinik der Städt. Krankenanstalten, D-6700 Ludwigshafen.

Dr. STOLL, HANS G., Facharzt für Chirurgie u. Urologie, Direktor der Urolog. Klinik, Kliniken der Freien Hansestadt Bremen, Zentralkrankenhaus, St.-Jürgen-Straße, D-2800 Bremen.

Prof. Dr. STRAUBE, WINFRIED, Hatzplatz 123, D-4300 Essen 1.

Dr. STRAUSS, WOLFGANG, Facharzt für Urologie u. Chirurgie, Leitender Arzt des St.-Georg-Ritter-Ordens-Krankenhauses, Ernst-Putz-Straße 4, D-8788 Bad Brückenau 2.

Prof. Dr. STROHMENGER, PAUL, Facharzt für Urologie, Chefarzt der Urolog. Klinik, Städt. Kliniken Osnabrück, Caprivistraße 1, D-4500 Osnabrück.

Dr. STROTHOTTE, ERICH, Facharzt für Urologie u. Chirurgie, Kleine Flurstraße 9, D-5600 Wuppertal-Barmen.

Dr. STUDEMUND, HARTWIG, Facharzt für Urologie, Lornsenstraße 9, D-2300 Kiel.

Dr. TANEV, TANU STEFANOFF, Facharzt für Urologie (unbekannt verzogen).

Prof. Dr. TAUPITZ, ARTUR, Facharzt für Urologie, Chefarzt der Urolog. Klinik des Städt. Krankenhauses, D-6750 Kaiserslautern.

Priv.-Doz. Dr. TERHORST, BODO, Chefarzt d. Urolog. Abt. Caritaskrankenhaus, Uhlandstraße 7, D-6990 Bad Mergentheim.

Prof. Dr. THELEN, ANTON, Facharzt für Chirurgie u. Urologie, Leitender Arzt der Chirurg. u. Urolog. Abt. im Lorettokrankenhaus, Mercystraße 6–14, D-7800 Freiburg i. Br.

Dr. THELEN, PAUL, Facharzt für Urologie, Im Klapperhof 52, D-5000 Köln 1.

Dr. habil. THEODORESCU, ALEXANDRU, Oberarzt f. Urologie, Spitalul Slatina, Indetal Olt.

Dr. THIEL, KARL HEINZ, Facharzt für Chirurgie u. Urologie, Chefarzt der Urolog. Klinik, Städt. Krankenanstalten, Jägerhausstraße 26, D-7100 Heilbronn.

Dr. THIELE, RUDOLF, Facharzt für Urologie, Reichsstraße 22, D-8850 Donauwörth.

Dr. TIMMERMANN, OSCAR, Facharzt für Urologie, Arminstraße 24, D-4650 Gelsenkirchen.

Dr. TRAMOYERES, CASES, ALFREDO, Facharzt für Urologie, Chef der Urolog. Abt. Ciudad Sanitaria La Fe, Avda. Alferez Provisional, s/n., Valencia (Spanien).

Prof. Dr. TRUSS, FRIEDRICH, Facharzt für Urologie, Klinik und Poliklinik für Urologie, Kliniken der Universität Göttingen, Von-Siebold-Straße 3, D-3400 Göttingen.

Dr. TSCHERVENAKOV, ANTON, Facharzt für Chirurgie u. Urologie, Vorstand des Lehrstuhls für Urologie am Institut für ärztliche Fortbildung, Belo More 8, Sofia (Bulgarien).

Priv.-Doz. Dr. TSCHOLL, R., Oberarzt der Urologischen Universitätsklinik, Inselspital, CH-3010 Bern (Schweiz).

Prof. Dr. UHLIR, KAREL, Direktor der Urolog. Univ.-Klinik, Pekařská, Brno (ČSSR).

Dr. ULRICH, HEINZ JÜRGEN, Facharzt für Urologie (unbekannt verzogen).

Dr. ULTZMANN, HARALD, Facharzt für Urologie, Alserstraße 27, A-1040 Wien (Österreich).

Dr. UNGER, JOACHIM, Facharzt für Urologie und Chirurgie, Leitender Arzt d. Urolog. Abt. am Städt. Krankenhaus, D-8830 Treuchtlingen.

Dr. UNGER, VICTOR, Facharzt für Urologie u. Chirurgie, Viktoriastraße 2, D-6600 Saarbrücken.

Prof. Dr. VAHLENSIECK, WINFRIED, Facharzt für Urologie, Direktor der Urolog. Univ.-Klinik, D-5300 Bonn-Venusberg.

Dr. VARDAKIS, GEORG, Facharzt für Urologie, Trift 19, D-3100 Celle.

Dr. VOEGELE, ULRICH, Facharzt für Urologie, Fischertor 1, D-4950 Minden (Westf).

Prof. Dr. VÖLTER, DIETER, Oberarzt, Lehrstuhl für Urologie, Universität Tübingen, Calwer Straße 7, D-7400 Tübingen.

Dr. VOGT, WOLFGANG-ERICH, Urologische Klinik und Poliklinik der FU Berlin, Klinikum Westend, Spandauer Damm 130, D-1000 Berlin 19.

Dr. VOIGT, KONRAD, Facharzt für Urologie, Alt Moabit 86b, D-1000 Berlin 21.

Doz. Dr. VOUROS, DEMETRIOS, Facharzt für Urologie, Oberarzt der Urolog. Univ.-Klinik, Stellv. des Urolog. Lehrstuhls, Universität, Urolog. Klinik, Thessaloniki (Griechenland).

Dr. WAGENER, CARL, Facharzt für Urologie, Hufelandstraße 1a, D-3590 Bad Wildungen.

Dr. WAGENER, KLAUS, Facharzt für Urologie, Chefarzt im Sanatorium Hartenstein, D-3590 Bad Wildungen-Reinhardshausen.

Priv.-Doz. Dr. WAGENKNECHT, LOTHAR-VIKTOR, Wiss. Assistent der Urolog. Univ.-Klinik, Martinistraße 52, D-2000 Hamburg.

Dr. WALDHUBEL, ERNST, Facharzt für Urologie u. Chirurgie, Roentgenstraße 37, D-6550 Bad Kreuznach.

Prof. Dr. WAND, HERIBERT, Facharzt für Urologie und Chirurgie, Leiter der Urolog. Abt. der Universität, Hospitalstraße 40, D-2300 Kiel.

Dr. WANDSCHNEIDER, GERHARD, Primarius, Vorstand d. Urolog. Abt. d. Landeskrankenhauses Graz, Petersbergenstraße 61, A-8042 Graz (Österreich).

Prof. Dr. WEBER, WOLFGANG, Leiter der Abt. f. Urologie im Zentrum d. Chirurgie Joh.-Goethe-Universität, Theodor-Stern-Kai 7, D-6000 Frankfurt (Main) Süd.

Dr. WEHNER, WALTER, Facharzt für Urologie, Chefarzt der Urolog. Klinik, Hohenzollernstraße 7–9, D-7000 Stuttgart-S.

Dr. WEIGELE, GÜNTER NORBERT, Facharzt für Urologie, Marktplatz 1, D-7410 Reutlingen.

Dr. WELLSTEIN, HANS, Facharzt für Urologie, Holzstraße 21, D-7000 Stuttgart 1.

Dr. WENDEROTH, HEINZ, Facharzt für Urologie u. Chirurgie, Chefarzt der Urolog. Klinik d. Allg. Krankenhauses, Buscheystraße 15a, D-5800 Hagen.

Dr. WERNER, HORST, Facharzt für Urologie u. Chirurgie, Chefarzt der Urolog. Abt. des St.-Elisabeth-Krankenhauses, Werthmannstraße 1, D-5000 Köln-Hohenlind.

Dr. WIDEN, TORSTEN, Allmänna Sjukhuset, S-Malmö (Schweden).

Dr. WIEBE, WALTER, Facharzt für Urologie, Hegelstraße 64, D-2940 Wilhelmshaven.

Dr. WIENHÖWER, REINER, Facharzt für Urologie, Oberarzt d. Klinik Golzheim, Urolog. Abt., Friedrich-Lau-Straße 11, D-4000 Düsseldorf.

Dr. WIGGER, CURT, Facharzt für Urologie, Gartenstraße 14, D-4930 Detmold.

Dr. WILBERT, HEINZ, Facharzt für Urologie u. Chirurgie, Siegfriedstraße 31, D-6520 Worms (Rhein).

Prof. Dr. WILLE-BAUMKAUFF, HORST, Facharzt für Urologie, Moltkestraße 1, D-3300 Braunschweig.

Dr. WINKELMANN, CLAUS, Facharzt für Urologie u. Chirurgie, Leitender Arzt d. Urolog. Abt. am DRK-Krankenhaus, 7570 Baden-Baden.

Dr. WINKLER, PETER, Facharzt für Urologie, Lahnstraße 9, D-5038 Rodenkirchen.

Dr. WINZ, RICHARD, Facharzt für Urologie, Chefarzt der Urolog. Abt. am Krankenhaus der Missionsschwestern, Hammerstraße, D-4403 Hiltrup.

Dr. WITZEL, REINHOLD, Facharzt für Urologie, Chefarzt der Urolog. Abt., St.-Markus-Stift, Lennéstraße 9a, D-5300 Bonn.

Dr. WÖLLER, ALBRECHT, Schloßstraße 24, D-4330 Mülheim/Ruhr.

Dr. WOELK, EBERHARD, Facharzt für Urologie, Leitender Arzt der Urolog. Abt. St.-Vinzenz-Hospital, D-4100 Duisburg-Mitte.

Dr. WOHLRABE, KURT, Facharzt für Urologie, Altendorfer Straße 288, D-4300 Essen.

Dr. WOLTERHOFF, HERMANN, Facharzt für Urologie, Poststraße 14, D-4010 Hilden.

Dr. WOSSIDLO, DIETHER, Facharzt für Urologie, Markt 5, D-1000 Berlin 20.

Dr. WRICKE, GERHARD, Facharzt für Urologie u. Chirurgie, Bonifatiusplatz 7, D-6500 Mainz.

Prof. Dr. WULFF, HANS DIEDERICH, Facharzt für Urologie, Chefarzt d. Urolog. Klinik, Schwarzenmoorstraße 70, D-4900 Herford.

Dr. WURDAS, HERMIN, Facharzt für Urologie, Theodor-Heuss-Platz 1–3, D-4040 Neuß.

Dr. ZEISS, PETER, Facharzt für Urologie, Ludwig-Dürer-Straße 46, D-8021 Icking.

Univ.-Doz. Dr. ZEMAN, EMIL, Facharzt für Urologie, Oberarzt im Sanatorium „Westfälischer Hof", Masurenallee 2, D-3590 Bad Wildungen.

Prof. Dr. ZIEGLER, MANFRED, Direktor der Urologischen Univ.-Klinik, D-6650 Homburg/Saar.

Dr. ZIEGLER, WILHELM, Facharzt für Urologie, Schillerstraße 10, D-7600 Offenburg (Baden).

Dr. Dr. ZIKIO, Beneckestraße 11, D-4930 Detmold.

Prof. Dr. ZINGG, ERNST, Facharzt für Chirurgie u. Urologie, Direktor der Urolog. Univ.-Klinik, CH-3010 Bern (Schweiz).

Dr. ZOEDLER, DIETMAR, Facharzt für Urologie, Chefarzt der Urolog. Abt. der Klinik Golzheim, Friedrich-Lau-Straße 11, D-4000 Düsseldorf.

Prof. Dr. ZORN, DIETRICH, Facharzt für Urologie, Aussiger Wende 17, D-3000 Hannover-Kirchrade.

Dr. ZURBORG, CLEMENS, Facharzt für Urologie, Chefarzt der Urolog. Abt. des Krankenhauses Maria-Hilf, D-4150 Krefeld.

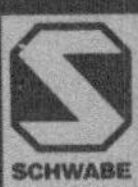

Principiis obsta!

Prostagutt®

im Frühstadium des Prostata-Adenoms
und bei anderen Prostatopathien

Prostagutt® bewährt
sich beim
prostatischen
Beschwerdekomplex
insbesondere bei
Miktionsstörungen,
weil es:

1. spasmolytisch
2. dekongestiv
3. analgetisch
4. antiphlogistisch

wirkt

Zusammensetzung:
100 g enth.: Tinct. Sabal serrulat. 30 g
Tinct. Populi tremul. 30 g, Tinct. Urticae dioic.
30 g, Cantharis D3 1 g, Conium D4 1 g,
Aethanol 60 8 g.
1 Kapsel enth.: 10 mg Aethylester natürlicher Fettsäuren von Sabal serrulat. 3 mg
Extr. Urticae sicc. 7 mg Extr. Populi sicc.

Indikationen:
1. Stadium des Prostata-Adenoms (früher
sog. Prostatahypertrophie), Sphinktersklerose,
Vor- und Nachbehandlung von
Prostata-Operationen, chronische Prostatitis,
Prostatopathie mit Kongestionen (Prostata-
neurose, Prostatismus) Reizblase und
Harninkontinenz ohne Organbefund,
auch bei Frauen

Dosierung:
3mal täglich 15-20 Tropfen bzw. 3mal
täglich 1 Kapsel

Packungen und Preise:
OP 50 ml DM 9,30; 100 ml DM 15,35
OP 60 Kapseln DM 9,50; 100 Kapseln
DM 14,20

Stand 1.1.1977

SCHWABE
DR. WILLMAR SCHWABE
KARLSRUHE